中文翻译版

麻省总医院临床麻醉手册

Handbook of Clinical Anesthesia Procedures of the Massachusetts General Hospital

原书第9版

主　　编　Richard M. Pino

副 主 编　Meredith A. Albrecht　Edward A.Bittner
Hovig V. Chitilian　Wilton C.Levine
Susan A.Vassallo

主　　译　王俊科　马　虹　张铁铮

副 主 译　裴　凌　吕黄伟　赵　平
吴秀英　王　俊　吴滨阳
刁玉刚

科学出版社

北　京

图字：01-2018-2373 号

内 容 简 介

美国 *Handbook of Clinical Anesthesia Procedures of the Massachusetts General Hospital* 一书，是由美国麻省总医院麻醉科医师编写，其自第1版（1978年）出版40年来，不断更新再版，现已出第9版。本书为原书第9版中文翻译版，其内容在第8版基础上进行了相应的章节调整："门诊手术麻醉"一章内容删除，增加了"麻醉状态下大脑监测"和"脊柱手术麻醉"两章；将"新生儿急症手术麻醉"改为"新生儿管理"；将"围手术期呼吸衰竭"改为"手术后肺部并发症"；其他章节也进行了增减修改。

本书内容丰富、精炼、实用，对麻醉前病人的评估、各种麻醉操作方法、围麻醉期管理等做了详细全面的介绍，非常适合各级临床麻醉医生、内科及外科住院医师使用。

图书在版编目（CIP）数据

麻省总医院临床麻醉手册：原书第9版/（美）皮诺（Pino，R.M.）主编；王俊科，马虹，张铁铮主译. —北京：科学出版社，2018.6

书名原文：Handbook of Clinical Anesthesia Procedures of the Massachusetts General Hospital

ISBN 978-7-03-057250-9

Ⅰ. ①麻…　Ⅱ. ①皮…　②王…　③马…　④张…　Ⅲ.①麻醉学–手册　Ⅳ. ①R614-62

中国版本图书馆 CIP 数据核字（2018）第 077119 号

责任编辑：戚东桂　董　婕 / 责任校对：张小霞

责任印制：赵　博 / 封面设计：陈　敬

Richard M. Pino: Handbook of Clinical Anesthesia Procedures of the Massachusetts General Hospital, Ninth Edition

ISBN: 978-1-4511-9515-6

本书中提到了一些药物的适应证、不良反应和剂量，它们可能需要根据实际情况进行调整。读者须仔细阅读药品包装盒内的使用说明书，并遵照医嘱使用，本书的作者、译者、编辑、出版者和销售商对相应的后果不承担任何法律责任。

科学出版社 出版

北京东黄城根北街 16 号

邮政编码：100717

http://www.sciencep.com

天津市新科印刷有限公司 印刷

科学出版社发行　各地新华书店经销

*

2018 年 6 月第　一　版　　开本：850×1168　1/32

2020 年 1 月第三次印刷　　印张：28 3/4

字数：873 000

定价：128.00 元

（如有印装质量问题，我社负责调换）

《麻省总医院临床麻醉手册》(原书第9版)
翻译人员

主　　译　王俊科　马　虹　张铁铮

副 主 译　裴　凌　吕黄伟　赵　平　吴秀英
王　俊　吴滨阳　刁玉刚

译　　者　(按姓氏汉语拼音排序)

艾春雨　中国医科大学附属第一医院
卞慧娴　中国医科大学附属第一医院
曹学照　中国医科大学附属第一医院
陈　杰　中国医科大学附属第一医院
陈晓光　中国医科大学附属第一医院
崔　湧　中国医科大学附属第一医院
刁玉刚　沈阳军区总医院
董有静　中国医科大学附属盛京医院
方　波　中国医科大学附属第一医院
郭丽丽　中国医科大学附属第一医院
郭艳辉　中国医科大学附属第一医院
韩　宁　中国医科大学附属盛京医院
赫冠男　中国医科大学附属第一医院
江晓菁　中国医科大学附属第一医院
金　强　沈阳军区总医院
荆　娜　中国医科大学附属第一医院
孔　雪　中国医科大学附属第一医院
李　林　沈阳军区总医院
李晓倩　中国医科大学附属第一医院
刘　钢　中国医科大学附属第一医院
刘洪涛　中国医科大学附属盛京医院
龙　波　中国医科大学附属盛京医院
吕黄伟　中国医科大学附属第一医院
马　虹　中国医科大学附属第一医院

裴　凌　中国医科大学附属第一医院
邱　鹏　中国医科大学附属盛京医院
任晓燕　中国医科大学附属第一医院
宋丹丹　沈阳军区总医院
孙　楠　中国医科大学附属盛京医院
孙世伟　中国医科大学附属盛京医院
孙喜家　中国医科大学附属第一医院
孙艳红　中国医科大学附属第一医院
孙莹杰　沈阳军区总医院
谭文斐　中国医科大学附属第一医院
唐　冰　中国医科大学附属第一医院
滕文娇　中国医科大学附属盛京医院
王　俊　中国医科大学附属第一医院
王　团　中国医科大学附属第一医院
王　媛　中国医科大学附属盛京医院
王俊科　中国医科大学附属第一医院
王玲玲　中国医科大学附属第一医院
王以亮　中国医科大学附属第一医院
吴滨阳　中国医科大学附属第一医院
吴秀英　中国医科大学附属盛京医院
吴兆琦　中国医科大学附属第一医院
尹秀茹　中国医科大学附属第一医院
虞建刚　中国医科大学附属第一医院
袁治国　中国医科大学附属第一医院
张冬颖　中国医科大学附属第一医院
张铁铮　沈阳军区总医院
张岩生　中国医科大学附属盛京医院
赵　平　中国医科大学附属盛京医院
赵芸慧　中国医科大学附属第一医院
郑斯聚　沈阳军区总医院
周　锦　东北国际医院
朱俊超　中国医科大学附属盛京医院

翻译秘书　孙喜家　孙乃会

Contributors

Paul H. Alfille, MD
Chief, Division of Thoracic, Vascular and Neuroanesthesia
Department of Anesthesia, Critical Care, and Pain Medicine
Massachusetts General Hospital
Boston, Massachusetts

Richard W. Anderson, MD
Resident in Anesthesia
Department of Anesthesia, Critical Care, and Pain Medicine
Massachusetts General Hospital
Boston, Massachusetts

Keith Baker, MD, PhD
Associate Professor of Anesthesia
Department of Anesthesia, Critical Care, and Pain Medicine
Massachusetts General Hospital
Harvard Medical School
Boston, Massachusetts

Xiaodong Bao, MD, PhD
Instructor in Anesthesia
Department of Anesthesia, Critical Care, and Pain Medicine
Massachusetts General Hospital
Boston, Massachusetts

Peter L. Bekker, MD
Resident in Anesthesia
Department of Anesthesia, Critical Care, and Pain Medicine
Massachusetts General Hospital
Clinical Fellow
Harvard Medical School
Boston, Massachusetts

William Benedetto, MD
Instructor in Anesthesia
Harvard Medical School
Department of Anesthesia, Critical Care, and Pain Medicine
Massachusetts General Hospital
Boston, Massachusetts

Sheri Berg, MD
Instructor of Anesthesia
Harvard Medical School
Assistant Anesthetist
Department of Anesthesia, Critical Care, and Pain Medicine
Massachusetts General Hospital
Boston, Massachusetts

Somaletha Bhattacharya, MD, FFARCSI
Instructor in Anesthesia

Harvard Medical School
Assistant in Anesthesia
Department of Anesthesia, Critical Care, and Pain Medicine
Massachusetts General Hospital
Boston, Massachusetts

Edward A. Bittner, MD, PhD, FCCP, FCCM
Assistant Professor of Anesthesia
Harvard Medical School
Assistant Anesthetist
Department of Anesthesia, Critical Care, and Pain Medicine
Program Director, Critical Care-Anesthesiology Fellowship
Associate Director, Surgical Intensive Care Unit
Massachusetts General Hospital
Boston, Massachusetts

Emery N. Brown, MD
Warren M. Zapol Professor of Anesthesia
Department of Anesthesia, Critical Care, and Pain Medicine
Massachusetts General Hospital
Harvard Medical School
Edward Hood Taplin Professor of Medical Engineering
Institute for Medical Engineering and Science
Professor of Computational Neuroscience
Department of Brain and Cognitive Sciences
Massachusetts Institute of Technology
Cambridge, Massachusetts

Jessie L. Cassada, MD
Resident in Anesthesia
Department of Anesthesia, Critical Care, and Pain Medicine
Massachusetts General Hospital
Boston, Massachusetts

Khan Chaichana, MD
Resident in Anesthesia
Department of Anesthesiology, Critical Care, and Pain Medicine
Massachusetts General Hospital
Boston, Massachusetts

Jonathan E. Charnin, MD
Instructor in Anesthesia
Harvard Medical School
Assistant in Anesthesia
Department of Anesthesia, Critical Care, and Pain Medicine
Massachusetts General Hospital
Boston, Massachusetts

Hovig V. Chitilian, MD
Assistant Professor of Anesthesia
Harvard Medical School
Assistant Anesthetist

Director, Liver Transplant Anesthesia
Massachusetts General Hospital
Boston, Massachusetts

Naida Cole, MD, MM
Resident in Anesthesia
Department of Anesthesia, Critical Care, and Pain Medicine
Massachusetts General Hospital
Boston, Massachusetts

Jessica A. Cox, DACCPM
Resident in Anesthesia
Department of Anesthesia, Critical Care, and Pain Medicine
Massachusetts General Hospital
Boston, Massachusetts

Lane C. Crawford, MD
Resident in Anesthesia
Department of Anesthesia, Critical Care, and Pain Medicine
Massachusetts General Hospital
Boston, Massachusetts

Negin Daneshpayeh, MD
Resident in Anesthesia
Department of Anesthesiology, Critical Care, and Pain Medicine
Massachusetts General Hospital
Boston, Massachusetts

Mitchell Donner, MD
Resident in Anesthesia
Department of Anesthesia, Critical Care, and Pain Medicine
Massachusetts General Hospital
Boston, Massachusetts

Dan Drzymalski, MD
Resident in Anesthesia
Department of Anesthesia, Critical Care, and Pain Medicine
Harvard Medical School
Boston, Massachusetts

Oleg V. Evgenov, MD, PhD
Instructor in Anesthesia
Harvard Medical School
Assistant in Anesthesia
Department of Anesthesia, Critical Care, and Pain Medicine
Massachusetts General Hospital
Boston, Massachusetts

Stuart A. Forman, MD, PhD
Associate Professor of Anesthesia
Harvard Medical School
Associate Anesthetist
Department of Anesthesia, Critical Care, and Pain Medicine
Massachusetts General Hospital
Boston, Massachusetts

David G. Frazer, MD
Resident in Anesthesia
Department of Anesthesia, Critical Care, and Pain Medicine
Massachusetts General Hospital
Boston, Massachusetts

Margaret Gargarian, MD
Assistant Professor of Anesthesia
Harvard Medical School
Department of Anesthesia, Critical Care, and Pain Medicine
Massachusetts General Hospital
Boston, Massachusetts

Edward E. George, MD, PhD
Assistant Professor
Harvard Medical School
Medical Director of Post Anesthesia Care Unit
Department of Anesthesia, Critical Care, and Pain Medicine
Massachusetts General Hospital
Boston, Massachusetts

Matthew C. Gertsch, MD
Resident in Anesthesia
Department of Anesthesia, Critical Care, and Pain Medicine
Massachusetts General Hospital
Boston, Massachusetts

Gregory Ginsburg, MD
Instructor in Anesthesia
Harvard Medical School
Assistant in Anesthesia
Department of Anesthesia, Critical Care, and Pain Medicine
Massachusetts General Hospital
Boston, Massachusetts

Jeremy Goldfarb, MD
Director
Post Anesthesia Care Unit
Director
Preoperative Medical Evaluation Center
Chief, Inpatient Hospitalist Service, Staff Anesthesiologist
Massachusetts Eye and Ear Infirmary
Clinical Instructor
Harvard Medical School
Boston, Massachusetts

Gaganpreet Grewal, MD
Resident in Anesthesia
Department of Anesthesiology, Critical Care, and Pain Medicine
Massachusetts General Hospital
Boston, Massachusetts

George M. Hanna, MD
Instructor of Anesthesia
Harvard Medical School
Assistant in Anesthesia
Department of Anesthesia, Critical Care, and Pain Medicine

Massachusetts General Hospital
Boston, Massachusetts

P. Grace Harrell, MD
Assistant Professor
Harvard Medical School
Assistant Anesthetist
Department of Anesthesia, Critical Care, and Pain Medicine
Massachusetts General Hospital
Boston, Massachusetts

Ryan J. Horvath, MD, PhD
Resident in Anesthesia
Department of Anesthesia, Critical Care, and Pain Medicine
Massachusetts General Hospital
Boston, Massachusetts

Caroline B. G. Hunter, MD
Resident in Anesthesia
Department of Anesthesia, Critical Care, and Pain Medicine
Massachusetts General Hospital
Boston, Massachusetts

Christina Anne Jelly, MD, MSc
Resident in Anesthesia
Department of Anesthesia, Critical Care, and Pain Medicine
Massachusetts General Hospital
Boston, Massachusetts

Rebecca Kalman, MD
Instructor in Anesthesia
Department of Anesthesia, Critical Care, and Pain Medicine
Massachusetts General Hospital
Boston, Massachusetts

Tara L. Kelly, MD
Resident in Anesthesia
Department of Anesthesia, Critical Care, and Pain Medicine
Massachusetts General Hospital
Boston, Massachusetts

Cindy Kim, MD
Resident in Anesthesia
Department of Anesthesia, Critical Care, and Pain Medicine
Massachusetts General Hospital
Boston, Massachusetts

David J. Kim, MD, MS
Resident in Anesthesia
Department of Anesthesiology, Critical Care, and Pain Medicine
Massachusetts General Hospital
Boston, Massachusetts

William R. Kimball, MD, PhD
Assistant Professor of Anesthesia
Harvard Medical School
Associate Anesthetist
Department of Anesthesia, Critical

Care, and Pain Medicine
Massachusetts General Hospital
Boston, Massachusetts

Michael R. King, MD
Resident in Anesthesia
Department of Anesthesia, Critical Care, and Pain Medicine
Massachusetts General Hospital
Boston, Massachusetts

Stephanie L. Lee, MD, PhD
Associate Professor of Medicine
Boston University School of Medicine
Director
Thyroid Health Center
Boston Medical Center
Boston, Massachusetts

Jason S. Lee, MD
Resident in Anesthesia
Department of Anesthesia, Critical Care, and Pain Medicine
Massachusetts General Hospital
Boston, Massachusetts

Alexander Y. B. Lee, MD, MBA
Resident in Anesthesia
Department of Anesthesia, Critical Care, and Pain Medicine
Massachusetts General Hospital
Boston, Massachusetts

Yiuka Leung, MD
Resident in Anesthesia
Department of Anesthesia, Critical Care, and Pain Medicine
Massachusetts General Hospital
Boston, Massachusetts

Wilton C. Levine, MD
Assistant Professor of Anesthesia
Harvard Medical School
Assistant Anesthetist
Department of Anesthesia, Critical Care, and Pain Medicine
Associate Medical Director
Perioperative Services
Massachusetts General Hospital
Boston, Massachusetts

Jason M. Lewis, MD
Instructor in Anesthesia
Harvard Medical School
Assistant in Anesthesia
Department of Anesthesia, Critical Care, and Pain Medicine
Massachusetts General Hospital
Boston, Massachusetts

Amber Liu, MD
Resident in Anesthesia
Department of Anesthesia, Critical Care, and Pain Medicine
Massachusetts General Hospital
Boston, Massachusetts

Ayumi Maeda, MD
Resident in Anesthesia
Department of Anesthesia, Critical Care, and Pain Medicine
Massachusetts General Hospital
Boston, Massachusetts

Solmaz Poorsattar Manuel, MD
Resident in Anesthesia
Department of Anesthesia, Critical Care, and Pain Medicine
Massachusetts General Hospital
Boston, Massachusetts

John J. A. Marota MD, PhD
Assistant Professor
Harvard Medical School
Associate Anesthetist
Department of Anesthesia, Critical Care, and Pain Medicine
Massachusetts General Hospital
Boston, Massachusetts

Courtney Maxey-Jones, MD
Resident in Anesthesia
Department of Anesthesia, Critical Care, and Pain Medicine
Massachusetts General Hospital
Boston, Massachusetts

Matthew J. Meyer, MD
Resident in Anesthesia
Department of Anesthesia, Critical Care, and Pain Medicine
Massachusetts General Hospital
Boston, Massachusetts

Rebecca D. Minehart, MD, MS-HPEd
Assistant Professor of Anesthesia
Harvard Medical School
Assistant Program Director, Anesthesia Residency
Program Director, Obstetric Anesthesia Fellowship
Department of Anesthesia, Critical Care, and Pain Medicine
Massachusetts General Hospital
Boston, Massachusetts

Alexander D. Moore, MD
Resident in Anesthesia
Department of Anesthesia, Critical Care, and Pain Medicine
Massachusetts General Hospital
Boston, Massachusetts

Robert A. Peterfreund, MD, PhD
Associate Professor of Anesthesia
Harvard Medical School
Anesthetist
Department of Anesthesia, Critical Care, and Pain Medicine
Massachusetts General Hospital
Boston, Massachusetts

Massachusetts General Hospital
Boston, Massachusetts

May C. M. Pian-Smith, MD, MS
Associate Professor of Anesthesia
Harvard Medical School
Assistant Anesthetist
Director of Quality and Safety
Department of Anesthesia, Critical Care, and Pain Medicine
Massachusetts General Hospital
Boston, Massachusetts

Richard M. Pino, MD, PhD, FCCM
Associate Professor of Anesthesia
Harvard Medical School
Vice Chairman for Clinical Affairs
Associate Anesthetist
Department of Anesthesia, Critical Care, and Pain Medicine
Massachusetts General Hospital
Boston, Massachusetts

Michael P. Puglia, MD, PhD
Resident in Anesthesia
Department of Anesthesia, Critical Care, and Pain Medicine
Massachusetts General Hospital
Boston, Massachusetts

Jason Z. Qu, MD
Assistant Professor of Anesthesia
Harvard Medical School
Department of Anesthesia, Critical Care, and Pain Medicine

James P. Rathmell, MD
Professor of Anesthesia
Harvard Medical School
Executive Vice Chairman
Chief, Division of Pain Medicine
Department of Anesthesia, Critical Care, and Pain Medicine
Massachusetts General Hospital
Boston, Massachusetts

Jessie D. Roberts, Jr., MD
Associate Professor of Anesthesia
Harvard Medical School
Associate Anesthetist
Department of Anesthesia, Critical Care, and Pain Medicine
Massachusetts General Hospital
Boston, Massachusetts

Jamie Rubin, MD
Resident in Anesthesia
Department of Anesthesia, Critical Care, and Pain Medicine
Massachusetts General Hospital
Boston, Massachusetts

Adeola Sadik, MD
Resident in Anesthesia
Department of Anesthesia, Critical Care, and Pain Medicine

Massachusetts General Hospital
Boston, Massachusetts

William J. Sauer, MD
Resident in Anesthesia
Department of Anesthesia, Critical Care, and Pain Medicine
Massachusetts General Hospital
Boston, Massachusetts

Puneet Sayal, MD, MSc
Resident in Anesthesia
Department of Anesthesia, Critical Care, and Pain Medicine
Massachusetts General Hospital
Boston, Massachusetts

Ulrich Schmidt, MD, PhD, FCCM
Associate Professor of Anesthesia
Harvard Medical School
Associate Anesthetist
Department of Anesthesia, Critical Care, and Pain Medicine
Massachusetts General Hospital
Boston, Massachusetts

William B. Schoenfeld, MD
Instructor in Anesthesia
Department of Anesthesia, Critical Care, and Pain Medicine
Massachusetts General Hospital
Harvard Medical School
Boston, Massachusetts

Laurie Shapiro, MD
Assistant Professor
Harvard Medical School
Director
Perioperative Inpatient Evaluation Service
Department of Anesthesia, Critical Care, and Pain Medicine
Massachusetts General Hospital
Boston, Massachusetts

Milad Sharifpour, MD, MS
Resident in Anesthesia
Department of Anesthesia, Critical Care, and Pain Medicine
Massachusetts General Hospital
Boston, Massachusetts

Tao Shen, MBBS
Resident in Anesthesia
Department of Anesthesia, Critical Care, and Pain Medicine
Massachusetts General Hospital
Boston, Massachusetts

Kenneth E. Shepherd, MD
Assistant Anesthetist
Department of Anesthesia, Critical Care, and Pain Medicine
Massachusetts General Hospital
Assistant Professor of Anesthesia
Harvard Medical School
Boston, Massachusetts

Bryan Simmons, MD
Resident in Anesthesia
Department of Anesthesia, Critical Care, and Pain Medicine
Massachusetts General Hospital
Boston, Massachusetts

Ken Solt, MD
Associate Professor of Anesthesia
Harvard Medical School
Assistant Anesthetist
Department of Anesthesia, Critical Care, and Pain Medicine
Massachusetts General Hospital
Boston, Massachusetts

Katherine A. Sparger, MD
Department of Pediatrics
Harvard Medical School
Neonatal and Newborn Medicine Unit
Massachusetts General Hospital
Boston, Massachusetts

Genevieve Staudt, MD
Resident in Anesthesia
Department of Anesthesia, Critical Care, and Pain Medicine
Massachusetts General Hospital
Boston, Massachusetts

Michele Szabo, MD
Assistant Professor
Harvard Medical School
Associate Anesthetist
Department of Anesthesia, Critical Care, and Pain Medicine
Massachusetts General Hospital
Boston, Massachusetts

Andrea Torri, MD
Assistant Professor of Anesthesia
Harvard University School of Medicine
Attending Anesthesiologist
Department of Anesthesia, Critical Care, and Pain Medicine
Massachusetts General Hospital
Boston, Massachusetts

Becky Ying Ki Tsui, MD, MPH
Resident in Anesthesia
Department of Anesthesia, Critical Care, and Pain Medicine
Massachusetts General Hospital
Boston, Massachusetts

Samuel M. Vanderhoek, MD
Resident in Anesthesia
Department of Anesthesia, Critical Care, and Pain Medicine
Massachusetts General Hospital
Boston, Massachusetts

Susan A. Vassallo, MD
Assistant Professor of Anesthesia

Harvard Medical School
Anesthetist
Department of Anesthesia, Critical Care, and Pain Medicine
Massachusetts General Hospital
Boston, Massachusetts

Rafael Vazquez, MD
Instructor in Anesthesia
Harvard Medical School
Assistant in Anesthesia
Department of Anesthesia, Critical Care, and Pain Medicine
Massachusetts General Hospital
Boston, Massachusetts

Olof Viktorsdottir, MD
Instructor in Anesthesia
Harvard Medical School
Assistant in Anesthesia
Department of Anesthesia, Critical Care, and Pain Medicine
Massachusetts General Hospital
Boston, Massachusetts

Lisa Warren, MD
Assistant Professor of Anesthesia
Harvard Medical School
Department of Anesthesia, Critical Care, and Pain Medicine
Massachusetts General Hospital
Boston, Massachusetts

Elizabeth Cox Williams, MD
Instructor in Anesthesia
Department of Anesthesia, Critical Care, and Pain Medicine
Massachusetts General Hospital
Boston, Massachusetts

Zhongcong Xie, MD, PhD
Professor of Anesthesia
Harvard Medical School
Associate Anesthetist
Department of Anesthesia, Critical Care, and Pain Medicine
Massachusetts General Hospital
Boston, Massachusetts

Marc D. Yelle, MD, PhD
Resident in Anesthesia
Department of Anesthesia, Critical Care, and Pain Medicine
Massachusetts General Hospital
Boston, Massachusetts

前　言

20 世纪 70 年代末，麻省总医院麻醉科主任 Richard Kitz 博士预见性地提出，以在职医师为主力编写一本麻醉工作手册，作为年轻住院医师的临床实践基础。《麻省总医院临床麻醉手册》（第 9 版）正是沿袭了这一理念，本手册由麻省总医院麻醉科、重症监护及疼痛治疗科的住院医师和主治医师合力编写。通常每一版的资深作者，都是通过执业认证的前一版“常驻作者”。40 年来，在 200 余位同仁的共同努力下，《麻省总医院临床麻醉手册》历经反复的修订和再版，以适应麻醉领域的不断变化。

第 9 版手册保留了前几版的精髓，继续注重麻醉的安全管理和围手术期管理所需要掌握的临床基础知识。本手册反映了当前麻省总医院的临床实践，列举了住院医师、专科医师培训的基本内容，同时提供了其他出版物和网络资源中可供参考的阅读资料。本手册的编写目的是为麻醉执业医师、麻醉护士、麻醉助理、麻醉和其他专业的实习医生、医学生和有兴趣参与围手术期管理的健康护理人员提供方便而准确的信息来源。本手册旨在提高临床教学经验，鼓励更详尽地学习。因此，每一章节都提供了最新的推荐阅读文献。

在此，由衷感谢前几版的所有编者及参与人员为本手册所做的贡献。很荣幸能与 Lippincott Williams & Wilkins 出版社 Nicole Dernoski 女士及其才华横溢的同事们共事。感谢 Richard J. Kitz 博士和 Hassan Ali 博士，多年来作为良师益友给予作者的诸多帮助。同时感谢麻醉科主任 Jeanine Wiener-Kronish 博士一直以来的支持。还要郑重感谢 Mack Thomas 博士，在我还是 LSUMC 的医学生时，是他鼓励我开启了探索麻醉和重症医学之路。正是在那时，我接触到本手册的第 3 版。当时从未想过自己会有幸成为这本手册的编者之一。

衷心希望本手册对读者在日新月异的麻醉领域不断探索能有所帮助。

最后，感谢我挚爱的妻子 Patti 和儿子 Daniel，正是有了你们给予的无限的爱、支持和耐心，本手册才得以完成。

Richard M. Pino, MD, PhD, FCCM

（艾春雨 译　王　俊 审校）

目　　录

第一篇　麻醉前病人评估

第二篇　麻 醉 实 施

第三篇　围手术期问题

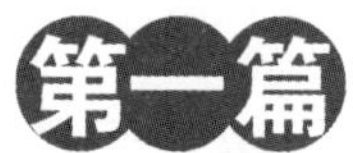

第一篇 麻醉前病人评估

第 1 章 麻醉前病人评估

Cassada JL, Shapiro L

Ⅰ. 概述

麻醉前评估的目标，包括建立良好的医患关系，了解病人需行手术治疗的外科疾病及是否存在其他系统疾病，制订恰当的围手术期麻醉管理方案，并取得病人或其家属同意。麻醉医师会诊应在病志上详细记录所选择的麻醉方式、益处及相应的风险。术前评估的主要目的是减轻病人术前焦虑、降低围手术期并发症的发生率和病死率。

Ⅱ. 病史

麻醉医师先通过病志了解相关信息，然后访视病人。访视时了解病史可以减轻病人术前焦虑。如果无入院病志，可通过与病人的其他医师交流了解病史。病史应涵盖以下内容。

A. **现病史**：麻醉医师应综合了解现存外科疾病的症状、实施的诊断性检查、可能的诊断、初始治疗及病人的反应等。

B. **药物治疗**：访视人员必须明确病人现有疾病的治疗方案、药物种类及剂量。尤其应注意抗高血压、抗心绞痛、抗心律失常、抗凝血、抗惊厥及内分泌系统（如胰岛素和降糖药等）药物的用法和用量。围手术期是否继续使用这些药物，根据病人的病情程度、停药后的潜在影响、药物的半衰期、与麻醉药物联合使用后发生不良反应的可能性而定。一般常规药物可应用至手术前（详见本章Ⅵ）。

C. **过敏反应和药物反应**：真正的过敏反应非常少见。围手术期常见药物非过敏反应的副作用，易被病人误认为过敏反应。因此，了解病人是否存在“过敏反应”的病史非常重要。

1. **真性过敏反应**：药物使用后（通过直接观察、病志记载或病人描述）产生皮肤征象（荨麻疹伴瘙痒或皮肤潮红)、面部或口腔肿胀、呼吸急促、窒息、喘息甚至休克等情况，应考虑为真性过敏反应。

2. **抗生素过敏：**是最常见的诱发因素，尤其是磺胺类、青霉素类、头孢菌素类及其衍生物。值得注意的是对于抗生素过敏的病人，90%～99%皮肤试敏结果为阴性。青霉素过敏的病人与第一代头孢菌素发生交叉过敏反应的概率为 2%～4%。但与其他代的头孢菌素发生过敏的可能性较低。
3. **豆油和（或）蛋黄过敏：**大部分对鸡蛋过敏的病人是对蛋白而非蛋黄过敏，并且与麻醉药物极少发生反应。同样，对豆油过敏的病人是对黄豆过敏，而不是油过敏，也不会引起相关并发症。由于相关数据混杂，此类病人麻醉过程中是否使用丙泊酚，由实施麻醉的医师决定。
4. **吸入麻醉药或琥珀胆碱过敏：**病人或其直系亲属既往有麻醉史，以及吸入麻醉药或琥珀胆碱过敏史时应引起特殊注意。该类人群接触药物后，可能发生恶性高热（一种常染色体遗传疾病）或者假性胆碱酯酶引起的术后肌肉阻滞恢复延迟。虽然氟烷在大多数国家已经停用，但在阿根廷、巴西、希腊、印度、俄罗斯和土耳其仍是主要的麻醉药物，应警惕氟烷性肝炎的发生。
5. **局部麻醉药物过敏：**酯类局麻药可以发生过敏反应（见第 16 章），但酰胺类局麻药引起的过敏反应非常少见。病人注射局麻药-肾上腺素混合药液后，出现心动过速、心悸、晕厥等现象可被误认为过敏反应。
6. **贝类或海产品过敏：**存在贝类或海产品过敏史的病人，静脉应用含碘造影剂后不一定会发生过敏反应（既往认为海产品过敏是由于海产品里含有大量的碘所引起，经证实这一观点是错误的）。但对既往接触含碘消毒剂后出现局部接触性皮炎的病人，应避免静脉注射含碘制剂。
7. **乳胶制品过敏或高敏反应：**对乳胶过敏的病人必须在手术前准备一间无胶手术室。此外，对香蕉、鳄梨、栗子、杏子、木瓜等水果高敏的病人，30%～50%接触乳胶制品后可能发生交叉反应。对乳胶制品过敏的高危因素还包括经常接触乳胶制品的病人（清洁工人或多次手术病人），以及肢体萎缩、脊柱裂等内科疾病。对存在上述危险因素且既往无相关皮肤或血清学检测的病人，应采取特殊预防措施。

8. **不良反应和副作用：**围手术期应用的多种药物能产生可回忆的不愉快反应（如恶心、呕吐和皮肤瘙痒等），但这并不表示对药物过敏。

D. 麻醉史：询问病人既往麻醉后情况，主要不适如术后恶心呕吐、声音嘶哑、肌病或神经病变等情况。查阅既往的麻醉记录了解以前麻醉医师特别注意的事项。此外，复习麻醉记录获得以下信息。

1. **对药物的反应：**病人对镇静药、镇痛药和其他麻醉药的反应存在很大的个体差异。
2. **开放静脉通路和有创监测：**了解既往进行过的有创操作及操作过程是否顺利。
3. **气道控制：**面罩通气的难易程度、喉镜直视下可显露的视野、喉镜片、气管导管的型号和大小及气管导管放置的深度。
4. **围麻醉期间并发症：**如药物不良反应、术中知晓、牙齿损伤、术后难治性恶心呕吐（PONV）、循环和呼吸不稳定、术后心肌梗死或充血性心力衰竭、非预定性入重症监护病房（ICU）后续治疗、麻醉苏醒延迟或需要再次气管插管。
5. **镇痛药需求：**术中和术后恢复室中病人的镇痛药物的用量是一个重要的信息，有助于满足病人今后的镇痛要求。

E. 家族史：家族成员中有麻醉后出现不良反应的病人应引起高度注意，并通过开放式问答题，如“你们家族中有对麻醉产生异常或严重反应的人吗？”获取详细信息。此外，还应询问有无恶性高热的家族史。

F. 个人史及习惯

1. **吸烟史：**虽然由于吸烟导致的并发症（如 COPD 或肺癌），可能将吸烟者视为围手术期肺部并发症的高危因素，但是吸烟本身不再被看作是一个主要危险因素。然而基于最近的研究结果，仍建议病人戒烟，因为戒烟能改变人生过程，如大手术的过程。有不能耐受运动史或存在排痰性咳嗽、咯血的病人，需要进一步检查和治疗呼吸系统疾病。

2. **药物和饮酒史：**尽管病人主诉的药物和饮酒量通常明显少于其实际用量，但有助于明确所用药物的种类、用药途径、用药次数和近期用药情况。滥用兴奋药可导致心悸、心绞痛、消瘦，心律失常和惊厥发作阈值降低。急性酒精中毒者麻醉药物的需要量降低，同时存在低体温和低血糖的倾向；然而酒精戒断者则可诱发严重高血压、震颤、谵妄和抽搐，且麻醉药物的需要量也明显增加。长期使用阿片类和苯二氮䓬类药物的病人发生术中知晓的危险性增加。

Ⅲ. 各系统回顾

各系统回顾的目的包括发现隐匿疾病的症状，评估现存疾病是否处于稳定状态。合并症可以使手术和麻醉过程更加复杂。疾病应按照器官和系统的方法，强调近期变化的症状、体征和治疗方案（详见第 2 章至第 6 章）。特殊情况下，不常见的实验室检查、不熟悉的药物治疗或者病人基础状态的改变需要在术前咨询专科医师。麻醉医师的职责，不应只询问麻醉相关的问题。系统回顾最少应包括以下信息。

A. 心血管系统

1. **冠状动脉疾病：**既往患有冠状动脉疾病的病人，在麻醉和手术的应激下，更易诱发心肌缺血、心功能不全或心肌梗死。心绞痛、劳力性呼吸困难、阵发性夜间呼吸困难及病人运动肺活量等的评估，有助于疾病严重程度的判断。

2. **安装起搏器和（或）植入式心脏转复除颤器：**安装起搏器和（或）植入心脏转复除颤器的心律失常病人，术前需请设备厂家或电生理师会诊，了解不同类型起搏器的特殊功能及是否需要术前重新调试。建议此类装置应该在手术前 6 个月内安放。术前应决定是否使用除颤模式（可以通过皮下放置磁铁使仪器失活）。

3. **高血压（HTN）：**未经治疗的高血压病人，麻醉过程中易出现剧烈的血压变化，也是围手术期恶性心血管事件发生的主要危险因素。

4. **劳力性呼吸困难：**可以由多种原因引起，包括机体功能失调、肥胖及心肺疾病。了解上述情况有助于推断劳力性呼吸困难的病因。如果是慢性劳力性呼吸困难，应与病人的初级保健医师联系，通常他们了解其中的原因。如果是急性劳力性呼吸困难，建议病人在心脏方面做进一步检查。
5. **活动能力：**虽然年龄、美国麻醉医师协会（ASA）分级可以对病人不良事件进行更准确地预测。了解病人的日常活动情况，包括最大活动量，有助于评估病人围手术期的综合结局。

B. 呼吸系统

1. **近期上呼吸道感染病史：**近期有上呼吸道感染病史的病人，尤其是小儿，易在全身麻醉诱导期和苏醒期发生支气管痉挛和喉痉挛等呼吸系统并发症。近期有上呼吸道感染体征和症状（咳嗽、流鼻涕、咽喉痛及发热）者须推迟择期手术。
2. **哮喘：**哮喘病人麻醉诱导或气管插管后可引起急性支气管痉挛。详细询问病人既往有无因哮喘发作而住院或气管插管及需用激素治疗史，有助于判断病人哮喘的严重程度。
3. **阻塞性睡眠呼吸暂停（OSA）：**无论成年人还是儿童，围手术期都可能出现短暂的低氧血症。该类病人需要对循环系统、呼吸系统及气道进行综合评估。麻醉期间阿片类药物应该减少用量，尤其是儿童。对于存在终末期器官损伤，如肺动脉高压或者右心顺应性下降的病人建议进一步评估。

C. 内分泌系统

1. **糖尿病：**是罹患冠状动脉疾病的危险因素之一，尤其是伴有自主神经功能改变的糖尿病病人可能同时并存无痛性心肌缺血。自主神经功能改变也可导致胃轻瘫和主动性反流。此外，糖尿病病人由于滑膜糖基化造成颞下颌关节和颈椎关节炎，易发生气管插管困难。询问病人平时家中的血糖、糖化血红蛋白监测情况，以及最近有无症状性高血糖或低血糖，可以进一步评估糖尿病是否得到良好的控制。

2. **甲状腺疾病**：必须重视甲状腺功能紊乱，因为甲状腺危象可以导致术中急症。甲状腺危象多发生在甲状腺功能亢进（甲亢）引起的甲状腺毒症和伴有未治疗疾病的病人。

D. 胃肠道系统

1. **胃食管反流病**：反流伴或不伴有食管裂孔疝均会增加麻醉诱导期间发生反流误吸的风险，需调整麻醉方案，如选择清醒气管插管或快速诱导。注意了解病人是否有胸痛、烧心、反酸、食物反流或者不明原因的咳嗽。限制和避免加重胃食管反流的因素，如食用辛辣刺激性物品和平卧位。

2. **晕车或恶心呕吐史**：既往有晕车和（或）恶心呕吐史的病人会增加术后恶心呕吐的发生概率。其他增加术后恶心呕吐的危险因素包括但不仅限于：眩晕史、女性、不吸烟状态、妇科和腹腔镜手术、斜视手术、围手术期或术后需要使用大剂量阿片类药物者。对于具有多种高危因素的病人，建议使用不同的麻醉方式，如全凭静脉麻醉。

E. 肌肉骨骼系统：头、颈部接受放射治疗的病人可能存在气道解剖结构异常，可能需改变气管插管方案。此类病人应询问平素是否存在关节疼痛，以便于术中体位的摆放。

F. 产科/妇科：育龄妇女应询问末次月经时间，确定是否妊娠。因为术前用药和麻醉药物可能影响子宫胎盘的血流，引起畸形或自发流产。

G. 血液系统：易淤伤、出血或明显月经增多史的病人应进一步询问具体情况，并在术中做必要凝血功能检查和改变椎管内麻醉方案。

Ⅳ. 体格检查

体格检查应该全面且有重点，特别注意气管、心、肺和神经系统的检查。当实施区域麻醉时，应仔细检查脊柱和四肢的情况。体格检查至少应包括以下几项。

A. 生命体征

1. **血压**：分别测量双上肢血压，注意两者之间的差异

（明显差异表示胸主动脉主要分支存在病变）。疑有低血容量的病人，应检查体位变化对血压的影响。

2. **脉搏：**注意病人静息时的脉率和节律。
3. **呼吸频率：**观察病人静息时的呼吸频率、深度和呼吸方式。
4. **氧饱和度。**

B. **身高和体重：**是计算用药量、液体需要量及围手术期尿量是否足够的有效指标。肥胖病人应使用理想体重估算给药剂量和设置呼吸机参数（如潮气量）。肥胖病人理想体重的计算公式为男性=50+2.3×[身高（in[①])–60]，女性= 45.5+2.3×[身高（in）–60]

C. **头颈部：**详细检查见第 14 章，术前检查包括以下几项。

1. **张口度：**充分地评估气管插管条件。
2. **舌体大小。**
3. **Mallampati 分级**（见第 14 章）。
4. **甲颏距离：**即颈部完全伸展时，从下颌骨下缘到甲状软骨切迹的距离，约 3 横指，过长或过短可能提示气管插管困难。
5. **牙列：**记录有无松动牙或残牙、牙套、牙托和其他正牙材料。
6. **胡须：**长胡须或络腮胡须可能会干扰面罩通气时面罩的气密性。
7. **颈椎：**注意颈椎屈曲、仰伸和旋转活动度。
8. **颈部表观：**注意是否存在气管偏移、颈部包块及颈静脉怒张。颈动脉杂音虽然无特异性，但是仍需要进一步检查。
9. **颈围测量：**男性超过 17in（43cm），女性超过 16in（41cm），提示存在阻塞性睡眠呼吸暂停综合征的可能。

D. **心前区听诊：**可能闻及杂音、S3、S4 或心包摩擦音。

E. **肺脏：**双肺听诊注意有无喘鸣、干湿啰音，同时观察双肺呼吸幅度是否对称顺畅，是否存在呼吸困难。

F. **腹部：**注意有无腹胀、腹部包块或腹水，此类病人易发生反流误吸和限制肺通气。

---

① 译者注：1in=2.54cm。

G. **四肢**：注意病人是否存在肌肉萎缩、肌无力及全身末梢血管灌注情况；注意有无杵状指、发绀及皮肤感染（尤其在拟行血管穿刺和区域麻醉的部位）。无明显诱因的瘀斑或不能解释的损伤，特别是在儿童、妇女和老年病人的皮下瘀斑，可能与家庭虐待有关。

H. **背部**：注意背部有无畸形、淤伤或感染，其提示病人仰卧位或者实施椎管内麻醉是否存在困难。

I. **神经系统检查**：记录意识状态、脑神经功能、认知功能及周围感觉运动功能。

Ⅴ. 实验室检查

没有必要进行所有的实验室检查，应依据病人所患疾病和拟施行手术选择必要的检查。以下项目可供参考。

A. **血液学检查**：有助于明确病人是否存在术前、术中血液丢失情况，是否存在贫血和凝血功能异常。

1. **近期血细胞比容（Hct）和血红蛋白（Hb）水平**：目前尚无公认的能够耐受麻醉的最低 Hct。无其他系统疾病的病人，Hct 在 25%～30%时，均可耐受麻醉；而存在冠状动脉疾病的病人可能会发生心肌缺血。对于术前贫血的病人，要依据其病因、持续时间、有无其他并发症进行具体的分析。贫血原因未明的病人应延期手术。身体状态良好的病人，如行小而非创伤性手术则不必常规检查 Hct。
2. **血小板功能**：平时易有瘀斑、牙龈出血、小伤口出血不止及出血性疾病家族史的病人应评估血小板功能，完善相关检查并请血液科医师会诊。
3. **凝血功能**：对于具备明确临床指征，如出血性疾病家族史、服用抗凝血药、严重的肝脏疾病、全身性疾病或术后计划抗凝治疗的病人，术前应做凝血功能检查。使用低分子肝素的病人应检查抗Xa 的水平。
4. **血型或抗体筛查**：术中预计出血较多的病人应常规检查。

B. **血生化检查**：病史和体格检查异常的病人需进行血生化检查，如慢性肾功能不全、心血管疾病、肝脏疾病、糖尿病和病态肥胖病人，以及正在服用利尿药、地高辛、类固醇激素或氨基糖苷类抗生素的病人均应行血肌酐和尿素氮检查。

1. **低钾血症：** 围手术期低钾血症多见于术前长期服用利尿药的病人，术前需口服补钾。轻度缺钾（2.8～3.5mEq/L）不必推迟择期手术。快速静脉补钾可能诱发心律失常和心脏停搏。重度缺钾，尤其是口服地高辛治疗或伴心律失常者应延期手术，并谨慎纠正低钾血症（见第 4 章）。
2. **高钾血症：** 多见于终末期肾功能不全的病人。此类病人可以耐受轻度血钾升高，但术中补液应选择不含钾离子的替代液。血钾过高易导致心律失常，当血钾超过 6.0mEq/L 或心电图有高钾改变时应积极治疗。

C. **心电图：** 存在冠状动脉疾病高危因素的病人（年龄≥65 岁、高血压、糖尿病、高胆固醇血症、冠状动脉疾病家族史及吸烟病人等）应行心电图检查。该检查对新发的心律失常、评估既往心律失常病情的稳定性有重要意义。是否行心电图检查不应仅根据病人年龄。老年病人心电图普遍存在非特异性改变，因而对预测临床风险并无特殊意义（见第 10 章）。静息心电图对发现隐匿性心肌缺血并不敏感。异常心电图需根据病史、体检和对比以前心电图结果进行综合诊断。

D. **胸部放射线检查：** 急性心肺疾病有明显体征和症状或存在慢性心肺疾病的病人术前应常规行胸部 X 线检查，可能提示病情变化。

E. **肺功能检查：** 用于评估肺疾病严重程度及对支气管扩张药治疗反应，以及拟施行肺切除术病人术前肺功能的评估。该检查对拟行肺切除术的病人有重要意义，但并不是非肺切除术病人术后肺部并发症的良好预测指标（见第 3 章和第 22 章）。

Ⅵ. 术前用药

术前应将并存疾病调控至稳定状态，许多并发症可通过标准规范化治疗得到预防。围手术期某些药物应暂停使用或者需调整剂量。

A. **高血压：** 未治疗的高血压可在围手术期导致终末器官损害。慢性高血压病人，当其收缩压超过基础值 20%时，应给予积极治疗。经治疗血压仍持续不降或血压＞

180/110mmHg 时，择期手术应推迟直至血压得到有效控制。ACEI 类和 ARB 类药物可引起术中顽固性低血压，需要在手术当日停药。β 受体阻滞药、钙通道阻断药和可乐定可在围手术期继续使用。

B. **冠状动脉疾病**（CAD）：冠状动脉疾病病人（既往行冠状动脉旁路移植术或 PTCA、心肌梗死或应激试验出现心肌缺血和心绞痛症状的病人）或者存在冠状动脉疾病高危因素的病人术前使用 β 受体阻滞药有一定益处。2006 年 Devereaux 等的研究结果显示，常规使用 β 受体阻滞药可降低围手术期死亡率的观点是不正确的。但长期使用 β 受体阻滞药治疗的病人，应继续使用至手术当日，以免发生停药反应。2014 年 Devereaux 在一新研究中提出，围手术期使用阿司匹林相关的副作用也存在争议。需要更多的证据来修改目前的指南。目前麻省总医院遵循的指南中指出服用阿司匹林进行一级和二级预防的病人，除需开颅、髓内、中耳、眼后房或前列腺手术外可以服用至手术当日。接受二级预防的病人若停用阿司匹林必须同其初级保健医师、心内科医师或血管科医师共同协商。需权衡停用阿司匹林后心血管方面危险和术中出血的风险，并将协商的结果记录在病程记录中。

C. **抗凝治疗**：取决于病人使用抗凝药物的指征。服用华法林抗凝治疗的病人，可以改用低分子肝素或普通肝素治疗。更改药物需直接与心内科医师或其他负责病人抗凝治疗的医师协商。

D. **长期非甾体抗炎药治疗**（NSAIDs）：血小板功能中度受抑制并不增加大多数手术术中出血、脊麻（蛛网膜下腔阻滞）和硬膜外麻醉的风险。尽管如此，鉴于前期研究结果表明，NSAIDs 对骨折愈合存在不利影响，一些外科医师仍会犹豫围手术期是否继续使用 NSAIDs。虽然这一观点需要更多的数据去证实，但鉴于反对观点存在，建议与外科医师协商决定围手术期是否使用 NSAIDs。停用阿司匹林 7～10d，待新的血小板生成后其抗凝血的作用才能完全消除；而 NSAIDs 作用消除需要 3～4 个半衰期。塞来昔布不影响血小板的功能，术前无须停药。

E. 阿片类药物耐受性：常规剂量的阿片类药物可以在围手术期继续使用。服用美沙酮（methadone）的病人应继续日常用量直至手术当天。服用赛宝松（suboxone）的病人，其剂量应与处方医师、手术医师及麻醉医师共同协商决定。围手术期是否停药及何时停药，麻醉医师应结合病情权衡利弊后告知病人。

F. 哮喘：中重度哮喘的病人手术开始前应使用沙丁胺醇或异丙托溴铵气雾剂治疗。喘息的病人应由呼吸内科或者初级保健医师制订合理的治疗方案，直至症状控制后再行手术。所有治疗哮喘的药物（吸入和口服）均可在围手术期继续服用。

G. 糖尿病：病人围手术期可能出现高血糖或低血糖。高血糖使病人处于高渗状态，导致多种酶（如一氧化碳合成酶、白细胞弹性蛋白酶、淀粉酶、脂肪酶等）功能受损，甚至发生糖尿病酮症酸中毒或高血糖高渗性非酮症昏迷。术前应监测末梢血糖，必要时给予葡萄糖或胰岛素治疗（见第6章）。

H. 高误吸风险：ASA 已发布降低肺误吸风险指南，强调对有误吸性肺炎高危因素病人应给予高度重视。高危因素包括临产妇、食管裂孔疝伴反流症状、困难气道、肠梗阻、肥胖、血糖控制不佳、中枢神经系统抑制及所有创伤病人等。不推荐无误吸高危因素的病人常规给予药物预防。下列药物可有效增加胃酸的 pH，但是否可以减少肺误吸发生率或者降低误吸病人的发病率和病死率尚无明确结论。

1. **组胺拮抗药：** 呈剂量依赖性减少胃酸分泌。西咪替丁（tagemet）200～400mg 口服或静脉注射；雷尼替丁（zantac）150～300mg 口服或 50～100mg 静脉注射或肌内注射，能够明显减少胃酸的分泌量和酸度。虽然胃肠外给药起效迅速（＜1h），但少量多次（如手术前夜和术晨）使用对胃酸分泌抑制效果最好。西咪替丁能够延长多种药物的代谢时间，增加药物毒性，如氨茶碱、地西泮、普萘洛尔、利多卡因等，而雷尼替丁无类似副作用。
2. **质子泵抑制药：** 质子泵抑制药的代表性药物为奥美拉唑（prilosec）和埃索美拉唑（nexium）。此类药物可有效地抑制胃酸分泌，但此类药物起效缓慢，不能用于即刻手术的病人。长期服用此类药物的病人，术前晚上或者术晨应继续服用。

3. **抗酸药：** 胶体抗酸混合悬液（如胃能达，mylanta）能够有效地中和胃酸。但若误吸，也会导致严重的吸入性肺炎。非颗粒性抗酸药如双枸橼酸钠（sodium citrate and citric acid）诱导前 30min 口服 30～60ml，虽然不能明显提高胃液 pH，但可降低误吸后对肺脏的损害。

4. **甲氧氯普胺（灭吐灵）：** 能增强食管下段括约肌张力的同时松弛幽门，促进胃排空。用法：10mg 麻醉前 1～2h 口服，或麻醉诱导时同时静脉注射 10～20mg。注意静脉应缓慢注射，以免引起腹部绞痛。与其他多巴胺受体激动剂类似，可引起肌张力异常和椎体外系症状。怀疑肠梗阻的病人不建议使用。

I. **其他用药：** 通常，抗惊厥药、抗心律失常药、类固醇和激素替代药物在围手术期应继续使用。

Ⅶ. 麻醉评估和麻醉方案

A. **ASA 分级：** ASA 分级可以对病人复杂的医疗状况进行总体评估，可划分为以下几种情况。

1 级： 无生理、身体、心理异常的健康病人。

2 级： 患有轻度全身疾病，日常活动不受限。

3 级： 患有严重全身疾病，活动受限但器官功能尚可代偿。

4 级： 患有不能代偿性全身疾病，常可危及生命。

5 级： 濒死病人，无论手术与否，生存不能超过 24h。

6 级： 脑死亡病人，组织、器官准备捐赠。

如果是急诊手术，ASA 分级前加“E”。

B. **气道管理：** 需要考虑到目前病人气道评估情况、既往气道管理的方法、误吸的风险及手术类型（包括体位和时间长短）。

C. **监测：** 评估是否需要进行有创监测。多数创伤较小手术的病人给予标准 ASA 监护即可。如果病人术中血流动力学变化大则应考虑有创监测（如中心静脉压用作容量监测，连续动脉压利于潜在的血流动力学不稳定的监测）。

D. 麻醉方式选择： 多种方案均可保证外科手术的麻醉、镇痛、血流动力学平稳。全身麻醉、局部麻醉、复合麻醉均可考虑。

Ⅷ. 病人交谈

围手术期多数病人情绪处于应激状态，主要源于对手术及麻醉的恐惧。麻醉医师可以通过和病人交谈来帮助病人消除恐惧。如果进行访视的人员不是给病人实施麻醉的医师，应确保使病人放心，一定会将他（她）的恐惧和担忧转达并强调给他（她）的麻醉医师。并且，麻醉医师应该详细向病人解释围手术期流程，从以下几个方面给病人提供指导和信息。

A. 围手术期流程： 向病人解释麻醉诱导前所需的操作（如留置静脉套管针、动脉或硬膜外穿刺、给予常规监测、预吸氧和按压环状软骨等）。如果有必要可以术前给予镇痛和镇静药物减轻病人焦虑。

B. 围手术期药物使用： 向病人详细解释围手术期是否继续用药。

C. 术前禁食水： 见表 1-1。

D. 术后恢复： 向病人解释术后的去向，如在麻醉后恢复室或重症监护室进行严密观察。

E. 疼痛管理： 制订围手术期镇痛的详细方案。

F. 自体献血： 对状态平稳并计划输血的手术的病人，如全髋置换、前列腺癌根治术，可以考虑在手术前自体献血。如果医院内部条件不允许，可以由美国红十字会安排。

表 1-1　ASA 术前禁食水指南

年龄	清淡液体（h）	母乳（h）	非人类乳/清淡快餐（h）	煎炸脂类食物/肉类（h）
婴儿	2	4	6	8
儿童	2	4	6	8
成人	2	N/A	6	8

Ⅸ. 麻醉知情同意

麻醉知情同意即以非专业人员能够理解的方式，就麻醉方案及备用方案、潜在的并发症，向病人或家属进行交代并取得其理解和同意。交代过程应使用病人的母语或请经过医学翻译培训的专业人员进行翻译。对于稀有语言可以电话寻求翻译人员帮助。签署麻醉知情同意的时候不能由儿童担任翻译。如病人已签署弃权声明书，可以由其家庭成员负责翻译。弃权声明书是指病人选择放弃经医院指定的专业翻译人员而由其家属代替翻译。

A. **解释说明全身麻醉**：麻醉管理中特殊需要注意的问题应事先明确提出和讨论，如气管插管、机械通气、有创血流动力学监测、区域麻醉的方法、输注血液制品及术后 ICU 后续治疗。

B. **制订麻醉备用方案**：建议指定麻醉备用方案以防预定方案失败或临时情况变化。

C. **麻醉相关的风险**：告知围手术期麻醉相关的风险，有助于病人或监护人（法定授权人）做出合理的选择。通常，麻醉医师应告知病人该麻醉方案最常见和最严重的并发症，而不是告知其所有可能发生的风险。麻醉医师应使病人了解以下常见麻醉方案中最常见和严重的并发症。

1. **区域麻醉**：头痛、感染、局部出血、神经损伤、药物不良反应及区域麻醉失败致麻醉效果不佳。某些有创麻醉操作具有更多特定的风险（如锁骨下神经阻滞可能出现气胸），应权衡利弊慎重决定。麻醉医师同时应向病人交代改全身麻醉的可能性及其相应风险，因为全身麻醉可能是必需的替代麻醉方案。
2. **全身麻醉**：咽痛、声音嘶哑、恶心呕吐、牙齿损伤、药物过敏反应、术中知晓、心肺功能损伤、脑卒中或死亡、术后视力消失、术后重新气管插管或病情危重入 ICU 后续治疗。
3. **输血**：发热、溶血反应、感染。目前，每输注 1U 血感染乙型肝炎病毒的风险为 1∶360 000，而感染艾滋病和丙型肝炎病毒的风险为 1∶2 000 000。
4. **动静脉穿刺置管**：外周神经、肌腱和血管损伤；中心静脉穿刺置管所致血胸和（或）气胸；感染。
5. **潜在风险**：还应告知病人某些不能客观预见和解释的风险。

D. 特殊情况：紧急情况下，麻醉可在未取得同意的情况下进行。

E. 宗教或个人信仰：术前应特别注意病人有无个人或宗教信仰，如对耶和华见证人教派的病人行择期手术的麻醉，事前应制订明确的麻醉方案并征得病人和外科医师的同意。对于“拒绝抢救”的病人也应做同样的考虑（见第 41 章）。

Ⅹ. 医疗文书

术前麻醉记录是永久性医院病志中医学法律文件。所以，它应该简洁清晰地记录会诊日期和时间、诊疗计划和变化（如果存在）。涵盖病史、体格检查、实验室检查中的阳性和阴性结果，包括过敏史及其治疗方案。同时列出所有疾病过程、治疗方案及目前功能受限等问题清单。

术前麻醉记录还应该详细描述与病人之间关于麻醉方案、特殊注意事项、术中监测和术后去向等方面的谈话。

Ⅺ. 术前用药

A. 镇静和镇痛药：术前给予镇静和镇痛药物有助于减轻病人焦虑，减少血管穿刺、区域麻醉操作、安置体位带来的疼痛与不适，使麻醉诱导更加平稳。麻醉医师术前访视病人，可明显减少此类药物的用量。高龄、恶病质、急性中毒、上呼吸道梗阻、创伤、中枢性呼吸暂停、神经病变、严重肺及心脏瓣膜疾病病人，镇静药和镇痛药应该减量或不用。

1. **苯二氮䓬类药物**：能够有效地减轻病人术前焦虑症状，但也能使病人产生特殊记忆。
   - a. **咪达唑仑**（versed）：属短效的苯二氮䓬类药物，静脉注射或肌内注射 1～3mg，可以产生良好的遗忘和镇静作用。需注意的是咪达唑仑及其他镇静药物，尤其与阿片类药物联合应用，能够产生明显的呼吸抑制作用，故已经镇静治疗的病人不应使用。
   - b. **劳拉西泮**（ativan）：口服或静脉注射 1～2mg，能够延长术后遗忘和镇静时间，应避免肌内注射。
2. **巴比妥类药物**：目前很少用于术前镇静。但非麻醉科医师在诊断性检查过程中偶尔使用戊巴比妥镇静。

3. **阿片类药物**：术前除存在明显疼痛或对阿片类药物成瘾的病人，阿片类药物一般不作为术前用药。住院病人且已经给予吗啡、氢吗啡酮或哌替啶治疗者，围手术期对阿片类药物的用量增加。对阿片类药物成瘾的病人，术前用药应给予充足量，以克服药物耐受和防治术中或术后早期出现戒断症状。芬太尼静脉注射起效迅速、半衰期短，适宜麻醉诱导前立即使用。

B. **抗胆碱类药物**：不作为术前常规用药。氯胺酮麻醉时，可静脉注射格隆溴铵（成人 0.2～0.4mg、儿童 10～20μg/kg）抑制腺体分泌。偶尔口腔外科手术、支气管镜检查和纤维支气管镜引导下气管插管时作为干燥剂使用。

C. **止吐药**：诱导前或术中给予止吐药物可预防术后恶心呕吐的发生（见第 36 章）。至少具有两种以上危险因素者可考虑预防性给予止吐药（见本章Ⅲ.D.）。且应给予两种不同作用机制的药物进行充分预防（见表 1-2）。应选择最安全且价格低廉的止吐药物作为一线用药。

D. **预防反流误吸的药物**：对于存在反流误吸高危因素的病人建议手术当日使用止吐药（见Ⅵ.H.）。

表 1-2 止吐药

止吐药	作用机制	副作用	剂量
昂丹司琼	5-HT_3受体拮抗药	头晕、头痛或 QTc 间期延长	4mg 静脉注射
氟哌利多*	多巴胺（D_2）受体拮抗药	肌张力障碍、QTc 间期延长、降低癫痫发作阈值	0.5～1.25mg 静脉注射
氟哌啶醇	多巴胺（D_2）受体拮抗药	肌张力障碍、QTc 间期延长、降低癫痫发作阈值	1mg 静脉注射
地塞米松	未知	肛门外阴瘙痒、高血糖症	4mg 静脉注射
甲氧氯普胺	多巴胺（D_2）受体拮抗药	胃肠功能紊乱伴绞痛和动力异常	10mg 静脉注射
异丙嗪	抗组胺药	镇静、降低癫痫发作阈值	6.25mg 静脉注射
东莨菪碱	抗胆碱药	口干、视物模糊、意识混乱、尿潴留	1.5mg 经皮

* FDA 限令强调 QTc 间期延长及尖端扭转心律失常（Torsade）的风险，用药后需 ECG 监测 2～3h。

Ⅻ. 延期手术

病情需进一步评估和治疗的病人应暂停或推迟择期手术，对病人最有利。某些病情如未得到合理的评估和治疗，可明显增加围手术期病人的病死率。

A. **近期心肌梗死**：30d 内发生心肌梗死的病人，应推迟择期手术。

B. **新发不稳定的心律失常**：近期发生的心房颤动、心房扑动、室上性心动过速、持续性室性心动过速、二度Ⅱ型或三度房室传导阻滞的病人，需行心电图、血清电解质等检查，请相关科室会诊。手术应在病人完善上述检查、找到病因且病情稳定后进行。

C. **凝血功能异常**：该类病人手术期间有潜在大出血的风险。多种因素可导致凝血功能紊乱，包括肝功能异常、药物因素、脓毒血症等，术前需详细评估和对症处理。择期手术的病人术前血小板应大于 50 000①。

D. **低氧血症**：不明原因的术前低氧血症需仔细查找病因。从吸入氧浓度降低到室间隔缺损等多种原因均可导致低氧血症。寻找低氧血症可能的病因，应从动脉血气分析、胸片检查开始，并建议做进一步检查以明确诊断。

E. **新发的心血管症状**：不稳定型心绞痛、新出现或变化的胸痛、气短或劳力性呼吸困难均需要留意。择期手术应推迟至这些症状被心脏科医师或其他相关科室的医师充分评估后进行。新出现心电图改变，尤其是提示无症状心肌梗死（如双分支传导阻滞或新出现有意义的 Q 波）的病人，择期手术前应充分评估。

F. **新发的心脏杂音**：心脏听诊检查中新出现的心脏杂音提示心脏瓣膜存在病变。择期手术前应进行心脏超声和（或）请心脏科医师会诊。

（李晓倩 译　郭艳辉　王俊科 审校）

① 译者注：原文血小板 50 000 无单位，译者考虑为 50×10^9/L。

推荐阅读文献

American Society of Anesthesiologists. Practice Advisory for the Perioperative Management of Patients with Cardiac Rhythm Management Devices: Pacemakers and Implantable Cardioverter-Defibrillators. Available from: https://www.asahq.org/For-Members/Practice-Management/Practice-Parameters.aspx

American Society of Anesthesiologists. Practice Advisory for Preanesthesia Evaluation. Available from: https://www.asahq.org/For-Members/Practice-Management/Practice-Parameters.aspx

American Society of Anesthesiologists. Practice Guidelines for the Management of Patients with Obstructive Sleep Apnea. Available from: https://www.asahq.org/For-Members/Practice-anagement/Practice-Parameters.aspx

American Society of Anesthesiologists. Practice Guidelines for Preoperative Fasting and the Use of Pharmacologic Agents to Reduce the Risk of Pulmonary Aspiration: Application to Healthy Patients Undergoing Elective Procedures. Available from: https://www.asahq.org/For-Members/Practice-Management/Practice-Parameters.aspx

American Society of Anesthesiologists. Practice Guidelines for Management of the Difficult Airway. Available from: https://www.asahq.org/For-Members/Practice-Management/Practice-Parameters.aspx

Apfel CC, Heidrich FM, Jukar-Rao S, et al. Evidence-based analysis of risk factors for postoperative nausea and vomiting. *Br J Anaesth* 2012;109:742–753.

Apfel CC, Korttila K, Abdalla M, et al. A factorial trial of six interventions for the prevention of postoperative nausea and vomiting. *N Engl J Med* 2004;350:2441–2451.

Baron TH, Kamath PS, McBane RD. Management of antithrombotic therapy in patients undergoing invasive procedures. *N Engl J Med* 2013;368:2113–2124.

Bradley AE, Tober KE, Brown RE. Use of propofol in patients with food allergies. *Anaesthesia* 2008;63:439.

Brown KA. Intermittent hypoxia and the practice of anesthesia. *Anesthesiology* 2009;110:922–927.

Chen KY, Chen L, Mao J. Buprenorphine–naloxone therapy in pain management. *Anesthesiology* 2014;120:1262–1274.

Crossley GH, Poole JE, Rozner MA, et al. The Heart Rhythm Society (HRS)/American Society of Anesthesiologists (ASA) Expert Consensus Statement on the perioperative management of patients with implantable defibrillators, pacemakers and arrhythmia monitors: facilities and patient management. *Heart Rhythm* 2011;8:1114–1154.

DePestel DD, Benninger MS, Danziger L, et al. Cephalosporin use in treatment of patients with penicillin allergies. *J Am Pharm Assoc* 2008;48:530–540.

Devereaux PJ, Mrkobrada M, Sessler DI, et al. Aspirin in patients undergoing noncardiac surgery. *N Engl J Med* 2014;370:1494–1503.

Devereaux PJ, Yang H, Guyatt GH, et al. Rationale, design, and organization of the Perioperative Ischemic Evaluation (POISE) trial: a randomized controlled trial of metoprolol versus placebo in patients undergoing noncardiac surgery. *Am Heart J* 2006;152:223–230.

Egbert LD, Battit GE, Turndorf H, et al. The value of the preoperative visit by an anesthetist. A study of doctor-patient rapport. *JAMA* 1963;185:553–555.

Fleisher LA, Fleischmann KE, Auerbach AD, et al. 2014 ACC/AHA guideline on perioperative cardiovascular evaluation and management of patients undergoing noncardiac surgery: executive summary: a report of the American College of Cardiology/American Heart Association Task Force on Practice Guidelines. *Circulation* 2014;130:1–141.

Gan TJ. Risk factors for postoperative nausea and vomiting. *Anesth Anal* 2006;102:1884–1898.

Liu LL, Dzankic S, Leung JM. Preoperative electrocardiogram abnormalities do not predict postoperative cardiac complications in geriatric surgical patients. *J Am Geriatr Soc* 2002;50:1186–1191.

MGH Guidelines for perioperative aspirin administration. Consensus Statement from the Departments of Anesthesia, Medicine, Cardiology, and Surgery. 12/2011.

Murphy A, Campbell DE, Baines D, et al. Allergic reactions to propofol in egg-allergic children. *Anesth Analg* 2011;113:140–144.

Pichichero ME. Use of selected cephalosporins in penicillin-allergic patients: a paradigm shift. *Diagn Microbiol Infect Dis* 2007;57:13S–18S.

Raith K, Hochhaus G. Drugs used in the treatment of opioid tolerance and physical dependence: a review. *Int J Clin Pharmacol Ther* 2004;42:191–203.

Sadr Azodi O. The efficacy of a smoking cessation programme in patients undergoing elective surgery: a randomised clinical trial. *Anesthesiology* 2009;64:259–265.

Smetana GW. Preoperative pulmonary evaluation: identifying and reducing risks for pulmonary complications. *Cleve Clin J Med* 2006;73:S36–S41.

Twersky RS, Goel V, Narayan P, et al. The risk of hypertension after preoperative discontinuation of angiotensin-converting enzyme inhibitors or angiotensin receptor antagonists in ambulatory and same-day admission patients. *Anesth Analg* 2014;118:938–944.

Wagner S, Breiteneder H. The latex-fruit syndrome. *Biochem Soc Trans* 2002;30:935–940.

第 2 章　心脏疾病的特殊问题

Jelly CA, Viktorsdottir O

Ⅰ. 一般情况

近 1/3 的美国人患有至少 1 种以上的心血管疾病（CVD）。1/3 的死亡原因是继发于冠状动脉疾病。

Ⅱ. 冠状动脉解剖

心肌的血液灌注来自于冠状动脉。左右冠状动脉发自主动脉瓣远端的冠状窦。左冠状动脉主干（LMCA）分为左前降支（LAD）和左旋支（Lcx），供应左心室的大部分、室间隔（IVS）和左心房（LA）。右冠状动脉（RCA）供应右心房（RA）、右心室（RV）。右冠状动脉同时也为部分室间隔供血，包括窦房结（SA）和房室结（AV）（图 2-1）。约 70%的人群，心脏的后降支（PDA）发自右冠状动脉，称为“右冠优势型”。约 10%的人群，后降支发自左旋支，称为“左冠优势型”；而有约 20%的人群，后降支同时来源于左旋支和右冠状动脉，称为“均衡型”。

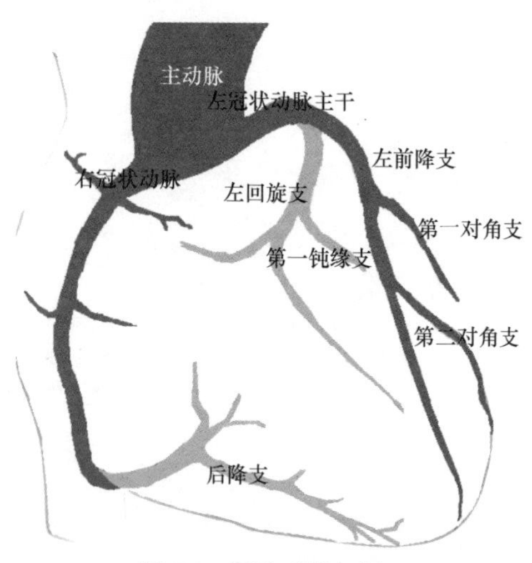

图 2-1　冠状动脉解剖

Ⅲ. 非心脏手术术前心血管功能评估

美国心脏病学会和美国心脏协会（ACC/AHA）制定了关于非心脏手术病人术前心血管评估指南。初期评估主要包括病史、专科检查和常规实验室检查。在 ACC/AHA 指南中，依据病人病史，心脏危险因素，心脏功能状态及外科手术的特点，提出了一系列心血管分级检查步骤（图 2-2），以确认哪些病人可以从中获益。

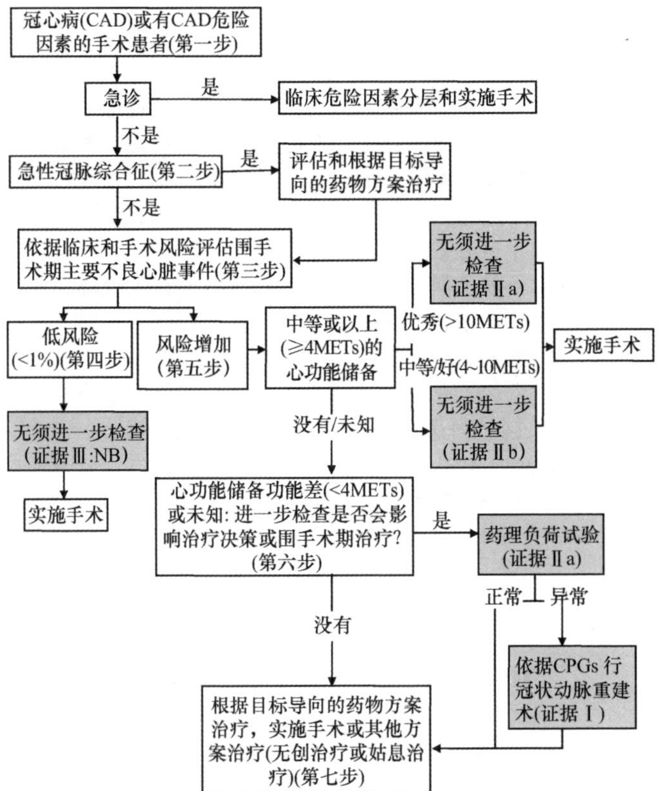

图 2-2　冠状动脉心脏疾病病人围手术期心功能评估步骤。不同的灰度对应着不同的处理意见[经允许引自 2014 ACC/AHA guidelines on perioperative cardiovascular evaluation and management of patients undergoing noncardiac surgery. *J Am Coll Cardiol* 2014; 64(22): e77-e137]

A. 初步筛查

1. **急诊手术：**病人优先实施进一步心脏检查。在ACC/AHA指南中，必须在6h内进行的手术定义为急诊手术。由于时间有限，对病人常不进行或者仅进行有限的术前临床评估。因此，急诊手术应基于病人冠状动脉疾病危险因素实施相应的监测和管理策略。
2. **非急诊手术：**应确认病人是否有急性冠脉综合征（ACS）。急性冠脉综合征表现为不稳定型心绞痛或者心肌梗死（MI），表现为胸痛、气短、大汗或者呕吐。心电图提示ST段压低或抬高。急性冠脉综合征病人应推迟手术，立即进行心功能评估及指南导向的药物治疗（GDMT）。非急性冠脉综合征病人则应进行主要不良心脏事件（MACE）术后风险的评估。

B. 主要不良心脏事件的危险因素

主要不良心脏事件的危险因素应根据临床表现和外科手术来确定，其临床危险因素包括心力衰竭病史、冠状动脉疾病、脑血管疾病、糖尿病和慢性肾脏疾病。有效的危险因素预测工具，如修正心脏危险指数（RCRI）和美国外科医师协会全国外科质量改进计划（ACS-NSQIP）中的外科风险计算器，都可以帮助预测围手术期主要不良心脏事件的风险。

1. 主要不良心脏事件风险低的病人（MACE＜1%）无须进一步评估，可以直接手术。
2. 主要不良心脏事件风险高的病人（MACE≥1%）需要评估心功能储备。心功能储备可以用代谢当量（MET）来表示。1MET表示静息时的心肌耗氧量。对于没有心脏症状，心脏功能储备中度或良好的病人，无须进一步评估，可直接手术。运动能力≥4METs定义为中度或良好心功能储备。属于心功能储备中度的运动包括爬两段楼梯、以每小时4mi[①]的速度步行、短距离跑步、擦地或者不坐球车打高尔夫球。能够参加剧烈运动如游泳、网球单打或踢足球，则属于心功能储备良好。

① 译者注：1mi=1609.344m。

3. 心功能储备不足或者不明确的，若需调整病人治疗，则需进一步检查。运动能力低于 4 METs 定义为心功能储备不足，如不能连续在平地上步行超过两个街区和活动限制（仅能吃饭、穿衣和室内步行）。进一步检查包括运动或药物负荷试验，若结果异常则应考虑行冠状动脉造影。病人接受指南导向的药物治疗后可实施手术。若无须调整病人的治疗，不用做上述检查。

C. **心脏的补充评估**：如果需要评估心功能储备，判断是否存在心功能不全和评价围手术期心脏风险时，应进行心脏补充评估。

1. **术前静息 12 导联心电图检查**：除了低风险手术外，对于合并有冠状动脉疾病、严重心律失常、外周动脉疾病、脑血管疾病及其他的器质性心脏病的病人，术前均需行静息 12 导联心电图检查。无心脏症状的病人行低风险手术，术前无须常规行心电图检查。
2. **静息超声心动图**：对于有心力衰竭病史或者不明原因呼吸困难的病人，静息超声心动图可用以评估心室功能。有心脏瓣膜病史或近期发现心脏杂音的病人，也可以通过超声心动图评价瓣膜病变情况。
3. **负荷试验**：如果负荷试验的结果影响病人的治疗，那么有高 MACE 风险、心功能储备不足或未知的病人建议行负荷试验。有高 MACE 风险但心功能储备中度至良好（4~10 METs）的病人无须行负荷试验，可直接手术。运动负荷试验不适于行低风险非心脏手术病人的常规筛查。
   a. **运动负荷试验**：是测量心功能储备的客观指标，是能够承受足够运动负荷病人的首选检查。其对多支冠状动脉疾病的敏感性和特异性分别是 81% 和 66%。当出现缺血性 ST 段改变时（ST 段改变大于 2mm，持续至恢复期，和/或伴有低血压），运动负荷试验预测准确度较高。在低负荷条件下运动心电图出现异常的病人，围手术期心脏事件的风险会显著增加。对于术前无法获得满意心电图的病人，可行放射性核素显像或超声心动图联合运动负荷试验。

b. **药物负荷试验：**可应用增加心肌氧需求药物（多巴酚丁胺）或扩张冠状动脉药物（双嘧达莫或腺苷）进行药物负荷试验，适用于不能行运动负荷试验的病人。多巴酚丁胺负荷试验通常联合超声心动图以检测心肌做功增加引起的室壁运动异常。双嘧达莫或腺苷负荷试验通常是联合放射性核素显像来检测缺血心肌的面积。多支病变冠状动脉疾病病人的所有冠状动脉已经充分扩张，所以应用血管扩张药试验可能出现假阴性结果。无论采用哪种药物负荷试验，通过成像发现的缺血心肌范围越大，围手术期心脏风险越高。

4. **心导管检查：**是评价冠状动脉疾病的“金标准”。可观察冠脉血流方向及分布，血流动力学及心脏的整体功能情况。不建议术前常规行冠状动脉造影。根据现有的临床实践指南有指征时，建议在非心脏手术前行冠状动脉血管重建。

5. **心内科会诊：**有助于选择合适的试验，解释相关检查结果。会诊医师可优化病人术前药物治疗并进行术后随访。术后随访对于开始新的药物疗程至关重要，而对放置起搏器和植入型心律转复除颤器（ICD）的病人也经常进行随访。（见本章Ⅴ、Ⅵ部分）

D. 术前行冠状动脉重建术如冠状动脉旁路移植术或经皮冠状动脉介入治疗（PCI）的适应证与非手术病人相同。即使存在不同程度的血管病变或左心功能不全，也不能因为要实施手术就进行冠状动脉重建术。

Ⅳ. 麻醉前注意事项

A. 病人常会焦虑不安。术前访视可有效缓解病人焦虑。抗焦虑药可降低交感神经张力，非常适合临床应用。

B. 围手术期通常继续心脏的药物治疗，但血管紧张素转换酶抑制药（因为有持续血管扩张作用）、缓释或长效药物及利尿药除外。

1. **β 受体阻滞药：**大量临床证据证实围手术期应用 β 受体阻滞药可减少围手术期心脏事件，但不能降低手术死亡率。术前应用 β 受体阻滞药可增加心动过缓和脑卒中等不良反应，尤其是剂量较大时。术前长期服用β受体阻滞药的病人应在围手术期继续应用。有中度至高度心肌缺血风险或有三种及以上 RCRI 危险因素（如糖尿病、心力衰竭、冠状动脉疾病、肾功能不足、脑血管意外）的病人术前就应开始服用 β 受体阻滞药。β 受体阻滞药最好应在择期手术前数天甚至数周开始应用，并谨慎调整剂量，而不应在手术当日才开始应用。

2. **他汀类药物**：正在服用他汀类药物的病人应在围手术期继续应用。对于血管手术病人或有他汀治疗适应证拟行高风险手术的病人应在术前即开始他汀治疗。

3. **阿司匹林**：对缺血性心脏病病人心肌梗死二级预防的有效性已被证实。研究发现，冠脉支架病人停用抗血小板治疗存在风险，强烈建议围手术期持续应用阿司匹林。见第 1 章。然而，对无冠脉支架行非心脏手术或颈动脉手术的病人是否继续应用阿司匹林仍然存在争议。一些研究建议，围手术期不应常规停用阿司匹林。然而近期一项随机对照试验发现，阿司匹林对病人死亡率或非致死性心肌梗死发生率无显著影响，但出血风险增加。

C. 对于接受过经皮冠状动脉介入治疗术（PCI）的病人，选择择期手术的时机是一个特殊的挑战，应由心内科医师与外科医师协商决定。

1. **无支架植入球囊血管成形术**：ACC/AH 推荐择期非心脏手术应在无支架植入球囊血管成形术后 14d 进行。阿司匹林应在围手术期持续应用。

2. **裸金属冠状动脉支架**（BMS）：近期研究推荐择期非心脏手术应在使用 BMS 行 PCI 术后 30d 进行。这期间可以完成吩噻吡啶治疗及支架内皮化。PCI 术后 30d 内发生缺血性事件的风险最高，术后 30～90d 明显降低，术后 90d 最低。围手术期应继续应用阿司匹林治疗。

3. **药物洗脱支架**（DES）:引起的血栓形成常在植入后数月内发生，这往往与围手术期未应用吩噻吡啶类药物治疗有关。目前专家共识建议：择期手术应在行药物洗脱支架术 1 年后实施。围手术期仍应继续服用阿司匹林治疗。如果推迟择期非心脏手术所带来的风险远高于预期发生缺血和支架血栓形成的风险，可在植入药物洗脱支架 180d 后手术。

4. PCI 术后双重抗血小板治疗期间,如果要实施非心脏手术，围手术期应持续抗血小板治疗。若存在出血风险可停止吩噻吡啶类药物治疗，但应继续阿司匹林治疗，术后尽早恢复吩噻吡啶类药物治疗。

D. 辅助吸氧: 所有存在显著心肌缺血风险的病人均应辅助吸氧。

E. 监测: 见第 10 章。

F. 麻醉方式: 对于存在围手术期心脏事件风险的病人，无明确的证据表明证实哪种麻醉方式优于其他麻醉方式。

V. 缺血性心脏病

在美国，约 30%的手术病人合并有冠状动脉疾病。随年龄的增长，冠状动脉疾病发病率逐年增高。其他危险因素包括高胆固醇血症、男性、高血压、吸烟、糖尿病、肥胖及缺血性心脏病早期发病的家族史。冠状动脉疾病是围手术期心脏并发症的危险因素，包括心肌梗死、不稳定型心绞痛、充血性心力衰竭（CHF）和严重心律失常。

A. 病理生理: 心肌氧耗超过氧供时发生心肌缺血。

B. 氧的供应: 心肌的血供来源于冠状动脉。冠状动脉直径、左心室舒张压、主动脉舒张压和动脉氧含量决定心肌的氧供。

1. 冠状动脉血流量取决于主动脉根部-下游冠状动脉的压力梯度。大部分冠状动脉血流发生在心室舒张期。冠状动脉血流量主要由局部介质来调节。严重冠状动脉疾病病人在静息时冠状动脉血管已极度扩张。

2. 心率与心室舒张期时间成反比。心率增快会缩短冠状动脉灌注时间。

3. 血氧含量由血红蛋白浓度、氧饱和度及溶解的氧含量决定。增加吸入氧浓度和（或）增高血红蛋白浓度均可增加血氧含量。

C. 氧需: 影响心肌耗氧量（MVO_2）的主要因素是心室壁张力和心率（缩短速率），其次是心肌收缩力。

1. **心室壁张力可由拉普拉斯（Laplace）定律计算：** 室壁张力与心室透壁压、心室半径成正比，与心室壁厚度成反比。这些参数的改变会影响心肌需氧量。
2. **心率：** 健康心脏对心动过速有良好的耐受性，而粥样硬化的冠状动脉则不能充分扩张以满足心率增快引起的需氧量增加。
3. 心肌收缩力随心脏变时性、心肌伸展性、钙离子和儿茶酚胺的增高而增强。收缩力增强增加了心肌耗氧量。

D. 氧供需平衡：动脉粥样硬化是引起氧供需失衡最常见的病因。主动脉瓣狭窄、体循环高血压和肥厚型心肌病时，因心肌显著肥厚和心室内高压也使心肌耗氧量增加。即使冠状动脉无病变也可引起氧供需失衡，治疗目标是改善心肌氧的供需失衡状态。

1. **增加氧供**
    a. **增加冠状动脉灌注压：** 扩容或给予 α 受体激动药以升高主动脉根部舒张压。
    b. **增加冠状动脉血流量：** 给予硝酸酯类药物以扩张冠状动脉。
    c. **增加血氧含量：** 提高血红蛋白浓度或血氧分压。
2. **降低氧需**
    a. **降低心率：** β 受体阻滞药可以直接降低心率，也可以应用阿片类药物和抗焦虑药降低交感张力、间接降低心率。
    b. **减少心室容积**（降低心室壁张力）**：** 硝酸酯类药物、钙通道阻断药或利尿药可以降低前负荷。有时候通过增加心肌收缩力减少心室容积和降低心室壁张力，也可以降低需氧量。
    c. **降低心肌收缩力：** 如果不过分增加心室容积和室壁张力，通过降低心肌收缩力可减少心肌耗氧量。钙通道阻断药和挥发性麻醉药可以抑制心肌收缩力。
    d. **主动脉内球囊反搏术：** 提高主动脉舒张压可以增加冠状动脉灌注压，还可降低左心室射血阻力，从而左心室容积减少和室壁张力降低。

Ⅵ. 瓣膜性心脏病

A. 主动脉瓣狭窄

1. **病因：**通常是由于主动脉瓣的三个或两个瓣叶进行性钙化和狭窄所致。重度狭窄：瓣膜口面积小于 $1.0cm^2$，或者跨瓣压大于 40mmHg；轻度狭窄：瓣膜口面积大于 $1.5cm^2$，或者跨瓣压小于 25mmHg；中度狭窄介于两者之间。
2. **症状：**主动脉狭窄发展到后期就会出现心绞痛、晕厥或心力衰竭的症状。出现上述症状后，主动脉狭窄病人在没有手术干预的情况下平均生存期约为 2~3 年。
3. **病理生理：**心室由于压力负荷增加而变得肥厚和僵硬。心房收缩的协调性对于维持充足的心室充盈和每搏量至关重要。由于心肌质量增加，而心室内压力升高引起冠状动脉灌注不足，所以心室易发生心肌缺血。
4. **麻醉注意事项：**主动脉瓣狭窄是唯一与围手术期发生心肌缺血、心肌梗死和死亡风险增加有直接关系的瓣膜疾病。
   a. 维持正常的窦性心律和充足的血容量。
   b. **避免低血压：**应用 α 受体激动药（如盐酸去氧肾上腺素）积极处理低血压，以维持充足的冠状动脉灌注压。
   c. **避免心动过速：**心动过速使心脏需氧量增加，舒张期缩短可导致冠状动脉灌注不足和心排血量降低。严重心动过缓可以导致心排血量降低，也应该避免。治疗严重的心动过缓应该考虑病人的心脏起搏功能。室上性快速心律失常应积极给予直流电复律。
   d. 必须慎用硝酸酯类和外周血管扩张药。
   e. **心肌缺血处理：**通过增加冠状动脉灌注压和降低氧耗（通过提升血压和降低心率）以增加氧供。

B. 主动脉瓣反流

1. **病因：**包括风湿性心脏病、心内膜炎、创伤、胶原血管病和使主动脉根部扩张的疾病（如动脉瘤、马方综合征和梅毒）。

2. **病理生理**
   a. 急性主动脉瓣反流可导致突发的左心室容量超负荷，伴左心室舒张末期压力和肺毛细血管楔压的升高。临床表现包括心排血量降低、充血性心力衰竭、心动过速和血管收缩。
   b. 慢性主动脉瓣反流可导致左心室扩张和偏心性肥厚。症状轻微，疾病晚期可能出现左侧心力衰竭。

3. **麻醉注意事项**
   a. 保持心率正常或轻度增加可使反流降低到最小程度，同时维持主动脉舒张压和冠状动脉灌注压。
   b. 维持充足的血容量。
   c. 使用扩血管药物可改善前向血流，降低左心室舒张末期压力和心室壁张力。
   d. 外周动脉收缩药物可能加重反流，应避免使用。
   e. 考虑安装起搏器。这类病人传导异常的发生率很高。
   f. 主动脉瓣反流的病人禁用主动脉球囊反搏术。

C. 二尖瓣狭窄

1. **病因**：几乎都是风湿性心脏病。

2. **病理生理**
   a. 左心房压力和容量负荷增加导致左心房增大、心房颤动和肺水肿。
   b. 左心房压力增高使肺静脉压力和肺血管阻力增加，继而在心排血量一定的情况下，导致右心室压力升高。慢性肺动脉高压会引起肺血管重构。肺动脉高压可能导致三尖瓣反流、右侧心力衰竭及心排血量降低。

3. **麻醉注意事项**
   a. **避免心动过速**：心动过速可减少舒张期充盈时间，降低心排血量和增加左心房压力，二尖瓣狭窄病人难以耐受心动过速。心房颤动病人，可用药物来控制心室率或考虑电复律。围手术期继续服用地高辛、钙通道阻断药和β受体阻滞药。
   b. **避免肺动脉高压**：缺氧、高碳酸血症、酸中毒、肺不张和拟交感神经类药物均可增加肺血管阻力。氧气、低碳酸血症、碱中毒、硝酸酯类药物、

前列腺素 E_1 和吸入一氧化氮可降低肺血管阻力。

c. 低血压提示可能存在右侧心力衰竭。正性肌力药物和降低肺动脉压药物（如多巴胺、多巴酚丁胺、米力农、氨力农、硝酸酯类、前列腺素 E_1 和吸入一氧化氮）可能有效。

d. 肺动脉导管对围手术期评估血容量、心内压和心排血量有帮助。

e. 术前用药要充分缓解焦虑，预防心动过速。低血压、肺动脉高压和低心排血量病人应慎重应用术前药物。

D. 二尖瓣反流

1. **病因**：包括二尖瓣脱垂、缺血性心脏病、心内膜炎和心梗后乳头肌断裂。

2. **病理生理**：二尖瓣反流即在收缩期左心室血液被再次射入左心房。反流量取决于左心室-左心房压力梯度、二尖瓣口面积和左心室收缩期长短。

a. 急性二尖瓣反流常见于心肌梗死。急性左心容量负荷过大引起室壁张力增加导致左心室功能障碍。

b. 慢性二尖瓣反流可逐渐导致左心房和左心室超负荷和扩张，引起代偿性肥厚。

c. 射血分数不能正确反映前向血流，因为瓣膜关闭不全使心脏收缩期产生双向射血。

3. **麻醉注意事项**

a. 维持相对较快的心率有助于缩短心室充盈时间和减少心室容积。

b. 降低后负荷是有益的。体循环血管阻力增加可导致反流增多。

c. 维持前负荷。

Ⅶ. 充血性心力衰竭

心力衰竭是由于心室功能受损导致的。心力衰竭表现为易疲劳，运动耐力下降，肺水肿或外周水肿。心力衰竭分为两类：①射血分数下降型，与左心室不同程度的扩张和心室射血能力下降有关；②射血分数正常型，存在严重舒张功能障碍。

A. 病因：包括缺血性心肌病；高血压；瓣膜心脏病；内分泌和代谢性疾病，如糖尿病，甲状腺疾病和肢端肥大症；因酒精、可卡因和化学治疗引起的中毒性心肌病；营养因素如肉毒碱缺陷；感染因素如病毒性心肌炎、HIV 和美洲锥虫病（Chagas disease）；铁超负荷；淀粉样变性；肉样瘤病；儿茶酚胺诱导的心肌病（Takotsubo 心肌病）。

B. 病理生理：心力衰竭的病理生理是由于心肌细胞构筑的进行性变化累积，引起心室形状、心腔大小、室壁厚度和僵硬度改变，最终导致心肌功能减低和心排血量减少。

C. 麻醉注意事项：血流动力学目标是维持心排血量和减少心脏做功。术前应优化药物治疗方案。

1. **谨慎维持前负荷**：左心室功能受损的病人依赖前负荷维持心排血量；然而这类病人又面临容量过负荷而引起肺水肿的风险。
2. **避免心动过速**：减少心脏做功，维持舒张期心室充盈。
3. **积极治疗心律失常**：因为心律失常可导致心排血量下降。出现心力衰竭时，左心室舒张末期容积（LVEDV）主要依赖于心房的收缩。心房不协调收缩（如心房颤动）可使心室前负荷明显降低。
4. **维持心肌收缩力**：心力衰竭病人依赖于交感神经张力增加以维持心排血量，因此麻醉诱导可引起严重低血压，需要应用正性肌力药物维持。
5. 降低后负荷可减少心脏做功，若需要血管收缩药，应谨慎使用。

Ⅷ. 肥厚型心肌病

肥厚型心肌病主要表现为左心室不对称性肥厚和舒张功能受损。静息状态下，虽然大多数肥厚型心肌病病人左心室流出道的压力梯度不增加，但因心室充盈的减少和心肌收缩力的增加常发生动力性流出道梗阻。血流加速通过狭窄的左心室流出道，产生的拖曳力将二尖瓣前叶拖向室间隔。收缩期二尖瓣前向运动（SAM）进一步加重了流出道梗阻和二尖瓣反流。

A. 麻醉注意事项

加重流出道梗阻的因素包括动脉压降低、心室内容积下降、心肌收缩力增加和心率增快。

1. 维持正常的血容量。
2. **避免心动过速：** 继续应用 β 受体阻滞药和钙通道阻断药控制心率。
3. **维持正常的窦性心律：** 室上性心动过速时应用电复律治疗。
4. **避免低血压：** 应用 α 受体激动药纠正血管扩张，避免心动过速和心肌收缩力的明显改变。慎用硝酸酯类药和外周扩血管药。
5. 慎用正性肌力药，这些药物可能会加重流出道梗阻。

Ⅸ. 先天性心脏病

随着先天性心脏病（CHD）病人生存率的提高，麻醉医师要面对更多的先心病成年病人行非心脏手术。有先心病病史的成人（ACHD）其先心病可能未经手术纠正，或已经进行了修补术或姑息手术。随着药物和外科手术治疗技术的不断发展，同一类型先天性心脏缺陷的病人，其治疗方法各不相同，其解剖和生理也迥然不同。所以应考虑将病人转到有治疗先心病丰富经验的医疗机构治疗。

A. 概述

1. 应全面了解病人心脏的解剖、生理及功能状态，以及外科手术所致的生理应激反应。
2. **心肌功能障碍：** 可能是由于原发病变、之后的修补术或姑息手术导致的长期生理改变，也可能与慢性低氧血症有关。
3. 先心病病人心律失常较常见，可能是由心血管发育缺陷的病理生理改变或先前手术瘢痕导致的。房内折返性心动过速和室性心动过速最为常见。
4. 紫绀型先心病病人通常有红细胞增多，易发生卒中和血栓形成。静脉补充液体很重要。如果术前红细胞比容大于 60%，应考虑进行血液稀释。紫绀型先心病病人经常有轻度的凝血功能异常。
5. 双向或右向左分流时，存在体循环气栓的风险。静脉输液通路中必须去除气泡并应用空气过滤器。
6. 感染性心内膜炎的预防：在某些手术时需预防性应用抗生素，以防止感染性心内膜炎的发生（见第

7 章）。

7. 详尽讨论有先心病病史的成年病人的疾病特点超出了本章范围。有关更详细的治疗方法，建议读者查看推荐文献。

X. 心脏移植病人

全球每年实施心脏移植手术病人超过 5000 例,其中 1 年生存率超过 85%，3 年生存率约为 75%，这类病人行非心脏手术机会越来越多。

A. 移植心脏的生理

1. 心脏移植术后经过一段时间可出现交感神经再支配，但未发现副交感神经再支配，不过有研究报道应用新斯的明后出现心动过缓。
2. 移植心脏出现动脉粥样硬化，心肌缺血的风险增加。
3. **移植心脏的血流动力学**
   a. 静息心率增快，但心脏冲动的形成和传导是正常的。
   b. 移植的心脏仍然保留完整的 Frank-Starling 机制，对血液循环中的儿茶酚胺反应正常。
   c. 冠状动脉血流的自主调节是完整的。
   d. 由于移植心脏去自主神经支配，开始是通过每搏量增加，后期才对循环中儿茶酚胺产生反应增快心率，以增加心排血量。
4. **药物效应**
   a. 作用于自主神经系统的药物（如阿托品和地高辛）无效。
   b. 直接作用于心脏的血管活性药物有效。异丙肾上腺素、多巴胺或肾上腺素用于提高心率，去甲肾上腺素或去氧肾上腺素可用于提升血压,对麻黄碱反应减弱。
   c. β 肾上腺素能受体功能完好，密度增加。
   d. 传统观念认为，抗胆碱酯酶药不能影响去神经心脏的心率；然而心脏移植术后，抗胆碱酯酶药通过其他受体相关机制产生减慢心率的作用。因此，应同时应用毒蕈碱受体拮抗药阻断心脏和其他毒蕈碱样副作用。

B. 麻醉注意事项

1. 检测病人活动水平和运动耐力。心内科会诊医师可通过超声心动图或心导管检查评估病人心脏功能和解剖。
2. 潜在的冠状动脉疾病可无症状。心肌缺血的临床表现包括呼吸困难、心功能降低和心律失常。
3. 术前应进行 12 导联心电图检查，可见多源性 P 波和右束支传导阻滞。
4. 为了评价免疫抑制剂和辅助药物的疗效，术前实验室常规检查应包括全血细胞计数、电解质、血尿素氮、肌酐、血糖和肝功能检查。
5. 必须严格无菌操作（如静脉穿刺），因为病人可能长期服用免疫抑制剂。
6. **监测**：依据病人心肺功能状态和外科手术决定是否实施有创监测。因右侧颈内静脉常用于反复心内膜活检，尽量不选择右侧颈内静脉。
7. **麻醉**
   a. 心脏移植的病人可采用全身麻醉、区域麻醉和椎管内麻醉。除了心脏移植病史外，还需综合考虑选择麻醉方式。
   b. **血流动力学目标**
      (1) 维持正常的前负荷。
      (2) 避免血管突然扩张。由于心率代偿反应出现较晚，心排血量最初是依赖于 Frank-Starling 机制来代偿。
      (3) 对于突发低血压，应给予扩容和直接作用的收缩血管药物如去氧肾上腺素或去甲肾上腺素。

Ⅺ. 起搏器

A. 采用标准五位字母代码描述每种起搏器的功能。

1. 第一位字母表示起搏心腔[O 代表无心腔起搏；A 代表心房；V 代表心室；D 代表双心腔（心房和心室）]。
2. 第二位字母代表感知心腔[O 代表无感知功能；A 代表心房；V 代表心室；D 代表双心腔（心房和心室）]。
3. 第三位字母代表起搏器对感知事件的反应[O 代表

无感知反应；I 代表抑制起搏器输出；T 代表触发起搏器输出；D 代表双重反应：心房和心室的自主电活动抑制心房和心室起搏，心房电活动则触发心室反应]。

4. 第四位字母代表有或无频率调控功能（O 代表无频率调控；R 代表有频率调控）。
5. 第五位字母代表是否有多点起搏和类型。（O 代表无点多起搏；A 代表某个心房有多个刺激点，或每个心房均有多个刺激点，或两者兼有；V 代表某个心室有多个刺激点，或每个心室均有多个刺激点，或两者兼有；D 代表 A 和 V 的任何组合）。
6. 例如，VVI 起搏器可感知和起搏心室，然而如果检测到 R 波，它将被抑制，不发放冲动。DDD 起搏器可感知和起搏心房及心室。VVIRV 是心室抑制起搏器，并具有频率调控和心室多点起搏功能。该种类型起搏器常用于心力衰竭、慢性心房纤颤或心室内传导阻滞的病人。DDDRD 是双腔起搏器，并具有频率调节及心房（或双房）和心室（或双室）多点起搏功能。

B. 适应证：根据 ACC/AHA/NASPE （北美起搏和电生理学会）操作指南（见推荐书目）的增补资料。

1. 有症状的心动过缓。
2. 三度（完全型）房室传导阻滞。
3. 二度Ⅱ型房室传导阻滞。
4. **心脏再同步化治疗：**双室起搏左右心室去极化同步主要用于治疗有射血分数低、伴有心室内传导异常的心力衰竭病人。该疗法可改善心功能储备、减少住院时间及降低死亡率。也可通过优化药物方案进行治疗。

C. 安装永久性起搏器病人的术前评估

1. 确认安装起搏器的适应证和对起搏器的依赖性。
2. 确认脉冲发生器的安装部位。目前多安装在上胸部，旧型号起搏器可能位于腹部。
3. 确认起搏器的型号和程控模式。如果难以获得相关信息，可以通过发生器的 X 线片来识别生产厂家和型号。为起搏器编程，必须识别起搏器生产厂家，因为每个厂家有专门的编程设备。需确认频率调控装置是否被激活及起搏器对磁铁的反应情况。

4. 根据病人的病史、电生理随访记录和心电图来确定起搏器是否工作正常。通过设备调试能可靠地确认起搏器的设置及电池功能。

5. 安装起搏器的病人不能进入有磁共振成像机器的房间，以免起搏器失灵。

D. 术中管理

1. 目前应用的起搏器对电刀有很强的抗电磁干扰（EMI）能力。如果发生干扰，起搏器的输出可能受到抑制，或将起搏器重设为非同步起搏模式(如DOO或VOO)。

2. 磁铁可使大多数起搏器转为非同步模式。可防止电刀引起的电磁干扰导致起搏器输出受抑。一般情况下，移除磁铁后，起搏器即可恢复正常起搏功能。大多数起搏器在放置磁铁后会进入VOO模式，但设备调试是确定起搏器磁铁反应最可靠的方法。只有在病人起搏器依赖及电磁干扰引起起搏器输出受抑时才有必要在外科手术时使用磁铁。使用磁铁时，应将其直接放在起搏器正上方，最好用胶带粘住磁铁以免不慎移动。

3. 电磁干扰可能使起搏器重设为非同步起搏，在心电图上可见。

4. 术中为减少对起搏器的电磁干扰，可将电流返回极板（"接地极板"）置于能够使电刀产生的电流不通过脉冲发生器的位置。其他措施包括尽可能选择最低能量水平、短时间、间歇式脉冲，以及使用双极电凝或超声刀。手术期间可暂时关闭频率响应。

5. 使用电刀时，可通过脉搏血氧饱和度仪、直接动脉压、心前区或食管听诊器或摸脉监测心率。

6. 如果使用电刀或围手术期更改了起搏器的设置，大多数厂家建议术后要进行起搏器功能评估。

E. 围手术期临时起搏器的选择

1. **经皮：**将电极贴在胸部和背部进行体外起搏，是一种简单廉价的心室起搏方法。由于切口位置、敷料和引流管，不适合心胸手术病人使用。

2. 经静脉

a. 经中心静脉向心脏内置入一个临时起搏电极。

b. 有各种具有起搏功能的肺动脉导管（见第 10 章）。

3. 经食管： 通过食管起搏探头来起搏左心房。经食管起搏需要有完好的房室结传导功能。

F. 植入型心律转复除颤器（ICD）： ICD 显著改善了有心源性猝死风险病人的死亡率。ICD 有 4 个主要功能：抗心动过速起搏、电复律、电除颤和备份起搏。

1. ICD 植入上胸部，与一个或两个具有起搏和感知功能的经静脉除颤电极相连。这些电极可以感知室性心动过速和室颤并且发放高达 40J 的电击进行除颤。所有 ICD 对电刀产生的电磁干扰反应相当敏感。ICD 可能将检测到的电磁干扰可误认为心室颤动，导致伪电击。

2. 大多数 ICD 都专门设置了接触磁铁后中止检测的功能，移除磁铁后即可恢复。使用磁铁可避免 ICD 将电磁干扰误以为室颤。圣犹达和波士顿科技公司的一些型号的 ICD 可通过编程不受磁铁影响。波士顿科技公司一些老型号的 ICD 可编程为使用磁铁时暂停功能，移除磁铁再重新使用磁铁后才能恢复功能。最好在术前调试 ICD 功能，以确认其设置及对磁铁的反应。

3. 术中优先使用磁铁，而不是关闭 ICD。如果术中发生室性心动过速或心室颤动，只要移除磁铁，ICD 通常不超过 10s 就可以恢复检测功能进行治疗。比体外除颤的效果更确切和迅速。

4. 麻醉期间除颤阈值的改变可能引起 ICD 失效，应备有体外除颤器。也有建议术前放置体外除颤器。

5. 安装 ICD 的病人应避免进入磁共振成像房间，以免 ICD 出现故障。

（曹学照 译　孙艳红　吴滨阳　王俊科 审校）

推荐阅读文献

Bohadana A, Izbicki G, Kraman SS. Fundamentals of lung auscultation. *N Engl J Med* 2014;370:2053.

Brueckmann B, Villa-Uribe JL, Bateman BT, et al. Development and validation of a score for prediction of postoperative respiratory complications. *Anesthesiology* 2013;118: 1276–1285.

Canet J, Gallart L, Gomar C, et al. Prediction of postoperative pulmonary complications in a population-based surgical cohort. *Anesthesiology* 2010;113:1338–1350.

Futier E, Constantin J-M, Paugam-Burtz C, et al. A trial of intraoperative low- tidal-volume ventilation in abdominal surgery. *N Engl J Med* 2013;369:428–437.

Global Initiative for Asthma. Global strategy for asthma management and prevention. 2006. http://www.ginasthma.org

Global Initiative for chronic obstructive lung disease; Global strategy for diagnosis, management, and prevention of COPD. 2014. http://www.goldcopd.org

Gross JB, Apfelbaum JL, Caplan RA, et al. Practice guidelines for the perioperative management of patients with obstructive sleep apnea: a report by the American Society of Anesthesiologists Task Force on Perioperative Management of patients with obstructive sleep apnea. *Anesthesiology* 2006;104:1081–1093.

Huffmyer JL, Littlewood KE, Nemergut EC. Perioperative management of the adult with cystic fibrosis. *Anesth Analg* 2009;109:1949–1961.

Jaber S, Chanques G, Jung B. Postoperative noninvasive ventilation. *Anesthesiology* 2010;112:453–461.

Kaw R, Pasupuleti V, Walker E, et al. Postoperative complications in patients with obstructive sleep apnea. *Chest* 2012;141:436–441.

Kor DJ, Lingineni RK, Gajic O, et al. Predicting risk of postoperative lung injury in high-risk surgical patients: a multicenter cohort study. *Anesthesiology* 2014;120:1168–1181.

Kumar GV, Nair AP, Murthy HS, et al. Residual neuromuscular blockade affects postoperative pulmonary function. *Anesthesiology* 2012;117:1234–1244.

Mills E, Eyawo O, Lockhart I, et al. Smoking cessation reduces postoperative complications: a systematic review and meta-analysis. *Am J Med* 2011;124:144–154.e148.

Pritts CD, Pearl RG. Anesthesia for patients with pulmonary hypertension. *Curr Opin Anaesthesiol* 2010;23:411–416.

Qaseem A, Snow V, Fitterman N, et al. Risk assessment for and strategies to reduce perioperative pulmonary complications for patients undergoing noncardiothoracic surgery: a guideline from the American College of Physicians. *Ann Intern Med* 2006;144:575–580.

Sasaki N, Meyer MJ, Eikermann M. Postoperative respiratory muscle dysfunction: pathophysiology and preventive strategies. *Anesthesiology* 2013;118:961–978.

Wiener-Kronish JP, Shepherd KE, Bapolje S, et al. Perioperative evaluation. In: Mason RJ, Broaddus VC, Martin TR, eds. *Murray & Nadel's Textbook of Respiratory Medicine*, 5th ed. Philadelphia: Saunders, 2010: 578–589.

第 3 章 肺疾病的特殊问题

Leung Y, Shepherd KE

Ⅰ. 概述

术后肺部并发症（POPCs），如原存肺疾病恶化、肺炎和（或）呼吸衰竭，与心脏并发症一样是多发并发症，是导致发病率、病死率、住院时间增加的原因。近来广泛研究将 POPCs 的危险因素分为病人相关和程序相关两类。能明确病人危险因素的各种程序均可降低 POPCs，因为在术前可以进行适宜的治疗，在围手术期实施严密监测和管理，在术后积极精心护理，强调术后镇痛和膨肺治疗。

A. 来自 meta 分析循证医学支持一些特殊病人的危险性降低（本章Ⅲ.A.1）。

B. 程序相关危险因素包括：

1. 全身麻醉。

2. 急诊手术。

3. 手术持续时间大于 3h。

4. 手术部位（腹部、胸、头颈、血管及神经外科手术）。

C. 建议术后应用膨肺方法和选择性使用鼻胃导管，对相应危险因素进行干预治疗（见本章Ⅷ）。

Ⅱ. 肺部疾病的分类

A. 气道阻塞型疾病：以呼气流速率异常为特点，气流受限可以是器质性或功能性的。阻塞性疾病低氧血症机制主要是由于肺区域性通气血流比值（V/Q 比值）失调，而其主要症状呼吸困难是原发病多因素所致，但是大部分与呼吸肌负荷过重有关。

1. 慢性阻塞性肺疾病（COPD）：是一种进展型慢性肺疾病，可累及气管和肺实质，进而引起肺功能逐渐丧失。COPD 具有双重危险性，既有 POPCs 的危险同时还伴有术后心脏和肾脏并发症。通常将其归因于肺气肿（“pink puffer”）或慢性支气管炎（“blue bloater”）。虽然这两者常并存，但是，应按独立疾病来考虑。

a. **肺气肿**：是由于终末小支气管远端空腔异常的持续性扩张所致，并伴有肺泡壁结构的破坏性改变，而导致了正常肺弹性回缩功能丧失，在呼气时，当肺容量高于正常状态下气道就提前关闭。

b. **慢性支气管炎**：定义为咳嗽、咳痰每年至少 3 个月，连续两年，并且排除其他疾病引起的上述症状，最常见的诱因为吸烟。

2. **哮喘**：是一种复杂多源特异质综合征。特点是不同程度的气道梗阻、气道炎症，以及气道对各种不同刺激的高反应，如运动、气道的干冷、气道内器具操作、感染、药物及职业性接触物等。

3. **囊性纤维化（CF）**：导致高度黏液分泌及异常渗出，引起气道梗阻、纤维化、慢性肺内感染及恶病质。晚期改变包括气胸、支气管扩张伴咯血、低氧血症、二氧化碳潴留及呼吸衰竭。

B. **限制性肺疾病**：以肺顺应性下降为特征，可分为内源性或外源性。气道阻力一般正常，但肺容量和弥散量减少。与阻塞性肺疾病一样，限制性肺疾病低氧血症的主要原因是 V/Q 不匹配。病人肺功能障碍常有多种病因，以及兼有阻塞性和限制性混合型功能障碍，需详细询问病史和体格检查做出适宜诊断，可采用肺功能试验对阻塞性和限制性进行鉴别诊断及评价病人对治疗的反应。

1. **内源性**

a. **肺水肿**：由于静水压升高、心源性[如充血性心力衰竭（CHF）]或非心源性[如成人呼吸窘迫综合征（ARDS）]原因引起的肺间质及肺泡积液。

b. **肺间质疾病**：可引起肺间质、肺泡或血管床炎症和（或）肺纤维化，最终可导致肺动脉高压及肺源性心脏病。例如，结节病、慢性高敏性肺炎和放射性纤维化。

2. **外源性**

a. **胸膜疾病**：纤维化或渗出。

b. **胸壁畸形**：脊柱后侧凸、强直性脊柱炎、漏斗胸、创伤或烧伤。

c. **膈肌受压**：由于肥胖、腹水、妊娠或腹部手术期间牵拉。

C. 肺动脉高压：以静息平均肺动脉压大于 25mmHg（或运动时大于 30mmHg），而肺动脉阻塞压力（肺毛细血管楔压）正常为特征，多可导致右心房及右心室扩张、肥大和衰竭。可增加 POPC，并分类如下。

1. **原发性肺动脉高压：**由于肺毛细血管和小动脉自发性纤维蛋白沉积并伴有血栓形成增加，肺血管总横截面积显著减少。
2. 继发于左心衰竭的肺动脉高压。
3. 继发于肺部疾病和（或）组织乏氧的肺动脉高压。
4. 慢性血栓栓塞性肺动脉高压。
5. 机制不明确和（或）多因素（如类肉状瘤病和结节性脉管炎）的肺动脉高压。

Ⅲ. 病人风险的确定

A. 病史

1. 经 meta 分析获得的病人相关风险因素包括老年（年龄>60 岁）、已有并存肺疾病（如 COPD）、病人周身机体健康状况相关的非肺部因素（ASA-PS2 级以上、全身功能状态差、营养不良、心力衰竭）。其他危险因素还可能包括低氧血症、贫血、阻塞型睡眠呼吸暂停综合征（OSA）、近期的呼吸道感染及近期的败血症。在所有的实验室检查指标中，只有低血清白蛋白（小于 30g/L）是 POPCs 良好的实验室预期指标。
2. **应详细询问呼吸疾病的症状：**咳嗽、咳痰、咯血、喘鸣、呼吸困难和胸痛。另外，应明确职业暴露、用药史、近期的临床症状的变化和 OSA 的体征。
3. **慢性咳嗽：**可能提示患有支气管炎或哮喘。如有咳嗽带痰，应行痰化验检查作为感染的诊断依据，必要时行革兰染色、痰培养或细胞学检查。
4. **吸烟史：**应用累积吸烟量（每天吸烟包数×吸烟年数）来估计。发生恶性肿瘤、COPD 及 POPCs 的风险与吸烟史直接相关。
5. **呼吸困难：**是一种不舒服的呼吸感觉。应确定其严重程度，严重呼吸困难（于安静状态或轻微活动时即发生），可能提示通气储备不足及术后需要支持通气。

B. 体格检查

1. **体型与外貌**

a. 肥胖、妊娠、脊柱侧后凸，可引起肺容积[功能残气量（FRC）、肺总量（TLC）]减少和肺顺应性降低，容易发生肺不张和低氧血症。

b. 恶病质、营养不良病人可使呼吸驱动力减弱、肌力下降并易患肺炎。

c. 发绀需要还原血红蛋白至少 50g/L 方可出现。发绀的出现取决于多种因素，包括心排血量、组织对氧的摄取量及血红蛋白含量。发绀可提示低氧血症，但不是可靠的征象。

2. **呼吸症状：**对呼吸频率及形式、膈肌是否协调及是否需辅助肌的参与等进行评估。

a. **呼吸急促：**呼吸频率每分钟超过 25 次，通常是呼吸窘迫最早期的体征。

b. **呼吸型式**

（1）噘嘴呼吸、三足支撑式呼吸（tripoding）及明显呼气费力提示气道梗阻。

（2）随着膈肌和肋间肌负荷加重或功能障碍，辅助肌的作用增强。

（3）胸壁不对称扩张可能是由于单侧支气管堵塞、创伤、气胸、胸膜渗出、肺实变或单侧膈神经损伤（引起半侧膈肌抬高）所致。

（4）气管偏移可能提示气胸或纵隔疾病伴气管受压，严重病例在全身麻醉诱导时可致气管插管困难或气道阻塞。

（5）反常呼吸：正常情况下，腹壁应在吸气时随胸壁向外运动。当吸气时出现胸壁扩张而腹壁塌陷，则发生了反常呼吸，提示膈肌麻痹或严重功能障碍。

c. **听诊**

（1）呼吸音减弱可能提示局部肺实变、气胸或胸腔积液。

（2）啰音通常出现在下垂部位，可能提示肺不张或充血性心力衰竭。

(3) 喘鸣（wheezing）可能提示阻塞性气道疾病。

(4) 喉鸣（stridor）可能提示上呼吸道狭窄。

3. 心血管体征

a. **奇脉：**在哮喘病人可见奇脉，被定义为吸气时收缩压下降超过 10mmHg。其发生机制不明，可能由于自主呼吸期所产生的胸膜负压对左心室充盈及射血的选择性损害所致。心脏压塞和上腔静脉梗阻的病人也可出现奇脉，但其生理机制与哮喘不同。

b. 肺动脉高压是肺血管阻力升高的结果。

c. 体征可能包括第 2 心音分裂伴肺动脉瓣区成分突出、颈静脉怒张、肝大、肝颈静脉反流及周围水肿。

d. 增加肺血管阻力的因素包括乏氧、高二氧化碳血症、酸中毒、肺栓塞、ARDS 及应用高水平呼气末正压（PEEP）。

C. 诊断检查项目

1. 胸部 X 线

a. 肺膨胀过度和血管显影减弱是 COPD 和哮喘的特征。

b. 胸膜渗出、肺纤维化、骨骼异常（脊柱后侧凸、肋骨骨折）可提示患有限制性肺疾病。

c. 肺泡病变包括充血性心力衰竭、肺实变、肺不张、肺叶塌陷（支气管梗阻）和气胸，是预示 V/Q 比值失衡及低氧血症发生的重要征象。

d. **特异性病变：**气胸、肺气肿性大疱和囊肿不适宜用氧化亚氮。

e. 气管狭窄或移位可能是由于纵隔肿物或纵隔受压所致，进一步做 CT 及 MRI 有利于确定气管和支气管损伤及梗阻的具体位置及程度。

2. 心电图：明显的肺功能障碍所导致的心电图改变包括下述几类。

a. 由于肺膨胀过度而导致的低电压和 R 波低平。

b. 肺动脉高压及肺心病的体征

(1) 电轴右偏。

（2）肺性 P 波（在Ⅱ导联 P 波高于 2.5mm）。

（3）右心室肥厚（在 V_1 导联 R/S>1）。

（4）右束支传导阻滞。

3. 动脉血气

a. 氧分压（PaO_2）：当 PaO_2<55mmHg 时为严重低氧血症。存在严重低氧血症的病人，在静息状态下即有明显的肺功能障碍，术后发生肺部并发症的危险性显著增加。

b. 二氧化碳分压（$PaCO_2$）：当 $PaCO_2$>45mmHg 时为高二氧化碳血症。有慢性 CO_2 潴留的病人通常为肺疾病晚期，其呼吸储备很小或没有，并且发生术后肺部并发症的危险性增加。

c. 同时测定 pH 及 $PaCO_2$ 可判定酸碱平衡紊乱的程度。

4. 肺功能试验（PFTs）可以测定肺机械力学及功能性贮备，为肺功能提供客观评价。在这方面，PFTs 可以用于评估肺切除术后的残余肺功能，即分侧肺功能测定（定量检测左肺或右肺功能障碍）。然而，术前肺功能试验对预测其他手术后严重的肺部并发症的重要性尚不清楚。所以术前肺功能试验用于病人的评估时一定要因人而异。通常的数据是一个 70kg 的成年男性肺总容量（TLC）约 5.5L；肺活量（VC）为 4L；功能残气量（FRC）为 2.5L；残气量（RV）为 1.5L；1 秒率（FEV_1）为 3.2L，占肺活量（VC）的 80%。例如，阻塞性肺疾病的特点是 TLC、FRC 及 RV 增加而 FEV_1 减少（小于 80%）。限制性肺疾病的特点是所有肺容量指标下降，而 FEV_1/FVC 比值正常或增加。

Ⅳ. 麻醉和手术对肺功能的影响

全身麻醉降低肺容量，促进肺 V/Q 比值失衡和肺不张的形成。许多麻醉药减弱了病人对高二氧化碳和低氧的通气反应，术后常导致肺不张和低氧血症，尤以原有肺部疾病的病人为甚。术后疼痛限制了咳嗽及肺膨胀，使肺功能进一步受损。

A. 呼吸机械力学及气体交换

1. 全身麻醉和仰卧位使 FRC 下降。在潮气量呼吸时，当肺容积低于气道关闭时的容积（闭合容积）就会发生肺不张。PEEP 可减小这种作用。仰卧位使膈肌向头侧移位，致 FRC 下降。

2. 正压通气与自主呼吸相比，前者可导致 V/Q 比值失衡。当正压通气时，上肺比下肺通气充分。相反，肺部血流分布趋向于向下肺增加；这种肺血流分布受到重力和肺血管解剖分布的影响。最终结果是正压通气使 V/Q 比值失衡和生理无效腔均呈不同程度地增加。

B. 呼吸调节

1. 吸入麻醉药、丙泊酚、巴比妥类药、阿片类药物的应用，降低了病人对高 CO_2 的通气反应。全身麻醉自主呼吸时 $PaCO_2$ 升高，是由于其呼吸暂停阈值（病人过度通气至呼吸暂停后重新恢复自主呼吸时的 $PaCO_2$ 值）升高。

2. 吸入麻醉药、丙泊酚、巴比妥类药及阿片类药物也减弱病人对缺氧的通气反应。这种作用在既往有严重慢性肺疾病病人尤为重要，这类病人通常有 CO_2 蓄积并依赖缺氧驱动增加通气量。

3. 麻醉药和镇痛药的呼吸抑制作用，对患有阻塞性睡眠呼吸暂停征（OSA）病人尤为显著。

C. 手术的影响：术后肺功能受外科手术部位的影响。与外周手术相比，腹部手术后咳嗽和深呼吸能力下降，这与膈肌功能受损和咳嗽及深呼吸引起的疼痛有关。上腹部手术后肺活量下降 75%，而下腹部或胸部手术后肺活量下降约 50%。术后肺功能恢复需要几周时间。外周手术对肺活量及清除分泌物的能力基本没有影响。

D. 对纤毛功能的影响：正常情况下上呼吸道可加热及湿润吸入的空气，为呼吸道纤毛及黏膜正常功能提供适宜的环境。全身麻醉通常以高流速输送未湿化气体，使分泌物干燥并且容易损伤呼吸道上皮。气管内插管因气体绕过鼻咽部而使这一问题更加严重。分泌物黏稠，纤毛功能减弱，病人对肺部感染的抵抗力降低。

Ⅴ. 肺疾病的围手术期治疗

A. 术前治疗目标在于改善可逆性疾病的某些方面

1. **戒烟：** 术前 12h 戒烟可降低尼古丁和碳氧血红蛋白含量，更好地促进组织氧的输送。较长时间（至少数周）戒烟确能改善纤毛功能并减少气道分泌及刺激性，从而减少创口感染和 POPCs 的危险性。
2. COPD 急性加重或哮喘病人，在择期手术前就应予以治疗，手术应延迟至病情缓解。不过，病情缓解后多长时间病人还仍然处于高危状态尚未有资料证实。
3. 已确诊为睡眠呼吸困难（sleep apnea）病人，在术前应建立适宜水平连续气道正压通气或双水平气道正压通气（CPAP/BIPAP）治疗，可改善预后。
4. 以预防围手术期血栓形成为目的的治疗措施（如压力袜或抗凝药），对所有大手术是很重要的，在术前、术中和术后均应实施这一预防措施。
5. 膨肺措施（自主深呼吸、咳嗽、鼓励性呼吸量测量、叩胸及胸部震动联合体位引流）有助于分泌物的排出及增加肺容量，降低术后肺部并发症的发生率。在手术前积极主动地进行膨肺方法训练确有助于改善预后。

B. 手术期间处理

1. 吸入气的湿化有助于支气管分泌物的清除。
2. 在麻醉期间，保护性肺通气和保守的液体管理能够减少术后肺部并发症。

C. 手术后管理，见本章Ⅷ部分。

D. 药物治疗

1. 拟交感神经药或 β 受体激动药，通过环磷酸腺苷（cAMP）介导的支气管平滑肌松弛而使支气管扩张。
   - **a.** 通常选用选择性 β_2 受体激动药，分为短效和长效两类。
     - （1）短效 β_2 受体激动药：如沙丁胺醇吸入可作为气道内操作前预防用药和支气管痉挛急性发作治疗用药。
     - （2）长效 β_2 受体激动药：如沙美特罗（salmeterol）

和福莫特罗（formtorol）与皮质醇激素吸入联合应用，作为维持治疗用药，而不用于治疗支气管痉挛急性发作。

b. 同时具有 β_1 和 β_2 受体激动作用的药物，包括肾上腺素、异丙肾上腺素（isuprel）。心脏病人在应用这类药物时，可产生变时性心动过速和心律失常，应予注意。对严重的难治性支气管痉挛应考虑静脉注射小剂量肾上腺素（小于 1μg/min）。小剂量肾上腺素（0.25～1.0μg/min）的 β_2 受体激动效应作用显著，并有 β_1 受体兴奋作用，故伴心率加快，较大剂量对 α 受体效应作用显著，使收缩压升高。

2. **副交感神经阻滞药：**抗胆碱药可通过第二信使 cGMP 抑制乙酰胆碱活性而直接扩张支气管，当 COPD 病人吸入时可提高 FEV_1。特殊制剂包括下述几种。

   a. **异丙托溴铵（ipratropium bromide）**：商品名爱喘乐（atrovent），是短效药物，可通过计量吸入器（MDI）或雾化器给药。

   b. **噻托溴铵（tiotropium）**：是长效药物，干粉吸入用于维持治疗。

   c. **格隆溴铵（glycopyrrolate）**：商品名胃长宁（robinul），0.2～0.8mg 雾化吸入。

   d. **硫酸阿托品：**全身吸收量大，可产生心动过速，故应用受限。

3. **非特异性磷酸二酯酶（PDE）抑制剂 / 甲基黄嘌呤（methylxanthines）**

   a. 甲基黄嘌呤（如氨茶碱和茶碱）可通过多种机制使支气管扩张，包括激活组蛋白脱乙酰酶、拮抗腺苷受体、释放内源性儿茶酚胺、通过非特异性磷酸二酯酶抑制剂而增加细胞内 cAMP 浓度。这类药物也有膈肌直接刺激作用。该类药物可用至术晨，但全身麻醉期间应用不能获益。

   b. **毒性：**当药物水平＞20μg/ml 时常发生中毒。中毒症状和体征包括恶心、呕吐、头痛、烦躁、心动过速、心律失常和抽搐。吸烟者及青少年由于代谢迅速应加大剂量。老年病人、患有 CHF 或肝脏疾病的病人及应用西咪替丁、普萘洛尔、红霉素的病人，由于氨茶碱代谢缓慢，应减量。

c. 无法口服用药或禁食的病人应静脉应用茶碱或氨茶碱（可溶性乙二胺盐含有 85%的茶碱）。一旦消化道恢复耐受，可重新开始口服茶碱预防用药。

4. **磷酸二酯酶-4（PDE4）抑制剂：**已经证实口服罗氟司特（roflumilast）能够降低严重 COPD 恶化的风险。

5. **皮质类固醇：**通常用于对支气管扩张药物不起反应的病人。尽管其作用机制复杂尚不完全清楚，但却能减少气道炎症和反应性、水肿、黏液分泌及平滑肌收缩。虽然该类药物多用于治疗严重急性发作，但是其临床效应可持续数小时。

   a. 类固醇最好采用吸入法用药（如倍氯米松，每 6h 喷 2 次），因为可减少全身不良反应。

   b. 通常静脉应用的类固醇药物有氢化可的松，每 8h 静脉注射 100mg；在哮喘性支气管炎中甲泼尼龙可每 6h 静脉注射 0.5mg/kg，如果病情加剧可加大剂量。围手术期用量逐渐减少，用药方式和频率根据临床反应来确定。

   c. 在近期应用皮质类固醇的病人，可使用“应激剂量（stress-dose）”替代治疗（见第 6 章）。

6. **色苷酸钠**（cromolyn）：可作为吸入药用于哮喘的预防。具体作用机制不明确，但可表现为稳定肥大细胞膜和减少支气管活性介质的急性释放。该药在支气管痉挛紧急治疗中无效。

7. **黏液溶解药**

   a. 乙酰半胱氨酸（acetyleysteine，mucomyst，痰易净）可用喷雾器给药，通过破坏黏蛋白的二硫键降低黏液黏度。

   b. 高渗盐水也可用于降低黏液黏度。当用喷雾器给药时，水向黏液进行渗透性转移，可增加黏液的容量和促进其清除。高渗盐水吸入，如同乙酰半胱氨酸，甚至偶尔与 β 受体激动药、抗胆碱药、类固醇制剂一样，可增加气道阻力。

   c. 重组脱氧核糖核酸酶[recombinant dexyribonuclease，脱氧核糖核酸酶（DNase）或阿法链道酶（pulmozyme）]，每天吸入10～40mg用于患有囊性纤维化病人，可以通过裂解痰液中的DNA片段降低支气管分泌物的黏度。对多数合并囊性纤维化病人有利于清洁呼吸道，并使肺功能改善5%～20%。

8. **白三烯（LT）调节剂**：通过拮抗LT受体行使其抗炎效应。近来该药已作为慢性哮喘病人预防和维持治疗用药。围手术期应用的特殊效益尚未确定。其潜在副作用包括肝功能异常和嗜酸性血管炎（Churg-Strauss综合征）。
9. **抗IgE抗体（omalizumab）**：通过注射用药，用于强过敏原及应用大剂量其他药物也难于控制症状的哮喘病人的维持治疗。
10. **氯胺酮**：是气管平滑肌松弛药。其作用机制为拟交感样作用和（或）抗碳酰胆碱及抗组胺作用。氯胺酮已用于对治疗无反应的支气管痉挛和哮喘持续状态。
11. Ivacaftor是一种囊性纤维化跨膜转导调节蛋白（CFTR）增效剂，它可以改善G5510基因突变致囊性纤维化（CF）病人气道内的氯离子跨膜转运和黏液的分泌。

Ⅵ. 麻醉前用药

其目的在于消除病人的紧张情绪、最大程度减少对气道刺激物（干燥气体和器具）所产生的反射性支气管收缩，使麻醉诱导平顺。

A. 氧疗：如术前需要吸氧的病人，应在送至手术室途中持续应用，并明确写在术前医嘱中。

B. 如果病人正吸入β受体激动药或抗胆碱药，应持续应用至手术室，术前应用可降低气道的反应性。

C. 常应用吸入抗胆碱药，以预防继发于喉镜检查、气管内插管等气道操作刺激迷走神经兴奋而造成的支气管痉挛。有些抗胆碱药可经肠外给药，但是胃肠外用药可导致分泌物干燥，增加黏液黏度。

D. 组胺（H_2）受体拮抗药（西咪替丁、雷尼替丁）可加重哮喘病人支气管痉挛，因为H_2受体拮抗药不能对抗H_1介导的支气管收缩，故应考虑与H_1受体拮抗药（苯海拉明 25mg 静脉注射）联合应用。

E. 苯二氮䓬类药物是有效的抗焦虑药，但在危重病人中可导致过度镇静和呼吸抑制，特别是联合阿片类药物应用时。

F. 阿片类药物具有镇痛及镇静作用，但应用时必须谨慎，以免发生呼吸抑制，尤其对于那些严重肺功能不良和（或）阻塞性睡眠呼吸暂停的病人更应注意。

Ⅶ. 麻醉技术

A. 对患有肺部疾病的病人施行眼或四肢等外周部位手术，最好选择周围神经阻滞或局部麻醉。某些上肢神经阻滞可能造成膈神经功能受损（如肌间沟阻滞和锁骨上阻滞），对合并严重肺疾病的病人应避免应用。

B. 脊麻或硬膜外麻醉是下肢手术合理的选择，但患有严重 COPD 的病人，需依靠辅助肌参与呼吸，如肋间肌参与吸气动作，而腹肌参与用力呼气。若运动神经阻滞，可降低 FRC，使病人咳嗽及清除分泌物的能力下降，或加速呼吸功能不全甚至呼吸衰竭。因此应用脊麻是有危害的。硬膜外麻醉联合全身麻醉可保证气道通畅并提供适宜的通气，以防止低氧血症及肺不张。长时间的外周手术最好选择全身麻醉或联合麻醉。

C. **全身麻醉**：全身麻醉联合硬膜外麻醉经常应用于上腹部及胸部手术。

1. 大多数挥发性麻醉药可使支气管舒张且维持适宜的麻醉深度，可以减低气道的高敏反应性。但是地氟烷吸入有气道刺激作用，引起咳嗽，对有反应性气道的病人不宜选择。
2. 在患有反应性气道或高肺顺应性（严重 COPD）病人全身麻醉期间，尽量避免应用动力性肺膨胀（auto-PEEP）。其可引起低血压和心排血量降低，因呼气时间不足以肺完全排空。
3. 应用喉罩（LMA）能减少，但不能消除支气管痉挛的风险，因为单纯喉镜或喉部仪器检查，就能引起这类病人发生喉-支气管痉挛性反应。应用 LMA 的另一个风险是在发生支气管痉挛期间，LMA 不能进行通气，因为此时所需吸气压力可能已超过 LMA 密封压。近来发展的 ProSeal LMA 能够克服这一缺陷，可以考虑使用。

Ⅷ. 术后护理

应特别关注神经肌肉阻滞药残余作用。对所有高危病人，均应备有肺膨胀措施[自主深呼吸、鼓励性呼吸量测量，胸部理疗、吸引和（或）用 CPAP/BIPAP 无创通气]，以便随时可用。预防血栓栓塞、有效术后镇痛及鼻胃导管的应用，对降低 POPCs 也是重要的防治措施。应估计需要(有创或无创)术后机械通气支持的可能性，并与病人讨论有关情况。对需要机械通气的病人，应充分考虑应用肺保护性通气策略。

（王玲玲 译　马　虹　王俊科 审校）

推荐阅读文献

Bohadana A, Izbicki G, Kraman SS. Fundamentals of lung auscultation. *N Engl J Med* 2014;370:2053.

Brueckmann B, Villa-Uribe JL, Bateman BT, et al. Development and validation of a score for prediction of postoperative respiratory complications. *Anesthesiology* 2013;118:1276–1285.

Canet J, Gallart L, Gomar C, et al. Prediction of postoperative pulmonary complications in a population-based surgical cohort. *Anesthesiology* 2010;113:1338–1350.

Futier E, Constantin J-M, Paugam-Burtz C, et al. A trial of intraoperative low- tidal-volume ventilation in abdominal surgery. *N Engl J Med* 2013;369:428–437.

Global Initiative for Asthma. Global strategy for asthma management and prevention. 2006. http://www.ginasthma.org

Global Initiative for chronic obstructive lung disease; Global strategy for diagnosis, management, and prevention of COPD. 2014. http://www.goldcopd.org

Gross JB, Apfelbaum JL, Caplan RA, et al. Practice guidelines for the perioperative management of patients with obstructive sleep apnea: a report by the American Society of Anesthesiologists Task Force on Perioperative Management of patients with obstructive sleep apnea. *Anesthesiology* 2006;104:1081–1093.

Huffmyer JL, Littlewood KE, Nemergut EC. Perioperative management of the adult with cystic fibrosis. *Anesth Analg* 2009;109:1949–1961.

Jaber S, Chanques G, Jung B. Postoperative noninvasive ventilation. *Anesthesiology* 2010;112:453–461.

Kaw R, Pasupuleti V, Walker E, et al. Postoperative complications in patients with obstructive sleep apnea. *Chest* 2012;141:436–441.

Kor DJ, Lingineni RK, Gajic O, et al. Predicting risk of postoperative lung injury in high-risk surgical patients: a multicenter cohort study. *Anesthesiology* 2014;120:1168–1181.

Kumar GV, Nair AP, Murthy HS, et al. Residual neuromuscular blockade affects postoperative pulmonary function. *Anesthesiology* 2012;117:1234–1244.

Mills E, Eyawo O, Lockhart I, et al. Smoking cessation reduces postoperative complications: a systematic review and meta-analysis. *Am J Med* 2011;124:144–154.e148.

Pritts CD, Pearl RG. Anesthesia for patients with pulmonary hypertension. *Curr Opin Anaesthesiol* 2010;23:411–416.

Qaseem A, Snow V, Fitterman N, et al. Risk assessment for and strategies to reduce perioperative pulmonary complications for patients undergoing noncardiothoracic surgery: a guideline from the American College of Physicians. *Ann Intern Med* 2006;144:575–580.

Sasaki N, Meyer MJ, Eikermann M. Postoperative respiratory muscle dysfunction: pathophysiology and preventive strategies. *Anesthesiology* 2013;118:961–978.

Wiener-Kronish JP, Shepherd KE, Bapolje S, et al. Perioperative evaluation. In: Mason RJ, Broaddus VC, Martin TR, eds. *Murray & Nadel's Textbook of Respiratory Medicine*, 5th ed. Philadelphia: Saunders, 2010: 578–589.

第 4 章 肾脏疾病的特殊问题

Vanderhoek S, Benedetto W

Ⅰ. 概述

肾脏疾病的发病率约为 5%，并随着年龄的增长而增加。围手术期肾功能障碍使病人的处理更加复杂，并增加了病人并发症的发生率和病死率。目前，除了优化血管内容量状态，对于如何预防急性肾损伤(acute kidney injury，AKI)的发生、发展尚未形成共识。然而，全面了解肾脏疾病的相关问题，可以降低围手术期并发症的发生率和病死率。

Ⅱ. 肾脏生理

肾血流通过内在自动调节机制而保持稳定，以维持体液量及其组成成分的恒定，协助机体排泄代谢产物和毒性物质，保留营养物质。尽管人体摄入的液体量和溶质量存在很大波动，肾脏仍可维持机体稳定的内部平衡。肾脏生理功能包括调节血管内血容量、渗透浓度、电解质、酸碱平衡，分泌激素及排泄代谢产物和药物。

A. 血流量调节

1. 肾血流量约占心排血量的 20%，其中 94%流经肾皮质。肾髓质虽仅获肾总血流量的 6%，但其摄氧量约占肾脏总摄氧量的 80%，因此肾髓质对缺血相当敏感，尤其是在髓袢（Henle 袢）升支粗段。
2. 平均动脉压在 60～150mmHg 范围内，**肾血流量**通过内在机制（出入球小动脉张力变化）进行自身调节而保持平衡。交感缩血管神经、多巴胺受体和肾素-血管紧张素系统等外在因素也可改变肾血流量。肾脏自身调节机制在严重脓毒症、AKI 和心肺转流时减弱。肾脏内无 β_2 受体。

B. 体液调节

1. **体液总量**(total body water，TBW)约占体重的 60%。肥胖病人应根据理想体重计算体液总量。
   a. 细胞内液占 TBW 的 2/3。

b. 细胞外液占 TBW 的 1/3。
  (1) 细胞外液的 2/3 为组织间液，1/3 在血管内。
  (2) 估算血容量：70ml/kg；估算血浆容量：50ml/kg。
2. 髓袢升支粗段上的**致密斑细胞**为化学感受器，可感受肾小管内钠浓度变化，有助于调节容量状态。
3. **低血容量**时机体可通过激活血管收缩神经及贮盐神经内分泌系统进行调节，包括：
  a. **肾素-血管紧张素-醛固酮系统**
    (1) 肾脏低灌注时，近球细胞器分泌肾素，输送至远端肾小球的 NaCl 排出减少，交感神经兴奋性增加，肾素使血管紧张素原转变为血管紧张素Ⅰ，后者在肺脏和其他组织内由血管紧张素转换酶（angiotensin-converting enzyme，ACE）催化而转化为血管紧张素Ⅱ。
    (2) **血管紧张素**Ⅱ可引起小动脉收缩，并刺激醛固酮释放。
    (3) **醛固酮**是肾上腺皮质分泌的一种盐皮质激素，血管紧张素Ⅱ、血[K^+]增高、血[Na^+]降低和促肾上腺皮质激素，均可促使其释放。醛固酮作用于远曲小管，增加 Na^+重吸收，同时交换排出 K^+和 H^+。
    (4) **利尿药**通过减弱肾髓质浓度梯度，进而破坏肾浓缩尿液的能力。急性肾小管坏死（acute tubular necrosis，ATN）早期表现为无法浓缩尿液，主要是由于 Henle 袢升支粗段细胞极性丧失，致使 Na^+/K^+-ATP 酶（钠泵）崩溃所导致。
  b. **血管升压素（arginine vasopressin，AVP）**：又称抗利尿激素（antidiuretic hormone），在血浆渗透浓度升高、细胞外液减少、正压通气、手术刺激及疼痛情况下，由垂体后叶释放。AVP 通过作用于镶嵌在集合管腔膜上的“水通道蛋白”（aquaporin），增加集合管对水的通透性，从而回吸收水分和浓缩尿液。
4. **高血容量**
  a. **心房钠尿肽（atrial natriuretic peotide，ANP）**：

是一种神经肽，主要促进盐的排出。在血管紧张素Ⅱ分泌减少和交感神经兴奋性降低时，ANP分泌增加，减少钠的重吸收，产生稀释尿液（30mOsm/kg），增加尿钠浓度（80mmol/L），甚至在低血容量时应用髓袢利尿药也可产生类似的效果。

b. 激肽：激肽原在激肽释放酶催化下转化为激肽。激肽受盐摄入、肾素释放和激素水平的调节，可引起肾血管舒张和尿钠排泄。

5. 渗透平衡

a. 通过 Henle 袢的逆流倍增作用，可维持**肾髓质**的高渗状态。

b. 渗透浓度计算公式：渗透浓度值（mOsm/kg）= $2[Na^+]$+[BUN](mg/L)/2.8+[Glu](mg/L)/18。正常值为 290mOsm/kg 。

c. 渗透压差值=渗透浓度实测值–渗透浓度计算值，正常情况下，渗透压差值小于10。当血中含有大量无法测定的具有渗透活性的物质（如乙醇、甘露醇、甲醇和山梨醇）时，渗透压差值将增加。

6. 成人每天水摄入量约为2600ml。其中液体1400ml，固体食物含800ml，内生水400ml。保证排泄溶质负荷每天最少摄入水量约为600ml。

C. 维持电解质平衡

1. 钠平衡失调

a. 低钠血症：血钠浓度＜134mmol/L。

（1）**TBW** 可以是增多、减少或正常（通常表明自由水过量）。

（2）**低钠血症**常导致血浆渗透浓度降低。

（3）**假性低钠血症：**高血糖症（未控制的糖尿病）、高脂血症或高蛋白血症（多发性骨髓瘤）可引起假性低钠血症，临床上应加以除外以免误治。

（4）**临床表现：**可因低血钠程度和进展快慢而异，当血钠浓度＜125mmol/L时，可有明显临床症状。

（a）**中度或缓慢发展的低钠血症：**表现为意

识模糊、肌肉痉挛、嗜睡、厌食和恶心。

(b) **重度或快速发展的低钠血症：** 表现为惊厥和昏迷。

(5) **治疗：** 一般而言，不需要快速纠正低钠血症，应以 0.5mmol/（L · h）的速度将血[Na^+]逐渐纠正至 120mmol/L，以防止快速纠正低钠血症所致的并发症（如脑水肿、脑桥中央髓鞘溶解和惊厥）。血[Na^+]达 120mmol/L 时，病人即可脱离危险，血[Na^+]应在几天内逐渐纠正至正常水平。应依据病人不同血容量状况选择治疗方案。

(a) **高血容量性低钠血症：** 由肾功能衰竭、充血性心力衰竭、肝硬化或肾病综合征引起。治疗原则为限制钠和水的摄入，必要时应用利尿药。

(b) **低血容量性低钠血症：** 由利尿、呕吐或肠道准备引起，可输注生理盐水纠正。严重的低血容量性低钠血症可输注 3.5%高渗盐水，经 6～8h 将血[Na^+]提高到 125mmol/L 或血浆渗透浓度调整至 250mmol/L。水钠潴留（如充血性心力衰竭）病人输注高渗盐水具有危险性。

(c) **等血容量性低钠血症：** 由抗利尿激素分泌失调综合征、甲状腺功能低下、使用抑制肾排水的药物或水中毒引起。治疗以限制液体入量为主。

b. **高钠血症：** 血钠浓度＞144mmol/L。通常是由于口渴感觉和摄水能力受损所致。

(1) **TBW：** 可增加、减少或正常（通常表明自由水的缺失）。

(2) **临床表现：** 可因高钠程度和进展快慢而异，表现为震颤、无力、易激动、精神错乱，直至惊厥和昏迷。

(3) **治疗：** 应根据病人血容量状态予以纠正。过快纠正可能诱发脑水肿、惊厥、永久性脑神经损害甚至死亡。纠正血[Na^+]时，速度不应超过每小时 0.5mmol /L。若存在水分缺失，缺水量可按下列公式计算：需补充的缺水量（L）=0.6×体重（kg）×[（血[Na^+]–140）/140]

（a）**高血容量性高钠血症：**继发于盐皮质激素过量、高渗溶液透析及输注高渗盐水或碳酸氢钠（$NaHCO_3$）所致的钠潴留。体内钠总量（即容量）过多，可通过透析或应用利尿药治疗，丢失的水分采用5%葡萄糖溶液（D5W）补充。

（b）**低血容量性高钠血症：**继发于失水多于失 Na^+（如腹泻、呕吐、渗透性利尿）或水摄入不足（如口渴感觉受损、意识障碍）。若并存血流动力学不稳或低灌注表现，治疗应首先输注 0.45%NaCl，甚至输注 0.9%NaCl。补充容量后，采用 D5W 补充余下的自由水缺失量直至血[Na^+]下降，之后再输注 0.45%NaCl。

（c）**正常血容量性高钠血症：**常见于有正常口渴反应的尿崩症病人。治疗包括病因治疗及输注 D5W 纠正自由水缺失，对中枢性尿崩症病人应同时给予外源性血管加压素。

2. 钾平衡失调

a. 低钾血症：血钾浓度＜3.3mmol/L。

（1）由于人体内 98%钾存在于细胞内，血清[K^+]不能反映总体钾水平。因此，当血[K^+]减少时，已有大量 K^+丢失。一位体重 70kg、pH 正常的成年男性，血[K^+]由 4mmol/L 降至 3mmol/L 时，表示体内总体钾缺失 100～200mmol。当血[K^+]低于 3mmol/L 时，每下降 1mmol/L，则表示总体钾丢失 200～400mmol。

（2）病因

（a）总体钾含量缺失。

（b）钾分布异常（细胞外钾向细胞内转移）。

（3）钾丢失原因

（a）**胃肠道**（如呕吐、腹泻、鼻胃吸引、慢性营养不良或回肠梗阻）。

（b）**肾脏**（如使用利尿药、盐皮质激素和糖皮质激素过多、某些类型肾小管酸中毒）。

（4）碱中毒时可发生钾分布改变（H^+转移到细胞外而 K^+进入细胞内），因此，当采用过度通气或 $NaHCO_3$ 快速纠正酸中毒时，可引起低钾血症。

（5）**临床表现：**只有当血[K^+]<3mmol/L 或快速降低时，才出现临床表现。

（a）**体征**为软弱无力、神经肌肉阻滞时效延长、肠梗阻及心肌收缩功能紊乱。

（b）低钾血症可增加心肌兴奋性，使病人更易出现各种**心律失常**，此类心律失常较难控制，需先纠正低钾血症。心电图（electrocardiographic，ECG）改变包括：T 波低平、出现 U 波、PR 和 QT 间期延长、ST 段下移及房性和室性心律失常。应用洋地黄治疗者更易发生室性心律失常。

（c）血[K^+]<2.0mmol/L 时，可出现血管收缩和横纹肌溶解。

（6）**治疗：**快速补钾可诱发比低钾血症本身更多的问题，故麻醉诱导前不必纠正慢性低钾血症（[K^+]≥2.5mmol/L）。若低钾血症导致心肌传导障碍或收缩力减弱，则需补钾，每 3～5min 静脉注射 K^+0.5～1.0mmol/L 直至纠正。补钾期间必须密切监测血[K^+]。

b. **高钾血症：**血钾浓度>4.9mmol/L。

（1）可加重高钾血症的情况和药物：分解代谢状态、酸中毒、非甾体抗炎药（NSAIDs）、血管紧张素转换酶抑制剂（ACEI）、保钾性利尿药、β 受体阻滞药。

（2）病因

（a）**排出减少**（如肾功能衰竭、醛固酮减少症）。

（b）细胞内钾**转移到细胞外**（如酸中毒、组织缺血、横纹肌溶解症、肿瘤溶解综合征及给予琥珀胆碱等药物）。酸中毒时pH每降低0.1U，血清[K^+]升高0.5mmol。

（c）肾功能衰竭病人接受输血、青霉素钾盐及盐替代等治疗。

（d）血样本溶血引起的假性高钾血症。

（3）**临床表现**：急性高钾血症较慢性高钾血症更多见。

（a）**症状与体征**：包括肌无力、感觉异常和心脏传导异常（当血清[K^+]接近7mmol/L时可发生危险），可引起心动过缓、心室颤动、甚至心脏停搏。

（b）高钾血症可抑制电传导。ECG改变包括T波高耸、ST段下降、PR间期延长、P波消失、R波变低、QRS波增宽及QT间期延长。

（4）**治疗**：应根据ECG改变的性质及血清钾水平来确定治疗方案。

（a）**ECG**改变者，可缓慢静脉注射氯化钙（$CaCl_2$）0.5～1.0g；未改善者，每隔5min可重复一次。

（b）**过度通气和静脉注射**$NaHCO_3$溶液可促进K^+向细胞内转移。$NaHCO_3$ 50～100mmol（经5min静脉注射），间隔10～15min可重复一次。

（c）**胰岛素**也可促进K^+向细胞内转移。一般采用葡萄糖25g（50%葡萄糖溶液）+正规胰岛素（10U），在5min内静脉注射。30min后检测血糖，以避免出现低血糖症。

（d）上述治疗是通过促进K^+向细胞内转移而降低血[K^+]，均是临时措施。有条件者，应尽早口服或直肠给予阳离子交换树脂[聚丙乙烯磺胺钠（kayexalate）20～50g+山梨醇]以促使钾从体内缓慢排出体外。应用透析治疗也可降低血清[K^+]。

D. 肾外调节和代谢功能

1. **促红细胞生成素**（促红素）可刺激红细胞生成。应用外源性重组促红素，可防止慢性肾脏病（chronic kidney disease，CKD）及其后遗症导致的贫血。
2. **维生素** D 在肾脏可转化为最具生物活性的形式：1,25-二羟维生素 D。
3. **甲状旁腺激素**促进肾脏重吸收钙和抑制磷酸盐的重吸收，增加维生素 D 在肾脏的生物转化。
4. **多肽及蛋白质类激素**（如胰岛素）在肾脏代谢，故随着肾功能衰竭的进展，机体对胰岛素的需要量减少。

Ⅲ. 肾功能衰竭

肾功能衰竭可定义为血清肌酐增加 0.5mg/dl，或血清肌酐增加 50%，或血清肌酐＞2 mg/dl。

A. **急性肾功能衰竭（AKI）**：根据病因、定义和手术类型的不同，发病率为 4%～24%，病死率可高达 60%～90%。术后肾功能障碍多伴有高发的胃肠道出血、呼吸道感染、脓毒症及 ICU 停留时间和住院时间延长。

1. **流行病学**：住院病人发生率为 2%～5%，并且随着年龄增长而增加。
2. **病因**
   a. **肾前性**：由循环血容量不足、心排血量减少或低血压引起。早期纠正潜在病因可迅速恢复肾功能，但肾脏低灌注若持续存在，则可导致肾脏实质性损害。
   b. **肾性**：最常见原因是缺血导致的急性肾小管坏死（见本章Ⅲ.C.1）。其他肾性原因包括毒素、急性肾小球肾炎和间质性肾炎。
   c. **肾后性**：如尿路梗阻，可导致排空受阻，常源于肾结石、神经源性膀胱、前列腺疾病或占位性肿瘤。一侧梗阻很少导致 AKI。

d. **血压正常的 AKI**：血压正常的病人在缺乏明显低血压表现的情况下也会出现低灌注状态。这些病人通常具有肾损伤的潜在危险因素，如脓毒症早期，应用静脉造影剂或 NSAIDs。另外，慢性高血压病人，血压正常时亦可提示其处于低灌注状态。

3. **分级**：AKI 有 3 种分级方法（表 4-1）。

a. **RIFLE 标准**：依据累积 7d 以上的血肌酐增长率和尿量（urine output，UOP）减少量，将肾脏损伤分为危险期、损伤期和衰竭期。按肾功能转归分为功能丧失期和终末肾病期（end-stage renal disease，ESRD）。

b. **AKIN 标准**：是对 RIFLE 标准的改进。依据的是血肌酐增长的绝对值，并且将损伤的时间窗限制为 48h。

c. **KDIGO 标准**：是将 RIFLE 标准和 AKIN 标准结合。

表 4-1　AKI 分级

项目	血肌酐			UOP 分级
	RIFLE	AKIN	KDIGO	
定义	7d 累积血肌酐增长＞50%	48h 内血肌酐升高 0.3 mg/L 或增长＞50%	48h 内血肌酐升高 0.3 mg/L 或 7d 累积血肌酐增长＞50%	UOP＜0.5 ml/（kg·h），持续 6h 以上
分期				
RIFLE 风险期 AKIN/KDIGO 1 期	血肌酐增长＞50%	血肌酐升高 0.3mg/L 或增长＞50%	血肌酐升高 0.3mg/L 或增长＞50%	UOP＜0.5 ml/（kg·h），持续 6h 以上
RIFLE 损伤期 AKIN/KDIGO 2 期	血肌酐增长＞100%	血肌酐增长＞100%	血肌酐增长＞100%	UOP＜0.5 ml/（kg·h），持续 12h 以上
RIFLE 衰竭期 AKIN/KDIGO 3 期	血肌酐增长＞200%	血肌酐增长＞200%	血肌酐增长＞200%	UOP＜0.3 ml/（kg·h）或无尿，持续 12h 以上

续表

项目	血肌酐			UOP 分级
	RIFLE	AKIN	KDIGO	
RIFLE 功能丧失期	需要肾脏替代治疗＞4 周			
RIFLE ESRD 期	需要肾脏替代治疗＞3 月			

Palevsky PM. Definiton of acute kidney injury. In: Curhan GC, ed. *UpToDate*. Waltham: UpToDate. CAccessed August 13, 2014.

4. 诊断： 临床症状出现较晚。由于肾脏排水排钠能力受损可致血容量过多，病人可表现为高血压和外周水肿；由于尿浓缩功能减低，病人有潜在的低血压，亦可表现为体内钾潴留，排出药物和毒素的功能减弱，可能发展为 CKD。尿液和血清的化验指标有助于鉴别病因（肾前性、肾性和肾后性），见表 4-2。

表 4-2　尿及血清诊断指标

项目	肾前性	肾性	肾后性
尿[Na^+]（mmol/L）	＜10	＞20	＞20
尿[Cl^-]（mmol/L）	＜10	＞20	
FE_{Na}	＜1%	＞2%	＞2%
尿渗量（mOsm/kg）	＞500	＜350	＜350
尿 Cr/血清 Cr	＞40	＜20	＜20
肾衰指标	＜1%	＞2%	＞2%
尿中尿素/血清尿素	＞8	＜3	＜3
血清 BUN/Cr	＞20	10	10

注：BUN.血尿素氮；FE_{Na}. 钠排泄分数。

5. 预防： 主要根据习惯、个案或动物模型推论。目标是维持 UOP＞0.5ml/(kg · h)，并且避免低血容量、缺氧或氧供减少，肾血管收缩，肾需氧量增加，应当注意维持肾血管舒张功能和肾小管血流量，以减少肾缺血再灌注损伤。

6. **治疗**

a. **药物**：利尿药、多巴胺和菲诺多巴可增加 UOP，治疗高血压，纠正水、电解质紊乱、酸碱平衡失调，但尚未证实可预防或治疗 AKI（见本章Ⅳ.A 和Ⅳ.B）。

b. **血液透析**：AKI 病人需要透析的概率取决于所施行的手术（如冠状动脉旁路移植术为 1.1%，而一般手术为 0.6%）。

（1）**原理及并发症**：**血液透析**使用人工半透膜将病人的血液与透析液隔开，通过弥散作用进行溶质交换。血液透析需要通过中心静脉导管或手术建立动静脉瘘，并且要求全身或局部抗凝。血液透析一般每周 3 次，通过调整透析液组成成分以纠正容量与电解质异常。由于液体和电解质的再分布约需 6h，故透析后立即采血化验的结果不准确，也可施行经动静脉或静脉持续血液透析。血液透析并发症包括动静脉瘘感染或血栓形成、透析失衡综合征、谵妄、低血压、心包炎和低氧血症。

（2）**低血压**：透析过程中由于前负荷和电解质改变、酸碱异常、缓冲药物对血流动力学的作用，以及交感神经反应削弱，可引起低血压。

（3）**透析指征**：AKI 及 CKD 病人出现高钾血症、酸中毒、容量超负荷、尿毒症的并发症（心包炎、心脏压塞、脑病）及严重氮质血症时，应进行透析治疗。

（4）**超滤和血滤**：可滤除多余的水分，而排除废物极少。此技术可用于容量超负荷的病人，与标准血液透析一样需用抗凝。

（a）**超滤**是利用血透机产生一个跨半透膜的液体静水压驱动力，而不需要在另一侧加注透析液。因此，超滤可除去水分，这部分容量不需补充。如超滤排出水分过快，则可发生低血压。

（b）**血滤**与超滤的机制相同，但在血滤膜前

（或血滤膜后）需添加补充替代液，通过对流移除溶质或电解质，而容量转移极少，故病人可耐受更长时间的持续透析。

c. **持续肾脏替代治疗**（continuous renal replacement therapy，**CRRT**）：指任何持续体外滤除溶质和体液的模式。应用的指征除AKI外还包括体液清除、电解质失衡和纠正代谢性酸中毒。与常规血液透析相比，CRRT 血流流速更慢，血流动力学更平稳。

B. **慢性肾功能衰竭**（CKD）：指肾脏结构或功能受损，表现为血和尿成分异常，影像学检查异常或者肾小球滤过率（glomerular filtration rate，GFR）＜60ml/min（体表面积按 $1.73m^2$），并持续≥3 个月。

1. **流行病学**：在美国大约有 2600 万成年人患有 CKD（表 4-3）。

表 4-3　慢性肾脏疾病的肾功能分级

分级	类型	GFR	（美国）患病率（%）
Ⅰ级	正常	≥90	3.3
Ⅱ级	轻度	60～89	3.0
Ⅲ级	中度	30～59	4.3
Ⅳ级	重度	15～29	0.2
Ⅴ级	肾衰竭	＜15	0.1

2. **病因**：常见病因有高血压、糖尿病、慢性肾小球肾炎、间质肾小管病变、肾血管疾病及多囊肾。
3. **临床表现**
   a. **高血容量和高血压**：有时导致充血性心力衰竭和水肿。
   b. **加速动脉粥样硬化**：可增加合并冠心病的危险性。
   c. **尿毒症性心包炎和心包积液**：可引起心脏压塞。
   d. 高钾血症、高镁血症和低钠血症。
   e. **低钙血症和高磷酸盐血症**：归因于甲状旁腺激素分泌增加，可导致肾病性骨营养不良。

f. **代谢性酸中毒**：由于硫酸盐和磷酸盐的潴留和代谢终产物不能排出所导致。

g. **慢性贫血**：由于红细胞生成素生成减少和红细胞寿命缩短所致。

h. **血小板功能障碍**：可暂时使用去氨加压素醋酸盐治疗。

i. 尿素在体内堆积常引起消化道炎症反应，进而引起胃肠道功能障碍，使胃液量和胃酸产生增加，胃排空延迟，导致消化性溃疡，恶心呕吐发生率增加，麻醉后反流和误吸风险增加。

j. 极易继发感染，因尿毒症、营养不良及透析炎症反应，导致白细胞和免疫功能障碍所致。

k. **中枢神经系统改变**：从轻度神志改变至严重脑病和昏迷。常有外周神经系统和自主神经系统病变。

l. 糖耐量异常和高三酰甘油血症。

4. **治疗**：85%病人需行血液透析，15%病人需行腹膜透析。肾移植是大多数 CKD 病人的最佳治疗方法。

   a. 血液透析（见本章Ⅲ.A.6.b）。

   b. 腹膜透析：通过一根置入的腹腔管灌入透析液，利用腹膜毛细血管作为半透膜进行透析。与血液透析相比，腹膜透析很少发生低血压或失衡综合征，也不需要肝素化，但效果欠佳，只限用于分解代谢状态。并发症包括感染、高血糖（因透析液中含有右旋糖酐）及蛋白质丢失增加。

C. 肾功能衰竭的特异病因

1. **急性肾小管坏死**（ATN）：可由缺血或肾毒素损伤所致，是 AKI 的主要形式。ATN 是围手术期肾功能衰竭的最常见原因，且病死率高。ATN 主要危险因素为术前肾功能不全病史，使用造影剂、氨基糖苷类抗生素和高龄。对可能发生 ATN 的病人，麻醉中需进行细致液体处理以维持血流动力学稳定，以期维持正常的体液容量、肾灌注和尿量。目前尚无预防和治疗围手术期 ATN 的有效方法。

2. **肾小球性肾病**：是一类可隐匿发展或急性发作成暴发性肾功能衰竭的疾病。最初起病可表现为肾病综合征，伴严重蛋白尿（＞3.5g/d）、低蛋白血症、高脂血症和水肿。麻醉的顾虑在于低血容量和低蛋白血症，进展性动脉粥样硬化，感染危险增加。肾小球性肾病可继发于自身免疫性疾病（如系统性红斑狼疮）和血管炎性病变（如 Wegener 肉芽肿），常用糖皮质激素和细胞毒性药物治疗。

3. **高血压性肾硬化：**是导致 ESRD 的主要原因，在开始透析病人中占 30%之多。治疗舒张期高血压可减慢本病进展，降低相关并发症的发生率和病死率。
4. **糖尿病性肾病：**在美国，本病是 ESRD 的最常见病因。在最初确诊后的 10～30 年间发展为肾病，表现为蛋白尿和肾功能进行性减退。糖尿病性肾病常表现为Ⅳ型肾小管性酸中毒（低肾素性醛固酮减少症）或肾乳头坏死。肾功能不全与糖尿病性视网膜病变有很大相关性。积极控制血糖和血压可阻止肾病进展。
5. **间质性肾小管病变：**主要累及肾小管和肾间质，包括急性和慢性间质性肾炎。
   a. **急性间质性肾炎：**在成年人，间质性肾炎最常由药物（青霉素、头孢霉素、磺胺类药物、利福平、NSAIDs）引起。在儿童，全身感染为最常见病因。急性间质性肾炎通常表现为伴不同程度蛋白尿的少尿性肾功能衰竭。炎症反应症状（如发热、皮疹、嗜酸粒细胞增多症及嗜酸粒细胞尿）可提示急性间质性肾炎的诊断。采取支持治疗并停用可疑的药物。
   b. **慢性间质性肾炎：**常由于尿路梗阻、反流，滥用镇痛药或重金属中毒所致。疾病早期，病人丧失尿浓缩能力，表现为多尿和夜尿增多。后期表现与特定解剖部位损伤相关。慢性间质性肾炎唯一的特异治疗为病因治疗。
6. **多囊肾病：**本病是显性遗传性疾病，成人 ESRD 中 5%～8%源于此类肾病。约 25%和 50%的病人分别在 50 岁和 75 岁时演变为 ESRD。囊性病变可侵袭肝脏，且同颅内动脉瘤和主动脉瘤存在联系。结节性硬化症和 Hippel-Lindau 病也表现为囊性肾病。
7. **肥胖：**与肾小球超滤，蛋白尿，局灶节段性肾小球硬化及其他肾小球疾病密切相关，并且会增加患高血压，糖尿病的风险，激活肾素-血管紧张素-醛固酮系统，促进 CKD 的进展。对肥胖病人围手术期应关注其药代动力学变化，腹内压的增加，少尿症及难以评估容量状态。

Ⅳ. 药理学与肾脏

A. 利尿药：常用于增加尿量（表 4-4）、治疗高血压和调节水、电解质和酸碱平衡。利尿药（如呋塞米）的应用可缩短少尿期并减少血液透析的需要性，但不能降低 AKI 病死率及促进其康复。

表 4-4　利尿药

药物	主要作用部位	主要作用	不良反应	注意事项
非渗透性利尿药				
袢利尿药（呋塞米、利尿酸、丁尿胺）	髓袢升支粗段，$Na^+/K^+/Cl^-$泵	中-强度排钠和氯	低钾血症、碱中毒、低血容量	干扰尿的浓缩和稀释功能
噻嗪类利尿药（氯噻嗪、氨苯蝶啶-双氢克尿噻复合片、甲苯喹唑磺胺）	远曲小管，Na^+/Cl^-泵	轻-中度排钠	低钠血症、低钾血症、碱中毒、低血容量	干扰尿的稀释功能，肾功能衰竭和充血性心力衰竭时可能无效
碳酸酐酶抑制药（乙酰唑胺）	近曲小管，Na^+-H^+交换	轻度排钠	高氯血症，低钾血症和代谢性酸中毒	主要用于眼科，利尿效应呈自限性
保钾利尿药（螺内酯、氨苯蝶啶、阿米洛利）	集合管 Na^+-K^+，Na^+-H^+交换	轻-中度排钠	高钾血症	常与排钾利尿药合用或用于醛固酮增高状态
渗透性利尿药				
甘露醇	近端小管，髓袢降支，集合管	中-强度利尿	早期：血管扩张高血容量 晚期：高渗状态低血容量	使细胞内液进入血管内

B. 多巴胺和非诺多巴：可扩张肾小动脉，增加肾血流量，增加尿钠排泄和 GFR。小剂量多巴胺[0.5～3μg/（kg·min）]

曾主张用于预防和治疗 AKI，但其疗效尚未证实。菲诺多巴为特异的多巴胺-1 受体激动药，低剂量的菲诺多巴可保护肾功能，无多巴胺毒性。

C. 麻醉药对肾脏的影响：肾功能正常的病人即使血压和心排血量没有明显变化，也会出现麻醉后短暂的肾功能改变，提示这种改变是由于血流在肾内分布不均所致。短时间的麻醉，肾功能改变是可逆的（肾血流和 GFR 在几小时内恢复正常）。大手术和长时间的麻醉后，肾脏排泄水负荷和浓缩尿液功能受损，可持续数日。

1. **间接作用：** 所有吸入麻醉药和许多诱导药均可引起心肌抑制、低血压和轻至中度肾血管阻力增加，导致肾血流量减少和 GFR 减低。代偿性儿茶酚胺分泌可引起肾皮质血流的重新分布。氟烷和吗啡麻醉不影响 AVP 水平，但手术刺激使 AVP 升高。麻醉诱导前补液，可减轻疼痛刺激引起的 AVP 升高。脊麻和硬膜外麻醉可降低肾血流、GFR 和尿量。
2. **直接作用：** 含氟类麻醉药的直接毒性作用与氟化物（F^-）抑制代谢过程、影响尿浓缩能力有关，并能导致近曲小管肿胀和坏死。体内[F^-]增高的程度取决于麻醉药的浓度和持续应用时间。
    a. **异氟烷和地氟烷：** 不引起 F^-明显释放。
    b. **七氟烷：** 也可代谢产生 F^-。有充足证据显示，低流量吸入麻醉时七氟烷可在二氧化碳吸附剂内蓄积并降解为肾毒性产物，其肾毒性已在大鼠动物实验中发现。美国食品药品监督管理局警告禁止低流量吸入七氟烷，有学者明确反对其用于术前已存在肾脏疾病的病人。

Ⅴ. 药理学与肾功能衰竭

肾功能衰竭影响许多常用麻醉药的作用，其原因为分布容积、电解质和 pH（酸血症使非解离型药物的浓度增高）的改变；血清蛋白减少，导致与蛋白质结合的药物生物利用度增加；药物生物转化受损及药物经肾脏排出减少（表 4-5）。在 CKD 病人中，药物快速输注后起效时间取决于其再分配而不是其消除率，故不需要显著改变其负荷量。药物重复给予或长期输注时，其作用持续时间取决于药物的消除，对肾脏排泄明显增加的药物，其维持剂量应减少。

表 4-5 慢性肾功能不全病人围手术期药物应用

药物分类	药物代谢动力学	注意事项
挥发性麻醉药	肺脏代谢	七氟烷可产生具有潜在肾毒性的代谢产物（化合物 A）
脂溶性药物		
巴比妥类药物	在 CKD 病人诱导剂量的游离部分约增加一倍	CKD 病人应用可出现显著的低血压及其他临床表现，需减少诱导剂量
苯二氮䓬类药物	CKD 病人中游离部分增加	CKD 病人应用临床效应增强，重复给药可致活性代谢产物堆积
丙泊酚	快速、广泛的肝脏代谢，在 CKD 病人其药代动力学不变	CKD 不影响临床效果
依托咪酯	CKD 病人游离部分增加	CKD 不影响其临床效果
氯胺酮	麻醉效应终止在很大程度上取决于重新分配和肝脏代谢，CKD 时游离部分改变很小	CKD 不影响临床效果
阿片类药物	在肝脏代谢	CKD 时可能出现临床效应增加，作用时间延长。 长时间给药后，阿片类药活性代谢产物可延长作用时间：吗啡-6-葡糖苷酸（吗啡代谢产物）具有强力镇痛和镇静效应；去甲哌替啶（哌替啶代谢产物）具有神经毒性作用；氢吗啡酮-3-葡糖苷酸（氢吗啡酮代谢产物）会导致认知功能障碍和肌阵挛；芬太尼无活性代谢产物
解离型药物		
肌肉松弛药	CKD 时，常规剂量琥珀胆碱可增加血清 K^+ 0.5～0.8mmol/L。	如果 CKD 时血清 K^+ 未升高，琥珀胆碱不作为禁忌
	由于对肾脏排泄的依赖，可引起许多非去极化神经肌肉阻滞药的作用时间延长	CKD 时选用顺式阿曲库铵、米库氯铵、罗库溴铵较好

续表

药物分类	药物代谢动力学	注意事项
胆碱酯酶抑制药	CKD 时清除减少，半衰期延长	半衰期延长时间与长效神经肌肉阻滞药相似或更长，因此很少出现再箭毒化
地高辛	由肾脏排泄	CKD 时洋地黄中毒危险增加
血管活性药		
儿茶酚胺类		具有 α 肾上腺素能效应的儿茶酚胺类药物可收缩肾血管，减少肾血流量
硝普钠	由肾脏代谢，以硫氰酸盐形式排泄	CKD 时更易发生硫氰酸盐积聚而引发毒性反应
抗生素		
青霉素、先锋霉素类、氨基糖苷类、万古霉素	主要经肾脏排泄	负荷剂量没有变化，但维持剂量需要调整

A. **脂溶性药物**：一般而言，此类药物在体内很少解离，需经肝脏代谢为水溶性形式，再经肾脏排出。除少数外，其代谢产物几无生物活性。

1. **苯二氮䓬类和丁酰苯类药物**：此类药物均先经肝脏代谢成有活性和无活性两部分，再由肾脏清除。苯二氮䓬类 90%～95%与蛋白质结合。地西泮半衰期长且代谢产物具有活性，故需慎用。对于严重肾功能衰竭病人，苯二氮䓬类药物和其代谢产物出现蓄积。苯二氮䓬类药物不易经透析清除。
2. **巴比妥类药物、依托咪酯和丙泊酚**：此类药物的蛋白结合率高，在低白蛋白血症病人中，药物到达受体部位比例明显增加。酸中毒和血脑屏障改变更进一步减少其诱导需要量，故在肾功能衰竭病人应减少这些药物的初始剂量。
3. **阿片类药物**：此类药物经肝脏代谢，但在肾功能衰竭病人（尤其伴低白蛋白血症者），因阿片类药物与蛋白质结合减少，故其作用增强，时间延长。吗啡和哌替啶活性代谢产物可延长其作用时间；并且去甲哌替啶蓄积可引起惊厥。肾功能衰竭病人中芬太尼、舒芬太尼、阿芬太尼和瑞芬太尼的药代动力学无改变。

B. **解离型药物**：解离度高的药物在生理 pH 正常时以原形经肾排出，肾功能不全时其作用时间可延长。

1. **肌肉松弛药**：因米库氯铵、顺式阿曲库铵和罗库溴铵作用时间可预知，更适用于存在肾功能损害的病人。
2. **胆碱酯酶抑制药**：由于肾功能受损，胆碱酯酶抑制药清除减少，半衰期延长。延长时间与泮库溴铵或氯筒箭毒碱的肌肉阻滞时限相似或更长，故给予足量胆碱酯酶抑制药后，罕见再出现肌肉松弛（再箭毒化）。
3. **地高辛**：经尿排出，肾功能衰竭病人发生洋地黄中毒的危险增加。

C. **血管活性药物**：在肾脏疾病病人，应用血管活性药具有某些值得关注的特性。

1. **儿茶酚胺类药物**：具有 α 肾上腺素能效应的儿茶酚胺类药物（如去甲肾上腺素、肾上腺素、去氧肾上腺素、麻黄碱），可收缩肾血管，减少肾血流量。
2. **异丙肾上腺素**：也减少肾血流量，但程度较轻。
3. **硝普钠**：含有氰化物，经肾脏代谢后以硫氰酸盐排出。肾功能衰竭病人，因硫氰酸盐积聚过多，更易产生以神经系统为主的毒性。

Ⅵ. 麻醉管理

A. **术前评估**：应排除肾脏疾病的原因（如糖尿病、肾小球肾炎、多囊肾）。肾病病人择期手术应推迟至急性病程消退。残余肾功能最好根据肌酐清除率来评估（见本部分 A.3.e），这是此类病人麻醉处理的重点考虑问题。术前应系统全面地了解病史并进行体格检查（见第 1 章）。

1. **病史**

   a. **症状和体征**：查明病人有无多尿、烦渴、排尿困难、水肿及呼吸困难的症状和体征。

   b. **病人用药情况**：特别是应用利尿药、抗高血压药、K^+制剂、洋地黄类及肾毒性物质（NSAIDs、氨基糖苷类、接触重金属及近期使用造影剂）。

   c. 血液透析病人应详细记录其方案，以及与择期手术的关联。

2. 体格检查

a. 根据本章Ⅲ.B.3 所描述的临床特征，对肾功能衰竭病人进行全面体检。

b. 根据存在震颤或杂音，明确动静脉瘘是否通畅。建立静脉通路和测量血压应在对侧肢体。

3. 实验室检查

a. **尿液分析：** 有助于对一般肾功能情况进行定性评估。

（1）提示肾脏疾病的结果包括 pH 异常、蛋白尿、血尿和管型尿。

（2）肾脏的尿浓缩能力丧失常出现在其他改变前。前晚空腹后晨尿比重≥1.018，提示肾脏的尿浓缩功能良好。但放射性造影剂及渗透性物质将提高尿比重而使试验无效。

b. **尿电解质、渗透浓度及尿肌酐检查：** 有助于了解机体容量状态和浓缩功能，并用于鉴别肾前性和肾性病变（表 4-2）。

c. **血尿素氮（BUN）：** 因受机体容量状态、心排血量、饮食及体质的影响，BUN 并不是一个反映 GFR 的敏感指标。血 BUN 与肌酐正常比例为（10～20）：1。低血容量、低心排血量、胃肠道出血或使用甾体醇时，血 BUN 异常增高。

d. **血肌酐浓度（Cr）：** 正常值为 0.6～1.2mg/L，Cr 受病人的骨骼肌重量及活动度影响。Cr 与 GFR 呈负相关，一般情况下 Cr 增加一倍，GFR 降低 50%。

e. **肌酐清除率（Ccr）：** 是评估 GFR 及肾储备功能的最佳指标。其正常值为 80～120ml/min，可由下式推算：

Ccr=[（140−年龄）×体重（kg）]/[72×Cr（mg/L）]

f. 女性应用上述公式估算 Ccr 时还应乘以 0.85。对于肥胖病人，应采用理想体重估算 Ccr。若存在严重肾功能不全或肾功能改变，上述公式不适用。由于三甲氧苄氨嘧啶、H_2 受体阻滞药和水杨酸盐可阻止肌酐分泌，可能导致血清肌酐升高，肌酐清除率减少。

g. 肾功能衰竭进展到晚期前，血清[Na^+]、[K^+]、[Cl^-]及[HCO_3^-]通常正常。如血[Na^+]<131mmol/L或[Na^+]>150mmol/L；或血[K^+]<2.5mmol/L或[K^+]>5.9mmol/L，均可加重心律失常和抑制心功能，择期手术评估时应仔细权衡利弊。

h. 血清[Ca^{2+}]、[PO_4^{3-}]、[Mg^{2+}]浓度有改变。

i. **血液学检查：**可证实贫血和凝血功能异常。

j. **ECG：**可显示心肌缺血或梗死、心包炎和电解质异常改变（见本章Ⅱ.C）。

k. **胸部X线检查：**可发现体液超负荷、心包积液、感染、尿毒症性肺炎或心脏肥大。

4. **风险评估：**术后肾功能衰竭的危险因素包括下述几项。

a. 术前存在肾功能不全。

b. 糖尿病1型和2型（见本章Ⅲ.C.4）。

c. 年龄>65岁，随着年龄增加肾功能储备和GFR降低。

d. 充血性心力衰竭。

e. **高危手术：**肾动脉手术，胸、腹主动脉手术、长时间心肺转流（>3h）。

f. **近期接触有毒物质。**

（1） **造影剂：**通过收缩肾内血管，减少肾髓质血流及增加氧耗而减少肾脏氧供。造影剂的渗透负荷可增加髓质肾单位的工作负荷。

（2） 胆色素。

（3） 内毒素血症。

（4） 氨基糖苷类抗生素。

（5） NSAIDs。

g. 由于休克、脓毒症、肾病综合征和肝硬化所致的长时间肾脏灌注不足。

5. **术前优化**

a. **透析：**血液透析的病人术前应进行透析，透析距离手术的时间以能够维持机体水、电解质平衡为准。由于透析后体液和电解质的再分配，透析后即刻测定的血标本指标不准确，指标一般在透析后 6h 达到平衡。

b. **CRRT**：如果病人正在接受 CRRT，手术期间是否继续使用 CRRT，取决于病人行 CRRT 的基础原因、手术持续时间及手术类型。大多数病人能耐受术前 CRRT 的中断和术后重建。但某些病人由于[K^+]的增高和酸中毒，甚至不能耐受短时间的 CRRT 中断，对于此类病人必须决定是推迟手术还是在手术室（甚至在去手术室的途中）安排 CRRT。大手术和长时间手术，手术期间需行 CRRT。

c. **造影剂**：在应用造影剂后行择期血管大手术，最好延期几天。此外，在注射放射造影剂前应用 ***N*-乙酰半胱氨酸（NAC）和碳酸氢钠注射液（SBI）**可预防造影剂导致的肾病。

（1）**NAC**：在应用造影剂前一天和当天，每 12h 口服 20%NAC（200mg/ml）1200mg，共应用两天。但 NAC 预防肾功能衰竭和资料尚无一致。

（2）**SBI**：将 SBI [碳酸氢钠 150mmol/L+D5W（或蒸馏水）1L]，分别以 3ml/(kg · h)的速率，在给予造影剂前 1h 内注射；以 1ml/(kg · h)的速率，在给予造影剂之后 6h 内注射。

B. **术中处理**：全身麻醉和区域麻醉均可应用。采用区域麻醉前，应查明是否并存尿毒症性神经病变，并应测定目前凝血状态。

1. **术前用药**：应慎用，因为肾功能衰竭病人，特别是存在明显尿毒症时，对中枢抑制药的敏感性增加（见本章Ⅴ.A.1）。
2. **麻醉诱导药**：剂量应减少，并减慢给药速率，以防发生低血压（见本章Ⅴ.A.2）。使用琥珀胆碱者术前应测定血[K^+]。
3. **缩血管药**：多数麻醉药可引起外周血管扩张和心肌抑制，需用缩血管药和液体输注来补偿。血管紧张素Ⅱ可收缩出球小动脉，以维持肾小球滤过压。然而，服用 ACEI 类和血管紧张素受体拮抗药者，此代偿机制减弱，从而降低肾灌注压和减少尿液的生成。

a. **麻醉性镇痛药：**增加 ADH 的释放，进而减少尿量（见本章 V.A.3）。

b. 卤化吸入麻醉药可有直接肾毒性（见本章Ⅳ.C.2）。

4. **手术刺激：**可使儿茶酚胺、分解代谢类激素和细胞因子释放增加，导致 ADH 释放。手术刺激亦可使醛固酮和糖皮质激素分泌增加，引起水钠潴留和钾丢失。

5. **体位：**此类病人因有肾病性骨营养不良而易发生骨折，安置手术体位应特别小心。

6. **液体输注：**应估算液体需要量，包括蒸发或非显性丢失量[如开腹手术为 10ml/（kg·h）]、外渗或第三间隙丢失量和血管内或血液丢失量。

a. 输注等张晶体液应谨慎。对于无尿病人应避免输注含钾液体。

b. 大量输注 0.9%氯化钠溶液可导致高氯性酸中毒。有少量研究提示，乳酸盐林格液较少引起代谢性酸中毒和高钾血症，尤其是在接受肾移植手术病人中应用。

c. 对较大手术，测定中心静脉压和肺动脉压有助于指导输液（见第 10 章）。

7. CKD 可引起多种血液学异常，如贫血、白细胞功能障碍、凝血紊乱。因此，这些病人术中出血的风险增加。减少术中出血的干预措施包括下述几项。

a. **重组促红细胞生成素：**纠正贫血，恢复初始的血红蛋白正常，并可恢复血小板功能。

b. **去氨加压素**（DDAVP）**：**恢复正常出血时间。通过刺激内皮细胞释放血管性血友病因子Ⅷ复合物，在血浆结合并激活血小板，以改善血小板功能。DDAVP 在输注后 1～2h 起效，持续时间约 6～12h。

c. **冷凝蛋白质：**内含血管性血友病因子Ⅷ复合物，可纠正约 50%病人的出血时间延长，但其应用有引起血源性感染的风险。

d. **结合型雌激素：**可缩短出血时间，作用持续时间长于 DDAVP。

e. 积极的透析疗法。

f. 无肝素或用低剂量肝素的血液透析。

8. ESRD 病人可接受肾移植。肾移植受体常伴有高血压和（或）糖尿病，这明显增加了其患心脏疾病的风险，并且可能导致水电解质紊乱、酸碱平衡失调、血小板功能障碍及容量状态异常。需特殊关注以下内容。

a. 应避免在建立动静脉瘘的四肢穿刺，故静脉通路的开放受限。在免疫功能受抑制的病人，需综合衡量进行中心静脉及动脉置管进行有创监测所带来的益处与导管相关性感染风险增加之间的利弊。

b. 由于糖尿病、尿毒症性神经病变及术前应用阿片类药物，病人可能会有胃排空延迟，故需行快速序贯诱导。

c. 若没有实施快速序贯诱导的指征，肌松药的选择以不依赖肾功能的苄基异喹啉类药物为佳。但应当注意苄基异喹啉类药物的代谢依赖 pH，ESRD 病人的酸中毒状态会延长其作用时间。

d. 移植肾功能的维持有赖于血管吻合前后的充分灌注，甘露醇、晶体液和白蛋白是有效的扩容剂。若需要血管活性药物支持，缩血管药优于 α 受体激动药，但是相关资料有限。

e. 大部分病人应用免疫抑制药（如抗胸腺细胞球蛋白）预防移植肾排异反应，但其可引起过敏反应。

C. 术后处理

1. 术后液体输注应考虑渗出和引流管丢失液体量及第三间隙液体返回入血管的量。

a. 输注液体应包括等渗液体和葡萄糖溶液，输注液体直到病人能够口服足够液体为止。

2. 高血压是手术后常见问题，可因液体超负荷而加重。对未接受透析的病人，给予利尿药和短效抗高血压药有效。对透析病人，术后需要继续透析。

（周　锦 译　张铁铮 审校）

推荐阅读文献

Abuelo, JG. Normotensive ischemic acute renal failure. *N Engl J Med* 2007;357:797–805.

Colson P, Ryckwaert F, Coriat P. Renin angiotensin system antagonists and anesthesia. *Anesth Analg* 1999;89:1143–1155.

Craig RG, Hunter JM. Recent developments in the perioperative management of adult patients with chronic kidney disease. *Br J Anaesth* 2008;101:296–310.

Merten GJ, Burgess P, Gray LV. Prevention of contrast induced nephropathy with sodium bicarbonate. *JAMA* 2004;291:2328–2334.

Petroni KC, Cohen NH. Continuous renal replacement therapy: anesthetic implications. *Anesth Analg* 2002;94:1288–1297.

Sear JW. Kidney dysfunction in the postoperative period. *Br J Anaesth* 2005;95:20–32.

Schmid S, Jungwirth B. Anaesthesia for renal transplant surgery: an update. *Eur J Anaesthesiol* 2013;29:552–558.

Sladen RN. Renal physiology. In: Miller R, ed. *Anesthesiology*, 7th ed. New York: Churchill Livingstone; 2010:441–476.

Suneja M, Kumar AB. Obesity and perioperative acute kidney injury: a focused review. *J Crit Care* 2014;29:694e1–694e6.

Thakar CV. Perioperative acute kidney injury. *Adv Chronic Kidney Dis* 2013;20:67–75.

Wagener G, Brentjens TE. Anesthetic concerns in patients presenting with renal failure. *Anesthesiol Clin* 2010;28:39–54.

Weldon BC, Monk TG. The patient at risk for acute renal failure. *Anesthesiol Clin North Am* 2000;18(4):705–737.

第 5 章 肝脏疾病的特殊问题

Gertsch MC, Levine WC

Ⅰ. 肝脏解剖

A. 肝脏结构

1. 肝脏的解剖单位是**肝小叶**。肝小叶是由肝细胞和肝门三联（终末门静脉、肝动脉及胆管分支）围绕中央肝静脉形成六角形。
2. 根据肝细胞与三联的位置关系进行分类。离三联最近的是 **Ⅰ带细胞**，这些细胞获得最多的氧和营养物质，负责大部分氮代谢、氧化和糖原合成功能。**Ⅱ带细胞**是一个过渡带。**Ⅲ带肝细胞**距离三联最远，发生缺血性损伤的风险最大。

B. 肝的血供

肝脏仅占总体重的 2%，但接受的血液量占心排血量的 20%～25%。

1. **肝动脉：**供应全肝血流的 25%和需氧量的 50%。
2. **门静脉：**引流胃、脾脏、胰腺和小肠的血液，供应肝脏血流量的 75%和肝脏需氧量的 50%。
3. **总肝血流：**在很大程度上取决于来自门脉前器官的静脉回流。肝动脉血流受交感神经张力和局部腺苷浓度的调节，与门静脉血流（PVF）呈负相关关系。门静脉血流的减少将导致肝脏中腺苷浓度的升高，引起局部小动脉扩张，肝动脉血流增加。一些导致肝血管阻力增加的疾病（如肝硬化、肝转移性肿瘤的浸润及巴德-吉亚利综合征）可导致总肝血流量降低。

Ⅱ. 肝脏功能

A. 合成和储存

1. **蛋白质：**普通成年人的肝脏每天合成 12～15g 蛋白质，包括以下几种。
   a. **白蛋白：**仅在肝脏合成，半衰期约 20d。占循环中全部血浆蛋白的 50%，是最重要的药物结合蛋白，特别是有机酸如青霉素类及巴比妥类药物。白蛋白维持胶体渗透压，也作为胆红素和激素的载体蛋白。

b. **α_1 酸性糖蛋白**：是一种"急性期反应蛋白"，并负责与碱性药物的结合，如酰胺类局麻药、普萘洛尔和阿片类药物。

c. **假性胆碱酯酶**：负责琥珀胆碱、米库氯胺和酯类局麻药的降解。在肝功能重度受损或遗传因素导致酶缺乏病人，血浆中的假性胆碱酯酶水平降低可引起严重的临床表现。

d. **凝血因子**：除凝血因子Ⅷ由血管内皮合成之外，所有的蛋白质类凝血因子均在肝脏合成。因子Ⅱ（凝血酶原）、因子Ⅶ、因子Ⅸ和因子Ⅹ，以及蛋白 C、蛋白 S 和蛋白 Z 的合成是维生素 K 依赖性的；维生素 K 缺乏或肝功能障碍可能导致凝血因子缺乏和广泛出血。因子Ⅶ半衰期最短（4～6h），其血浆浓度的下降速率与蛋白 C 接近（9h）。由于Ⅶ因子作用于外源性凝血途径，可通过凝血酶原时间（PT）评估，因子Ⅶ活性的早期下降使 PT 延长，而此时其他凝血途径尚未受到影响。因子Ⅱ、因子Ⅸ和因子Ⅹ的半衰期分别约为 60、24 和 36h，其活性需 4～6d 才能下降至最低水平，因而实现抗血栓效应，与 INR 相关。

2. **糖类**：肝脏主动参与血糖水平内环境稳态的调控（糖原合成和糖异生），正常的肝脏可储存足够的糖原以满足禁食 12～24h 内所需葡萄糖的供应。此后，葡萄糖由氨基酸、甘油和乳酸的糖异生作用产生。

3. **脂类**：人体内大部分脂蛋白及胆固醇和磷脂均由肝脏合成。

4. **血红素和胆汁**

a. 肝脏是胎儿红细胞生成主要器官，直至约 2 月龄一直是血细胞生成主要部位。健康成年人，肝脏负责体内 20%血红素的合成。**血红素合成异常**可能导致卟啉病。

b. 肝脏每天产生约 800ml 胆汁。**胆盐**是一种去污剂，可辅助脂类的吸收、转运和排泌；胆汁也可将代谢废物和药物代谢产物从肝脏运至小肠。作为一种乳化剂，胆汁可以促进小肠吸收脂肪。胆汁合成或分泌障碍导致黄疸，影响脂肪和脂溶性维生素（维生素 A、维生素 D、维生素 E 和维生素 K）的吸收，并导致脂肪泻、维生素缺乏和凝血功能障碍。

B. 分解

1. **蛋白质**：肝脏是蛋白质降解的主要部位。氨基酸在这一过程中被分解，并产生尿素以清除氨。肝病病人可能缺乏生成尿素的能力，这导致血浆中氨的浓度迅速上升，并引起肝性脑病。
2. **甾类激素**：胆固醇主要由肝脏降解，其副产物可作为合成胆盐、甾类激素和细胞膜的底物。肝脏也是甾类激素降解的主要场所，**肝功能衰竭会导致甾类激素过剩**。肝病病人常出现血清醛固酮和皮质醇水平升高，导致对水和钠的重吸收增加及钾经尿液丢失，进而引起水肿、腹水及电解质紊乱。雌激素代谢的下降及转化为雄激素过程的障碍导致肝脏疾病临床外表特征，包括蜘蛛痣、男性乳房发育、肝掌及睾丸萎缩。
3. **血红素和胆汁**：胆红素结合在白蛋白上，并被转运至肝细胞，然后与葡萄糖醛酸结合，形成水溶性复合物。这些产物由胆汁分泌，通过粪便或尿液排出。

C. 药物代谢

1. 肝脏有双重血液供应，它接收来自肝动脉和门静脉的血液。肝脏摄取率（HER）是衡量肝脏从入肝血液中清除药物能力的一个指标。它被定义为入肝血液中某浓度的药物通过肝脏代谢和清除的比例。HER 高的药物从肠道吸收并运送到肝脏，它们在进入体循环之前就可能被代谢（首关代谢）。具有高摄取率和显著首关代谢作用药物的口服生物利用度低。
2. **肝脏清除率**=肝脏摄取率× 肝血流速率。有些药物由肝脏迅速代谢，其肝脏摄取率接近 1.0（如丙泊酚）。在这种情况下，肝脏代谢速度主要取决于肝血流，肝功能轻度改变对清除率影响不大。其他药物的肝脏摄取率小于 1.0，其清除率由肝功能和肝血流变化两者决定。

3. **蛋白结合：** 药物与蛋白结合的程度取决于该药物与蛋白质的亲和力及蛋白质的浓度。肝病病人常出现血浆蛋白浓度降低，这使得未结合药物的比例增加。而仅有游离未结合的药物具有药理活性和转化为无活性形式。因此血浆蛋白水平的下降可影响药物的效能和（或）清除。
4. **分布容积和门体分流：** 肝病病人的分布容积通常增加，**门体分流**使口服药物绕过肝脏，减少了首过效应，这两者都可以改变药物的效能和代谢。
5. **酶的诱导/细胞色素 P450：** 在肝脏中合成，负责许多药物的代谢。某些药物如巴比妥类、乙醇和苯妥英，能够诱导细胞色素 P450。细胞色素 P450 的诱导增加了对该药物的耐受性，同时也增加了由细胞色素 P450 酶系代谢的其他药物的耐受性。
6. **肝脏药物消除：** 包括下述两个步骤。
   a. **Ⅰ相反应：** 通过氧化、还原或水解反应改变化合物的结构（主要是通过细胞色素 P450 酶）。这一相的产物可能是有代谢活性的。对细胞色素 P450 复合物具有高亲和力的药物（如环丙沙星）可能会降低与其同时应用药物的代谢。
   b. **Ⅱ相反应：** 可能伴随或不伴随Ⅰ相反应之后进行，它是指在酶促作用下与葡萄糖醛酸、硫酸根、牛磺酸或甘氨酸结合。通过这些结合，增加了代谢产物的水溶性，有利于经尿液排出。

Ⅲ. 麻醉药的代谢

A. 静脉麻醉药

1. 诱导药

a. **丙泊酚：** 由肝脏代谢为水溶性复合物（HER 约为 1），由肾脏排泄。丙泊酚的肝外代谢也增加丙泊酚的总清除率。

b. **巴比妥类药：** 作用持续时间由再分布和肝脏代谢决定，在肝病病人中其效应持续时间可能延长。

例如，病人肝功能改变出现低白蛋白血症，蛋白结合率可能会降低，游离活性药物的比例增加。因此，肝病病人应用巴比妥类药物时必须仔细调整剂量。

c. **氯胺酮：** 由肝微粒体酶系代谢为去甲氯胺酮，它的活性约为原药的 30%。氯胺酮的 HER 约为 1。

d. **依托咪酯：** 在肝脏通过酯水解代谢为无活性代谢产物。与氯胺酮类似，依托咪酯具有较高的 HER，所以其清除率也受肝血流减少性疾病的影响。诱导剂量后迅速恢复主要由于快速再分布。

2. **苯二氮䓬类和阿片类药物：** 主要由肝脏代谢，在肝病病人中其半衰期显著增加。此外，此类药物与血浆蛋白结合，在低白蛋白血症的病人，由于血浆游离药物的水平升高，使药效增强。这个问题可能与肝性脑病的临床表现相混淆，应用时应谨慎调整剂量。

3. **神经肌肉阻滞药：** 肝病病人常表现出对非去极化神经肌肉阻滞药的耐受和抵抗，可能是由于分布容积的增加，或神经肌肉受体数目的增加。但是，其清除时间较长，所需维持剂量要降低。

a. **长效神经肌肉阻滞药：** 主要通过尿液排出体外。大约 10% ～ 20%的泮库溴铵通过肝脏代谢，其 3-羟基代谢产物具有神经肌肉组织作用。大约有 30%的泮库溴铵是通过肝胆机制清除的，胆道梗阻或肝硬化的病人其作用时间可能延长。

b. **中效神经肌肉阻滞药：** 维库溴铵和罗库溴铵主要依赖肝胆系统代谢和排泄（两者均有 50%的原型药经胆汁排泄）。这导致了肝病病人清除率降低，药物作用时间延长。顺式阿曲库铵通过 Hofmann 消除降解，不受肝脏疾病的影响。

c. **短效神经肌肉阻滞药：** 琥珀胆碱，完全在血浆中由胆碱酯酶代谢。严重肝脏疾病可能会影响胆碱酯酶的生成，肝功能不全病人其作用时间可能延长。

Ⅳ. 肝脏疾病

A. 肝脏疾病：根据病程和严重程度进行分类。

1. 实质病变

   a. **急性肝细胞损伤：**有多种病因，包括病毒感染（甲型、乙型、丙型、丁型和戊型肝炎病毒，EB 病毒，巨细胞病毒，单纯疱疹病毒，埃可病毒及柯萨奇病毒）、各种药物、化学物质及毒药（包括乙醇、氟烷、苯妥英、丙硫氧嘧啶、异烟肼、四环素和对乙酰氨基酚）及先天性代谢缺陷（如 Wilson 病和 α_1 抗胰蛋白酶缺乏症）。

   b. **慢性实质病变：**可伴有不同程度的功能障碍。**肝硬化**可由多种原因导致，包括慢性活动性肝炎、酗酒、血色素沉着症、原发性胆汁性肝硬化及先天性疾病。终末期肝纤维化造成门静脉血流阻力显著升高，导致门脉高压及食管静脉曲张。门静脉高压症合并肝功能下降，导致的并发症包括腹水、凝血功能障碍、胃肠道出血和肝性脑病。

2. **胆汁淤积：**多见于胆石症、急性或慢性胆囊炎。原发性胆汁性肝硬化和原发性硬化性胆管炎最初也表现为胆汁淤积性疾病，最终发展为肝实质损害和肝功能衰竭。**高胆红素血症**是肝胆疾病的一个重要指标。**未结合型高胆红素血症**是因为胆红素生成过量（如大量输血、大血肿的吸收或者溶血），或肝细胞对未结合胆红素摄取障碍所致（如 Gilbert 综合征）。**结合型高胆红素血症**一般发生于肝细胞疾病（如酒精性或病毒性肝炎和肝硬化）、小胆管病变（如原发性胆汁性肝硬化和 Dubin-Johnson 综合征）或者肝外胆管梗阻（如胰腺癌、胆管癌和胆石症）。

B. 肝脏疾病的临床表现

1. **中枢神经系统：**肝功能障碍可导致**肝性脑病**。虽然确切的发病机制尚不清楚，但是神经递质传递受损，内源性 γ-氨基丁酸能物质的存在及大脑代谢的改变，可能参与其发病机制。肝性脑病病人**血氨水平**升高，但与疾病的严重程度及预后并不相关。症状表现多样，从睡眠障碍，到扑翼样震颤甚至昏迷。重症急性肝功能衰竭病人常表现为快速进展性脑病伴**脑水肿**，必须积极治疗升高的颅内压以避免出现脑缺血。严重的低钠血症或过度治疗，都可能导致致命的**中枢性桥脑髓鞘溶解症**。由于病人精神状态变化及对镇静药敏感性增加，术前用药应注意药物剂量。

2. **心血管系统**

   a. **患有严重肝脏疾病病人表现为高动力循环状态**：心排血量增加，静息状态下心动过速，全身血管阻力降低。小动脉血管舒张与体内一氧化氮、胰高血糖素和前列腺素水平升高有关。**动静脉分流**增加几乎存在于所有血管床，如皮肤蜘蛛痣。

   b. 由于血管扩张和门体分流的存在，严重肝功能衰竭病人有效血容量减少。此外，低白蛋白血症，高醛固酮水平和抗利尿激素分泌异常，都导致**总体液量增加**，加重腹水和水肿或全身性水肿。

   c. 有酗酒史病人应当考虑存在**酒精性心肌病**（**ACM**）。酒精性心肌病特点是心肌重量增加，心室扩张，室壁变薄。心室功能的变化可能取决于疾病进展的阶段：无症状酒精性心肌病多为舒张功能障碍，而有症状病人常出现收缩功能障碍，其特点为左心室扩张，左心室壁厚度正常或降低及左心室质量增加。

3. **呼吸系统**

   a. **气道保护**：是肝病病人主要关注的问题。典型严重肝病病人存在腹水[腹压增加，造成功能残气量（FRC）减少]和肝性脑病（精神状态改变），因此其保护气道的能力受到影响，误吸风险增加。全身麻醉时明确的气道保护方法是快速诱导气管插管。

   b. **慢性缺氧**：可由许多原因引起。大量腹水和胸腔积液导致肺不张并限制肺的生理活动。缺氧性肺血管收缩功能的下降，导致通气血流比值失调，肺内分流可能很显著（10%～40%）。肺动脉高压可与门静脉高压并存，并可导致右心衰竭。肝肺综合征是一种三联征：包括肝脏疾病、肺泡-动脉氧分压梯度增加及肺内血管舒张。病人存在高动力循环状态时可能出现斜卧呼吸-直立缺氧综合征（姿势性低氧血症和直立位呼吸困难），较低的肺循环阻力导致血液快速通过肺脏，从而使进入体循环未氧合的血增加。由于重力影响，血液向肺底部扩张的前毛细血管床移动，导致病人处于直立位时低氧且呼吸困难。

4. **胃肠道系统**

a. 由于流经门脉系统的血液增多或者阻力增加（瘢痕或纤维化），门脉系统压力升高，导致**门静脉高压**、脾大及内脏静脉淤血。这使得侧支循环形成，表现为痔疮、食管静脉曲张及腹壁静脉曲张（海蛇头征）。由于内脏静脉淤血，并伴有低白蛋白血症及血浆胶体渗透压降低，**腹水**形成。腹水可能会增加腹部伤口裂开、腹壁疝和呼吸障碍的风险。在密切注意电解质和肾功能的前提下，可以使用利尿药控制腹水。如果术前存在大量难以控制的腹水，可采取穿刺术。建议使用白蛋白、胶体或血液制品来替换腹水，以减少肝肾综合征（HRS）的风险。

b. **静脉曲张**出血可迅速进展为失血性休克。容量复苏后的治疗包括加压素、生长抑素、β 受体阻滞药、硬化治疗或内镜下结扎。

5. **泌尿系统**

a. 血容量下降可能会造成**肾前性氮质血症**。由于肝脏无法将氨合成为尿素，血液尿素氮（BUN）水平反而假性降低。

b. 由于经常使用利尿药，**水与电解质平衡**变得复杂。肝脏疾病病人常见代谢性碱中毒、低血钾及低血钠（尽管全身钠负荷是增加的）。低钠血症可能导致癫痫发作和肝性脑病恶化；纠正低钠血症时应当小心谨慎，因为纠正速度过快可能导致脑桥中央髓鞘溶解症。纠正低钠血症的常见方法是限制液体入量和停用利尿药。

c. **肝肾综合征**的特点是肾血管阻力增加，少尿，在肝衰竭的同时出现肾功能衰竭。最终导致肾血流量降低、钠潴留及对非甾体抗炎药的敏感性增加。肝移植或肝功能衰竭缓解后，肾功能可恢复正常。

6. **凝血功能障碍是由多种因素造成的。**
   a. 肝功能衰竭时凝血因子（Ⅱ、Ⅶ、Ⅸ和Ⅹ）和内源性抗凝物质（蛋白 C、蛋白 S 和蛋白 Z）的合成均减少。
   b. **胆汁淤积**导致脂肪和脂溶性维生素（维生素 A、维生素 D、维生素 E 和维生素 K）吸收障碍。**维生素 K** 产生于肠道黏膜，是凝血因子Ⅱ、Ⅷ、Ⅸ和Ⅹ合成的重要辅助因子。
   c. **血小板减少症**常见，继发于脾功能亢进、酒精诱发的骨髓衰竭和血小板消耗。
   d. **术前纠正凝血异常**使用新鲜冰冻血浆（FFP）或维生素 K 常是必要的。在紧急情况下，不应使用维生素 K，因其起效时间长（约 8h）。在这种情况下应使用 FFP，对难治性的凝血异常还可使用血浆冷沉淀物、精氨酸加压素、Ⅶa 因子及血小板。已存在或预期肝功能衰竭病人，采用区域麻醉是不适当的。放置硬膜外导管前应当考虑到术后凝血功能障碍的潜在风险。有创监测有助于评估和指导补液。术中输注晶体、胶体、血液制品和血管活性药物需要建立足够的静脉通路，其重要性不应低估。
7. **营养缺乏**也是肝脏疾病的一部分，表现为消瘦和恶病质，尤其是酗酒的病人。营养缺乏是增加术后发病率和死亡率的危险因素，应通过补充富含碳水化合物/脂肪，低氨基酸含量物质予以治疗，以防肝性脑病恶化。对于酗酒者营养补充尤其重要，并应补充维生素 B。如果手术不紧急，应在术前改善营养状况至理想状态。
8. **血糖控制**很大程度上依赖肝脏。**低血糖**可发生于终末期肝功能不全、肝移植无肝期或肝功能衰竭伴严重循环休克时。密切监测血糖水平，必要时给予含葡萄糖液体治疗。严重肝功能不全导致**糖原**储备减少，需通过糖异生以维持正常血糖水平。但对严重肝脏疾病和酗酒病人，其**糖异生**功能也受损。

Ⅴ. 肝病病人的手术风险

A. 死亡率

据报道，肝硬化病人各种非移植手术的死亡率为 **8.3%～25%**（相比之下非肝硬化病人则为 1.1%）。死亡率与**疾病严重程度、手术类型、病人地域分布及手术-麻醉-重症监护病房团队的专业水平有关**。

B. 风险评估

1. 术前风险评估有助于预测生存率和降低围手术期的发病率和病死率。
2. **Child-Turcotte-Pugh 分级**（CTP）的提出是用于评估门体分流手术的风险，但后来发现它可以用来预测肝硬化病人的长期生存率。该风险分层系统包括**腹水、胆红素水平、白蛋白水平、营养状况、肝性脑病和 PT**（表 5-1）。

表 5-1 改良 Child-Pugh 分级

变量	分值		
	1	2	3
白蛋白（g/dl）	＞3.5	2.8～3.5	＜2.8
胆红素（mg/dl）[a]	＜2.0	2.0～3.0	＞3.0
腹水	无	轻度	中度
肝性脑病	无	Ⅰ或Ⅱ级	Ⅲ或Ⅳ级
PT 延长时间（秒）	＜4.0	4.0～6.0	＞6.0

注：A 级. 5～6 分；B 级. 7～9 分；C 级. 10～15 分。

a. 对于原发性胆汁性肝硬化：胆红素＜4.0mg/dl 计 1 分，胆红素 4～10mg/dl 计 2 分，胆红素＞10mg/dl 计 3 分。

3. 围手术期风险的其他预测指标包括**手术类型**、是否存在**败血症**、**二次手术**，以及是择期或**急诊**手术。以下手术的死亡率特别高，包括开腹手术（更大程度地减少肝动脉血流）或其他腹腔内手术（开腹胆囊切除术、胃部手术、结肠切除术），心脏手术或失血量较多的手术。
4. 近来出现一种新的预后评分系统，称为**终末期肝病**

模型评分（model for end-stage liver disease，MELD），其原本目的是对肝硬化病人择期门体分流手术后的评估，后来发现其预测肝硬化病人 3 个月生存率的作用优于 CTP 评分。它采用血清胆红素、血清肌酐和 INR 值预测病人的生存期（表 5-2）。

表 5-2　MELD 评分

MELD = 3.78[ln 血清胆红素（mg/dl）]+11.2[ln INR] + 9.57[ln 血清肌酐（mg/dl）]+ 6.43
住院病人，其 MELD 评分与 3 个月生存率的关系是：
≥40 分 —— 死亡率 100%
30～39 分 —— 死亡率 83%
20～29 分 —— 死亡率 76%
10～19 分 —— 死亡率 27%
＜10 分 —— 死亡率 4%

注：MELD 最高分为 40 分，所有得分高于 40 分均记为 40 分。

如果病人 7d 内进行过 2 次透析，血清肌酐值视为 4.0。

任何低于 1 的值，均按 1 进行计算。例如，胆红素的值为 0.8，应按 1.0 进行计算。

C. 术前评估

1. 对普通手术人群，实验室常规筛查肝功能尚未证实有意义。
2. 仔细地询问病史和**体格检查**是围手术期最佳的筛查工具。值得关注的症状包括黄疸、瘙痒，全身乏力及厌食。所用药物、酗酒和其他毒物的暴露情况也应予以关注。体格检查可发现肝脏疾病的征象，如肝脾肿大、腹水、外周水肿、蜘蛛痣、睾丸萎缩、海蛇头征、痔疮、扑翼样震颤、男性乳房发育和颞肌萎缩。
3. **实验室检查：**怀疑病人存在肝脏疾病时应考虑行实验室检查（胆红素、转氨酶、碱性磷酸酶、白蛋白、总蛋白、PT 和肝炎的血清学指标）。
4. 根据病人的年龄、疾病的严重程度及病程，考虑行**心电图、胸片和心脏功能评估的检查**。

5. 肝病的严重程度和**病程**对总体预后有影响，为明确诊断可在择期手术前行经皮**肝穿刺活检**。

D. 应尽全力**纠正手术前异常的指标**，包括凝血功能障碍、腹水控制不好、水和电解质紊乱、肾功能、肝性脑病、血小板减少和营养不良等。

Ⅵ. 肝病病人麻醉

A. 麻醉方案必须考虑到手术操作、肝脏疾病的类型和严重程度，以及麻醉药物对肝血流造成的改变。必须密切注意**维持足够的肝脏灌注**和氧供。**全身麻醉和区域麻醉**技术均降低总肝血流量。围手术期发生肝脏缺血（由手术操作或麻醉药物引起）可能使已存在的肝脏疾病病情加重。低血压、出血或血管收缩药会减少肝脏的氧供应，从而增加术后肝功能不全的发生。手术牵拉和病人体位均可影响肝血流。正压通气和 PEEP 因减少心排血量和全肝血流，对肝静脉造成有害影响。应避免**过度通气**，低碳酸血症是使肝血流减少的独立危险因素。

B. 区域麻醉：考虑对肝病病人实施区域麻醉时应当小心谨慎。凝血功能障碍和血小板减少使病人处于发生硬膜外出血和形成血肿的高危状态。最近一项 367 例病人部分肝切除术随机对照研究，发现硬膜外麻醉是增加输注红细胞风险的独立危险因素，并不能减少并发症或缩短住院时间。然而，对代偿良好、凝血功能和血小板计数正常的肝病病人，区域麻醉也是可行的，但这必须建立在每个病例实际情况的基础上。

C. 建立足够的**静脉通路**极为重要，特别是涉及肝实质的手术。实施大手术时，应在麻醉诱导前或诱导后留置**大直径的外周静脉导管**（通常 12G 或更粗）。若病人外周静脉通路不足，可留置**大直径的中心静脉导管**（如 8.5F 单腔或 12F 双腔导管）。因这些病人为感染的高危人群，必须采取全面的预防措施。

D. 制订麻醉计划时，有创监测也是一个重要组成部分。动脉导管可用于采血检测血气、血糖和电解质，以及监测动脉血压，应常规应用于终末期肝病病人大手术。**中心静脉置管**可进行压力监测并使给药快速进入中心循环。

对于某些病人，**肺动脉导管**有助于指导液体治疗和血管活性药物的应用。对于凝血功能障碍的病人，熟练的置管技术很重要。颈静脉置管前或置管时应用超声进行静脉定位，可降低刺破颈动脉的发生率，并减少反复穿刺的次数。

E. **快速诱导**：若病人腹腔内压力升高和误吸风险增加，实施快速诱导的指征应当放宽。

F. 其他应该加以注意的生理指标包括尿量、体温、血糖水平、电解质平衡和凝血功能。

G. 病人有严重的合并疾病时，应注意适当的**术后护理**和**拔管时间**。

H. **肝脏手术过程中麻醉医师需要考虑的外科因素**，失血过多和输血与术后并发症的发生率增加有关。麻醉管理必须着眼于减少失血量与保持足够肝脏灌注这二者之间的平衡。肝脏切除和其他肝脏手术新技术的发展减少了术中血液的丢失。**全肝血流阻断（TVE）、肝门血流阻断（Pringie 法，PM），以及低中心静脉压（CVP）麻醉**均是这一类的技术。

1. TVE 包括阻断入肝血管（门静脉和肝动脉）和出肝血管（下腔静脉和肝上下腔静脉）。这对病人的静脉回流和血流动力学有着显著的不良影响。它也造成了大量肝脏热缺血的时间，可能增加术后肝功能障碍的发生率。
2. 肝门血流阻断是指间断阻断入肝血管（门静脉和肝动脉），造成间断性肝缺血。通过肝静脉和下腔静脉可以出现明显的逆向出血。
3. **低中心静脉压麻醉**（CVP＜5mmHg）有助于控制解剖肝实质过程中来自于肝静脉和下腔静脉的出血。低中心静脉压麻醉降低了压力梯度，减少了意外损害肝外静脉引起的出血，以及解剖实质过程中来自肝静脉的出血。一项新近的关于肝切除术中低中心静脉压对出血和输血影响的随机对照研究的 meta 分析指出，低中心静脉压能够减少出血和输血，低中心静脉压相关的并发症可能存在，但是不常见。大量研究指出，在低血流量造成的损害方面，低中心静脉压麻醉和对照组没有差异。但需要注意的是，目前的检测手段，对于肝肾轻微缺血损伤和再灌注损伤，敏感度是不够的。

Ⅶ. 术后肝功能不全

手术和麻醉后发生术后肝功能不全比较常见，其表现从轻微的肝酶升高到发生暴发性肝衰竭。术后肝功能不全有许多病因。

A. **手术因素**：包括影响肝血流或阻断胆道系统的操作（钳夹血管、牵拉或直接损伤）。术后肝酶或胆红素升高可能由于大量输血、血肿吸收或溶血造成的胆红素负荷增加所致。明显的肝衰竭可发生于任何病因引起的休克中或休克后。

B. **非手术因素**：肝功能不全的非手术因素包括术前未发现的病毒性肝炎、酗酒和胆石症。围手术期的药物治疗也必须作为黄疸的原因加以考虑。

C. **氟烷性肝炎**：在临床上与病毒性肝炎难以区分。其诊断是排除性诊断。发生率在单次暴露于氟烷时为 1/35000～1/6000，多次暴露于氟烷时为 1/3000。在美国已经不用氟烷，但在其他地区仍有应用。

（孙世伟 译　刘洪涛 审校）

推荐阅读文献

Badalamenti S, Graziani G, Salerno F, et al. Hepatorenal syndrome. New perspectives in pathogenesis and treatment. *Arch Intern Med* 1993;153:1957–1967.

Bhangui P, Laurent A, Amathieu R, et al. Assessment of risk for non-hepatic surgery in cirrhotic patients. *J Hepatol* 2012;57:874–884.

Carton EG, Plevak DJ, Kranner PW, et al. Perioperative care of the liver transplant patient. Part 2. *Anesth Analg* 1994;78:382–399.

Carton EG, Rettke SR, Plevak DJ, et al. Perioperative care of the liver transplant patient. Part 1. *Anesth Analg* 1994;78:120–133.

Chen H, Merchant NB, Didolkar MS. Hepatic resection using intermittent vascular inflow occlusion and low central venous pressure anesthesia improves morbidity and mortality. *J Gastrointest Surg* 2000;4:162–167.

Child CG, Turcotte JG. Surgery and portal hypertension. *Major Probl Clin Surg* 1964;1:1–85.

Cook RC. Pharmacokinetics and pharmacodynamics of nondepolarizing muscle relaxants. In: Park GR, Kang Y, eds. *Anesthesia and Intensive Care for Patients with Liver Disease*. New York: Butterworth-Heinemann; 1995:79–88.

Dershwitz M, Hoke JF, Rosow CE, et al. Pharmacokinetics and pharmacodynamics of remifentanil in volunteer subjects with severe liver disease. *Anesthesiology* 1996;84:812–820.

Eid EA, Sheta SA, Mansour E. Low central venous pressure anesthesia in major hepatic resection. *Middle East J Anesthesiol* 2005;18(2):367–377.

Hoteit MA, Ghazale AH, Bain AJ, et al. Model for end-stage liver disease score versus Child score in predicting the outcome of surgical procedures in patients with cirrhosis. *World*

J Gastroenterol 2008;14(11):1774–1780.

Jones RM, Moulton CE, Hardy, KJ. Central venous pressure and its effect on blood loss during liver resection. *Br J Surg* 1995;85:1058–1060.

Kamath PS. Clinical approach to the patient with abnormal liver test results. *Mayo Clin Proc* 1996;71:1089–1095.

Kim YK, Chin JH, Kang SJ, et al. Association between central venous pressure and blood loss during hepatic resection in 984 living donors. *Acta Anaesthesiol Scand* 2009;53(5):601–606.

Li Z, Sun Y, Wu F, et al. Controlled low central venous pressure reduces blood loss and transfusion requirements in hepatectomy. *World J Gastroenterol* 2014;20(1)303–309.

Melendez JA, Arslan V, Fisher ME, et al. Perioperative outcomes of major hepatic resections under low central venous pressure anesthesia: blood loss, blood transfusion, and the risk of postoperative renal dysfunction. *J Am Coll Surg* 1998;187:620–625.

Millwala F, Nguyen GC, Thuluvath PJ. Outcomes of patients with cirrhosis undergoing non-hepatic surgery: risk assessment and management. *World J Gastroenterol* 2007;13(30):4056–4063.

Page A, Rostad B, Staley CA, et al. Epidural analgesia in hepatic resection. *J Am Coll Surg* 2008;206(3):1184–1192.

Parks DA, et al. Hepatic physiology. In: Miller RD, ed. *Anesthesia*, 5th ed. New York: Churchill Livingstone, 2000:647–662.

Patel T. Surgery in the patient with liver disease. *Mayo Clin Proc* 1999;74:593–599.

Picker O, Beck C, Pannen B. Liver protection in the perioperative setting. *Best Pract Res Clin Anaesthesiol* 2008;22(1):209–224.

Scott VL, Dodson SF, Kang Y. The hepatopulmonary syndrome. *Surg Clin North Am* 1999;79:23–41.

Villanueva C, Colomo A, Bosch A, et al. Transfusion strategies for acute upper gastrointestinal bleeding. *N Engl J Med* 2013;368:11–21.

Wiklund RA. Preoperative preparation of patients with advanced liver disease. *Crit Care Med* 2004;32:S106–S115.

第 6 章 内分泌疾病的特殊问题

Tsui BYK, Peterfreund RA, Lee SL

Ⅰ. 糖尿病

A. 糖尿病（DM）是以胰岛素绝对或相对缺乏为特点的慢性全身性疾病。这是围手术期最常见的内分泌疾病。

B. DM 的生理学： 胰岛素在胰腺 β 细胞内合成。葡萄糖、β 肾上腺素能受体激动药、精氨酸和乙酰胆碱可刺激胰岛素分泌，α 肾上腺素能受体激动药和生长抑素抑制其分泌。胰岛素促进葡萄糖和钾跨细胞膜转运，增加糖原合成，抑制脂肪分解。在应激状态下（如手术、感染和心肺转流），外周组织有对抗胰岛素的效应。通常，禁食期间，低水平胰岛素持续分泌，可防分解代谢和酮症酸中毒。

C. DM 分类

1. **1 型糖尿病：** 由于 β 细胞产生自身免疫性破坏作用，导致胰岛素绝对缺乏而发病。病人常于年纪较轻确诊，身体多瘦弱，对小剂量胰岛素敏感，且易发生酮症酸中毒。此型应用胰岛素治疗。
2. **2 型糖尿病：** 占成人糖尿病的 90%。病人外周组织有抗胰岛素作用，需高水平胰岛素才能维持血糖正常。病人多为老年、肥胖，有抗酮症作用，但易出现高渗性并发症。病人早期多采用单纯饮食和运动疗法。需要时，可加用口服降糖药、胰岛素增敏剂和（或）胰岛素治疗。此型糖尿病常发生代谢综合征，包括肥胖、高脂血症、高血压（HTN）和胰岛素抵抗。随着儿童肥胖症发病增加，近来 2 型糖尿病也见于青少年。
3. **妊娠糖尿病：** 2%～5%妊娠妇女并发妊娠糖尿病，其中 50%以上随后可发展为 2 型糖尿病。
4. **继发型糖尿病：** 继发于其他原因的胰岛素绝对或相对不足。胰岛素分泌不足可见于胰腺囊性纤维化、胰腺炎、血色素沉着病、癌症和胰腺术后所致的胰腺破坏。胰高血糖素瘤、嗜铬细胞瘤、甲状腺毒症、肢端肥大症或糖皮质激素过多，均可导致糖耐量下降。

D. 术语：应避免应用“青少年糖尿病”、“成人糖尿病”、“胰岛素治疗的糖尿病”和“需用胰岛素治疗的糖尿病”等术语。这些术语并不能说明糖尿病的真实类型及其含义。

E. 糖尿病的门诊治疗

1. **口服降糖药**（表6-1）

a. **磺脲类：**促进胰腺释放胰岛素并可导致低血糖。格列本脲和格列美脲是目前临床上最长效的两种磺脲类药物，用药后可致低血糖达24h以上。磺脲类通过置换与血清白蛋白结合的噻嗪类利尿药、巴比妥类药和抗凝药，增强这些药物的效应。

b. **氯茴苯酸类和D-苯丙氨酸衍生物类：**通过非磺脲受体途径快速促进胰腺释放胰岛素。此类药物可引发低血糖。

c. **双胍类：**减弱对胰岛素的抵抗，降低肝脏生成葡萄糖，抑制肠道对葡萄糖的吸收。单独应用不产生低血糖，但对于伴充血性心力衰竭、休克或肝肾功能不全者，有诱发乳酸酸中毒的风险。不伴有上述疾病人，乳酸酸中毒风险几乎为零。腹泻是其常见副作用。

d. **噻唑烷二酮类：**降低肝脏生成葡萄糖，增强胰岛素在肝脏和骨骼肌的作用，减弱对胰岛素的抵抗。副作用包括腹部肥胖、液体潴留致水肿或充血性心力衰竭、贫血、肝毒性和肌酸磷酸激酶增加。单独应用此类药物不导致低血糖。

e. **α葡萄糖苷酶抑制剂：**延缓碳水化合物消化，减少餐后高血糖的发生。副作用包括吸收不良、胃肠胀气和腹泻。单独应用不产生低血糖。

f. **二肽基肽酶Ⅳ（DPP-Ⅳ）抑制剂：**增加内源性胰高血糖素样肽1（GLP-1）的水平，从而以葡萄糖依赖的方式增加胰岛素分泌，减少胰高血糖素分泌。不产生明显的胃肠道副作用或低血糖症。对于敏感病人，有增加心力衰竭的风险。

g. **多巴胺激动药：**通过恢复下丘脑神经元的昼夜节律活动，改善血糖控制。可降低空腹和餐后葡萄糖、三酰甘油和自由脂肪酸水平。副作用包括疲劳、头痛和眩晕。单独应用不产生低血糖。

h. **钠葡萄糖共转运体 2（SGLT2）抑制药：**通过抑制 SGLT2 减少肾脏对滤过葡萄糖的重吸收。SGLT2 位于近端肾小管，负责 90%以上肾葡萄糖的重吸收。SGLT2 抑制药通过抑制 SGLT2 增加尿葡萄糖排泄，以血糖依赖方式降低血糖。

表 6-1 治疗糖尿病的非胰岛素药物

药物		起效时间（h）	持续时间（h）
磺脲类	甲苯磺丁脲[a]	≤0.25	6～12
	甲磺氮草脲[a]	1	10～24
	氯磺丙脲[a]	1	60
	格列吡嗪（利糖妥片）	1	10～20
	格列吡嗪缓释片	1	20～24
	格列齐特（灭克糖锭）	1～2	12～24
	格列本脲（优降糖、Glynase 和达安疗）	1	18～24
	格列美脲（亚莫利、阿玛尔）	1	24
α 葡萄糖苷酶抑制剂[b]	阿卡波糖（Precose）	即刻	<0.3
	米格列醇（Glyset）	即刻	<0.3
双胍类[b]	二甲双胍（格华止、Glumetza、Riomet、Fortamet）	1	8～12
噻唑烷二酮类[b]	吡格列酮（Actos）	1	24
	罗格列酮（文迪雅）	1	24
格列奈类	瑞格列奈（Prandin）	1	3～4
D-苯丙氨酸衍生物类	那格列奈（Starlix）	1	4
GLP-1 类似物[b, c]	艾塞那肽（Byetta）	<0.25	6～12
	艾塞那肽 QW（Bydureon）[d]	2～4 周[e]	
	利拉鲁肽（Victoza）[d]		24

续表

药物		起效时间（h）	持续时间（h）
	阿必鲁肽 QW（Tanzeum）[d]		
	度拉糖肽（Trulicity）[d]		
	利西拉来（Lyxumia）[f]		
支链淀粉类似物[b]	普兰林肽（Symlin）	<0.25	2～4
DPP-Ⅳ抑制药[b, g]	西他列汀（Januvia）	1	24
	沙格列汀（Onglyza）	1～2	24
	利格列汀（Tradjenta）[d]	1.5	
	阿格列汀（Nesina）[d]		
	维达列汀（Galvus）[d, f]		
多巴胺激动药	甲磺酸溴麦角环肽（Cycloset 和 Parlodel）	1	8～12
SGLT2 抑制药	坎格列净（Invokana）	24h 以内（剂量依赖性）	24
	依帕列净（Jardiance）		
	达格列净（Farxiga）		
	伊格列净（Suglat）[f]		

a. 历史用药，目前不再广泛应用。

b. 单独应用，空腹时不易发生低血糖。

c. 胰高血糖素样肽 1。

d. 起效时间和（或）作用时间未见报道。

e. 7 周达稳态。

f. 目前 FDA 未批准用。

g. 二肽酰肽酶Ⅳ。

2. 注射药物

a. 胰岛素（表 6-2）**：** 餐前给予速效胰岛素以防发生餐后高血糖。短效和中效胰岛素常每天多次给药，以提供胰岛素的基础和峰值水平。长效胰岛素每天应用一次，以模拟基础胰岛素分泌。正规胰岛素和速效胰岛素也可通过胰岛素泵持续应用。胰岛素由肝脏和肾脏代谢。因此，临床上肾功能低下的病人其胰岛素作用时间明显延长，对胰岛素需求减少。

b. **支链淀粉（amylin）类似物**（表 6-1）：抑制餐后肝脏释放葡萄糖，抑制胰高血糖素分泌，延缓胃排空而减少饥饿感。单独应用不导致低血糖，但与胰岛素合用时，可引发低血糖。最常见的副作用为恶心。

c. **GLP-1 类似物**（表 6-1）：增强葡萄糖刺激胰岛素分泌，降低胰高血糖素水平，减缓胃排空，增加胰岛素生物合成。最常见的副作用包括恶心、呕吐及腹泻。GLP-1 类似物也可增加敏感病人发生心力衰竭的风险。同时应用 GLP-1 类似物和磺脲类药物增加低血糖的危险。

表 6-2　用于治疗糖尿病的皮下注射胰岛素制剂

分类	药物	起效时间（h）	高峰时间（h）	持续时间（h）
速效				
	赖脯人胰岛素（优泌乐）	0.1～0.25	1～2	2～4
	门冬胰岛素（诺和锐）	0.1～0.25	1～2	2～4
	赖谷胰岛素（Apidra）	0.1～0.25	1～2	2～4
短效				
	正规胰岛素（优泌林 R，诺和灵 R）	0.5～1	2～4	6～10
中效				
	NPH	2～4	6～12	12～18
长效				
	甘精胰岛素（Lantus）	1～3	无高峰	20～24
	地特胰岛素（Levemir）	1～3	无高峰	20～24

注：1. 静脉注射正规胰岛素后，即刻起效，作用持续时间约 1h。
2. 有时将两种起效和持续时间不同的胰岛素混在一起固定搭配应用以发挥潜在作用。

NPH. 中性鱼精蛋白锌胰岛素。

F. **糖尿病的急性并发症**：糖尿病酮症酸中毒（DKA）和高

血糖高渗透压综合征[HHS，先前称作高血糖性高渗性非酮症状态（HONK）]，均由胰岛素缺乏、应激状态下（如感染、手术、心肌梗死、脱水和创伤）对胰岛素抵抗或用药所致。

1. DKA：主要见于1型糖尿病，并可能是其首发症状。

a. DKA 可抑制心肌收缩力，降低血管张力，出现酮症阴离子间隙酸中毒、电解质异常、高血糖和高渗透状态。病人由于高血糖渗透性利尿、呕吐和纳差而出现严重血容量不足。总体 K^+虽降低（3～10mmol/kg），但由于酸中毒使细胞内 K^+向细胞外转移，血清 K^+呈假性正常甚至增高。血糖每升高5.6mmol/L（100mg/dl），Na^+浓度下降1.6mmol/L。由于渗透性利尿，病人常发生低磷酸盐血症和低镁血症。临床表现为恶心、呕吐、腹痛、多尿、烦渴、虚弱、肾功能不全、休克、有水果味的深快（Kussmaul）呼吸或出现精神症状。如能早期诊断和治疗，DKA 病死率小于5%。

b. DKA 的治疗包括容量治疗、应用胰岛素、纠正电解质紊乱、识别和治疗潜在应激或促发因素（如心肌梗死、感染等），以及支持疗法。以下概述适于一般医疗环境，对围手术期病人处理更需积极。

（1）第1h给予生理盐水15～20ml/kg，继以5～15ml/（kg·h）。若血清 Na^+正常或增高，给予0.45% NaCl，速率相同。监测血流动力学和尿量，考虑有创监测。

（2）一旦病人排尿且血 K^+＜5.5mmol/L，开始补钾。对血 K^+显著下降（＜3.3mmol/L）的病人，则立即补钾40mmol/h。补钾后立即应用胰岛素。

（3）静脉注射正规胰岛素治疗高血糖和胰岛素缺乏。首次静脉推注0.1～0.15U/kg，随后持续输注约 0.1U/（kg·h）。每小时测血糖和电解质，频繁测定 pH、渗透浓度和酮体，以调整胰岛素用量和电解质补充。若 1h 后血糖下降幅度＜2.8mmol/L（50mg/dl），胰岛素输注速度应加倍，直至血糖下降幅度为2.8～

4.2mmol/（L·h）[①]。血糖浓度降至13.9mmol/L（250mg/dl）以下后，减慢胰岛素输注速度至3～6U/h，同时加用5%葡萄糖。持续应用胰岛素，直至阴离子间隙和血清碳酸氢盐正常。过早停用胰岛素，可导致DKA复发。

（4）肾功能、尿量正常后，可按需补镁和磷酸盐。只有严重酸中毒（pH＜7）、血流动力学不稳或心律失常时，才考虑应用碳酸氢钠。

（5）识别和处理潜在诱因。

（6）对出现精神症状的病人，需做气管插管以保护气道。

2. HHS：可能为2型糖尿病的首发症状。

a. HHS时血糖水平常超过33.6mmol/L（600mg/dl），伴有电解质紊乱、中枢神经系统功能障碍（意识不清、抽搐和昏迷）、严重高渗状态、低血容量和由于渗透性利尿所致血液浓缩。液体缺失常达8～10L。病人可表现为视物模糊、神经功能缺陷、体重减轻、小腿痉挛、烦渴或多尿。尽管胰岛素水平不足以防止高血糖症，但足以阻止脂肪分解、酮体生成和酮症酸中毒的发生。HHS病死率可高达15%。

b. HHS的治疗。以下概述适于一般医疗环境，对围手术期病人的管理更需积极。

（1）第1小时静脉输注生理盐水 1～1.5L（15～20ml/kg），然后根据血钠的高低以5～15ml/（kg·h）速率输注生理盐水或0.45%NaCl。液体缺失总量的一半应在最初12h内给予，余量在随后24～36h内缓慢补充。初始液体复苏后，应在24h内逐渐纠正严重的高血糖和高渗状态，以减少脑水肿的发生。对高龄或有充血性心力衰竭病史者，补液速率应相应调整。

（2）容量治疗开始后即补充胰岛素。单纯容量治疗可使血糖浓度降低 4.48～11.2mmol/

① 译者注：原文为50～75mg/h。

（L · h）[80～200mg/(dl · h)]。胰岛素用法与 DKA 相同。单次静脉推注 0.1～0.15U/kg 后，以 0.1U/(kg · h)速率持续输注。每小时可加倍胰岛素输注量，直至血糖出现合适的效应。调整输注胰岛素速率以保持血糖＜13.9mmol/L（250mg/dl），直至病人心血管、电解质和代谢参数正常。

（3）每小时检测血糖和电解质水平。钾和其他电解质的补充与 DKA 治疗相似。由于 HHS 不发生酸中毒，钾缺失通常较 DKA 时轻。

（4）寻找并治疗激发诱因非常重要。

（5）出现精神症状时可施行气管插管以保护气道。

（6）考虑预防静脉血栓形成，因此类病人具有较高血栓形成的风险。

G. **糖尿病病人的麻醉注意事项：**应重点考虑减低风险、维持血糖正常、防治糖尿病急性并发症、预防与糖尿病慢性并发症相关的围手术期并发症。

1. 择期手术应于术前治疗 **DKA**、**HHS** 和**代谢异常**。对急诊手术，应在手术室内积极处理。血糖高于 19.5mmol/L（350mg/dl）者，应推迟手术，血糖可进一步调整优化。应注意的是，在推迟择期手术前应考虑到，许多外科情况（如脓毒症）或围手术期类固醇治疗可能是引发高血糖的原因。

2. **血糖处理：**尚无明确的理想血糖标准。然而，近来研究表明，严格控制血糖并不可取，因其增加低血糖死亡的发生。由于高血糖降低白细胞的趋化性和功能，增加感染概率，延缓伤口愈合，导致渗透性利尿而致脱水，促进血液高黏度和血栓形成，还可增加移植肾排斥发生率，恶化心肌梗死、卒中、烧伤、脑外伤和脊髓损伤的预后。因此，围手术期亦应避免高血糖。本章作者推荐维持血糖 6.7～10mmol/L（120～180mg/dl）。而对于短小手术，术前控制不佳的高血糖应推迟到术后，而不是在术中积极控制，因为血糖的急剧变化对病人可能产生危害。

a. **口服降糖药**和胰岛素增敏药物（磺脲类、氯茴苯酸类和 D-苯丙氨酸衍生物类）可致低血糖，应于手术日停用。支链淀粉类似物和 GLP-1 类似物可延缓胃排空，也应停用以减少术后恶心呕吐（PONV）的发生。二甲双胍可致乳酸酸中毒，应于手术日停用直至术后肾功能恢复正常。噻唑烷二酮类和 DPP-Ⅳ抑制药不引起低血糖，可用至手术日。α 葡萄糖苷酶抑制药虽不引起低血糖，但对于禁食水（NPO）的病人无效。SGLT2 抑制药是最新的降糖药，用于麻醉病人经验较少，可致低血糖和其他无法预知的副作用。对于血糖控制良好的 2 型糖尿病病人施行短小手术，如术前停用口服降糖药，可不用胰岛素。但对所有病人均应监测血糖，以发现低血糖或高血糖。应用口服降糖药者，需静脉输注葡萄糖。血糖控制不佳或拟行大手术者，需胰岛素治疗。

b. **胰岛素治疗的 2 型糖尿病病人**，手术前夜应持续用胰岛素。若病人有低血糖病史，胰岛素用量应减至日常用量的 1/2～2/3。

c. 皮下给予约 1/2 晨量的中效或长效胰岛素。应用无高峰效应的甘精胰岛素（glargine）替代，可最大程度减少低血糖的发生。不宜应用速效和短效胰岛素。尽早应用含糖溶液[5%葡萄糖 1.5ml/（kg · h）]，已住院或当天入院的病人应并用晨量胰岛素。安排手术较晚的病人应及早来院以在禁食水的情况下应用葡萄糖和胰岛素。密切监测（每 2～4h 一次）血糖。如血糖＜6.7mmol/L（120mg/dl），应加快葡萄糖输注。如血糖＞10mmol/L（180mg/dl），则应开始输注正规胰岛素，并持续至整个围手术期。皮下注射吸收不可靠，故术中宜静脉注射胰岛素，尤其存在低温、血流动力学不稳或需用血管加压药时。术中输注正规胰岛素的指南详见表 6-3。静脉注射胰岛素期间，至少每 1h 测血糖一次，血糖稳定后每 2h 测定一次。输注胰岛素期间监测血钾。如出现肾功能不全，应减慢胰岛素输注，并避免静脉补钾。

表 6-3　正规胰岛素静脉输注指南

输注正规胰岛素的初始速率 0.5～1U/h（25U/25ml 盐水）。血糖稳定前，至少每小时测一次血糖。调整合适输注速率，至血糖稳定，之后至少每 2h 测一次血糖。

调整正规胰岛素输注速率，U/h		
血糖 mmol/L（mg/dl）	调整输注速率	其他治疗
＜3.92（70）	停用 30min	给予 15～20ml D50。30min 后测血糖。重复给予 D50，直至血糖＞3.92mmol（70mg/dl）
3.92～6.72（70～120）	−0.3U/h	
6.78～10.08（121～180）	不变	
10.14～13.44（181～240）	+0.3U/h	
13.50～16.8（241～300）	+0.6U/h	
＞16.8（300）	+1.0U/h	

注：该指南假设病人禁食，不伴 DKA 或 HHS。根据反复测定的血糖结果，确定个体化治疗剂量。D50 是 50%（重量/容积）葡萄糖水溶液。

d. 1 型糖尿病：无论血糖低或正常，均须胰岛素治疗，以防酮症酸中毒。需同时输注含糖溶液以防低血糖的发生。对每天注射 3 次或更多次胰岛素的新的积极治疗方案的 1 型糖尿病的围手术期治疗，应预先与负责治疗该病人的内科医师共同商讨。对应用胰岛素泵者，术前应掌握以下信息：泵标识信息、程序设定信息、埋置部位、血糖测量、矫正剂量计划、泵失灵计划、糖尿病病人联系信息。当病人处于禁食水状态时，泵速通常应减低 10%～20%以防低血糖。手术当日，如果埋置部位不干扰手术，围手术期调整胰岛素泵处于睡眠或“病日”速度。病人还应输注葡萄糖。持续监测并维持血糖 6.7～10mmol/L（120～180mg/dl）。需注意，X 线和（或）除颤可能干扰胰岛素泵功能。胰岛素泵通常不与 MRI 兼容。

e. 某些门诊病人糖尿病常应用**固定比例的混合胰岛素**。与处理糖尿病病人的内科医师商讨后，病人术前应转为个体化胰岛素准备方案。如前所述，只有长效胰岛素减量（大约 50%）后，方可在术日晨应用。

f. **联合治疗**常用于糖尿病病人，更易发生低血糖等不良反应。

3. **血管疾病：**糖尿病人极易患各种血管疾病。大血管疾病（冠状动脉、脑血管和外周血管）和小血管疾病（视网膜病和肾病）均较普通人群更常见，发病率更高和发病更早。缺血性心脏病是糖尿病围手术期并发症的最常见原因。由于有自主神经病变，心肌缺血可能无症状。主要治疗方法是高度怀疑和围手术期持续应用阿司匹林和 β 受体阻滞药。DM 和高血压通常并存。由于长期抗高血压治疗或渗透性利尿，病人可能发生低血容量，导致诱导后出现显著低血压。对于伴自主神经病变者，因其不能发生代偿性血管扩张，低血压更为显著。DM 是需血液透析的慢性肾功能不全的最常见原因。对静脉注射造影剂的病人应避免肾毒素并考虑肾脏保护治疗。

4. **神经系统病变：**慢性 DM 病人中有 20%～40%伴自主神经病变，可致无症状性心肌缺血、下段食管括约肌张力下降、胃蠕动减弱、膀胱无力和血压不稳。由于心脏自主神经功能紊乱、中枢神经系统对低氧的通气反应减弱，病人发生心源性猝死的危险增加。自主神经病变的病人术中更易发生低体温、高胃容量引发的误吸，不易代偿椎管内麻醉引起的交感神经阻滞。心脏自主神经病变包括静息心动过速、直立性低血压、深呼吸时心率变异性下降。术前静脉注射甲氧氯普胺 10mg，对于胃蠕动减弱的病人可促进胃排空。如果胃蠕动严重减弱，应考虑术前 1～2d 食用清流饮食。外周神经病变可引起疼痛和（或）麻木，病人更易发生体位性损伤，因此应小心垫以软垫。区域麻醉前应记录神经病变。

5. **气道处理**

a. **关节僵硬性疾病：**可使气道管理困难。大约 30% 的 1 型糖尿病病人由于颞颌关节和颈椎棘突活动度下降，气管插管可能困难。

b. **肥胖：**代谢综合征或 2 型糖尿病病人，常见睡眠性呼吸暂停和咽部组织增生。

6. 鱼精蛋白：应用中性鱼精蛋白锌胰岛素或精蛋白锌赖脯胰岛素的病人更易出现鱼精蛋白反应。

Ⅱ. 低血糖

A. 病因：常见原因包括应用胰岛素或口服降糖药过量。不常见的原因包括胰腺腺瘤（胰岛素瘤）或胰腺癌、肝硬化、垂体功能减退、肾上腺皮质功能不全、肝癌、肉瘤、乙醇摄入和肾功能衰竭（胰岛素清除减少）。

B. 症状和体征：低血糖的肾上腺素反应，引发心动过速、出汗、心悸、高血压和发抖。神经低血糖症导致易激动、头痛、意识模糊、木僵、抽搐和昏迷。全身麻醉可掩盖低血糖的症状和体征。长期糖尿病和既往有低血糖发作的病人，常对低血糖产生缺乏交感神经反应，称作未察觉的低血糖。未察觉的低血糖更常见于严格控制血糖的病人。

C. 麻醉注意事项：持续静脉输注葡萄糖并定时检测血糖。预测手术应激和胰岛素瘤操作所致的血糖波动。

Ⅲ. 甲状腺疾病

甲状腺疾病是围手术期第二常见的内分泌疾病，成人发病率约 10%。女性与男性比为 5：1～10：1。

A. 生理学：垂体前叶分泌的促甲状腺激素（TSH）刺激甲状腺腺体摄入碘，生成三碘甲状腺原氨酸（T_3）和 L-甲状腺素（T_4）。80%的 T_3 是在外周组织由 T_4 转化而来。T_3 的效价是 T_4 的 20～50 倍，但半衰期较短。大部分（> 99%）T_3 和 T_4 与血浆蛋白结合，但只有游离的（未结合）甲状腺激素具有生物活性。T_3 和 T_4 是代谢活动的主要调节物质，改变药物代谢速度、生化反应、总体耗氧量和产热量。

B. 实验室检查和评估：测定血清 TSH，是目前评估门诊病人甲状腺功能最好的初筛指标。甲状腺功能减退时，TSH 水平升高，甲状腺功能亢进时，TSH 水平下降。评估病人的甲状腺功能较复杂。TSH 水平可因饥饿、糖皮质激素、应激、多巴胺和发热而降低。因此，测量病人总体 T_4、游离甲状腺素指数、总体 T_3 可有助诊断。

C. 甲状腺功能亢进

1. **病因学**：引起甲状腺功能亢进的疾病按发生频率依次为 Graves 病、毒性多结节性甲状腺肿、亚急性甲状腺炎（急性期）、毒性腺瘤、脑垂体或胎盘肿瘤所致 β 人绒毛膜促性腺激素分泌过多刺激 TSH 受体、分泌甲状腺素的卵巢肿瘤（卵巢甲状腺肿样瘤）。多结节性甲状腺肿病人摄入过量碘、胺碘酮和碘造影剂，或者超治疗剂量应用甲状腺激素也可致甲状腺功能亢进。
2. 甲状腺功能亢进是一种高代谢状态。病人表现为神经质、怕热、疲乏、腹泻、失眠、多汗、肌无力、震颤、月经不调和体重减轻。心血管体征包括心律失常（窦性心动过速和房颤）、心悸、高血压、高心排血量或缺血性充血性心力衰竭。病人可有白细胞减少、贫血或血小板减少。代谢增加使凝血因子浓度降低，导致病人对抗凝治疗敏感。眼征仅见于 Graves 病。
3. **治疗**：对慢性甲状腺激素过多者可施行甲状腺部分切除术或放射碘治疗，也可应用特异的抗甲状腺药物[如丙硫氧嘧啶（PTU）和甲巯咪唑]抑制激素合成。需 2～6 周药物治疗才使激素恢复正常。抗甲状腺药物最严重的副作用是肝炎和粒细胞缺乏症，常见的副作用是荨麻疹。
4. **甲状腺危象**：严重的甲状腺功能亢进所致的生理失代偿状态，是一种内分泌急症。感染、手术、创伤、中断抗甲状腺药物、过量摄入碘、静脉注射碘化造影剂、胺碘酮可诱发。甲状腺危象可于术后 6～18h 发生。表现为腹泻、呕吐、高热（38～41℃），致血容量减少、心动过速、充血性心力衰竭、休克、无力、易激动、谵妄和昏迷。甲状腺危象酷似恶性高热、抗精神病药恶性综合征、脓毒症、出血、嗜铬细胞瘤危象或输液/药物反应，其病死率超过 20%。
5. **甲状腺危象的治疗**（表 6-4）：包括阻止甲状腺激素合成和释放、阻止 T_4 转化为 T_3，应用 β 受体阻滞药抑制交感神经反应，支持疗法（积极降温、用哌替啶以减弱寒战所致的产热、充分补充液体和电解质）。如有肾上腺功能不全（包括心血管虚脱）征象，应用类固醇激素。至少在应用 PTU 或甲巯咪唑治疗前 1h 开始补充碘。

表 6-4　甲状腺危象的治疗

阻滞交感神经反应	
普萘洛尔	1～2mg 静脉注射（必要时重复）或 40～80mg/6h 口服
维拉帕米	5～10mg 静脉注射（必要时重复）
艾司洛尔	50～100μg/(kg · min)静脉输注
阻止甲状腺激素的合成（硫脲类）	
PTU（丙硫氧嘧啶）	每 4～6h 口服 200mg
甲巯咪唑	每 4h 口服或经直肠内给予 20mg
阻止甲状腺激素释放	
碘番酸[a]	每 12h 口服 500mg
依托度酸（SSKI）[a]	每 12h 口服 100mg
地塞米松	每 6h 口服 2mg
阻止 T_4 转化为 T_3	
普萘洛尔、丙硫氧嘧啶和碘番酸	
类固醇激素（每 8h 口服/静脉注射氢化可的松 100mg；或每 6h 口服/静脉注射地塞米松 2mg）	
支持治疗	
输液，降温（应用哌替啶阻止寒战），补充电解质，退热（不用阿司匹林），治疗原发病和充血性心力衰竭，吸氧，营养支持，血浆置换术，气道支持	

a. 应用 PTU 或甲巯咪唑超过 1h 后，应用碘番酸或 SSKI，以免激素分泌激增。

SSKI. 饱和碘化钾溶液。

6. **麻醉注意事项：**术前最好应纠正甲状腺功能至正常，以免诱发甲状腺危象。抗甲状腺药物、药物碘和 β 受体阻滞药应持续应用至术中。
   - **a.** 对甲状腺功能亢进病人施行急诊手术，应于术前 1h 内静脉注射大剂量普萘洛尔或艾司洛尔 [100～300μg/（kg · min）]，调整剂量使心率低于 100 次/分。快速准备还包括应用地塞米松。
   - **b.** 除非有气道功能受损顾虑，术前用药考虑使用大量镇静药。避免交感神经兴奋（疼痛、氯胺酮和局麻药中加用肾上腺素）。

c. 甲状腺功能亢进病人更适用区域麻醉，因其可阻断交感神经反应。避免局麻药中加用肾上腺素，因吸收后有加重心动过速和高血压的风险。甲状腺功能亢进还有时发生血小板减少。开始区域麻醉前，应核查血小板计数。

d. 病人因高血压、腹泻和出汗可能存在血容量不足。对低血压宜选用血管收缩药和液体治疗。抗胆碱药更易引发心动过速。

e. Graves 病病人的眼皮可能无法完全闭合，应保护好眼球。

f. 甲状腺功能亢进病人代谢快速，药物代谢及麻醉药需要量增加。然而，某些 Graves 病病人，可发生重症肌无力（发生率增加 30 倍），肌松药剂量应谨慎确定。

g. 大甲状腺肿可使气管受压移位而影响气道通畅。此外，甲状腺肿病人施行紧急气管造口术可能发生困难。

D. 甲状腺功能减退

1. 病因学：甲状腺功能减退可以是先天性的，也可因甲状腺损伤（手术、放射性碘和辐射）或继发于脑垂体疾病。其他原因包括桥本甲状腺炎、碘缺乏、药物治疗（锂、慢性甲状腺炎应用胺碘酮或保泰松）和晚期亚急性甲状腺炎。桥本甲状腺炎是成人甲状腺功能减退最常见的原因，可伴其他自身免疫性疾病（系统性红斑狼疮、类风湿关节炎、原发性肾上腺功能不足、恶性贫血、1 型糖尿病或 Sjogren 综合征）。

2. 临床特征：包括嗜睡、精神受损、抑郁、畏寒、伴舌体增大的颜面浮肿、体重增加、声音嘶哑、感觉异常、月经不调、腹水、贫血、凝血异常、便秘，以及麻痹性肠梗阻伴胃排空延迟。心血管和血流动力学特点包括舒张期高血压、心包积液、心动过缓、血管内容量不足、可逆性心肌病、ECG 传导异常及压力感受器反射减弱。伴发症状包括自身免疫性肾上腺破坏致皮质醇和醛固酮产生减少，水排除减少和肾小球滤过率（GFR）下降致高容量低钠血症，以及抗利尿激素分泌不全综合征（SIADH）。

3. **治疗**：长期治疗包括口服甲状腺激素。T_4每天一次，需 7～10d 方可见效，达稳定状态需治疗 3～4 周。T_4剂量需根据血清 TSH 水平每 4～6 周调整一次。T_3因半衰期短，不用于甲状腺功能减退的常规治疗。谨慎静脉注射或口服甲状腺激素负荷量可加速血清 T_4 水平恢复正常。对冠心病病人静脉注射甲状腺激素应谨慎，因其可增加代谢和氧耗而诱发心肌缺血。
4. **黏液性水肿昏迷**（严重甲状腺功能减退）是一种临床诊断。手术、药物、创伤和感染可诱发严重甲状腺功能减退病人出现此失代偿状态。病人如有精神萎靡不振、对 CO_2 反应差、充血性心力衰竭、低体温及甲状腺功能减退症状加重，即可诊断。
5. **黏液性水肿昏迷的治疗**包括每12h静脉注射 T_3 25μg，被动复温、支持疗法（可能需气管插管），纠正电解质异常，氢化可的松（每 8h 静脉注射 50mg 或持续静脉输注），处理低血压、充血性心力衰竭、心包积液及诱因[如心肌梗死、脑血管事件（CVA）或感染]。对低血容量伴外周血管收缩的病人积极复温可能导致低血压。
6. **麻醉注意事项**：只有严重甲状腺功能减退的病人需推迟择期手术。
   - **a.** 由于舌体增大、口咽组织松弛、甲状腺肿和胃排空延迟，可能难以保证气道安全。
   - **b.** 由于血容量不足和压力感受器反射减弱（特别是使用心脏抑制药和血管扩张药时），病人易发生低血压。
   - **c.** 病人对 CO_2 反应不敏感，对中枢神经系统抑制药和肌松药敏感。
   - **d.** 可能需要补充皮质类固醇。
   - **e.** 易发生充血性心力衰竭、低体温、低血糖、低钠血症和苏醒延迟。

E. **甲状腺手术**：手术指征包括诊断肿瘤性质、甲状腺恶性肿瘤、药物治疗无效的甲状腺功能亢进、胸骨后甲状腺肿、甲状腺肿致气道梗阻或影响美观。

1. **麻醉注意事项**：气管插管全身麻醉是最常用的麻醉方式。

a. 术前评估包括甲状腺功能和潜在的困难气道。

b. 某些外科医师应用肌电图（EMG）监测喉返神经完整性。将记录电极置入喉部肌肉或外部电极固定于气管导管，监测喉部肌肉对神经刺激的反应。还可应用喉罩（LMA）管理气道。LMA 允许术中应用光纤设备观察声带功能。在这些情况下避免或尽可能少用神经肌肉阻滞药。

c. 术后并发症包括喉返神经麻痹、甲状腺功能低下、甲状旁腺功能减退致低钙血症、膈神经损伤、气胸、未治疗的 Graves 病病人发生甲状腺危象，以及出血、水肿、气管软化和双侧喉返神经麻痹所致的气道梗阻。

Ⅳ. 钙代谢和甲状旁腺疾病

A. 生理学：钙在神经肌肉的兴奋性、心脏自律性、有丝分裂、凝血、肌肉收缩、神经递质和激素的分泌和起效，以及许多酶的活性方面至关重要。甲状旁腺激素（PTH）和维生素 D 维持细胞外钙浓度在很窄的范围。PTH 增加肠道对钙的吸收，增加骨破骨性释放钙和磷，减少肾脏对钙的清除，并促进肾脏生成 1,25-二羟维生素 D。PTH 的分泌取决于离子钙和镁的水平。维生素 D 可增强 PTH 效应，且是胃肠道钙吸收的必需物质。甲状腺“C”细胞所分泌的降钙素通过抑制肾脏对钙的再吸收和破骨细胞的活性，来降低钙和磷的浓度，但其在人体的生理作用有限。

B. 血清钙以结合钙（主要与白蛋白结合）和非结合钙（游离钙、离子钙）两种形式存在。磷酸盐、枸橼酸盐和其他阴离子约与总钙量的 6%结合成复合物。低白蛋白血症可致血清钙下降，白蛋白低于正常（40g/dl）的情况下，每下降 10g/dl，则血清钙下降近 0.2mmol/L（0.8mg/dl）。酸中毒和碱中毒可改变钙与白蛋白的结合，前者使离子钙增加，后者使之减少。离子钙具有重要生理作用，可直接在全血中测得。

C. 高钙血症

1. **病因学：** 包括甲状旁腺功能亢进（50%门诊病例）、恶性肿瘤、制动、肉芽肿性疾病、维生素 D 中毒、家族性低钙尿性高钙血症、甲状腺毒症、药物（锂、噻嗪类利尿药、钙、维生素 A、茶碱）、Paget 病、肾脏病、AIDS 和肾上腺功能减退。甲状旁腺功能亢进的特征是高钙血症和低磷酸盐血症伴完整的 PTH 水平升高，通常因甲状旁腺腺瘤所致。甲状旁腺四个腺体增生仅导致 10%的病例甲状旁腺功能亢进。甲状旁腺增生可伴多发性内分泌腺瘤（MEN）Ⅰ型脑垂体腺瘤和胰腺肿瘤或 MEN Ⅱa 型的甲状腺髓样癌和嗜铬细胞瘤。甲状旁腺癌是甲状旁腺功能亢进和高钙血症的罕见原因。恶性肿瘤引起高钙血症的原因是肿瘤释放 PTH 样分子（PTH 相关蛋白），以及细胞因子介导或直接骨破坏导致骨骼中钙再吸收。

2. **临床特征：**其概述见表 6-5。轻度高钙血症常无症状。当总血清钙（根据白蛋白水平校正后）超过 3.25mmol/L（13mg/dl），其终末器官钙化、肾结石和肾钙质沉着症的危险增加。当总血清钙超过 3.5～3.75mmol/L（14～15mg/dl）时应视为内分泌急症，因病人可出现尿毒症、昏迷、心搏骤停或死亡。

表 6-5　高钙血症的症状和体征

胃肠道	**骨质减少/骨质疏松**
· 恶心/呕吐	
· 厌食	**虚弱/萎缩/易疲劳**
· 便秘	
· 胰腺炎	**中枢神经系统**
· 消化性溃疡	· 抽搐
· 腹痛	· 定向障碍/精神错乱
	· 记忆缺失
血流动力学	· 镇静/嗜睡/昏迷
· 脱水	· 焦虑/抑郁
· 高血压	
· 心电图/传导改变	**肾脏**
· 洋地黄敏感	· 多尿
· 心律失常	· 肾结石
· 儿茶酚胺抵抗	· 肾血流减少
	· 少尿性肾功能衰竭（晚期）
血液学	
· 贫血	
· 血栓形成	

3. 治疗

a. 初始治疗是静脉输注生理盐水以维持尿量 100～150ml/h，伴容量超负荷症状者，可加用呋塞米。须监测病人以防低钾血症、低镁血症、液体过负荷和利尿药诱发的低血容量。对肾衰竭或心力衰竭的病人应考虑透析治疗。还应治疗高钙血症的潜在原因，可能需要在 ICU 中治疗。

b. 双磷酸盐（氨羟二磷酸二钠 60～90mg 经 4h 缓慢静脉注射，或唑来膦酸 4mg 经 15min 静脉注射）可降低骨对钙的再吸收，是对严重或危及生命的高钙血症，以及恶性肿瘤所致高钙血症应选用的治疗。效应高峰在 2～4d。副作用包括肾功能不全、发热、肌痛、葡萄膜炎和颌骨坏死。对肾功能不全者双磷酸盐应减量。

c. 鲑降钙素（皮下注射 4～8IU/kg，每 12h 一次），可在 4～6h 内使血钙下降 0.25～0.5mmol/L（1～2mg/dl），但作用时间短暂。

d. 硝酸镓[静脉注射 100～200mg/(m^2 · d)，连续 5d] 可抑制骨对钙的再吸收，对于恶性肿瘤的体液性高钙血症有效。因其肾毒性，且需经 5d 连续输注，故应用受限。

e. 糖皮质激素（泼尼松 40～100mg/d，口服 3～5d）对某些多发性骨髓瘤、维生素 D 中毒和肉芽肿性疾病所致的高钙血症有效，但对其他原因所致高钙血症无效。

4. 麻醉注意事项：术前血钙超过 3mmol/L（12mg/dl）时应予以纠正。应监测并纠正血管内容量和其他电解质失衡。高钙血症对神经肌肉阻滞具有难以预测的作用，故肌松药剂量应小心确定。高钙血症所致的肌无力可使呼吸功能恶化。病人因有骨质疏松，应小心置放体位。高钙血症病人易发生洋地黄中毒，引起心脏传导异常。避免通气不足，因酸中毒可增加游离钙水平。

D. 低钙血症：在没有低蛋白血症或 pH 异常的情况下，血清钙＜2.125mmol/L（8.5mg/dl），即为低钙血症。

1. 病因学：主要原因为甲状旁腺功能减退，是由于 PTH

生成不足所致，或偶可由于终末器官组织对 PTH 具有拮抗作用所致。颈部手术损伤甲状旁腺或严重镁缺乏可致 PTH 生成不足，常在术后早期出现症状，也可发生于术后数天或数周。PTH 生成不足的其他原因包括放射治疗、含铁血黄素沉积症、浸润性病变（恶性肿瘤，淀粉样变）和严重低镁血症[＜0.4mmol/L（1mg/dl）]。低钙血症较少见的原因包括严重的维生素 D 缺乏及大面积烧伤、脂肪栓子和胰腺炎所致的钙残迹。呋塞米、高磷酸盐血症和抗癫痫药也可引发低钙血症。在手术室内大量输血[30ml/（kg · h）]，特别是对于肝功能衰竭的病人，当枸橼酸盐与钙结合时，就会发生低钙血症。

2. **临床特征：**如总血钙不低于 1.75mmol/L（7mg/dl）或离子钙不低于 0.7mmol/L（2.8mg/dl），尤其钙浓度缓慢降低时，常无症状。
   a. 慢性低钙血症可致昏睡、肌肉痉挛、QT 间期延长、肾功能衰竭、白内障、谵妄和性格改变。
   b. 急性低钙血症可致神经肌肉兴奋性增加，伴肌肉痉挛及手、足和口周感觉异常。叩击病人面神经出现刺激症状（Chvostek 征）或用止血带致缺血 3min 可出现腕痉挛（Trousseau 征）。
   c. 严重低钙血症可致喘鸣、喉痉挛、僵直、呼吸暂停、凝血障碍、对儿茶酚胺抵抗的低血压、精神错乱/意识模糊和对常规治疗无效的抽搐。
3. **治疗**
   a. 对严重或有症状的低钙血症应静脉注射钙剂。钙剂对静脉有刺激作用,应尽可能从中心静脉给予。葡萄糖酸钙 10ml 含钙元素 93mg，而氯化钙 10ml 含钙元素 273mg。急救时，可经 10～20min 缓慢静脉注射葡萄糖酸钙 20ml 或氯化钙 10ml。非急救情况，可经 8～12h 静脉输注钙元素 15mg/kg。肠道外用药必须监测血钙、肌酐、心电图和血流动力学状态。治疗目标是使总血清钙接近 2mmol/L（8mg/dl）且尿钙含量低。监测磷、钾和镁浓度，如有异常应予纠正。高磷血症时可口服能与磷酸盐结合的药物治疗。对低镁[＜0.4mmol/L（1mg/dl）]可经肠道外给予硫酸镁治疗。

b. 轻度至中度低钙血症可口服钙和活化维生素D类似物治疗，病人每天需分4～6次服用钙1.5～3g/d（碳酸钙3750～7500mg）和1,25-二羟维生素D（骨化三醇0.25～3.0μg/d）

c. 长期补钙的病人，除钙外可加骨化三醇或维生素D（钙化醇 50 000IU，每周1～3次）。

4. **麻醉注意事项：**纠正钙和其他电解质异常。呼吸性或代谢性碱中毒、体温过低、快速输注血制品（尤其伴肝功能障碍者）和肾功能不全可加重低钙血症。密切监测凝血状态。病人可出现对β受体激动药不敏感的低血压、QT间期延长、高度房室传导阻滞和对洋地黄不敏感。对神经肌肉阻滞药的反应不可预测。病人可有骨质疏松，故应小心置放体位。

E. 甲状旁腺手术：麻醉注意事项和手术并发症与甲状腺手术相似。可选用全身麻醉或区域麻醉。术中术者可施行喉返神经监测。为确保切除合适大小的甲状旁腺组织，术中应抽血检测PTH水平，下降50%或恢复正常是手术成功的标志。循环中PTH的半衰期仅为数分钟。

Ⅴ. 肾上腺皮质疾病

A. 生理学：肾上腺由分泌糖皮质激素、盐皮质激素和雄激素的肾上腺皮质，以及分泌儿茶酚胺的肾上腺髓质组成。这些激素在应激状态下具有稳定内环境的作用。

1. **糖皮质激素：**皮质醇是此类最重要的激素，受垂体前叶分泌的促肾上腺皮质激素（ACTH）调控，每天以昼夜形式分泌。去甲肾上腺素在肾上腺髓质内转化为肾上腺素，以及血管紧张素的生成，均需皮质醇参与。皮质醇有抗炎作用，且对碳水化合物、蛋白质和脂肪酸代谢产生众多效应。应激可使皮质醇释放增加，通过增强儿茶酚胺诱导的血管收缩而升高血压。

2. **盐皮质激素：**醛固酮是此类最重要的激素，是细胞外液容量和钾稳态的重要调节物质。其生成受肾素-血管紧张素系统和血钾浓度的调控（见第4章）。肾素水平增加可促进血管紧张素原转化为血管紧张素Ⅰ。血管紧张素转化酶（ACE）使血管紧张素Ⅰ分裂为血管紧张素Ⅱ，然后促进醛固酮分泌。醛固酮可促进远端肾小管再吸收钠及分泌 K^+和 H^+。ACE 抑制药减少血管紧张素Ⅱ和醛固酮的生成，血管紧张素Ⅱ受体阻滞药（ARBs）竞争性拮抗血管紧张素Ⅱ受体，也可减少醛固酮的分泌。

3. 雄激素分泌异常很少影响麻醉处理。

B. 药理学：人工合成的各种类固醇激素所含糖皮质激素与盐皮质激素比例及效应不同，作用强度亦不同（表 6-6）。

表 6-6　糖皮质激素和盐皮质激素

类固醇	相对强度			
	糖皮质激素	盐皮质激素	等效剂量（mg）	持续时间（h）
短效				8～12
氢化可的松	1.0	1.0	20	
可的松	0.8	0.8	25	
醛固酮	0.3	3000	—	
中效				12～36
泼尼松	4.0	0.8	5	
泼尼松龙	4.0	0.8	5	
甲基松龙	5.0	0.5	4	
氟氢可的松	10.0	125	—	
长效				＞24
地塞米松	25～40	0	0.75	

C. 原发性醛固酮增多症（Conn 综合征）

1. 病因学：包括可分泌醛固酮的肾上腺腺瘤，或双侧肾上腺增生所致醛固酮生成过多。

2. 临床特征：病人表现为舒张期高血压、低钾性碱中毒、头痛和肌无力。

3. 治疗：分泌醛固酮的肾上腺腺瘤，应行肾上腺切除术。双侧肾上腺增生，需用醛固酮受体拮抗药螺内酯或依普利酮。

D. 糖皮质激素过多（Cushing 综合征）

1. **病因学：** 最常见的原因是应用外源性类固醇。内源性原因包括脑垂体分泌 ACTH 过多（称作 Cushing 病）、身体其他部位的肿瘤异位分泌 ACTH，以及继发于肾上腺腺瘤或双侧肾上腺微小结节性增生（BAMH）的皮质醇分泌过多。

2. **临床特征：** 病人有向心性肥胖、满月脸、胃食管反流疾病、高血压、高钠血症、血管内容量过多、高血糖、低钾血症、红色或紫色皮肤条纹、伤口愈合不良、肌肉萎缩无力、骨质减少或疏松、高凝状态伴血栓栓塞、精神状态改变和情绪不稳、无菌性骨坏死、胰腺炎、良性颅内高血压、消化性溃疡、青光眼或感染。

3. **麻醉注意事项：** 病人常表现为难治性高血压。利尿药可减少过多的血管内容量，但必须补钾。监测血糖水平，必要时应予治疗。对伴骨质疏松症者应小心置放体位。病人可有隐性冠心病，应考虑预防静脉血栓形成。肾上腺腺瘤或 BAMH 需在开腹或腹腔镜下行肾上腺切除术。单侧和双侧肾上腺切除术后均应补充糖皮质激素。仅双侧肾上腺切除术后需补充盐皮质激素。对分泌型肿瘤所致的 ACTH 分泌过度可手术治疗。经蝶脑垂体手术的麻醉见第 25 章。

E. 肾上腺皮质功能减退

1. **病因学：** 特发性功能减退、自身免疫破坏、手术切除、放射治疗、癌转移破坏、感染、出血、药物（酮康唑、利福平和美替拉酮）、肉芽肿浸润、脉管炎、肾上腺静脉血栓形成或失去 ACTH 刺激等，均可致肾上腺皮质功能减退。应用外源性类固醇激素，停药后下丘脑-垂体-肾上腺仍可被持续抑制长达 12 个月。

2. **临床特征：** 糖皮质激素缺乏可引起间歇性发热、腹痛和低血压，难与外科急腹症相鉴别。盐皮质激素缺乏可致尿钠排泄增加，对循环中儿茶酚胺敏感性下降和高钾血症。

   a. **原发性肾上腺功能不全**（Addison 病）：皮质醇和醛固酮水平均降低，致体重下降、头痛、虚弱、倦怠、厌食、恶心、呕吐、腹痛、体位性低血压、腹泻或便秘及色素沉着。

b. **继发性肾上腺皮质功能不全：**ACTH 分泌异常所致。特点为体内皮质醇水平下降，但醛固酮功能正常。病人可有 TSH、生长激素（GH）或促性腺激素缺乏等全垂体功能减退症状。

c. 急性肾上腺功能不全（Addison 样危象）是发生于手术、创伤或感染等应激状况下的急症。病人有明显心动过速和低血压，且输液治疗无效，伴恶心、腹痛和精神状态改变。

3. **治疗：**在基础状态下，每天给予氢化可的松 10～20mg（清晨 10～15mg；16：00 5～10mg）或泼尼松 4～7.5mg/d。在应激情况下，糖皮质激素须加量。Addison 样危象的治疗包括补液（5%葡萄糖盐水）和补充类固醇激素（氢化可的松 100～150mg 或地塞米松 6mg 静脉注射，随后氢化可的松 30～50mg，每 8h 静脉注射一次或持续静脉输注），必要时给予增强心肌收缩力的药物。同时纠正电解质紊乱。病人可有低血糖和精神状态的改变，须查找并治疗诱因。根据临床情况，氢化可的松用量每 1～2d 递减 50%。对于原发性肾上腺功能不全者，当氢化可的松用量低于 50～75mg/d 时，应增加氟氢可的松（Florinef）0.05～0.1mg/d 口服。

4. **麻醉注意事项：**评估容量、血流动力学、血糖和电解质，必要时予以纠正（应用等张盐水纠正容量不足）。肾上腺功能不全者应避免使用依托咪酯，因其可能进一步抑制肾上腺功能。肾上腺功能减退的病人对镇静药、麻醉药或血管活性药非常敏感，应仔细逐步增加药量以免抑制心血管。围手术期是否给予类固醇尚存争议，应遵循个体化原则。凡在一年内曾接受超生理剂量类固醇治疗 14d 以上者，围手术期应补充糖皮质激素。以下是围手术期静脉注射氢化可的松的剂量建议。

a. **小手术**（腹股沟疝修补术、泌尿科或妇科小手术、口腔手术或短小整形手术），术前应用 25mg 或平时日常量的类固醇激素（选二者剂量较大者）。术后第 1 天恢复日常剂量。

b. **中等手术**（开腹胆囊切除术、关节置换术和肢体血管重建术），术前应用 50～75mg 或平时日常量的类固醇激素（选二者剂量较大者），术中用量 50mg/8h，术后第 1 天用量 20mg/8h，术后第 2 天恢复日常剂量。

c. **大手术**（心胸或腹部大手术），术前 2h 内应用 100mg 或平时日常量的类固醇激素（选二者剂量较大者），之后每 8h 使用 50mg 直至术后第 2～3 天，随后每天递减 50%直至达术前剂量。

Ⅵ. 肾上腺髓质疾病

A. 生理学：交感神经系统节前纤维刺激肾上腺髓质释放儿茶酚胺。其外周效应包括对心脏的变力性和变时性作用，血管张力改变、肝糖原分解增加，以及胰岛素释放抑制。儿茶酚胺在肝脏和肾脏被生物转化为 3-甲氧基肾上腺素、去甲肾上腺素和香草基扁桃酸。

B. 嗜铬细胞瘤

1. **流行病学：**嗜铬细胞瘤是能分泌活性儿茶酚胺的肾上腺髓质肿瘤，其中 10%是双侧，10%是转移而来，10%～25%为家族性（作为 MENⅡa 型或 MENⅡb 型的一部分发病，或伴神经纤维瘤病、结节性硬化症、von Hippel-Lindau 或 Sturge-Weber 综合征），10%肿瘤发生于肾上腺外（称作副神经节瘤）。嗜铬细胞瘤是高血压的罕见原因（约 0.1%）。大多数肿瘤分泌肾上腺素、去甲肾上腺素和多巴胺，其分泌不受神经控制。

2. **临床特征：**儿茶酚胺释放过量引起临床症状和体征。其典型症状是阵发性高血压伴心悸、头痛和出汗，但 10%病人可无高血压。其他症状包括焦虑、震颤、高血糖、直立性低血压和体重减轻。嗜铬细胞瘤病人常有脱水和血液浓缩。其常规的筛选为测定血浆分离 3-甲氧基肾上腺素或 24h 尿中儿茶酚胺及其代谢产物。因术中诊断出的嗜铬细胞瘤病人的病死率接近 50%，所以术前诊断非常重要。治疗是手术切除。

3. **术前评估和准备：** 术前了解终末器官的损害使其达到最佳状态至关重要。20%～30%病人可发生儿茶酚胺导致的扩张性或肥厚性心肌病。充血性心力衰竭、血容量减少、颅内出血、高血糖和肾功能衰竭是该类病人的其他潜在问题。应查找并治疗并存的内分泌疾病。术前治疗的目标是恢复血管内容量并减轻儿茶酚胺对终末器官的损害。

    a. 最初口服 α 受体阻滞药酚苄明，该药为长效不可逆性 α_1 和 α_2 受体阻滞药（初始剂量为 20～30mg/d，逐渐递增至 60～250mg/d，直至血压控制满意）。也可口服短效竞争性 α_1 受体阻滞药哌唑嗪（1～6mg/次，每天口服 4 次）或多沙唑嗪（2～5mg/次，每天 2～3 次）。钙通道阻滞药可用于辅助或替换治疗，尤其对于无法耐受 α 受体阻滞药引发的低血压和其他严重副作用者。获得满意的 α 受体阻滞可能需 7～14d。术前准备应达如下指征：坐姿血压＜120/80mmHg 至少 24h、体位性低血压（但站姿血压＞80/45mmHg）、室性早搏最多每分钟 5 次、1～2 周内 ECG 无变化及鼻塞。分别于术前 12h 和术前 48h 应停用哌唑嗪/多沙唑嗪和酚苄明。

    b. 体重增加和血细胞比容降低，表示容量补充足够。应用足够的 α 受体阻滞药后，对于无充血性心力衰竭及肾功能不全的病人，应鼓励高盐饮食（＞5000mg/d）以利于扩容。

    c. β 受体阻滞药须小心应用（由于有潜在的心肌病），且必须在足够的 α 受体阻滞药起效后方可使用（防止血管 α 受体激动而加重高血压）。

    d. 术前较少应用的策略是应用儿茶酚胺合成抑制药——甲基酪氨酸（1～4g/d）以耗尽储存在肾上腺髓质的儿茶酚胺。其临床终点与哌唑嗪、多沙唑嗪和酚苄明相同。

4. **麻醉注意事项：** 目标是避免低血压或交感神经过度兴奋，因两者均可诱发肾上腺素危象。术前镇静有利于病人。避免使用拟交感神经药、迷走神经抑制药或组胺释放药，避免诱导、插管、气腹和手术刺激引起的交感神经反应。联合硬膜外麻醉可有效地消除交感神经反应（但不能消除儿茶酚胺激增），但须积极避免低血压。

a. 应施行动脉直接测压，根据病人状况决定是否需用其他有创监测。

b. 镁可阻滞儿茶酚胺受体及肾上腺髓质和外周交感神经末梢释放儿茶酚胺，是很有用的辅助药（静脉注射40～60mg/kg负荷剂量，持续输注2g/h，必要时20mg/kg单次静脉注射），但可致苏醒延迟和肌肉无力。

c. 术中可出现心律失常和严重高血压（高血压危象）。治疗可选用：静脉注射硝普钠50～100μg、尼卡地平1～2mg、镁20mg/kg或酚妥拉明1～5mg。高血压治疗后，可能需用拉贝洛尔或艾司洛尔以阻滞β受体。

d. 结扎肿瘤静脉后，由于循环中儿茶酚胺水平降低和残留的α及β受体阻滞作用，可能出现血压骤降。应常规积极采用容量支持和使用直接作用的血管加压药，如去氧肾上腺素。血管加压素也可能有帮助。

e. 围手术期应监测血糖，因病人术前可有高血糖，术后可发生低血糖。

f. 在肿瘤切除后即刻，内源性儿茶酚胺水平应恢复正常，但血压恢复正常可能需很长时间。病人术后可能需要在ICU监护治疗。双侧肾上腺切除术的病人需要糖皮质激素和盐皮质激素替代治疗。

Ⅶ. 脑垂体疾病

A. 垂体前叶

1. 生理学： 垂体前叶通过分泌TSH、ACTH、卵泡刺激素、黄体生成素、GH和泌乳素，调控甲状腺、肾上腺、卵巢、睾丸、生长和泌乳。外周激素可负反馈地抑制垂体前叶的分泌。垂体前叶腺瘤可致激素过量或垂体功能减退。巨大腺瘤（直径>1cm）可压迫周围组织而导致视觉障碍、癫痫或颅内压增加。

2. **垂体前叶功能亢进：**最常见的原因是垂体腺瘤。泌乳素瘤一般不影响麻醉处理。腺瘤分泌 TSH 引起的甲状腺功能亢进和分泌 ACTH 引起的肾上腺功能亢进，其治疗见本章Ⅲ和Ⅴ部分。分泌生长激素的肿瘤因解剖和生理学改变，麻醉医师应小心处理。

   a. **肢端肥大症**（GH 分泌过剩）

      （1）**临床特征：**GH 刺激骨、软骨和软组织生长，引起凸颌、声门下气管狭窄及唇、舌、会厌和声带软组织过度生长。结缔组织过度生长可致喉返神经麻痹、腕管综合征和其他外周神经病变。此类病人常有糖耐量低、肌无力、关节炎、骨质疏松、高血压、阻塞性睡眠呼吸暂停、充血性心力衰竭和心律失常。冠心病和结肠癌的发病率高于常人。此症主要采用手术切除肿瘤治疗。术后仍存在疾病需用放射治疗和药物治疗，包括多巴胺受体激动药（溴隐亭和卡麦角林）、生长抑素类似物（奥曲肽）和 GH 受体拮抗药（培维索孟）。常采用经蝶骨入路切除 GH 分泌性垂体腺瘤（见第 25 章）。

      （2）**麻醉注意事项：**术前应评估病人是否并存其他内分泌病和心脏病。常规面罩通气及气管插管可能困难。应备有高级气道设备和气管造口设备。可考虑纤维支气管镜下清醒插入较细气管导管。密切监测血糖，并在外周神经刺激器的监测下逐渐增加肌松药剂量。病人可有骨质疏松并易出现外周神经病变，因此，应妥善置放体位。有阻塞性睡眠呼吸暂停者，术后出现呼吸道梗阻的危险性增加。

3. **垂体前叶功能减退症**

   a. **病因学：**最常见的原因是垂体腺瘤。其他原因有创伤、放射治疗、垂体卒中、肿瘤、浸润性疾病和垂体切除术。Sheehan 综合征是产妇由于出血性休克引起血管痉挛和随后的垂体坏死所致。

   b. **麻醉注意事项：**垂体毁损后 4～14d 可出现肾上腺功能减退，故围手术期应补充糖皮质激素。由于甲状腺激素半衰期为 7～10d，所以垂体手术或垂体卒中后 3～4 周才可出现甲状腺功能减退症。

B. 垂体后叶

1. **生理学：**垂体后叶由起源于下丘脑神经元的神经末梢组成。抗利尿激素（ADH、血管加压素）和催产素储存于垂体后叶。ADH 具有调控血浆渗透浓度和细胞外液容量的作用，还可促进肾小管再吸收水。血管内容量减少、创伤、术后疼痛、恶心和正压通气均可刺激 ADH 分泌。催产素可刺激临产子宫发生收缩和哺乳期泌乳。

2. **尿崩症（DI）**

   a. **病因学：**尿崩症是由于垂体后叶分泌 ADH 不足（中枢性尿崩症）或肾小管对 ADH 无反应（肾性尿崩症）所致。中枢性尿崩症的原因包括颅内创伤、垂体切除、垂体炎、恶性肿瘤转移至垂体或下丘脑，以及浸润性疾病。肾性尿崩症的原因包括低钾血症、高钙血症、镰状细胞贫血、慢性骨髓瘤、阻塞性尿路疾病、慢性肾功能不全和锂剂治疗；亦可见于妊娠 7～9 个月，还可是先天性的。

   b. **临床特征：**包括烦渴和多尿。尿液稀释与血清高渗状态不成比例。每天尿量超过 2L。

   c. **麻醉注意事项：**轻度尿崩症（尿量 2～6L/d，口渴产生机制正常）不需治疗。不能饮水者，初始治疗应采用等渗液（生理盐水）以逆转休克。一旦渗透浓度＜290mmol/L，则需给予低渗液（0.45%NaCl）。体内缺水总量可用下列公式估算：缺水量（L）=[0.6×体重（kg）]×[（$[Na^+]$–140）/140]。式中体重为脱水前体重。须密切监测尿量、血浆容量、钠和渗透浓度。

   d. 中枢性尿崩症可给予合成的血管加压素类似物——去氨加压素（DDAVP），1～2μg 皮下或静脉注射，根据需要每 6～24h 一次（或在术中持续输注）。DDAVP 的副作用包括低钠血症、高血压和冠状动脉痉挛。

   e. 肾性尿崩症给予血管加压素不能减少尿量。应确保经口或肠道外补充足够的水。氯磺丙脲（口服降糖药）可增强 ADH 对肾小管的作用，对治疗有益。抑制前列腺素的合成（布洛芬、吲哚美辛或阿司匹林）或应用噻嗪类利尿药轻度排盐，可减少尿量。

3. SIADH 是指在无渗透浓度刺激的情况下持续分泌 ADH。

a. 引起 SIADH 的原因包括恶性肿瘤、中枢神经系统疾病（创伤、感染或肿瘤）、肺部疾病（结核、肺炎、正压通气、慢性阻塞性肺疾病）和药物（尼古丁、麻醉性镇痛药、氯磺丙脲、氯贝丁酯、长春新碱、长春碱、环磷酰胺和 5-羟色胺再吸收抑制药）。其他原因包括狼疮、HIV、Guillain-Barre 综合征、甲状腺功能减退、Addison 病、充血性心力衰竭、肝硬化或卟啉病。SIADH 病人的尿渗透浓度大于血清渗透浓度（血清渗透浓度低），尿钠＞20mmol/L 和血清钠＜130mmol/L。如血清钠＜110mmol/L，可出现脑水肿和抽搐。

b. 对有轻度低钠血症的 SIADH，主要采用限制液体量（800～1000ml/d）治疗。无症状的慢性低钠血症基本不会致死。因此，含钠液体仅用于症状明显的严重低钠血症（血清钠＜120mmol/L）。低钠血症宜缓慢纠正，每小时血钠浓度增加不得超过 0.5mmol/L，因过快补钠可致中心性脑桥髓鞘破坏，为不可逆性神经功能紊乱（见第 4 章）。地美环素可对抗 ADH 对肾小管的效应，可能有利于治疗。

Ⅷ. 类癌

A. 类癌： 大多起源于胃肠道（阑尾、回肠和直肠），但也可见于肺脏和其他部位。类癌可分泌影响血管、支气管和胃肠平滑肌张力的物质。类癌可分泌 35 种以上肽和激素，包括缓激肽、前列腺素和激肽释放酶等，包括 5-羟色胺和组胺。儿茶酚胺、组胺、低血压和肿瘤上操作均可刺激类癌释放介质。

B. 类癌综合征： 可见于 2%～5%的类癌病人。当类癌释放的物质到达体循环即出现类癌综合征。胃肠道类癌分泌的物质在肝脏代谢（防止类癌综合征的发生）。只有在广泛肝转移使肝功能下降，或类癌的分泌物超过肝脏代谢能力时，才会出现类癌综合征。胃肠道外的类癌可直接释放介质入体循环而引发类癌综合征。40%～50%的小肠和近侧结肠的类癌也可出现类癌综合征。支气管类癌症状较少见，阑尾类癌症状罕见，直肠类癌从未见到症状。

C. **临床特征**：类癌综合征的临床特征取决于肿瘤释放介质的种类。常见症状包括面部潮红、支气管痉挛、胃肠蠕动亢进和低血糖或高血糖。外周血管扩张和收缩分别导致严重的低血压和高血压。20%～40%类癌综合征病人可因右侧瓣膜损害而出现三尖瓣反流和肺动脉瓣狭窄。左侧心瓣膜病罕见。

D. **治疗**：手术切除肿瘤。肝转移瘤者可手术切除或施行栓塞术。药物治疗用于术前或栓塞前准备、肿瘤不能切除或不适合手术者，主要用长效生长抑素类似物奥曲肽治疗。

E. **麻醉注意事项**

1. 术前应纠正血容量不足、血糖异常和电解质紊乱。评估病人的心脏瓣膜病情况，并预防心内膜炎。术前通常皮下注射奥曲肽 50～100μg，30min 达峰值。术前镇静有助于减少因紧张所致的介质释放。
2. 由于肿瘤血管丰富，可能有肝功能障碍或转移，应预计可能出现大失血。如预计血压波动较大，应施行有创血压监测。中心静脉压监测有助于鉴别低血压的原因（血容量不足还是类癌危象）。
3. 避免引起介质释放的因素（低血压、紧张、疼痛、缺氧、高碳酸血症、肿瘤压迫、引起组胺或儿茶酚胺释放的药物或交感神经刺激）。预测术中介质的释放，应并静脉推注奥曲肽 25～50μg（稀释成 10mg/L）；或 50～100μg/h 持续输注。面部潮红是预示心血管不稳定的体征，应静脉推注奥曲肽治疗。低血压或高血压可应用奥曲肽和输液治疗，必要时应用直接作用的血管收缩药（去氧肾上腺素）或血管扩张药（硝酸酯）。对此类情况通常采用的治疗（β 受体激动药、肾上腺素和硝普钠），能刺激介质的释放而加重病情。支气管痉挛虽然少见，但可能非常严重，需用奥曲肽、抗组胺药和异丙托铵喷雾治疗。

4. 类癌综合征病人由于 5-羟色胺过多，可能出现苏醒延迟。此类病人术后应在 ICU 监测治疗，尤其需逐渐减少奥曲肽用量者。

（金　强　李　林 译　张铁铮 审校）

推荐阅读文献

General

Peterfreund RA, Lee SL. Endocrine surgery and intraoperative management of endocrine conditions. In: Longnecker D, Brown D, Newman M, et al., eds. *Anesthesiology*. New York: McGraw-Hill; 2012:1112–1132.

Diabetes

Abdelmalak B, Ibrahim M, Yared J, et al. Perioperative glycemic management in insulin pump patients undergoing noncardiac surgery. *Curr Pharm Des* 2012;18(38):6204–6214.

Cefalu WT, Buse JB, et al. Beyond metformin: safety considerations in the decision-making process for selecting a second medication for type 2 diabetes management. *Diabetes Care* 2014;37(9):2647–2659.

Girard M, Schricker T. Perioperative glucose control: living in uncertain times. *Can J Anaesth* 2011;58(3):312–320, 320–329.

Russo N. Perioperative glycemic control. *Anesthesiol Clin* 2012;30(3):445–466.

Sebranek J, Kopp Lugli A, Coursin DB. Glycaemic control in the perioperative period. *Br J Anaesth* 2013;111(suppl 1):i18–i34.

Thyroid

Bajwa SJS, Sehgal V. Anesthesia and thyroid surgery: the never ending challenges. *Indian J Endocrinol Metab* 2013;17(2):228–234.

Langley RW, Burch HB. Perioperative management of the thyrotoxic patient. *Endocrinol Metab Clin North Am* 2003;32:519–534.

Mathew V, Misgar RA, Ghosh S, et al. Myxedema coma: a new look into an old crisis. *J Thyroid Res* 2011;2011:493462.

Stathatos N, Wartofsky L. Perioperative management of patients with hypothyroidism. *Endocrinol Metab Clin North Am* 2003;32:503–518.

Calcium

Aguilera IM, Vaughan RS. Calcium and the anaesthetist. *Anaesthesia* 2000;55:779–790.

Bajwa SJS, Sehgal V. Anesthetic management of primary hyperparathyroidism: a role rarely noticed and appreciated so far. *Indian J Endocrinol Metab* 2013;17(2):235–239.

Adrenals

Ganguly A. Primary aldosteronism. *N Engl J Med* 1998;339:1828–1834.

Marik PE, Varon J. Requirement of perioperative stress doses of corticosteroids: a systematic review of the literature. *Arch Surg* 2008;143:1222–1226.

Pivonello R, De Martino MC, De Leo M, et al. Cushing's syndrome. *Endocrinol Metab Clin North Am* 2008;37:135–149.

Salvatori R. Adrenal insufficiency. *JAMA* 2005;294:2481–2488.

Pheochromocytoma

Bajwa SJS, Bajwa SK. Implications and considerations during pheochromocytoma resection: a challenge to the anesthesiologist. *Indian J Endocrinol Metab* 2011;15(suppl 4):S337–S344.

Hariskov S, Schumann R. Intraoperative management of patients with incidental catecholamine producing tumors: a literature review and analysis. *J Anaesthesiol Clin Pharmacol* 2013;29(1):41–46.

Kinney MAO, Bradly JN, Warner MA. Perioperative management of pheochromocytoma. *J Cardiovasc Anesth* 2002;16:359–369.

Shen J, Yu R. Perioperative management of pheochromocytoma: the heart of the issue. *Minerva Endocrinol* 2013;38(1):77–93.

Pituitary

Bajwa SS, Bajwa SK. Anesthesia and Intensive care implications for pituitary surgery: recent trends and advancements. *Indian J Endocrinol Metab* 2011;15(suppl 3):S224–S232.

Dunn LK, Nemergut EC. Anesthesia for transsphenoidal pituitary surgery. *Curr Opin Anaesthesiol* 2013; 26(5):549–554.

Horvat A, Kolak J, Gopcević A, et al. Anesthetic management of patients undergoing pituitary surgery. *Acta Clin Croat* 2011;50(2):209–216.

Seidman PA, Kofke WA, Policare R, et al. Anaesthetic complications of acromegaly. *Br J Anaesth* 2000;84(2):179–182.

Carcinoid

Dierdorf SF. Carcinoid tumor and carcinoid syndrome. *Curr Opin Anaesthesiol* 2003; 16:343–347.

Mancuso K, Kaye AD, Boudreaux JP, et al. Carcinoid syndrome and perioperative anesthetic considerations. *J Clin Anesth* 2011;23(4):329–341.

第 7 章 感染性疾病与麻醉中的感染控制

Maxey-Jones C, Williams EC

Ⅰ. 据疾病控制和预防中心估计美国每年约有 170 万例院内感染，造成每年 99 000 人死亡。除并发症和死亡外，每年还因此耗费数十亿美元

A. 麻醉医师的感染控制职责

1. **参与感染控制**：预防病人之间、病人与手术室（OR）人员之间传染源的传播。
2. **预防或避免麻醉操作相关的感染并发症**：如中心静脉导管（CVC）置入和硬膜外置管。
3. **参与外科切口感染预防和抗生素管理**：围手术期适时和合理选择抗生素。

Ⅱ. 手术室内的感染控制

A. 感染传播方式

1. **接触**：与被寄居者、活跃感染者、宿主或污染物接触是手术室内最常见的传播途径。
2. **体液**（血液、尿液、脑脊液）：是一种经黏膜表面或完整性破坏的皮肤屏障侵入的传播方式。
3. **飞沫传播**：是通过悬浮于较大液态飞沫中的感染颗粒传播，可在咳嗽或喷嚏时产生并短距离播散。
4. **空气传播**：与飞沫传播类似，区别在于这些颗粒足够小，可一直悬浮于空气中并随着气流播散。

B. 标准或常规预防措施：为可接受的最低限度指南，所有病人人群不管是否处于感染状态都应当采用。

1. **手卫生**：一直是预防院内感染唯一最重要的方法。基本手卫生要求在与任何病人及病人相邻设备接触的前后都应使用醇类手消毒剂。
2. **个人防护装备**：包括手套、长衣、口罩、护目镜和护面罩，这些物品应易于获取。在可能与体液接触的任何时候均应戴手套，并在特定的预防要求时进

行额外防护。

3. **合适的手术室着装：**包括不穿出手术室的干净小衣、盖住所有毛发的帽子、口罩和手术室专用的不露趾鞋以避免感染传播。

C. **特殊预防措施：**是针对特定病原体及其传播方式的必要措施。

1. **接触预防：**适用于携带可通过直接或间接接触传播的病原体的患者。最常见的微生物是耐甲氧西林金黄色葡萄球菌（MRSA）和耐万古霉素肠球菌（VRE）。VRE 直肠拭子与 MRSA 鼻拭子的常规筛查可增加被寄居病人的确诊，从而筛查出更多需接触预防的病人。
   a. **手套和长衣：**应在进入病人病房前穿戴，离开时脱掉。
   b. **醇类洗手液：**应在穿长衣与戴手套前及脱掉长衣与手套后的即刻使用。
   c. **运送：**应在必须与病人直接接触时穿长衣和戴手套。
   d. **医疗记录：**应放于病房外并放在塑料袋内运送。
   e. **接触预防措施的终止：**因医院与微生物的种类而异。经典标准包括停用抗生素至少 48h、如果可行则感染部位的培养阴性及常见寄居部位（MRSA-鼻，VRE-直肠）不同日期的三次培养阴性。

2. **附加接触预防：**是针对已知或怀疑感染芽孢形成或乙醇抵抗的微生物的病人，可通过直接或间接接触传播。最常见的是艰难梭菌（clostridium difficile）。除标准接触预防外，在脱掉手套和长衣后必须用水和肥皂洗手。这些预防措施可以在适当的抗生素疗程结束及症状缓解后终止。

3. **严格接触预防：**是针对感染或寄居万古霉素敏感性降低（万古霉素中度敏感）的金黄色葡萄球菌（VISA）或万古霉素耐药的金黄色葡萄球菌（VRSA）的病人。除附加接触预防外，病人应由专职人员护理，仅在必要时运送。病人出院、转运至另一个机构或终止严格接触预防时必须联系当地卫生部门。

4. **飞沫预防：**是针对已知或怀疑感染经呼吸道较大飞沫传播的微生物的患者。最常见的微生物/疾病包括脑膜炎球菌性脑膜炎、支原体肺炎和流感。
   a. **一次性外科口罩：**在距离病人 3ft[①]内应佩戴，离开病房后应立即丢弃。丢弃口罩后应完成手卫生。
   b. **运送：**要求病人佩戴外科口罩。
5. **空气播散预防：**是针对已知或怀疑感染可一直悬浮于空气中并随气流播散的微生物的病人。最常见的疾病包括肺结核和水痘。
   a. **N95 呼吸防护口罩：**无论何时在病人病房均应佩戴。是需要密闭性测试并在使用前培训的特殊口罩。
   b. 要求负压隔离病房，并应保持房门关闭。
   c. **运送：**要求病人佩戴外科口罩，直接护理人员佩戴 N95 呼吸防护口罩。

D. 手术室卫生标准
1. **杀菌剂：**应于每例麻醉之间在麻醉机、监护仪和工作站使用。
2. **洁净工作站标准：**麻省总医院强制丢弃在每例麻醉之间接触麻醉机托盘的任何物品以避免交叉污染。
3. **消毒可重复使用设备：**喉镜、可重复使用喉罩（LMAs）、气管镜、可重复使用管芯在每次使用期间必须消毒。
4. 麻醉机细菌污染及病人之间交叉感染的可能性存在争议。现有数据显示在适当消毒的可重复使用环路与一次性环路之间，术后肺部感染率无统计学差异。附加细菌过滤器不能避免感染传播。麻醉机中的高氧浓度、金属离子及温度与湿度变化具有杀菌作用。
5. 手术室每小时至少应换气 15 次，并且除少数空气播散预防病人之外，手术室相对于周围环境应维持正压。

E. 避免麻醉相关感染并发症
1. **外周静脉导管：**应在批准使用的消毒液（麻省总医院为 70%异丙醇、聚维酮碘或 2%氯已定/70%异丙

① 译者注：1ft=0.3048m。

醇）消毒穿刺部位后置入，并覆以透明密闭敷料。

2. **严格无菌技术：**包括部位消毒、无菌单、口罩和无菌手套，在硬膜外、鞘内、动脉置管及外周神经阻滞的有创操作中应执行。

3. **中心静脉导管**（CVC）**：**是可避免的潜在院内感染的主要来源。最常见的静脉置管部位是股静脉、颈内静脉和锁骨下静脉。传统观点认为股静脉置管最易污染，而锁骨下静脉置管最洁净，但是近期研究指出相比于部位选择，置管的无菌技术与每日评估更为重要。中心静脉导管相关血行感染（CLABSI）是并发症与医疗护理费用的主要源头。原因包括穿刺部位的皮肤菌落感染、输液或导管接头污染及远处部位种植。急诊置入、留置时间延长、用于全肠外营养及管腔数量增多可使 CLABSI 风险增加。最常见的病原体是细菌，包括葡萄球菌、链球菌菌属和念珠菌菌属。

   a. 放置与每日护理指导方案可降低 CLABSI 风险。在放置过程中使用核查表并设专门监管人员以确保严格无菌技术，包括病人完全无菌单覆盖、无菌操作（手部准备、无菌长衣、手套、口罩）及适合的敷料。使用每日护理核查表以确保穿刺部位皮肤完整、透明密闭敷料维护及中心静脉通路必要性与移除适合时机的持续评估。CVC 的常规更换不具有任何临床益处。

   b. **CLABSI 诊断：**可表现为严重程度不同的局部感染征象至感染性休克，依据临床表现并联合实验室培养结果进行诊断。血、痰和尿培养及如果可行的创口培养应在抗生素开始使用前获取。如果需要进一步证实，应进行外周血和 CVC 血的同步定量血培养。CVC 培养菌落计数的 5～10 倍增高可支持 CLABSI 诊断。

   c. **CLABSI 治疗：**CVC 应当移除并在新部位再次放置。通过导丝更换导管被越来越多的认为是欠佳的处理技术。抗生素经验治疗是合适的，并在革兰氏染色和培养数据一经得到后更换为窄谱抗生素。非复杂性 CLABSI 的经典抗生素疗程是 7～14d，但是真菌感染与免疫功能受损的宿主可能需要更长的疗程。

4. **吸入性肺炎：**是由于口咽或胃内容物误吸所致的潜在致死性麻醉感染并发症，可发生在未建立气道保护的任何时刻。
   a. 吸入性肺炎实际上是感染性病因，而吸入性无菌肺炎是一种非感染性化学性肺炎。二者的鉴别诊断难度较大，因此不是所有吸入事件都应反射性的开始抗生素治疗。
   b. **误吸的危险因素：**包括急诊手术、麻醉诱导前禁食水时间不够、妊娠、胃轻瘫或其他功能性梗阻、肠梗阻及严重的胃食管反流。
   c. **吸入性肺炎的危险因素：**包括大量误吸、吸入低 pH 内容物、吸入颗粒物、免疫功能受损状态及分泌物存在已知微生物寄居。
   d. **治疗：**吸入性肺炎的治疗应针对最常见的细菌，包括金黄色葡萄球菌、大肠杆菌、铜绿假单胞菌、肺炎克雷伯菌和厌氧菌。肺炎在 48h 内没有好转可使用广谱抗生素。一旦有呼吸道革兰染色与培养结果作为依据应更换为窄谱抗生素。
5. **输血相关感染：**已由于对所有捐献血制品日益严格的检测方法而减少。适当限制输血指征可降低输血的次数和数量，从而更加降低相关感染发生率。输血相关感染风险见表 7-1。

表 7-1　输血相关感染风险

输血相关感染	风险
细菌感染（见于血小板输注）	1/10 000
细小病毒	1/35 000
丙型肝炎	1/（150 000～400 000）
乙型肝炎	1/（200 000～500 000）
甲型肝炎	1/1 000 000
HIV	1/（1 500 000～2 000 000）
人类 T 淋巴细胞病毒 1 与 2	1/（2 000 000～3 000 000）
梅毒	1/4 000 000

Ⅲ. 围手术期抗生素应用

A. 手术室抗生素应用的适应证

1. 活动性感染持续治疗的延续
2. 预防手术部位感染
3. 预防心内膜炎

B. 预防原则

1. 据美国疾病预防和控制中心，每年约发生 500 000 次手术部位感染。感染可导致住院时间延长、ICU入住增加及医疗费用增加，最为重要的是可增加高达 50%的死亡率。
2. **外科医疗改良项目（SCIP）**：是一项改善外科预后结局的全国性行动。抗生素的预防与管理措施是主要组成部分。
   a. **SCIP-1**：在切皮前 1h 内给予一个剂量的抗生素。值得注意的是，并非所有操作均需要常规抗生素治疗。
   b. **SCIP-2**：必须是 SCIP 推荐的预防性抗生素。SCIP推荐方案见表 7-2。

表 7-2　SCIP 推荐的围手术期预防性抗生素

手术操作/部位	SCIP 批准使用的抗生素
冠状动脉旁路移植术（CABG）、其他心脏或血管手术	头孢唑啉、头孢呋辛或万古霉素[a] 如果 β-内酰胺过敏：万古霉素[b]或克林霉素
髋/膝关节置换术	头孢唑啉、头孢呋辛或万古霉素[a] 如果 β-内酰胺过敏：万古霉素[b]或克林霉素[b]
结肠手术	头孢替坦、头孢西丁、氨苄西林/舒巴坦或厄他培南[c] 头孢唑啉或头孢呋辛与甲硝唑 如果 β-内酰胺过敏：克林霉素与氨基糖苷类、克林霉素与喹诺酮类、克林霉素与氨曲南、甲硝唑与氨基糖苷类或甲硝唑与喹诺酮类
子宫切除术	头孢替坦、头孢唑啉、头孢西丁、头孢呋辛或氨苄西林/舒巴坦 如果 β-内酰胺过敏：克林霉素或甲硝唑

a. 厂家说明书证实万古霉素可用。

b. 心脏、骨科与血管外科手术，如果病人对 β-内酰胺抗生素过敏，万古霉素或克林霉素是可用的替代品。

c. 只能给予一次剂量。

c. **SCIP-3：** 麻醉结束时间的 24h 内必须停止使用预防性抗生素（心脏外科手术是 48h）。

3. 给药时机与给药量

a. 正如以上指出，抗生素必须在切皮前 60min 内给药以达到合适的血液与组织浓度。由于可能在住院区、术前区、急诊室或手术室给药，因此必须留意保证给药时机正确。应当遵守抗生素的正确剂量研究指南。

b. 重复给药适用于长时间手术、失血量大或补液量大的手术。不同抗生素的重复给药是不同的。头孢唑啉是术前最常使用的抗生素，术中每隔 4h 重复给药是经典的给药方法。

c. 胃肠外给药须合乎标准。有些抗生素（如头孢唑啉）适合静脉缓慢推注，而有些需要缓慢输注（如万古霉素）。

d. 不良反应观察。

（1）抗生素是手术室过敏反应的第二大主要因素。

（2）可能发生特异因素的超敏反应（如万古霉素的红人综合征）。

e. 正如以上指出，抗生素应在 24h 内停止使用，以避免耐药微生物出现。

C. 心内膜炎预防：某些先天性与后天性心脏疾病的病人在有些外科和牙科手术后，发生感染性心内膜炎的风险增加。美国心脏协会于 2007 年发布了心内膜炎预防更新指南。更新指南中缩小了需要预防的心脏畸形与手术列表的范围。其原因是术后感染性心内膜炎很少见且支持预防性抗生素使用的证据尚不确定。

1. **只在高风险病人预防：** 高风险病人包括心脏瓣膜修复术中使用人工心脏瓣膜或人工材料；有感染性心内膜炎病史；特定的先天性心脏病（CHD），如未修复的紫绀型 CHD（包括姑息性分流术和导管植入术）、使用人工材料或器械完全修复的 CHD（在手术后的前 6 个月内）、修复的 CHD 但在修复部位或人工器械的临近部位仍存在残余缺损；以及发展为瓣膜病的心脏移植受体。其余心脏畸形均不需要心内膜炎预防。

2. **只在高风险手术预防：** 高风险手术包括涉及牙龈组织、牙齿尖周部位或口腔黏膜穿孔的牙科操作；黏膜切开或活检的呼吸道手术；感染部位的皮肤与肌肉骨骼组织手术。特别注意的是不再认为胃肠道与生殖泌尿道手术是高风险。

D. 手术切口分级：手术切口依据感染风险分级，有助于指导抗生素治疗。

1. **清洁切口：** 非感染、无炎症征象、不进入呼吸道、胃肠道或生殖泌尿道并且初始不与外界相通的切口。术后感染的最大风险是皮肤寄居的细菌，如葡萄球菌与链球菌菌属。
2. **清洁-污染切口：** 进入了消化道、胃肠道或生殖泌尿道，无内容物渗出的切口。常见的病原体取决于部位，常见的呼吸道病原体包括肺炎链球菌、肺炎克雷伯菌、金黄色葡萄球菌和铜绿假单胞菌；常见的胃肠道病原体包括大肠杆菌、变形菌菌属、拟杆菌菌属和肠球菌菌属；常见的生殖泌尿道病原体包括大肠杆菌、变形菌菌属、克雷伯菌菌属和腐生葡萄球菌。
3. **污染切口：** 包括非脓性内容物严重渗出与违反无菌技术的切口。常见的病原体取决于部位。
4. **重度污染切口：** 包括脓性内容物严重渗出、并存感染或穿孔及术前已存在病原体的切口。同样，常见的病原体取决于部位。

E. 围手术期常用抗生素

1. **β-内酰胺类：** 包括青霉素类、碳青霉烯类、单酰胺菌素类和头孢菌素类。其常见的作用机制是抑制细胞壁合成。
   a. 头孢唑啉，第一代头孢菌素类，是围手术期最广泛应用的抗生素，因为它能覆盖清洁切口常见的大部分革兰阳性菌和多数革兰阴性菌。头孢西丁和头孢替坦，第二代头孢菌素类，可延伸覆盖革兰阴性菌和厌氧菌，成为清洁-污染切口与污染切口的适宜选择。第三代头孢菌素类头孢曲松和头孢他啶及第四代头孢菌素类头孢吡肟延伸覆盖更多的革兰阴性菌，成为特别是重度污染切口的适宜选择。

b. 不良反应包括：①从皮疹到过敏反应不等的超敏反应（10%对青霉素过敏的病人对头孢菌素类过敏）；②中枢神经系统毒性（特别是大剂量青霉素）；③出血（哌拉西林或替卡西林的血小板功能障碍及头孢替坦的凝血因子生成障碍）；④间质性肾炎（特别是甲氧西林与萘夫西林）。

2. 克林霉素：抑制核糖体亚单元内的蛋白合成，β-内酰胺类过敏病人的适宜替代品。可覆盖大部分革兰阳性菌与多数厌氧菌。不良反应包括皮疹（过敏反应少见）、快速给药时的低血压、胃肠道不适、伪膜性肠炎和神经肌肉阻滞作用增强。

3. 万古霉素：在不同于 β-内酰胺类的部位抑制细胞壁合成。覆盖包括 MRSA 在内的大部分革兰阳性菌，但是不覆盖革兰阴性菌，成为 β-内酰胺类过敏病人与寄居或感染 MRSA 病人的适宜选择。不良反应包括快速给药因组胺释放所致的红人综合征与低血压、超敏反应，以及合用其他有肾毒性和耳毒性风险的药物、肾毒性与耳毒性增加。

4. 氨基糖苷类：包括庆大霉素、妥布霉素、链霉素和阿米卡星。作用机制为抑制不同于克林霉素的核糖体亚单元内的蛋白合成。其可覆盖革兰阳性与革兰阴性需氧菌及分枝杆菌菌属，成为非清洁切口联合治疗的适宜选择。不良反应包括肾毒性（特别是对于基础肾功能受损或存在其他肾功损害危险因素的病人）、耳毒性和神经肌肉阻滞作用增强。

5. 氟喹诺酮类：包括环丙沙星、左氧氟沙星和莫西沙星。作用机制为抑制细菌 DNA 复制。其可覆盖广泛的革兰阴性菌、多数革兰阳性菌与不典型细菌，成为非清洁切口联合治疗的适宜选择。不良反应包括胃肠道不适，肝毒性，中枢神经系统效应（特别是老年人）和变异性 QT 间期延长。

6. 甲硝唑：抑制核酸合成。其可覆盖大部分厌氧菌，适用于非清洁切口的联合治疗。不良反应包括胃肠道不适、血栓性静脉炎、超敏反应、神经功能效应（包括周围神经病变），以及与酒精合用时的双硫仑样反应。

Ⅳ. 麻醉相关的病原微生物

美国疾病控制和预防中心（www.cdc.gov）总结了目前常见的病原体，包括以下列举的所有病原微生物。

A. 病毒

1. 人类免疫缺陷病毒（HIV）

a. 传播： HIV 可通过皮肤或黏膜经针刺或其他锐器损伤接触感染的血液或体液、输血、性接触及围生期由感染的母亲至新生儿传播。

b. 职业感染 HIV： 医务人员职业感染 HIV 的风险很低。经皮接触 HIV 阳性病人血液后的血清转阳风险是 0.3%。深部损伤、造成损伤的器械上可见病人血液、留置于 HIV 阳性者静脉或动脉内的穿刺针、病人处于HIV感染的终末期及大孔径空心针，可增加 HIV 感染风险。

c. 暴露后预防（PEP）： 一旦发生暴露，应当联系职业卫生服务研究机构。不断更新的医务人员暴露后预防指南可通过 CDC 网站（www.cdc.gov）与国家临床医师 PEP 热线（888-448-4911）获取。PEP 必须在暴露后 3d 内开始，立即向职业卫生部门进行暴露后上报非常重要。开始 PEP 的决定及 PEP 方案的选择与持续时间取决于多种因素，包括暴露类型、暴露量及病毒对抗反转录药物的敏感性。PEP 不是 100%有效，随访检测是必要的。

2. 乙型肝炎病毒（HBV）

a. 传播： HBV 可通过皮肤或黏膜经针刺或其他锐器损伤接触感染的血液或体液、输血、性接触及围生期由感染的母亲至新生儿传播。

b. 职业感染 HBV： 风险取决于医务人员的免疫状态、HBV 阳性病人的乙型肝炎 e 抗原（HBeAg）状态与接触量。未免疫医务人员（目前大部分医院与卫生医疗机构在雇用前要求接种 HBV 疫苗并滴定抗体效价）、HBeAg 阳性的传染源病人及经大孔径空心针皮肤接触的感染风险增加。经针刺皮肤接触 HBeAg 阴性的临床肝炎感染风险是

1%～6%，但是经针刺皮肤接触 HBeAg 阳性的感染风险是 22%～31%。90%的急性乙型肝炎病人痊愈而不留后遗症，但是 10%的病人成为慢性感染，而且有慢性肝炎、肝硬化和肝细胞癌的风险。

c. **HBV 疫苗**：至少 90%的重组疫苗是有效的，由 3 个月以上的三次疫苗组成。由于有 10%的无应答率，接触血液或血性体液者应完成抗体效价滴定确认。

d. **PEP**：暴露于乙型肝炎表面抗原（HBsAg）阳性病人或 HBV 高感染风险的状态不明病人的血液或体液需进行 PEP。立即上报事件非常重要。已接种过疫苗的乙型肝炎表面抗原抗体（HBsAb）水平适当（≥10 mIU/ml）的医务人员无须治疗。已接种过疫苗的 HBsAb 水平低下（＜10 mIU/ml）的医务人员及未接种过疫苗的医务人员需进行乙型肝炎免疫球蛋白（HBIg）治疗并接种疫苗/再次接种疫苗。

3. **丙型肝炎病毒（HCV）**

a. **传播**：HCV 通常是经皮肤大量或反复接触血液、输血、围生期由感染的母亲至新生儿传播，性接触传播少见。

b. **职业感染 HCV**：经针刺或其他锐器损伤皮肤接触的 HCV 血清转阳率约是 1.8%。80%的 HCV 感染者成为慢性感染，而且有慢性肝炎、肝硬化和肝细胞癌的风险。

c. **PEP**：目前没有推荐于 HCV 暴露后的 PEP。应进行持续密切的临床与实验室随访以评估慢性感染治疗的必要性。

4. **单纯疱疹病毒（HSV）Ⅰ和Ⅱ**

a. **传播**：可通过与无论有无症状的感染个体、感染分泌物及黏膜或受损皮肤的直接接触而传播。

b. **职业感染 HSV**：疱疹性瘭疽是在卫生医疗环境中通过接触感染个体的口腔分泌物发生的手指 HSV 感染。症状包括发热、疼痛、炎症损伤及局部淋巴结病。活动期疱疹性瘭疽者可传播 HSV，应避免与病人接触。

5. **巨细胞病毒（CMV）：** CMV 是一种疱疹病毒，健康患者通常无症状，但是免疫功能受损患者和宫内感染可威胁生命。CMV 可通过易感宿主（重症疾病或免疫功能受损）经输血或器官移植形式的传染源直接接触而传播。为了降低风险，CMV 阴性的免疫抑制病人和 CMV 阴性的妊娠病人如需输血，应接受 CMV 阴性供者的血液。
6. **水痘-带状疱疹病毒（VZV）**
   a. **传播：** VZV（水痘与带状疱疹）可通过直接接触或空气播散途径传播。麻醉医师可接触或使别人接触到 VZV。同 CMV 一样，VZV 对于免疫功能受损病人和宫内感染病人可威胁生命。
   b. **VZV 疫苗：** 所有可能接触高风险病人人群的未免疫医务人员应接种 VZV 疫苗。卫生医疗机构雇用前需要筛查儿时的水痘病史和（或）抗体效价滴定。
7. **流感病毒**
   a. **传播：** 流感通过飞沫途径中的呼吸道分泌物传播。麻醉医师可通过与呼吸道分泌物密切接触感染并传播流感。流感通常在健康个体不会有生命危险，但对于免疫功能受损、慢性疾病和老年病人可能威胁生命。
   b. **流感疫苗：** 大部分卫生医疗机构目前要求医务人员每年接种疫苗。

B. 细菌

1. **结核分枝杆菌**
   a. **结核（TB）传播：** TB 通过呼吸道分泌物经空气播散途径传播。TB 通常是一种无症状的潜伏或静止期疾病。大部分活动期 TB 发生于免疫功能受损与慢性疾病病人。
   b. **职业感染 TB：** 大部分卫生医疗机构要求医务人员每年通过纯化蛋白衍生物（PPD）皮肤试验检测 TB。近期血清转阳者应确保异烟肼疗程治疗。此外，医务人员需要配备与培训 N95 呼吸防护口罩。
2. 抗生素耐药菌日益成为医学问题。抗生素耐药菌的增长目前已超过了新型抗菌药物的发展速度。抗生素管理不善、住院时间延长、留置导管、长时间机械通气导致了抗生素耐药菌增加。麻醉医师可通过严格的感染控制策略和抗生素管理以协助预防抗生素耐药菌的传播并减缓增长速度。

C. 朊病毒病

1. 含有蛋白质的传染性颗粒（朊粒）可导致疾病，诸如克-雅病和库鲁病。可通过传染物质直接进入宿主传播，最常报道的是硬脑膜移植传播。由于潜伏期长且发病少见，流行病学研究有限。尽管认为医务人员的职业感染风险很低，但是，对于确诊或疑似病例遵守手术流程并使用特定方案消毒设备。

Ⅴ. 感染性疾病的职业暴露

A. 暴露预防

1. 应用如前所述的标准或常规预防措施。

2. **注意针头安全：**据疾病控制和预防中心估计医务人员每年发生 385 000 例针刺与其他锐器相关损伤。已经设计出很多安全针头与无针系统，应优先于标准针头使用。针头不应再套帽，并且针头应在使用后立即丢弃到标记的锐器容器里。

B. 暴露管理

1. **清洗暴露区：**应使用肥皂水或无菌盐水清洗皮肤，水或无菌盐水冲洗黏膜，应设置特殊的眼部清洗站。

2. 立即上报暴露至职业卫生部门或急诊室（如果在正常工作时间之后）以确保检测、PEP 和咨询方案的启动。

Ⅵ. 免疫功能受损病人

A. 免疫功能受损病人的社区获得性、院内和机会性感染的风险增加。免疫功能受损可由于恶性肿瘤、化学治疗、HIV 感染、皮质激素、重度营养不良及器官和骨髓移植受体或严重自身免疫疾病采用的免疫抑制疗法。

1. 如果可能，免疫功能严重受损（如中性粒细胞总数$<500\times10^6$/L）病人的择期手术应推迟。

2. 严格遵守无菌技术很重要。

3. 有呼吸道感染人员不应接触免疫功能严重受损的病

人。如果不能避免，此类人员在与病人任何接触时应戴外科口罩。

4. 病人可能处于中性粒细胞减少的预防措施中，包括特殊的饮食与环境限制，且重要的是在运送时佩戴口罩。
5. 抗生素预防用于各种免疫功能受损病人的术后切口感染预防和机会性感染的长期预防。确定病人在使用哪种免疫抑制药物很重要，因为许多药物可能与围手术期常见药物相互作用。特别是环孢素在与多种抗生素合用时可产生相关的代谢改变与毒性。

（尹秀茹 译　裴　凌 审校）

推荐阅读文献

AHA Guideline. Prevention of Infective Endocarditis. *Circulation* 2007;116:1736–1754.

Centers for Disease Control and Prevention. Guidelines for preventing the transmission of *Mycobacterium tuberculosis* in health care facilities. *MMWR Morb Mortal Wkly Rep* 1994;43:1–132.

Centers for Disease Control and Prevention. Updated U.S. Public Health Service Guidelines for the Management of Occupational Exposures to HBV, HCV, and HIV and Recommendations for Postexposure Prophylaxis. Available at: http://www.cdc.gov/mmwr/preview/mmw rhtml/rr5011a1.htm

Centers for Disease Control and Prevention. Workbook for Designing, Implementing, and Evaluating a Sharps Injury Prevention Program. Available at: http://www.cdc.gov/sharpssafety/pdf/sharpsworkbook_2008.pdf

Harbath S, Frankhauser C, Schrenzel J, et al. Universal screening for methicillin-resistant *Staphylococcus aureus* at hospital admission and nosocomial infection in surgical patients. *JAMA* 2008;299:1149–1157.

Loftus R, Brown J, Koff M, et al. Multiple reservoirs contribute to intraoperative bacterial transmission. *Anesth Analg* 2012;114:1236–1245.

Loftus R, Koff M, Burchman C, et al. Transmission of pathogenic bacterial organisms in the anesthesia work area. Anesthesiology 2008;109:399–407.

The Joint Commission. Specifications Manual for National Hospital Inpatient Quality Measures. Available at: http://www.jointcommission.org/specifications_manual_for_national_ hospital _inpatient_quality_measures.aspx

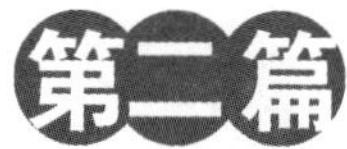

第二篇 麻醉实施

第8章 麻醉安全

Mannuel SP, Pian -Smith M

Ⅰ. 麻醉安全

A. 20 世纪 60 年代以来，麻醉学开始引领有关保障病人安全的运动，麻醉相关的不良预后已经明显减少。但是全身麻醉和区域麻醉的风险依然存在。近年来的数据表明，在发达国家麻醉相关死亡率在（0.5～1）/100 000。

B. 不良事件指医疗过程中给病人带来的损害。许多系统和人为的因素可以导致不良事件的发生。用瑞士奶酪模型分析不良事件发生的原因，尽管每层都有灾害和不良事件防御的漏洞，但只有当这些孔洞完全吻合时，不良事件才会发生。

C. 尽管操作者具有专业技能、经验和良好的意识，但错误仍有可能发生。以下因素可导致围手术期各种错误的发生。

1. **所在组织的影响**：包括其工作压力和不正确维护的设备。
2. **监管不力**：包括住院医师得不到主治医师及时的帮助。
3. 可能引起不安全行为的**先决条件**，如疲惫的医生，不完善的沟通。
4. **特殊的个人行为**。

D. **防止不良事件**的发生依赖于医生对工作场所的系统和资源的熟悉及个人操作技能的改善。创建安全系统的策略包括：

1. **工作简化**。
2. **标准化**。
3. **提高团队的合作和沟通**。
4. 培养从过去的**错误中学习提高**的组织文化。下面是减少发生各种错误的个人策略。

Ⅱ. 错误的类型

错误是指犯错（做错事）或是疏忽（没能做正确的事）的

行为所引起的不良结果。麻醉医师应该可以想到或是积极去避免这些常见的错误。

A. **用药错误**：据估计每年至少有5%的住院病人经历过这种不良的用药事件。而美国医院每年用于预防这种用药错误的花费大约在164亿美元。

1. 用药错误的类型包括错误的剂量、错误的途径、错误的速度和错误的病人。
   a. 快速静脉推注未稀释的苯妥英钠或未稀释的钾会导致循环系统的衰竭和死亡。
   b. 应用新斯的明时未辅以抗胆碱药会引起严重心动过缓、心脏停搏和死亡。
   c. 由于疏忽给予病人已知的过敏药物。
2. **降低用药错误的策略**
   a. 熟知每一种用药的药效学和药代学。
   b. 药物使用时要提起高度的警觉。给药前要双人核对，特别注意核查病人姓名、给药途径、给药剂量、给药时间和药物是否正确。
   c. 在病人治疗区只可获得“**单位计量**”的药品。单位计量指所包装药品的药量和浓度可以安全、合适地应用于病人而无须稀释。
   d. ICU查房也要有临床药剂师的参与，可以指导用药的剂量和帮助发现用药错误。
   e. 病人在楼层、ICU和手术室之间进行转移时，要注意药品的重新核对。药物重新核对是在治疗的两端复习病人完整用药方法的过程，避免药物的错误使用。

      为避免缩写带来的混淆和潜在风险，联合委员会发布了一个高危“不能使用”缩写的列表见http://www.jointcommission.org/assets/1/18/Do_Not_Use_List.pdf。
   f. 条形码的应用可以减少用药错误。

B. 程序错误

1. **程序错误**：包括手术部位的错误、器械的遗留和手术间失火等。由同一名医生或单位做大量的同一种手术或操作可以改善预后。

2. **减少程序错误的策略**

a. 应用统一的手术流程，包括手术部位的标示、术前暂停和核对单。

b. 术中手术器械和纱布的清点可以防止物品在病人体内的遗留。如果器械核对发现丢失，那么就需要在手术间内对术野进行放射性检查来确认器械是否遗留在病人的体内。

c. 识别和避免消防安全三角：火源（电、激光）加上易燃物（纱布、敷料）加上助燃剂等于火灾。

d. 程序的模拟训练和专业实践的量效关系尚有争议。但有些操作如静脉置管、气管插管和床旁超声技术需要大量的训练。

C. **认知错误**：是指由于思考的过程或潜意识造成的偏差，而不是知识错误。认知错误是造成错误诊断和病人损害的重要原因。

1. **认知错误的类型**：表 8-1 列出了 14 种常见的错误类型。

表 8-1 认知错误一栏表

认知错误	解释	举例
锚定效应	以牺牲对整体状态理解为代价，只集中在某一方面的问题	当注射泵出现故障报警时，没有意识到突然出现的手术出血或低血压
可获得性偏差	由于情感上不良体验的记忆，而主观意识中最先做出的诊断	由于曾遇到过发生预后不良的过敏反应病例，而把单纯的支气管痉挛诊断为过敏反应
过早的结论	过早地接受某一诊断，而没有考虑到合理的可能性鉴别诊断	认为创伤病人的低血压是由于出血造成的，忽略了气胸的存在
反馈偏差	错误地理解没有反馈是“积极的”反馈	相信自己没有发生过一例失误，因为从来没有得到过相关的投诉
确认偏差	只寻求和承认那些自己需要的或疑似的诊断信息	因为不相信测出血压的低数值，而反复调整袖带、更换袖带的大小和位置
框架效应	后续的思考被最初的表现而左右	当一个同事告诉你“这个病人手术前非常焦虑”，你就认为该病人的术后躁动是由于他的个性引起的，而忽略了病人可能存在的低血糖

续表

认知错误	解释	举例
委员会偏差	倾向去做而不是不做某件事。由于过于自信、绝望或是来自他人的压力而不按程序或是偏离程序做事	存在“小心不出大错”的想法。建立一些不必要的有创监测或通路，有可能导致并发症的发生
自负偏差	表现不适当的勇气和魄力，没有认识到需要寻求帮助，认为自己永远正确	当插管困难时，认为自己最终能成功而没有及时寻求帮助
遗漏偏差	因为害怕失误或导致伤害而犹豫是否开始急救；有不作为的倾向	怀疑发生气胸时，因为担心自己可能判断失误且将因此承担责任而延迟放置胸腔闭式引流管
沉没成本	不愿放弃错误的诊断和决定，特别是在已经花费了大量的时间或资源的情况下。自尊心可能在作祟。	因为已经决定清醒状态下用纤维支气管镜气管插管，尽管多次尝试失败仍不愿改变计划
内心偏差	反向的情感转移；由于对病人正面的或负面的感觉而影响决定	因为觉得产妇是个“难缠”或爱抱怨的人，而不去帮助排除硬膜外镇痛的故障
斑马退避	在各种可能性中，数据支持某种罕见的诊断，但医生对此很犹豫。	当应该考虑恶性高热时，却试图为发生的高碳酸血症做其他解释
解构原则	不能提供所有的相关信息，特别在治疗人员变更的过程中	省略了关键的检查结果、病史和手术史
心理崩溃引起的失误	找不出行为问题的医学原因，支持心理学诊断	老年人在 PACU 变得躁动，可用药物进行限制而不应考虑发生了低氧。

引自 Stiegler MP，Neelankavil JP，Canales C，et al.Cognitive errors detected in anesthesiology：a literature review and plot study. *Br J Anaesth*. 2012；108（2）：229-235.

2. 减少认知错误的策略

a. 应用贝叶斯推理或迭代测试。贝叶斯推理是把可能性作为假设，用更多的证据去证明。迭代测试列出各种诊断，当获得更多的信息时改变和重定诊断。每个新得到的信息都会再校准各种诊断的可能性。

b. 某些行为形成因子可能给麻醉医师的判断带来不良影响：噪声、年龄、疾病、特别是睡眠剥夺和疲惫。

c. **从经历中不断学习：**自我反思、同上级医师讨论和参与 M&M 讨论

D. **人为因素的错误：**对于人为因素的管理在于科学的系统设计，主要关注人和环境的互动。麻醉中人为因素的开拓性研究必须包括麻醉设备的再设计、可以明显减少手术间内损伤和死亡的风险。在导致伤害前，相关领域的专业人员要对其进行应用测试和探索分析以发现可能引起错误的设施和系统。

E. **替换和交班中的错误**

1. **交班错误：**最常见的错误是在转诊和交班的过程中，出现用药错误和不能及时跟进诊断结果。

2. **降低交班错误的策略**

a. 交班应在没有干扰的指定时间，麻醉记录应标明交班的时间。

b. 如果可能，短时间的手术最好避免中途替换，特别是对于那些复杂病例。

c. 在交班的过程中以下几点信息必须清晰而准确地列出。

（1）**临床过程的细节：**病人的诊断、手术过程、过敏史、既往病史和手术史、用药史和相关的实验室检查。

（2）**手术中管理：**手术状态、气道评估、麻醉计划、目前的生命体征及异常原因、静脉通路的获得和监测、血液丢失和容量状态评估、血液储备情况，术中还需要怎样的帮助及术后的苏醒计划。

（3）交班还要提及可能的临床治疗计划。

d. 交班时要有清单，确保信息完整地交给下一名医师。图 8-1 是麻省总医院的交接清单例图。

F. **团队沟通错误：**手术室和 ICU 都是团队工作的场所。加强团队工作的安全性对防止危机事件的发生起着重要的作用。

1. **加强团队合作及降低沟通错误的策略**

a. 每天开始和结束时都要进行有效的报告。

Hand-Off Checklist
06:31 AM
Refresh
Demographics
Age 60Year
Scheduled Procedure test
Weight 68.18 Kg
BMI: 21.57 kg/m2
Past Medical History and Medications
Allergies: nkda
Possible Diabetes
Yes
No
Last Glucose Value:100 mg/dL
Airway
Airway Management ETT
Mask Quality Good without adju
View Grade 1, vocal cord see
Access
IV-1 Location Right forearm
IV-1 Size 20G
Fluids
Total Urine 200 ml
Total EBL 140 ml
Total Crystalloids 1 000 ml
Perioperative Medications (pain relievers, muscle relaxants, vasoactive drugs)
Regional Anesthesia used: Epidural Insertion
Antibiotics
Last Start Time
Last Dose
Last Antibiotic Name
Nov 9 2012 6:30AM
600 mg
Clindamycin
Intraoperative Concerns (tourniquet, clamp time, redosing of heparin)
Postoperative Plan (emergence, disposition, pain control)
Introduction of Incoming Anesthesia Provider
Save+Close
Save
Close

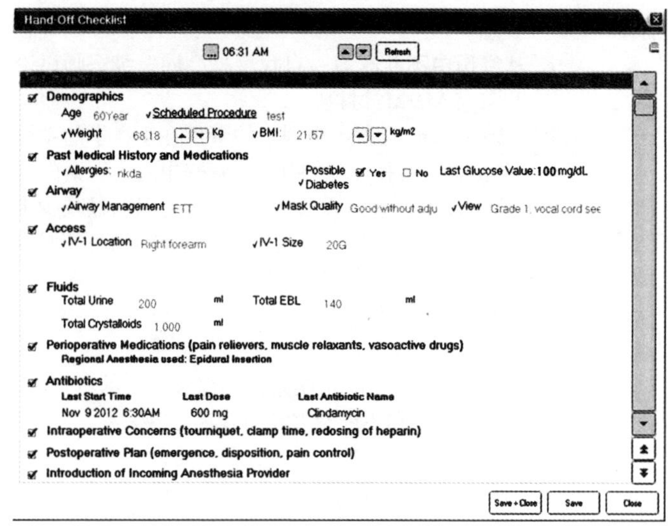

图 8-1 交接清单

注：此图为手术中病人从一位麻醉医师转交给另一位麻醉医师图片。

b. 运转良好的团队的特征是具有适当的、不能阻碍信息自由流通的权威梯度和医师等级。权威梯度值在一个团队里能够明确意识到权威和等级的存在，并能够平衡权力。权力过于集中或者专权是不适宜的权威梯度。如果团队内某些成员感受到他们的信息不受重视，他们就不愿意参与和关注。相反，团队内成员的信息受到重视，他们则愿意参与并提高合作效率。

c. 理解提高团队成员的责任感和作用。在面对危机时发挥每个成员的作用。

d. 明确地提出和指派任务给那些有特长的人。

e. 利用闭环交流，避免误解。当一个人接到指令后一定要重复一遍，以确认没有听错。一定要经常确认计划中的关键问题。

f. 对于任何所关注的问题都要尽早、明确地沟通。

Ⅲ. 总体安全策略

除了上述讨论的避免一般性错误的特殊方法外，一名麻醉医师的工作需要总体的日常策略来保证持久的安全。

A. 准备术前方案

1. 设计完善的麻醉方案，包括良好的目标和识别处理危象的措施。
2. 熟悉任何新的手术步骤、仪器设备和麻醉技术。
3. 病人术前准备。
4. 工作环境准备，包括应有充分的操作空间、清晰的视野，接触病人和机器不应有任何困难。
5. 可获得需要用的特殊药物和设备。
6. 标记各种药物。
7. 检查核对麻醉工作站、监测仪和其他仪器设备。
8. 检查备用设备。
9. 熟悉紧急用品和设备的位置。

B. 创造环境意识

1. 系统化地检查机器、监护仪、病人、手术术野及周围环境。将设备和监测仪安置在易于观察处。
2. 持续的评估病人的状态和手术进程。对所观察到的事件提出鉴别诊断，同时在大脑中勾画出可能不同的干预治疗措施。

C. 减轻压力

1. 了解降低工作效率的如下情况：压力、噪声、光线不足、疲劳、厌烦、疾病、饥饿及个人之间的紧张关系。
2. 适宜的工作环境。
3. 了解某人的自身极限状态，在他因疲劳或生病时要求缓解压力和休息等。

D. 验证所发现的各种现象

1. 用其他方式对发生的问题进行交叉验证（如通过心电图和脉搏血氧仪来核实心率），核查数个同时变化的变量（如心率变化的同时可能出现血压增加）。当一种情况无法确定时，可由他人重新验证。

E. 做好应急准备

1. 时刻准备好应付紧急情况。随时制订和修改方案，防患于未然。
2. 复习并演练急救和复苏方案。
3. 知道急救用品的位置和如何查阅。面对一个病例用以往的经验能够及时判断潜在的风险。
4. **当认为有可能发生特殊情况，及时寻求帮助是适当**

的措施。应学会尽早寻求帮助，因为在十分紧急的情况下很难及时得到别人的帮助。

F. 认识和对抗工作压力：**包括及时发现和提出时间紧张和经济拮据等问题**。这些问题有时可造成不能充分进行术前评估、术前准备和监测，以及造成由于医疗原因而取消手术的压力。如果评价某病例实施手术无把握或认为施行麻醉不能保证病人安全，应向同事提出自己的疑虑。许多工厂都因将效率和产量置于安全之上而发生灾难性事故。尽管公开或潜在的压力促使个人重视工作量，但病人安全必须最优先考虑。

G. 吸取教训：对于几乎引起严重后果的事件发生后，应总结经验，吸取教训，改进自己的技术，以防在同样情况下再次发生类似事件。每一个失误都是学习提高的机会。通过科室的质量保证机制报告此类事件。

Ⅳ. 质量保证和安全改进计划

质量保证程序有多种方式，但是应包括在每天的工作程序之中，其目的是提高麻醉质量，减少麻醉伤害的风险。

A. 公平文化：健康管理组织应该力争创建公平的文化。公平文化可以识别那些即使是非常专业的人也犯的错误，并且不会追究个人由于体系问题而导致失误的责任。公平文化不能忍受故意地忽略病人明显存在的危险、鲁莽的行为或严重的渎职。个人愿意从专业的角度发现自己的错误。

B. 标准和指南：麻醉医师应熟知科室的安全制度和操作规范，应包括术中监测、不良事件处理、交接班程序、复苏的标准程序、围手术期检查及有关药物和设备使用的特殊程序和实践。美国麻醉医师协会的标准和实践指南在 www.asahq.org 可以找到。

C. 安全培训：实施麻醉者应进行安全培训以学习和掌握基本技能。培训应包括防火、用电安全、手术室内疏散、防止交叉感染及应急管理，如高级心血管生命支持、高级创伤生命支持，高级小儿生命支持及麻醉危重情况处理技术。应用模拟器来进行仿真情景演练。

D. 文件报告：意外事件出现或意外的结果发生后应该书写完整的报告，尤其是需要随访病人，以防止不良后果的再次发生。报告应详尽地记录发生的经过及意外结局，避免判断性的陈述。意外事件由科室质量控制委员会进行分析，该委员会通常可以从事件的相关人员获得补充情况，并就整体情况提出补救办法，有教育意义的病例应该在科室内进行病例讨论。应该对不良事件进行前瞻性和反馈性分析（实际发生和几乎要发生的事件），以便判断和分析制度上的问题及发展趋势。

E. **应对麻醉不良事件指南：**尽管已尽了最大的努力，错误仍有可能发生。这些指南的主要内容是错误发生时如何减少病人的伤害、明确错误的原因、防止事件的再次发生（图 8-2）。

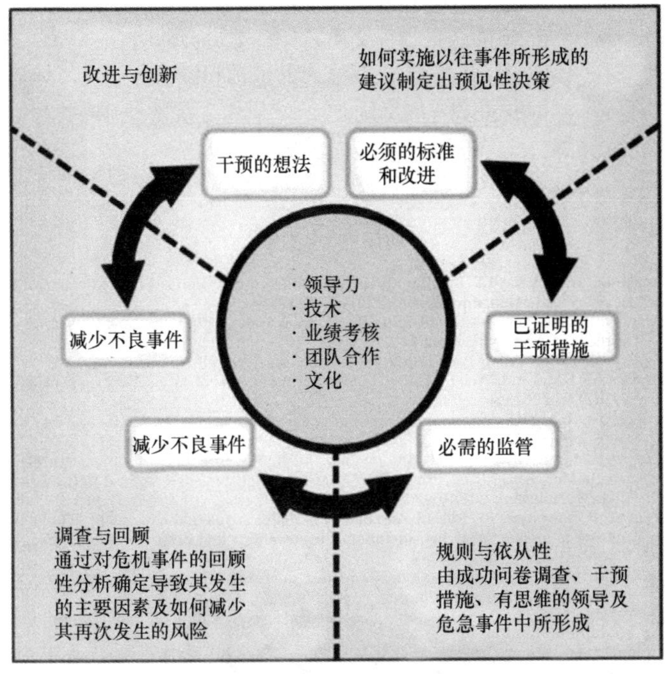

图 8-2 回顾、改进和规则之间的相互关系有助于取得良好的成效。对重要事件研究的最终目的是减少同类事件的发生。为达成上述目标，避免在未来发生类似事件，回顾研究者会考虑可能采取的干预措施。随后进入改进和创新阶段，以检验这些想法和解决问题的手段是否可以减少未来不良事件发生的风险。有效的干预方法将被决策者所采纳（引自 Agarwala AV. McCarty LK, Pian-Smith MC. Anesthesia quality and safety: advancing on a legacy of leadership. *Anesthesiology* 2014; 120(2): 253-256.）

1. 涉及不良事件的麻醉医师应该做到以下几点。
   a. 继续对病人观察和治疗。
   b. 尽快通知麻醉科手术部主任。如果涉及该事件的是住院医师或有资格认证的麻醉护士，应该通知上级主治医师。
   c. 病人的病历里要有事件记载，不要丢弃仪器设备的记录，也不要对仪器设备记录进行任何改动。
   d. 不要涂改记录。
   e. 等待后期处理。将该事件记录在病人的病历上。
   f. 必要时请上级医师会诊。
   g. 将随访报告提交质量保证委员会部门。
   h. 参与向病人及其家属的道歉和说明。
   i. 获得必要的支持。

（龙　波 译　韩　宁　王俊科 审校）

推荐阅读文献

Agarwala AV, McCarty LK, Pian-Smith MC. Anesthesia quality and safety: advancing on a legacy of leadership. *Anesthesiology* 2014;120(2):253–6.

American Society of Anesthesiologists. http://www.asahq.org/publicationsAndServices/sgstoc.htm. Accessed on August 2, 2014.

Anesthesia Patient Safety Foundation. www.asahq.org. Accessed on August 2, 2014.

Arriaga AF, Bader AM, Wong JM, et al. Simulation-based trial of surgical-crisis checklists. *N Engl J Med* 2013;368:246–53.

Cooper JB, Gaba DM. A strategy for preventing anesthesia accidents. *Int Anesthesiol Clin* 1989;27:148–152.

Cooper JB, Longnecker D. Safety and quality: The guiding principles of patient-centered care. In Longnecker D, ed. Principles of Anesthesiology, 2nd ed. New York: McGraw Hill Medical Publishing; 2012:16–26.

Cooper JB, Newbower RS, Kitz RJ. An analysis of major errors and equipment failures in anesthesia management: considerations for prevention and detection. *Anesthesiology* 1984;60:34–42.

Gaba DM. Anaesthesiology as a model for patient safety in health care. *BMJ* 2000;320:785–788. Available at: www.bmj.com/cgi/content/full/320/7237/785

Gaba DM, Fish K, Howard S. *Anesthesia crisis management*. New York: Churchill Livingstone; 1994.

Guohua L, Warner M, Lang BH, et al. Epidemiology of anesthesia-related mortality in the United States, 1999–2005. *Anesthesiology* 2009;110:759–765.

Institute for Safe Medication Practice. www.ISMP.org. Accessed on August 2, 2014.

Kohn LT, Corrigan JM, Donaldson MS, eds. *To Err is Human: Building a Safer Healthcare System*. Washington: National Academy Press; 1999.

Leape LL. Error in medicine. *JAMA* 1994;272:1851–1857.

Rall M, Gaba DM. Human performance and patient safety. In: Miller RD, ed. *Miller's Anesthesia*. New York: Elsevier Churchill Livingstone; 2010:93–150.

Stiegler MP, Neelankavil JP, Canales C, et al. Cognitive errors detected in anaesthesiology: a literature review and pilot study. *Br J Anaesth* 2012;108(2):229–35.

Watcher RM. *Understanding Patient Safety*, 2nd ed. New York: McGraw Hill Medical Publishing, 2012.

第9章 麻 醉 机

Sadik AO, Ginsburg G

Ⅰ. 概述

麻醉机的基本功能是用来为病人提供准确的、成分可变的混合性麻醉气体，包括流量可控的氧气、氧化亚氮、空气及吸入性麻醉药气体。这些气体进入呼吸环路，该环路可实现正压通气并通过最大限度地减少二氧化碳重复吸入，或利用二氧化碳吸收装置来吸收二氧化碳，从而控制肺泡的二氧化碳分压。通过呼吸环路与机械呼吸机相连接，使麻醉医师腾出双手去完成其他任务。迄今已有多种监测仪器用来监测麻醉机的功能，检测其部件可能出现的故障，以及提供病人状态的信息。

Ⅱ. 供气系统（图 9-1）

A. 气源

1. **中央供气系统：** 管道的墙壁出口提供压力为 50～55psi[①]的氧气、氧化亚氮和空气。其出口和管道配有指定颜色和专用接头与麻醉机相连，以防连接错误。

2. **贮气瓶**

   a. **充满氧的氧气瓶（绿色）：** 压力为 2000～2200psi，在标准大气压和室温状态下其容量为 660L。如压力下降则表示其容量按比例减少。

   b. **充满氧化亚氮瓶（蓝色）：** 压力为 745psi，在标准大气压和室温状态下其容量为 1500L。瓶内氧化亚氮为液态，其液态成分不耗尽则瓶内压力不减；当瓶内氧化亚氮只剩总容量的 1/4 时，气瓶的压力才开始下降。

   c. **空气瓶（黄色）：** 某些麻醉机备有空气瓶，一个充满空气瓶的压力为 1800psi，在标准大气压和室温状态下其容量为 630L。

---

① 译者注：psi 即 lb/in^2，1psi=6.9kPa。

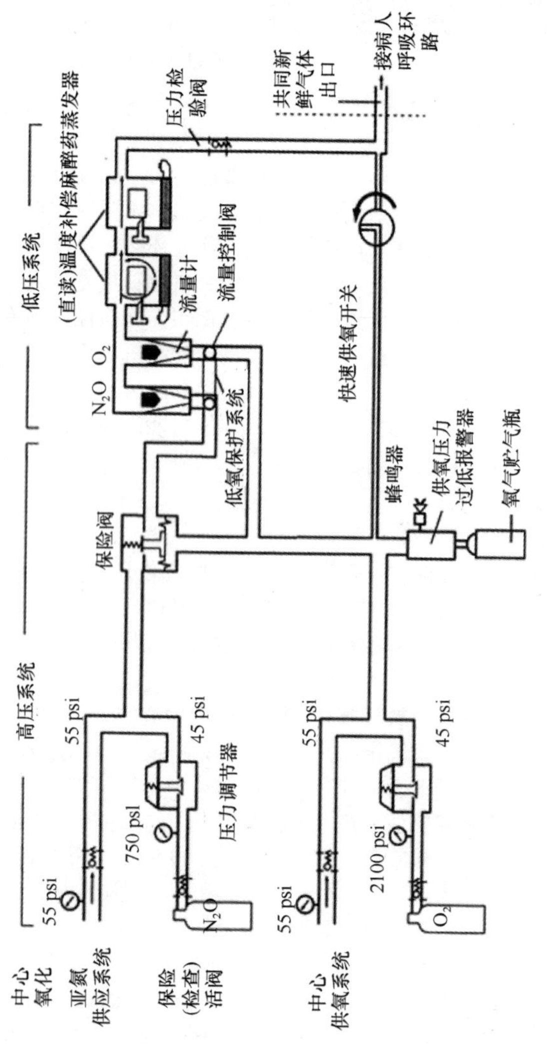

图9-1　麻醉机原理图
由于生产厂家不同，其设计可能各异

d. 压力调节器： 将贮气瓶的高压气体减压至 45psi（略低于中心供气管道压），此时若使用气缸中的气体，随着瓶内气体用尽，不需调整流量计的校正旋钮以补偿压力的变化。如果同时使用贮气瓶和中心供气管道，应首先使用中心供气管道，因其压力略高于被调节后的贮气瓶的压力。调节阀将机器分为高压系统（靠近调节阀）和低压系统（远离调节阀）两部分。

B. 流量控制阀及流量计： 用来控制并测算气体流量。

1. 针式阀： 控制每种气体的流量。为安全起见，氧气的控制旋钮有着独特的质感（如沟槽），且通常比氧化亚氮和空气的控制旋钮更突出。针式阀将气体的压力从 45～55psi（高压）降至接近于大气压水平（低压）。

2. 流量计： 每个流量计均是经校准的、有刻度的锥形玻璃管道，里面有一个绕线筒或小球漂浮其中来显示气体流量。以小球显示流量时，应以小球中部水平线读取流量为准；当以绕线筒显示流量时，应以绕线筒顶部流量读取值为准。有些较新式的麻醉机采用电子流量计和监测仪，并提供数字化检测结果。氧流量计通常安装于进气流的下游，以便使漏气减少到最低程度，从而避免混合氧含量过期所导致的乏氧。

C. 蒸发器： 麻醉机通常配备有一个或多个具有温度补偿、流量驱动且经校对的蒸发器，由其提供特定浓度（以容量百分比计算）的麻醉药。这些蒸发器的作用原理是麻醉机提供的混合气体总量中的一小部分进入蒸发室，使该部分气体中的麻醉药充分饱和，然后再返回到混合气体。因此由蒸发器提供的麻醉药浓度与由蒸发器刻度调节旋钮控制的通过蒸发室的气流量是成比例的。正是由于饱和蒸汽压受温度影响而改变，因此蒸发器内装有可进行温度补偿的装置来抵消温度变化带来的干扰。蒸发器只对特定的麻醉药定标，并有专用的药物填充器以防加药种类的失误。蒸发器由金属外壳包裹以便导热，并弥补麻醉药蒸发所造成的热散失。地氟烷蒸发器属于加热加压型蒸发器，可用以抵消该麻醉药相对高的蒸汽压和高浓度蒸发造成的极端冷却现象。

D. **共同气体出口：**是混合气体经由麻醉机最终排出口，其通过新鲜气体管道与呼吸环路相连。

E. **氧快速开关：**压力为 45～55psi 的纯氧直接从高压系统进入共同气体出口，其氧流量可高达 40～60L/min，故使用此阀门时应谨防操作不当导致的气压伤。

Ⅲ. 呼吸环路

目前普遍使用的是环形系统，T 形管系统（Mapleson D 和 Mapleson F）用于婴幼儿，因其阻力低且无效腔小。

A. **环形系统：**该系统装有二氧化碳吸收器，以防呼出的二氧化碳再吸入人体。该系统的再吸入方式，允许使用低流量新鲜气体，从而减少昂贵的吸入性麻醉药浪费，并维持呼吸环路内较高的湿度和温度。整个系统由二氧化碳吸收器、两个单向活瓣、Y 形接头、贮气囊和可调限压（APL）快速排气阀组成（图 9-2）。

1. **二氧化碳吸收器：**碱石灰[$Ca(OH)_2$+NaOH+KOH+硅土]或钡石灰[$Ba(OH)_2$+$Ca(OH)_2$]置于专用容器内。碱石灰与二氧化碳结合，生成 $CaCO_2$，并释放出热量和水。碱石灰含有对 pH 敏感的染料，当其变成蓝紫色表明碱石灰已失效。在含有双层吸收器的老式麻醉机中，尽管下层碱石灰仍可保障吸收器功能处于正常范围，但当上层碱石灰有 25%到 50%的颗粒改变颜色时，即表示其需要更换。吸收器的容量应能够满足正常病人的潮气量上限。
2. **单向活瓣：**两枚单向活瓣（吸入活瓣和呼出活瓣）确保呼出的废气不通过二氧化碳吸收器，亦不会被再吸入人体内。
3. **Y 形接头：**用以将呼吸环路的吸入和呼出端与病人相连。
4. **贮气囊和限压排气阀：**位于呼出端。贮气囊在吸气之间收集气体，用以观察自主呼吸的程度和辅助手法通气。常用 3L 贮气囊用于成人，小的贮气囊则适用于小儿。限压排气阀（APL）用于控制呼吸管道内的压力，并将多余气体排出。此阀可从完全开放（用于自主呼吸，使呼吸道峰压最小，为 1～3cmH$_2$O）

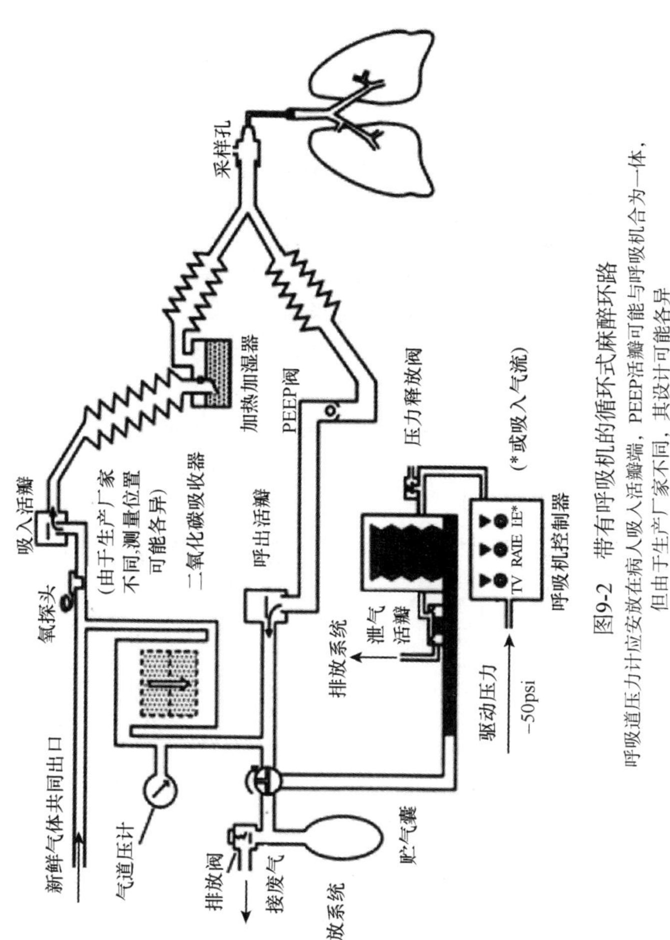

图9-2 带有呼吸机的循环式麻醉环路

呼吸道压力计应安放在病人吸入活瓣端，PEEP活瓣可能与呼吸机合为一体，但由于生产厂家不同，其设计可能各异

调整至完全关闭(压力最大,可达 75cmH_2O 甚至更高)。如果限压排气阀置于完全或部分关闭状态又不予注意时，则易造成压力过高导致的气压伤，以及血流动力学损害。

B. T 形管系统：是单一管路重复吸入系统。由于该系统无二氧化碳吸收器,如新鲜气体流量小于病人吸入峰流率时，则二氧化碳再吸入不可避免。吸入的二氧化碳浓度取决于新鲜气体的流量和（或）分钟通气量的改变。Mapleson 依据病人相对体位、新鲜气流、贮气囊及阀门将此系统（即 T 形管系统中）分类。Mapleson D 和 Mapleson F 系统应用最为普遍，且均属于 T 形管系统。所有 T 形管系统均需高流量新鲜气流（至少 2～3 倍的分钟通气量）以避免自主呼吸时造成的再吸入。呼气末二氧化碳监测有助于证实二氧化碳排除是否充分。

1. **Mapleson D 环路：**为半紧闭式系统，新鲜气体从病人端进入，而贮气囊和限压排气阀则接于本系统的一侧（图 9-3）。

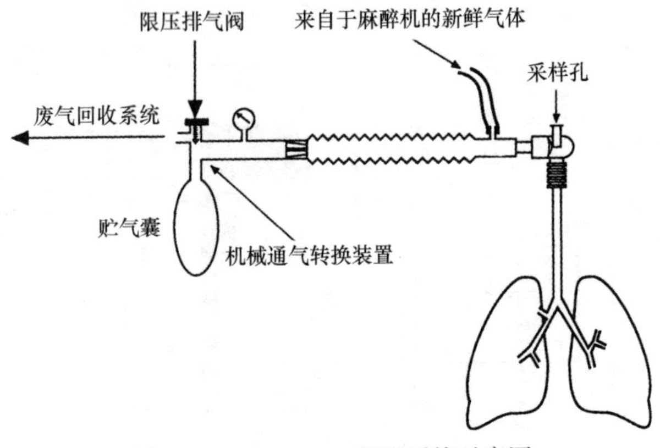

图 9-3 Mapleson D 呼吸系统示意图

2. **Bain 环路：**为一同轴式 Mapleson D 形环路。新鲜气流管路直径小且为非螺旋状管道，安置在另一直径较大的螺旋状管内，该螺旋管为呼出管。吸入气体可被加热，且该系统似乎简单，但若发生漏气，则易发生低氧血症。因此使用前必须检查其环路是否漏气。

3. Mapleson F 环路（Jackson-Rees 改良型 Ayres T 形管或 Mapleson E）对新生儿和婴儿尤为适用，它仅由一个开放的储气囊和一定长度的螺纹呼吸管组成，新鲜气体从病人端进入该系统。该系统对患儿进行手控呼吸较机械通气更为简单、安全，因为麻醉医师通过手法调节贮气囊的充盈程度，并可利用该贮气囊作为肺顺应性变化的指示器。该系统另一优点在于使麻醉医师进行手控通气时距婴儿很近。随着换气系统的引入提高了环路自身的重量及替代系统的改进，已使得该环路的优势减小（如低顺应性呼吸管道和机械通气的改进）。

Ⅳ. 麻醉呼吸机

A. **配有机械呼吸机的传统麻醉机：**在密闭封壳内装有可压缩风箱。风箱由间断进入壳内的氧气或空气压缩，并使气体增压。该机是定时流量触发（相对于压力触发）、机械和电子双重控制气动式（需 10～20L/min 的驱动气体）呼吸机。呼吸机的控制系统随制式、型号而异。有些呼吸机需要设置分钟通气量、呼吸频率和吸呼比，以便产生所需的潮气量；另一些呼吸机可以直接调整潮气量，吸呼比由吸气频率（独立设定）而定。在吸气相，由麻醉机提供的新鲜气流比预设的潮气量有所增加。例如，将新鲜气流量从 3L/min 增加至 6L/min，吸呼比为 1∶2 时分钟通气量增加 1L/min、吸呼比为 1∶1 时分钟通气量增加 1.5L/min（因后者吸气时间更长）。尽管空气与氧气均可驱动气动呼吸机，但是大都选择氧气作为动力源，并由中央管道供氧。当集中供气失灵时，是否用贮气瓶内气体驱动呼吸机则由使用者来定。如果中心供气系统不能供气而改用氧气瓶进行驱动时，则应将机械通气改为手控通气，以便减少氧气消耗，从而保证氧气供应。

B. **流量触发：**与压力触发不同，无论病人肺顺应性如何变化，均可保证提供预定的潮气量，但不能代偿呼吸环路的泄漏，还可能由于压力过高而造成病人气压伤。流量触发能可靠地输送已设置好的潮气量（甚至环路存在小量的漏气)。由于多数病人肺功能正常且肺顺应性良好,因此发生气压伤的风险很小。

C. **压力触发:** 对于婴幼儿和有肺部疾病的病人,持续维持预设潮气量可能导致病人难以耐受的高气道压力,并增加发生肺气压伤的风险。在此种情况下,压力触发便可发挥其优势,因为气道压力得到控制,发生肺气压伤的风险随之降低。

D. **微控呼吸机:** 由于许多麻醉呼吸机功能单一,严重限制了其在对肺功能异常病人行机械通气时的使用。在此种情况下,手控通气或重症监护专用呼吸机具有优势。而新型麻醉机具有微处理器控制呼吸机,其多功能的特性使其能够对气道压力[如不同的呼气末正压通气(PEEP)]和流速进行复杂的管理与监测。这些呼吸机使用活塞而不是风箱,并且不依靠新鲜气体流速,稳定输送设定的潮气量方面更加显著。如 ICU 的呼吸机,新型麻醉机可提供多种呼吸模式(如压力控制、压力支持、同步强制性指令通气和反比率通气),从而使麻醉医师可以优化完善通气、给氧、血流动力学稳定和脱机各环节的管理。

Ⅴ. 安全装置

A. **声响供氧报警器:** 安装在高压氧供系统的管路上,它由压力调节器和蜂鸣器组成。当供氧源压力在 0～25psi 以下时,蜂鸣器即发出声响。

B. **气动氧安全阀:** 当高压系统中氧气压力高于 25psi 时,氧化亚氮供气阀方能开启;如氧压力低于 25psi 时,氧化亚氮便停止供气。由于声响供氧报警器和气动氧安全阀均为特异性高压供氧系统装置,因此对于低压供氧系统中氧压过低(如氧流量调节阀门意外关闭)无保护作用。

C. **氧比例控制器:** 麻醉机普遍配有一控制供氧比例的装置,通常是氧和氧化亚氮旋钮的机械联动装置,用以确保吸入氧浓度(FiO_2)不低于 0.25。有些麻醉机装有氧比率监测器,当出现低 FiO_2 时发出报警声。

D. **压力报警器:** 各种麻醉机均有配备。

1. **低压报警:** 当呼吸环路负压或低压力达一定时间则

报警，多由于管路断开或严重漏气所致。出现负压通常表示废气排放系统故障或病人呼吸道阻塞致吸气阻力增加。

2. **高压报警：**限压高压报警值既可以是可调亦可是预设值（如 65cmH_2O）两种模式。高压警报提示呼吸管道或气管导管梗阻及肺顺应性改变（如支气管痉挛、气胸、腔镜检查或浅麻醉）。

3. **持续压力报警：**提示气道高压已持续数秒。快速排气阀阻塞或关闭、呼吸机压力释放阀故障或者废气排放系统阻塞都会出现报警。

Ⅵ. 废气排放

废气排放系统是将麻醉废气从手术室排放至医院外或安全释放处（如非再循环通风系统）。手术室中氧化亚氮浓度不应超过 25ppm[①]，而含卤素麻醉药浓度不应超过 2ppm。应常规使用专用的麻醉废气排放系统，这些系统包括气体收集系统、转运系统、接收系统和排放系统。

A. **收集系统：**从限压排气阀和呼吸机排气阀收集废气，将其送至转运系统。此外，气体分析仪的废气也应收集在内。

B. **转运系统：**由多个管道组成，将废气由收集系统转运至接收系统。

C. **接收系统：**需确保与病人连接部位无正压亦无负压。该系统可能是开放式或密闭式。开放式系统由贮气罐组成，该罐一端与大气相通，并对该端施以吸引排出废气。密闭式系统由带有正压和负压释放阀的贮气囊组成，以维持囊中压力在允许范围内。

D. **排放系统：**可以是被动也可以是主动的排放。被动排放系统对现代化医院已不再适用。它是由大口径管道组成的，将气体直接排至室外或排废通道中，主动排放系统由真空系统、风扇、泵或 Venturi 系统组成。

Ⅶ. 气体分析

有数种方法监测呼吸环路中 O_2、CO_2 和麻醉气体的浓度。氧检测仪是检测吸入低氧混合气体的重要仪器。CO_2 检测仪有很多用途，包括通气是否适度及检测呼吸环路是否有

① 译者注：1ppm=10^{-6}。

问题。通过监测每次呼吸的麻醉药浓度可提供麻醉药摄取与分布情况。大多数的气体分析器备有报警装置。现将监测仪采用的技术分述如下。

A. **质谱分析**：可以对各种气体的浓度实现快速分析，质谱分析仪本身体积大且必须安置在手术室的中央部位，以提供数个术间的测量工作。通过呼吸环路 Y 形接头的侧孔抽取气体样本，并将气样通过一条导管传送入中央的质谱分析仪。气样穿过电子束时被离子化，由此产生的气样片段通过一个高压电场供其加速，然后经过一个偏转磁场，收集器探测出这些特殊片段，从而测定出每种药品的相对浓度。质谱仪的中央系统自动进行定标。通过安装多通道转换开关，质谱分析仪可测定多达数十个手术间的气体样本。每个气样的测定时间为 1 分钟至几分钟，其时间长短取决于同时测定的房间数量。根据要求可立即行某种气样的分析。

B. **红外分析**：是采用分光光度计检测法和 Beer 定律连续测定混合气体中的麻醉气体或其他气体的浓度。分子中有两种以上不同的原子气体可吸收红外线，所以红外分析仪可以测定二氧化碳、氧化亚氮和吸入性麻醉药浓度，但是不能测定氧浓度。经典的方法是从呼吸环路中以恒定的速率抽取一些气样（50～300ml/min），并送入仪器的测量室内。一定波长的红外脉冲能量只有穿过气体时才会被吸收，再形成光束穿出气体，能量吸收的差值便反映了被测气体的浓度。在某些二氧化碳分析仪中，微型测量室和传感器安装于呼吸环路中。大多数红外测量仪中，在某一时刻仅能测定预先选定的某种麻醉气体。

C. **氧分析仪**：混合气体中的氧浓度可以采用质谱仪、极谱仪、燃料电池分析仪或顺磁共振分析来实现连续测定。

1. **极谱氧分析仪**：分析仪的传感器置于呼吸环路的吸入端，传感器是由浸在极化电压的电解质溶液中的阳极和阴极电子元件构成的，氧通过半透膜扩散至电解质溶液中。此后聚集在阴极端的氧电流进行流动，此电流取决于阴极摄取的氧，也即氧分压。氧传感器的使用寿命较短，需要定期更换。传感器应直立放置，以避免湿气的聚积并且必要时应取下烘干。

2. **电池分析或燃料电池分析**：与极谱仪相似，但采用不同的阳极、阴极电子元件和电解质材料，也不使用极化电压。其电池类似耗氧电池。

3. **顺磁氧分析仪**：此类分析仪基于如下原理：氧本身是顺磁化的，因此在磁场中被吸收，而其他大多数气体具有弱抗磁性，因此在磁场中被排斥。现代微型顺磁氧分析仪包含一个快速震荡的磁室，可以测定每次呼吸的氧浓度，其常与其他气体分析技术联合使用，进行麻醉药的监测。

Ⅷ. 附属装置

A. **正压呼吸器**：在所有麻醉期间，均应备有一个简易正压呼吸器（自体充气袋）。许多手术间里，这些充气袋放置在麻醉机的后面。

B. **加湿器**：应当使用加湿器，特别是在婴儿、幼儿和高流量麻醉时应使用。常用两种加湿器：水浴式加湿器和冷凝式加湿器。水浴式加湿器易产生过热而导致病人损伤和感染的风险；冷凝式加湿器则增加了呼吸道阻力，但比水浴式加湿器使用简便，由于阻力较大，因此冷凝式加湿器不适用于小儿。

C. **呼气末正压阀（PEEP）**：可接至呼吸环路的呼出端。许多新型呼吸机已装有 PEEP 装置。

D. **应急灯**：配备应急灯以应对电源中断的紧急情况。

E. **微机化信息管理系统**：包括电子麻醉记录，已日趋取代手写医疗和麻醉记录。优点包括能提高围手术期病人信息自动化数据采集，利于提高质量和资源利用数据库的建立，提高经费结算的准确性和完整性，以及有效适应各种规章制度和监管的要求。

Ⅸ. 新一代的麻醉机

传统麻醉机良好的运行几乎满足了所有的需求。麻醉机相关发病率和病死率通常归咎于人为操作失误（如未能察觉的呼吸环路断开），并非是真正的设备失灵。传统麻醉机已处于发展周期的末端，然而新一代麻醉机的发展却刚刚起步。就新一代麻醉机的复杂性增加、设计和功能的改变及新技术的集成化而言，麻醉医师面临新的挑战。一些新型麻醉机的显著优点包括下述几个方面。

A. **电子化界面**：使得其更加便捷、精确测量和调控气体浓度、气道压力及机械通气（控制通气和辅助通气）。

B. **报警装置**：更多和更具适应性的报警。

C. **外连接少**：尽可能减少发生断开、误接、扭折和其他意外事故。

D. **自动设备自检功能**：能够提高设备故障的检出率，同时使麻醉医师更加从容地进行其他工作。

E. **强化数据收集能力**：有助于微机化信息管理系统的整合。

Ⅹ. 麻醉机日常检查程序与步骤

实施麻醉前均应按此程序进行检查，或按相同的程序进行。本程序仅适用于符合当今标准的麻醉机，即带有上升式风箱的麻醉机，并至少具有下列监测仪：二氧化碳分析仪、脉搏血氧饱和度监测仪、氧分析仪、潮气量计和呼吸环路压力监测仪并配有上下限报警装置。使用者也可根据实际机型和具体的临床情况修订该检查程序，尤其应参考设备制造商提供的操作手册的具体程序和注意事项，特别是对低压系统进行漏气试验（注：如果麻醉医师连续使用同一麻醉机实施数例麻醉，在初次检测完成之后，在以后的病例则不需要带有【*】号项目的检查）。

A. **应急通气装置**：确认麻醉机是否备有简易呼吸器及是否完好。*

B. **吸引装置**：确认吸引装置随时可用且具备吸除气道内液体的足够压力。

C. **高压系统**

1. 检查和确认氧气瓶是否有气。*
2. **检查中央供气系统***：检查管路连接是否正确，管道压力表读数应在 50psi 左右。

D. **低压系统**

1. **检查低压系统的最初状态***
   a. 关闭流量控制阀和蒸发器。
   b. 检查蒸发器内麻醉药的量，将加药器盖扭紧。
2. 打开设备总开关和所有必需仪器的开关。*
3. **检查流量计***：调整所有气体流量计至最大，检查流量计漂浮物的运动是否平滑和灵活，观察流量计管是否有破损。

E. 检测和调节废气排放系统*

F. 呼吸环路系统

1. **校对氧监测仪**：确定低氧警报器工作正常。
2. 检查呼吸环路系统的最初状态
   a. 检查呼吸环路完整性、不存在损坏和阻塞。
   b. 确保二氧化碳吸收剂充足及有效。
3. 进行呼吸环路系统的漏气检查（此部分可能要求自动检测，不同的制造商建议的数值也不尽相同）
   a. 将所有气体流量计调至 0（或者最小）。
   b. 关闭限压排气阀并阻塞 Y 形接头。
   c. 打开氧快速充气阀，使呼吸道压力至 30cmH_2O。
   d. 确认此时的压力稳定在一个固定值至少 10s。
   e. 打开限压排气阀使压力降低。

G. 手动和自动通气系统：检测呼吸系统和单向阀。

H. 检查监护仪：检查、校准和（或）设定所有监护仪的报警限。

I. 检查麻醉机的最终状态

1. 关闭蒸发器。
2. 打开限压排气阀。
3. 通气选择开关置于手动通气模式。
4. 所有流量计归零。
5. 呼吸环路系统处于备用状态。

（朱俊超 译 王俊科 审校）

推荐阅读文献

Dorsch JA, Dorsch SE, eds. *A Practical Approach to Anesthesia Equipment.* Philadelphia: Lippincott Williams & Wilkins; 2011.

Dorsch JA, Dorsch SE, eds. *Understanding Anesthesia Equipment*, 5th ed. Philadelphia: Lippincott Williams & Wilkins; 2008.

Ehrenwerth J, Eisencraft J, Berry J, eds. *Anesthesia Equipment: Principles and Applications*, 2nd ed. Philadelphia: Elsevier Saunders; 2013.

Olympio MA. Modern anesthesia machines offer new safety features. *Anesth Patient Saf Found Newsl* 2003;18:17–32.

Sandberg WS, Urman RD, Ehrenfeld JM. *The MGH Textbook of Anesthesia Equipment.* Philadelphia: Elsevier Saunders; 2011.

第10章 监　　测

Donner M, Schoenfeld W

Ⅰ. 标准监测

在美国麻醉医师协会的麻醉基本监测标准中指出，在所有麻醉过程中麻醉医师应该一直在场，并对病人的氧合、通气、循环和体温进行持续评估。

A. 全身麻醉的标准监测

所有麻醉都应监测循环、氧合、通气和体温。全身麻醉（全麻）监测至少应包括氧分析仪监测 FiO_2、脉搏血氧饱和度仪、心电图（ECG）、血压及温度测量。全麻一定要配备二氧化碳波形仪（见第 14 章和第 15 章），并推荐用于监测麻醉管理和区域麻醉。

B. 其他监测

若有合并疾病及手术需要可进行其他监测，包括动脉压及静脉压、心功能（见第 2 章和第 24 章）、神经肌肉阻滞（见第 13 章）及中枢神经系统功能（见第 11 章和第 25 章）。

Ⅱ. 循环系统

可通过临床体征、心电图、无创和有创血压监测、中心静脉压（CVP），肺动脉导管和超声心动图进行循环评估。

A. 在术前阶段（见第 1 章）应评估是否存在灌注异常，其临床表现包括神志改变、神经功能损害、呼吸困难、胸痛、肢体发凉、脉搏变弱及毛细血管充盈时间延长，但在全麻期间其意义有限。

B. 心电图：可用于监测心率、检测和诊断心律失常和心肌缺血、监测起搏器功能及电解质异常。心电信号存在并不能确保心脏收缩功能和心排血量正常。

1. **监测机制**

   a. **电极垫：**心电电极测量的电信号较弱（约 1mV），易受干扰，应将电极正确安放于清洁干燥的皮肤。

   b. **电极位置：**为了有效地检测心律失常和心肌缺血，

电极垫必须放置在固定位置。肢体导联应置于相应的肢体上或其附近，胸前导联（V_5）置于第 5 肋间腋前线。

c. 模式及选项

（1）监护仪通常有几种方法来过滤心电噪声，最常用的是“诊断”和“监测”模式。监测模式是通过窄带带通滤波器（0.5～40Hz）来消除心电噪声，而诊断模式是通过宽带带通滤波器（0.05～100Hz）进行过滤，过滤掉的信号和噪声较少。监测心肌缺血时应使用诊断模式。

（2）自动 ST 段趋势记录有助于监测心肌缺血的动态变化

2. **节律检测：**通过分析 P 波和 QRS 波关系可诊断心律失常；Ⅱ导联观察 P 波最适宜。

3. **心肌缺血的检测：**Ⅱ导联和 V_5 导联监测涵盖大部分心肌，可检测到 95%病人的心肌缺血。Ⅱ导联监测由右冠状动脉供血的心脏下部，V_5 导联监测由左前降支供血的左心室大部分。Ⅰ导联可用于监测左回旋支动脉病变的病人。

C. 动脉压

动脉压由血管阻力和血流量决定。如果血管阻力较高，尽管血压正常，但器官的血供却较低。各器官可通过自主调节改变局部血管阻力以维持恒定血流量。

1. **平均动脉压（MAP）：**可直接测量或计算得出[MAP=舒张压+1/3 脉压（收缩压–舒张压）]。

2. **自动无创血压测量：**是手术室中最常用的无创血压测量方法。手动血压是通过听诊 Korotkoff 音、脉搏触诊或多普勒直接测量收缩压和舒张压。

a. 局限性

（1）正确测量血压要求袖带尺寸合适。袖带过小可致测得血压偏高，袖带过大则偏低。袖带的宽度应覆盖上臂或大腿的三分之二。

（2）心律失常和体动所致伪差可得到错误数值或无法测出，使用自动血压测量时可致测量时间延长。

（3）血压波动快或波动幅度较大时，血压测量频繁可引起静脉充血和肢体缺血。

（4）血压过低或过高时，无创与有创血压测量值相关性差；低血压（收缩压低于 80mmHg）时，无创血压测量值通常偏高。

3. **根据特定部位的脉搏是否可扪及，脉搏触诊可用来评估收缩压：** 桡动脉压（80mmHg）、股动脉压（60mmHg）或颈总动脉压（50mmHg）。此法不精确，仅在血压极低时用以估测。

4. 监测有创血压时，通过充满液体的测压管将动脉留置套管与压力换能器相连接。压力换能器将压力转变为电信号进行显示。

a. **适应证**

（1）须严格控制血压（如控制性高血压或低血压）。

（2）血流动力学不稳定的病人。

（3）频繁采集动脉血气。

（4）不能进行无创血压监测。

b. **临床意义**

（1）血压过高可能导致血管破裂（如动脉瘤）时，通常要监测收缩压。

（2）平均动脉压通常用来评估重要器官的灌注压是否足够。

c. 所需物品包括合适尺寸的动脉留置套管和换能器装置。动脉留置套管的尺寸：婴儿 22～24G，儿童 20～22G，成人 18～20G。

（1）将换能器与充满液体的测压管和加压生理盐水袋相连接。以 3ml/h 的速率持续输注以防止凝血。以低于 20Hz 的平坦频率响应监测所有生理范围心率的血压。

（2）测压管应为刚性管道，并尽量短，无打结及气泡。

（3）设置：将换能器与空气相通进行电子校零，大多数病人可置于冠状窦水平（静脉静力轴）。但颅内动脉瘤手术时，换能器应置于头部水平。

5. **动脉穿刺置管步骤**

a. **部位**：最常用桡动脉，其他部位包括尺动脉、肱动脉、腋动脉、股动脉和足背动脉。随着与心脏距离的增加，收缩压逐渐升高，舒张压逐渐降低，而平均动脉压变化不大。

b. **桡动脉穿刺置管步骤**

（1）使用手臂托板将手腕背伸，皮肤消毒。穿刺过程应无菌操作。病人清醒时穿刺应先用局麻药打皮丘（图10-1）。

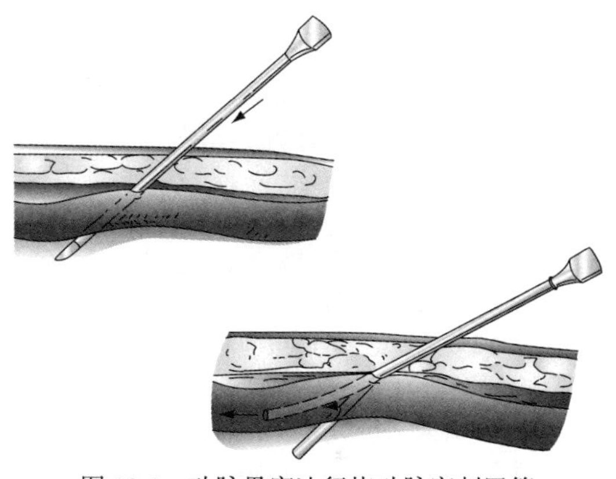

图10-1　动脉贯穿法行桡动脉穿刺置管

上图：动脉套管针穿透动脉。下图：拔除针芯，缓慢回撤套管直至出现搏动性喷血，然后使用Seldinger法通过导丝置入套管（引自 Gehart MA，Walosik-Arenall KM. *Monitoring* the cardiac surgical patient. Hensley FA，Gravlee GP，Martin DE，eds. *Practical Approach to Cardiac Anesthesia*. 5th ed. Philadelphia：Wolters Kluwer Health；2013：117-155.）

（2）进针直到进入动脉见回血。同置入静脉留置套管一样，沿针芯将套管置入动脉。然后拔除针芯，将动脉套管与换能器管道相连接。还可使用另一种方法（动脉贯穿法），当穿刺针进入动脉见回血时，再继续进针穿透动脉后壁。然后拔除针芯，缓慢回撤套管，出现喷血时再置入无菌导丝便于送入套管。

（3）当病人动脉穿刺条件差时可使用超声引导。

（4）冲洗管道液体量不应超过3ml。有报道，冲洗液体可逆流进入脑循环。

c. 注意事项

（1）股动脉和腋动脉穿刺时，最好先用 18G 或 20G 套管针穿刺置管，然后以 Seldinger 法再置入 6in 的 18G 动脉导管。

（2）改良 Allen 试验可评价手部桡动脉和尺动脉血供的相对分布，但结果并不可靠。

（3）血压和脉搏应在左右两侧都进行评估测量，若不一致，应选择血压高的一侧进行穿刺置管，因为压力伪差易致血压测量值偏低。

（4）先前做过动脉穿刺可能致血栓形成。穿刺前应该评估穿刺处近端的动脉搏动。远端的搏动仅能提示有侧支循环。

d. 并发症

（1）波形过度衰减可使测量值偏低。原因有动脉阻断、套管阻塞、管道过长、三通、气泡或测压管扭曲。

（2）波形衰减不足可使收缩压测量值偏高。原因有使用非刚性测压管或压力波反射引起共振增强。

（3）罕见的并发症包括动脉血栓形成、缺血、感染和形成动脉瘘或动脉瘤。在动脉穿刺侧的手使用脉搏血氧饱和度仪有助于及早发现血管损伤。一旦发生，应拔除套管；若还需进行穿刺，应选取对侧动脉。若桡动脉穿刺出现并发症，不应再选择同侧尺动脉穿刺置管。

Ⅲ. CVP 和心排血量

A. CVP 是通过充满液体的测压管将压力换能器与血管腔连接进行测量。

1. 在腔静脉或右心房水平监测压力。压力换能器装置（见本章Ⅱ.C.4.c.）置于冠状窦水平。

a. 适应证：

（1）测量右心充盈压以评估血管内容量及右心功能。

（2）向中央循环给药。

（3）为外周静脉条件差的病人提供静脉通路。

（4）注射指示剂测定心排血量。

（5）为置入肺动脉导管（PAC）提供通路。

b. 波形：中心静脉压波形包括三个正向波：a 波、c 波和 v 波，以及两个负向的降支：x 降支和 y 降支（图 10-2）。这些波分别对应心房收缩、心室等容收缩（包括三尖瓣膨出）和右心房充盈。x 降支对应心房舒张和收缩期塌陷，y 降支则对应心室早期充盈和舒张期塌陷。

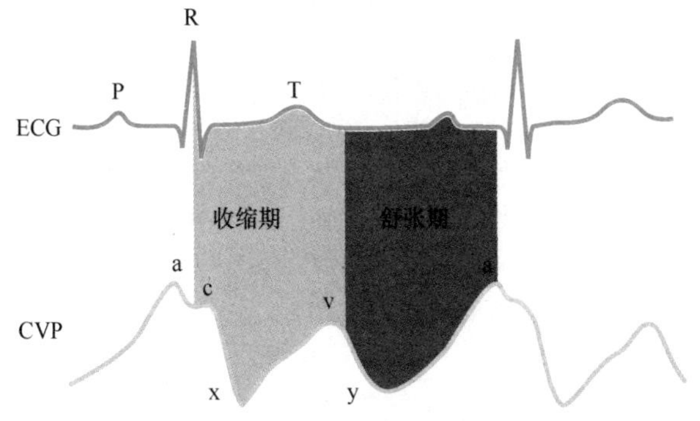

图 10-2　正常 CVP 波形和心电图（ECG）

（经允许引自 Connor CW. Commonly used monitoring techniques. In：Barash PG，Cullen BF，Stoelting RK，et al.，eds. *Clinical Anesthesia*. 7th ed. Philadelphia：Wolters Kluwer Health；2013：711.）

c. 分析

（1）范围：为减少呼吸的影响，应在呼气末 a 波与 c 波之间测量中心静脉压。正常值为 2～6mmHg。

（2）CVP 降低，伴血压升高而外周血管阻力不变时，提示心功能增强，因而导致 CVP 降低。若 CVP 降低同时伴有血压下降，则是因为血管内容量或回心血量减少。

（3）CVP 增高，伴血压升高而外周血管阻力不变时，提示血容量或回心血量增加。若 CVP 增高伴有血压下降，则是由于心功能减弱。

d. 病理性 CVP

(1) 大 a 波是由于右心房收缩时三尖瓣处于关闭状态，见于房室脱节。

(2) 大 v 波是由于心室收缩时反流所致，见于三尖瓣反流。

e. 正压通气可影响心排血量和回心血量。根据 Starling 定律，透壁压（即心房压和心外压的差值）与心排血量相关。PEEP 较低时，CVP 随 PEEP 的增加而增加。PEEP 较高时（超过 15cmH_2O），由于右心室功能受损，中心静脉压增高而心排血量降低。

2. 中心静脉穿刺置管步骤

a. **部位：**常用部位包括颈内静脉（IJ）、锁骨下静脉、颈外静脉、腋静脉、头静脉和股静脉。

b. 所需物品包括一个加压盐水袋、充满液体的测压管和换能器。换能器置于冠状窦水平。

(1) 导管有单腔至四腔，多腔导管可同时输注各种药物、进行压力监测和血样采集。

(2) 引导鞘管口径较粗，带有隔瓣。可通过引导鞘管置入特殊的多腔导管或肺动脉导管（见下述）。

(3) 可应用超声进行解剖定位、辅助穿刺置管及位置确认。

c. 并发症

(1) 心律失常：由于导丝刺激心内膜引起，为一过性，将导丝回撤即可消失。

(2) 刺破动脉：若误将扩皮器或导管置入动脉，可导致严重血管损伤和出血。扩皮前应通过血液颜色、血气或者通过定位针、细针或 18G 套管进行测压来判断是否为静脉。若扩皮前误刺破动脉，应拔出穿刺针，压迫至少 5min（有凝血功能障碍时 10min），再另选位置穿刺。若误将导管置入动脉内，不要拔出，应请血管外科医师会诊。

(3) 置入扩皮器时不应卡住导丝，否则可能损伤静脉或刺破血管后壁。置入导丝时若阻力较大，应立即停止。

（4）气胸、血胸、胸腔积液、乳糜胸或心脏压塞可引起明显的生命体征变化。胸片可部分排除上述并发症。锁骨下静脉穿刺时气胸的风险最大。

（5）导管留置期间可发生感染和空气栓塞。股静脉置管的感染风险较高。拔除导管时压迫穿刺部位并让病人做 Valsalva 动作，可降低空气栓塞发生的概率。拔除颈部和锁骨下留置导管时，可采用 Trendelenberg 体位以防止进气。

d. 应用 Seldinger 法行颈内静脉穿刺置管时应选择右侧，因为血管走行较直，汇入右心房。

（1）部位和准备：根据穿刺部位相对于胸锁乳突肌的关系，颈内静脉穿刺置管可分为前路、中路和后路三种入路。中路最为常用。病人取仰卧位或 Trendelenberg 体位，头后仰并且转向穿刺的对侧。为了减少导管相关感染，无菌单应从头覆盖到脚，操作者应穿戴无菌服及手套，用氯己定消毒颈部。

（2）体表标志包括胸骨上切迹、锁骨、胸锁乳突肌（SCM）外缘及下颌角。穿刺时，于乳突和胸锁乳突肌胸骨头的中点进行定位。常规使用超声观察解剖及定位静脉（图 10-3）。

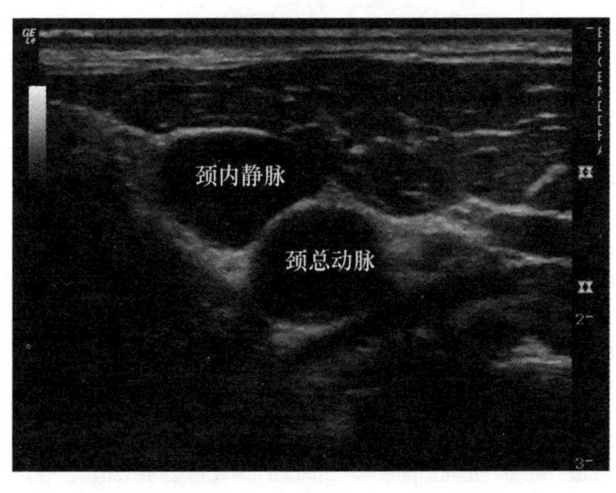

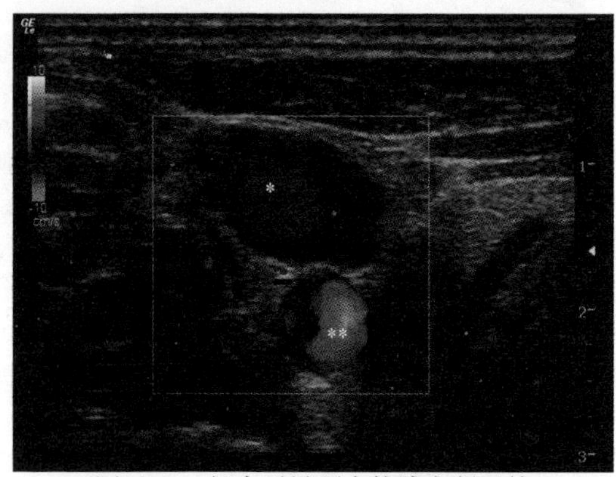

图 10-3　超声引导颈内静脉穿刺置管

上图中二维超声图像显示颈内静脉（IJV）位于颈总动脉（CA）的外侧。下图中彩色多普勒图像显示颈内静脉为蓝色血流*，颈总动脉为红色血流**，探头方向朝向足侧（引自 Barash P，Cullen BF，Stoelting RK，et al. *Clinical Anesthesia*. Philadelphia：Lippincott Williams & Wilkins；2009.）

（3）根据颈部穿刺部位的不同，穿刺置管操作有所差异（图 10-4）。引导针以 45°角刺入皮肤，

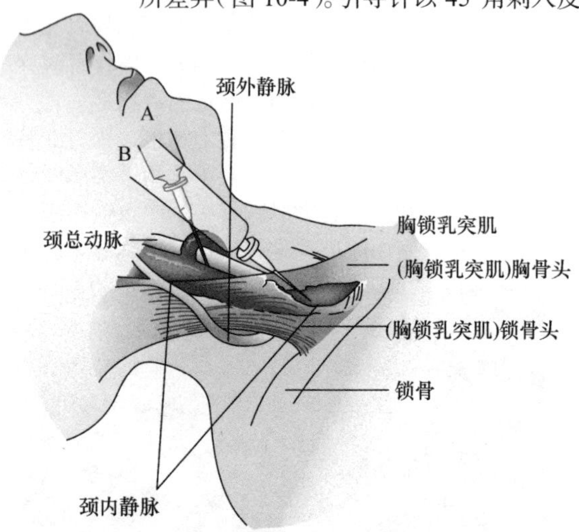

图 10-4　颈内静脉穿刺置管的两种方法

A. 前路：进针点为胸锁乳突肌内侧头内缘，锁骨上 5cm，进针方向为同侧乳头；B. 中路：进针点为胸锁乳突肌的内外侧头组成的三角顶点，进针方向为同侧乳头（引自 Gehart MA，Walosik-Arenall KM. Monitoring the cardiac surgical patient. Hensley FA，Gravlee GP，Martin DE，eds. *Practical Approach to Cardiac Anesthesia*. 5th ed. Philadelphia：Wolters Kluwer Health；2013：117-155.）

边回吸边向同侧乳头方向进针，直至回抽到静脉血。然后去掉注射器，通过针头或套管置入导丝。

（4）一定要通过超声、血液颜色、血气分析或者测压来判断是否为静脉。然后拔除针头或套管，用解剖刀将穿刺点向外侧扩大。

（5）置入三腔或四腔中心静脉导管时，一般不需要扩皮器。按压住皮肤，将硬性的扩皮器沿导丝一边轻柔旋转一边推进；导丝仍应活动自如，以确保其仍在血管内。

（6）固定好导丝拔出扩皮器，沿导丝置入中心静脉导管或引导鞘管。也可将引导鞘管和扩皮器同时插入。然后拔出导丝，回抽并冲洗导管各端口，最后固定导管。

（7）应拍胸片以确定导管位置，排除气胸等并发症。导管的尖端应位于上腔静脉（SVC）和右心房连接处，导管不应与上腔静脉管壁成直角。

e. 锁骨下静脉（SCV）于锁骨中线处位于锁骨下方，易于穿刺，是最常选用的中心静脉穿刺部位之一。虽然误穿动脉后无法压迫止血，但凝血功能障碍并非是其穿刺置管的禁忌证。锁骨下静脉留置导管病人较为舒适；另外，由于左头臂静脉横行汇入上腔静脉，常选择左锁骨下静脉。

（1）体表标志包括锁骨、胸骨上切迹、胸锁乳突肌外侧缘与锁骨交界处。穿刺点在锁骨中线的内侧。

（2）沿胸骨上切迹方向置入穿刺针。针尖贴近锁骨，在锁骨下方和后方“缓步”进针。避免气胸的关键是始终保持水平进针。置管长度不应超过16～17cm，以免导管尖端进入右心房。

f. 股静脉是最方便的中心静脉之一，而且穿刺无气胸风险。缺点是需髋部制动及心肺复苏时应用受限。

（1）体表标志包括股动脉、腹股沟韧带、髂前上棘（ASIS）和耻骨结节。股静脉紧邻股动脉内侧。若无法扪及动脉，可在耻骨结节至髂前上棘连线的三分之一处进行股静脉定位。在腹股沟韧带下方，股动脉内侧1～2cm处穿刺。

（2）应用 Seldinger 法穿刺置管。

g. 颈外静脉穿刺置管方法与颈内静脉类似，见本章Ⅲ.A.2.d。颈外静脉斜行穿过胸锁乳突肌，沿下颌角至锁骨中线的连线走行。可在近锁骨处压迫颈外静脉下段以利于穿刺。因为颈外静脉走行弯曲汇入锁骨上静脉，可能难以置入导丝，切勿暴力操作。因此，在颈内静脉置入中心静脉导管更容易。

h. 选择贵要静脉时应使用较长的导管才能送至中央循环。置入导丝经过锁骨下静脉时若遇到阻力，可将同侧的手臂外展、头转向穿刺侧。

3. 肺动脉导管置管术和肺动脉阻塞压：可应用肺动脉导管测量中心静脉压、肺动脉压（PAP）、肺动脉楔压（PAOP）、心排血量和混合静脉血采集以评估心室功能和血容量。

a. 机制：肺动脉导管通过中心静脉引导鞘管置入。行经腔静脉、右心房和右心室，然后进入肺动脉。通过不同端口连接换能器可测量 CVP 和 PAP。将导管尖端的球囊充气可以测量 PAOP 或“楔压”，可反映左心房压和左心室前负荷。为了减少肺泡压对 PAOP 的影响，肺动脉导管尖端应位于肺Ⅲ区，因为该肺区肺静脉压要高于肺泡压。多数情况下，导管的尖端通常恰好在此位置。

b. 适应证

（1）不能解释的低血压。

（2）提供心脏起搏通路。

（3）引起显著生理变化的外科手术（如开胸主动脉瘤修补术、肺移植或肝移植）。

（4）伴有休克的急性心肌梗死。

c. PAP 和 PAOP

（1）波形：PAP 波形与体循环动脉压波形相似。因为其位置关系，PAP 波形较小，时相上早于体循环动脉压力波形。将球囊充气后肺动脉导管可以测量 PAOP，其波形与 CVP 相似，有 a 波和 v 波。其压力近似等于左房压，因为肺脏而时相上略延迟。

（2）范围：PAP 正常值为收缩压 15～30mmHg，

舒张压 5～12mmHg。PAOP 正常值为 5～12mmHg，在呼气末近似等于左心房压，与左心室舒张末期容积相关。

d. PAOP 分析可用来评估左心功能。左心功能的基本模型是建立在收缩末期压力-容积曲线和舒张末期压力-容积曲线关系上。因为左心室舒张末期压力（LVEDP）可测得，而且与左心室舒张末期容积相关，因此可推导如下（见图 10-5）。

（1） PAOP 增高可能是因为左心室舒张末期容积增加，顺应性降低，或二者皆有。

（2） PAOP 降低可能是因为左心室舒张末期容积降低，顺应性增加，或二者皆有。

e. 病理性 PAOP

（1） 大 a 波是由于左心室肥大（LVH）或房室脱节引起。左心室肥大可降低左心室顺应性，使 LVEDP 增高，因此 PAOP 应该测量 a 波峰值。房室脱节时，则应在 a 波之前测量。

（2） 大 v 波见于二尖瓣反流。

（3） 右心扩张可导致室间隔突向左心室，引起左室舒张末期顺应性降低，使 LVEDP 增高。

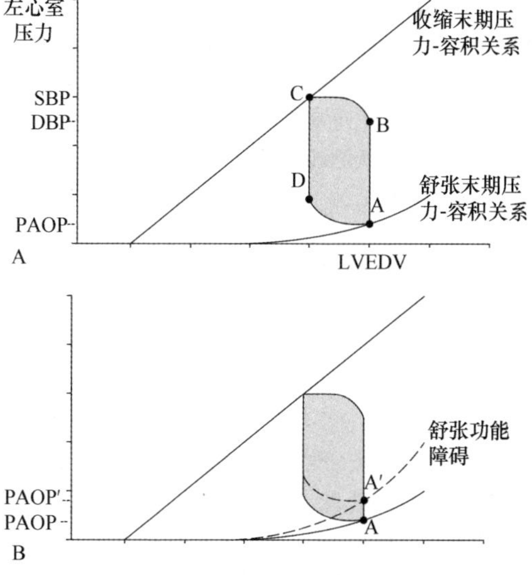

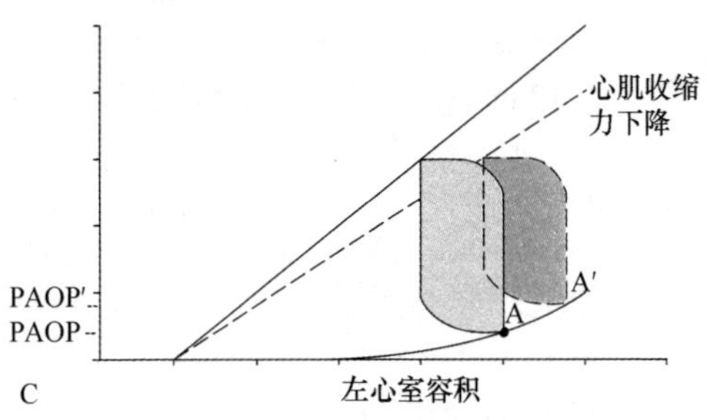

图 10-5　左心室压力-容积关系

A. 心动周期（A-B-C-D-A）取决于收缩末期压力-容积关系（描述心肌收缩力）和舒张末期压力-容积关系。PAOP 近似等于 LVEDP。PAOP 增高的原因可能是舒张顺应性降低（B），左心室舒张末期容积（LVEDV）升高（C），或者二者皆有。LVEDV 增加常是由于左心室心肌收缩力下降所致，而右心室功能正常（C）。

（4）肺动脉栓塞时 PAP 增高，但并不伴有 PAOP 增高。

f. **所需物品和肺动脉导管类型：**导管可带有或没有肝素涂层。肺动脉导管包括以下类型。

（1）静脉输液导管（VIP，VIP+）提供另外的端口便于输液和采血。

（2）起搏器端口可置入心脏起搏导线。

（3）持续心排血量导管通过发出密集的低热脉冲获得热稀释曲线，可连续自动测量心排血量，通常为一定时间内的平均值。

（4）血氧饱和度导管可监测混合静脉血氧饱和度。

（5）右心室射血分数导管通过快速反应热敏探头，可计算心排血量及右心室射血分数。

4. 肺动脉导管穿刺置管步骤

a. **部位和准备：**与中心静脉穿刺置管术相似，见本章Ⅲ.A.2。肺动脉导管（PAC）均需通过引导鞘管置入。操作者置入引导鞘管后应更换无菌手套，再置入 PAC。

b. **穿刺步骤：**准备好 PAC，按以下步骤检查。

（1）检查球囊之前应将 PAC 套上保护套至 70cm 处。保护套可在调整 PAC 至最佳位置的过程中保证其无菌。

（2）检查球囊，充气 1.5ml。充气后球囊形状应对称，并能平顺地充气和放气。PAC 尖端不应突出超过充气球囊。

（3）冲洗各端口确保通畅，并与已校零的压力换能器相连。置管前为了快速检查，可将肺动脉导管远端抬高或放低以观察压力波形的变化。

（4）置管（图 10-6）：按其自然曲度握持 PAC，经引导鞘管置入心脏，至 20cm 时，球囊充气 1.5ml，确认出现 CVP 波形。继续置入导管，将会变为右心室波形，然后是肺动脉波形（舒张压呈先抬高，然后向下倾斜的舒张期平台形状）。继续送管直至出现 PAOP 波形，然后将球囊放气。放气后波形应转为肺

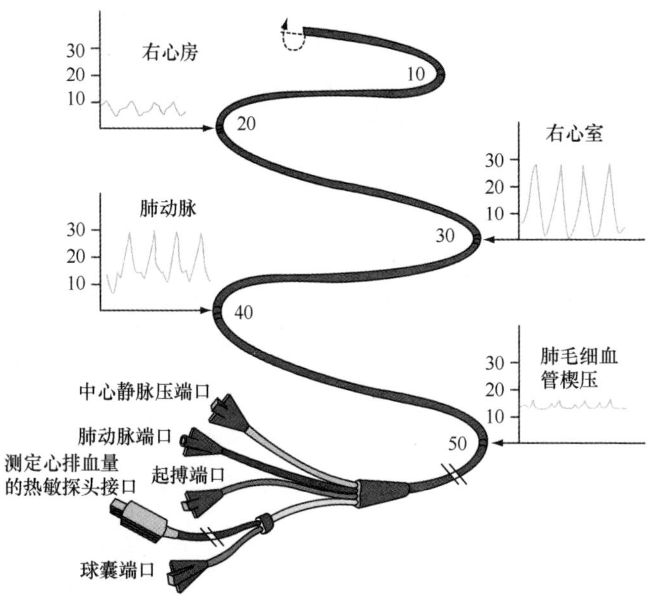

图 10-6　肺动脉导管（PAC）从右颈内静脉置管直至嵌入肺小动脉过程中的压力波形。置管距离（cm）是以 PAC 插入引导鞘管隔膜处的导管刻度近似表示

（引自 Gehart MA，Walosik-Arenall KM. Monitoring the cardiac surgical patient. Hensley FA，Gravlee GP，Martin DE，eds. *Practical Approach to Cardiac Anesthesia*. 5th ed. Philadelphia：Wolters Kluwer Health；2013：117-155.）

动脉波形。若未出现，应把球囊放气后将PAC回撤约5cm，球囊再次充气，继续置入PAC直至出现PAOP波形。正常情况下球囊应处于放气状态。

（5）在近端将保护套与引导鞘管牢固连接，在远端70cm处确保可无菌操作PAC。固定好引导鞘管和PAC，并封闭敷裹。

c. 距离：自右颈内静脉开始，以10cm为距离间隔标记各部位。20cm时至右心房，30cm时至右心室，40cm时达肺动脉，出现PAOP时为50cm。锁骨下静脉入路置管时，各距离应减去5cm；而股静脉置管时，则应加上20cm。

d. PAC置管经过右心室和肺动脉时，可能由于球囊故障、瓣膜病变、低血流量状态或右心室扩张而发生置管困难。应再次检查监测仪，进行校零和调整刻度比例。球囊充气1.5ml、缓慢送管或让病人深吸气以增加回心血量等有助于缓解置管困难。可将肺动脉导管退至20～30cm处，轻柔旋转，重新置入。

e. 并发症

（1）气胸是PAC置管时最常见的并发症。

（2）心律失常：发生率为50%～70%，可能是由于导管直接刺激心房、心室及肺动脉流出道。通常为一过性，继续置入或回撤PAC后可自行消失，还可能发生完全性心脏传导阻滞和室性心动过速（最高0.3%），应予相应处理。

（3）右束支传导阻滞：对于左束支传导阻滞或一度房室传导阻滞的病人，若发生右束支传导阻滞则可导致完全性心脏传导阻滞。此时应该回撤PAC，进行临时起搏。

（4）球囊过度充气、充气时间过长，或PAC直接压迫可导致肺动脉破裂或肺梗死。球囊应缓慢充气，并注意出现PAOP时的充气量。应常规监测PAP，若持续出现PAOP波形，应该立即回撤导管并重新调整位置。

（5）起搏器并非 PAC 置管的禁忌证，但是若安装时间不足 6 周，应在放射线引导下置管。

（6）球囊充气量超过建议的 1.5ml 时可能发生球囊破裂。

（7）还可发生瓣膜损伤、血栓形成和感染。若导管未通过肺动脉瓣而折回至右心室，可能致导管打结。

5. 心排血量正常值为 4～8L/min，心脏指数[CO/体表面积（BSA）]为 2.4～4.0L/（min·m^2）时。传统上使用肺动脉导管通过热稀释法来测定心排血量。由于 PAC 置管有一定的风险，还可采用其他方法来测定心排血量，如脉搏轮廓分析法、全身稀释技术、经食管多普勒、Fick 法、心阻抗图。

a. 肺动脉导管热稀释法是测量心排血量的金标准。将固定容积的冷盐水从 CVP 端口注入，PAC 尖端的热敏探头可监测其引起的温度变化。温度-时间曲线下面积与心排血量相关。

（1）应在呼气末测定心排血量。胸膜腔内压的变化可影响心排血量的测定。自主呼吸时，吸气相胸膜腔内为负压，可使回心血量增加，左心室跨壁压升高。而正压通气时，吸气相胸膜腔内压为正压，则使回心血量减少，左心室跨壁压降低。

（2）三尖瓣反流时，由于时间延长和曲线下面积增加，常引起心排血量或心脏指数测定值偏低。尽管多数情况下测定值偏低，但也有偏高的情况发生。

（3）心排血量测量误差还包括注射时盐水漏出、注射过慢、导管常数错误或心内分流。

b. 脉搏轮廓分析法通过计算机分析动脉脉压波形来测定每搏量和心排血量。此法假定主动脉脉压与每搏量存在比例关系。血管张力的影响作为转换因子被纳入计算中，后者是通过心率、MAP 和血管顺应性计算得出。其优点是不需要中心静脉置管。现有的仪器可通过病人的一般资料和体格来估测动脉阻抗（FloTrac 系统，爱德华生命科学）

或通过注射指示剂计算（见下述）。其局限性有下述几方面。

（1）主动脉顺应性呈非线性变化：主动脉顺应性随血压呈非线性变化，从而影响每搏量测定的精确性。

（2）与留置动脉套管监测有创动脉压一样，也可能发生共振和衰减。

（3）无法精确记录每搏量的变化：难以对容量冲击或使用血管活性药后每搏量的变化进行可靠的临床评估。

c. 全身稀释技术最初是采用吲哚氰绿指示剂稀释法。目前是以指示剂稀释技术测得的心排血量作为校准结合脉搏轮廓分析法来测定心排血量，包括经肺热稀释法（PiCCO）和锂稀释法（LiDCO）。

（1）经肺热稀释法（PiCCO）需要置入中心静脉导管和带有热敏探头的特殊股动脉导管。经中心静脉导管注入冷盐水，股动脉导管的热敏探头记录下游的温度变化。通过曲线分析可估测心排血量和心内血容量。

（2）锂稀释法（LiDCO）是通过尖端带有锂传感器的桡动脉或肱动脉留置导管进行测定。经中心静脉或外周静脉注入已知浓度和容积的氯化锂溶液，通过动脉血中锂浓度-时间曲线下面积计算出心排血量。

（3）稀释法局限性：心内分流和主动脉瓣关闭不全可能导致心排血量测定值偏低。

d. **经食管多普勒：**通过食管内多普勒探头以固定角度发出声束以测量胸降主动脉血流量（ABF）。其直接测量的是主动脉血流量，而非心排血量。ABF约为心排血量的 70%，因此可估算出心排血量，同时也避免了置入肺动脉导管的相关风险。经过简单的培训即可使用，而且探头可留置数日。但在清醒病人操作困难，而且也无法直接获得心脏充盈压等参数。

e. **改良 Fick 法：**NICO（Philips Respironics，Pittsburgh，PA）是通过气管插管病人呼吸环路内的传感器测

量气流量、气道压力及CO_2浓度。在重复吸入过程中可通过上述参数计算出CO_2的排出量。因为心排血量与CO_2消除量的变化同呼气末CO_2变化二者的比值成正比，通过Fick原理则可计算出心排血量。

f. **经胸生物阻抗法：**是通过沿颈部和胸廓放置的皮肤电极来测量电压和阻抗变化。因为血液的导电性强于肌肉、骨骼和皮肤，因此在心动周期内胸腔内血容量的变化会引起阻抗的改变。根据欧姆定律通过阻抗的变化即可测定心排血量。此法完全无创，简单培训即可使用电极。体格较大的病人或液体负载时可能导致测量不准确。

g. **经胸生物电抗法**（NICOM device，Cheetah Medical，Portland，OR）通过外电极发出固定频率的电流通过胸廓，内电极记录该电流与胸廓内波动性血流相互作用后发生的信号时间延迟或相位移。根据特定的时间延迟可计算出波动性血流的容积（每搏量），连续检测生成NICOM信号。可连续动态监测，与生物阻抗法仪器相比，信号失真度较低。虽然还需进一步研究，但有研究显示，生物电抗法测得的心排血量与热稀释法测定值高度相关。

6. 超声心动图

a. **机制：**超声心动图是通过发出超声波生成心脏及周围结构的二维图像。根据要观察的解剖结构、病人的意愿和实际操作情况，可选择经胸或经食管两种路径。除了可同样获得肺动脉导管测定的各参数外，还可评估心脏瓣膜功能、心室收缩力、舒张功能，并观察心内结构。

b. **适应证**

（1）不明原因的低血压。

（2）无法解释的肺动脉导管测定值。

（3）怀疑心内占位或赘生物。

（4）瓣膜异常。

（5）心内分流。

（6）空气栓塞。

（7）心包疾病。

（8）胸主动脉瘤或胸主动脉夹层。

c. 方法

（1）经胸超声心动图可在病人清醒时操作，可以清楚地观察右心结构，并定性评估心脏收缩功能；但左心结构观察受限，操作可能与手术部位冲突。

（2）经食管超声心动图在病人表面麻醉、局部麻醉或全身麻醉下均可操作，术中也可进行，左心结构成像清晰。

Ⅳ. 呼吸系统

呼吸系统负责氧气的摄取和二氧化碳的排出，也为麻醉药的输送提供通道。

A. 必需的呼吸监测：全身麻醉时必需的呼吸监测包括脉搏血氧饱和度、二氧化碳波形图、吸入氧浓度和回路断开报警。通过直接观察胸廓和听诊心前区或食管内听诊还可获得更多的信息。区域麻醉时，可通过直接观察、脉搏血氧饱和度及二氧化碳波形图来监测呼吸。

B. 氧合状态：脉搏血氧饱和度仪是测量氧合状态最简易的方法。其他方法包括皮肤颜色、经皮血氧饱和度仪和动脉血气。

1. 方法：氧合血红蛋白和还原血红蛋白的光吸收在大多数波长不同，多数仪器检测 660nm 和 960nm 这两个波长。根据 Beer-Lambert 定律，可通过在上述波长的光吸收来计算每一组分的浓度。通过吸收率可得出血红蛋白的氧饱和度。传感器至少有两个发光二极管（960nm 和 660nm 波长）和一个光探头。可用于手指、脚趾、耳垂、舌头或鼻子（需特殊探头）等部位。

2. 临床意义：健康成人脉搏血氧饱和度的正常值为 96%～99%，而有肺部疾患的病人亦可在 88%以上。脉搏血氧饱和度高提示肺内的氧气被血液摄取，并输送至末梢组织。脉搏血氧饱和度低可能是上述过程或监护出现问题。

3. 局限性

a. 血氧饱和度是较晚反映气体交换不足的指标。

b. 碳氧血红蛋白在 660nm 波长的光吸收与氧合血红蛋白相似，导致血氧饱和度读数假性升高，但是碳氧血红蛋白并不参与氧合。

c. 高铁血红蛋白在 660nm 和 940nm 波长均有光吸收，测得的血氧饱和度为 85%，但与实际血氧饱和度不相符。常应用亚甲蓝治疗高铁血红蛋白血症。

d. 注射亚甲蓝、吲哚氰绿、靛胭脂和异硫蓝可导致血氧饱和度一过性假性降低。

e. 在低血氧饱和度（低于 80%）时，脉搏血氧饱和度易出现假性偏高。

f. 低灌注、肢体活动和涂指甲油（尤其蓝色）时，脉搏血氧饱和度测量值出现异常或不可靠。

C. 通气是通过呼气末二氧化碳测定（如二氧化碳波形仪）和肺量计进行评估。二氧化碳测定仪和二氧化碳波形仪都是用来分析和记录二氧化碳的变化，常作为同义使用,但后者有波形图。二氧化碳波形仪不但可评估呼吸，还用于确认气管插管及病情诊断。

1. **方法：** 常通过二氧化碳对红外线的光吸收测定其浓度。可在呼吸环路中（主流式二氧化碳波形仪）或者通过气体采样（旁流式二氧化碳波形仪）来测定二氧化碳浓度。主流式二氧化碳波形仪常导致气管导管牵拉及辐射热量引起烫伤；而旁流式二氧化碳波形仪则有测量延迟（与采样容积有关）及因采样引起的回路严重漏气。旁流式二氧化碳波形仪还可用于非插管病人，定性评估其呼吸状况。

2. **波形：** 正常呼气末二氧化碳（$P_{ET}CO_2$）波形（图 10-7）包括呼气部分（Ⅰ相、Ⅱ相、Ⅲ相，偶尔会出现Ⅳ相）和吸气部分（0 相）。α 角（Ⅱ相和Ⅲ相夹角）和 β 角（Ⅲ相和 0 相夹角）两个角度也有助于分析病情。

   a. 0 相为吸气段。

   b. Ⅰ相是不含二氧化碳的气体，不参与气体交换（无效腔）。

   c. Ⅱ相是快速上升段，包括肺泡气和无效腔气体。

   d. Ⅲ相为平台期，略向上倾斜，包括肺泡气。$P_{ET}CO_2$

是在Ⅲ相末期测定。

e. Ⅳ相为终末上升段，见于胸廓顺应性降低的肥胖病人和孕妇。

f. α 角为Ⅱ相和Ⅲ相夹角，与肺通气血流比值有关。β 角为Ⅲ相和 0 相夹角，通常约为 90°，用以评估重复呼吸。

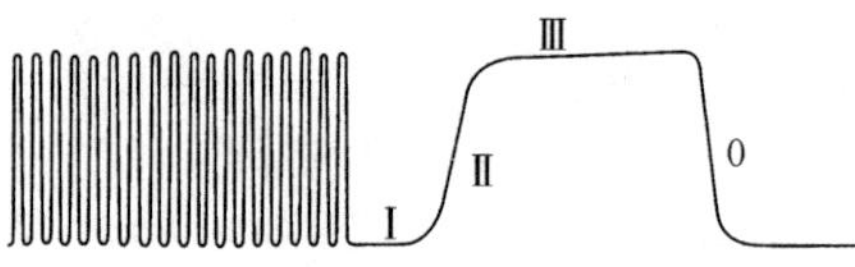

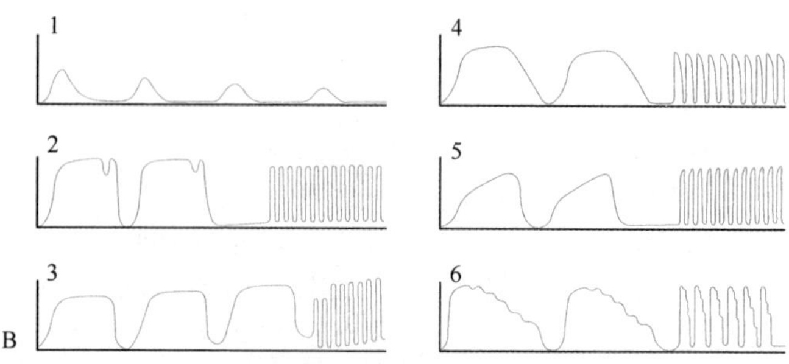

图 10-7 A. 正常二氧化碳波形图。Ⅰ. 无效腔气体呼出；Ⅱ. 无效腔气体和肺泡气的混合气呼出；Ⅲ. 肺泡气呼出和平台期；0. 吸气。Ⅳ相为Ⅲ相末期的上升支。B. 临床中各种二氧化碳波形图。1. 快速消失的不典型波形，见于食管内插管；2. 呼吸末平台期有规律的切迹，见于通气不足或肌松恢复的病人；3. 基线和平台上移，见于二氧化碳重复吸入、校准错误等；4. 限制性肺疾病；5. 阻塞性肺疾病；6. 心源性波动

3. 正常值范围和分析

a. $P_{ET}CO_2$ 正常值较动脉血 CO_2 分压低 2～5mmHg，因此全身麻醉时呼气末二氧化碳范围是 30～40mmHg。

b. 食管内插管时因为吞入气体，可出现与气管内插管类似的二氧化碳波形，但数次呼吸后 $P_{ET}CO_2$ 降为零。

c. 呼气末二氧化碳迅速升高是恶性高热的早期体

征，尤其是对过度通气无反应时。

d. 休克/低灌注、栓塞、自动 PEEP、气道梗阻和机器漏气时可致呼气末二氧化碳降低。

e. 腹腔镜手术时二氧化碳吸收、松开动脉夹或止血带后再灌注、二氧化碳吸收剂失效或形成隧道均可导致呼气末二氧化碳升高。

f. β 角增大伴有 0/Ⅰ相和Ⅲ相抬高提示吸气活瓣失灵。

g. 0/Ⅰ相和Ⅲ相同时增高提示呼气活瓣失灵或吸收剂失效。

Ⅴ. 体温监测

A. 机制：可以间断或连续测量体温。体表测温方法的局限性在于无法反映中心温度的变化，尤其是血管收缩时。

B. 适应证

1. 进行控制性低温及复温期间（如在体外转流或神经外科血管手术时）需要控制体温。
2. 婴幼儿因为体表面积与体积比值大，体温易发生变化。
3. 成人在大量蒸发丧失热量时或低温环境中（体腔暴露、大量输注未加温液体或烧伤时）易发生低体温。
4. 发热的病人有体温过高或低体温风险，应进行体温监测。
5. 自主神经功能障碍病人无法自主调节体温。
6. 由于可能发生恶性高热并发症，因此应常规进行体温监测。

C. 监测部位

1. **皮温**：在前额测量，正常值较中心温度低 1.7～2.2℃（3～4℉）；皮温继续降低时，温度差增加。
2. 腋窝是无创体温测量的常用部位，通常较中心温度低 0.6℃（1℉）。探头应置于腋动脉上，上臂保持内收。
3. 鼓膜温度与中心温度相关性良好，耵聍可增加其与中心温度的差值。
4. 直肠温度的变化滞后于中心温度，常见于低温麻醉复温期间，提示外周或“体表”复温较慢。极少发生直肠穿孔。

5. 鼻咽温度是在鼻咽的后部进行测量，反映脑部温度。测量外耳道至鼻孔的距离，按此距离插入温度探头。凝血功能障碍的病人和孕妇可发生鼻出血；若手术时间较长，探头压迫鼻孔可致皮肤坏死。头部外伤和脑脊液鼻漏的病人应避免测量鼻咽温。
6. 食管温度可较好地反映中心温度。探头应该置于食管下 1/3 处，极其罕见情况下探头可误入气道内。
7. 血液温度可通过 PAC 热敏探头进行测量。

（郭丽丽 译　吴滨阳 审校）

建议阅读文献

Jacobsohn E, Chorn R, O'Connor M. The role of the vasculature in regulating venous return and cardiac output: historical and graphical approach. *Can J Anaesth* 1997;44:849–867.

Kodali BS. *Capnography: A Comprehensive Educational Website*, May 2005. Harvard Medical School. 30 September 2005. http://www.capnography.com

Lake CL. *Clinical Monitoring: Practical Applications for Anesthesia & Critical Care*, 1st ed. Philadelphia: WB Saunders; 2001.

Marik PE. Noninvasive cardiac output monitors: a state-of the-art review. *J Cardiothorac Vasc Anesth* 2012;27(1)121–134.

Mark JB. *Atlas of Cardiovascular Monitoring*. New York: Churchill Livingstone; 1998.

Pagel PS, Grossman W, Haering JM, et al. Left ventricular diastolic function in the normal and diseased heart (pt 1). *Anesthesiology* 1993;79:836–854.

Pagel PS, Grossman W, Haering JM, et al. Left ventricular diastolic function in the normal and diseased heart (pt 2). *Anesthesiology* 1993;79:1104–1120.

Perret C, Tagan D, Feihl F, et al. *The Pulmonary Artery Catheter in Critical Care*. Oxford: Blackwell Science; 1996.

Sagawa K, Maughan L, Suga H, et al. *Cardiac contraction and the pressure-volume relationship*. Oxford: Oxford University Press; 1988.

第 11 章 麻醉状态下大脑监测

Daneshpayeh N, Brown EN

Ⅰ. 概述

全身麻醉（全麻）状态可以定义为一种药物诱导的可逆状态，包括无意识、遗忘、无痛、制动，以及自主神经系统、循环、呼吸、体温调节系统的稳定状态。全麻状态下行为状态的监测具有挑战性。全麻期间遗忘状态并不能直接监测，但可以通过获得无意识状态持续程度间接了解。

A. 全麻维持期间对于麻醉深度的判断主要还是依赖于心率、动脉血压和体动等生理指标变化进行监测。

B. 麻醉状态下，病人对伤害性刺激所引发的心率、动脉血压的变化可以用伤害感受-延髓-自主调节（NMA）通路进行解释，此通路包括脊髓网状束、脑干觉醒通路、交感和副交感神经传出通路。

1. 上行伤害性（疼痛）通路以 A-δ 和 C-纤维神经末梢开始，这些游离的神经末梢将伤害性（疼痛）刺激信息从外周传递到脊髓。
2. 在脊髓中，这些背角投射神经元的神经纤维突触，通过脊髓前外侧束上行与脑干中延髓孤束核建立联系。
   - **a.** 疼痛刺激的自主反应起始于孤束神经核团，这些核团通过外侧髓质传递神经冲动到胸腰段交感神经节，调节心脏和外周血管，从而实现对交感神经传出的调节。
   - **b.** 孤束核对副交感神经传出的调节是通过疑核投射到迷走神经和心脏窦房结的神经冲动得以实现的。

C. 因此，潜在的手术伤害性刺激，通过 NMA 通路增加交感神经冲动传出，降低副交感神经冲动传出，导致快速反应性的心率增快，血压升高。

1. NMA 通路同样可以解释为什么心率增快和血压升

高可以用来提示镇痛不足。

D. 还有其他几种方法用于监测术中无意识状态和镇痛程度。

1. 以脑电图为依据的指数是最为常用的描记全麻和镇静状态意识水平的方法。

Ⅱ. 以脑电图为依据来衡量意识水平的指数

A. 麻醉药物的剂量和脑电图系统性变化相关。因此，未处理的和几种处理的脑电图已经被用于衡量全麻和镇静病人的意识状态水平。

1. 脑电图的生物物理学基础

a. 脑电图探测到的是大脑皮质突触后电位。一定区域大脑皮质神经元突触产生大量的细胞外电流，位于大脑表面电极可以探测到这种电位差。大脑皮质又和丘脑这样的皮质下组织紧密相连。

b. 所以，应用脑电图就可以推断出皮质和皮质下脑电动力学变化。

c. 脑电图信号由各种频率的振荡和波构成。

（1）典型的信号包括不同振幅的许多频谱（图 11-1 和图 11-2）。

B. 几种脑电图为依据的指数系统已进行了研究，并应用于临床实践。这些系统通过对脑电图的处理分析，提供一个指数或者一系列数值，实时或者接近实时地监测病人意识水平。总体而言，这些指数设计为随着意识水平的降低而降低，随着意识水平的恢复而升高。麻醉实施者同样可以像应用生理指标心率和血压的变化监测病人的无意识状态，以及某种程度上用以监测镇痛水平。

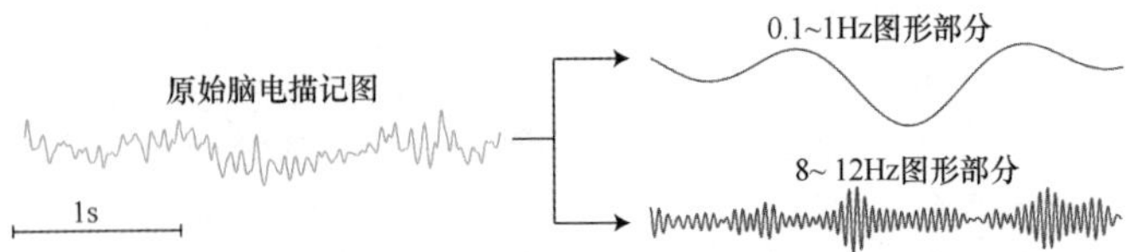

图 11-1 典型的脑电图描绘可以分成慢震荡[0.1～1Hz 构成（上图）]和叠加的高频波[8～12Hz 构成（下图）][①]

① 编者注：本章图片请扫描封四在线资源二维码获取彩图。

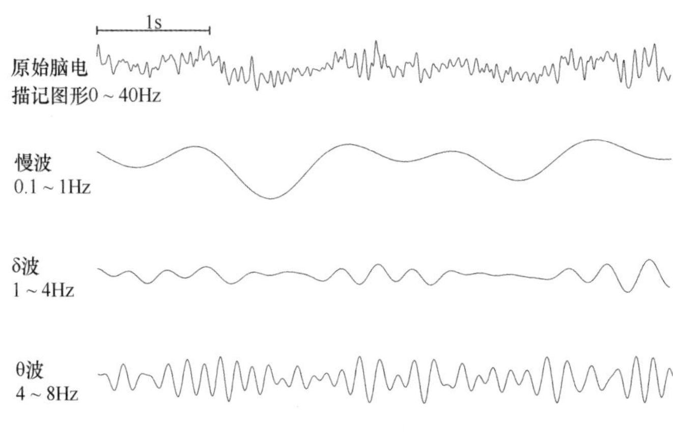

图 11-2　手术期间典型的麻醉状态脑电图描绘为慢波（<1Hz）、δ 波（1～4Hz）和 θ 波（4～8Hz）。可以唤醒的镇静状态脑电图描绘为 α 波（8～12Hz）和 β 波（12～25Hz）。清醒状态脑电图描绘为 γ 波（25～40Hz）

C. 脑电双频谱指数（BIS）是一种以脑电图为依据的指数系统。感受器电极置于病人前额，将获得的脑电图信号传递给数字信号转换器，转换器再将信号传递给监测仪进行处理分析。

1. 脑电双频谱指数

a. 脑电双频谱指数（BIS）应用专利的运算法则几近实时地处理脑电图信号，运算产生一个从 0～100 的指数，反应病人的意识水平。数值 100 代表完全清醒，数值 0 代表深昏迷或者无意识状态，脑电图为等电位或平直。

b. 通过对光谱图特性双频谱和对爆发抑制的监测，经过预设的加权方式将这些特性转换为指数数值。

c. 除了能够提供指数数值，BIS 监测仪还能够提供未经处理的脑电图、光谱图和肌电活动水平。

d. 肌电图指数提供频率范围 70～110Hz 的肌肉活动引起的肌电变化。肌力范围为 30～50dB。

e. 当 BIS 在 40～60 时，认为病人已达到适宜麻醉状态。

f. 术中知晓高风险病人 BAG-RECALL 临床研究提示，BIS 监测的全麻病人，比呼气末麻醉气体监测全麻病人的术中知晓情况稍微增加，并且具有统计学显著性差异。

2. 病人安全指数（PSI）

a. PSI 应用专利保护的运算法则对接受全麻病人的脑电图进行分析，从而评价病人的意识状态。

b. 与 BIS 非常相似，PSI 数值范围也是从 0～100，不同的是，确保病人无意识状态的数值范围是 25～50。

c. 不仅能显示意识状态数值，PSI 还能实时监测获得病人左右侧大脑未经处理的脑电图图谱、肌电活动水平、人为指数、反应累积脑电图爆发抑制时间的抑制率。

d. PSI 尚未获得像 BIS 一样广泛地应用于临床。

3. Narcotrend

a. 正如 BIS 和 PSI，Narcotrend 应用专利保护的运算法则将脑电图转换成定义为 A 到 F 的 6 个状态。状态 A 对应病人非常清醒，状态 F 对应广泛的爆发抑制使脑电降低到等电位水平。Narcotrend 监护仪显示 0～100 的 Narcotrend 指数，以及未经处理的脑电图信号和图谱。

D. 尽管以脑电图为基础的意识指数已经使用了将近 20 年，但是，它未能成为麻醉学标准化监测，其原因如下：第一，应用脑电图为依据的指数并不能完全预防全麻期间的术中知晓；第二，在小儿人群，该指数并不可靠；第三，该指数与特定麻醉药如何作用于大脑的神经生理并不直接相关。因此，它并不能真实反映大脑对药物最确切的反应状态。最后，这些指数假定对于所有麻醉药物而言，相同的意识指数值反映同样的无意识状态，这显然是不够精确的。

Ⅲ. 呼气末麻醉药浓度标准

A. 吸入麻醉药定量金标准仍然是最低肺泡有效浓度（MAC）的中位数（50%麻醉病人产生制动时吸入麻醉药的 MAC 值）。但是，MAC 并不能用来定义或预测麻醉状态下病人的大脑意识状态。动物实验已经证明，麻醉诱发的脑电图类型和麻醉导致的制动作用之间并未见确切的关联，吸入麻醉药产生的制动作用主要是作用于脊髓，并非是大脑。

B. 无论如何，呼气末麻醉药浓度还是被广泛地应用于监测吸入麻醉下意识状态，以及指导吸入麻醉药的用量。

- **a.** B-Unaware 临床试验已证实，麻醉维持期间，呼气末麻醉药 MAC 维持在 0.7 ～ 1.3 与 BIS 值维持在 40 ～ 60，两种方案术中知晓发生率无差异。

C. 与 BIS、PSI 及 Narcotrend 依靠脑电图测量反映大脑活动状态等指数不同的是，呼气末麻醉药浓度监测标准是通过测量肺呼出气麻醉药的浓度间接反映大脑的活动状态。

D. 其最大的缺点是无法用于全凭静脉麻醉深度的监测。

Ⅳ. 脑电图的图谱分析

A. 脑电图片段可以将功能频率的形式分解成能量图表，即称作能量谱。这种能量谱能够很好地捕获限定时段的麻醉深度动态变化（图 11-3）。

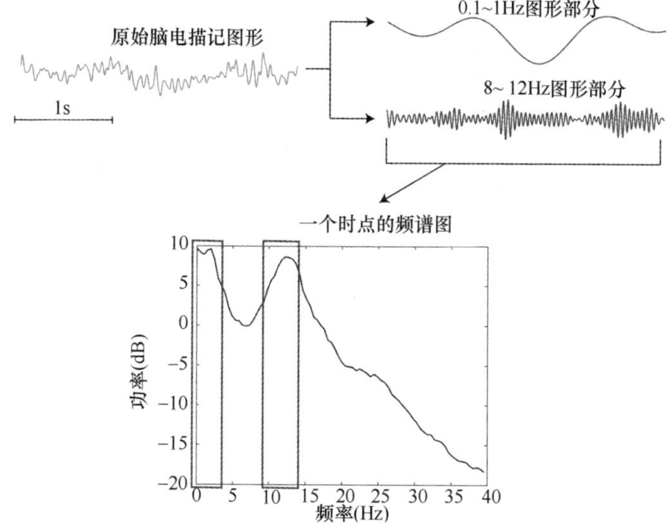

图 11-3　与频率对立的能量谱分析（通常单位为 dB）

B. 相邻时段的能量图谱组合可以形成 3D 图谱。该图谱反映的是随时间变化的功能频率。

1. 红色（*）=高能，蓝色（**）=低能。
2. 3D 图谱可以转化为 2D 图谱，可以在手术间的监护仪屏幕上显示（图 11-4）。2D 图谱可以定义为密度谱阵。3D 图谱可以定义为压缩谱阵。

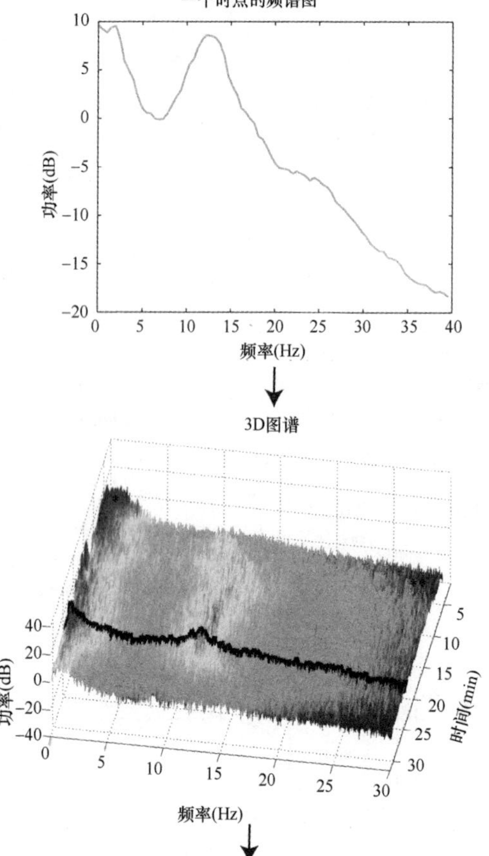

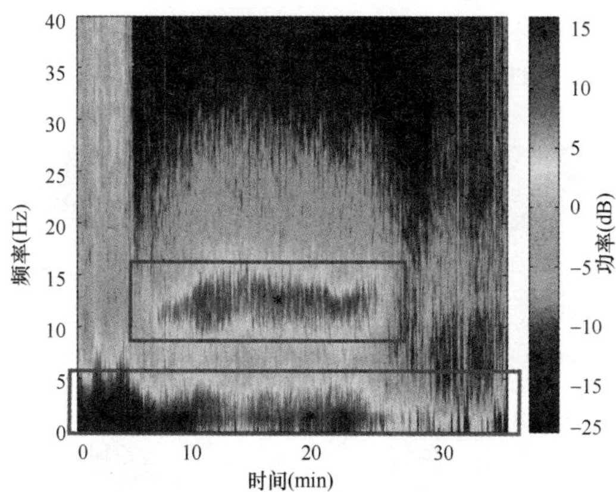

图 11-4　图谱构成：相邻时段的能量图谱组合可以形成 3D 图谱。该图谱反映的是随时间变化的功率（中间）。3D 图谱可以转化为 2D 图谱，可以在手术间的监护仪屏幕上实时显示（底部）

Ⅴ. 不同麻醉药对大脑的作用

A. 丙泊酚

1. 神经生理学： 激动 γ-氨基丁酸（$GABA_A$）受体，增加抑制作用。

a. 锥体细胞的抑制和兴奋通常处于平衡状态。丙泊酚能够增加抑制作用。

b. 通过降低对大脑皮质兴奋性传入而实现对丘脑的抑制作用。

2. 脑电图标记

a. 每种麻醉药所诱发的觉醒状态变化在脑电图上都有标记。

b. 丙泊酚作用表现为特征性的 α 振荡（8～12Hz）和慢波振荡（0.5～1Hz）。

3. 脑电图作用的推测机制

a. 在正常清醒状态下，丘脑和大脑皮质之间进行持续不断的信息交换。动物实验研究显示，丙泊酚效应所产生的脑电图 α 振荡（8～12Hz）代表了丘脑和前额皮质之间的 α 振荡波。

b. 丙泊酚所产生的慢波震荡是反映大脑皮质神经元不同时点（上下传输状态）激活和失活状态。这种状态使大脑活动碎片化进入协调障碍窗口期，不能进行信息交换，也称之为“皮质碎片化”（图 11-5）。

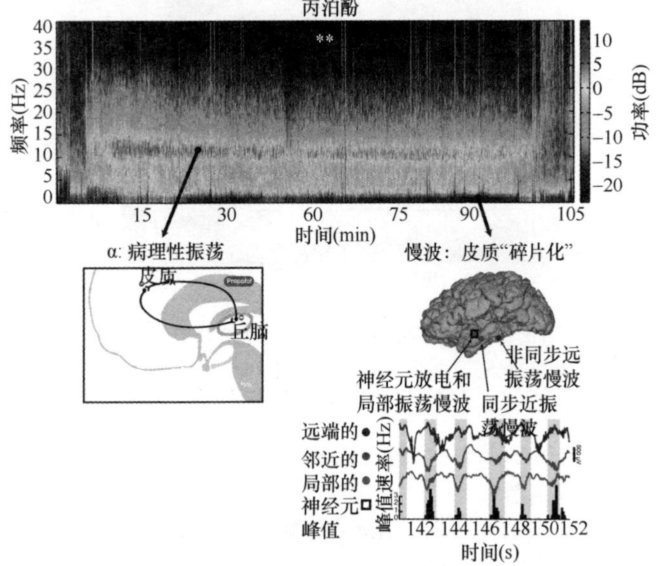

图 11-5　丙泊酚效应所产生的脑电图 α 振荡（8～12Hz）是丘脑和前额皮质之间交流障碍的病理性 α 振荡波和慢波的皮质碎片化

B. 乙醚衍生物（七氟烷、异氟烷、地氟烷）

1. **神经生理学：** 作用机制不明。
2. **脑电图特征：** 乙醚衍生吸入麻醉药作用于大脑所产生的脑电图的原始描记图形与丙泊酚相似，呈 α 振荡和慢波振荡。
    a. 但是，随着提高乙醚衍生吸入麻醉药的浓度，α 波和慢波振荡相融合，此被称作“填充”效应（图 11-6）。

C. 右美托咪定

1. **神经生理学：** 蓝斑核突触与大脑多个部位广泛相连，包括兴奋性信号传入大脑皮质、丘脑视交叉前区、基底前脑及丘脑髓板内核。

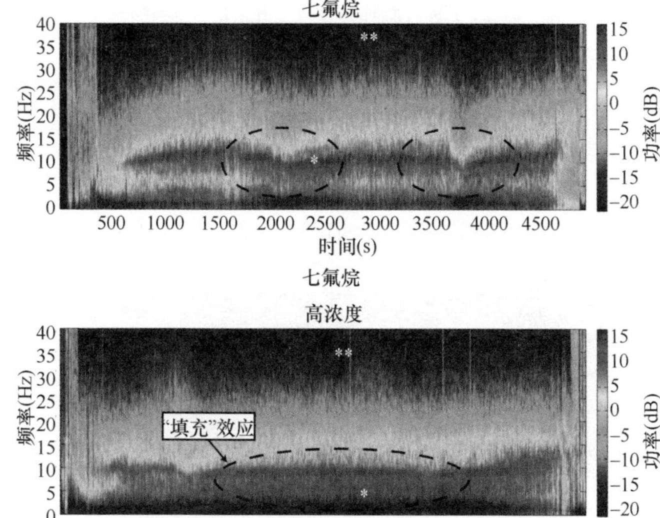

图 11-6　七氟烷麻醉大脑所产生的脑电图的原始描记图形，低浓度时呈 α 振荡（8～12Hz）和慢波振荡（0.5～1Hz），高浓度时表现为"填充"效应

a. 右美托咪定作为 α_2 受体激动剂，作用于蓝斑核突触前膜，降低蓝斑核向大脑皮质、丘脑视交叉前区、基底前脑、丘脑髓板内核区域释放 NE。

b. 这种作用导致视前区 γ-氨基丁酸能突触的去抑制作用，诱发中脑、脑桥、下丘脑区域的觉醒中枢抑制作用，从而产生镇静作用。

c. 右美托咪定对脑干觉醒中枢的抑制作用，减少向大脑皮质兴奋性冲动的传入。

d. 右美托咪定的镇静作用和非快动眼睡眠的状态相似。

2. 脑电图标记

a. **低剂量：**慢波和纺锤体（间断 9～15Hz 振荡）

b. **高剂量：**仅仅 1Hz 慢波

（1）与睡眠慢波十分相似。

（2）强效的脑干作用。

3. 推测脑电图机制

a. 慢波振荡很可能是右美托咪定作用于脑干的结

果，使来自脑干兴奋性冲动传入减少。

b. 纺锤体很可能是对大脑皮质和丘脑兴奋性传入减弱的结果。

4. 虽然右美托咪定镇静作用的脑电图图形与丙泊酚全身麻醉相似，但是，前者图形呈纺锤体，而丙泊酚的图形呈 α 振荡。药物的分子机制不同，可能与伴随有不同神经通路的作用机制有关（图 11-7）。

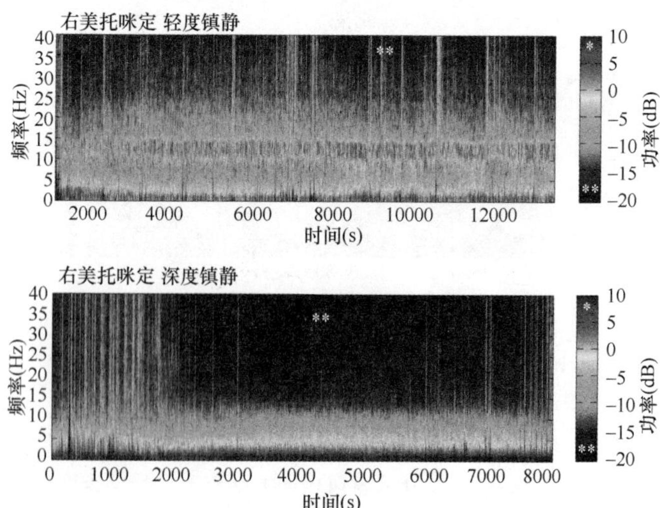

图 11-7　右美托咪定镇静作用的脑电图图形在低剂量时表现为慢波和纺锤体（9～15Hz），高剂量时表现为优势性慢波（0.5～1Hz）

D. 氯胺酮

1. **神经生理学：**氯胺酮与抑制性 *N*-甲基-D-天冬氨酸（NMDA）受体结合，NMDA 受体分布于大脑皮质、边缘系统和海马的中间神经元。

   a. 这种作用引起中间神经元的去抑制化，改变觉醒状态。

2. **脑电图特征：**脑电图原始图形表现极为活跃和反应快速。

   a. 在脑电图谱中表现 30Hz 的 γ 振荡。

   b. 因为这个原因，氯胺酮麻醉后尽管麻醉深度已经足够，但是数字指数值可能仍然很高（图 11-8）。

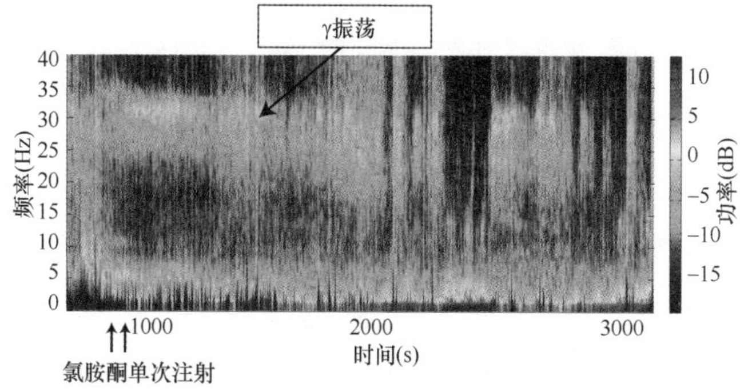

图 11-8　氯胺酮在脑电图谱中表现 30Hz 的 γ 振荡

E. 氧化亚氮

1. **神经生理学**：认为氧化亚氮具有 NMDA 作用，呈现快速的 β/γ 振荡。
2. **脑电图特征**：快速的 β/γ 振荡。
   a. 初始高浓度的氧化亚氮能够诱发慢波振荡（图 11-9）。
3. **推测脑电图作用可能机制**：可能从臂旁核和中间脑桥网状结构，阻断脑干对丘脑和基底前脑的谷氨酸能介质传入。

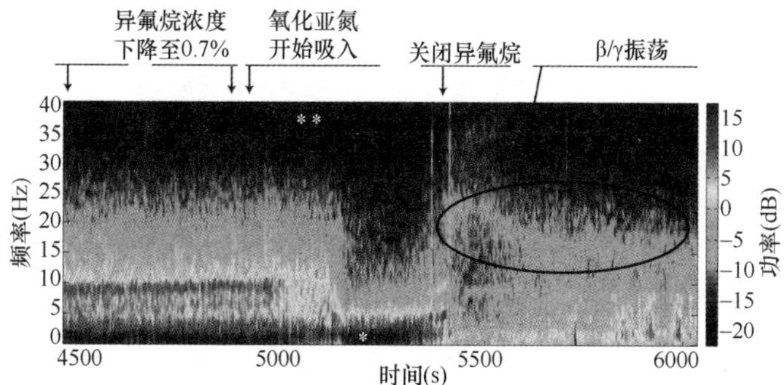

图 11-9　临床麻醉中为了便于苏醒，手术结束时应用氧化亚氮代替异氟烷表现的脑电图图形，氧化亚氮能够诱发深大慢波振荡转化为 γ 振荡

Ⅵ. 总结

A. 尽管不同麻醉药物未经处理的脑电图记录看起来相似，但是，脑电图图谱的记录清晰地反映出每种麻醉药物具有独特的脑电图信号。这些信号与不同麻醉药物作用于特定神经通路中特异受体，从而改变觉醒状态的作用机制密切相关。

（谭文斐 译 王俊科 审校）

推荐阅读文献

Akeju O, et al. Effects of sevoflurane and propofol on frontal electroencephalogram power and coherence. *Anesthesiology* 2014;121:990–998.

Akeju O, et al. A comparison of propofol- and dexmedetomidine- induced electroencephalogram dynamics using spectral and coherence analysis. *Anesthesiology* 2014;121:978–989.

Avidan, MS, et al. Prevention of intraoperative awareness in a high-risk surgical population. *N Engl J Med* 2011;365:591–600.

Avidan, MS, et al. Anesthesia awareness and the bispectral index. *N Engl J Med* 2008; 358:1097–1108.

Brown EN, Solt K, Purdon PL, Akeju O. Monitoring the brain state during general anesthesia and sedation. Chapter 50. In: *Miller's Anesthesia*, in press.

Brown EN, Lydie R, Schiff ND. General anesthesia, sleep and coma. *N Engl J Med* 2010;363:2638–2650.

Brown EN, Purdon PL, Van Dort CJ. General anesthesia and altered states of arousal: a systems neuroscience analysis. *Annu Rev Neurosci* 2011;34:601–628.

Clinical Electroencephalography for the Anesthesiologist. www.eeganesthesia.com. Accessed February 12, 2015.

Lewis LD, Weiner VS, Mukamel EA, et al. Rapid fragmentation of neuronal networks at the onset of propofol-induced unconsciousness. *Proc Natl Acad Sci U S A* 2012; 109:E3377–E3386.

Purdon PL, et al. Electroencephalogram signatures of loss and recovery of consciousness from propofol. *Proc Natl Acad Sci U S A* 2013;110:E1142–E1151.

第 12 章 静脉麻醉药和吸入麻醉药

Lee JS, Solt K

Ⅰ. 静脉麻醉药药理

静脉麻醉药通常用于全麻诱导与维持及病人的镇静。由于药物进出大脑的物理易位变化，静脉麻醉药起效与失效均非常迅速。在一次快速静脉注射后，丙泊酚、硫喷妥钠（在美国无法使用）和依托咪酯等脂溶性药物快速分布至血流丰富组织（如大脑、心脏、肝脏和肾脏），使其迅速起效。在药物被血流低灌注组织（如肌肉和脂肪）摄取时，血浆药物浓度开始下降，并且药物快速转移出大脑。这种自大脑移出的药物再分布使药效消失，但是活性药物的清除依然在继续，并通过肝脏代谢及肾脏排泄。消除半衰期（elimination half time，$t_{1/2}$）的定义是药物在消除过程中血浆药物浓度下降 50%所需的时间。时量相关半衰期（context time-sensitivity half-time，CSHT）是指在经历一个特定时间的稳定输注后（停止输注）中央室血浆药物浓度下降 50%所需的时间。

A. 丙泊酚（2，6-二异丙基苯酚）用于全麻诱导与维持及病人的持续镇静。常用的 1%等渗水溶液实际上是一种内含卵磷脂、甘油和大豆油的水包油乳剂，在药物生产过程中加入乙二胺四乙酸（EDTA）、二乙烯三胺五乙酸（DTPA）、亚硫酸盐或苯甲醇等以抑制细菌生长。

1. **作用方式**：通过增强中枢神经系统（CNS）γ-氨基丁酸 A（$GABA_A$）受体功能抑制神经传递。甘氨酸受体，*N*-甲基-D-天冬氨酸（NMDA）受体，大麻素受体及电压门控离子通道等，也可能参与调节丙泊酚的作用机制。
2. **药代动力学**
   - **a.** 由肝内和肝外代谢成无活性代谢产物经肾脏排出。
   - **b.** 由于 CSHT 短（持续输注 2h 后 CSHT 为 15min），丙泊酚连续输注用于麻醉维持。

3. 药效学

a. 中枢神经系统

(1) 诱导剂量的丙泊酚能快速产生意识消失（约30～45s），但由于药物再分布使脑内浓度很快下降。清醒快速并通常伴随情绪增高。小剂量产生镇静和遗忘作用。

(2) 催眠剂量有微弱的镇痛作用。

(3) 显著降低平均动脉压（MAP），从而使颅内压（ICP）及脑灌注压（CPP）下降。不影响脑血管自动调节及对过度通气的脑血管收缩反应。

(4) 具有抗惊厥作用，增加抽搐阈值的效能大于美索比妥。

(5) 脑电图（EEG）中出现额叶 α 波（8～10Hz），δ 波（1～4Hz）及慢波（<1Hz）。大剂量时产生暴发性抑制及等电位的 EEG。

(6) 抑制躯体感觉诱发电位（$SSEP_S$）及运动诱发电位（MEP_S），但对脑干听觉诱发电位（$BAEP_S$）基本没有影响。

(7) 以丙泊酚为主药的麻醉方法与其他方法相比较少发生术后恶心呕吐（PONV），亚催眠剂量即有镇吐效应。

b. 心血管系统

(1) 剂量依赖性地减少心脏前负荷、后负荷及心肌收缩力，使血压下降及心排血量减少。在低血容量、老年及血流动力学不稳定的病人可能引起显著低血压。

(2) 对心率影响很小，压力感受器反射变迟钝。

c. 呼吸系统

(1) 呈剂量依赖性地减少呼吸频率（RR）及潮气量（TV）。

(2) 降低低氧及高碳酸血症的呼吸兴奋作用。

4. 剂量与用法，参见表 12-1。

a. 低血容量、老年、血流动力学不稳定及与其他麻醉药联合应用时应酌减剂量。

b. 婴儿、幼儿的麻醉诱导和维持需要相对较大的剂量。

c. 虽然加入抑菌物质，丙泊酚乳剂仍适宜细菌生长，因此在配置和使用过程中需严格的无菌条件，使用时标记日期和时间，开启 6h 后未使用完的剩余药物应丢弃，以避免细菌污染。

表 12-1　常用静脉麻醉药剂量

药物	剂量		
	诱导（mg/kg）	维持 [μg/（kg · min）]	镇静（有效剂量）
丙泊酚（静脉注射）	2.0～2.5	100～500	25～75μg/(kg · min)
咪达唑仑（静脉注射）	0.1～0.4	0.5～1.5	0.5～1.0mg
咪达唑仑（肌内注射）			0.07～0.10mg/kg
氯胺酮（静脉注射）	0.5～2.0	15～90	0.1～0.8mg/kg
氯胺酮（肌内注射）	5～10		2～4mg/kg
依托咪酯（静脉注射）	0.2～0.4	10	5～8μg/(kg · min)[a]
右美托咪定（静脉注射）			0.2～0.7μg/(kg · h)[b]

a. 短期应用。

b. 以超过 10min 的时间经静脉注射 0.5～1.0μg/kg 负荷剂量后。

5. 不良反应

a. **静脉刺激**：可致静脉注射痛，通过经粗大静脉或合用利多卡因（如 20mg 利多卡因加入 200mg 的丙泊酚中）可以避免。最有效的减少注射痛的方法是在丙泊酚注射前 1～2min 给予利多卡因 0.5mg/kg 静脉注射，同时在注射位点近心端使用止血带。

b. **脂质代谢紊乱**：丙泊酚是一种脂肪乳剂，在脂肪代谢紊乱的病人中（如高脂血症和胰腺炎）应用时应慎重。

c. **肌阵挛和呃逆**：可能发生在麻醉诱导后，尽管发生率比美索比妥或依托咪酯低。

d. **丙泊酚输注综合征**：是一种发生于危重症病人（通常是儿童）需要长期大剂量输注时的罕见但致命的综合征。典型特征包括横纹肌溶解，代谢性酸中毒，心力衰竭及肾功能衰竭。

B. 巴比妥类药物：如硫喷妥钠和美索比妥，静脉注射后迅速产生意识消失（30～45s），由于药物再分布药效很快消失。静脉使用的巴比妥类药物呈强碱性（pH＞10），通常稀释后使用（1.0%～2.5%）。

1. 作用方式：与丙泊酚相似，巴比妥类药物通过增强 $GABA_A$ 受体功能易化抑制性神经传导。也能通过作用于谷氨酸和乙酰胆碱受体抑制兴奋性神经传导。

2. 药代动力学

a. 肝脏代谢：美索比妥清除率大于硫喷妥钠。硫喷妥钠的代谢产物戊巴比妥是一种清除半衰期更长的活性产物。

b. 多次注射或持续输注：由于再分布速率降低，药物再次进入中央室，以及肝脏代谢速率减缓，可导致长时间镇静或昏睡。即使短时间持续输注，硫喷妥钠的 CSHT 也很长。

3. 药效学

a. 中枢神经系统

（1）呈剂量依赖性地抑制中枢神经系统，逐渐产生镇静，直至意识消失。抑制疼痛刺激反应需要较大剂量。

（2）呈剂量依赖性地收缩脑血管及降低脑氧代谢率（$CMRO_2$），导致颅内压（ICP）及脑血流（CBF）下降。脑血管自动调节能力不受影响。

（3）大剂量硫喷妥钠会引起等电位的 EEG，而美索比妥则可能诱发抽搐发作（棘波）。

（4）很少影响 SSEPs 或 MEPs，但呈剂量依赖性地抑制 BAEPs。

b. 心血管系统

（1）扩张静脉及抑制心肌收缩力导致呈剂量依赖性地降低血压（BP）及心排血量，特别是对那些依赖前负荷的病人。血压下降程度小于丙泊酚。

（2）压力感受器反射仍能保持完整；因此，可在低血压时发生反应性心率（HR）增快。

c. **呼吸系统**

(1) 呈剂量依赖性地抑制呼吸频率（RR）及潮气量（TV）。对低氧及高碳酸血症的通气反射显著抑制。诱导剂量可能导致 30～90s 的呼吸暂停。

(2) 与丙泊酚不一样，喉头反射保持完整；因此，呛咳和喉痉挛发生率较高。

4. **剂量与用法**：参见表 12-1。

a. 低血容量、老年或血流动力学不稳定病人酌减剂量。

b. 与低 pH 溶液[如琥珀胆碱（司可林）]或其他药物（如维库溴铵）混合可能会产生沉淀。因此，慎重起见，应单独的静脉应用，并避免与其他药物同时使用。

5. **不良反应**

a. **变态反应**：真正发生变态反应者罕见。硫喷妥钠通常由于组胺释放引起类过敏反应（如荨麻疹、潮红和低血压）

b. **卟啉病**

(1) 绝对禁忌用于急性间歇性卟啉病、变异性卟啉病和遗传性粪卟啉病病人。

(2) 巴比妥类药物诱导卟啉合成酶如 δ-氨基酮戊酸合成酶合成；卟啉病病人可能聚集毒性血红素前体，引起急性发作。

c. **静脉刺激与组织损伤**

(1) 由于静脉刺激可能引起注射部位疼痛。

(2) 硫喷妥钠注射血管外或动脉内，可能引起严重的疼痛和组织坏死。一旦误入动脉，酚妥拉明（α 受体阻滞药）、肝素化、血管扩张药及局部交感神经阻滞治疗可能有益。

d. 肌阵挛与呃逆常发生于美索比妥麻醉诱导期。

C. **苯二氮䓬类**：包括咪达唑仑、劳拉西泮和地西泮。通常用于镇静、遗忘、抗焦虑或作为全麻辅助用药。咪达唑仑是一种 pH 为 3.5 的水溶性制剂，而地西泮和劳拉西泮的溶媒分别是丙二醇和聚乙二醇。

1. **作用方式**：通过增加 GABA 与 $GABA_A$ 受体的亲和

力增强抑制性神经传递。不同的临床效应（如遗忘、镇静和抗焦虑）可能是通过不同的 $GABA_A$ 受体亚型所介导的。

2. 药代动力学

a. 静脉注射后，咪达唑仑和地西泮的中枢效应在注射后 2～3min 起效（劳拉西泮需要稍长时间）。由于再分布中枢效应消失；因此，单次剂量的地西泮和咪达唑仑作用时间相似。劳拉西泮的作用时间可能更长。

b. 三种药物都在肝脏内代谢。咪达唑仑、劳拉西泮和地西泮的消除半衰期分别为 2、11 和 20h 左右。地西泮具有活性的代谢产物，作用时间比原药更长，并且随着地西泮的多次注射具有蓄积效应。在肾功能衰竭病人，羟咪达唑仑（hydroxymidazolam）能够蓄积并引起镇静效应。

c. 地西泮用于老年病人，消除率下降，但咪达唑仑和劳拉西泮很少引起类似作用。肥胖病人使用苯二氮䓬类药物可能需要更高的初始剂量，但消除率并没有显著的差异。

3. 药效学

a. 中枢神经系统

（1）呈剂量依赖性地引起遗忘、抗惊厥、抗焦虑、肌松及镇静-催眠效应。单次术前用药剂量的咪达唑仑可以产生 1h 的遗忘效应，而镇静作用可能更长。

（2）不产生明显的镇痛作用。

（3）呈剂量依赖性地降低脑血流及脑氧代谢率。

（4）即使应用大剂量也不会引起暴发性抑制或等电位 EEG 模式。

b. 心血管系统

（1）轻度扩张体循环血管，降低心排血量，心率通常不变。

（2）低血容量或危重症病人在大剂量或联合使用阿片类药物时，可能引起血流动力学改变。

c. 呼吸系统

（1）轻微的剂量依赖性引起呼吸频率和潮气量降

低。一定程度上降低缺氧引起的通气反应。

（2）有肺部疾患或衰弱的病人中，与阿片类药物合用可能会引起呼吸抑制。

4. **剂量与用法**：咪达唑仑参见表 12-1。

a. 静脉注射地西泮 2.5mg 或劳拉西泮 0.25mg 用于镇静。

b. 口服剂量地西泮为 5～10mg，劳拉西泮为 2～4mg。

5. **不良反应**

a. **药物相互作用**：对使用抗惊厥药丙戊酸的病人，应用苯二氮䓬类药物可能引起精神疾病发作。

b. **妊娠与分娩**

（1）在妊娠前 3 个月使用，有导致先天性唇腭裂的风险。

（2）通过胎盘屏障可能引起新生儿中枢抑制。

c. 地西泮和劳拉西泮溶媒可能引起血栓性浅静脉炎与注射痛。

6. 氟马西尼（咪唑苯二氮䓬类）是中枢神经系统内 $GABA_A$ 受体苯二氮䓬类结合位点的竞争性拮抗剂。

a. 2min 内即可逆转苯二氮䓬类药物诱导的镇静效应；10min 左右作用达到高峰。不能完全拮抗苯二氮䓬类药物引起的呼吸抑制。

b. 消除半衰期比苯二氮䓬类药物短，必要时可重复使用。

c. 肝内代谢，代谢产物无活性。

d. 剂量：每 30～60s 静脉注射 0.3mg（最大剂量 5mg）。

e. 禁用于三环类抗抑郁药（TCA）过量（可能会掩盖 TCA 导致的惊厥发作）、使用苯二氮䓬类药物控制癫痫发作及颅内高压的病人。慎用于长期使用苯二氮䓬类药物治疗的病人，可能会诱发急性戒断症状。

D. 依托咪酯是一种镇静-催眠药，通常用于静脉全麻诱导。注射液中含有 35%的丙二醇。

1. **作用方式**：通过增强 $GABA_A$ 受体功能易化抑制性神经冲动传导。

2. **药代动力学**

a. 单次诱导剂量后，意识消失与清醒的时间与丙泊酚相似。单次静脉注射后药物效应，通过药物的再分布消除。

b. 肝脏内高消除率,通过环酯酶代谢成无活性产物。

3. **药效学**

a. **中枢神经系统**

（1）无镇痛作用。

（2）脑血流、脑氧代谢率和颅内压下降，而脑灌注压通常不变。不影响脑血管对过度通气的收缩反应。

（3）大剂量引起暴发性抑制。

（4）与丙泊酚和硫喷妥钠相比很少抑制诱发电位。BAEPs 不受影响，但增强 SSEPs。

b. **心血管系统**

（1）轻微改变心率、血压及心排血量。通常作为血流动力学不稳定病人麻醉诱导用药。

（2）不影响交感神经张力或压力感受器功能，对疼痛刺激的心血管反应也无明显抑制作用。

c. **呼吸系统**

（1）呈剂量依赖性地减少呼吸频率和潮气量；可能发生短暂的呼吸暂停。

（2）依托咪酯的呼吸抑制效应小于丙泊酚或巴比妥类药物。

4. **剂量与用法：**参见表 12-1。

5. **不良反应**

a. 应用后可发生肌阵挛，特别是在有刺激发生时。

b. 术后恶心与呕吐发生率高于其他麻醉药。

c. 静脉刺激与浅表性血栓性静脉炎可能是由于溶媒丙二醇引起，应用静脉输液导管输注可减少其发生。

d. **肾上腺抑制：**抑制 11β-羟化酶；单次诱导剂量抑制肾上腺类固醇合成长达 24h。尽管单次剂量可能没有明显的临床意义，但反复应用可能与 ICU 病人死亡率增加相关。

E. **氯胺酮：**是一种具有强效镇痛特性的镇静-催眠药。用于全麻诱导、镇静及围手术期镇痛。

1. 作用方式： 麻醉效应主要是非竞争性阻断中枢神经系统 NMDA 受体功能，尽管有报道称也作用于阿片受体、乙酰胆碱受体及电压门控钠离子和钙离子通道。

2. 药代动力学

a. 静脉注射诱导剂量在 30～60s 内产生意识消失，15～20min 后由于再分布麻醉作用消失。肌内注射时，中枢神经效应延迟约 5min 后出现，在 15min 左右达峰效应。

b. 在肝脏内快速代谢为多种代谢产物，其中一些代谢产物具有中度活性（如去甲氯胺酮），消除半衰期 2～3h。

c. 反复注射或长时间输注可引起药物蓄积。

3. 药效学

a. 中枢神经系统

（1）产生一种“分离”状态，并伴有遗忘和深度镇痛。在远低于催眠剂量的氯胺酮即刻产生镇痛效能，因此在苏醒后镇痛效应可持续很长时间。

（2）增加脑血流、颅内压及脑氧代谢率；不影响脑血管对过度通气的收缩反应

（3）增加 SSEPs，抑制 BAREPs 及视觉诱发电位（VEPs）。

（4）氯胺酮引起的剂量依赖性脑电图变化与其他麻醉药不同；大剂量并不产生等电位脑电图，可经常看到 γ 波（25～40Hz）。

b. 心血管系统

（1）通过释放内源性儿茶酚胺增加心率、心输出量、体循环压及肺动脉压。

（2）通常用于血流动力学不稳定病人的诱导，特别是需维持心率及前、后负荷较高的病人。对冠心病或肺动脉高压病人需谨慎使用。

（3）对交感神经遭受最大刺激或自主神经阻断的病人，可产生直接的心肌抑制作用。

c. 呼吸系统

(1) 轻度抑制呼吸频率及潮气量，对 CO_2 反应影响轻微。

(2) 由于拟交感活性作用产生强大的支气管扩张作用。

(3) 尽管仍会发生误吸，但喉反射相对保持完好。

4. 剂量与用法： 参见表 12-1。

a. 适用于无静脉通路病人（如儿童等），可以采用肌内注射诱导。

b. 10%浓度注射液只用于肌内注射。

5. 不良反应

a. 口腔分泌物显著增多,合用抗胆碱药（如格隆溴铵）会有益处。

b. 情绪紊乱： 在苏醒早期可能引起烦躁和不愉快的幻觉，高龄，女性及剂量大于 2mg/kg 时发生率增加，而合用苯二氮䓬类或丙泊酚可以显著降低其发生率。儿童的幻觉发生率少于成人。精神疾病病人应该考虑选用其他麻醉药。

c. 肌张力： 可能导致随意肌僵直运动，特别是当有刺激存在时，肌张力通常增高。

d. 颅内压升高： 是头部创伤或颅内高压病人的相对禁忌证。

e. 眼部效应： 可导致瞳孔散大、眼球震颤、睑阵挛、复视和眼内压增高。

f. 麻醉深度难以评估： 通常的临床麻醉深度征象（如心率、血压和呼吸频率）及脑电图的麻醉深度监测，在氯胺酮麻醉时应用均不可靠。

F. 右美托咪定： 是一种具有镇痛效应的镇静药。通常作为全麻和局麻的辅助用药，以及用于 ICU 或手术中镇静。

1. 作用方式： 高选择性的 α_2 肾上腺素能受体激动药（α_2/α_1 1600∶1）。可乐定是一种低选择性长效 α_2 肾上腺素能受体激动药（α_2/α_1 200∶1），具有相似的镇静及镇痛效应。

2. 药代动力学

a. 静脉注射后很快进行再分布。消除半衰期约 2h。

b. 主要在肝内代谢。

3. **药效学**

a. **中枢神经系统**

(1) 诱发镇静，但类似自然睡眠状态，可以唤醒。

(2) 增强丙泊酚、吸入麻醉药、苯二氮䓬类及阿片类药物的中枢神经系统效应。

(3) 弱遗忘效应，无抗惊厥特性。

(4) 小剂量应用会使脑电图产生类似于非快动眼 2 期睡眠的梭形波。大剂量应用会产生类似于非快动眼 3 期睡眠的 δ 波及慢波。

b. **心血管系统**

(1) 降低心率与血压，尽管在静脉注射后可能发生短暂的高血压。

(2) 压力感受器保持完好。

c. **呼吸系统**

(1) 微弱的呼吸抑制，尽管可能增加其他麻醉药的呼吸抑制效应。

(2) 气道反射保持完整，使之适用于清醒纤维支气管镜气管插管。

d. **内分泌系统**：长时间输注后可能降低肾上腺对肾上腺皮质激素的反应，尽管临床意义尚不清楚。

4. **剂量与用法**：参见表 12-1。

a. 对存在肝功能明显损害的病人应考虑酌减剂量。因为右美托咪定代谢产物的活性尚未被研究清楚，因此对于严重肾功能不全的病人减量使用是明智的。

b. 持续输注不应超过 24h。

5. **不良反应**：由于 α_2 肾上腺素能受体介导的乙酰胆碱释放抑制效应，可产生抗毒蕈碱效应（如口干和视物模糊）。

G. **阿片类药物**：吗啡、哌替啶、氢吗啡酮、芬太尼、舒芬太尼、阿芬太尼和瑞芬太尼是全麻常用的阿片类药物。它们的主要效应是镇痛，通常在全麻诱导和维持与其他药物联合应用。大剂量阿片类药物偶尔作为麻醉主药（如心脏手术）。阿片类药物的效能、药代动力学及副作用方面不尽相同。

1. **作用方式**：与脑、脊髓和外周神经元特异性受体结合。上述阿片类药物均相对选择性地与 μ 阿片受体结合。

2. 药代动力学

a. 药代动力学参数如表 12-2 所示。

表 12-2　静脉应用阿片受体激动药和激动-拮抗药的剂量、峰效应时间和作用时程 [a]

药物	剂量(mg)[b]	峰效应时间(min)	时程(h)[c]
吗啡	10	30～60	3～4
哌替啶	80	5～7	2～3
氢吗啡酮	1.5	15～30	2～3
羟吗啡酮	1.0	15～30	3～4
美沙酮	10	15～30	3～4
芬太尼	0.1	3～5	0.5～1
舒芬太尼	0.01	3～5	0.5～1
阿芬太尼	0.75	1.5～2	0.2～0.3
瑞芬太尼	0.1	1.5～2	0.1～0.2
喷他左辛	60	15～30	2～3
布托啡诺	2	15～30	2～3
纳布啡	10	15～30	3～4
丁丙诺啡 [d]	0.3	＜ 30	5～6

a. 芬太尼衍生物数据来自术中研究，其余来自术后镇痛研究。

b. 等效镇痛剂量（见正文）。

c. 单次剂量平均作用时间。

d. 丁丙诺啡在美国不作为镇痛药使用，仅用于以前阿片成瘾病人的大剂量维持。

b. 芬太尼衍生物静脉注射后，在数分钟内起效；氢吗啡酮和吗啡由于脂溶性低，需要 20～30min 达到峰效应。除瑞芬太尼外，所有阿片类药物药效均通过药物再分布消除。

c. 主要通过肝脏清除并依赖于肝脏血流。瑞芬太尼通过组织非特异性酯酶（主要是骨骼肌）代谢。吗啡和哌替啶代谢产物具有活性，而氢吗啡酮和芬太尼衍生物代谢产物则没有活性。

d. 代谢产物主要随尿液排出。在肾功能衰竭病人中，吗啡-6-葡萄糖醛酸苷蓄积可能导致长时间的麻醉及呼吸抑制。肾功能衰竭也可能导致哌替啶的活性代谢产物去甲哌替啶蓄积，可能与惊厥发作相关。

3. **药效学**

a. **中枢神经系统**

（1）产生剂量依赖性的镇静和镇痛作用，欣快感常见。超大剂量可能产生遗忘和意识消失，但阿片类药物的催眠效应不可靠。

（2）降低吸入麻醉药的最低肺泡有效浓度（MAC）及静脉麻醉药的需要量。

（3）降低脑血流及脑氧代谢率。

（4）由于兴奋动眼神经 Edinger-Westphal 核使瞳孔缩小。

b. **心血管系统**

（1）除哌替啶外其他阿片类药物对心肌收缩力影响很小。不影响压力感受器反射。

（2）由于降低脊髓交感神经张力使全身血管阻力（SVR）轻度降低。静脉注射哌替啶或吗啡，由于组胺释放引起 SVR 明显下降。

（3）通过兴奋中枢迷走神经核产生剂量依赖性的心动过缓，但哌替啶具有弱的阿托品样效应，不引起心动过缓。

（4）由于阿片类药物能提供相对稳定的血流动力学，通常用于血流动力学不稳定或危重病人的镇静或麻醉。

c. **呼吸系统**

（1）产生剂量依赖性的呼吸抑制。先是呼吸频率减慢，剂量增加后潮气量开始下降。在合用镇静药、其他呼吸抑制药或原有肺部疾病的病人，呼吸抑制作用增强。

（2）削弱对高碳酸血症和低氧的通气反应。尤其当病人处于深睡眠状态时更加明显。

（3）阿片类药物产生剂量依赖性的呛咳反射抑

制。大剂量能抑制气管和支气管异物反射，因此能很好地耐受气管插管和机械通气。

d. 消化系统

（1）降低胃排空和肠分泌。结肠张力与括约肌紧张性增加，减少蠕动性收缩，结果导致便秘。

（2）增加胆道压力，可能产生胆绞痛。Oddi 括约肌痉挛可能妨碍胆总管置管。但阿片受体激动-拮抗药较少发生。

4. 剂量与用法：通常静脉给药，既可以单次静脉推注也可以持续静脉输注，常用剂量如表 12-2 所示。临床剂量必须个体化，依赖病人自身情况及对药物的临床反应。长期使用阿片类药物的病人可能需要加大剂量。

5. 不良反应

a. 变态反应：罕见，尽管吗啡和哌替啶因继发组胺释放可能引起类过敏反应。

b. 药物相互作用：已接受单胺氧化酶抑制药的病人，给予哌替啶或曲马多时可能导致谵妄或高热，也可能致死。

c. 恶心呕吐：由于药物直接兴奋催吐化学感受区（chemoreceptor trigger zone）所致。若病人活动更易发生。

d. 肌肉僵直：有时发生，特别是胸壁、腹壁和上呼吸道，导致病人不能通气。其发生率与药物效能、剂量、注射速度和联合使用氧化亚氮（笑气）有关。肌肉僵直可以用肌肉松弛药或阿片受体拮抗药逆转，预先应用苯二氮䓬类药物或丙泊酚可减少发生。

e. 尿潴留：可能因膀胱括约肌张力增加及排尿反射抑制引起，也可能是病人排尿意识降低所致。

6. 纳洛酮：是一种纯阿片受体拮抗药，通常用于拮抗阿片类药物的副作用或其他不需要的作用，如呼吸抑制或中枢抑制效应。

a. 作用方式：竞争性拮抗大脑和脊髓阿片受体。

b. 药代动力学

（1）在 1～2min 内出现峰效应；由于再分布其临

床效果通常在 30min 后明显下降。

（2）肝内代谢。

c. **药效学**

（1）逆转阿片类药物的药效，如中枢和呼吸抑制。

（2）通过胎盘；临产妇分娩前使用可以减轻阿片类药物引起的新生儿呼吸抑制。

d. **剂量与用法**：围手术期成人发生呼吸抑制时，可每 2～3min 单次静脉注射纳洛酮 0.04mg。由于作用时间短，常需重复应用。

e. **不良反应**

（1）阿片镇痛作用被逆转后可导致疼痛突然出现，可能伴随突然出现的血流动力学变化（如高血压和心动过速）。

（2）极少数病人可导致肺水肿和心脏停搏。

Ⅱ. 吸入麻醉药药理

吸入麻醉药通常用于全麻维持，但也可用于全麻诱导，特别是在小儿麻醉时。常用吸入麻醉药一般特性如表 12-3 所示。吸入麻醉药浓度通常以 MAC 表示，MAC 是在 1 个大气压下，50%病人对外科手术刺激不发生体动反应的肺泡麻醉气体最低有效浓度。

表 12-3　吸入麻醉药特性

麻醉药	蒸汽压（mmHg，20℃）	分配系数 血/气[a]（37℃）	分配系数 脑/血（37℃）	MAC（%，仅同氧气时）
异氟烷	239	1.416	1.6	1.15
地氟烷	664	0.42	1.3	6.0
七氟烷	157	0.69	1.7	2.05
氧化亚氮	39 000	0.47	1.1	104

a. 血气分配系数与诱导速度成反比。

A. 作用方式

1. **氧化亚氮**：尽管其作用机制尚不清楚，但氧化亚氮麻醉作用可能主要是拮抗中枢神经系统 NMDA 受体功能。

2. **挥发性麻醉药：** 已证明涉及突触传递的中枢神经系统各种离子通道（包括 $GABA_A$、甘氨酸、谷氨酸受体）对吸入麻醉药敏感而产生麻醉作用，但确切机制不明。

B. 药代动力学

1. 起效与苏醒速度的决定因素：肺泡气吸入麻醉药浓度（F_A）与吸入气吸入麻醉药浓度（F_I）可能有明显差异。两者间比值（F_A/F_I）的上升速率决定了全麻诱导速度（图 12-1）。吸入麻醉药释放至肺泡和血液从肺泡摄取麻醉药这两个相反的过程，决定了某一时间内的 F_A/F_I 值。摄取的决定因素包括下述几项。

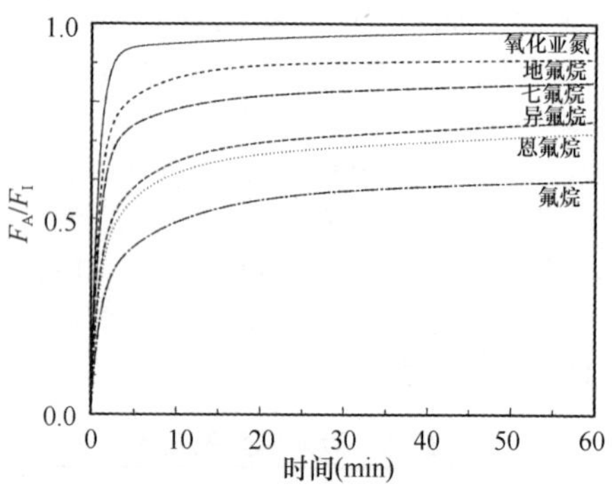

图 12-1 保持心排血量及分钟通气量恒定情况下，肺泡气与吸入气麻醉药浓度比值（F_A/F_I）时间函数曲线

a. **血/气分配系数：** 低血液溶解度使血流摄取吸入麻醉药减少，因此增加 F_A/F_I 上升速率。卤族挥发性麻醉药血液中溶解度在低温和高脂血症时略有增加。

b. **吸入气麻醉药浓度：** 受呼吸环路容积、新鲜气流速及吸入麻醉药在呼吸环路中吸收率的影响。

c. **肺泡通气：** 增加分钟通气量但不改变其他影响吸入麻醉药输送和摄取的条件下，可增加 F_A/F_I。此效应在血液溶解度大的吸入麻醉药中更加明显。

d. **浓度效应：** F_A/F_I 上升速率随着 F_I 增加而增加。对于 F_I 高的吸入麻醉药如氧化亚氮，当血液从肺泡中摄取大量的气体时导致肺泡容积锐减。残余的氧化亚氮因此被“浓缩”，在下一个吸气相时吸入气浓度更高。并通过增大吸入气体容量使更多的麻醉药随新鲜气流进入肺泡，因此增加 F_A 及潮气量。浓缩效应可以解释为什么地氟烷的血/气分配系数比氧化亚氮低，反而氧化亚氮 F_A/F_I 上升速率比地氟烷更快（图 12-1）。

e. **第二气体效应：**这是浓度效应的直接结果。当氧化亚氮和强效吸入麻醉药同时吸入时，氧化亚氮的摄取使“第二气体”（如异氟烷）浓缩，通过加大吸入气容量使第二气体进入肺泡的量增加。

f. **心排血量：**增加心排血量（和肺血流）可增大吸入麻醉药摄取，因此降低 F_A/F_I 上升速率。反之，心排血量减少则增加 F_A/F_I 上升速率。心排血量的这种效应在无重复吸入的环路中或高脂溶性麻醉药中更明显，在麻醉药应用初期也比较明显。

g. **肺泡与静脉血分压梯度：**在肺泡气与静脉血的分压梯度减少时，血流摄取吸入麻醉药也会减少。此梯度在吸入麻醉药应用初期尤为明显。

2. **组织内分布：**吸入麻醉药在血液与特定组织的分压平衡速率依赖下列因素。

   a. **组织血流：**组织血液灌注增加则平衡速率加快。血管丰富的高灌注组织器官接受约 75%的心排血量。剩余心排血量主要灌注肌肉和脂肪。

   b. **组织内溶解度：**在动脉血吸入麻醉药分压保持一定时，组织溶解度越高麻醉药平衡越慢。麻醉药溶解度在不同组织不尽相同，吸入全麻药的脑/血分配系数见表 12-3。

   c. **动脉血与组织间分压梯度：**在血液中麻醉药与特定组织之间达到平衡之前，两者之间的分压梯度有助于组织对全麻药的摄取。随着梯度下降，摄取率也随之降低。

3. **消除**

   a. **呼出：**这是消除的主要途径。停药后，麻醉药的组织/肺泡分压减少，出现与麻醉诱导时相反的过程。

b. 代谢。目前还没有证据表明氧化亚氮会发生显著的生物转化。吸入麻醉药可能发生不同程度的肝脏代谢。

c. **麻醉药损失：**吸入麻醉药可能通过皮肤和内脏细胞膜丢失，尽管这种损失可忽略不计。

C. 药效学

1. **氧化亚氮**

a. **中枢神经系统**

（1）主要是通过抑制 NMDA 受体起作用

（2）浓度超过 60%可能产生遗忘，但不确实。

（3）由于其 MAC 很高（104%），需同时联合其他麻醉药才能达到外科手术麻醉要求。

b. **心血管系统**

（1）轻度的心肌抑制及交感神经兴奋作用。

（2）心率和血压通常保持不变。

（3）在成年病人，可增加肺血管阻力。

c. **呼吸系统：**尽管比吸入麻醉药作用弱，但仍可产生轻度的呼吸抑制。

2. **挥发性麻醉药**

a. **中枢神经系统**

（1）较低吸入浓度（0.25～0.35MAC）即可产生意识消失和遗忘。

（2）应用小剂量卤化吸入麻醉药（异氟烷、七氟烷、地氟烷），α 波、δ 波及慢波均存在。大剂量时，θ 波（4～8Hz）出现，直至引起暴发性抑制。

（3）使 SSEPs 幅度降低及潜伏期延长。

（4）增加脑血流，降低脑代谢率；改变脑血管随脑血流变化的自动调节功能。

b. **心血管系统**

（1）剂量依赖性的心肌抑制和全身血管舒张。

（2）心率几乎无变化，尽管地氟烷在诱导或吸入浓度突然加大时能引起交感神经兴奋，心率增快及高血压。

（3）增加心肌对儿茶酚胺致心律失常作用的敏感性，在应用含肾上腺素溶液或浸润，以及使用拟交感神经药物时需要特别小心。

c. **呼吸系统**

（1）剂量依赖性的呼吸抑制，伴有潮气量减少、呼吸频率增加及 $PaCO_2$ 升高。

（2）可产生气道刺激，浅麻醉状态下，可能导致呛咳、喉痉挛、支气管痉挛，特别是在吸烟或哮喘病人中。七氟烷气道刺激性小，适于吸入诱导用药。

（3）等效剂量的挥发性全麻药均可产生相同程度的支气管扩张，但地氟烷有轻度的支气管收缩作用。

（4）抑制低氧性肺血管收缩，可能导致肺内分流。

d. **神经肌肉接头**

（1）呈剂量依赖性地降低骨骼肌张力，有助于手术操作。

（2）在易感病人中可能发生恶性高热。

e. **肝脏**：可导致肝脏灌注减少。尽管继发于暴露吸入麻醉药后发生肝炎的病例比较罕见，但在使用氟烷时需要特别注意（氟烷性肝炎）。

f. 肾脏：通过降低平均动脉压或增加肾血管阻力，使肾血流减少。

D. 特殊吸入麻醉药的相关不良反应

1. 氧化亚氮

a. 闭合性气体空腔扩张：躯体内含气的闭合空腔内主要气体是氮气。由于氧化亚氮在血中的溶解度是氮气的 35 倍，因此氧化亚氮弥散进入闭合气体空腔的量明显大于氮气弥散出的量，结果导致闭合空腔增大。例如，气胸、中耳、肠腔或颅腔积气，在使用氧化亚氮时闭合空腔明显增大。氧化亚氮也会弥散进入气管导管的气囊内使气囊压力增大，需要间断测压以随时调整气囊内压力。

b. 弥散性缺氧：停止使用氧化亚氮后，氧化亚氮快速从血液中排除进入肺泡，可能导致肺泡内氧分压降低；如果不增加氧供将会引起缺氧和低氧血症。

c. 抑制四氢叶酸合成：氧化亚氮抑制甲基合成酶，

后者是一种合成 DNA 必需的维生素 B_{12} 依赖酶。妊娠期及维生素 B_{12} 缺乏病人应慎用。

2. 地氟烷：在 CO_2 吸附剂（特别是钡石灰）中能被降解成 CO。应用新鲜或干燥吸附剂时更易发生。

3. 七氟烷：在 CO_2 吸附剂（特别是钡石灰）中能被降解为氟甲基 2,2-二氟-1-乙烯基乙醚（复合物 A），并在动物模型中表现出肾脏毒性。复合物 A 浓度在低流量麻醉下增加。至今尚未发现人类使用七氟烷造成肾脏毒性的证据。

（滕文娇　吴秀英 译　韩　宁 审校）

推荐阅读文献

Brown EN, Purdon PL, Van Dort CJ. General anesthesia and altered states of arousal: a systems neuroscience analysis. *Annu Rev Neurosci* 2011;34:601–28.

Dershwitz M, Rosow CE. Pharmacology of intravenous anesthetics. In: Longnecker DE, Brown DL, Newman MF, et al., eds. *Anesthesiology*. 1st ed. New York: McGraw-Hill Professional; 2007:849–868.

Eger EI. Uptake and distribution. In: Miller RD, ed. *Anesthesia*. 6th ed. New York: Churchill Livingstone; 2005:131–153.

Forman SA, Mashour GA. Pharmacology of inhalational anesthetics. In: Longnecker DE, Brown DL, Newman MF, et al., eds. *Anesthesiology*. 1st ed. New York: McGraw-Hill Professional; 2007:739–766.

第13章 神经肌肉阻滞

Simmons B, Evgenov OV

神经肌肉阻滞药物（neuromuscular-blocking drugs，NMBDs）的基本药理作用是通过与神经肌肉接头（NMJ）处的乙酰胆碱受体（AChR）的相互作用阻断突触信号传导。

Ⅰ. 神经肌肉接头

A. 神经肌肉接头（图 13-1）是位于周围神经系统的化学突触。神经肌肉接头由突触前神经元末梢和突触后肌细胞（**运动终板**）组成，在突触前神经元末梢中乙酰胆碱储存于一种特殊的细胞器——突触囊泡，而运动终板有高密度（达 10 000/μm^2）的乙酰胆碱受体分布。

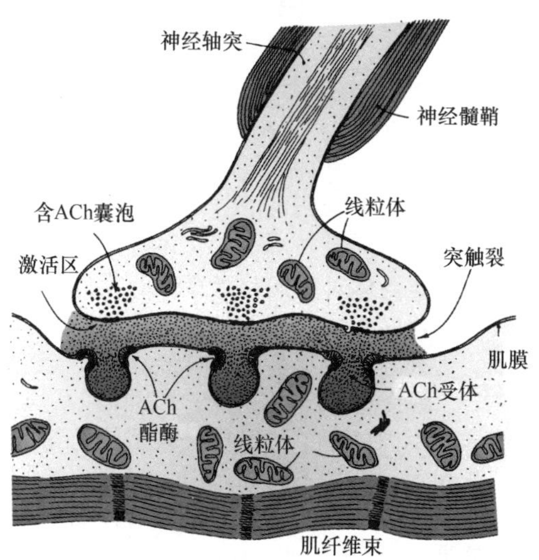

图 13-1　神经肌肉接头

B. **电压依赖型钙通道**高度集中于很接近突触囊泡的部位，当神经细胞产生动作电位时，钙通道开放，钙离子快速内流至神经末梢，使细胞内钙浓度增至约

100μmol/L。这种钙瞬变持续约 0.5ms，导致突触囊泡与细胞浆膜的融合，释放储存的乙酰胆碱。乙酰胆碱弥散通过突触间隙，两个乙酰胆碱分子与一个乙酰胆碱受体结合。

C. **接头后的乙酰胆碱受体**是一种糖蛋白，有 5 个亚单位组成（两个 α 和 β、δ、ε 各一个），其中两个 α 亚单位是乙酰胆碱和神经肌肉阻滞药物的结合位点。与两个乙酰胆碱分子结合后，乙酰胆碱受体的构象改变（激活），以允许钙和钠流入肌细胞，细胞膜除极后细胞收缩。细胞膜去极化后，钠和钙停止内流，钾开始外流，复极也随之发生。此时，乙酰胆碱受体失活。释放的乙酰胆碱数量和突触后乙酰胆碱受体的数目远多于肌肉收缩需要的数量，此即神经肌肉传递的"安全因素"，在某些病理条件下起关键性的作用。触发去极化后，乙酰胆碱弥散入突触间隙，被**乙酰胆碱酯酶（AchE）**快速水解（15ms 内）成胆碱和乙酸。胆碱随后在运动神经末梢重新循环合成新的乙酰胆碱。

D. **接头前的乙酰胆碱受体**位于突触前神经末梢，其作用是高频刺激时增强神经末梢去极化，增加乙酰胆碱的释放。非去极化神经肌肉阻滞药（NMBDs）能拮抗这些受体，是其使四个成串刺激（TOF）衰减的机制。

Ⅱ. 神经肌肉接头的药理特点

A. 根据**胆碱能受体**对**烟碱**和**毒蕈碱**的反应，可以分为烟碱和毒蕈碱受体，有两种主要的烟碱型受体，肌型（位于神经肌肉接头）和神经元型（分布在自主神经节、副交感神经的末端、中枢神经系统）。胆碱能受体有不同的亚单位组成，大多数药物与其有不同的亲和力，产生不同的效应。仅有乙酰胆碱和生成乙酰胆碱的药物（乙酰胆碱酯酶抑制剂）对所有受体都是激动剂。

B. 调节神经肌肉接头的乙酰胆碱受体分布和密度的信号系统已有详细描述。影响乙酰胆碱受体分布的病理情况在临床很常见，如去神经化、失用时间过长、机械通气时间过长会减少神经肌肉接头的乙酰胆碱受体密度，而接头外的肌膜表面乙酰胆碱受体增生。乙酰胆碱受体的上调增加了乙酰胆碱和琥珀酰胆碱等激动剂的敏感性，但降低了竞争性拮抗剂如非去极化神经肌肉阻滞药物的敏感性。在乙酰胆碱受体下调时，拮抗剂敏感性增加，激动剂敏感性下降。这种情况在神经肌肉接头暴露于过多的乙酰胆碱时出现（如长期使用乙酰胆碱酯酶抑制剂）。

C. 根据作用时间，NMBDs 可分为超短效（＜10min，琥珀胆碱）、短效[＜20min，米库氯铵（美国未上市）]、中效（45～60min，阿曲库铵、顺式阿曲库铵、罗库溴铵和维库溴铵）和长效（＞1h，泮库溴铵）。根据化学结构，非去极化 NMBDs 可分为氨基甾类衍生物（如泮库溴铵、罗库溴铵和维库溴铵）和苄异喹啉类（如阿曲库铵、顺式阿曲库铵和米库氯铵）。NMBDs 在起效和作用时间、代谢、副作用和与其他药物相互作用等方面存在很大差异（表 13-1 和表 13-2）。

表 13-1　各种神经肌肉阻滞药物的药理比较 [a]

药物	ED_{95}（mg/kg）[b]	气管插管剂量（mg/kg）[c]	气管插管时间（min）[d]	25%恢复时间（min）[e]	输注速度[μg/（kg · min）][f]	消除
去极化药物						
琥珀胆碱	0.25	1～1.5	1	4～6	60～100	血浆胆碱酯酶
非去极化药物						
阿曲库铵	0.25	0.4～0.6	2～3	20～35	4～12	酯水解、霍夫曼消除
顺式阿曲库铵	0.05	0.15～0.2	2～3	40～60	1～3	霍夫曼消除
米库氯铵	0.08	0.15～0.25	2～3	15～25	3～15	血浆胆碱酯酶
泮库溴铵	0.06	0.06～0.1	3～4	60～100		肾（70%～80%）、胆和肝（20%～30%）
罗库溴铵	0.3	0.6～1.2	1～1.5	30～150	4～12	主要经肝脏

续表

药物	ED_{95}（mg/kg）[b]	气管插管剂量（mg/kg）[c]	气管插管时间（min）[d]	25%恢复时间（min）[e]	输注速度[μg/（kg·min）][f]	消除
维库溴铵	0.05	0.08～0.12	2～3	25～40	0.8～2	胆汁和肝脏（70%～90%）、肾脏（10%～30%）

a. 对肌松药的反应存在较大变异性，尤其极端年龄和危重病人。因此，所有病人均应按书中介绍进行密切监测。表中的剂量是成年病人推荐静脉剂量。

b. 肌松药 ED_{95} 剂量在氧化亚氮-阿片复合麻醉时可以为外科提供足够肌松。

c. 习惯气管插管剂量，但并非等效。吸入麻醉可加强神经肌肉阻滞。

d. 此为习惯用量下的气管插管时间，可因麻醉深浅显著改变。使用非去极化药物快速诱导时，在给全量前 3～5min 先给予预注剂量可缩短起效时间。

e. 当 TOF 达到 2～3 时给予单次维持剂量，常为首次剂量的 20%～25%。

f. 首次负荷剂量后有早期自主恢复的证据时，方可开始持续输注。

表 13-2　神经肌肉阻滞药物的心血管副作用

药物	组胺释放[a]	神经节效应	解迷走活性	交感刺激
阿曲库铵	+	0	0	0
顺式阿曲库铵	0	0	0	0
米库溴铵	+	0	0	0
泮库溴铵	0	0	++	++
罗库溴铵	0	0	+	0
琥珀胆碱	+/–	+	0	0
维库溴铵	0	0	0	0

a. 组胺释放有剂量和速度依赖性，如果减慢注射速度，影响会减少。

Ⅲ. 神经肌肉阻滞

A. 去极化阻滞

琥珀胆碱（SCh）是唯一的去极化 NMBDs，由两个乙酰胆碱分子通过乙酰基连接起来，琥珀胆碱结合于烟碱型乙酰胆碱受体的 α 亚基引起突触后膜的去极化。琥珀胆碱的降解比乙酰胆碱慢，终板持续去极化使钠通道失活，从而不能对随后的乙酰胆碱刺激产生反应。诱导剂量的琥珀胆碱起效迅速（约 1min），短暂激动（即肌颤）后，是 4～6min 的骨骼肌麻痹。这些特点使琥珀胆碱常用于快速气管插管。

1. 琥珀胆碱与乙酰胆碱受体分离后，其作用消退，并由**血浆胆碱酯酶**（产生于肝脏，也称作假性胆碱酯酶）快速水解为琥珀酰单胆碱，然后，慢速水解为琥珀酸和胆碱。与乙酰胆碱酯酶不同，在突触间隙不存在假性胆碱酯酶。然而，乙酰胆碱酯酶抑制剂对两酶都有不同程度的抑制。
2. **琥珀胆碱**的副作用与它对烟碱和毒蕈碱受体的激动剂效应有关。
   a. **肌痛**：术后常见，尤其是腹部、背部和颈部的肌肉，主要是由于肌肉颤动，在女性和年轻病人小手术后更常见。
   b. **心律失常**：琥珀胆碱对心肌没有直接的作用，然而在成年病人，刺激神经节常导致心率和血压增加。琥珀胆碱也常导致窦性心动过缓、结性心律，甚至儿童首剂和成人短时间内重复给药（如 5min）会导致心脏停搏。在给予琥珀胆碱之前，预先静脉注射阿托品可减少心动过缓心律失常的发生。
   c. 琥珀胆碱去极化增加跨膜离子流，通常会使血清钾升高 0.5～1.0mEq/L。然而，在严重烧伤和大面积组织损伤、骨骼肌广泛去神经化或上位运动神经元疾病病人，可能发生威胁生命的**高钾血症**和心血管衰竭。这种作用与接头外乙酰胆碱受体增加或肌膜损伤有关。烧伤病人最危险的时间是烧伤后 2 周至 6 个月。因此建议在烧伤后 24h 至 2 年时间内避免使用琥珀胆碱。有肾功能衰竭的病人，如果没有高钾血症或酸血症，可以安全使用。
   d. 给予琥珀胆碱 2～4min 时，可发生一过性**眼内压增加**，可能与眼外肌的颤动有关，导致眼球受压。但是在开放性眼损伤病人，仍可安全使用（见第 26 章）。
   e. 胃部肌肉的颤动导致**胃内压增加**，但此压力的增加（在成人平均 15～20mmHg），因食道括约肌张力明显升高而被抵消。

f. 琥珀胆碱可导致颅内压一过性轻度升高(见第25章)。

g. **恶性高热病史（MH）是琥珀胆碱的绝对禁忌证。**一定程度的咀嚼肌痉挛，可能是对琥珀胆碱的正常反应，但严重的颌部僵硬增加暴发性恶性高热发作的危险。使用琥珀胆碱后发生全身肌肉僵硬、心动过速、呼吸过快和体温过高，应提示临床医师可能发生恶性高热（见第19章）。

h. **给予琥珀胆碱前2～4min，预先注射亚肌松剂量非去极化NMBDs**（如顺式阿曲库铵1mg或罗库溴铵3mg静脉注射），可以消除肉眼可见的肌肉颤动，但对减少上述副作用并非都有效果。此外，清醒病人，用非去极化NMBDs预先给药，可能发生复视、无力或呼吸停止。采用预处理快速诱导时，要加大琥珀胆碱剂量至1.5mg/kg。

3. **Ⅰ相阻滞：**琥珀胆碱引起的神经肌肉阻滞可分为两个阶段。如上所述Ⅰ相阻滞（图13-2）通常由琥珀胆碱引起，其特点如下。

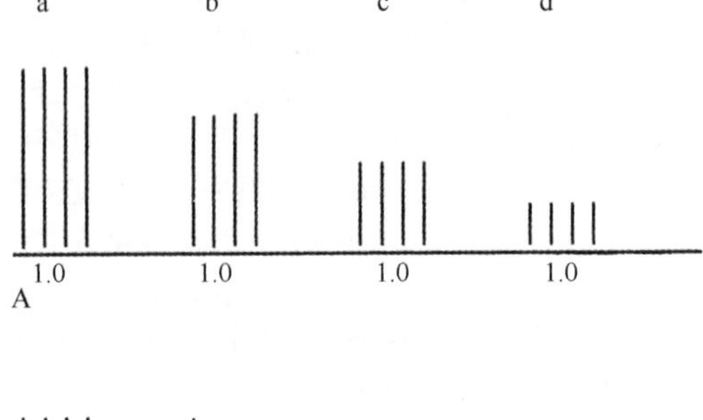

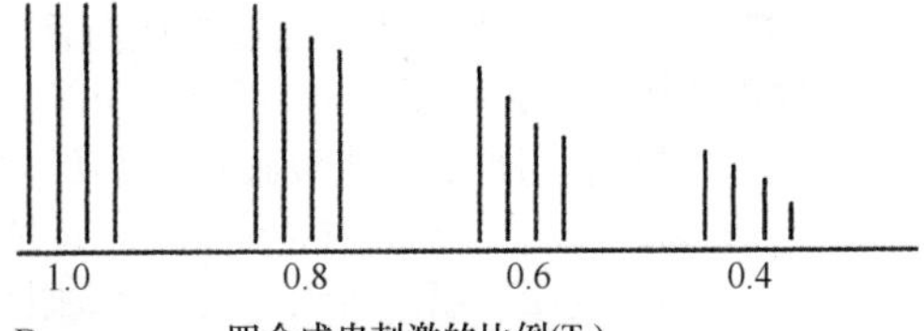

图13-2　应用去极化（A）和非去极化（B）肌松药后四个成串刺激反应（TOF），a为使用肌松药前对照值，b～d为给药后反应。应用去极化肌松药后TOF无衰减，而使用非去极化肌松药后TOF呈进行性衰减

a. 短暂肌颤搐后松弛。

b. 对强直刺激或四个成串刺激（TOF）无衰减反应（见本章Ⅳ.C）

c. 无强直后增强（PTP；见本章Ⅳ.C）

d. 乙酰胆碱酯酶抑制剂增强阻滞，而非逆转阻滞。

4. **Ⅱ相阻滞：**大多因多次重复注射或持续输注琥珀胆碱剂量超过 3～5mg/kg 时发生。Ⅱ相阻滞继发于通道反复开放，使电解质失衡和突触膜脱敏，进而导致去极化。Ⅱ相阻滞有非去极化阻滞的某些特征。

a. 强直或 TOF 刺激后有衰减（见本章Ⅳ.C）。

b. 出现 PTP 现象（见本章Ⅳ.C）。

c. 快速抗药反应（需要增加剂量）。

d. 恢复延迟。

e. 可由乙酰胆碱酯酶抑制剂部分或完全拮抗。

5. 引起琥珀胆碱**阻滞时间延长**的原因包括血浆胆碱酯酶浓度低下、药物引起的胆碱酯酶活性抑制或遗传性酶异常。

a. **血浆胆碱酯酶水平下降**见于妊娠最后 3 个月和产后几天，严重肝肾疾病、饥饿、癌症、甲状腺功能减退、烧伤、失代偿性心力衰竭和放射治疗后。

b. **血浆胆碱酯酶抑制**发生于使用有机磷化合物（如碘乙磷硫胆碱滴眼液和杀虫剂）和其他抑制胆碱酯酶的药物（如新斯的明、溴吡斯的明和多奈哌齐）、化学治疗药物（如环磷酰铵和氮芥）、口服避孕药、糖皮质激素和单铵氧化酶抑制剂。在血液透析时血浆胆碱酯酶水平通常不受影响。

c. **血浆胆碱酯酶遗传基因变异**有下述几种：正常（N）、非典型（A）、抗氟化物型（F）和沉默型（S）。纯合非典型胆碱酯酶（A-A，发生率 0.04%），应用常规剂量琥珀胆碱后即可引起骨骼肌麻痹时间延长（2～3h）和呼吸功能不全，而杂合非典型胆碱酯酶（N-A，发生率 4%）仅有轻度延长作用。

d. 实验室使用地布卡因指数来分析血浆胆碱酯酶异常程度。通常情况下，局部麻醉药地布卡因抑制 80%的血浆胆碱酯酶活性（地布卡因指数 80），

A-A 型仅有 20%胆碱酯酶活性被抑制（**地布卡因指数 20**）。在 N-A 型，地布卡因指数为 30～65。氟化物指数范围为 0～60。N-F 型个体（发生率为 0.005%）使用琥珀胆碱麻痹时间轻度延长，地布卡因指数正常，氟化物指数减少。杂合沉默 N-S 型（发生率 0.005%）有轻度延长效应，但地布卡因指数和氟化物指数正常。纯合子 F-F 和 S-S 罕见。

e. 给予单次剂量的琥珀胆碱后病人如果出现阻滞延长，则需要镇静和持续气管插管，直到肌松恢复。此时的神经肌肉阻滞与非去极化 NMBD 产生的阻滞相似。一旦观察到 TOF 衰减，就可以给予新斯的明/格隆溴铵逆转。应行化验检测以确定血浆总胆碱酯酶、地布卡因和氟化物的含量。

B. 非去极化阻滞：是由 ACh 的可逆性竞争性拮抗药作用于 AChR 的 α 亚单位产生。

1. 它有以下**特点**（图 13-2 和图 13-3）。

a. 没有肌束颤动。

b. 强直和 TOF 刺激后衰减（见本章Ⅳ.C）。

c. PTP 现象（见本章Ⅳ.C）。

d. 去极化阻滞的拮抗。

e. 阻滞效应被其他非去极化肌松药和吸入麻醉药所增强。

f. 由乙酰胆碱酯酶抑制药逆转。

2. 常用的非去极化神经肌肉阻滞药物的**临床药理特性**见表 13-1。联合使用氨基甾醇类和苄异喹啉类非去极化阻滞药时会有协同作用。相似结构的 NMBDs 联合使用时有相加作用。

3. 米库氯铵是短效非去极化神经肌肉阻滞药物，有三种同分异构体（反-反、顺-反、顺-顺二元酸酯），由血浆胆碱酯酶快速水解。采用预注剂量或 3 倍 ED_{95} 剂量可缩短起效时间。有血浆胆碱酯酶活性异常或应用胆碱酯酶抑制药病人应慎用。大剂量快速注射时，可导致组铵释放，引起一过性血压下降、心率增快。如需用抗胆碱酯酶药物拮抗米库氯铵的阻滞作用，依酚氯铵优于新斯的明，因前者对血浆胆碱酯酶活性影响小。米库氯铵在欧洲仍普遍使用，但在美国已不再上市。

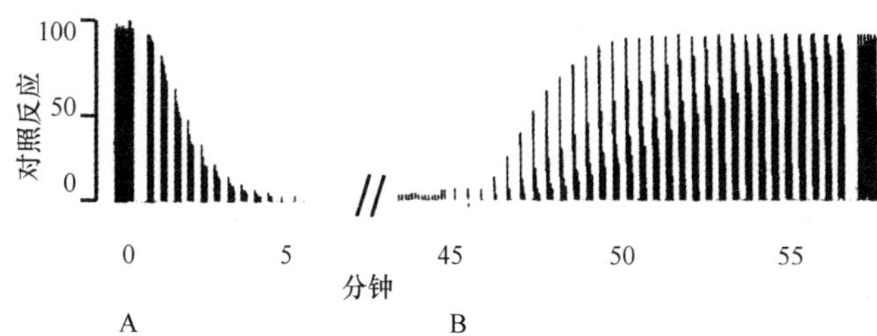

图 13-3　A. 应用非去极化肌松药后对重复 TOF 刺激的肌电图反应。每个柱体由四个单独的颤搐反应组成。TOF 逐渐衰减直至只剩下一个颤搐反应（约 90%阻滞）。B. 注射阿托品和新斯的明进行逆转 45min 后，TOF 反应逐渐恢复，衰减减少，TOF 比值达 0.9

4. **阿曲库铵**由 10 个立体异构体组成，由非特异性血浆酯酶进行酯水解和霍夫曼消除（非生物过程，不依赖肾脏、肝脏或酶的功能）。其主要代谢产物劳丹素（laudanosine），血浆水平高时是一种中枢神经系统刺激物。阿曲库铵建议用于严重肝肾疾病病人。高于 2.5 倍 ED_{95} 剂量快速静脉输注可引起组铵一过性释放和低血压。
5. **顺式阿曲库铵**是组成阿曲库铵的 10 个立体异构体的一种，其效能约为阿曲库铵的 4 倍。由于其高摩尔效价导致起效相对缓慢（见罗库溴铵）。顺式阿曲库铵主要经霍夫曼消除，它的作用时间与肝肾功能无关。与阿曲库铵不同，即使 8 倍 ED_{95} 剂量快速推注，也无组胺释放和血流动力学效应。
6. **维库溴铵**是一种亲脂性神经肌肉阻滞药物，容易被肝脏吸收，排泄进入胆汁。代谢产物之一，3-去乙酰维库溴铵，也有神经肌肉阻滞效应（其效能约为维库溴铵的 50%～70%），并经肾脏排除。老年人、肝脏疾病和肾功能衰竭的病人清除率下降、清除半衰期延长，维库溴铵作用时间延长。维库溴铵对心率和血压无明显影响，但它能抑制组胺 *N*-甲基转移酶，可能增强某些药物如吗啡的组胺释放效应，如面色潮红、低血压等。

7. **罗库溴铵**结构类似于维库溴铵，但效能较低。增大气管插管剂量可加快起效时间，因每一循环时间都有大量药物分子到达神经肌肉接头。以 0.6mg/kg 剂量时，可在 60s 内达到良好的气管插管条件。剂量增加至 1.2mg/kg（4 倍 ED_{95}）更明显缩短起效时间，但显著延长作用时程。病人之间有很高的变异性。需快速诱导但又禁忌使用琥珀胆碱时，常选用此药。罗库溴铵经胆汁原形清除和经肾脏排泄。肾脏功能衰竭病人，此药作用时间延长，尤其反复注射或持续输注。即使大剂量注射也无组胺释放作用和心血管效应。

8. **泮库溴铵**是一种长效 NMBD，主要经肾脏清除，在肾功能衰竭病人其作用时间延长。在肝硬化或胆道功能异常病人，由于分布容积增加，需加大泮库溴铵初始剂量才能达到充分肌肉松弛，因血浆清除率下降，作用时间明显延长。泮库溴铵有抑制交感神经末梢儿茶酚胺再摄取和心脏毒蕈碱受体的解迷走效应，因此引起血压升高、心率增快和心排血量增加。这些心脏刺激作用增加心肌氧需，在有冠状动脉疾病病人可导致心肌缺血。

9. 神经肌肉阻滞药的**心血管副作用**见表 13-2。组胺释放引起低血压可通过缓慢注药（＞30s）减轻或预防。

C. 神经肌肉阻滞药物的临床选择

1. 选择 NMBD 时，必须同时考虑**几个因素**：气管插管的紧急性、手术持续时间、能影响神经肌肉接头功能的合并疾病、药物代谢特征和副作用。例如，琥珀胆碱快速起效是快速气管插管良好选择；而罗库溴铵可减少烧伤病人高钾血症的风险；泮库溴铵可以导致心率增快，对严重缺血性心脏病病人不利，但这种解迷走效应对小儿则是适宜的。

2. 在选择药物时也要考虑效-价比因素。新的短效 NMBD 药物费用高，长时间手术病人应用是不恰当的。此外，术后残余阻滞作用发生率、术后药物相关疾病治疗费用也应纳入评价费用因素的一部分。

Ⅳ. 神经肌肉功能监测

A. 麻醉中监测神经肌肉功能的理由

1. 有利于判断气管插管时机。

2. 为临床评定术中的肌松程度和气管拔管前肌力的恢复程度提供客观的参考指标。
3. 根据病人的反应确定用药剂量。
4. 监测Ⅱ相阻滞的发生
5. 可早期发现病人血浆胆碱酯酶活性异常。
6. 预防术后残余的神经肌肉阻滞后遗症。

B. **周围神经刺激器**可用多种类型的刺激：单颤搐刺激、强直刺激、TOF、双重暴发刺激和强直后计数。腕部刺激尺神经引发的拇收肌反应最常使用，其结果易于引出且不易与直接的肌肉激活混淆。将经皮电极置于腕部尺神经表面，并连于电池驱动的脉冲发生器，发生器发出特定频率电流形成剂量脉冲。要取得最大的颤搐反应，负极（活性）应置于腕部尺神经的远端。诱发的肌张力可以通过拇指内收动作或通过连于拇指的压力转化器进行测量。给予 NMBD 后，随着药物起效，肌张力和颤搐高度下降。如果不能行尺神经监测，也可应用其他部位（如面神经、胫后神经、腓神经或腓总神经）。通过触摸很难精确估计颤搐强度，所以这些方法都可能使有临床意义的残余肌肉阻滞被遗漏。

C. 对不同类型刺激的颤搐反应与临床终点有相关性，这些数据见表 13-3。

表 13-3　神经肌肉阻滞的临床评价

颤搐反应	临床相应关系
0.15～0.1Hz 的单颤搐抑制 95%	满意的气管插管条件
单颤搐抑制 90%；TOF 仅见 1 个颤搐反应	氧化亚氮-阿片类麻醉镇痛药麻醉达到的术中肌松水平
单颤搐抑制 75%；TOF 见 3 个颤搐反应	使用吸入麻醉药可获得满意的肌松
单颤搐抑制 25%	肺活量减少
TOF＞0.75；50Hz 强直刺激持续 5s	抬头持续 5s；肺活量=15～20ml/kg；吸气力量达到−25cmH_2O；咳嗽有力
TOF＞0.9	不需辅助可做起；颈动脉体对低氧产生的反射未受损；咽部功能正常
TOF 为 1.0	呼气流速、潮气量和吸气力量正常；复视消失

1. **单颤搐刺激**频率为 0.1Hz（每 10s 一个脉冲），持续时间 0.2ms 的单次超强刺激。肌肉颤搐的高度（一定负荷下的高度和峰值张力）表示的方式是对照颤搐高度百分比。超强刺激保证所有肌肉纤维参与收缩。短时间刺激防止神经重复兴奋。刺激频率也很重要，影响颤搐高度和衰减程度。单颤搐刺激对于药物起效和肌肉阻滞恢复判断不是敏感指标，因为必须有 75%的乙酰胆碱受体被阻滞，颤搐高度才开始下降，而恢复到对照高度仍有 75%的受体被阻滞。
2. **强直刺激**频率为 50～200Hz。所有的 NMBD 降低颤搐高度，非去极化和Ⅱ相阻滞均有强直衰减，此时 NMBD 与突触前受体结合，减少高频刺激下乙酰胆碱的动员。50Hz 持续 5s 的强直刺激在临床上用处很大，这个频率下所产生的张力相当于最大自主运动下所达到的张力。但强直刺激可产生疼痛，能加速刺激肌肉的恢复，误导临床医师对呼吸和上气道肌肉恢复程度的判断。
3. **强直后单颤搐**是在一次强直刺激后 6～10s 给予的单次颤搐刺激。这个颤搐高度的增加称作强直后增强（PTP），这是由于在强直刺激同时和刺激后，乙酰胆碱合成及动员增加。非去极化和Ⅱ相阻滞均可产生 PTP，但去极化阻滞不出现 PTP。
4. **TOF** 刺激是频率为 2Hz 的四个超强刺激（图 13-2），可以间隔 10s 以上时间重复刺激。在箭毒化状态下，对这种刺激的反应有衰减现象。在非去极化神经肌肉阻滞，第四个反应的消失相当于单次颤搐的 75%抑制，第三、第二、第一反应的消失相当于单次颤搐的 80%、90%、100%抑制。第四个与第一个颤搐的比值（TOF 比值）与几个临床参数相关（见表 13-3）。临床医师经常高估 TOF 比值，当 TOF 比值＞0.4 时不能发现衰减。TOF 比值高达 0.9 时，也可能存在上气道肌肉功能障碍，仍然伴有反流和误吸的危险。即使 TOF 比值达 0.7，NMBD 也可能损害颈动脉体的低氧反应。TOF 是一种有用的临床监测方法，不需要对照，疼痛明显少于强直刺激（可用于清醒病人识别残余肌松），也不影响随后的恢复。为外科肌松监测提供了很好的方法，也适用于评价肌肉阻滞的恢复。去极化阻滞不表现衰减，TOF 不适用于其定量分析，但连续或反复给予琥珀胆碱的情况下，可用 TOF 刺激发现衰减以提示Ⅱ相阻滞的发生。

5. **强直后计数**用于定量深水平的非去极化阻滞，给予 5s 50Hz 的强直刺激，3s 后以 1Hz 频率重复给予单个刺激。根据引出反应的次数判断自主恢复的时间。
6. **双重暴发刺激**使用两次二联或三联 50Hz 的强直暴发刺激，两次暴发刺激间隔 750ms，第二次刺激反应减弱提示残余箭毒化。一般认为，对双重暴发刺激反应的衰减比 TOF 衰减更易测得。

D. 记录仪是精确定量肌肉对神经刺激收缩反应的唯一客观手段。肌动描记仪法将肌肉收缩力转换成电信号，被认为是金标准。肌电图测量肌肉动作电位的电活动。加速度仪通过力传感器测量肌肉收缩的加速度，是目前临床唯一商业化的记录监测仪器。声学肌动描记仪是相对新的方法，测量肌肉收缩产生的低频声音。

Ⅴ. 神经肌肉阻滞的恢复

A. 琥珀胆碱产生的**去极化阻滞**通常在 5～10min 内恢复。血浆胆碱酯酶异常或胆碱酯酶抑制的病人阻滞时间明显延长。Ⅱ相阻滞病人中约 50%在 10～15min 内自行逆转。对发生阻滞时间延长的病人，建议等待 20～25min 时间自行恢复。如颤搐强度没有进一步改善，可以尝试使用抗胆碱酯酶药物进行拮抗。过早拮抗可能加重阻滞。

B. 非去极化阻滞在药物脱离作用部位时自动恢复。可给予胆碱酯酶抑制药（抗胆碱酯酶药）增加乙酰胆碱水平来竞争结合部位，加速恢复。

C. 最常用的抗胆碱酯酶药物是**依酚氯铵**（0.05～1mg/kg）、**新斯的明**（0.03～0.07mg/kg,最大剂量 5mg）。这两种药物均通过增加乙酰胆碱水平发挥作用，因此都有烟碱样和毒蕈碱样作用。心动过缓、支气管收缩、流涎、流泪、缩瞳等，应用抗毒蕈碱药物可减弱毒蕈碱样受体的作用。阿托品（0.01mg/kg）一般与依酚氯铵同时使用，因为两种药物的作用时长相似。同理，格隆溴铵（0.02mg/kg）一般与新斯的明同时应用。高剂量的新斯的明（＞2.5mg）增加术后恶心和呕吐的发生率，但残余肌松的危害超过副作用的风险。

D. **包埋性拮抗剂**（encapsulating reversal agents）是一种新型的能够与肌松药结合的药物，与 NMBDs 紧密结合形成水溶性复合物，从而减少神经肌肉接头处能与乙酰胆碱受体结合的神经肌肉阻滞药物。Sugammadex，改良 γ-环糊精，是一种新的选择性肌肉松弛药拮抗剂，目前除美国外许多国家已经取得临床使用许可。静脉输注后，它与甾类 NMBD 药（罗库溴铵＞维库溴铵＞泮库溴铵）以 1∶1 的比例紧密结合成水溶性复合物，减少神经肌肉接头处可与乙酰胆碱受体结合的神经肌肉阻滞药物。临床试验发现，Sugammadex 可以快速逆转罗库溴铵或维库溴铵的神经肌肉阻滞作用。对于常规拮抗，如果强直后计数达到 1～2，推荐剂量是 4mg/kg。如果要立即逆转罗库溴铵的阻滞，推荐剂量为 16mg/kg。在严重肾功能衰竭的病人（肌酐清除率＜30ml/min），Sugammadex 或与罗库溴铵的复合物清除延迟，但没有再箭毒化的迹象。如果需要再次给予罗库溴铵或维库溴铵，建议 24h 后再使用。

E. **达到充分恢复所需时间**与自行恢复的程度有关，因此阻滞程度越深，恢复时间越长。如果使用长效 NMBD、大剂量和高浓度的吸入麻醉药，将增加恢复的困难程度。其他可能延长阻滞时间的因素包括低体温、抗生素使用（尤其氨基糖苷类、克林霉素和四环素）、电解质紊乱（低钾血症、低钙血症和高镁血症）和酸碱平衡失调（酸中毒延长阻滞，不易逆转）等。仅在 TOF 刺激至少有一个反应时才能应用抗胆碱酯酶药物逆转，如深度或持续阻滞者，大剂量新斯的明逆转可增加残余肌无力的程度。如逆转后仍有残余肌无力，不应拔除气管导管以保证足够的通气和气道保护。

F. **神经肌肉阻滞恢复的证据**

1. **神经肌肉完全恢复的指征**包括气道维持通畅不需要辅助，通气和氧合充分，能持续握拳、持续抬头或肢体运动无衰减，无舌后坠口腔气道通畅，肌肉运动协调。

2. 神经肌肉完全恢复时的 **TOF 比值一直是争论的焦点**。以前认为 TOF 比值在 0.7～0.8 时神经肌肉可完全恢复；但最近的研究显示 TOF 在此比率间，咽部功能存在明显障碍，可引起术后肺部并发症。因此，更严格的标准应该是 TOF 比值＞0.9，尤其是对于高危病人。

Ⅵ. 影响 NMBD 作用效果的疾病

某些疾病，包括局限于神经肌肉接头和全身系统性疾病会显著影响 NMBD 的使用和安全性。通常在这些疾病状态下神经肌肉接头的传递异常，在运动神经、肌肉或二者都有超微结构和生化的改变。

A. 烧伤和制动

1. 热损伤影响体液和电解质调节、心血管和肺功能、药物代谢和骨骼肌结构和功能。
2. 烧伤病人和许多制动病人对去极化药物的反应增加，对非去极化药物的反应降低。烧伤病人的骨骼肌细胞和神经肌肉的连接有超微结构和生化的改变，这些影响可以在最初的烧伤损害 1 年多以后仍然存在。给予琥珀胆碱能引起致命的高钾血症，类似的情况在严重挤压伤和大面积组织失活的病人中也有发生。

B. 危重症

1. **危重症性肌病**是 ICU 中一组引起肌无力的疾病，发生率很高（30%～70%），可有多种原因引起，单纯的神经病变或肌病及混合性神经肌肉传递异常均可引起。败血症和多器官功能衰竭常与危重症性肌病有关。
2. **肌无力**是所有这些肌病的常见表现，导致呼吸肌依赖、致病率和致死率增加。疾病可以导致深肌腱反射改变，肌酸激酶水平增加及神经和（或）肌肉的电生理改变。
3. **皮质激素**、**NMBD** 和**某些抗生素**可能导致或加重 ICU 病人的肌无力。一种危重症性肌病的亚型——急性坏死性肌病，与反复给予神经肌肉阻滞药物有关，经常发生在与高剂量皮质激素联合使用的情况下。因此，建议限制激素和神经肌肉阻滞药物在危重病人的使用。

C. 重症肌无力

1. 重症肌无力是一种**自身免疫性疾病**，美国发生率为（14～20）/100 000，常见于年轻成年女性。
2. 重症肌无力病人**运动终板乙酰胆碱受体的缺失**由抗受体抗体引起。这些抗体在 90%重症肌无力病人的血清中可以检测到，但抗体滴度与临床表现无相关性。
3. 重症肌无力常表现为渐进性的**喉部或眼部肌肉无力**。所有肌肉都可能受累，特点是肌无力在运动后加重。
4. 临床病史支持**诊断**，并由以下检查进一步证实：实验室检测到血清乙酰胆碱受体抗体、静脉给予 10mg 依酚氯胺后肌力一过性改善（Tensilon 试验）、特征性的肌电图改变。
5. **治疗**包括抗胆碱酯酶药物（如溴吡斯的明）、皮质激素、免疫抑制剂（如硫唑嘌呤和环磷酰胺）、血浆电泳和胸腺切除。胸腺切除后疾病常能缓解。
6. 对重症肌无力病人行区域麻醉或全身麻醉必须加以重视。
   a. 术晨不宜停用**抗胆碱酯酶药**。
   b. 椎管内麻醉伴有骨骼肌松弛和一定程度的膈肌无力。这种作用经常会加重已存在的肌无力，这些病人可能会发生严重呼吸肌无力，麻醉和恢复期间需要谨慎监测呼吸。
   c. 尽管溴吡斯的明抑制琥珀胆碱的清除，这些病人经常**对去极化药物不敏感**。他们对**非去极化药物非常敏感**，较长时效药物如泮库溴铵和较短时效药物如顺式阿曲库铵的阻滞作用时间均延长，拮抗药物无效，术后严重肌无力。如可能尽量避免使用非去极化神经肌肉阻滞药物。
   d. 尽管 TOF 的完全恢复不能保证上呼吸道肌肉的恢复和足够的自主通气，仍强烈推荐使用神经肌肉阻滞监测。

e. **手术和麻醉可能加重基础疾病**，即使小手术后仍有可能需要术后呼吸支持。

D. 肌营养不良是一组遗传性肌病，其特征为进行性**骨骼肌功能的缺失**。**Duchene 肌营养不良**是最常见和最严重的疾病，病变基因编码一种膜相关蛋白——抗肌萎缩蛋白，对肌膜的稳定性非常重要。该病是 X 连锁隐性遗传，病人为男性。临床特点是骨骼肌的无痛性退变和萎缩，在 5 岁时表现为肌无力。到青春期前，经常发展到使用轮椅，通常在 20 岁中期死于充血性心力衰竭。

1. **血清肌酸激酶水平**升高，可用于跟踪肌肉退变的进展。到疾病后期，肌肉显著缺失，肌酸激酶接近正常水平。
2. 心脏（进行性收缩功能不全和心室壁变薄）和平滑肌（胃肠道低动力和胃排空延迟）受累程度不同。膈肌不受累，呼吸辅助肌无力，肺功能检测表现为限制性肺功能障碍。病人咳嗽功能受损，肺炎是常见的并发症。
3. **琥珀胆碱**可引起大面积横纹肌溶解、高钾血症和死亡。神经肌肉阻滞药物的强度和作用时间难以预测，常选择短效药物。**吸入性麻醉药**，尤其是氟烷加重心肌抑制。**恶性高热**发生概率也增加。胃排空延迟和咳嗽受损使这些病人易于反流误吸，术后需要积极的肺部理疗促进分泌物充分排出。**阿片类药物**可能进一步抑制深呼吸和咳嗽，应慎用。

E. **肌强直综合征**是一组遗传性疾病，其特征是骨骼肌松弛障碍，刺激后持续收缩，其原因是钙不能从胞质转移至肌质网。强直性肌营养不良是此组中最常见的疾病。

1. **强直性肌营养不良**病人全身骨骼肌、心肌和平滑肌进行性的受累和恶化，表现为呼吸肌无力，肺功能监测为限制性障碍，胃肠运动减弱。其他症状包括白内障、心脏传导系统异常、秃顶和智力发育迟缓。
2. **区域阻滞、神经肌肉阻滞药物和全身麻醉深度加深不能缓解强直肌肉的紧张程度**，妊娠加重疾病，子宫肌肉功能障碍常是剖宫产指征。这些病人对阿片类药物、苯二氮䓬类药物和吸入性麻醉药的呼吸抑制作用极敏感。椎管内使用阿片类药物对正常人呼吸功能影响很小，但对这些病人可能影响很大。与 Duchene 肌营养不良病人一样，这些病人也经常发作心律失常，在全身麻醉时发生心脏停搏的概率增加。

3. 琥珀胆碱可使骨骼肌产生持续收缩，应避免使用。可以使用非去极化肌松药；推荐应用短效非去极化肌松药且慎重使用拮抗剂。

（孙莹杰 译 张铁铮 审校）

建议阅读文献

Ali HH, Savarese JJ. Monitoring of neuromuscular function. *Anesthesiology* 1976;45:216–249.

Berg H, Roed J, Viby-Mogensen J, et al. Residual neuromuscular block is a risk factor for postoperative pulmonary complications: a prospective, randomised, and blinded study of postoperative pulmonary complications after atracurium, vecuronium and pancuronium. *Acta Anaesthesiol Scand* 1997;41:1095–1103.

Briggs ED, Kirsch JR. Anesthetic implications of neuromuscular disease. *J Anesth* 2003;17:177–185.

Chiu JW, White PF. The pharmacoeconomics of neuromuscular blocking drugs. *Anesth Analg* 2000;90:S19–S23.

Eriksson LI. Residual neuromuscular blockade. Incidence and relevance. *Anaesthesist* 2000;49:S18–S19.

Eriksson LI. The effects of residual neuromuscular blockade and volatile anesthetics on the control of ventilation. *Anesth Analg* 1999;89:243–251.

Kopman AF, Yee PS, Neuman GG. Relationship of the train-of-four fade ratio to clinical signs and symptoms of residual paralysis in awake volunteers. *Anesthesiology* 1997;86:765–771.

Lien C. Development and potential clinical impact of ultra-short acting neuromuscular blocking agents. *Br J Anaesth* 2011;107:i60–i71.

Martyn JA, Richtsfeld M. Succinylcholine-induced hyperkalemia in acquired pathologic states: etiologic factors and molecular mechanisms. *Anesthesiology* 2006;104:158–169.

Murphy GS, Szokol JW, Marymont JH, et al. Residual paralysis at the time of tracheal extubation. *Anesth Analg* 2005;100:1840–1845.

Murphy GS, Szokol JW. Monitoring neuromuscular blockade. *Int Anesthesiol Clin* 2004; 42:25–40.

Pandit L, Agrawal A. Neuromuscular disorders in critical illness. *Clin Neurol Neurosurg* 2006;108:621–627.

Plaud B, Meretoja O, Hofmockel R, et al. Reversal of rocuronium-induced neuromuscular blockade with sugammadex in pediatric and adult surgical patients. *Anesthesiology* 2009;110:284–294.

Shear TD, Martyn JA. Physiology and biology of neuromuscular transmission in health and disease. *J Crit Care* 2009;24:5–10.

第 14 章 气道评估与处理

Frazer DG, Schmidt U

Ⅰ. 应用解剖

A. 咽部：分为鼻咽、口咽和喉咽部。

1. 鼻咽部由鼻道构成，包括中隔、鼻甲和腺样体。

2. 口咽部由口腔构成，包括牙龈和舌。

3. 会厌把喉咽部分为喉（通向气管）和下咽（通向食管）。

B. 喉

1. 喉位于 C_4～C_6 水平。始于喉的入口，终止于环状软骨下缘。喉由 9 块软骨及韧带和肌肉构成，9 块软骨中 3 块不成对（甲状软骨、环状软骨和会厌软骨），6 块成对（杓状软骨，小角状软骨和楔状软骨）。

2. 环状软骨（C_5～C_6）位于甲状软骨下方，是呼吸系统内唯一完整的软骨环。

3. 环甲膜： 连接甲状软骨和环状软骨，成人约为 0.9cm×3.0cm。环甲膜在中线位置很薄，位置表浅，无大血管，因此成为外科紧急建立气道的重要位置（见于环甲膜切开术）。

4. 喉部肌肉可分为两组： 开、闭声门的肌肉，包括环杓侧肌（内收）、环杓后肌（外展）和杓横肌；控制声带张力的肌肉，包括环甲肌、声带肌肉和甲杓肌。

5. 神经支配

a. 感觉神经： 舌咽神经（第Ⅸ对脑神经）支配舌的后 1/3 和口咽，即从口咽鼻咽结合部（含软腭、会厌和咽峡的咽表面）至咽与食管结合部。喉上神经内侧分支，为迷走神经（第Ⅹ对脑神经）的分支，支配会厌和声带黏膜。喉下神经的感觉分支，属于喉返神经分支（也属于迷走神经分支）

支配气管和声带以下的黏膜。

b. **运动神经**：喉上神经的外侧分支支配环甲肌。刺激环甲肌会使声带紧张。喉返神经的运动支支配除环甲肌以外的所有喉的内在肌肉。双侧喉返神经损伤会导致环甲肌麻痹，声带紧张，气道关闭。

C. **声门**：由声带（真声带和假声带）和声门裂构成

1. 声门裂是指真声带之间的缝隙。
2. 声门是成人（含 8 岁以上）气道最狭窄的部位，婴儿（出生至 1 岁）气道最狭窄部位则是环状软骨。

D. **下呼吸道**：从声门下喉部至支气管。

1. 声门下喉部从声带至环状软骨下缘（C_6）。
2. 气管是纤维肌性管道，从环状软骨至气管隆突，在成人长约 10～12cm，直径约 20mm。气管由 16～20 块 U 形软骨支撑，U 形开口于背侧。在行气管支气管纤维光镜检查时，以软骨环后部的缺如作为标记，易于分辨气管前后方向。
3. 气管在隆突水平又分成左右主支气管。右主支气管长约 2.5cm，与气管成 25°角；左主支气管长约 5cm，与气管成 45°角。

Ⅱ. 评估

A. **病史**：既往有困难气道处理病史是最好的气道预计指标。如果能获得既往病志，应该查阅既往麻醉记录[能否面罩通气、面罩通气是否需要辅助设备、试气管插管次数、所用喉镜片类型、气管内导管型号（ETT）或者是否应用特殊气道设备，如可视喉镜和纤维支气管镜]，以便更好地处理气管插管和控制通气。有可能累及气道的疾病病史应给予特别重视。应询问气道可能受累的特殊体征，如声音嘶哑、喉鸣、喘鸣、吞咽困难、呼吸困难和体位性气道梗阻。

1. 关节炎或颈椎间盘疾病可降低颈部活动度。患类风湿关节炎时，颈椎不稳定和下颌骨活动受限很常见，颞下颌关节和环杓关节也可能受累。对这些病人行颈部过度活动可能会导致寰枢椎不全脱位和脊髓损伤。类风湿关节炎伴有严重手部畸形和皮肤结节的病人发生寰枢椎不全脱位的风险最高。

2. 口底部、唾液腺、扁桃腺或咽部感染可引起疼痛、水肿、张口受限，甚至牙关紧闭。
3. 肿瘤可能造成呼吸道梗阻或引起外源性压迫和气管移位。
4. 体重指数（BMI）增加通常给麻醉诱导带来风险和考验。体重指数增加复合其他解剖异常（Mallampati 分级较高、粗颈、甲颏间距短小）则预示有可能面罩通气困难，而且很有可能气管插管困难。体重指数增加还有功能残气量（FRC）下降和较高的阻塞性呼吸困难发生率。
5. 创伤病人可能伴有气道损伤、颈椎损伤、颅底骨折或颅内损伤。
6. 既往有外科手术、放射治疗或烧伤病史，可导致组织瘢痕挛缩、组织活动性受限和口裂狭窄。
7. 肢端肥大症会导致下颌骨肥大、舌体和会厌过度增长和肥大，因声带增生可能使声门裂变窄。
8. 硬皮病导致皮肤紧张，下颌骨活动度降低和口裂狭窄。
9. 21-三体综合征病人可能有寰枢椎不稳定和舌体肥大。
10. 侏儒症和软骨发育不全可能伴有寰枢椎不稳定和因下颌骨发育不全（小颌症）而导致的潜在性气道处理困难。
11. 其他先天性异常可能导致气道处理复杂化，特别是伴有颅面部畸形病人，如小颌畸形综合征（Pierre Robin 综合征）、多发性颜面异常综合征（Treacher Collins 综合征）、颈椎融合性畸形综合征（Klippel-Feil 综合征）或眼-耳-脊柱发育不全综合征（Goldenhar 综合征）。相对而言，单纯腭裂的患儿如果不伴有其他气道或颅面部畸形并不会导致困难气管插管，但是应该避免经鼻气管插管。

B. 体格检查

1. 提示气道处理困难的特殊体征如下所示。

   a. 不能张口

b. **颈椎活动困难**
c. **颏退缩**（小颌症）
d. **舌体大**（巨舌症）
e. **门齿突出**
f. **短颈、肌肉颈**

2. 必须检查面、颈或胸部的损伤，以评估其对呼吸道的影响。
3. **头颈部检查**：在体格检查时，尚无单一最佳指征来预计困难气道处理，因此有必要依次详细的检查。多项困难气道处理指征将提高检查的特异性。
   a. **鼻**：应通过阻塞一侧鼻孔同时检查另一侧鼻孔通气程度的方法来评估鼻道通畅及鼻中隔偏曲程度。这对拟行鼻腔气管插管时尤为重要。
   b. **口腔**：明确巨舌症和使张口受限的疾病（如面部瘢痕或挛缩、硬皮病、颞下颌关节疾病）。牙列不齐会增加气道处理时牙齿损伤或牙齿脱落的危险。在术前必须查出松动的牙齿，并在气道处理前给予保护或拔除。
   c. **颈部**
      （1）如果甲颏距离（颈部完全伸展时，从下颌骨下缘至甲状切迹的距离）小于 6cm（3 至 4 横指），窥视声门可能困难。应当检查喉结构的活动度，在胸骨切迹上方中线应触及气管。寻找是否在颈部有手术瘢痕、甲状腺增大、气管旁肿块及放射治疗后硬化组织。
      （2）颈椎活动度：病人应能自行将下颏触及胸部，颈部能向后伸展。侧向旋转不应产生疼痛和感觉异常。
      （3）气管造口术痊愈的造口或者正处于气管造口期，提示有声门下狭窄或以往有气道并发症。对这类病人最好选用较小口径的气管导管。
4. Mallampati 气道分级是按照舌根不成比例增大时，影响窥视声门的程度进行气道评定分级的。其评定方法是病人取坐位，头居中，尽可能张大口，最大限度伸舌而不发声。改良后分级标准为如下四级（图 14-1）。

Ⅰ级：可见咽峡弓、软腭和腭垂。

Ⅱ级：可见咽峡弓、软腭，但腭垂被舌根掩盖。

Ⅲ级：仅可见软腭，预示气管插管困难。

Ⅳ级：软腭也不可见，预示气管插管困难。

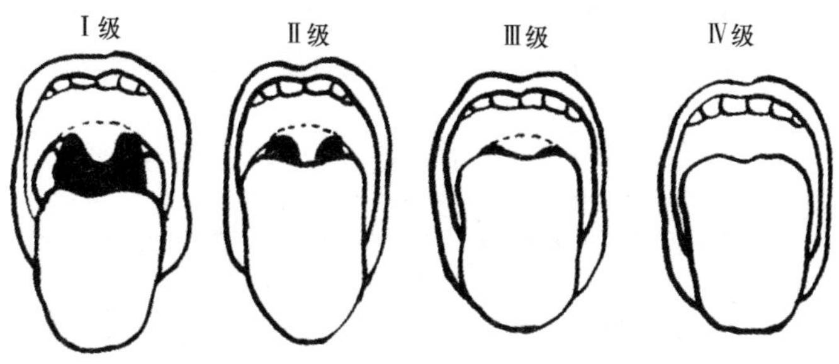

图 14-1　经 Samsoon 与 Young 改良后的 Mallampati 分级评定的口咽结构。评定方法为病人取直立坐位，尽可能张大口，不发声伸舌检查（经允许引自 Samsoon GLT，Young JRB. Diffcult tracheal intubation，a retrospective study. Anaesthesia 1987；42：487-490）

C. **特异性检查**：大部分病人评估气道只需详问病史和体格检查即可。常用的辅助检查包括下述五项。

1. 喉镜检查（直接喉镜、间接喉镜、可视喉镜或纤维喉镜）可提供下咽部、喉入口及声带功能的信息。神志清醒的病人，采用表面麻醉或神经阻滞可进行喉镜检查。
2. 胸部或颈部 X 线检查可显示气管偏移或狭窄及颈椎畸形。颈椎 X 线片对创伤病例特别重要。当有锁骨以上或严重多发创伤时，均应摄 X 线片检查。对有神志变化或精神伤害的病人，普通颈部 X 线检查不能除外重要韧带损伤。气管插管时应注意颈髓保护，如果可能的话应进行颈部计算机断层扫描（CT）或 MRT 检查。颈部侧位片对有症状的类风湿关节炎病人或 Down 综合征病人非常重要，可用于评估寰枢椎不全脱位。
3. 气管 X 线断层摄影或 CT 扫描能进一步明确阻塞气道的肿块。

4. 肺功能检查和流速-容积曲线有助于判定气道阻塞的程度和部位（见第 1 章和第 3 章）。
5. 动脉血气基础值可提示气道功能异常，以便警惕慢性低氧血症或高碳酸血症。

Ⅲ. 面罩通气

A. 适应证

1. 气管插管前对病人预充氧（去氮）。
2. 初期复苏时，气管插管建立前，进行辅助或控制通气。
3. 没有胃内容物反流危险的病人，可行吸入麻醉。

B. 操作技术包括放置面罩和维持气道通畅。

1. 面罩应能紧贴鼻梁、面颊和口部。透明塑料面罩便于观察唇（颜色）和口（分泌物或呕吐物）。
2. **放置面罩：**左手持面罩，用小指提起下颌角，第 3 和第 4 指置于下颌骨处，示指和拇指置于面罩上。用右手控制贮气囊。有时可能需要双手维持面罩处于密闭的位置，需要一助手控制贮气囊。也可用头带密闭面罩。最大吸气压力应保持在 20cmH_2O 以下，尽可能防止气体进入胃内。某些特定气道情况下，可能需要和上述相反的手法放置面罩，即右手持面罩，左手控制贮气囊。这项技术应该左右手都灵活掌握。
3. 无牙齿的病人，上、下颌骨间距较小，难以使面罩封闭严密。置入口咽导气管常能解决这一问题。紧压面罩以减少漏气，常需要双手操作面罩的方法才能有效。另外，面罩通气时可保留义齿，但是气管插管前常需摘下义齿。
4. 自主呼吸时发生气道梗阻，可出现胸腹摇摆式运动。自主呼吸时，如果上呼吸道梗阻，膈肌收缩时腹部会如常伸展，而胸廓并没有充气反而塌陷。喉鸣是一种高调噪声，常与上呼吸道极度狭窄有关，患有假膜性喉炎可以导致喉鸣，但最常见于气管拔管后的喉痉挛。气道梗阻时，贮气囊内呼吸运动减弱或消失。行正压通气时，气道内峰压值升高。
5. 通过如下手段可保持气道通畅。

a. 颈部向后伸展。

b. 托起下颌，将手指放在下颌角下方，向前向上提起下颌。

c. 将头转向一侧。

d. 放置口咽导气管。病人如存在呕吐反射，则不能耐受口咽导气管。放置口咽导气管的并发症，包括呕吐、喉痉挛和牙齿损伤。口咽导气管型号选择不当会加重气道梗阻。如口咽导气管太短，可能压迫舌；如太长，可能阻挡会厌。

e. 鼻咽导气管对轻中度气道梗阻的病人，有助于保持上呼吸道通畅，而且对清醒或镇静状态下的病人均能耐受。鼻咽导气管能引起鼻出血，接受抗凝疗法的病人应禁用。

C. 面罩通气困难可能发生在肥胖、没有牙齿、有面毛、颈椎关节炎或阻塞性睡眠呼吸暂停综合征的病人。应该备用适宜大小的口咽、鼻咽导气管及喉罩导气管（LMAs）。

D. **并发症：** 面罩可引起口、下颌骨、眼或鼻的周围软组织压伤。气道不通畅时，可引起喉痉挛或呕吐。面罩通气不能防止胃内容物误吸。喉痉挛（喉和咽部肌肉痉挛性收缩）引起气道梗阻和声门关闭，可通过托下颌行持续性正压通气加以缓解。如无效，可用小剂量（成人 20mg）琥珀胆碱静脉注射或肌内注射。

Ⅳ. 喉罩导气管

A. 在适合病例中，传统喉罩导气管和其多种变异形式是面罩通气和气管插管通气的一种替代通气方式。LMA 也是处理困难气道时重要的措施。LMA 放置恰当时，顶端位于食管上段括约肌上方，气囊两侧位于梨状窝，气囊上缘位于舌基底部。此位置既能尽可能地防止胃内充气，又可以维持有效通气。

1. 适应证

a. LMA 是面罩通气和气管插管通气的一种替代通气方式，但是如有气管插管适应证时，LMA 不能取代气管插管通气。

b. LMA 用于处理已知或难以预计的困难气道。

c. 用于意识不清病人，心肺复苏时的气道处理。

2. **禁忌证**

 a. 有胃内容物误吸风险的病人，如饱胃或者有症状的胃食管反流病病人。

 b. 呼吸系统顺应性下降的病人禁用。因为低压封闭的 LMA 气囊，在呼吸系统顺应性下降的病人吸气压力升高时，气囊会漏气，造成胃内充气。应维持吸气峰压低于 20cmH_2O，以避免气囊漏气和胃充气。

 c. 预计需要长期行机械通气支持治疗的病人。

 d. 存在上呼吸道反射的病人。因为喉罩置入会引起喉痉挛。

3. **应用**

 a. LMAs 有各种型号适用于小儿至成人（表 14-1）。选择适当型号的 LMA 可以提高置入的成功率。LMA 置入的正确方法见图 14-2。

 b. 确认气囊处于放气和润滑状态。因为润滑剂可能落入喉部，诱发喉痉挛，所以气囊内侧面不能进行润滑。

 c. 遵循常规预充氧和监护设置。

 d. 确认充分的麻醉和上呼吸道反射抑制水平。

 e. 将病人头部置于合适位置。适合气管插管时的头部位置，即头后仰位（C_1～C_2 伸展，下位颈椎轻度屈曲）同样适用于放置 LMA。

 f. 插入喉罩（图 14-2）。可以使用软牙垫防止病人咬住 LMA 导管。

 g. 气囊充气（表 14-1）。LMA 充气适当，位置恰当时，一般在甲状软骨上方可见一光滑卵圆形的组织隆起。

 h. 确认充分通气。

 i. 连接麻醉环路。如果需要，可以用胶带固定 LMA。

 j. 拔除 LMA：如气囊未过度充气（气囊压力低于 60cmH_2O）时，病人可以在全麻苏醒期耐受 LMA。当全麻结束病人苏醒或气道保护性反射恢复时即可气囊放气、拔除 LMA。

 k. LMA 同样适用于某些俯卧位手术病人。如果采用 LMA，病人可在麻醉诱导前自行摆好俯卧位，头偏向一侧，头下垫枕或毯子，麻醉诱导后再置入 LMA。

表 14-1　喉罩型号

病人年龄/体型	LMA 型号	套囊充气量	ETT 型号（ID）
新生儿/低于 5kg	1	4ml 以下	3.5mm
婴儿/5～10kg	1.5	7ml 以下	4.0mm
婴儿，儿童/10～20kg	2.0	10ml 以下	4.5mm
儿童/20～30kg	2.5	14ml 以下	5.0mm
儿童/30kg 或成人小体重	3.0	20ml 以下	6.0mm 有套囊
一般成人	4.0	30ml 以下	6.0mm 有套囊
大体重成人	5.0	40ml 以下	7.0mm 有套囊

注：ETT. 气管内导管；ID. 内径

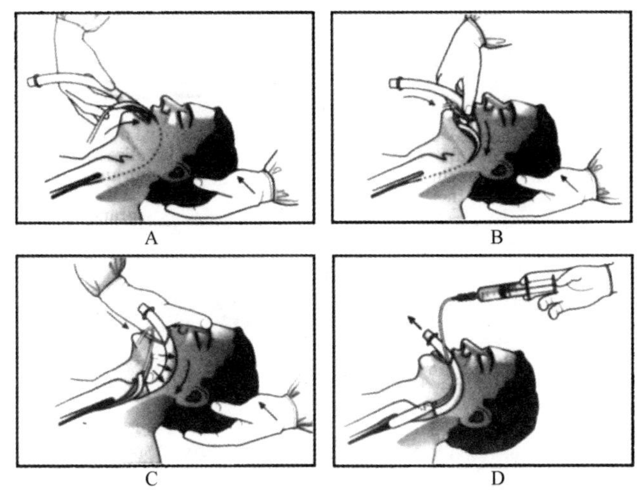

图 14-2　A. 将头部伸展，颈部屈曲，将喉罩尖端面向硬腭小心展平。B. 沿硬腭、软腭用示指将喉罩向颅的方向前进。C. 保持手指对导管向颅方向的压力，推进喉罩直至下咽部感觉到明显的阻力。D. 膨胀气囊使喉罩自行调整至最佳位置（引自 Brain AIJ，Denman WY，Goudsouzian NG. Laryngeal mask airway instructional manual. Bershir，UK：Brain Medical Ltd，1996：21-25.）

4. 插管型喉罩： 有各种型号和款式的插管型喉罩可用于辅助气管插管，既可以盲探也可以在纤维支气管镜协助下把气管导管通过喉罩置入气管内。一次性使用的 air-Q 型喉罩和标准喉罩风格相似，但是 air-Q 型喉罩有一个较大的加强导管和一个可以移除的气道连接器，这样就可以经此喉罩通过任何标准型号的凝胶水剂润滑过的气管导管。Fastrach 喉罩是可以反复使用的插管型喉罩，包含可弯曲的表面覆有硅酮的不锈钢导管，15mm 的末端连接器，套囊和一个会厌提升杆（图 14-3）。不锈钢导管可供内径 8mm 的气管导管通过，其长度可保证气管导管的套囊越过声带。

5. 副作用：LMA 最常见的副作用是咽痛，发生率在 10% 左右。主要原因是气囊充气过度。最主要的副作用是误吸，相比面罩通气和气管插管，LMA 误吸的发生率要高一些。

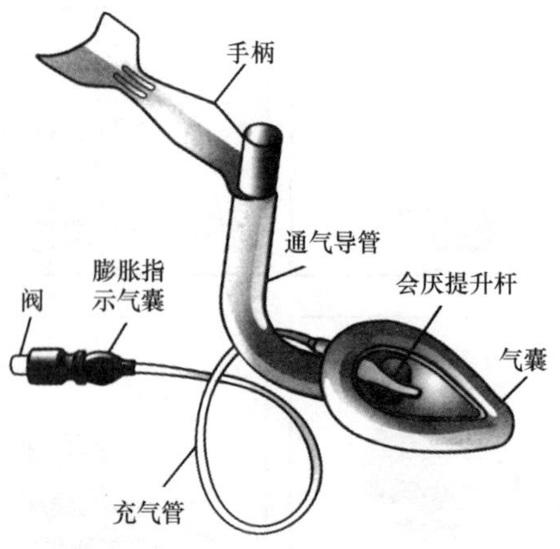

图 14-3 Fastrach 喉罩的结构（引自 Brain AIJ，Verghese C. LMA-Fastrach instruction manual. San Diego：LMA North America，Inc，1998）

V. 气管插管

A. 经口气管插管

1. 适应证：有误吸风险、面罩通气困难和需要长时间控制通气的病人，都需要行气管插管。还有一些特定的外科手术也需要气管插管，如头颈部、开胸或开腹的手术。

2. 插管技术：通常使用喉镜实施气管插管。最常用的是 Macintosh 喉镜片和 Miller 喉镜片。

a. Macintosh 喉镜片为弯型，将镜片尖端置入会厌谷（即舌根与会厌的喉面之间的空隙）（图 14-4A）。它为口咽和下咽提供良好的视野。因此为气管内插管提供了宽大的空间以便气管导管顺利通过，使会厌受伤减少。镜片的规格有 1～4 号，大多数成人需用 3 号镜片。

b. Miller 喉镜片为直型，插入后其尖端位于会厌喉面的下方（图 14-4B）。挑起会厌以显露声带。直镜片使声门显露较好；但通过口咽和下咽部路径较窄。其规格分为 0～4 号，大多数成人需用 2 号或 3 号镜片。

c. 有多种改良喉镜片可以挑起会厌直接显露声带（Mc Coy）或间接窥视声带（Siker 和 Trueview EVO）。

d. 病人应置于头部后仰位（鼻孔朝天位）。用垫或枕将病人枕部抬高并使头伸展。一般说来，这种体位能改善喉镜的视野。但是对某些病人，仅颈部伸展已足够满足气管插管和张口。颈部屈曲会使张口困难。

e. 左手在接近喉镜柄和镜片结合处持喉镜。用右手拇指和示指剪形运动支撑开口后，喉镜从病人右口角进入，避开门齿，同时把舌推向左侧。不应把唇挤压在镜片和牙齿之间。镜片沿中线进入直到看见会厌，然后抬起舌和咽的软组织，以显露声门。使用喉镜时应上提（图 14-4B），而不是杠杆样使用（图 14-4A），以防损伤上切牙或牙龈。

f. 根据病人的年龄、体型及手术类型选择合适的气管导管型号。大多数女性适用内径 7.0mm 的导管，多数男性适用内径 8.0mm 的导管。用右手以执笔式持气管导管，从病人右口角通过口腔进入声门。图 14-4C 为 Macintosh 喉镜显露的解剖学景象。如声门不能完全显露，需以会厌作标志，气管导管靠会厌正下方进入气管。在环状软骨和（或）甲状软骨外加压有助于显露声门。气管导管的套囊近端要置于声带下方。气管导管的标记显示导管前端到病人切牙（或唇）的距离。套囊充气量以封闭气道压在 20～30cmH_2O 为宜。

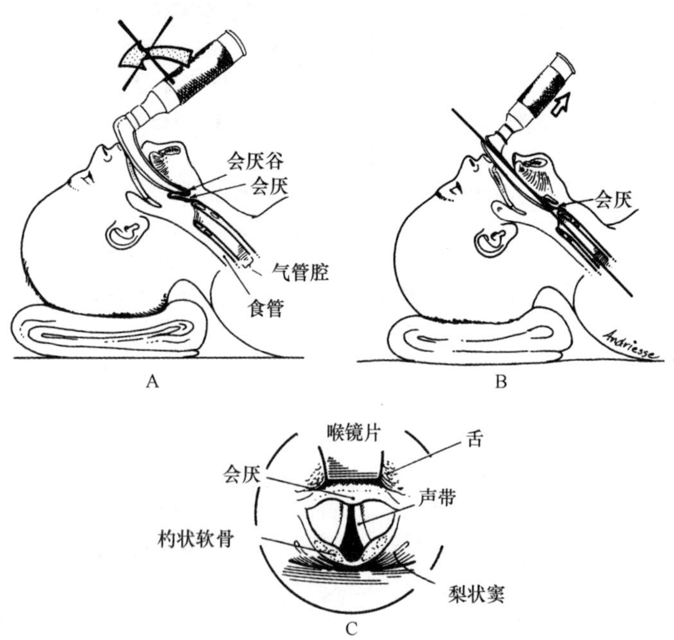

图 14-4 喉镜检查与气管内插管的解剖关系

A. 放置弯喉镜片；B. 放置直喉镜片；C. 置入弯喉镜片时显露的声门结构

g. 气管插管位置是否正确，通过监测呼气末 CO_2 或呼气混合气体，以及胃部和双肺野听诊证实。如果导管置入过深，通常会误入右侧主支气管。如仅在一侧听见呼吸音，表明气管导管已经插入单侧主支气管，应回撤气管导管直至能听见双侧呼吸音为止（外伤病人只能听见一侧呼吸音可能提示气胸）。在每侧腋窝上部听诊呼吸音，常可减少因对侧肺呼吸音传导而造成的判断失误。没有单一的完全准确的判定方法，一旦判断错误会产生严重后果。其他的判断方法，如食管球状探头、支气管镜和放射学检查都很有必要。在确定充分氧合和通气之前，都要保持警惕，以免误入食管。

h. 用胶带固定好气管导管，胶带最好要超过骨结构上方的皮肤。

3. 经口气管插管的并发症包括唇、舌、牙齿、咽或气管黏膜的损伤。偶尔可发生杓状软骨脱位、声带或气管损伤。

B. 经鼻气管插管

1. **适应证**：经鼻气管插管并不常见，但是经口手术或者口腔颌面部手术的病人可能需要经鼻气管插管。与经口气管插管相比，用于经鼻气管插管的导管最大直径通常较小，气道阻力相应也较高。因为会增加气道阻力和鼻窦炎的风险，近年来在长时间的手术中很少应用经鼻导管。
2. **禁忌证**：颅底骨折、特别是筛骨骨折、鼻骨折、鼻出血、鼻息肉、凝血疾病、计划全身应用抗凝治疗和（或）溶栓治疗（如急性心肌梗死病人），均是相对禁忌证。
3. **插管技术**：用棉签蘸用 2%利多卡因与 0.25%去氧肾上腺素混合液，进行鼻黏膜表面麻醉和血管收缩。如两侧鼻孔均通畅，选用右侧为佳。这是因为当插入右侧鼻孔时，气管导管的斜面正对平坦的鼻中隔，减少对鼻甲的损伤。下鼻甲妨碍插管通道，并限制了气管导管的型号。女性病人常用 6.0～6.5mm 的导管，男性病人常用 7.0～7.5mm 的导管。鼻导管通过鼻孔进入咽部，然后进入声门。插管时可以盲探进行，也可在喉镜或纤维支气管镜直视下进行，还可以应用 Magill 钳协助。
4. **并发症**与经口气管插管相似（见本章Ⅴ.A.3）。另外，也可能出现鼻出血、黏膜下剥离、肿大的扁桃腺和增值体脱落。与经口气管插管相比，经鼻气管插管发生鼻窦炎和菌血症的概率增加。

C. 光纤喉镜插管：易弯曲的纤维光学喉镜由玻璃纤维构成，许多光纤汇聚构成富有弹性的纤维束，传输光与图像。此纤维束很脆，过度弯曲可能引起光束材料损坏。操作径路可用于表面麻醉，也能提供吸引。纤维支气管镜（纤支镜）接近声门时，因为分泌物、血液或透镜的雾气使视野模糊，视野常受到限制。把纤支镜前端浸入热水中，有助于防止雾气。

1. **标准设施：** 经口或经鼻纤支镜气管插管的标准设施包括牙垫或 Ovassapian 导气管、表面麻醉药和血管收缩药、吸引装置和带有光源的无菌纤支镜。
2. **适应证**
   a. 易弯曲的纤维喉镜可用于对清醒或麻醉病人检查气道和插管；可用于经口和经鼻气管插管。对估计气管插管困难的病人应作为首选而不是最后的手段。
   b. 对已知或可疑颈椎疾病、头和颈部肿物的病人及病态肥胖或有通气困难或气管插管困难的既往史者，推荐首选应用纤支镜。
3. **操作技术：** 将涂有润滑剂的纤支镜套在气管导管上，吸引管或供氧管与相应的工作接口连接，一只手把持住控制杆，另一只手操纵纤支镜前进。吸引端使用氧气有助于吹走阻挡视野的分泌物。Ovassapian 导气管有助于提高病人对经口纤支镜操作的耐受性。在行进中，保持纤支镜在中线位很重要，以防进入梨状窝。当纤支镜在下咽部并朝向会厌时，应将纤支镜前端调向前位，如黏膜或分泌物有碍视野，应退回或抽出纤支镜，以清洗镜头，然后沿会厌重新插入。当镜头进至会厌下，可见声带。镜头以自然位向前推进，直至可见气管环。稳定住纤支镜，将导管向前推进，越过纤支镜即可进入气管。如前进有阻力，需将导管逆时针旋转 90°，以避开前部接合处的阻力，使导管通过声带。撤出纤支镜前应看见气管隆突，以确认气管导管位置正确。

D. 其他可选择的插管技术

1. **可视喉镜：** 可视喉镜结合了纤维支气管镜和普通光学喉镜的优点，能在显示屏上更好地显示声门，包括 GlydeScope、Stortz C-MAC、AIRQ、Pentax AWS 等各种重复使用和一次性使用的可视喉镜，显露声门概率几乎可以达到 100%。即使声门显露良好，偶尔还会出现困难的气管插管。不同类型的可视喉镜彼此会有不同的特点，一种可视喉镜好用不代表其他所有类型都好用。建议使用可视喉镜前要熟练操作，而且首先尝试使用在普通光学喉镜或其他气道设备也能确保完成气管插管的病人。

2. **弹性胶质探条**：长约 60cm，15F，有一定硬度，其远端为细长的 J 形角度，类似于其他中空、坚固的插管器。当直接喉镜插管困难时，可帮助插管。在直接喉镜指引下，探条置于会厌下，其末端前方朝向声门开口。当探条进入气管后，接触到气管环，会感觉到明显的“咔哒”声。然后将气管导管越过探条，其放置位置的判断如前所述（见Ⅴ.A.2.g）。探条可同样用于更换气管导管。

3. **灯杖**：由可伸展、光导的细探条构成。可将经口气管导管套在灯杖上，盲探插入气管。气管插管时，手术室灯光可调暗，灯杖和气管导管沿舌的弯度前进。如亮点在颈部外侧表明导管前端进入梨状窝；如亮点减弱，表明导管进入食道。当导管准确进入气管时，亮点在颈部正中部位，此时如同标准管芯一样将导管沿探条滑入气管内。

4. **逆行插管技术**：当应用上述方法不成功时，可采用逆行插管技术。这种插管用于意识清醒、维持气道稳定的病人。其操作方法为，确认环甲膜，用 18 号静脉穿刺导管针在环甲膜中线穿刺，将长 80cm、直径 0.6mm 的导丝插入，从头的方向引出。在喉镜窥视下，拉出导丝。将气管导管套在导丝上，并引导其经声门进入气管。

Ⅵ. 困难气道与气道急救技术

A. 困难气道：2013 年美国麻醉医师协会（ASA）重新修订的困难气道处理规则见图 14-5。熟知该规则对麻醉医师具有决定性作用。自 1993 年采用该规则以来，在麻醉诱导过程中，与气道处理相关的死亡率和脑死亡病例有显著下降。

1. 困难气道分为可认知困难气道与非认知困难气道，后者对麻醉医师存在很大挑战。

2. ASA 确认应用常规喉镜气管插管三次失败和（或）应用常规喉镜气管插管 10min 以上失败者为困难气道。还有学者建议，对困难气道判断更合适的方法

ASA 美国麻醉医师协会
困难气道处理规则

1. 对基本处理问题的可能性和临床效果的评估：
   A. 通气困难
   B. 插管困难
   C. 病人合作或应答困难
   D. 气管造口困难
2. 在困难气道处理过程中始终积极寻求给氧机会
3. 考虑各项基本治疗选择的优缺点：

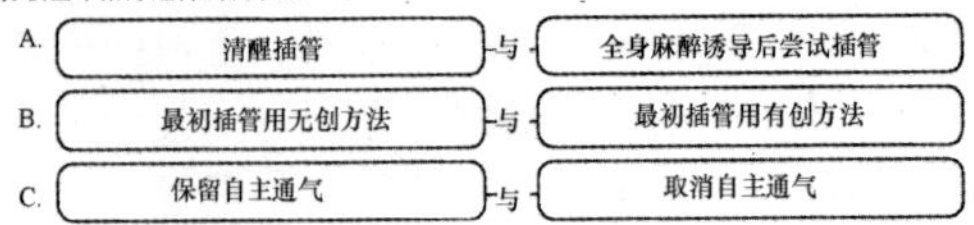

4. 提出主要策略和备选策略：

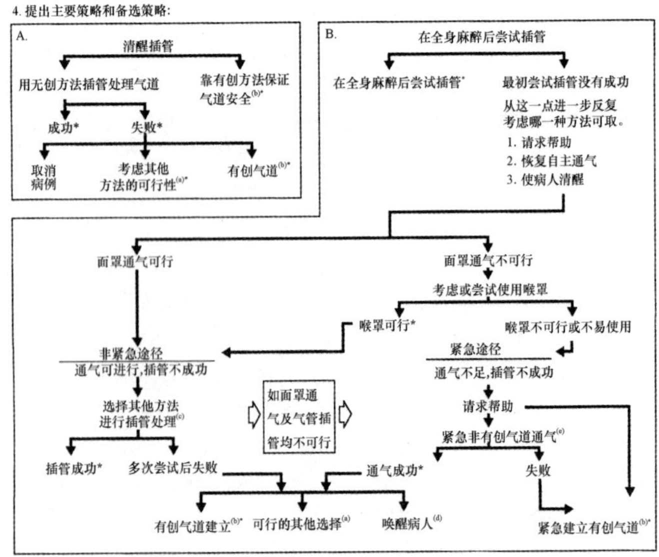

图 14-5 ASA 困难气道处理规则（引自 ASA：Practice guidelines for management of the difficult airway：an updated report by the American Society of Anesthesiologists Task Force on Management of the Difficult Airway. *Anesthesiology* 2003；98：1269-1277.）

*证实通气：气管插管或喉罩通气已呼出 CO_2 气。a. 其他选择包括（但不限于）：在面罩麻醉或喉罩麻醉下手术，在局部浸润麻醉或区域神经阻滞麻醉下手术。对这些选择的随访通常提示面罩通气并不困难。因此，如果在规则中，这一步通过紧急途径完成，这些选择的应用将受限。b. 有创气道建立包括外科或经皮气管造口术或环甲膜切开术。c. 对插管困难的无创选择处理包括（但不限于）：使用不同的喉镜片、使用喉镜作为插管通路（用或不用纤维光学镜引导）、纤维光学镜插管、管芯或导管交换器、灯杖、逆行插管、经口或鼻盲探插管。d. 考虑重新准备清醒气管插管或取消手术。e. 对紧急无创气道通气的选择包括（但不限于）：硬支气管镜、食管引流型导管（Combitube）通气或经气管喷射通气。

应为应用常规喉镜经“最佳尝试”后气管插管失败。“最佳尝试”包括有经验的喉镜检查专家、无明显的对抗性肌肉紧张、最佳气管插管体位、外部喉辅助操作、更换喉镜片型号一次和更换不同长度喉镜片一次。

3. 值得特别提及的是，为避免已知的、可预期的困难气道，可以采用区域麻醉。虽然困难气道处理规则说明可选择区域麻醉，但是应随时警惕区域麻醉可能失败，或病人由于某些原因需要立即改行全身麻醉的可能性。对于已知气道处理困难的病人，如果手术不能较快结束（假如发生阻滞失败或不全）或存在可能危及病人气道的情况，则不能选择区域麻醉。

4. 根据 2013ASA 困难气道处理规则，声门上通气设备或者喉罩为重要的气道处理方法。

   a. 非紧急情况

   （1）适用于全麻诱导后不能气管插管但可行面罩通气的病人。也可用于清醒气管插管失败的情况下（仅限于全麻和面罩通气不会有问题的病人）。

   （2）可行面罩通气但不能用传统喉镜气管插管的病人，作为气管插管通路。

   b. 紧急情况

   （1）用于气管插管失败且不能维持通气的病人。其他选择包括食管引流型喉罩（Combitube）通气和经气管喷射通气。

   （2）作为气管插管困难且不能维持通气病人的插管通路（当声门上气道显露不足，本身又需要气管插管的病人）

B. 气道急救技术

1. 经皮环甲膜针刺造口术是用 14 号静脉导管或 7.5F 引导器经环甲膜插入气管内。将内径 3mm 气管导管接头直接插入静脉导管内，或用内径 7.0mm 导管接头插入 3ml 注射器筒内，并连接静脉导管，再将导管接头与呼吸环路相连即可给氧。因为静脉导管很容易扭曲和梗阻，所以推荐使用专用的环甲膜穿刺导管。

a. 经此导管以 10～12L/min 气流速度供氧可达到氧合，但不能进行通气，属于暂时的急救措施。因为可导致严重的气压伤，对上呼吸道完全梗阻的病例绝对禁忌。

b. 向通氧阀加压 1s，并使被动呼吸维持 2～3s 可达到一些通气。

c. 穿刺成功后，穿刺导管务必仔细并牢固固定于适当位置。一旦导管脱出，将危及生命。

d. 并发症包括气压伤、气胸、颈和前胸部皮下气肿、气道丧失及死亡。另外，此法不能对气道提供保护，有发生误吸的可能性。

2. **硬支气管镜：**外科医师和胸科介入医师在由气管异物、外伤性破裂、气道狭窄或纵隔肿块引起的气道部分梗阻时可能需要硬支气管镜支持呼吸。插入硬支气管镜通常需要在全身麻醉下进行。需要准备多种型号的支气管镜（包括小儿型号）（见第 22 章）。

3. **环甲膜切开术：**是缓解严重上呼吸道梗阻的一种快速而有效的方法。使颈部伸展，在环甲膜中线处做小切口。用手术刀柄或 Kelley 钳分开组织，插入气管造口导管或气管导管。

4. **气管造口术：**对气道处理特别困难的病人，可在全身麻醉诱导前，局部麻醉下行气管造口术。

a. **操作技术：**在仔细解剖血管、神经及甲状腺峡部后，通常在第 3 或第 4 气管软骨环处做气管切口。也可用改良的 Seldinger 技术，行经皮扩张的气管造口术。

b. 并发症包括出血、假道和气胸。

Ⅶ. 特殊问题

A. 快速顺序诱导

1. **适应证：**有误吸风险的病人，包括已进食的病人（饱胃）、孕妇、肠梗阻、病态肥胖或症状性反流的病人。

2. **操作技术**

a. 快速顺序诱导的必需用品包括：

（1）功能良好的扁桃体样尖端的吸引器（Yankauer 型）。

(2) 几种不同规格的喉镜片（Macintosh 和 Miller 型）。

(3) 有管芯的气管导管和另准备一根比常用导管小的备用导管。

(4) 可实施环状软骨有效压迫的一名助手。

b. 用高流量纯氧予病人预充氧 3～5min（去氮法）。时间紧迫时，4 次肺活量呼吸纯氧也可达到几乎同样的目的。预充氧时也可将病人置于头高脚低位（反 Trengelenburg 位），这样可以推迟病人呼吸暂停造成的乏氧发作时间。

c. 颈部伸展可以使气管直接在食管前部。静脉注射诱导药（如丙泊酚或氯胺酮）后，随即给予琥珀胆碱（1～1.5mg/kg，静脉注射）。琥珀胆碱禁忌时，推荐使用大剂量的非去极化肌松药或者瑞芬太尼（3～5μg/kg）。助手用食指紧压环状软骨，向下向矢状面施压，可有效压迫和阻塞食道（Sellick 手法）。此手法可减少胃内容物被动反流进入咽部的风险，并能使声门向后移位使之进入较好的视野。此方法禁用于主动呕吐的病人，因为压力较高可引起食管损伤。

d. 不要试图用面罩做人工通气。直到气管插管成功后，方可解除环状软骨压迫。

e. 气管内插管通常在 30s 内能够完成。如尝试插管未成功，在随后的插管和应用面罩通气过程中，都应继续压迫环状软骨。

B. 清醒插管

1. 适应证：当有下列情况时应考虑清醒经口或经鼻气管插管。

a. 有误吸风险的病人预计气管插管困难。

b. 不能确定全麻诱导后能否使肺通气或能否气管插管（如病态肥胖病人）。

c. 在气管插管或摆放体位后需要评估神经系统功能。

2. 操作技术

a. 实施清醒插管，先用 4%利多卡因液含漱后，再用利多卡因喷雾或雾化吸入，以减少上呼吸道感觉。

(1) 行喉上神经阻滞，可使声门上结构麻醉。将25号针自舌骨大角前方，刺入甲状舌骨膜。回吸无血后，将2%利多卡因2ml分别注入两侧。

(2) 将局麻药经喉注入气管内，可使声门和上呼吸道麻醉。用25号针在中线行环甲膜穿刺，回抽有空气，确认在气管腔内后，注入2%利多卡因2ml，拔出针头。局麻药注入时，病人会呛咳，这有助于局麻药扩散。对饱胃病人，或颈部粗大难以触及环甲膜的病人，这种阻滞会增加误吸的风险。

b. 清醒时可经口用喉镜检查气道。除上述神经阻滞外，还可用镇静药，如咪达唑仑、丙泊酚和芬太尼。

c. 在充分表面麻醉和气道局部阻滞后，可行清醒（盲探）经鼻气管插管。

(1) 逐渐增加镇静药的剂量是有用的辅助措施。

(2) 用涂有润滑剂的气管导管，轻轻地将导管送入鼻咽腔。

(3) 当导管插向声门时，能听到深而响的呼吸音。加大头后仰体位有助于气管插管。导管通常在吸气相进入气管。

(4) 气管插管成功的标志为病人不能发声、通气时可听到呼吸音和通过导管可观察到湿化气，并在二氧化碳监测仪上显示二氧化碳波形。

3. 并发症同本章Ⅴ.B.4的论述。

C. 气管导管的更换：偶尔，因气管导管套囊漏气或部分阻塞，对有气道处理困难的病人必须更换气管导管。

1. 吸引口咽部分泌物，并用纯氧进行肺通气。

2. 气管导管交换器是一种特殊的管芯，通过气管导管置入气管的远端。插入的深度需要谨慎测定。一人握住导管交换器，确保不会置入气道过深，另一人将原导管沿管芯拔出，将新气管导管通过此管芯插进气管。如果交换器进入了远端气道或者新导管不能顺利通过管芯插入可疑发生气胸风险。

3. 纤支镜也可用于重新气管插管。将气管导管套在纤支镜上，纤支镜前端沿着原气管导管一侧进入气管，将原导管气囊放气，纤支镜进入，确认气管环以证实位置，拔出原导管（气管导管交换器可保留在原位）。按本章Ⅴ.C 描述的方法插入新导管。该方法的优点是可直视气管，如果气管导管通过困难时，可以经纤支镜工作端口为病人进行供氧。

（赵芸慧 译　江晓菁　王俊科 审校）

推荐阅读文献

Adnet F, Baillard C, Borron SW, et al. Randomized study comparing the "sniffing position" with simple head extension for laryngoscopic view in elective surgery patients. *Anesthesiology* 2001;95:836–841.

ASA. Practice guidelines for management of the difficult airway: an updated report by the American Society of Anesthesiologists Task Force on Management of the Difficult Airway. *Anesthesiology* 2013;118(2):251–270.

Brain AIJ, Verghese C, Strube PJ. The LMA "ProSeal"—a laryngeal mask with an oesophageal vent. *Br J Anaesth* 2000;84:650–654.

Cormack RS, Lehane J. Difficult tracheal intubation in obstetrics. *Anaesthesia* 1984;39:1105–1111.

Ferson DZ, Rosenblatt WH, Johansen MJ, et al. Use of the intubating LMA Fastrach in 254 patients with difficult-to-manage airways. *Anesthesiology* 2001;95:1175–1181.

Hurford WE. Nasotracheal intubation. *Respir Care* 1999;44:643–649.

Langeron O, Masso E, Huraux C, et al. Prediction of difficult mask ventilation. *Anesthesiology* 2000;92:1229–1236.

Peterson GN, Domino KB, Caplan RA, et al. Management of the difficult airway: a closed claims analysis. *Anesthesiology* 2005;103:33–39.

Samsoon GLT, Young JRB. Difficult tracheal intubation: a retrospective study. *Anaesthesia* 1987;42:490–497.

Scmitt H, Buchfelder M, Radespil-Troger M, et al. Difficult intubation in acromegalic patients. *Anesthesiology* 2000;93:110–114.

Sellick B. Cricoid pressure to control regurgitation of stomach contents during induction of anesthesia. *Lancet* 1961;2:404–406.

第 15 章 全身麻醉

Sauer WJ, Forman SA

全身麻醉（全麻）的首要目标是在保证病人健康和安全的同时提供遗忘、催眠（意识消失）、镇痛和制动。次要目标可能会有所不同，这取决于病人的病情、手术方法及手术设施（如门诊病人的外科手术间与住院病人的手术室）。围手术期治疗计划的制订应涉及手术前、手术中和手术后出现的综合问题。处理问题的灵活性是一个优秀麻醉医师应具有的能力，也就是对疑难问题发生之前的判断和预防性处理，以及对突发事件应对和处理的能力。

麻醉方案：在病人进入手术室之前，完整的麻醉方案有助于麻醉医师制订适宜的麻醉方法和处理预期潜在疑难问题。麻醉方案中应考虑的重要因素如下：

1. 风险评估（ASA 分级和心血管风险分级，参见 2014 ACC/AHA 指南）。
2. 特异性机体应激反应（器官系统、体温和凝血）。
3. 静脉通路（预计失血量）。
4. 监测。
5. 气道管理。
6. 药物（过敏史、抗生素、抗焦虑药、麻醉诱导和维持、术后恶心呕吐及疼痛的预防药物）。
7. 围手术期镇痛（阿片类药、非甾体抗炎药和神经阻滞）。
8. 手术后的转运和安置。

Ⅰ. 术前准备

当病人接受麻醉前用药时，麻醉医师即承担了责任。状态不稳定的病人应当由麻醉医师或其他负责临床医师陪同进入手术室。

A. 麻醉前评估：可在术前几分钟到几周进行，有时这一工作不是由责任麻醉医师实施。术前需详细了解既往史，完善体格检查，并在术前将病人调整至最佳状态。实施麻醉的医师要进行气道评估，并且要查看病人的状态、用药情况、实验室检查和会诊记录的临时变化。应确认病人最后的进食水时间（表 15-1）。除腹部及喉部手术外，已插管的重症病人可在术前和术中继续管饲。过敏史和麻醉方案均需与病人再次确认，并且获得病人本人或法律代理人对实施麻醉的知情同意。

表 15-1　ASA 术前禁食水标准

进食物质	最少禁食时长（h）[a]
清澈液体	2
母乳	4
婴儿食品、非母乳牛奶、清淡食物	6
含肉类正餐	8

a. 健康行择期手术病人

B. 血管内容量：病人可能由于长时间禁食、严重的炎症性疾病、失血、发热、呕吐或使用利尿药，在入手术室时就处于血管内或全身低血容量状态。目前术前通常使用等渗的肠道准备液可能不会直接造成水分丢失，但可能减少消化液的吸收。病人的容量状态需要通过临床分析或相应的监测手段进行评估。如果存在血容量不足，在麻醉诱导前应进行充分的补液。体重大于 20kg 成人，禁食后的液体缺失量可按照下式进行估计：60ml/h + 1ml/（kg · h）（维持液）。通常在麻醉诱导前应至少补充缺失液体量的一半，剩余可在手术中补充。对于有全身系统性疾病（见第 2～6 章）或特殊类型手术（见第 22～25 章）病人，补充液体的种类和量可以进行调整。

C. 静脉通路：所放置的静脉导管的大小和数量取决于手术种类、预计失血量和是否需要连续静脉给药。如预计需快速输液或输血，至少需放置一个大于 16G 的静脉导管。如在快速输液的同时还需连续静脉给药，则需再放置一个静脉导管。一些用于维持循环的药物（如去甲肾上腺素）最好通过中心静脉导管给予。中心静脉导管可以根据情况选择在麻醉诱导前或者在诱导后置入（见下文监测部分）。

D. 术前用药

1. 抗焦虑药：病人在手术前通常处于高度紧张状态，

特别是没有接受麻醉医师术前访视的病人尤其如此。细心的安慰和对其健康的关心可以使这种焦虑情绪得到有效缓解。如认为合适，可用苯二氮䓬类药（如地西泮、咪达唑仑），加用或不加用小剂量阿片类药（如芬太尼、吗啡）。可在手术前 30～60min，以少量水服用地西泮或劳拉西泮。如果病人在到达手术室就存在疼痛，可通过增加阿片类药物剂量来缓解病人的症状。根据病人年龄、身体状况和预计离院时间调整用药剂量（参见第 1 章和第 12 章），给药期间需要进行生命体征的监测，并准备好心肺复苏设备。

2. **中和胃酸**[H_2 受体拮抗剂、质子泵抑制剂（PPIs）、非颗粒性抗酸药]**和减少胃内容的药物**（甲氧氯普胺、H_2受体拮抗剂、PPIs）：当病人有误吸高风险因素（如饱胃、外伤、肠梗阻、妊娠期、胃手术史、腹内压增高、困难气道和有反流病史，参见第 1 章）时，应该使用中和胃酸和减少胃内容的药物。当病人患有肠梗阻时，促胃肠动力药可增加逆行性蠕动，应禁用。

E. 监测：麻醉诱导前应按照 ASA 标准建立基础生命体征监测（见第 10 章）。如麻醉因素有可能影响病人病情（如有脑缺血高风险病人，应监测直接动脉压），以及根据病人的身体状况，应在麻醉诱导前建立有创监测（如直接动脉压监测、中心静脉压或肺动脉压监测）。如果有创监测主要为手术所需（如择期行主动脉手术所需的中心静脉压监测），则可在麻醉诱导后建立。特殊手术监测（如诱发电位）应与手术医师讨论，避免与麻醉方案冲突。

Ⅱ. 麻醉诱导

麻醉诱导会使病人意识消失反射也被抑制。这时完全依靠麻醉医师来维持病人的内环境稳定和生命安全。

A. 手术室环境：应当温暖和安静。所有手术团队成员（洗手护士、巡回护士和外科医师）都应将注意力集中在病人身上，并做好准备在麻醉医师需要的情况下立即给予协助。

B. 病人体位：麻醉诱导时，病人通常取仰卧位，四肢以解剖中立位舒适地放在平坦的床面上。将头部稍微抬高，舒适的安放在枕上固定，处于鼻孔朝天位置（见第 14 章）。麻醉诱导前常规吸氧（去氮）以降低诱导期间低氧的风险。将面罩轻轻地放在病人面部，并通过面罩给予高流量（8～10L/min）氧，嘱病人进行深呼吸从而加速氧的交换。抬高手术台背部（半坐位）或者整个手术台（反 Trendelenburg 体位）可以增加通气功能，同时也可让肥胖或者端坐呼吸的病人感觉更舒适。这些体位也可以减少胃内容物的反流误吸。

C. 麻醉诱导方法：诱导方法的选择取决于病人的病情、预期气道管理中的问题（如误吸风险、气管插管困难或呼吸道不畅）和病人的意愿。

1. **静脉诱导：**首先给予一种强效的短效催眠药（药物和剂量见第 12 章）。病人意识消失以后，应继续给予吸入麻醉药或其他静脉麻醉药。绝大多数静脉麻醉诱导药物有强效的呼吸抑制作用，病人意识消失的同时通常伴随短暂的呼吸暂停，因此需要进行控制呼吸。根据维持麻醉药物的选择和剂量不同，病人可能需要控制呼吸，也可能完全依靠自主或辅助通气（见本章Ⅲ.C）。
2. **单纯吸入麻醉药诱导：**用于呼吸道不畅需保留自主呼吸或需要推迟放置静脉导管的病人（如小儿）。预给氧后，从低浓度（0.5MAC）开始加入吸入麻醉药，然后每 3 到 4 次呼吸逐渐增加吸入麻醉药浓度，直至达到满足静脉置管或呼吸道内操作的麻醉深度。另一种诱导方法是使用高浓度刺激性小的药物如氟烷或七氟烷，采用“单次肺活量呼吸”吸入诱导法来完成。通过密切观察生命体征来评价麻醉深度（表 15-2）。

表 15-2 全身麻醉的分期

Ⅰ期：遗忘期	这一阶段从麻醉诱导开始持续到意识丧失。痛觉阈值在第一期降低
Ⅱ期：兴奋期	这一阶段的特征是未受抑制的兴奋和对有害刺激可能会出现伤害性反应，包括呕吐、喉痉挛、高血压、心动过速和非自主性活动。瞳孔通常会扩大，呈分离性凝视，呼吸不规律，经常出现屏气。满意的诱导药物可快速渡过这一阶段

续表

Ⅲ期：外科麻醉期	这一阶段麻醉达到所需的深度，眼球凝视中央，瞳孔缩小，呼吸规律。当疼痛刺激已不能引起躯体反应和有害的自主神经反射时（如血压升高和心动过速），表明麻醉已经达到足够的深度
Ⅳ期：过量期	通常被认为"太深"，这个阶段的标志是呼吸浅或没有呼吸，瞳孔放大且无反应，血压降低甚至可以发展成循环衰竭。这时应该立即减浅麻醉

注：Guedel 在仔细观察了乙醚诱导期间病人的反应之后拟定了麻醉的"分期"或分级。现代麻醉药的诱导非常迅速，以至于对于各个麻醉分期的描述常被认为不适用和不被重视。然而，这些分期的修正、改进仍然可以提供一些有用的术语来描述从清醒到麻醉状态的整个过程。

3. 肌内注射氯胺酮，直肠给予美索比妥，口服经黏膜吸收的芬太尼和口服咪达唑仑通常适用于不配合的病人或小儿麻醉诱导（见第 11 章和第 31 章）。

D. 气道管理（见第 14 章）：在麻醉诱导期间，维持气道通畅至关重要。对于困难气道和气道不稳定的病人，在麻醉诱导前进行气管插管更为安全。已麻醉的病人可以通过面罩、口咽或鼻咽通气道、带套囊的口咽通气道、喉罩（LMA）或气管导管（ETT）等方式进行通气管理。如果计划进行气管插管，给予肌肉松弛药以利于喉镜的置入和气管插管。但在麻醉诱导前应该对病人面罩通气能力进行评估，并在给予肌松药前再进一步确认。有误吸风险病人可不遵循这一原则（见第 14 章），应该采取"快速序贯诱导"进行气管插管。4μg/kg 的瑞芬太尼也可以用于快速气管插管，但通常可引起心动过缓和低血压。

E. 喉镜置入和气管插管可能引起强烈的交感神经反应，表现为血压升高和心动过速；预先给予催眠药、吸入麻醉药、阿片类药物、利多卡因（1～2mg/kg）或 β 受体阻滞药可以减轻这些不良反应。

F. 通常在全身麻醉诱导成功后摆放病人手术体位。有体位性神经损伤风险病人，应当进行清醒气管插管，在麻醉诱导前协助其安置手术体位。由于麻醉后病人缺乏完整的血流动力学反射，由仰卧位变换为其他体位时可出现低血压。病人摆放体位时应该控制好节奏，并随时评估心血管状态，密切注意病人气道和呼吸。所有手术团队成员（麻醉医师、外科医师、护士）应该确保病人头部和四肢得到保护，用软垫充分垫好以免受压引起缺血和神经损伤。病人的颈部和关节应避免过度伸展和旋转。在整个手术过程中，应当定期对病人的眼、耳、鼻和四肢的位置和状况进行评估，并记录在麻醉病志上。

G. 在手术开始切皮前需要暂停操作（参照 WHO 手术安全核对表），核对病人信息、确认手术方案、手术部位、手术部位左右侧、特殊麻醉和手术问题需要再次确认。

Ⅲ. 麻醉维持

当病人达到足够的麻醉深度，表现为意识消失并对手术刺激无反应时，就进入麻醉维持期。麻醉医师要保持高度警觉来维持病人内环境稳定（生命体征、酸碱平衡、体温、凝血和血容量）和调控麻醉深度。

A. **确保病人意识消失和遗忘**是全身麻醉的绝对目标。伴有记忆性术中知晓发生率约为 0.1%～0.2%，更高发于高风险人群（如外伤、心脏和产科手术）。增加术中知晓的危险因素包括应用肌肉松弛药实施浅麻醉技术，如氧化亚氮麻醉。酗酒或长期使用镇静药或阿片类镇痛药病人，全身麻醉药需要量增加。当病人有全麻期间知晓风险因素时，建议麻醉医师在获得病人对麻醉知情同意之前向病人说明有关问题。从麻醉诱导至病人清醒全过程，麻醉医师应连续不断地评估麻醉深度。手术刺激强度的变化可能引起麻醉深度迅速改变，麻醉医师对此应有预先估计。麻醉深度不当的表现是非特异性的，可能是躯体反应（活动、呛咳和呼吸方式的改变）或是自主神经反应（心动过速、血压升高、瞳孔扩大、出汗或流泪）。对手术刺激或声音指令出现有目的活动，表明病人有“知觉意识”，但是可能不会留下记忆。此时应给予足量的催眠药和镇痛药，必要时加用肌肉松弛药，可以消除躯体运动反应。对于瘫痪病人，生理体征的变化（表 15-2）可能反映麻醉深度不当，但是这些体征的变化通常不可靠。全麻知晓可在没有任何自主神经体征情况下发生，因觉醒和疼痛以外的其他刺激都可能引起交感神经兴奋（如缺氧、高碳酸血症、低血容量、腔静脉受压和手术刺激肾上腺），而且，静脉麻醉药、局麻药、血管紧张素受体阻滞药、β 受体阻滞药、钙通道阻滞药、肾上腺素能药和其他药物都可能改变自主神经反应。已经证实术中监测分析皮质脑电波和听觉诱发电位有助于评估病人的催眠状态，但不是对全部全麻病人都有效。用吸入麻醉药维持催眠状态，当呼气末浓度保持在 0.7MAC 时，也有较低的知晓发生率。

B. 方法

1. **应用吸入麻醉药：**复合小量阿片类镇痛药常可保留病人自主呼吸。依据病人有无体动（如果未使用肌松药）、血压（随着麻醉的加深而下降）和呼吸来调整吸入麻醉药的浓度。如用 N_2O，要确保足够的氧合作用。在病人有封闭积气体腔（如气胸、颅内积气、肠梗阻和眼科手术中玻璃体注气）应禁止使用 N_2O。对于维生素 B_{12} 或叶酸缺乏症或蛋氨酸合成酶异常的病人，应用 N_2O 可能加重血液系统或神经系统疾病病情。
2. **全凭静脉麻醉（TIVA）：**可以持续输注或重复单次注射短效催眠类药物（如丙泊酚），合用或不合用阿片类药物（如瑞芬太尼）和肌松药。这种方法特别适用于需要反复中断呼吸的操作技术（如支气管镜检查，气管手术和激光气道手术）和 PONV 发生风险较高的病人。
3. **联合麻醉维持：**上述方法常联合应用于麻醉维持。低浓度的吸入麻醉药（0.3～0.5MAC 或 ED_{50}）可联合 N_2O-阿片类药物-肌松药。持续输注氯胺酮或右美托咪定联合其他吸入或静脉麻醉药，可以减少术中和术后阿片类药物的需求量。多种麻醉药复合应用可避免大剂量使用单一麻醉药及其所引起的毒性。但同时，药物不良反应和相互作用也会随着所使用麻醉药物种类的增多而增加。
4. **全麻与区域麻醉联合技术**（外周神经阻滞或椎管内麻醉）：如外周神经阻滞或椎管内麻醉阻断手术疼痛刺激，使达既定麻醉深度所需全身麻醉药剂量明显减少。但如应用肌松药，仍需确保病人无知晓。

C. 通气：在全麻期间可行自主、辅助或控制通气。

1. **自主或辅助通气：**有助于麻醉医师通过观察呼吸频率和方式判断麻醉深度。病人可以在有或没有辅助的情况下通过面罩、喉罩或气管内插管进行自主通气。病人呼吸功能在手术中可能严重受损，原因包括病情状况、体位、胸腹部受压、手术操作（如腹腔内注气、开胸和手术区纱布填塞）和药物（如阿片类药物）。大多数吸入和静脉麻醉药以剂量依赖性的方式抑制呼吸，表现为动脉血二氧化碳分压（$PaCO_2$）适度升高。
2. **控制通气：**虽然可用面罩或喉罩，但需长时间控制呼吸，多采用气管内插管和机械通气装置。通过调整分钟通气量来保证适宜的呼气末 CO_2（$ETCO_2$）。对进行大手术或存在呼吸机导致肺损伤高风险的病人（见第 36 章）的病人，用低潮气量（≤6ml/kg）加呼气末正压（PEEP）的肺保护性通气策略可减少肺气压伤。术中应注意吸气峰压（PIP），如气道压力过高（非肥胖病人大于 25～30cmH_2O）或 PIP 出现变化，应立即查找原因。低 PIP 提示通气回路漏气，而高 PIP 提示气管导管堵塞或移动，肺顺应性或阻力的变化，肌肉松弛度改变或手术操作引起压迫。
3. **通气的评估：**麻醉期间应通过观察病人，听诊呼吸音，检查麻醉机（如呼吸贮气囊、通气风箱、气道压力和气体流量）和监测仪（如二氧化碳监测仪和脉搏血氧饱和度仪）来确定通气是否适当。术中可以依据动脉血气分析结果对病人通气进行调整。如果气体交换不充分，可用手动控制通气，增加吸入氧浓度，追加 PEEP 或用特殊的通气模式（有时需一台独立呼吸机）（见第 36 章），同时要寻找问题的原因并及时处理。

D. 输液

1. **术中需要的静脉补液量**
   a. 在本章 Ⅰ.B 节中已阐述的**维持液体需求量**，在手术中应继续进行补充。在一些情况下（如用止血带的四肢手术），维持液体量可能是所需输液量的主要部分。
   b. **“第三间隙丢失”**是由手术创伤引起的组织水肿

造成的，“不显性丢失”是由气道和手术切口的水分蒸发所致。这些液体的丢失是难以估计的，由于手术的部位和范围不同，丢失的量可能相当大[高达 20ml/(kg · h)]。发热的病人蒸发造成的液体丢失会有所增加。

c. **失血量难以准确估计**：应随时检测吸引器中的血液量，同时要考虑到其中是否有其他液体（如冲洗液和腹水）。应检查手术中用过的纱布并称重以提高失血量评估准确性。手术区域（如手术敷料）和流在地面上的血液也应计算在内。如失血量大，需要连续监测血细胞比容。

2. **静脉输液**：纠正术前体液缺失和术中损失。

a. **晶体液**：补充所需的维持液、蒸发液和第三间隙丢失液。大量输注常用晶体液（如乳酸钠林格注射液、生理盐水和勃脉力），通常对电解质水平、酸碱状态、凝血和器官功能有不同影响。若血红蛋白水平正常，失血可以输注晶体液替代，按照估计失血量以 3 ∶ 1 的比例输入。持续失血情况下，这个比例将提高。

b. **胶体溶液**（如 5%或 25%白蛋白）用来补充血液的丢失和恢复血管内容量。用于补充血液的丢失，按照失血量约 1 ∶ 1 的比例输入（见第 34 章）。给危重病人输注血浆代用品，如羟乙基淀粉溶液通常会增高发病率和死亡率。

c. **其他静脉输注液体**：可以在有指征的情况下给特殊病人输注[如给营养不良的病人输注全胃肠外营养液（TPN），接受胰岛素治疗的糖尿病病人加输葡萄糖溶液]。

d. **输血**：见第 35 章。

3. **评估**：心率、血压和尿量[＞0.5ml/(kg · h)]的变化趋势可以反映血管内容量状态和指导液体治疗。如术中失血量大或患有心肺疾病需严格控制中心静脉压力病人，监测 CVP、肺动脉楔压、右心室或左心室舒张末期容积（如经食管超声心电图）和心排血量所获数据以指导输液。血细胞比容、血小板计数、纤维蛋白原浓度、凝血酶原时间、部分凝血酶原时间均可用于评估血液制品的治疗效果。

Ⅳ. 全身麻醉的苏醒

在这一阶段，病人从无意识状态转向清醒状态并恢复完整的保护性反射。这个阶段十分重要，但对这个阶段的研究和重视通常是不够的。医疗索赔数据提示从全身麻醉状态到苏醒这一阶段，经常发生不良事件。

A. 目标：病人应当清醒并有反应，肌张力完全恢复，并对病人实施适当的疼痛控制。气道反射和肌肉功能的完全恢复可使气管拔管时气道梗阻和误吸的风险降低至最小，并且有利于立即进行神经系统的评估。当病人有心血管疾病时，应注意控制血流动力学变化。

B. 技术：当手术接近完成时，随着手术刺激减轻，麻醉深度也应减浅以利于病人迅速苏醒。对残存的肌松药作用进行拮抗，病人可恢复自主呼吸。计算病人镇痛药需要量并在苏醒前给予。

C. 环境：手术室应当温暖，要给病人盖上毯子，尽量减少噪声和谈话。所有手术团队成员（洗手护士、巡回护士和外科医师）做好准备，在麻醉医师需要的情况下立即给予协助。

D. 体位：病人在气管拔管前通常恢复到仰卧位。半坐位或反 Trendelenburg 位可以在苏醒阶段促进自主呼吸的恢复。如果麻醉医师能确保病人气道通畅并受到保护，可以在侧卧位或俯卧位的情况下行气管拔管。但是必须有一个可行的方案使病人快速恢复到仰卧位。

E. 面罩通气：术中接受面罩通气病人，在苏醒过程中应当继续面罩吸入纯氧。在恢复意识前会出现浅麻醉状态（Ⅱ期；表 15-2）。在这一阶段刺激（尤其是气道刺激）可能诱发呕吐和喉痉挛，所以最好避免刺激。当病人完全清醒，能够听从指令，并且能够保证足够的自主通气和氧合时，方可搬动。

F. 拔管：从气管插管病人的气管拔除导管是一个关键时刻。当病人有呼吸衰竭、低体温、意识障碍、明显的血流动力学不稳定或气道明显受损时（如广泛口腔手术、颈部手术、长时间头低位可能造成喉水肿），应当在术后保留气管导管直至情况改善后再拔管。

1. **清醒拔管**：通常在病人保护性反射完全恢复后才拔出气管导管。清醒拔管适用于有误吸风险、困难气道和刚刚实施气管或颌面部手术的病人。
   a. **标准**：拔管前必须保持病人清醒和血流动力学稳定。病人应该完全恢复肌张力（见第 13 章），听从简单的指令（如抬头），并且在自主通气下，氧合和通气量在可容许范围内。
   b. **技术**：气管导管的存在可能刺激病人从麻醉状态中苏醒。给予利多卡因（0.5～1.0mg/kg 静脉注射）可以抑制呛咳，但可能延迟苏醒。给病人吸入纯氧，并进行口咽部吸引。在保持气管导管内轻度正压（20cmH$_2$O）的条件下套囊放气并拔出气管导管，经面罩持续吸入纯氧。气管拔管后麻醉医师仍要注意观察病人，直至确保病人呼吸、氧合良好和气道保护性反射完全恢复为止。当刺激解除后，已拔管的病人可能重新进入睡眠状态而丧失保护性气道反射。
   c. 在不能确定病人气道通畅或再次气管插管有困难的情况下，可以通过可弯曲引导管[如呼吸道交换导管（AEC）、可喷射通气管芯和纤维支气管镜]拔除气管导管。首先通过气管导管给予 0.3～0.5mg/kg 利多卡因进行气道麻醉。当病人恢复自主呼吸时，将一个润滑后的 AEC 通过气管导管送入气管，松开气管导管套囊后拔出气管导管。将 AEC 留在气管内，直至麻醉医师确定病人气道已完全稳定。如发生气道梗阻，可通过中空引导管吹入氧或通过引导管引导再次插入气管导管。
2. **深麻醉状态下拔管**：苏醒期气管导管刺激引起的气道反射可以通过深麻醉状态（麻醉Ⅲ期）下拔管来避免。这种技术对严重哮喘病人非常适用，因它可降低喉痉挛和支气管痉挛的风险。这种技术也可用于避免中耳手术、眼内手术、腹腔和腹股沟疝修补术后因咳嗽和屏气带来的不良后果。
   a. **标准**：深麻醉下拔管禁忌证如前所述（见本章Ⅳ.F.1）。必须保持足够的麻醉深度以避免气道刺激反应。可以通过短效静脉麻醉药或高浓度吸入麻醉药来加深麻醉。

b. **技术**：拔出气管导管前，应当准备好所有必要的通气设备和药物。病人手术体位必须保证麻醉医师可以不受限制的接触其头部，以便于处理气道。口咽部要进行充分吸引，将套囊放气，如放气时病人无反应，则拔除气管导管。拔管后通过面罩继续进行通气，后续苏醒期管理如前所述（见本章Ⅳ.F）。

G. **躁动**：全身麻醉苏醒过程中，偶尔会出现严重躁动，必须除外生理性原因（如低氧血症、高碳酸血症、气道梗阻或膀胱充盈）。疼痛是引起躁动常见原因，如能确保生命体征稳定和氧合良好，可以通过谨慎地小剂量给予阿片类药物（如芬太尼 0.025mg 静脉注射，或追加哌替啶 25mg 静脉注射）治疗。

H. **苏醒延迟**：有时病人在全身麻醉后不能迅速苏醒，此时应持续进行呼吸支持和气道保护，并且要积极查找病因，特别是药理学、神经系统和代谢系统方面的原因。

Ⅴ. 转运

麻醉医师要陪同病人从手术室到麻醉后恢复室（PACU）或 ICU。在病人转运至 ICU 的途中应该持续监测血压、血氧饱和度和心电图，但对于转运往 PACU 状态稳定的病人则不必监测。转运途中要备有氧气，并不断观察病人的气道、呼吸和整体状况。将病人置于侧卧位有助于防止误吸和上呼吸道梗阻。如病人状态不稳定或运送距离较远，应准备好应急药物和处理气道的设备。在与 ICU 或 PACU 的负责医师进行交接时，麻醉医师应该提供简要的、内容全面的总结，包括病人的病史、手术过程、术后状况、当前治疗和下一步的治疗计划和重点。

Ⅵ. 术后访视

麻醉医师应该在术后 48h 内进行术后访视，并且记录在病志上。访视内容包括回顾病程记录、身体检查和询问病人围手术期的感受。检查是否出现特殊的并发症，包括恶心呕吐、咽喉痛、牙齿损伤、神经损伤、眼损伤、肺功能变化或精神状态的变化。询问并进行关于全麻术中知晓的问卷调查（表 15-3），答卷连同评估方案如有必要应该记录在病人的病志上。对于需要进一步治疗或会诊的并发症要积极安排，并关注治疗的进展直至问题得到解决。

表 15-3　全麻期间知晓术后评估

改良的 Brice 问卷[a]
1. 你入睡前记得的最后一件事是什么？
2. 你醒后记得的第一件事是什么？
3. 你能记得入睡后和苏醒前发生的任何一件事吗？
4. 你在整个手术过程中做梦了么？
5. 对于你来说你觉得手术最糟糕的事是什么？

a. 这些问题是对 Brice DD 等首先发表在 Br J Anesth 1970；42：535-541 问卷访视方法的改良。此报告指出，此种术后访视仅应依据术后的间隔时间和地点的不同而发生变化。

（刘　钢 译　王俊科 审校）

推荐阅读文献

ASA Committee. Practice guidelines for preoperative fasting and the use of pharmacologic agents to reduce the risk of pulmonary aspiration: application to healthy patients undergoing elective procedures: an updated report by the American Society of Anesthesiologists Committee on Standards and Practice Parameters. *Anesthesiology* 2011;114(3):495–511.

Avidan MS, Jacobsohn E, Glick D, et al. Prevention of intraoperative awareness in a high-risk surgical population. *N Engl J Med* 2011;365:591–600.

Avidan MS, Zhang L, Burnside BA, et al. Anesthesia awareness and the bispectral index. *N Engl J Med* 2008;358:1097–1108.

Cavallone LF, Vannucci A. Review article: extubation of the difficult airway and extubation failure. *Anesth Analg* 2013;116(2)368–383.

Fleisher LA, Fleischmann KE, Auerbach AD, et al. 2014 ACC/AHA guideline on perioperative cardiovascular evaluation and management of patients undergoing noncardiac surgery: a report of the ACC/AHA Task Force on Practice Guidelines. *J Am Coll Cardiol* 2014;07:944.

Forman SA. Awareness during general anesthesia: concepts and controversies. *Semin Anesth Perioper Med Pain* 2006;25:211–218.

Myles PS, Leslie K, McNeil J, et al. Bispectral index monitoring to prevent awareness during anaesthesia: the B-Aware randomised controlled trial. *Lancet* 2004;363:1757–1763.

Sebel PS, Bowdle TA, Ghoneim MM, et al. The incidence of awareness during anesthesia: a multicenter United States study. *Anesth Analg* 2004;99:833–839.

Stanski DR, Shafer SL. Monitoring depth of anesthesia. In: Miller RD, ed. *Anesthesia*. 6th ed. Philadelphia: Churchill Livingstone; 2005:1227–1264.

Willenkin RL, Polk SL. Management of general anesthesia. In: Miller RD, ed. *Anesthesia*. 4th ed. New York: Churchill Livingstone; 1994:1045–1056.

World Alliance for Patient Safety. WHO surgical safety checklist and implementation manual. 2008. http://www.who.int/patientsafety/safesurgery/ss_checklist/en/

第 16 章 局部麻醉药

Maeda A, Minehart RD

Ⅰ. 概述

A. 化学性质

局部麻醉药（局麻药）为弱碱性，它们是由芳香基团和氨基通过酯键或酰胺键相连而组成的。局麻药的解离常数的负对数（pK_a）值与人体内环境的生理 pH 接近，因此，它们在体内以离子化和非离子化的自由基形式存在。局麻药的解离度对其发挥作用十分重要，因为非离子化的自由基脂溶性更强，更易于到达神经轴突。在临床上，酯类和酰胺类局麻药的差异主要表现在副作用和代谢机制的不同。

1. 酯类局麻药

酯类局麻药包括普鲁卡因、可卡因、氯普鲁卡因和丁卡因。酯类局麻药的酯键能够被血浆胆碱酯酶所裂解，因此，它们在循环中的半衰期很短（约 1min）。其代谢产物为对氨基苯甲酸。

2. 酰胺类局麻药

酰胺类局麻药包括利多卡因、甲哌卡因、布比卡因（丁哌卡因）、依替卡因和罗哌卡因。酰胺类局麻药的代谢主要在肝脏内进行，通过水解和水解后的首位 N-脱羟基，使酰胺键裂解。严重肝病病人使用酰胺类局麻药容易发生不良反应。大多数酰胺类局麻药的清除半衰期为 2～3h。

B. 作用机制

1. 局麻药阻滞神经传导

局麻药通过影响神经轴突的动作电位而达到神经阻滞作用。它们对静息电位和阈电位不产生作用，但能够降低动作电位的上升速度，使其不能达到阈电位。

2. 局麻药对离子通道的直接作用

局麻药能够直接作用于细胞膜上的钠通道受体，抑制钠离子内流。局麻药必须先在非解离状态下，被动扩散透过细胞膜，然后在解离状态下与钠通道受体结合发挥作用。同时研究发现局麻药也可能对钾通道和钙通道产生阻断作用。

3. **影响局麻药阻滞效果的理化特性**
   a. **脂溶性：**局麻药的脂溶性越高，其透过神经轴突膜和其他组织的能力越强，因而，其阻滞效应越强。
   b. **蛋白结合率：**局麻药蛋白结合率越高，其作用时间越长。
   c. **pK_a：**影响局麻药的起效速度。pK_a低的局麻药起效速度快，因为在 pH7.40 的状态下会有较多的局麻药分子处于非解离状态，更容易透过神经细胞膜而产生作用。
   d. **药液的 pH：**pH 越高的局麻药起效越快，因为 pH 增高可以增加局麻药非解离状态的分子数量。
   e. **药物浓度：**局麻药的浓度增加能够增强其阻滞效果、加快其起效速度。
4. **神经纤维的差异性阻滞**
   a. **外周神经**是根据其粗细和功能进行分类（表 16-1）。一般情况下，细的神经纤维比粗的神经纤维更容易被局麻药所阻滞。然而，也有例外的情况，有髓鞘的神经纤维比没有髓鞘的神经纤维更易被阻滞，这是由于局麻药只需要阻滞有髓鞘的神经纤维的郎飞结即可。

表 16-1　外周神经纤维的分类

纤维类型	髓鞘	直径（μm）	局麻药敏感性	功能
A-α	+++	12～20	++	运动
A-β	+++	5～12	++	触觉、压力觉
A-γ	++	1～4	+++	本体感觉、运动张力
A-δ	++	1～4	+++	痛觉、温度觉
B	+	1～3	++	自主神经节前纤维
C	–	0.5～1	+	痛觉、温度觉

b. **阻滞差异性**还指相同浓度的局麻药可能对痛觉、温度觉和运动功能产生不同的阻滞效果。这反映不同的神经纤维对局麻药的敏感性不同，其机制可能是不同神经纤维上离子通道的组成不同或离子通道的排列不同。局麻药的稀释不能以阻滞某一特定感觉或运动作为依据。

5. **临床阻滞的顺序：** 周围神经的完全阻滞通常按照如下顺序。
   a. 交感神经阻滞，它能引起外周血管扩张和皮温升高。
   b. 痛觉和温度觉消失。
   c. 本体觉消失。
   d. 触压觉消失。
   e. 运动神经麻痹。
6. **影响神经阻滞的病理生理因素**
   a. **心排血量的减少**会降低局麻药在血浆和组织中的清除率，导致血浆中局麻药浓度升高，增加其毒性。
   b. **严重的肝脏疾病**可能延长酰胺类局麻药的作用时间。
   c. **肾脏疾病**对局麻药的影响较小。
   d. **胆碱酯酶活性降低**的病人（如新生儿和孕妇）和胆碱酯酶缺乏的病人可能会存在对酯类局麻药清除减慢的现象，但这种情况通常不会导致局麻药中毒，除非胆碱酯酶的活性缺失十分严重。
   e. **胎儿酸中毒**可引起局麻药离子化，从而限制药物分子从母体转移向胎儿。相对于母体而言，胎儿体内局麻药浓度的升高更容易引起胎儿中毒的可能，特别是酰胺类局麻药，它们不能像酯类局麻药那样被母体循环快速清除，所以更容易在胎儿体内达到更高的浓度。
   f. **脓毒血症、恶性病和心肌缺血**等病理状况均能增加局麻药结合蛋白 α_1 酸性糖蛋白的浓度，从而使血浆中游离状态的局麻药浓度降低。

C. 市售制剂

1. 市售的局麻药通常被制备成**盐酸盐**以增加其解离能

力和水溶性。单纯局麻药溶液的 pH 通常被调整为 6.0，而含有肾上腺素的局麻药溶液的 pH 需要调整为 4.0，因为儿茶酚胺分子在碱性溶液中不稳定。

2. **抗菌防腐剂**（苯甲酸衍生物）：在多次给药的局麻药小瓶内应当加入防腐剂以抑制微生物的繁殖。但是，脊麻、硬膜外麻醉或骶管内麻醉，只能使用不加防腐剂的局麻药，以防止由防腐剂产生的神经毒性。
3. **抗氧化剂**[亚硫酸钠盐、乙二胺乙酸钠（EDTA）]：局麻药中加入抗氧化剂可以减慢其降解。

Ⅱ. 局麻药的临床应用

临床上，局麻药的选择必须综合考虑手术持续时间、局部麻醉方法、手术要求、局麻药的局部或全身毒性及局麻药的代谢因素（表 16-2 和表 16-3）。

表 16-2　局麻药的临床应用

局麻药	pK_a	起效速度	维持时间[a]	相对毒性	最大推荐剂量（mg）[b]	应用/注意事项
酯类						
普鲁卡因（奴夫卡因）	8.9	慢	短	低	500（600）	局部浸润麻醉 脊麻 有潜在过敏反应
氯普鲁卡因（纳塞卡因）	9.1	快	短	低	800（1000）	局部浸润麻醉 神经阻滞 硬膜外麻醉 脊麻 在血浆中快速水解
丁卡因（潘妥卡因）	8.5	慢	长	高	10（20）	脊麻 表面麻醉
苯佐卡因	2.5	中等	短	n/a[c]	n/a[c]	只能用于表面麻醉 易引起高铁血红蛋白血症
酰胺类						
利多卡因（塞鲁卡因）	7.9	快	中等	中等	300（500）	可用于所有类型的局部和区域麻醉
丙胺卡因	7.7	快	中等	中等	400（600）	局部浸润麻醉 神经阻滞 硬膜外麻醉 易引起高铁血红蛋白血症

续表

局麻药	pK_a	起效速度	维持时间[a]	相对毒性	最大推荐剂量（mg）[b]	应用/注意事项
甲哌卡因（卡波卡因）	7.6	快	中等	中等	400（500）	局部浸润麻醉 神经阻滞 硬膜外麻醉 脊麻
布比卡因（丁哌卡因）	8.1	中等	长	高	175（225）	可用于所有局部和区域麻醉 低浓度时可提供感觉运动分离阻滞
左旋布比卡因	8.1	中等	长	高	150（n/a）	可用于所有局部和区域麻醉 是布比卡因的 *S*-同分异构体，与布比卡因相比心脏毒性可能更小
罗哌卡因	8.1	中等	长	高	225（n/a）	局部浸润麻醉 神经阻滞 硬膜外麻醉 是布比卡因的 *S*-同分异构体的对映体，与布比卡因相比心脏毒性更小
依替卡因	7.1	中等	长	高	300（400）	局部浸润麻醉 神经阻滞 硬膜外麻醉 运动神经阻滞强于感觉神经阻滞[c]

a. 局麻药作用维持时间与使用剂量、用药途径有关（表 16-3）。

b. 括号内是指加入肾上腺素后的最大推荐剂量。单次注射的最大剂量应该由病人的基础状态和所使用的区域麻醉技术类型所决定。

c. 浓度为 20%的剂型容易引发高铁血红蛋白血症，目前美国很多医院已经不再使用。

A. 局麻药的联合使用

1. 有研究发现，联合使用氯普鲁卡因-布比卡因、利多卡因-布比卡因或甲哌卡因-布比卡因可以加快起效、延长作用时间。然而，在产科麻醉中发现，联合使用氯普鲁卡因-布比卡因的起效比单独使用氯普鲁卡因慢，作用持续时间比单独使用布比卡因短。局麻药联合使用的全身毒性表现为相加性。总之，局麻药联合应用的优势尚未被证实。

2. **局麻药混合乳剂（EMLA）**是由2.5%的利多卡因和2.5%的丙胺卡因组成，主要用于皮肤的表面麻醉。使用时，需要将其涂于未破损的健康皮肤，起效至少需要30min。

B. 肾上腺素

1. 局麻药中加入肾上腺素的作用如下。

a. 肾上腺素可以延长局麻药的作用时间。其延长效果随局麻药的种类、浓度和阻滞类型不同而异。

表16-3 局部麻醉药

麻醉方法	局麻药	浓度（%）	持续时间（min）[a]	常用剂量范围（ml，70kg）[b]
局部浸润麻醉	普鲁卡因	1～2	20～30（30～45）	
	利多卡因	0.5～1	30～60（120）	
	甲哌卡因	0.5～1	45～90（120）	
	布比卡因	0.25～0.5	120～240（180～240）	
	罗哌卡因	0.2～0.5	120～240（180～240）	
外周神经阻滞（加入肾上腺素1∶200 000）	利多卡因	1～2	（120～240）	30～50
	甲哌卡因	1～1.5	（180～300）	30～50
	布比卡因	0.25～0.5	（360～720）	30～50
	罗哌卡因	0.2～0.5	（360～720）	30～50
硬膜外麻醉（加入肾上腺素1∶200 000）	氯普鲁卡因	2～3	（30～90）	15～30
	利多卡因	1～2	（60～120）	15～30
	甲哌卡因	1～2	（60～180）	15～30
	布比卡因	0.25～0.5	（180～350）	15～30
	左布比卡因	0.25～0.75	（180～350）	15～30
	罗哌卡因	0.2～0.75	（180～350）	15～30
脊麻	利多卡因+葡萄糖（高比重）	1.5，5.0	30～60	1～2

续表

麻醉方法	局麻药	浓度（%）	持续时间（min）[a]	常用剂量范围（ml，70kg）[b]
	布比卡因（等比重）	0.5	90～200	3～4
	布比卡因+葡萄糖（高比重）	0.75	90～200	2～3
	丁卡因（轻比重）	0.25	90～200	2～6
	丁卡因（等比重）	1.0	90～200	1～2
	丁卡因+葡萄糖（高比重）	0.25～1.0	90～200	1～4

a. 括号内是加入肾上腺素后的作用时间。加入肾上腺素后局麻药如利多卡因、甲哌卡因和丁卡因的作用持续时间明显延长。然而，加入肾上腺素对布比卡因和罗哌卡因的作用时间影响很小，可能是由于这些局麻药本身就有缩血管的作用。

b. 对有特定危险因素的病人使用及不加入肾上腺素使用时应减小剂量。

b. 肾上腺素可以减慢局麻药吸收入血的速度，降低血浆中局麻药的峰浓度，从而减轻其全身毒性反应。每 1ml 局麻药内加入 5μg 肾上腺素最大可以使局麻药吸收入血的速度减慢 1/3。

c. 肾上腺素能够直接作用于脊髓内抗伤害性神经元上的 α 受体，有助于增强阻滞效果。

d. 肾上腺素可以产生局部的缩血管效应，减少术中出血。

e. 肾上腺素还有助于判断局麻药误入血管（见本章Ⅲ.C.2.b）。

2. 局麻药中加入肾上腺素（制成 1∶200 000 溶液或 5μg/ml），同时增加局麻药的 pH，可以使局麻药的起效加快。20ml 局麻药内加入 1∶1000（1mg/ml）肾上腺素 0.1ml（用结核菌素注射器）即可达到 1∶200 000 浓度。

3. **肾上腺素最大剂量：**为防止室性心律失常的发生，肾上腺素的最大剂量，小儿不超过 10μg/kg，成人不超过 5μg/kg。

4. 肾上腺素**禁用于**侧支循环差的部位（如手指、足趾、阴茎和鼻部）外周神经阻滞和静脉区域阻滞。此外，对于患有严重冠心病、心律失常、未控制的高血压、甲亢和子宫胎盘功能低下的病人，也应慎用肾上腺素。

C. **去氧肾上腺素**：其作用与肾上腺素相似，目前尚未证实其有特殊的优点。2～5mg 去氧肾上腺素加入局麻药中可以延长脊麻的持续时间。

D. **阿片类药物**：如芬太尼和氢吗啡酮与局麻药合用可以增强脊麻和硬膜外麻醉的镇痛作用，也可减少局麻药的用量。

E. **碳酸氢钠**：局麻药中加入碳酸氢钠可以提高 pH，增加非离子化自由基团的浓度。非解离状态的药物比例增加可以使其扩散速度加快，从而使局麻药的起效增快。通常每 10ml 利多卡因，氯普鲁卡因或甲哌卡因中加入 1mEq 碳酸氢钠，而在 10ml 布比卡因中只能加入 0.1mEq 碳酸氢钠，主要是为了防止其发生沉淀。碳酸化的局麻药（如碳酸利多卡因）可以通过降低神经内的 pH 和增加局部的活性形式（解离状态）来增强阻滞作用。

F. **哌替啶**：具有局麻药的一些特性，而且已经作为唯一的麻醉药用于脊麻剖宫产手术。这种用法的优点尚未被证实。

Ⅲ. 毒性

A. **过敏反应**：真正的局麻药过敏反应很少见。重要的是与一些常见的非过敏反应相鉴别，如血管迷走神经反应和局麻药（加或不加肾上腺素）误入血管反应。

1. **酯类局麻药**代谢产物为对氨基苯甲酸可能产生过敏反应。对磺胺类药物（如磺胺、噻嗪类利尿药）敏感的病人，酯类局麻药也可能引起过敏反应。
2. **酰胺类局麻药**基本不可能发生过敏反应。多剂给药的药瓶内含有的防腐剂（对羟基苯甲酸甲酯）可能使那些对对氨基苯甲酸敏感的病人发生过敏反应。
3. **局部高敏反应**：主要表现为用药局部出现红斑、荨麻疹、水肿或皮炎。

4. **全身超敏反应：** 这种情况十分罕见。其症状包括广泛的红斑、荨麻疹、水肿、支气管痉挛、低血压和心血管虚脱。
5. **处理：** 发生局麻药过敏反应，主要采用对症、支持治疗（见第 18 章）。

B. 局部毒性反应

1. **组织毒性反应：** 短期使用极少发生。
2. **脊麻后疼痛综合征（PSPS）** 又称短暂神经根刺激（TRI）或短暂神经性症状（TNS），可在蛛网膜下腔注射局麻药后发生。主要表现为臀部或大腿疼痛或麻木（详见第 17 章）。
3. 有文献报道，使用含有抗氧化剂重亚硫酸钠的氯普鲁卡因进行脊麻后，病人可能发生感觉和运动障碍，其原因可能是氯普鲁卡因在重亚硫酸钠作用下发生了分子结构的变化。因此，目前已经用 EDTA 代替了重亚硫酸钠。然而，有硬膜外麻醉大剂量（≥40ml）应用该种溶液后发生严重背部疼痛的报道，背痛可能是由于 EDTA 结合大量的钙而导致椎旁肌肉痉挛所致。

C. 局麻药全身毒性反应（LAST）： 全身毒性反应多由于局麻药误注入血管或用药过量所致。当局麻药注入血供丰富组织时，由于其快速吸收入血，也可能发生全身毒性反应。

1. 文献报道，外周神经阻滞时局麻药全身毒性反应的发生率为（7.5～20）/10 000。
2. **局麻药误注入血管，** 多见于大血管（如腋动脉、椎动脉和硬膜外静脉）旁周围神经阻滞。预防措施如下：
   - **a.** 注射药物前回抽。
   - **b.** 使用含有肾上腺素的试验剂量。
   - **c.** 使用小剂量分次注射方法（如每次注射 5ml 药液）来完成阻滞。
   - **d.** 采用正确方法实施局部静脉麻醉（见第 18 章）。
3. **中枢神经系统（CNS）毒性反应**
   - **a. 临床表现**
     - **（1）** 最初的兴奋期可能是由于抑制性通路的阻断及谷氨酸（一种兴奋性神经递质）的释放而引起。

(2) 早期表现包括头晕、目眩、耳鸣、口周麻木和金属异味。

(3) 晚期表现包括肌肉抽搐、震颤、惊厥和昏迷。

b. 呼吸性和代谢性酸中毒会降低惊厥的阈值，因此当疑似局麻药全身毒性反应发生时应优先进行气道管理。

c. 最近有报道指出剖宫产术后的腹横筋膜阻滞技术与病人发生的中枢神经系统毒性有关。

4. 心血管毒性

a. 心血管系统毒性的发生是由于钠离子通道被阻断，进而引起心室肌和浦肯野纤维的去极化速率下降所致。

b. 心电图改变比较常见。

(1) 早期改变包括 PR 间期的延长和 QRS 波群时限的增加。

(2) 晚期改变包括窦性心动过缓和心脏停搏。

c. 心脏抑制的效能与神经阻滞的效能相关。

(1) 布比卡因＞利多卡因＞氯普鲁卡因

d. 妊娠增加了心脏毒性的敏感性。

e. 酸中毒和缺氧可显著使心脏毒性反应恶化，因此治疗上要优先进行气道管理。

5. 局麻药全身毒性反应的治疗（图 16-1）。

a. 首要关注

(1) **气道管理**：由于酸血症会使临床表现显著恶化，因此要使用纯氧通气并考虑使用高级气道支持技术。

b. **控制惊厥**：首选苯二氮䓬类药物，对于有心血管系统不稳定表现的病人要避免使用丙泊酚。

c. 通知最近的具备**心肺转流能力**的手术间做好准备。

d. 心律失常的处理

(1) **基础生命支持和高级生命支持**要求对常用药物进行调整（见下文），并尽可能努力延长救治的时间。

(2) **避免使用血管加压素、钙通道阻滞药、β 受体阻滞药或局麻药。**

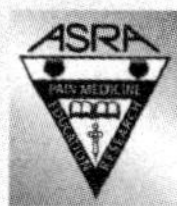

American Society of
Regional Anesthesia and Pain Medicine

Checklist for Treatment of Local Anesthetic Systemic Toxicity

The Pharmacologic Treatment of Local Anesthetic Systemic Toxicity (LAST) is Different from Other Cardiac Arrest Scenarios

- ❑ **Get Help**
- ❑ **Initial Focus**
  - ❑ **Airway management:** ventilate with 100% oxygen
  - ❑ **Seizures uppression:** benzodiazepines are preferred; **AVOID propofol** in patients having signs of cardiovascular instability
  - ❑ **Alert** the nearest facility having **cardiopulmonary bypass** capability
- ❑ **Management of Cardiac Arrhythmias**
  - ❑ **Basic and Advanced Cardiac Life Support (ACLS)** will require adjustment of medications and perhaps prolonged effort
  - ❑ **AVOID vasopressin, calcium channel blockers, beta blockers, or local anesthetic**
  - ❑ **REDUCE individual epinephrine doses to <1 mcg/kg**
- ❑ **Lipid Emulsion (20%) Therapy** (values in parenthesis are for 70kg patient)
  - ❑ **Bolus 1.5 mL/kg** (lean body mass) intravenously over 1 minute (~100mL)
  - ❑ **Continuous infusion 0.25 mL/kg/min** (~18 mL/min; adjust by roller clamp)
  - ❑ Repeat bolus once or twice for persistent cardiovascular collapse
  - ❑ Double the infusion rate to 0.5 mL/kg/min if blood pressure remains low
  - ❑ **Continue infusion** for at least 10 minutes after attaining circulatory stability
  - ❑ Recommended upper limit: Approximately 10 mL/kg lipid emulsion over the first 30 minutes
- ❑ **Post LAST events at** www.lipidrescue.org and report use of lipid to www.lipidregistry.org

图 16-1　美国区域麻醉和疼痛医学学会（ASRA）对 LAST 的处理流程（2012 版）

（引自 Neal JM，Mulroy MF，Weinberg GL；ASRA. American Society of Regional Anesthesia and Pain Medicine checklist for managing local anesthetic systemic toxicity：2012 version. *Reg Anesth Pain Med* 2012；37：16-18.）

（3）将肾上腺素单次使用剂量降至小于 1μg/kg。

e. 使用脂肪乳剂（如 20%英特利匹特），尤其适用于布比卡因误入血管的抢救。

（1）单次剂量为 1.5ml/kg（去脂体重），输注时

间应在 1min 以上（对于 70kg 的病人输注量约为 100ml）

（2）然后以 **0.25ml/(kg · min)的速度持续输注。**

（3）对于持续存在心血管衰竭的病人可以重复单次给药 1 或 2 次。

（4）如果血压持续偏低，可以将连续输注速度加倍至 0.5 ml/(kg · min)。

（5）当血流动力学稳定后，应继续持续输注至少 10min。

（6）脂肪乳的推荐使用剂量上限为第 1 个 30min 内不超过 10ml/kg。

D. 高铁血红蛋白血症

1. **病理生理：** 血红蛋白分子的辅基血红素中的亚铁（Fe^{2+}）被氧化成三价铁（Fe^{3+}），Fe^{3+}不能携氧，从而产生功能性乏氧。

2. 可以导致高铁血红蛋白血症的常用局麻药包括**丙胺卡因和苯佐卡因**。丙胺卡因（EMLA 乳膏的成分）在肝脏代谢为邻甲苯胺，并使血红蛋白氧化形成高铁血红蛋白。苯佐卡因常作为表面麻醉的喷剂使用。

3. **治疗：** 可以使用**亚甲蓝**进行治疗（1～2 mg/kg 静脉注射，注射时间应大于 5min），它可以使高铁血红蛋白转化成还原血红蛋白。

（邱　鹏 译　董有静 审校）

推荐阅读文献

Berde CB, Strichartz GR. Local anesthetics. In: Miller RE, ed. *Anesthesia*. 7th ed. New York: Churchill Livingstone; 2009:913–939.

Camann WR, Bader AM. Spinal anesthesia for cesarean delivery with meperidine as the sole agent. *Int J Obstet Anesth* 1992;1:156–158.

Cousins MJ, Bridenbaugh PO, Carr DB, et al., eds. *Cousins & Bridenbaugh's Neural Blockade in Clinical Anesthesia and Management of Pain*. 4th ed. Philadelphia: Lippincott Williams & Wilkins, 2009.

Di Gregorio G, Schwartz D, Ripper R, et al. Lipid emulsion is superior to vasopressin in a rodent model of resuscitation from toxin-induced cardiac arrest. *Crit Care Med* 2009;37(3):993–999.

Hiller DB, Gregorio GD, Ripper R, et al. Epinephrine impairs lipid resuscitation from bupivacaine overdose: a threshold effect. *Anesthesiology* 2009;111(3):498–505.

Milligan KR. Recent advances in local anesthetics for spinal anaesthesia. *Eur J Anaesthesiol* 2004;21(11):837–847.

Mulroy MF. Systemic toxicity and cardiotoxicity from local anesthetics: incidence and preventive measures. *Reg Anesth Pain Med* 2002;27(6):556–561.

Neal JM, Mulroy MF, Weinberg GL; American Society of Regional Anesthesia and Pain Medicine. American Society of Regional Anesthesia and Pain Medicine checklist for managing local anesthetic systemic toxicity: 2012 version. *Reg Anesth Pain Med* 2012;37(1):16–18.

Reiz S, Nath S. Cardiotoxicity of local anaesthetic agents. *Br J Anaesth* 1986;58:736–746.

Rosenberg PH, Veering BT, Urmey WF. Maximum recommended doses of local anesthetics: a multifactorial concept. *Reg Anesth Pain Med* 2004:29(6):564–575.

Scholz A. Mechanisms of (local) anaesthetics on voltage-gated sodium and other ion channels. *Br J Anaesth* 2002;89:52–61.

Stevens RA, Urmey WF, Urquhart BL, et al. Back pain after epidural anesthesia with chloroprocaine. *Anesthesiology* 1993;78(3):492–497.

Vaida G. Prolongation of lidocaine spinal anesthesia with phenylephrine. *Anesth Analg* 1986;65:781–785.

Weiss E, Jolly C, Dumoulin JL, et al. Convulsions in 2 patients after bilateral ultrasound-guided transversus abdominis plane blocks for cesarean analgesia. *Reg Anesth Pain Med* 2014; 39:248–251.

第 17 章 脊麻、硬膜外和骶管麻醉

Kim DJ, Lewis JM

Ⅰ. 概述

A. 术前评估：区域麻醉的手术前评估与全麻病人相似，应该考虑到手术时间、病人体位及并存疾病的详细情况，以便选择合适的区域麻醉方法。

B. 应对拟定的阻滞区域进行检查，有无潜在的困难或病理问题。既往神经系统异常应予以证实，并确定是否存在脊柱侧后凸。

C. 询问病人的异常出血史和用药史，提示是否需要做进一步凝血功能检查。

D. 获得病人知情同意：包括向病人详细解释拟定麻醉方案的各个细节、优点和风险；说明在手术过程要辅用一些镇静药和麻醉药，以使病人安心；若阻滞失败、手术时间延长或手术超出预想范围，可能改用全身麻醉。在某些情况下，麻醉开始就采用全身麻醉联合区域麻醉。

E. 与全身麻醉一样，应适当监测病人（见第 10 章），并建立静脉通路。此外，应备有供氧、插管用具、正压通气设备及维持血流动力学的药物应随时备用。

Ⅱ. 各种手术所需的麻醉节段平面

A. 了解脊神经感觉、运动和自主神经的分布知识，有助于麻醉医师为拟行手术选择合适的麻醉及预测阻滞所引起的潜在生理效应。图 17-1 标明脊神经的皮肤节段分布。

B. 支配内脏感觉和内脏躯体反射的传入自主神经的脊髓节段平面，高于皮肤测定的感觉平面。

C. 表 17-1 列出了常见手术的最低阻滞平面。

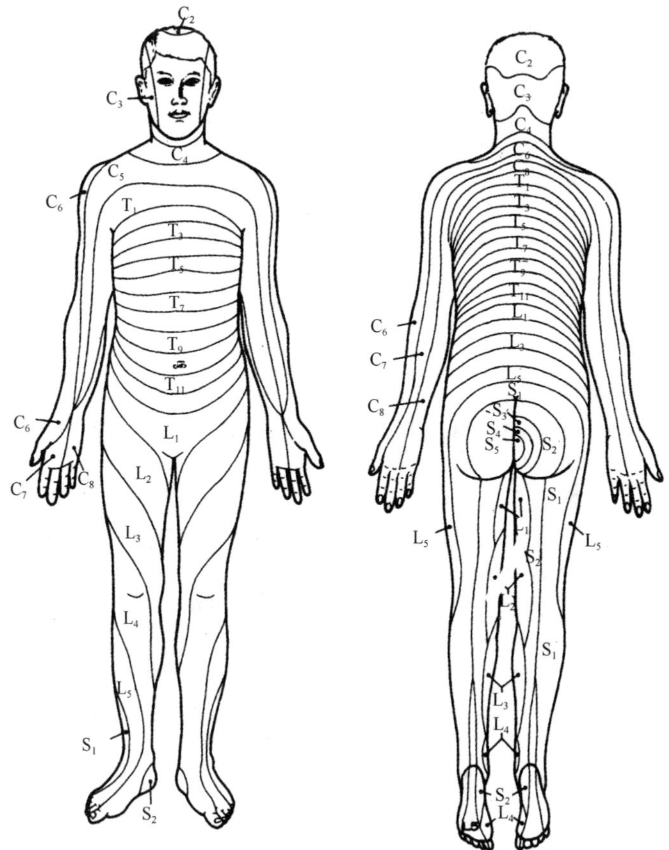

图 17-1　脊神经感觉神经分布相应的皮肤节段

表 17-1　各种手术的脊麻最低皮肤阻滞平面

手术部位	麻醉平面
下肢	T_{12}
髋部	T_{10}
阴道、子宫	T_{10}
膀胱、前列腺	T_{10}
下肢（用止血带）	T_8
睾丸、卵巢	T_8
下腹部内脏	T_6
腹部其他内脏	T_4

Ⅲ. 椎管内麻醉的禁忌证

A. 绝对禁忌证

1. 病人拒绝接受。
2. 穿刺部位皮肤局部感染。
3. 凝血功能异常。
4. 颅内压增高。

B. 相对禁忌证

1. 脓毒血症或菌血症。
2. 低血容量。
3. 中枢神经系统疾病。

Ⅳ. 脊麻

将局麻药注入蛛网膜下隙。

A. 解剖

1. **椎管**起自枕骨大孔，下达骶裂孔。骨性椎管前方为椎体，两侧为椎弓根，后方为棘突和椎板（图 17-2）。
2. 棘突由三条椎间韧带相互联结。
   a. **棘上韧带**在棘突尖表面将其联结。
   b. **棘间韧带**联结棘突的水平部位。
   c. **黄韧带**联结上位椎板的下缘和下位椎板的上缘。黄韧带由弹力纤维构成，通常穿刺针通过时触及阻力增加可以感知。
3. 胎儿期**脊髓**与椎管长度相同，出生时其末端终于 L_3 水平，随后逐渐移向头端，两岁时其末端即达成人部位，近于 L_1 水平。脊髓圆锥、腰、骶和尾神经的分支下行构成马尾。由于马尾神经有一定的活动度，故在 L_2 以下行腰椎穿刺不易损伤神经。
4. 脊髓由三层**脊膜**包绕
   a. **软膜**
   b. **蛛网膜**：位于软膜与硬膜之间
   c. **硬膜**：是一层包绕着脊髓全长的坚韧的纤维鞘，末端终于 S_2
5. **蛛网膜下隙**：位于软膜与蛛网膜之间，其范围由 S_2 水平的硬膜附着处向上至脑室。此腔内含有脊髓、神经、脑脊液（CSF）和供应脊髓的血管。
6. CSF 是无色透明的液体，充满蛛网膜下隙。其总容量为 100～150ml，而脊髓段蛛网膜下隙的容量为25～35ml。通过位于侧脑室、第三脑室和第四脑室的脉络丛分泌或对血浆超滤作用，CSF 以 450ml/d 的速度持续生成，再经由突出于硬膜且与大脑静脉窦内皮相连的蛛网膜绒毛和颗粒再吸收入血液。

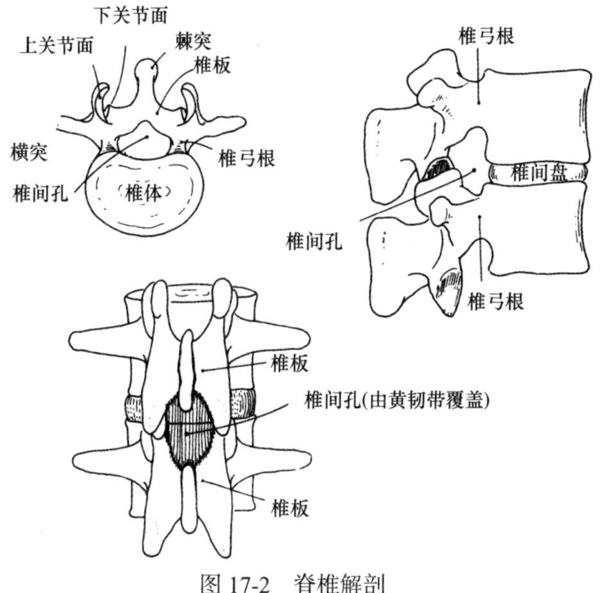

图 17-2　脊椎解剖

B. 生理改变

1. **神经阻滞：**差异阻滞是指不同类型的神经纤维对局麻药的敏感度不同。传递自主神经冲动的较细的 C 纤维，比粗大的感觉和运动纤维更易被阻滞。因此，自主神经的阻滞平面较感觉阻滞平面要高出 2～6 个节段。同样，传递感觉的神经纤维比较粗的运动神经纤维更易被阻滞，故感觉阻滞平面要高于运动阻滞平面。传统上人们认为这种差异阻滞完全是由于神经纤维的直径所引起的，然而这种现象可能是多种因素造成的。
2. **心血管系统：低血压与交感神经阻滞**的程度直接相关。交感神经阻滞引起动脉和静脉容量血管扩张，导致体循环阻力降低，静脉回流减少。如阻滞平面

低于 T_4，压力感受器活动增加，可引起心交感神经纤维活动增加和上肢血管收缩。若阻滞平面超过 T_4，则可阻滞心脏交感神经，导致心动过缓，心排血量减少，进一步降低血压。在低血容量、老年、静脉回流受阻（如孕妇）的病人，上述改变更加明显。脊麻后心动过缓的危险因素包括基础心率慢、ASA Ⅰ级、应用 β 受体阻滞药、年龄小于 50 岁、PR 间期延长和感觉阻滞平面高于 T_6。

3. **呼吸系统：** 低位脊麻对通气没有影响。当阻滞平面高达胸部时，可逐渐出现向上发展的肋间肌麻痹。对于膈神经支配（C_3～C_5）的膈肌功能完好的仰卧位手术病人，肋间肌麻痹对其通气几乎无影响，但病人可能会因为胸壁运动减少感到呼吸困难。相反，对于呼吸储备减少的病人（如病理性肥胖），其通气功能可能显著受损。肋间肌和腹肌均麻痹者其咳嗽的效能降低，这对于慢性阻塞性肺疾病病人可能有重要意义。通常麻醉平面在 T_4 时，并不影响通气，但是对于呼气功能储备受限者或麻醉平面较高时，呼吸可能会受损。
4. **对内脏的影响**
   a. **膀胱：** 骶神经（S_2～S_4）阻滞可导致膀胱松弛，使之能储存大量尿液。支配括约肌和逼尿肌的交感传入和传出神经阻滞可导致尿潴留。
   b. **肠道：** 脊麻所致的交感神经（T_5～L_1）阻滞，由于副交感神经活动占优势而引起小肠和大肠收缩。
5. **神经内分泌：** 硬膜外阻滞平面高达 T_5 时，由于阻滞了肾上腺髓质的交感传入神经及调节疼痛的交感神经和躯体感觉神经，抑制了部分应激反应的神经成分。应激反应的其他成分及中枢性体液因子的释放则不受影响。上腹部脏器的迷走神经传入纤维未阻滞，可刺激下丘脑和垂体释放激素，如抗利尿激素和促肾上腺皮质激素。糖耐量和胰岛素释放正常。
6. **体温调节：** 发生低体温的机制如下，主要原因是由于血管扩张，身体中心的热量要向外周重新分布，使用强力的空气加温对升高病人体温特别有效。所以即使体表温度依然保持不变，机体中心体温也会下降。尽管体温下降，病人自身也会感觉到温暖。脊麻时病人的体温调节功能受损，在交感神经阻滞平面以下，以血管收缩来保持体温的代偿机制丧失，颤抖常见。

7. **中枢神经系统效应：** 脊麻可以直接抑制病人的意识状态，这可能是继发于抑制网状上行激活系统。因此，在脊麻或硬膜外麻醉期间，镇静药的需要量可能减少。

C. 麻醉方法

1. **脊麻针：** 脊麻针主要分为两大类，一种是针尖呈斜形，能切开硬脑膜（cutting tip），另一种针尖呈圆锥形（pencil-point）、旁边带有侧孔。前者主要包括 Quincke 针，而后者主要包括 Sprotte 和 Whitacre 针。与传统的锐尖穿刺针相比，pencil-point 脊麻穿刺针穿刺时是钝性分开硬膜纤维，而不像传统针那样切断硬膜纤维，故可减少刺破硬膜后头痛的发生率（< 1%）。24G 和 25G 穿刺针容易弯曲，常经 19G 导引针内穿刺。22G Quincke 穿刺针硬度较大，刺入时更易定向。老年人穿刺较困难，可用此针穿刺，且刺破硬膜后头痛的发生率低。

2. **病人体位：** 侧卧位、仰卧位或坐位下穿刺均可采用。

   a. **侧卧位**穿刺时，若使用等比重或轻比重局麻药，病人应置于患侧向上；若使用重比重局麻药.则取患侧向下体位。脊柱应保持水平，平行于手术台的边缘。双膝关节屈曲并尽量向胸部靠拢，下颌也尽量向胸部屈曲以使脊柱最大限度弯曲。

   b. **坐位**穿刺常用于低位脊麻，用于某些妇科和泌尿科手术，还常用于肥胖病人以利于确定中线。坐位穿刺常使用重比重局麻药。穿刺时，头与双肩弯向躯干，双前臂放于托盘架上。需有助手扶持病人以保持体位不变，且病人不应过度镇静。

   c. **俯卧位**穿刺使用轻比重或等比重局麻药，用于直肠、会阴及肛门部位的手术。折刀俯卧位既可以进行脊麻，随后又可以实施手术。

3. **穿刺步骤**

   a. 对病人施行标准监测，包括心电图、血压和脉搏血氧饱和度（SpO_2）监测。

b. 两侧髂嵴的最高点连线通过 L_4 棘突或 L_3～L_4 棘突间隙。脊麻常选用 L_2～L_3、L_3～L_4 或 L_4～L_5 棘突间隙穿刺。L_3～L_4 间隙或 L_4 棘突尖位于髂前上棘上缘。

c. 应选用适当的消毒液，行大面积皮肤消毒。谨防消毒液沾染脊麻用具，因其具有潜在的神经毒性。

d. 仔细检查针芯与穿刺针是否匹配。

e. 用 25G 注射针头，以 1%利多卡因在穿刺点注射一皮丘。

f. 穿刺入路

（**1**）**正中入路：** 脊麻针（或引导针）通过局麻皮丘刺入棘间韧带，穿刺针应与棘突平行，沿棘突间隙稍向头侧进针，进入椎间隙（图 17-3）。

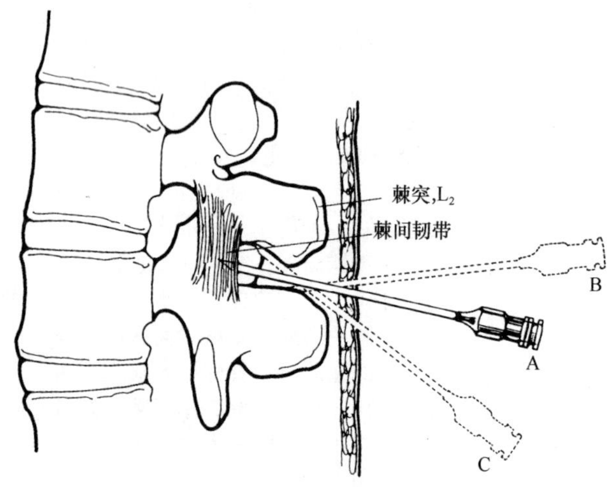

图 17-3 脊麻穿刺的侧面观

标准的正中入路从间隙正中穿刺稍向头侧角度进针。如果角度正确（**A**），将穿过脊间韧带、黄韧带和进入硬膜外隙。如果触及骨质，可能是下一节椎体的棘突（**B**），针头稍向头侧是正确的途径。如果角度向头侧较浅层又触及骨质（**C**），可能是上一节椎体的棘突。如果数次更换针头的方向，还是在同一深度刺到骨头，很可能是刺到了侧面的椎板，这时应该重新确定中线的位置（经允许引自 Mulroy MF. *Regional anesthesia：An Illustrated Procedural Guide*，2nd ed.Boston：Little，Brown and Company；1996：79）

(2) **旁正中入路**：此入路适用于因疼痛或棘间韧带骨化而脊背不能充分弯曲的病人。穿刺点位于棘突间隙中点旁开 1cm，稍偏向尾侧（约 1cm）。穿刺针对准中线并稍向头侧，经棘上韧带侧方进入。如触及椎板，应调整进针方向，避开后再向头侧和内侧进针。

(3) **进针**：为避免穿刺时组织嵌入堵塞针腔，进针时针芯一定要放置到位。若穿刺时出现异感，应立即退针，待异感消失后重新进行穿刺。当穿刺针推进至黄韧带，可感觉到阻力增加。当穿刺针通过黄韧带和穿破硬膜时，会感觉到阻力突然消失。

(4) **取出针芯**：若 CSF 经穿刺针座顺利流出，则证明穿刺针的位置正确。如需进一步证实 CSF 流出通畅，可将穿刺针旋转 90º。

(5) **注入局麻药**：将装有预定量局麻药的注射器接于穿刺针，并轻轻回吸，CSF 可在含有葡萄糖的药液中见有不同介质的光束影像。证实 CSF 流出通畅后，缓慢注入局麻药。注药完毕应再次回吸 CSF 以证实针尖仍位于蛛网膜下隙内。拔除穿刺针后，将病人轻缓置于所需体位。

g. 监测：严密监测 10～15min，每 60～90s 测量一次血压、脉率和呼吸。用针刺法或凉的医用酒精棉签测定麻醉平面的上界。麻醉平面固定约需 20min。

h. 连续脊麻：此法是用分次小剂量局麻药以达到所需的感觉阻滞平面。此种麻醉可避免交感神经阻滞平面过高或发生过快（对代偿能力差的病人更应注意）。将 20G 导管经 17G 硬膜外穿刺针插入。导管前端进入蛛网膜下间隙 2～4cm。送入导管时若刺激神经根，应重新放置导管。已有报道，经微孔脊麻导管（26～32G）注入含葡萄糖的重比重局麻药对神经有毒性作用，可能与马尾神经周围局麻药浓度过高有关。目前美国市场上没有这种微孔导管。

i. **分层脊麻**（layered spinal）这种技术经常用于矫形外科手术以延长麻醉时间。它是先通过脊麻针给予小剂量 0.5%布比卡因，等待数分钟后再追加一定剂量。

D. 影响脊麻平面的因素

1. **主要因素**

a. **局麻药比重**：与 CSF 的比重（1.004～1.007g/ml）相比，局麻药可以分为重比重、轻比重和等比重液。

（1）**重比重液**：通常在局麻药中加入葡萄糖配制。由于比重的缘故，药液流向 CSF 最低处（表 17-2）。

表 17-2　脊麻重比重液所选用的药物及用量

药物	阻滞平面所需药量（mg）			作用持续时间（min）
	T_{10}	T_8	T_6	
丁卡因[a]	10	12	14	90～120
布比卡因[a,b]	7.5	9.0	10.5	90～120
利多卡因	30	45	60	60～90

a. 表中局麻药是按身高为 66in 病人所需剂量。若病人身高高于或低于 66in，每增加或降低 6in 时，则局麻药需要量，地卡因需增加或减少 1.5mg、布比卡因需增加或减少 2mg。

b. 等比重 0.5%布比卡因未经 FDA 批准用于脊麻，若应用应视为超说明书用药。

（2）**轻比重液**：用局麻药加灭菌注射用水配制。药液流向 CSF 最高处。

（3）**等比重液**：优点在于能预知药液在 CSF 中的扩散而不受病人体位的影响。加量，其延长麻醉时间的作用大于对麻醉平面的影响。病人体位的改变可以限制或增加药液的扩散范围。

b. **药物剂量**：麻醉平面与所用的麻醉药剂量直接相关。

c. **药物容量**：注入的药物容量越大，药物在 CSF 中扩散越广，采用重比重局麻药者尤其如此。

d. **病人的体位**：不影响等比重局麻药的扩散。

2. **次要因素**

a. **CSF 湍流**：注药时和其后所引起的 CSF 湍流可加

速药物的扩散，增宽麻醉平面。注药过快、采用抽液加药注射法（反复抽吸小量 CSF，与药液混合后注射）、咳嗽及病人活动过分，均可引起 CSF 湍流。

b. **CSF 容量：**腰骶部 CSF 容量与局麻药的扩散范围呈负相关。虽然无法预测此部位的 CSF 容量，但是体重与它可以确定有一定的相关性。

c. **增加腹内压：**妊娠、肥胖、腹水和腹部肿瘤，均可增加下腔静脉内的压力，从而增加硬膜外静脉丛的血流量，减少椎管内 CSF 容量，并导致局麻药扩散更广。肥胖病人硬膜外间隙脂肪增多，也可增强这种作用。

d. **脊柱弯曲：**腰椎前凸和胸椎后凸可影响重比重药液的扩散。侧卧位病人 L_3 以上注药，药液向头侧扩散，但受到胸部脊柱 T_4 曲度的限制（图 17-4）。

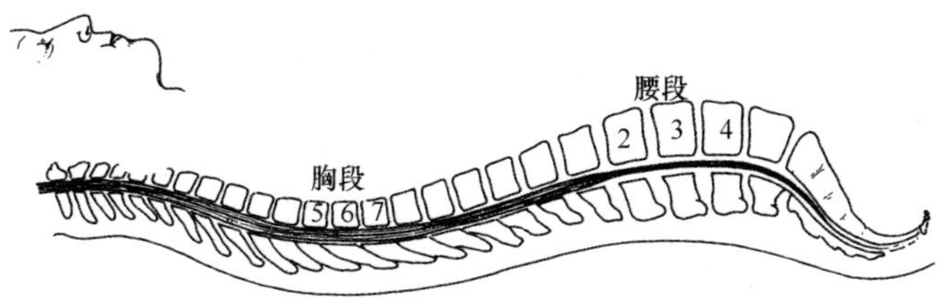

图 17-4　影响麻醉药扩散的脊柱曲度

E. 影响脊麻作用时间的因素

1. **药物种类和剂量：**每种药物的性质决定了其麻醉持续时间（见第 16 章）。在药液中加入阿片类药物可以改变阻滞的特点（见第 39 章）。**亲水性阿片类药物**（如吗啡）镇痛起效慢，作用时间长，但可能发生延迟性呼吸抑制。所以亲水性阿片类药物鞘内给药后应该严密监测至少 24h。**亲脂性阿片类药物**（如芬太尼）发生延迟呼吸抑制危险性小，并且起效快，作用时间适中。

2. **血管收缩药：**加入肾上腺素 0.2mg（1∶1000 肾上腺素 0.2ml）或去氧肾上腺素 2～5mg，可以延长某些局麻药的作用时间达 50%。在产科麻醉中，肾上腺素可以延长小剂量布比卡因与芬太尼合用的镇痛时间，但布比卡因的这种效应还未被明确证实。

F. 并发症与副作用

1. **神经损伤**：神经损伤的发生率虽然很低，但是一个非常严重的问题。以下是可能发生的几种神经损伤。

   a. **穿刺或置管时直接损伤神经**：置管或注药过程中病人疼痛，可能是穿刺针或导管引起潜在神经损伤的警示信号，这时需要重新放置穿刺针或导管。神经阻滞过程中短暂的感觉异常一般立即消失，通常不会造成远期后遗症。

   b. **短暂的神经综合征**（TNS）**：**是一种在脊麻消退后出现并可持续 2～7d 的自发的严重神经根性疼痛。症状包括臀部或大腿的烧灼痛。TNS 通常保守治疗有效，如使用非甾体抗炎药和热敷。使用利多卡因发生率最高，但丁卡因、布比卡因和甲哌卡因麻醉也曾发生过。肥胖、门诊手术、膝关节镜手术和截石体位则是附加危险因素。

   c. **脊麻后可发生背痛**：可能与麻醉时背部韧带松弛有关。发生率与全麻后背痛相似，可能与全麻药和肌松药对背部结构的作用有关。

   d. **血性穿刺液**：进针时刺破硬膜外静脉可以导致血液或血液与 CSF 混合液自穿刺针流出。如果此种液体不能很快变清澈，即应拔针，重新穿刺。

   e. **脊髓血肿**：是外科急症。总的发生率大约是 1/150 000。通常在 48h 内表现出严重的背痛和持续的神经功能丧失的症状与体征。凝血功能异常或应用抗凝药的病人危险性增加。凝血功能正常的病人出现血性穿刺液一般不会发生脊髓血肿。随后接受抗凝治疗的病人，若出现血性穿刺液可能就是脊髓血肿的危险因素，但这并不是强制暂停手术的依据。应该做的是与手术医师协商，并依据病人的自身情况，尽量权衡利弊，以制订出最优的解决方案。与此同时**必须密切监测**与血肿相关的体征。通常依靠磁共振成像（MRI）来诊断，治疗方法是急诊清除血肿。由于拔除硬膜外导管也与穿刺一样会产生脊髓血肿，因此麻醉医师要在穿刺时和拔出导管时核对病人的凝血状态及抗凝药的使用情况。麻省总医院有关抗凝药、抗血小板药和非甾体抗炎药的应用列于表 17-3。

f. 硬膜穿破后头痛：通常在麻醉后 3d 内发生，70% 的病人在 7d 内头痛消失，90%的病人在 6 个月内消失。典型症状是疼痛位于额部和枕部，较少见于颞部。直立姿势时头疼加重，卧床时减轻。其他征象还包括视觉障碍或听力减退。年龄小、女性、妊娠、针粗、多次硬膜穿刺、既往硬膜穿刺后头痛消失是发生脊麻后头痛的危险因素。使用细针或非切割性穿刺针（如尖端呈铅笔尖形针）可以减少头痛的发生率。初始对症治疗包括补充液体、保持仰卧位、阿片类镇痛药和咖啡因。还未证实保持仰卧位是一种有效的预防措施，因此不推荐使用。咖啡因通过收缩脑血管而起作用，剂量为 300～500mg（口服或静脉注射）。一杯咖啡含咖啡因约 50～100mg。若初始治疗失败或严重头痛持续 24h 以上，可行硬膜外自体血填充治疗。在估计穿破硬膜的椎间隙行硬膜外穿刺，无菌条件下采的血注入硬膜外间隙。注入血量一般是 20～30ml，注入血液过程中若病人主诉背部不适，注入的血量要减少。此项治疗方法的成功率是 65%～98%，通常是立即见效。第二次进行自体血填充可试用，成功率约与第一次相同。然而头痛症状出现前预防性自体血填充效果并不确定，也不推荐。

表 17-3　硬膜外麻醉/镇痛与抗凝药的使用指南

药物（通用名）	商品名	最后一次给药与置管的时间间隔	术后最后一次给药与拔管的时间间隔	拔出导管后与再次给药的时间间隔
阿昔单抗	Reopro	48h	48h	24h
阿戈托班	Acova	至少 6h；核查 PTT 或 ACT 是否正常	核查 PTT 或 ACT 是否正常	2h
西洛他唑[a]	Pletala	48h	48h	2h

续表

药物（通用名）	商品名	最后一次给药与置管的时间间隔	术后最后一次给药与拔管的时间间隔	拔出导管后与再次给药的时间间隔
氯吡格雷[b]	Plavix	5～7d	取决于剂量	24h
依替巴肽	Integrilin	8h	8h	24h
戊聚糖[c]	Arixtra	4d	4d	2h
皮下注射的肝素（2次/天）	肝素	没有显著的危险		
静脉注射的肝素	肝素	2～4h，PPT＜35	2～4h，PPT＜35	2h
双肽肝素（小剂量）[d]	法安明（＜5000U 1次/天）	12h	12h	4h
双肽肝素（大剂量）[d]	法安明（5000U 2次/天或120U/kg，2次/天或175U/kg，1次/天）	24h	24h	4h
低分子量肝素（小剂量）	Lovenox（＜60mg，1次/天）	12h	12h	4h
低分子量肝素（大剂量）	Lovenox（＞60mg，1次/天或1mg/ kg，2次/天）	24h	24h	4h
非甾体类抗炎药，阿司匹林	Celebrex、Motrin、Naprosyn、Vioxx等	没有显著的危险		
溶栓药：链激酶、阿替普酶（tPA）	Streptase Activase	10d	10d	10d
噻氯匹啶	Ticlid	14d	14d	24h

续表

药物（通用名）	商品名	最后一次给药与置管的时间间隔	术后最后一次给药与拔管的时间间隔	拔出导管后与再次给药的时间间隔
替罗非班	Aggrastat	8h	8h	24h
华法林	香豆定	3～5d，INR≤1.5	如果药物治疗超过24h，且INR＜1.5	同一天

注：ACT. 活化凝血时间；PPT. 部分凝血酶原时间。

a. 如果西洛他唑（Pletal）只用作唯一的抗凝药使用，硬膜外置管是相对安全的。但是与其他抗凝药合用时，硬膜外置管的时间要至少推迟 48h。

b. 如果病人已经用了氯吡格雷（Plavix），应该在 24～48h 内将硬膜外导管拔出。如果超过了 48h，只有等到 7d 后。

c. 如果决定采用或已经用区域麻醉技术，就不要用戊聚糖。如果使用了此药，应依据上表的规定实施。

d. 低分子量肝素，1 次/天，可在术后 6～8h 给予；如果 2 次/天，应该至少在术后 24h 给予。在给药前，应将硬膜外导管拔出。

2. 心血管系统

a. 低血压：阻滞前经静脉给予乳酸林格液 500～1000ml 可以减少低血压的发生。对于心功能低下者大量静脉输液需谨慎，因为在阻滞的恢复过程中，外周的液体要向中心转移及体血管的张力恢复，可以导致液体容量超负荷和肺水肿。治疗方法：增加静脉回流，治疗严重心动过缓。保持头低脚高位、静脉输液、可能需抬高肢体促进血液回流或使用血管加压药。

b. 心动过缓：可以用阿托品或格隆溴铵治疗。若出现严重心动过缓和伴有低血压，可给予麻黄碱或肾上腺素。

3. 呼吸系统

a. 呼吸困难：是高平面脊麻时病人常见的主诉，由于腹壁及胸壁肌肉的本体感觉传入神经纤维被阻滞所致。一般只需安慰病人，但必须保证病人充足通气。

b. **呼吸停止：**可因严重低血压导致延髓供血减少或直接阻滞到 C_3～C_5 脊神经（全脊麻）、抑制膈神经功能所引起。须立即给予通气支持。

4. **内脏**

a. **尿潴留：**尿潴留的机制参见本章Ⅳ.B.4.a。尿潴留的时间可较感觉和运动神经阻滞的时间长。如果麻醉或镇痛需维持较长时间，应留置尿管。

b. **恶心和呕吐：**通常因低血压或迷走神经兴奋引起。治疗包括提升血压、吸氧和静脉注射阿托品。

5. **感染：**脊麻引起的感染极为罕见。可导致脑膜炎、蛛网膜炎和硬膜外脓肿。其病因可能为化学药物污染、病毒或细菌感染。应尽早请会诊，及早诊断和治疗。

6. **瘙痒：**常出现在椎管内使用阿片类药物时，鞘内注射比硬膜外注射更常发生，确切发生机制尚不清楚。药物治疗包括纳布啡（5～10mg，静脉注射）、纳洛酮[1～2μg/(kg · h)]、纳曲酮（6～9mg，口服）、苯海拉明（25～50mg，静脉注射或口服）、昂丹司琼（4～8mg，静脉注射），以及丙泊酚（10～20mg，静脉推注）。

7. **寒战：**发生率高，可静脉注射哌替啶 25mg 治疗。静脉注射可乐定 65～300μg 也有相似的效果。

Ⅴ. 硬膜外麻醉：是将局麻药注入硬膜外隙而达到神经阻滞。

A. **解剖：**硬膜外隙是上起颅底、下达骶尾韧带的潜在间隙；后界为黄韧带、椎板的前面及关节突；前界为覆盖椎体和椎间盘的后纵韧带；侧方为椎间孔和椎弓根。硬膜外隙与椎旁间隙有直接交通。硬膜外隙内含脂肪、淋巴组织及硬膜外静脉（多分布于侧腔）。硬膜外静脉无静脉瓣，与颅内静脉直接交通。此类静脉经椎间孔与胸腹静脉交通，还通过骶静脉丛与盆腔静脉交通。硬膜外隙在中线处最宽，两侧逐渐变窄。在腰段中线处其宽度为 5～6mm.而在中胸段仅为 3～5mm。

B. **生理**

1. **神经阻滞：**注入硬膜外隙的局麻药，直接作用位于间隙侧方的脊神经根。脊神经根被硬膜鞘覆盖，局麻药可通过硬膜被摄取进入 CSF。硬膜外麻醉起效时间较脊麻慢，对感觉和运动神经的阻滞程度也小于脊麻。麻醉以节段方式发生，可实施选择性阻滞。

2. **心血管系统**：交感神经阻滞的生理改变与脊麻相似（见本章Ⅳ.B.2），但通常血流动力学的变化较缓慢。注入的大剂量局麻药可被吸收或误注入体循环，导致心肌抑制。用以延长局麻药作用时间加入的肾上腺素也可被吸收或注入体循环而产生心动过速和高血压。
3. **呼吸系统**：所发生的生理变化与脊麻相似。在腹部大手术、上腹部手术和胸科手术术后，用稀释的局麻药行术后硬膜外镇痛，对膈肌功能和功能残气量的损害很轻。这改善了整体肺功能的预后。实施硬膜外麻醉后，由于全身应用吗啡的剂量和影响减少，降低了术后低氧血症的发生率。
4. **凝血功能**：有报道称，硬膜外麻醉可以减少静脉血栓形成，从而减少肺栓塞。其可能的原因是盆腔血流量增加，交感神经对于手术的反应下降和早期下床活动。在髋部、盆腔和下腹部手术中，硬膜外麻醉可以减少术中的失血。
5. **胃肠道功能**：硬膜外麻醉可用于行肠切除肠吻合术的病人。与脊麻一样，硬膜外麻醉同样会使副交感神经占优势，从而导致肠管收缩。使用硬膜外麻醉的病人肠功能恢复更早。
6. 其他生理变化与脊麻相似，见本章Ⅳ.B。

C. 麻醉方法

1. **硬膜外穿刺针**：最常用 17G 的 **Tuohy** 或 **Weiss** 穿刺针以识别硬膜外间隙。这些穿刺针配有针芯，其前端钝圆，有侧方开口，壁薄，内可通过 20G 导管。
2. **病人体位**：可采用坐位或侧卧位穿刺，注意事项参见脊麻（见本章Ⅳ.C.2）。
3. **监测**：要对病人进行标准监测，包括心电图、血压和脉搏血氧饱和度（SpO_2）。
4. **穿刺入路**：由于硬膜外间隙中央处最宽，且硬膜外静脉、脊髓动脉或脊神经根多分布于间隙两侧，故无论采用正中或旁正中穿刺，穿刺针均应由中线进入硬膜外间隙，以便减少刺伤硬膜外静脉、脊髓动脉或脊神经根的危险性。穿刺点定位、皮肤消毒及铺无菌单均与脊麻操作相同（见本章Ⅳ.C.3）（图 17-5）。

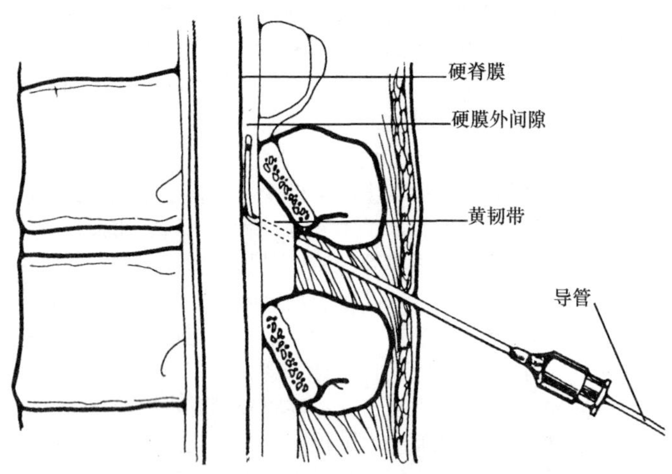

图 17-5　一手靠牢病人背部握住针座，固定好硬膜外穿刺针，另一手将导管缓慢置入，超过穿刺针的头端。针头斜面通常偏向头侧，以利于导管的置入；若针头偏向尾侧，则容易将导管置入椎间孔。理想情况下，硬膜外导管应超过硬膜外穿刺针头段 3～4 cm，如果进入太深，也会有置入侧方的错误或穿出椎间孔的可能（经允许引自 Mulroy MF. *Region Anesthesia：An Illustrated Procedural Cuide*.Boston：Little，Brown and Company；1996：109.）

a. **腰段硬膜外麻醉：**用 25G 长注射针头，将局麻药自浅表皮肤直至深层达棘上韧带和棘间韧带做局部浸润麻醉，同时可探明硬膜外穿刺针应进针的方向。硬膜外穿刺针稍向头侧进针，穿过棘上韧带和棘间韧带，抵达黄韧带可有韧性感。

（1）**阻力消失法：**取出针芯，用一阻力消失的玻璃或塑料注射器抽吸生理盐水或空气 3ml，连接于穿刺针尾段接口。缓慢进针同时给注射器内塞恒定压力。当针尖斜面进入硬膜外间隙时，推动内塞则阻力明显消失。也可采用缓慢小心边进针边反复试验阻力变化的穿刺方法。当采用空气作为阻力消失的标志时，注入的气量要尽量小，因为曾有报道，当采用空气做阻力消失法时，出现了不完全阻滞、颅腔积气和空气栓塞。

(2) **悬滴法**：在硬膜外穿刺针尾部悬浮一滴液体，一旦穿刺针进入黄韧带后，当针尖进入硬膜外间隙时，悬附在针尾的液滴便被吸入。负压是由穿刺针尖推开硬膜所产生的，但可因胸内压和腹内压的传递（如孕妇、肥胖）而变化。仅有 80%的病人会出现悬滴被吸入征象，故穿刺时感到针尖已过黄韧带，应做阻力消失试验加以验证。

b. **胸段硬膜外麻醉**：用较小剂量的局麻药即可获得上腹部和胸部的麻醉。还可用于手术后镇痛而不产生下肢阻滞。胸段硬膜外穿刺与腰段方法相同，但胸椎棘突更向下方倾斜，上一个棘突的顶端覆盖了下一个椎板，故进针方向更需向头侧倾斜。此外，如穿破硬膜，则有损伤脊髓的危险。有时需采用旁正中穿刺法。

c. **置入导管**：放置导管可反复注入局麻药，以满足长时间手术的需要，并可用于术后镇痛。

(1) 通过硬膜外穿刺针置入每隔 1cm 标有刻度的不透X线的20G导管。若导管带有金属管芯，置入导管前应先退出 1～2cm 以减少异感和穿破硬膜或静脉的机会。大多数人倾向于将针芯完全拔出，因为针芯硬度足以使其进入硬膜外组织。如果导管不用针芯很容易通过穿刺针，那么导管的位置通常都在硬膜外间隙。聚氯乙烯导管相对较硬，不易打折，但有穿破硬膜和血管的可能。聚四氟乙烯导管很软，弯曲性强，但是容易打折而造成梗阻。新型的尼龙、聚酰胺和聚乙烯导管在硬度和可弯曲性上达到了相互平衡。用金属丝加固的软导管不易打折也不会滑脱。如使用多孔导管，必须测量导管头端至最后一个侧孔的长度，以确保局麻药全部注入硬膜外隙。

(2) 缓慢将导管置入硬膜外隙约 5cm。置管时病人可突然有异感，通常为一过性的。若异感持续存在，应重新置管。如必须拔除导管，应将穿刺针和导管一并拔除，以免切断导管头端。

(3) 测量病人背部表面至导管上标记的距离。

(4) 小心地将导管保留而退出穿刺针，再次测量病人背部皮肤至导管同一个标记的距离。如导管过深，应向外拔出少许以保持硬膜外间隙内长度为 4～5cm。

d. **试验量**可以经穿刺针或连续硬膜外导管给予。试验量包括 1.5%利多卡因 3ml 和 1∶200 000 肾上腺素。试验量注入硬膜外间隙只有很小效应。若注入 CSF 中，可迅速发生脊神经阻滞的征象。若注入硬膜外间隙静脉内，常可发现心率增快 20%～30%。误入血管后的其他征象包括口周麻木、金属味、耳鸣和心悸，与之相伴的还会出现血压和心率的增加，如果病人使用 β 受体阻滞药控制心率，会出现相应的血压升高。

e. **注入局麻药**：局麻药应每 3～5min 分次注入 3～5ml，直至达到全量。每次注药前均应回吸，以核实有无血液或 CSF 出现。

D. **影响硬膜外阻滞平面的因素**

1. **局麻药容量**：用于硬膜外阻滞的诱导，阻滞每个神经节段的最大局麻药容量为 1.6ml。如用低浓度局麻药则可超过上述最大容量，如用于术后或产后镇痛。

2. **年龄**：对老年人和新生儿，局麻药容量应减少约 50%。老年人椎间孔狭窄，减少了局麻药向侧方的椎旁间隙扩散，而易向头侧扩散。

3. **妊娠**：妊娠期间，由于激素的影响使神经对局麻药的作用更敏感，加之下腔静脉受压增加了硬膜外静脉丛的血流量，从而使硬膜外间隙容积减小。所以，孕妇的局麻药用量应减少 30%。

4. **注药速度**：与快速注药相比，以约 0.5ml/s 的速度缓慢注药的阻滞效果较快速注药更可靠。快速注入大容量药液，因增加硬膜外间隙的压力而可能产生潜在的危险作用。压力增高可导致头痛、颅内压增高，甚至可能减少脊髓供血而致脊髓缺血。

5. **病人体位**：对硬膜外阻滞平面有轻微影响。坐位病人，其阻滞平面易向尾侧扩散；而侧卧位病人，则下侧的阻滞平面较高。

6. **硬膜外阻滞的扩散**：硬膜外阻滞效果在注药部位最先出现且最完善。通常阻滞向头侧的扩散比尾侧快，可能由于下腰段和骶段神经根较粗大，而胸段神经根较细小的缘故。因 L_5～S_1 神经根粗大，常可发生阻滞不全。

E. 影响硬膜外阻滞起效及持续时间的因素

1. **药物的选择**（见第 16 章）。
2. **加用肾上腺素**：在局麻药中加入 1∶200 000 肾上腺素，可减少局麻药的全身吸收和血浆浓度，并可延长其持续时间（见第 16 章）。
3. **加用阿片类药物**：在局麻药中加入芬太尼 50～100μg，可加快其起效时间，增宽麻醉平面，延长持续时间，并增强阻滞效果。芬太尼通过对脊髓背角胶质的选择性作用，调控疼痛的传导，可与局麻药产生协同作用。
4. **调整药液 pH**：局麻药利多卡因 10ml 加 8.4%碳酸氢钠 1ml（或布比卡因 10ml 加 0.1ml）可缩短阻滞的起效时间。其作用被认为是局麻药碱基的比例增加，使更多的非离子化局麻药透过轴突膜。

F. 并发症

1. **穿破硬脊膜**：置入导管时穿破硬脊膜约占 1%。在置入导管时穿破硬脊膜，则术后发生头痛的比例较脊麻高。因此，重要的是尽量减少脑脊液从导管中流出，通过用手指堵住导管出口或者重新置入针芯。

   一旦穿破硬脊膜，可有多种处理供选择。将适当量的局麻药注入 CSF，改为脊麻；通过穿刺针置入硬膜外导管，可行连续脊麻。如仍需采用硬膜外麻醉（如准备手术后镇痛），可在另一个椎间隙重新穿刺置管，使硬膜外导管头端远离已穿破的硬脊膜处。但应考虑经此硬膜外导管注药后有发生脊麻的可能。

2. **血性穿刺液：**如果在硬膜外穿刺中出现血性穿刺液，有些医师主张选择另一间隙重新操作。这样可以避免流出的血液影响对于导管位置的正确判断。同样也会减少局麻药的吸收，从而降低给予试验量时假阳性的发生率。对于凝血功能正常的病人，血性穿刺液并不会带来严重的并发症（如硬膜外血肿）。然而，对于以后进行抗凝治疗的病人，血性硬膜外穿刺液就可能是硬膜外血肿的危险因素。但是在这种情况下，也无支持取消手术的资料。我们主张应该与手术医师直接沟通，并根据病人的具体情况，衡量利弊，做出下一步决定。术后要密切监测血肿的征象。

3. **置管并发症**

   a. **置管困难：**较为常见。可因穿刺针经侧方而不是正中进入硬膜外间隙，或穿刺针斜面与硬膜外间隙夹角太锐，以致导管不能进入硬膜外间隙。也可因阻力消失时，只是部分穿刺针斜面通过了黄韧带。如遇后一种情况，小心向硬膜外间隙再进针 1mm 即可顺利置管。

   b. **导管误入硬膜外静脉：**并不总是能经导管回吸出血液，而只是在注入含肾上腺素的试验量并发生心动过速时才发现。应缓慢拔除导管直至不能再回吸出血液，用生理盐水冲洗后再做回吸试验。若导管拔出超过 1～2cm，则应迅速将其全部拔出重新置管。

   c. **导管在硬膜外间隙内折断或打结：**无感染时，残留的导管并不会比手术缝线的反应性大。应向病人解释使其放心，手术探查及取出无症状导管的并发症比保守处理更多。

   d. **导管置入硬膜下隙：**此间隙是硬脊膜与蛛网膜之间的潜在间隙，穿刺针或导管可以进入此间隙。此时回吸无 CSF，但局麻药的作用与通常的硬膜外麻醉有很大差别且表现各异，如不能做脊髓造影，只能用排除法诊断。硬膜下隙的麻醉可能导致阻滞方式的分离（如感觉完全阻滞而无运动阻滞，或运动阻滞伴轻微的感觉阻滞）。如果阻滞的效果超出了预期的范围，则应想到是出现了硬膜下阻滞，应将导管取出并重新硬膜外间隙置管。

4. **药物误注入蛛网膜下隙：**大量局麻药注入蛛网膜下隙可导致全脊麻。其治疗与脊麻所致的并发症中的描述相似（见本章Ⅳ.F）。

5. **药物误注入血管：**局麻药注入硬膜外静脉，可引起中枢神经系统和心血管系统的毒性反应，导致惊厥和心搏呼吸骤停。曾有报道，静脉注射布比卡因可导致顽固性心室纤颤。动物实验和临床报告提示，静脉注射脂肪乳剂对局麻药中毒有效。在 www.lipidrescue.org 上推荐的实施方案为 20%脂肪乳剂 1.5ml/kg 经 1min 静脉注射后接着持续输注 0.25ml/(kg · min)，同时每 3～5min 重复一次静脉注射直至达到最大剂量 8ml/kg。若药物无法逆转室颤和心脏停搏，则应考虑心肺转流术（见第 16 章和第 38 章）。

6. **局麻药过量：**全身局麻药中毒可由于局麻药用量相对过大所致。误将局麻药注入血管内是局麻药过量最常见的原因。局麻药液中加血管收缩药肾上腺素，可以通过减少局麻药的吸收速度而降低毒性反应的发生。治疗方法应以支持受损脏器功能为主。

7. **脊髓直接损伤：**在 L_2 以上行硬膜外穿刺，更可能导致脊髓直接损伤。穿刺进针过程中出现单侧异感，提示经侧方进入硬膜外间隙。再由此处注药或置管，可能损伤神经根。供应脊髓前动脉的小滋养动脉穿过椎间孔时，也于此处走行。损伤这些动脉有可能导致脊髓前部缺血或硬膜外血肿。全麻诱导后置管可以掩盖神经损伤时的症状与体征，因此要在有确实需要的情况下才可以进行。小儿麻醉时经常要在诱导后实施硬膜外置管，常在骶尾部操作。

8. **硬膜穿破后头痛：**如用 17G 硬膜外穿刺针穿破硬膜，年轻人发生硬膜外穿刺后头痛的概率超过 75%。其处理方法与脊麻后头痛相同（见本章Ⅳ.F.1.f）。

9. **硬膜外脓肿：**是硬膜外麻醉极其罕见的并发症。感染源通常是其他的感染部位经血行散播至硬膜外间隙，也可来自于置管过程中的污染，或术后镇痛所保留的导管污染，或穿刺部位皮肤感染。病人出现发热、剧烈背痛及背部局限性压痛。可发展为神经根性疼痛和麻痹。最初，实验室检查可发现白细胞增多，而腰椎穿刺可提示硬膜外感染，MRI 可明确诊断。治疗包括给予抗生素，有时需行紧急椎板切除减压术。迅速的诊断与治疗，可使神经功能恢复良好。要每日检查硬膜外导管敷料，以便及时发现是否有炎症或者出现漏液。

10. 硬膜外血肿： 是硬膜外麻醉一种极其罕见的并发症。硬膜外血肿是外科急症。凝血障碍的病人，穿破硬膜外静脉可形成大的硬膜外血肿。病人在硬膜外麻醉后出现剧烈背痛并伴有持久性神经缺失症状。MRI 可明确诊断，须在出现症状后 8h 内行椎板切除减压以保护神经功能。

11. 霍纳综合征： 1%～4%的硬膜外麻醉病人会出现霍纳综合征。由于阻滞了高位胸段脊髓的交感神经而引起上睑下垂、瞳孔缩小、无汗和眼球内陷综合征。上述症状缓解后应对病人进行再次评估，以确保病人安全。

Ⅵ. 脊麻-硬膜外联合麻醉

A. 特点： 脊麻具有起效快的优点，而同时硬膜外置管可提供长时间手术麻醉及术后镇痛。这种技术也常用于分娩（见第 32 章）。

B. 麻醉方法： 病人准备同硬膜外穿刺（见本章 V.C）。当硬膜外针进入硬膜外间隙后，取一根长脊麻针（Sprotte 24G×120mm 或 Whitacre 25G）经硬膜外穿刺针向前推进，直至出现典型穿破硬膜的落空感。拔出脊麻针的针芯，见有 CSF 顺畅流出。将脊麻药注入蛛网膜下隙，然后拔出脊麻针。再按标准方法经硬膜外穿刺针置入导管。如果随后要使用硬膜外麻醉，应该先注入试验量。

Ⅶ. 骶管麻醉

将局麻药注入骶骨区硬膜外间隙以达到麻醉的效果。这种方法经常用于低平面麻醉，以下阐述的是成年人骶管麻醉的相关问题。

A. 解剖： 骶管腔是硬膜外间隙的延续部分。骶裂孔由

S_5 椎板未完全融合而形成。骶裂孔两侧为骶角，即 S_5 的下关节突。骶尾膜是一覆盖骶裂孔的薄层纤维组织。骶管腔内有骶神经、骶静脉丛、终丝及硬膜囊，此囊通常终止于 S_2 下缘。新生儿的硬膜囊可向下延伸到 S_4。

B. 生理： 骶管麻醉对生理的影响与硬膜外麻醉相似（见本章 V.B）。骶管麻醉适用于会阴及骶区的外科和产科手术。

C. 麻醉方法

1. 骶管麻醉时，病人可取侧卧位、俯卧位或折刀位。
2. 触摸骶角。若难以直接触摸到，也可沿中线由尾骨尖向上 5cm 以估测成人骶裂孔位置。
3. 皮肤消毒与铺无菌单的方法与脊麻相同（见本章Ⅳ.C.3）。
4. 在两骶角之间，用 1%利多卡因浸润做皮内小丘。
5. 用 22G 脊麻针与皮肤成 70°～80°穿刺。当穿透骶尾韧带时，可有典型的落空感。不应将穿刺针送入骶管以上，以免增加穿入硬膜外静脉的可能性（图 17-6）。

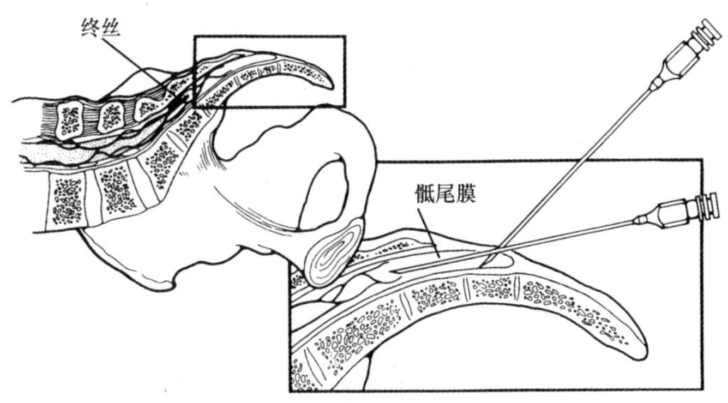

图 17-6 骶部解剖侧面观与骶尾膜呈 45°的方向进针，会穿破韧带，针尖达到骶管前方的骨骼。然后旋转穿刺针，使针的斜面不刮擦骨膜，再向上进针 2～3cm 不再碰到骨质。此间隙内有丰富的血管，硬膜囊的终止部位变化较大，但通常都在 S_2。（经允许引自 Mulroy MF.*Region Anesthesia：An Illustrated Procedural，Cuide.* Boston：Little，Brown and Company；1996：124.）

6. 取出针芯，检查针尾部有无 CSF 或血液流出，再用注射器回吸检查。若见有 CSF 或血液流出，则应改换穿刺点重新穿刺。
7. 注入含 1∶200 000 肾上腺素的局麻药 3ml 作为试验量，与腰段硬膜外麻醉相似（见本章 V.C.3.d），观察病人有无药物注入蛛网膜下隙或静脉的征象。由于骶管内有丰富的硬膜外静脉丛，药物注入静脉常见，即使经穿刺针回吸无血液，也可发生。
8. 可用 17G Tuohy 穿刺针向骶管内置管，与腰段硬膜外麻醉相似（见本章Ⅴ.C.4.a）。导管可用于术后镇痛。
9. 骶管麻醉的平面、起效时间和作用时间遵循的原则与硬膜外麻醉相同（见本章Ⅴ.D 和 E）。由于骶管内容物、容积及骶孔漏出的局麻药量差异很大，骶管麻醉所阻滞的范围与其他硬膜外麻醉方法相比难以预料。注入局麻药 12～15ml 足以获得骶管麻醉的效果。

D. 并发症： 骶管麻醉的并发症与硬膜外麻醉相似（见本章Ⅴ.F）。

Ⅷ. 抗凝与椎管内麻醉

由于可以增加硬膜外血肿的危险，接受预防性或治疗性抗凝处理的病人应避免实施椎管内麻醉。表 17-3 列出了在麻省总医院对于用抗凝药病人的椎管内麻醉指南。

A. 口服抗凝药： 服用小剂量的抗凝药（如华法林）的病人，如果是在 24h 之内开始血栓预防，区域麻醉还可以使用。如果要实施脊麻或硬膜外麻醉，术前 3～5d 要停用华法林，而且在术前要做（国际标准化比值）INR 检查。许多麻醉医师认为 INR 小于 1.5 可以接受实施麻醉，但是目前还没有一个确切的 INR 值说明超过它就绝对不能做脊麻或硬膜外麻醉。

B. 普通肝素： 预防性每天两次皮下注射小剂量肝素并非椎管内麻醉绝对禁忌证。皮下注射小剂量肝素每天两次风险不能确定。此类病人应检查凝血功能。对衰弱病人应提高警惕，衰弱的病人需要注意药物的作用时间延长或者神经功能监测有困难。椎管内麻醉前至少 2～4h 要停用静脉给予肝素；如果对病人的抗凝状态有疑问，应重复检查凝血功能。在置管后要至少推迟 2h 方可给予肝素。拔出硬膜外导管的处理与放置硬膜外导管的抗凝指导原则相同。

C. **低分子量肝素**（LMWH）：预防血栓栓塞应用 LMWH 的病人，其凝血参数有变化。最后一次剂量后，至少 12h 内不应做脊麻或硬膜外麻醉穿刺。用较大剂量 LMWH（依诺肝素 1mg/kg，2 次/天）的病人则应推迟更长时间（24h 以上）。需要持续输注 LMWH 的病人，给药前一定要将脊麻或硬膜外导管拔除，而且拔管后 4h 方可给予 LMWH。

D. **抗血小板药**：应用阿司匹林或非甾体抗炎药的病人，形成硬膜外血肿的危险性并不大。但这些药物与其他抗凝药合用时，会增加出血的危险。关于噻吩吡啶衍生物（噻氯匹定、氯吡格雷），实施椎管内麻醉时，噻氯匹定的停用时间是 14d，氯吡格雷的停用时间是 5～7d。停用血小板 GP2b/3a 受体抑制药阿昔单抗后，血小板功能恢复正常的时间是 24～48h，而依替巴肽、替罗非班停用后血小板功能恢复正常的时间是 4～8h。

E. **纤维蛋白溶解和血栓溶解药**：虽然溶栓药的血浆半衰期仅几小时，但是溶栓效应还要持续几天。在溶栓治疗 10d 之内手术或穿刺操作是禁忌的。椎管内麻醉和溶栓治疗之间的相互关系还没有确切的指导意见。监测血浆纤维蛋白原含量对治疗决策等有所帮助。

F. **中草药治疗**（见第 40 章）：在中草药中，大蒜、银杏和人参都影响凝血功能。实施椎管内麻醉时停用中草药的时间目前尚无特定指南。这是因为中草药可能导致凝血功能障碍的剂量还不清楚，治疗决策通常更多依据临床异常出血史。当这些中草药与常用抗凝药合用时，也许会产生更多的问题。

（宋丹丹　张铁铮 译　郑斯聚 审校）

推荐阅读文献

Aida S, Taga K, Yamakura T, et al. Headache after attempted epidural block: the role of intrathecal air. *Anesthesiology* 1998;88:76–81.

Horlocker TT, Wedel DJ, Rowlingson JC, et al. Regional anesthesia in the patient receiving antithrombotic or thrombolytic therapy: American Society of Regional Anesthesia and Pain Medicine Evidence-Based Guidelines (Third Edition). *Reg Anesth Pain Med* 2010;35(1):64–101.

Moen V, Dahlgren N, Irestedt L. Severe neurological complications after central neuraxial blockades in Sweden 1990–1999. *Anesthesiology* 2004;101:950–959.

Moraca RJ, Sheldon DG, Thirlby RC, et al. The role of epidural anesthesia and analgesia in surgical practice. *Ann Surg* 2003;238:663–673.

Turnbull DK, Sheperd DB. Post-dural puncture headache: pathogenesis, prevention and treatment. *Br J Anaesth* 2003;91(5):718–729.

第 18 章 区域麻醉

Crawford LC, Warren L

Ⅰ. 一般原则

A. **周围神经阻滞**：对于许多手术操作来说，周围神经阻滞可以补充全身麻醉（全麻）效果或替代全麻。周围神经阻滞能提供有效的感觉及运动神经阻滞同时又不明显干扰自主神经功能；单次神经阻滞可将术后镇痛时间延长至 24h，而应用连续导管置入技术可延长镇痛时间至数天。区域麻醉还具有病人安全性高、满意度高且术后恢复速度快等优点。对于不适宜进行全麻的病人，必要时能够有效地避免全麻。

B. **术前评估**：病人术前准备及监测等级与全麻相同。病人应尽可能遵循禁食原则（无经口摄入），并不能仅为避免饱胃或困难气道的并发症而选择区域麻醉。在施行阻滞前，基本神经学检查和任何既往情况都应记录在案。

C. **区域麻醉知情同意书**：应对麻醉风险和受益、麻醉方式和常见副作用等进行全面介绍。同时，在手术期间如有必要，可能追加局部麻醉、镇静、甚至备用全麻，也应向病人进行告知。

D. 只要病人手术前保持合作和清醒，就应给予**抗焦虑药物**。通常给予短效药物如芬太尼和咪达唑仑即可。不提倡在深度镇静或全麻下对病人实施阻滞。

E. 在实施神经阻滞前，应进行**标准的 ASA 监测**，包括心电图、血压、脉搏血氧饱和度等。同时复苏设备必须准备充分，包括处理局部麻醉毒性反应（LAST）（见 16 章）的脂肪乳剂。

F. 所有神经阻滞操作均应在**无菌条件**下实施。虽然目前对无菌技术定义存在差异，并且仍缺少可靠的循证研究，但是，为减少区域麻醉中发生的局部感染，美国卫生政策与研究中心最新发布的专家共识如下：彻底洗手（最好用含医用酒精溶液），摘除首饰，戴无菌外科手套，戴口罩和帽子，术前进行皮肤无菌准备，以及使用无菌器械等。在几项 ICU 的研究中，与仅戴无菌手套相比，加穿无菌衣并不能降低细菌感染率，但目前仍存在争议。

G. 术后随访：包括区域阻滞的效果和作用时间、病人的满意度，感觉和运动阻滞恢复情况、感觉异常，以及其他的不良反应。

Ⅱ. 一般禁忌证

不是所有病人都适于行区域麻醉。区域麻醉的绝对禁忌证包括未获得病人知情同意、进针部位皮肤感染、神经阻滞将妨碍手术操作及术后神经功能测试。相对禁忌证包括凝血功能异常、神经系统疾患、全身性感染、病人过度焦虑、精神疾病、解剖变异及麻醉医师经验不足等。周围神经阻滞可能加重多发性硬化、脊髓灰质炎及肌营养不良等疾病的病情。

Ⅲ. 各类神经阻滞的常见并发症

A. 局麻药并发症：包括血管内注射（图 18-1）、局麻药毒性反应（LAST）（见第 16 章）及过敏反应等。在局麻药液中加用肾上腺素和注药时间断回吸有助于发现血管内注射。术前给予苯二氮䓬类药物可提高癫痫发作阈值，并可降低局麻药的中枢神经系统毒性和减轻病人焦虑。然而，它可能减少早期发现中毒的概率，因此应谨慎应用，谨防过度镇静。

B. 神经损伤：是极为**罕见的并发症**，可能由穿刺针直接损伤，神经压迫缺血，局麻药的神经毒性所致。穿刺针穿刺或注射局麻药引起疼痛能够提示内部神经穿刺的位置但并不可靠，这种疼痛易与注射局麻药物引起神经外压力增高、压迫神经丛所造成的感觉异常相混淆。如注药过程中发生疼痛，则麻醉医师必须要考虑上述并发症，并重新调整针的位置。

C. 血肿：可能由于刺破动脉所致，但通常自行消退而不会遗留问题。对应用抗凝药或凝血障碍的病人实施区域阻滞时应遵循椎管内阻滞的原则，尤其是控制出血困难的深部部位阻滞（锁骨下、腰丛、椎旁等）（见第 17 章）。

D. 感染：进行皮肤无菌准备及使用无菌器械/技术均可降低此风险。

E. 阻滞失败或阻滞不完全：应进行细致的神经系统检查，评价阻滞效果，阻滞效果确实后方可开始手术操作。

Ⅳ. 器械

A. 神经阻滞穿刺针

1. 为使病人舒适，应尽可能选用最小直径的**阻滞针**。然而由于阻滞针常需刺入深部组织，因此需要更坚固的针杆。大多数周围区域阻滞，可选 22 号针。浅表区域阻滞，如腋路臂丛阻滞，适用 23 号针。

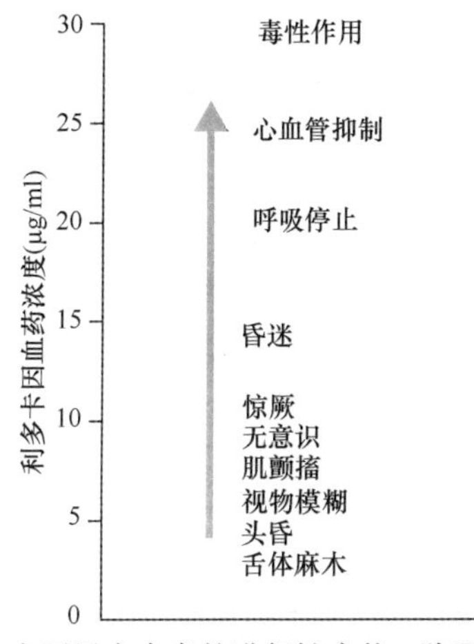

图 18-1 利多卡因局麻中毒的进行性症状。除了心血系统（CVS）毒性之外，利多卡因中毒症状的发展趋势及发生比率与其他局麻药基本相同。而那些强效酰胺类局麻药心血管系统毒性时的血药浓度，很接近惊厥（抽搐）阈值浓度。（经允许引自 Barash PG，Cullen BF，Staeltiy RK，eds. *Clinical Anesthesia*. Philadelphia：JB Lippincott；2009：389.）

2. 与标准斜面针相比，**小斜面针**（30°～45°）可降低神经损伤和误穿血管的风险，因此是周围神经阻滞的标准用针。然而亦有数据显示，由于更小更锋利的穿刺针对神经纤维“零切割（clean cut）”，故很少发生神经损伤。采用 Sprotte 或 Whitacre 笔尖式新型针损伤更小。
3. 神经刺激器所使用的**绝缘针**在针尖部位有一个小的导电区域。与非绝缘针相比，应用更小的振幅就能达到更精确的神经刺激。

4. **回声穿刺针**应用超声引导技术修改穿刺针表面的纹理增强反射回来的声波从而增加穿刺针在超声下的可视性。
5. **穿刺针的长度**根据穿刺部位决定，上、下肢阻滞根据不同神经深度最好选用 50～150mm 穿刺针。臂丛神经阻滞通常用 100mm 以下，而肌间沟神经阻滞用 25～50mm 穿刺针即可完成。

B. 许多阻滞要求单次注射大量局麻药。用无菌延长管将一大容量注射器（20ml）与阻滞针连接，以确保在回吸和注药过程中针头位置稳定。需注射更大量局麻药时，可以用活塞阀连接多个注射器。

C. **神经刺激仪**（图 18-2）为区域麻醉设计的仪器，可产生

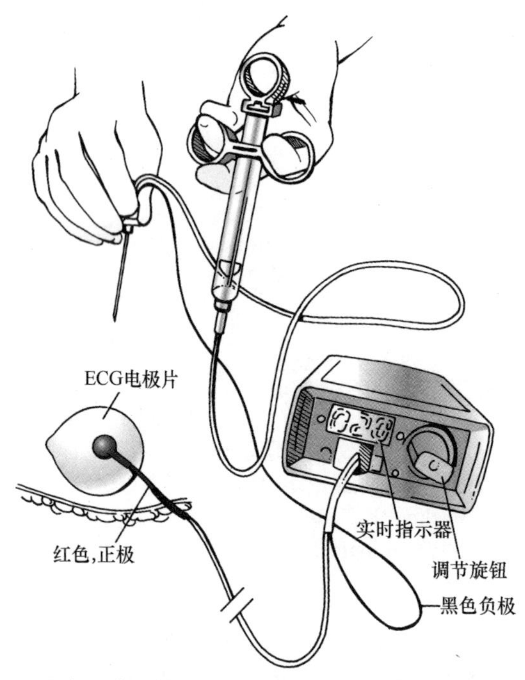

图 18-2　连接区域阻滞针的神经刺激仪。负极（黑色）连接穿刺针，正极（红色）连接电极片用作地线。刺激仪电流设置为 1～2mA。穿刺针接近神经时，电流应减小。当针尖靠近神经时，0.5mA 电流即可产生运动刺激反应（经允许引自 Mulroy MF，Bernard CM，McDonald SB，et al. *A Practical Approach to Regional Anesthesia*. 4th ed. Philadelphia：Wolters Kluwer；2009.）

0.1～10.0mA 的电流、1～2Hz 频率，刺激持续 0.1～0.3ms。绝缘针可实现最好的刺激效果。

D. 便携式**超声设备**，配有不同形状、型号和频率的超声探头，在身体的不同部位探测成像，以辅助或替代传统的神经电刺激方法。无菌耦合剂和传感器保护套的使用可以使设备在无菌区域进行实时影像学监测

E. 从商业上提供有各种**连续阻滞导管**及输注泵装置为连续神经阻滞创造了条件。

F. **局麻药的选择**取决于期望的神经阻滞的速度和作用时间（见第 16 章）。

Ⅴ. 神经定位技术

几种技术可以用来定位目标神经，传统的方法是根据解剖标志，刺激筋膜产生的触觉反应，以及寻找感觉异常来引导穿刺针进针。神经刺激仪引导技术要求操作者根据诱发目标肌群的运动反应估计针尖与目标神经的距离。超声引导穿刺技术在近年来已经得到广泛应用，在超声下可以直视穿刺针针尖、相关解剖和局麻药的扩散情况。有研究已经表明，应用超声引导能够减少穿刺时间和达到有效阻滞的局麻药的用量，更能减少误入血管的发生，也会发生一些并发症，如穿刺针误入血管，损伤神经等。

A. 用穿刺针刺激神经收缩引发异感，是一种经久不衰的神经定位方法。然而，这可能导致病人不适，并可能提高麻醉后感觉迟钝或神经病变的发生率。近来，随着多数麻醉医师开始采用超声引导或神经刺激仪引导技术，故已较少应用该项技术。

B. 混合神经**电刺激**可引发无痛性运动反应。

1. 电刺激仪正极与病人连接，负极与阻滞针相连。

2. 将神经刺激仪的初始电流设置为 0.5～1mA，向目标神经进针，并移动针头直至目标肌群产生运动反应。刺激局部肌群也能产生颤搐。无论刺激神经还是直接刺激肌肉产生的颤搐，若病人感到不适，就应减弱刺激电流。调整针的位置及刺激仪输出功率，以最小电流引出最大颤搐。以 0.2～0.5mA 电流刺激靶神经，若能引出反应，则说明定位准确，即可注入局麻药。若目标肌群在小于 0.2mA 的电流刺激就能产生反应提示穿刺针误入神经，应缓慢退出穿刺针。

C. 超声引导下周围神经阻滞

1. 超声应用高频声波提供实时的可视化的组织结构图像，而且可以避免电离辐射。电流经过压电晶体发射高频信号形成声波，这些声波一部分穿过目标组织，一部分返回至探头。返回的声波的强度和延迟信息被用于形成二维灰度图像，高密度的组织如骨骼反射声波较多成像较亮或高回声团，低密度组织如空气或液体反射少成像较暗或低回声团。

2. **超声参数的调节：**操作者要调整超声机器的参数以达到完美的可视化效果。**深度**应设置为能够看到目标组织的最小值，**焦距**应该设为刚刚超过目标组织的距离。根据需要增加或降低图像的**整体亮度**。声波的**频率**影响其穿透深度和图像的分辨率。高频信号可增加图像分辨率，但会降低信号穿透性（适于乳腺、甲状腺等表浅组织的高精度检查）。相反地，低频信号可增加信号穿透深度，但会降低图像分辨率(适于心脏、腹部内脏及子宫等深在结构的检查)。大多数神经阻滞（如锁骨上神经、锁骨下神经、股神经及腘窝坐骨神经等）均在中等深度、中等频率下进行。腋路和肌间沟神经阻滞较表浅，因此最好采用高频信号定位。对于肥胖病人，需降低频率以增加穿透力，特别是锁骨下和腘窝神经阻滞。**彩色多普勒**有助于血管结构的识别。

3. **阻滞效果**取决于目标组织的成像效果、进针位置及局麻药在神经旁足够的扩散。

   a. 探头的位置根据体表的解剖标记放置，并通过扫描图像来确认最佳解剖结构。在扫描之前应该先确认探头的方向，基本的扫描方式包括水平移动探头，沿探头纵轴于皮肤呈各种角度扫描，绕其纵轴旋转，给予探头或多或少的压力。彩色多普勒用来确认穿刺针轨迹周围血管的结构。组织的解剖结构可呈矢状面、水平面、斜面，从而直接引导神经阻滞。

   b. 进针有两种选择。紧邻探头中线上方或下方进针，沿超声束垂直方向刺入。进针点、进针方向和针尖最终位点与传统方法相似，这样在图像上仅可观察到针尖横截面的高回声（白色）信号点。另外，也可在距探头几厘米处刺入，然后在超声束平面内进针，此时可见穿刺针是一条强回声（白色）信号线。尽管技术上更加困难，但这种方式可降低进针过程中触及神经、血管、胸膜和其他重要结构的风险。

c. 针尖的位置应该接近目标神经。应密切观察局麻药的扩散，这不仅能够提示针尖是否注入神经内部，从而避免神经损伤，而且可及时调整穿刺位置使局麻药达到充分的扩散。局麻药在神经周围的扩散提示穿刺针在一个合适的平面。对于一些神经阻滞需要多次注射才能达到预期的阻滞效果。

Ⅵ. 颈部区域麻醉：颈神经丛阻滞

A. 解剖： 颈神经丛位于第 1 至第 4 颈椎旁侧面（图 18-3）。它由 C_1～C_4 脊神经根前支组成，走行于胸锁乳突肌深部和中斜角肌上方，与其神经根相延续形成臂神经丛（见本章Ⅶ.A）。神经丛分为浅支和深支：浅支向前穿过颈筋膜，紧邻胸锁乳突肌之后，支配头后区、颈外侧区及肩部前侧、外侧的皮肤；深支支配颈部肌肉和深在结构，并参与形成膈神经。

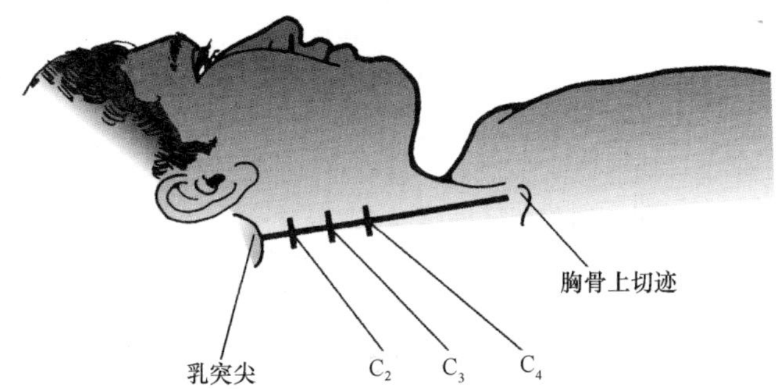

图 18-3　颈神经丛阻滞的体表标志。从乳突至第 6 颈椎棘突划一直线。第 2、3、4 颈椎横突位于此线后方 0.5cm，并在乳突下彼此间隔 1.5cm（经允许引自 Mulroy MF，Bernard CM，McDonald SB，et al. *A Practical Approach to Regional Anesthesia*. 4th ed. Philadelphia：Wolters Kluwer；2009.）

B. 适应证：颈浅神经丛阻滞仅产生表皮麻醉，适于颈部和肩部的浅表手术。颈深神经丛阻滞是对神经丛的 C_1～C_4 神经根的椎旁阻滞，深支和浅支均被阻滞。常见颈丛阻滞的指征如下。

1. 颈部淋巴结活检或切除。
2. 颈动脉内膜剥脱术。
3. 甲状腺手术。
4. 气管造口术（与气道表面麻醉联用时）。

C. 并发症：深颈丛阻滞因其穿刺针非常接近神经及血管结构可能发生并发症。

1. **膈神经阻滞**是最常见的并发症。对于肺储备功能降低的病人，应慎用该种阻滞。双侧深颈丛阻滞能导致双侧膈神经和喉返神经阻滞，因此应予避免。
2. **药液误注入蛛网膜下隙**导致全脊麻。
3. **药液误注入硬膜外间隙**导致双侧颈段硬膜外麻醉。
4. **药液误注入椎动脉**，极小剂量局麻药即可导致中枢神经系统毒性。
5. **喉返神经阻滞**导致声音嘶哑和声带功能障碍。
6. **颈交感神经阻滞**导致同侧 Horner 综合征。

D. 技术

1. **体表标记法浅丛阻滞：**病人取仰卧位，颈部略伸展，并头转向对侧。用 5cm 长 23～25 号针沿胸锁乳突肌后缘皮下注射 10ml 局麻药。
2. **超声引导下浅丛阻滞：**病人取上述体位，将超声探头横向置于沿胸锁乳突肌表面环状软骨水平，扫描直至其后缘位于屏幕中央。浅丛神经位于胸锁乳突肌和斜角肌之间成 2～3 束分布。区别于前中斜角肌之间的臂丛神经。用 5cm 长 23～25 号穿刺针在探头的下方进针直至针尖到达胸锁乳突肌后缘下或毗邻后缘丛，回吸无血后，注入 10～15ml 局麻药同时观察药物在椎前筋膜和胸锁乳突肌之间的扩散情况。
3. **体表标记法深丛阻滞：**病人取仰卧位，颈部略伸展，并头转向对侧。在乳突顶和 Chassaignac 结节（颈椎横突最突出部位，位于 C_6，环状软骨水平）间做一连线。在此线后方 1cm 处做第 2 条连线。在乳突尖尾侧 1～2cm 处可触及 C_2 横突，C_3 和 C_4 横突位于与第二条线间隔 1.5cm 处，在每一水平，用 22 号 50mm 长穿刺针垂直刺入皮肤，向尾侧进针 1.5～3.0cm，直至触及横突。小心回吸，若无脑脊液（CSF）或血回流，则每一横突注射 3～5ml 局麻药。

4. **超声引导下深丛阻滞：**技术上和超声引导下浅丛阻滞无区别，但是要识别横突、神经根及椎旁间隙，然后在神经根旁注射 3～5ml 局麻药。

Ⅶ. 上肢区域麻醉

A. 解剖

1. 除上臂内侧由 T_2 神经根组成的肋间臂神经支配以外，肩部、腋窝和上肢均由臂丛神经所支配。
2. 臂神经丛由 C_5～C_8 和 T_1 脊神经前根组成，并常有 C_4 和 T_2 神经根参与。
3. 每一神经根发出后均经椎动脉后方，沿颈椎横突向外走行通过第 1 肋骨，并与其他 4 条神经根汇合，组成臂神经丛的 3 条神经干（上、中、下）。神经根位于前、中斜角肌的筋膜鞘内。
4. 神经干经前、中斜角肌间隙越过第 1 肋，并与锁骨下动脉包裹于筋膜鞘中。神经根与神经干分出若干分支，支配颈部、肩周和胸壁。
5. 神经干越过第 1 肋骨在锁骨下方走行，又重新组合成臂神经丛的 3 条**神经束**。神经束向下走行至腋窝，并各自分成一条主干和若干细小分支，最终形成支配上肢的大神经。外侧束和内侧束组成**正中神经**。外侧束分支形成**肌皮神经**，后侧束组成**腋神经**和**桡神经**。内侧束还形成**尺神经**、**前臂内侧皮神经**和**臂内侧皮神经**。在腋窝，正中神经位于腋动脉外侧，桡神经位于后侧，尺神经位于内侧。腋神经和肌皮神经自腋窝上部出鞘，肌皮神经于喙肱肌内走行，之后在肘部形成皮下神经。上臂及前臂的内侧皮神经是内侧束的小分支（图 18-4）。图 18-5 为支配上肢周围皮神经。
6. **神经皮节分布**如图 18-6 所示。神经的皮肤支配与深在结构并不一定完全一致，因此，了解体表投影对预测任何区域麻醉的成功与否都非常有用。

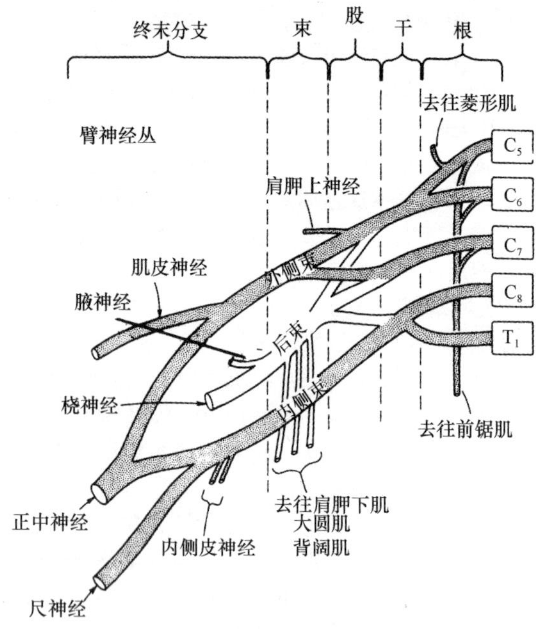

图 18-4　图示臂神经丛和周围神经组成

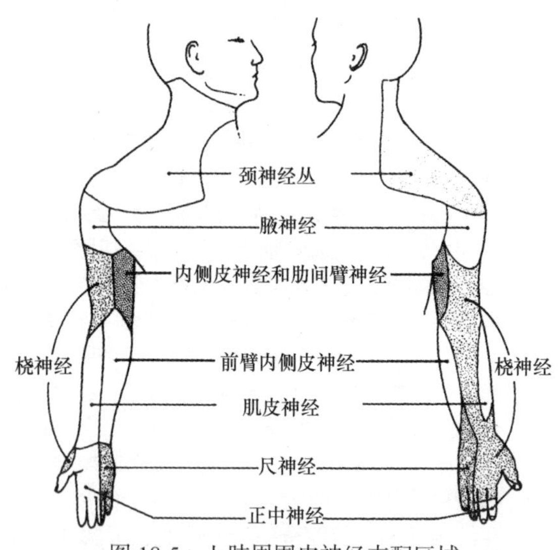

图 18-5　上肢周围皮神经支配区域

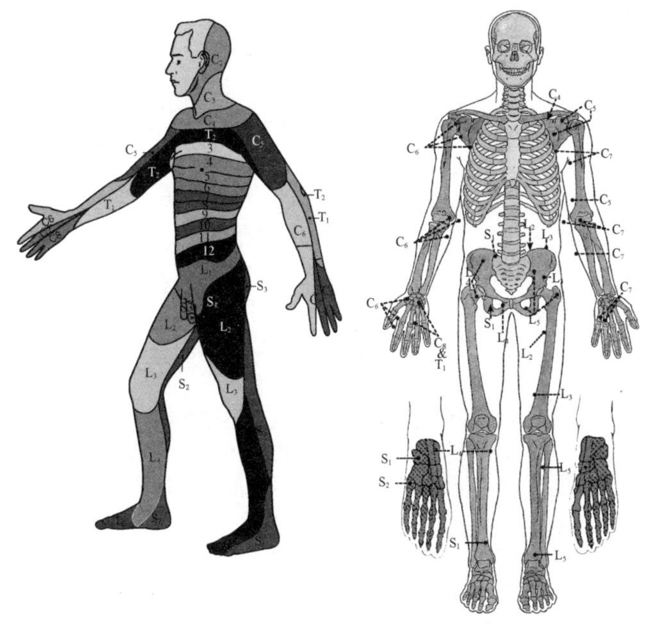

图 18-6 皮节侧面观（左）和前面观，不同阴影表示骨骼正面观（右）

7. 五条神经的**主要运动功能**如下。
   a. **腋神经**（回旋神经）：肩外展（三角肌收缩）。
   b. **肌皮神经**：肘屈曲（肱二头肌收缩）。
   c. **桡神经**：伸肘（肱三头肌收缩）、伸腕、伸指（桡侧腕长伸肌）。
   d. **正中神经**：屈腕和屈指（桡侧腕屈肌）。
   e. **尺神经**：屈腕和屈指（尺侧腕屈肌）。

B. 适应证

1. **臂神经丛阻滞**：不同解剖水平臂神经丛阻滞可麻醉上肢不同区域。根据手术部位、并发症风险和麻醉医师的个人经验决定麻醉方式。
   a. **肌间沟入路**可在上支神经根水平阻滞臂神经丛，当给予局麻药 5～10ml 时也可阻滞颈丛神经，因此可获得肩部皮肤麻醉。通常不涉及尺神经。这种方法最适用于肩部和肱骨近端手术。若不联合尺神经阻滞，则不适用于前臂和手部手术。

b. **锁骨上入路**阻滞水平在神经干，由于注射部位神经紧密且少有神经分支离开神经丛，故可麻醉整个神经干远端的神经丛。

c. **锁骨下入路**为肱骨中段以远的手术提供完善阻滞。

d. **腋下入路**很常用。但是，由于上臂的肌皮神经和臂内侧皮神经在近端已穿出鞘膜，腋路不能阻滞上述两种神经，故不适用于肘以上的手术。

e. 上臂内侧手术或使用肱骨近端止血带时，必须在臂神经丛阻滞的基础上**联合肋间神经阻滞**，于上臂中段水平腋窝处行局麻药皮下浸润阻滞。

f. 当麻醉受限或神经丛阻滞不完全时，可应用**单支外周神经阻滞**。肌皮神经可在腋下或肘部阻滞。其他主要终末神经可在肘部、前臂或腕部阻滞。

C. 操作技术

1. 肌间沟入路

a. **肌间沟神经阻滞采用体表标志或神经刺激仪定位**（图 18-7）。

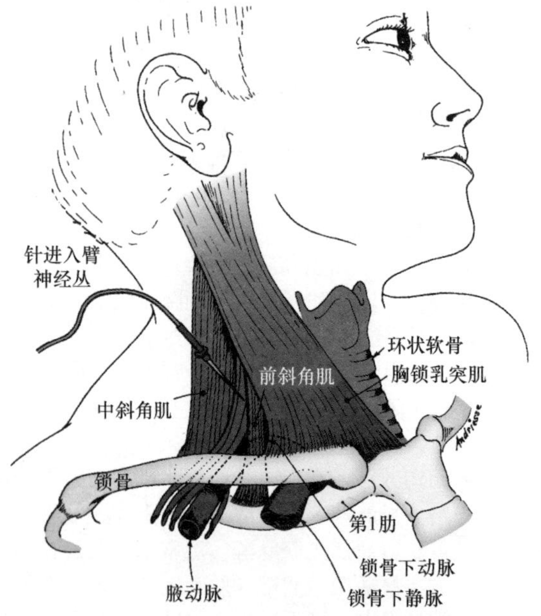

图 18-7　肌间沟入路臂神经丛阻滞

病人取仰卧位，头略转向对侧。嘱病人头抬离床面，识别胸锁乳突肌外侧缘。前斜角肌位于胸锁乳突肌后缘下方。用手指向后滑过前斜角肌，即可触及前中斜角肌间沟。此间沟在环状软骨水平与一横向走行肌（肩胛舌骨肌）的交叉点，就是此入路的穿刺点，向尾侧刺入皮肤。由于斜角肌为辅助呼吸肌，因此触诊时嘱病人缓慢深呼吸可能有助于找到肌间沟。颈外静脉常在 C_6 椎体进针。刺激神经丛会引起异感或三角肌、二头肌、胸大肌等肌肉抽动。肩部异感或颤搐可能是肩胛上或颈神经丛刺激所造成的，提示针尖位于神经丛后方。膈感觉异常或抽动（膈神经）提示针尖紧邻臂神经丛前方。尽管穿刺针已准确置于肌间沟内，但有时仍会触到颈椎横突而未刺到臂神经丛。若发生这种情况，应退针并略微调整方向可能引出正确反应。在确定回吸无血或脑脊液后注射 30～40ml 局麻药液。

b. **借助超声引导进行肌间沟阻滞**：适用处于半坐仰卧位、双上肢置于身体两侧或者侧卧位的病人。探头置于胸锁乳突肌环状软骨水平（C_6），辨认颈内动脉和颈内静脉（图 18-8）。探头向外侧移动，可见前斜角肌和中斜角肌。此时，进入视野的低回声（暗区）结节状结构，即为神经根/神经干；将其置于屏幕中央，选择紧邻探头外侧作为进针点。用局麻药物浸润麻醉后，用 22 号 50mm 尖面针刺入，进针时与皮肤保持适当角度以获得到达目标的最佳路径，并保持针体在超声束平面内。中斜角肌可能被穿过也可能不被穿过。如若前者，当针进入及穿出中斜角肌时，操作者将感到进针阻力明显加大之后有突破感。在回吸并确认为阴性后，在两个斜角肌之间注射 15～20ml 的局麻药溶液，这些操作应在超声引导下进行。需注意，假如可以清楚辨识解剖结构和局麻药物的扩散情况，则不需进行运动反应刺激。

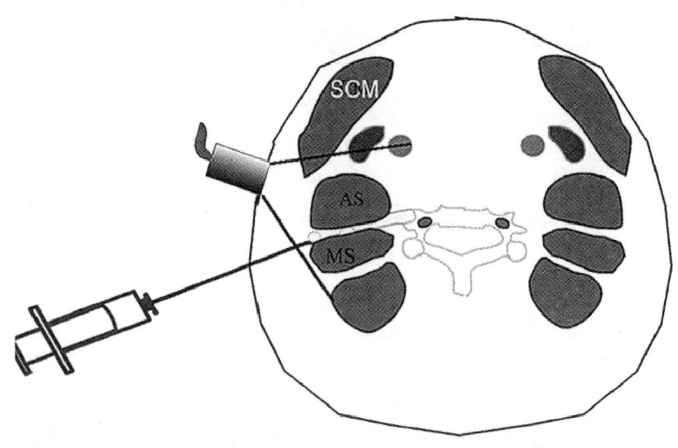

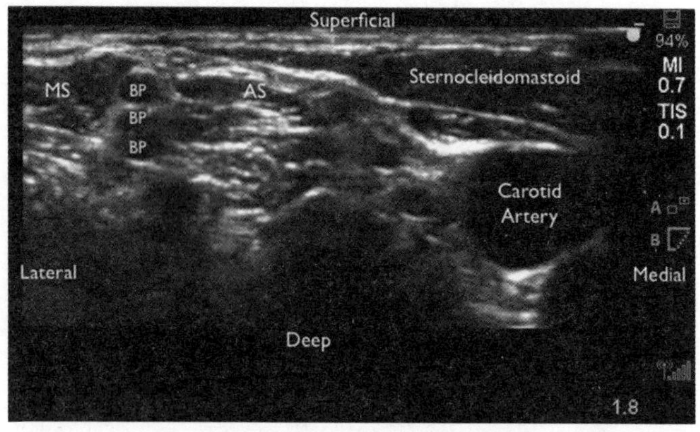

图 18-8 超声引导下肌间沟阻滞

SCM（sternocleidomastoid muscle）. 胸锁乳突肌；AS（anterior scalene muscle）. 前斜角肌；MS（middle scalene muscle）. 中斜角肌；Medial 内侧；Lateral. 外侧；Superficial. 表层；Deep. 深层；Carotid Artery. 颈动脉

c. **并发症与颈丛神经阻滞相同**（见本章Ⅵ.C.）。

2. 锁骨上入路

a. **锁骨上神经阻滞采用体表标志或神经刺激仪定位**。病人取仰卧位，头略转向对侧。按前述做好病人准备并找到斜角肌间沟（见本章Ⅶ.C.1.a）。触诊此区下方锁骨下动脉的搏动。在锁骨水平，紧邻肌间沟内触诊手指的头侧，使用 22 号针 25～50mm 向尾侧穿刺。穿刺针进入臂神经丛有“咔哒感”,亦可用神经刺激仪或感觉异常法辨识是否已接近神经丛。三角肌抽搐表明刺激上干神经，肱二头肌、肱三头肌、胸大肌抽搐表明刺激中干神经，手指有屈伸活动时表明刺激到下干神经。回吸确认后注射 20～30ml 局麻药溶液。

b. **超声引导下锁骨上阻滞**（图 18-9）：病人取仰卧位，头转向对侧。常规无菌操作。将直线型探头置于锁骨上凹，并呈冠状平面斜位。左锁骨下动脉后外侧，呈现低回声束臂神经丛。在动脉下方可见典型的高回声则是第 1 肋骨;但是胸膜常被肋骨的声影所掩盖。皮肤浸润麻醉后，用 25～50mm22 号穿刺针在探头外侧刺入，保持穿刺针在超声影像下进针，以便观察进针长度，直至臂神经丛。也可用神经刺激仪进一步确认。回吸确认阴性后，缓慢注入 15～20ml 局麻药液,并同时观察穿刺针是否离开臂神经丛以确认注射位置正确。局麻药理想的注射位置应该在第 1 肋以上神经和锁骨下动脉之间。局麻药在形似葡萄串的神经丛周围的扩散情况应在显示屏上都能显现，如果不能，则重新调整穿刺针位置并追加局麻药。

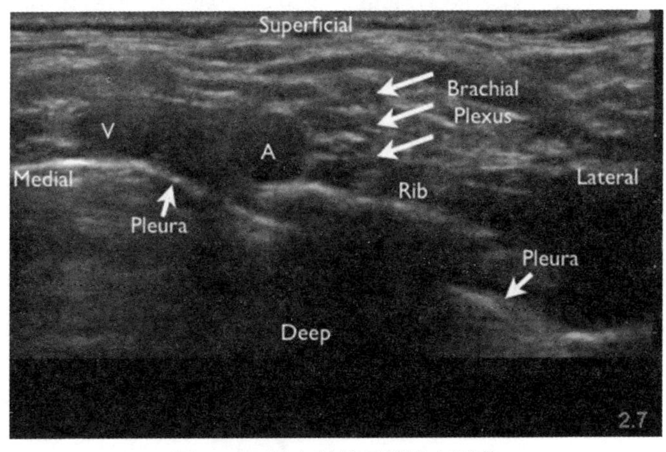

图 18-9　超声引导下锁骨上阻滞

A. 锁骨下动脉；Brachial Plexus. 臂神经丛；V. 锁骨下静脉；Rib. 肋骨；Pleura. 胸膜；Superficial. 表层；Deep. 深层；Medial. 内侧；Lateral. 外侧

c. 并发症除本章Ⅲ所述外，还包括气胸、膈神经阻滞和霍纳综合征。

3. **锁骨下入路**

a. **锁骨下神经阻滞采用体表标志或神经刺激仪定位**。病人取仰卧位，四肢略外展，掌心向上。体表标志包括锁骨、喙突和胸壁。在喙突内下方 2cm 处标记进针点，注意进针点一定高于胸壁（在喙突和胸壁之间）。将 100mm 绝缘针与神经刺激仪相连，初始电流设置为 0.5～1.0mA，沿垂直方向进针，直至运动神经刺激反应显示已达臂丛神经束。若未成功，第一调整方向应远离胸壁。刺激外侧束可使腕向桡侧屈曲和（或）某些屈腕、屈指动作（正中神经）。刺激后束会出现伸肘和（或）伸腕动作（桡神经）。刺激内侧束会使腕向尺侧屈曲，从而出现屈腕和（或）屈指动作（正中神经和尺神经）。当用 0.3～0.5mA 的电流刺激任一神经束，如出现运动反应，则表明定位成功。不过有些临床医师更倾向于刺激后束，因后束居于三者最中间位，刺激成功率较高。回吸确认无血后，每次注入局麻药液 3～5ml 总量为 30～40ml。每次注药前均须回吸。

b. **超声引导下锁骨下阻滞**：病人取仰卧位，患侧上肢外展 90°，前臂仰旋手掌向上。探头置于锁骨下窝（三角胸肌间沟），识辨腋动脉并使其位于屏幕中央（图 18-10）。进针位点大约在探头上 1cm，进针点局部浸润麻醉。22 号 100～150mm 穿刺针适用于肥胖或肌肉发达病人穿刺；50～80mm 阻滞针适用于瘦小病人。针与皮肤呈 45°角刺入，保持穿刺针在超声图像内进针，直至达到腋动脉后方（即在 6 点钟位置）。回吸确认无血后，注射 20～30ml 局麻药液，注药时力求腋动脉周围均匀分散。这可能需要在注射部分药物之后重新调整方向，以保证两侧都有药物分布。

c. **并发症除本章Ⅲ所述外，还包括气胸**。

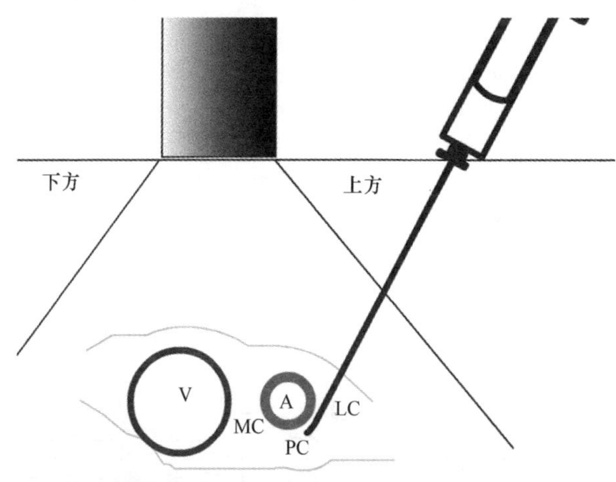

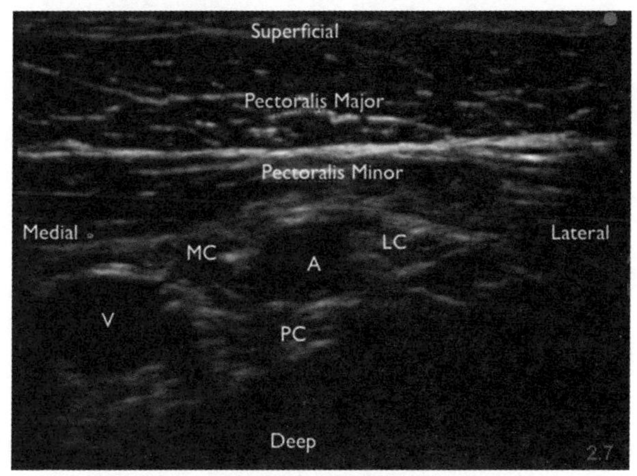

图 18-10　超声引导下锁骨下阻滞

V. 腋静脉；A. 腋动脉；MC. 臂神经丛内侧束；PC. 臂神经丛后侧束；LC. 臂神经丛外侧束；Superficial 表层；Deep. 深层；Lateral. 外侧；Medial. 内侧；Pectoralis Major. 胸大肌；Pectoralis Minor. 胸小肌

4. 腋路（图 18-11）

a. 病人取仰卧位，上肢肩部外展 90°，肘部外旋屈曲。在腋窝下触及腋动脉近心端。若腋动脉难以触及，将病人手向外移动或减小肩部外展的角度。用 23 号 25～50mm 穿刺针从触摸腋动脉指端上方刺入皮肤，向腋窝顶部进针。用异感法或神经刺激法确认针尖位于神经丛鞘内及对某条神经定位；注入 30～40ml 局麻药液。若穿刺针入腋动脉，则继续进针穿出动脉后壁。通常穿过鞘膜时会有“突破感”，且针体随脉搏同步搏动，则说明针尖已进入鞘膜内，可以注射麻醉药。为更有把握，可用超声或神经刺激仪进行确认，有助于提高阻滞效果并延长持续时间。

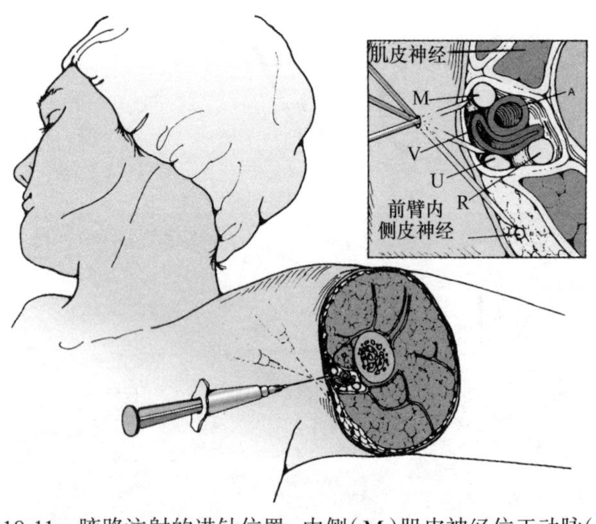

图 18-11　腋路注射的进针位置。内侧（M）肌皮神经位于动脉（A）上方。动脉在这一水平常位于喙肱肌内。尺神经（U）位于动脉下方，桡神经（R）位于动脉后下方。上述位置关系可因人而异。前臂内侧皮神经通常位于神经血管束之下的皮下组织中，阻滞时可在此区域进针，连同肋间臂神经纤维一起阻滞（经允许引自 Mulroy MF，Bernard CM，McDonald SB，et al. *A Practical Approach to Regional Anesthesia*. 4th ed. Philadelphia：Wolters Kluwer；2009.）

b. 调整针尖方向使其紧邻动脉上方并与皮肤垂直进针，向前进针直至触及肱骨，之后将针尖向上移动 30°，呈扇形注射 5ml 局麻药液。这可在喙肱肌内阻滞**肌皮神经**。

c. **肋间臂神经阻滞**要求紧邻腋动脉皮下注射 5ml 局麻药，并可扩散至腋窝下缘。

d. 超声引导下腋路神经阻滞体位与传统技术相同。探头置于腋窝侧壁的腋动脉之上，将腋动脉影像调至屏幕中央（图 18-12）。在血管周围所见三条高回声带即为神经。局部浸润麻醉后，用 22 号 25～50mm 穿刺针紧邻探头上方刺入，以合适的角度进针达靶神经。保持针体在超声束平面内，循序向着靶神经进针。回吸确认无血后，总计注入 20～30ml 局麻药液。目标是药物围绕腋动脉呈 360º 扩散，因此可能需要注射部分药物后重新调整位置再次注射。

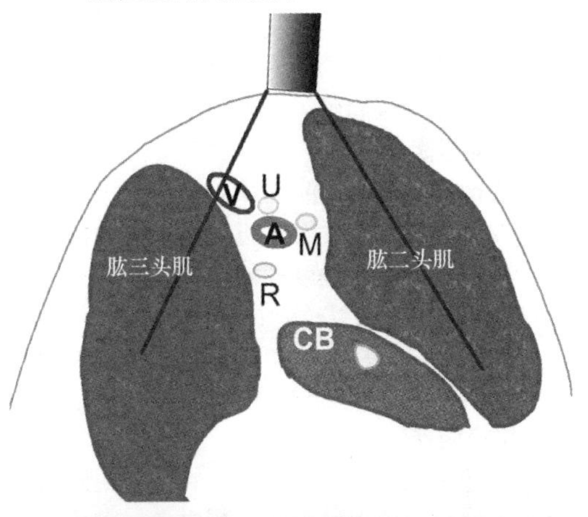

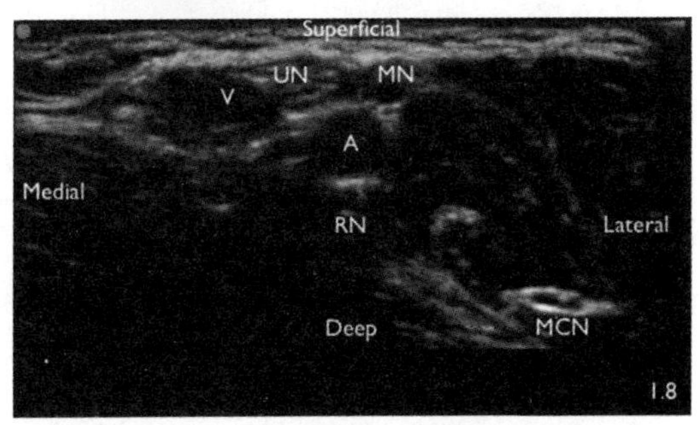

图 18-12　超声引导下腋神经阻滞

V. 腋静脉；A. 腋动脉；M. 正中神经；U. 尺神经；R. 桡神经；CB. 喙肱肌；Superficial. 表层；Deep. 深层；Medial. 内侧；Lateral. 外侧；UN. 尺神经；MN. 正中神经；RN. 桡神经

e. 在图像上，**肌皮神经**呈高回声（白色）椭圆或三角形结构，位于喙肱肌和肱二头肌之间。不改变进针点，垂直进针，向深部穿刺直至针尖接近此神经根，注射局麻药液 2～5ml。需注意，若能容易观察到解剖结构和药物扩展情况，不需运动神经刺激。

f. **并发症**除本章Ⅲ所述外，还包括局麻药误入腋动脉。

5. **尺神经阻滞**

a. **肘部**：在内上髁确认尺神经沟位置，于神经沟近端 3～5cm 处，呈扇形注射 5～10ml 局麻药液。

b. **腕部**（图 18-13）：尺神经在尺骨茎突水平，位于尺侧腕屈肌腱的外侧。垂直皮肤进针，在肌腱的外侧穿过深筋膜，注入局麻药液 3～6ml。

6. **正中神经阻滞**

a. **肘部**（图 18-13）：正中神经恰位于肱动脉内侧。在距肘横纹 1～2cm 近端触及动脉搏动后，在其内侧扇形注入局麻药液 3～5ml。

b. **腕部**（图 18-13）：正中神经位于掌长肌腱和桡侧腕屈肌腱之间，腕横纹上方 2～3cm。在掌长肌外缘垂直皮肤进针穿透深筋膜，注入局麻药液 3～5ml。

7. **桡神经阻滞**

a. **肘部**（图 18-13）：桡神经在肱二头肌肌腱外侧，肱桡肌内侧，肱骨外上髁水平。在肱二头肌腱外侧 1～2cm 处进针，进针直至触及外上髁。注射局麻药液 3～5ml。

b. **腕部**：桡神经在浅筋膜成为终末支。在腕部上方皮下注入 5～10ml 局麻药，可扩散至桡动脉前方和桡侧腕伸肌后方。

8. **肌皮神经阻滞**：肌皮神经可以在腋下（见本章Ⅶ.C.4.b）。其终末皮支可与肘部桡神经同时阻滞。

9. **超声引导下臂神经丛周围神经阻滞**可在肘和腕水平完成。利用前述的解剖标志，周围神经结构呈高回声图像。注射局麻药液 5～10ml。

10. **静脉（IV）区域麻醉**（Bier 阻滞），从止血带远端静脉给予局麻药，是肢体手术的简单麻醉方法（短小手术通常小于 60min）。

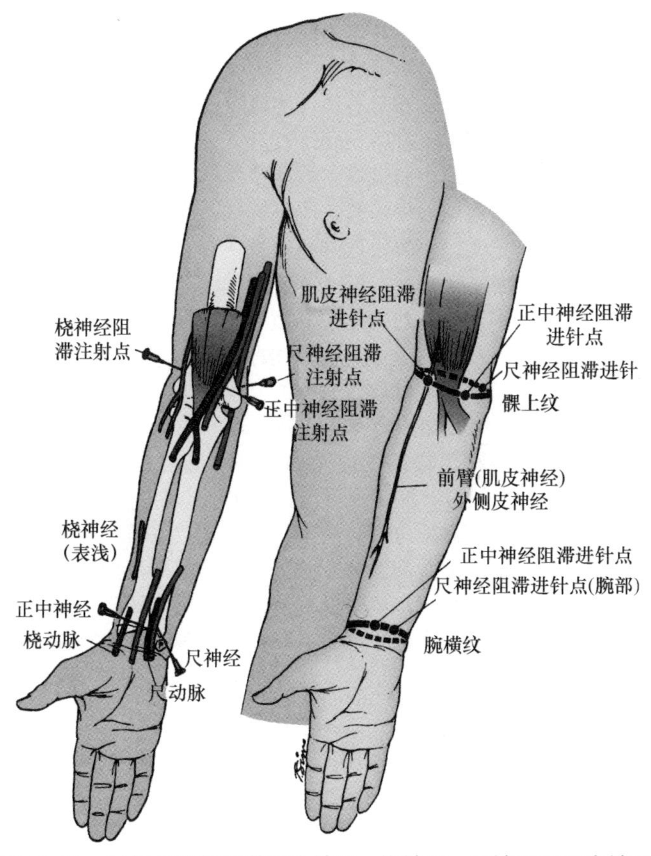

图 18-13 肘部和腕部阻滞肌皮神经、桡神经、尺神经和正中神经的深部解剖图（经允许引自 Raj PP. *Clinical Practice of Regional Anesthesia*. New York：Churchill Livingstone；1991.）

a. 尽可能在肢体的远端，置入一根 20 或 22 号带有肝素帽的静脉导管。在上肢近端缠双气囊止血带，嘱病人抬起手臂，用 Esmarch 绷带（弹力绷带）由肢体远端向近端驱血。

b. 先检查止血带的两个套囊。将近端套袖充气至 150mmHg（高于收缩压）。充气后脉搏消失即表明动脉已被阻断。去除 Esmarch 绷带，并经静脉置管注入麻醉药。平均注药量上肢为 0.5%利多卡因 50ml。尽管文献报道 Bier 阻滞可用于下肢，但临床实践中几乎不用，原因有二：其一，用止血带完全阻断下肢血流较困难；其二，增加局麻药剂量会增加全身毒性的风险。

c. 局麻药注射后 5min 内起效，通常 1h 后引起难以忍受的止血带痛，故此技术的应用受到限制。当病人主诉疼痛时，应将远端已麻醉区域的止血带充气，并放松近端止血带。有人主张应在止血带疼痛产生前，即 45min 时就应更换充气止血带。

d. 手、腕和前臂远端等短小手术，可在前臂近端使用单套囊止血带。一般用 0.5%利多卡因 25～30ml，就可取得满意的麻醉效果，并有益于尽早去除止血带。

e. 局麻药毒性反应是局部静脉麻醉最主要的并发症。如止血带无效，注药当时即可发生中毒反应，或松解止血带时发生，尤其是在注药后 25min 内松解止血带更易发生。严格掌握用药剂量和确保血管阻塞，可降低局麻药毒性反应风险。若需在 25min 内松止血带，则应密切观察病人有无中毒征象。

Ⅷ. 下肢区域麻醉

A. 解剖：支配下肢的两个主要神经丛是腰神经丛和骶神经丛。

1. **腰神经丛**（图 18-14）位于腰大肌内，由腰 1～腰 4 和胸 12 脊神经前支组成。神经丛最上面的三支神经是髂腹下神经、髂腹股沟神经和生殖股神经。这些神经向前穿过腹部肌肉组织，之后支配臀部和腹股沟区。其余下腹部由肋间神经支配。腰神经丛尾侧的三条神经是股外侧皮神经（LFC）、股神经和闭孔神经。

a. **LFC 神经**由腹股沟韧带外侧附着点下方穿出，支配大腿和臀部外侧的感觉。

b. **股神经**在腹股沟韧带下方，于股动脉外侧穿出，支配大腿前部肌肉和皮肤感觉及膝、髋关节。**隐神经**是股神经的终末皮神经，支配小腿、足内侧的皮肤。它是腰神经丛中唯一支配膝关节以下肢体的神经。

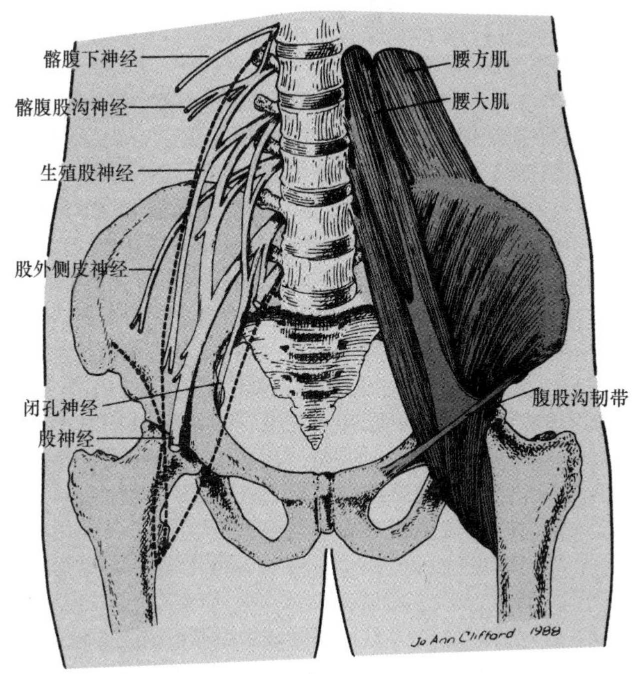

图 18-14 腰神经丛位于腰大肌和腰方肌之间腰大肌间隙。（经允许引自 Miller RD. *Anesthesia*. 6th ed. New York：Churchill Livingstone；2004.）

c. **闭孔神经**从坐骨的闭孔穿出骨盆，支配大腿内收肌群、髋关节、膝关节和小腿内侧的部分皮肤。

2. **骶神经丛**由第 4～5 腰神经和第 1～3 骶神经的前支组成。坐骨神经和股后皮神经是骶神经丛中两个最大的神经。

a. **股后皮神经**前段与坐骨神经伴行，主要支配大腿后部皮肤。因此坐骨神经阻滞常同时也阻滞该神经。

b. **坐骨神经**从坐骨大孔穿出骨盆，在臀大肌下缘穿行，沿股骨内侧缘下行，并发出分支支配腘绳肌，再于腘窝处浅行，在该处分为胫神经和腓总神经。

（1）**胫神经**沿小腿后方下行，经过内踝下方发出终末分支。主要支配足内侧和足底皮肤，产生足跖屈。

（2）**腓总神经**经腓骨小头绕行后分支为腓浅神经和腓深神经。

（a）**腓浅神经**为感觉神经，经小腿外侧向下，于外踝内侧发出终末分支，支配足前部。

（b）**腓深神经**走行于胫前动脉外侧，踝关节上缘，位于胫骨前肌肌腱和拇长伸肌腱之间。它主要是足背屈运动神经，同时也发出感觉支支配第 1 和 2 趾之间皮肤。

（c）**腓肠神经**是感觉神经，由腓总神经和胫神经的分支汇合而成。它走行于外踝下方，支配足外侧皮肤。

B. 适应证：全部下肢麻醉需要同时阻滞腰神经丛和骶神经丛。因需多次注药，故在临床上并不常用。但是，当需要做限制性麻醉时（适于单次注射）或椎管内麻醉禁忌而适宜区域麻醉时，可考虑采用。这些麻醉方法可作为全身麻醉的辅助措施，以提供术后镇痛。

1. 尽管**腰神经丛-肋间神经联合阻滞**可用于下腹手术，但临床很少应用。然而，髂腹股沟-髂腹下神经阻滞是一简单实用的麻醉方法，可用于腹股沟区手术（如疝修补术），并提供良好的术后镇痛。
2. **髋关节手术**需阻滞除了髂腹下神经和髂腹股沟神经以外的全部腰神经丛，最简便的方法是**阻滞腰神经丛（经腰大肌）**。
3. **大腿手术**（如股骨棒置入）需要阻滞股外侧皮神经、股神经、闭孔神经和坐骨神经。最适合采用**腰大肌间隙-坐骨神经联合阻滞**。
4. **大腿前部手术**可在**股外侧皮神经-股神经联合阻滞**下完成。既可以单根神经阻滞，也可以采用“三合一”法进行联合阻滞。单独股外侧皮神经阻滞对大腿前部取皮移植术镇痛效果满意。而单独股神经阻滞则对股骨干骨折术后镇痛、股四头肌成形术及髌骨骨折修复尤其有用。
5. **大腿部位止血带疼痛**，股外侧皮神经-股神经联合阻滞与坐骨神经阻滞联用可有效镇痛。
6. **膝关节开放性手术**需阻滞股外侧皮神经、股神经、闭孔神经和坐骨神经，最简便的方法是实施**腰大肌-坐骨神经联合阻滞**。对于膝关节镜手术，采用“三合一”法和股神经-坐骨神经联合阻滞可满足麻醉要求。单次或连续股神经阻滞，可作为术后切口镇痛的选择。

7. **膝远端手术**需要阻滞**坐骨神经**和**股神经的隐神经**。坐骨神经分支可通过踝关节水平多点注射、臀上/股骨中段/腘窝水平单次注射来完成阻滞。当踝关节存在蜂窝组织炎时，后者尤其适用。对于经跖骨截肢或截趾术，踝关节阻滞效果可靠。

C. 下肢阻滞的**并发症**包括硬膜外阻滞伴随潜在的交感神经阻断、血管损伤、内脏穿孔、肾损伤（腰神经丛阻滞）等。

D. **操作技术**：可采用寻找异感、神经刺激和超声引导技术进行下肢神经定位。

1. **髂腹股沟-髂腹下神经阻滞**

   a. **解剖标志定位**：以 25mm22 号穿刺针在髂前上棘内侧 3cm 处垂直皮肤进针，触及髂前上棘后，边退针边注药 10～15ml，直至退至皮下。

   b. **超声定位**：将传感器沿髂前上棘和脐的连线放置，内侧对准髂前上棘。正确识别神经的位置，即腹内斜肌和腹横肌之间的强回声团。以 25mm22 号穿刺针在探头内侧进针，沿内下方进入直至针尖到达明显的回声团，回吸无血后注入 10 ml 局麻药。

2. **腰神经丛阻滞（腰大肌阻滞）**

   a. **体表标志/神经刺激仪定位**：局麻药注入腰大肌内，因被肌筋膜包裹，所以可麻醉所有腰神经丛。病人取侧卧位，屈髋，术侧向上。将髂嵴连线头侧 3cm、正中线旁开 4～5cm 处作为穿刺点，用 22 号 150mm 脊麻穿刺针垂直进针。触及 L_4 横突，针尖再偏向头侧。应用神经刺激仪引发股四头肌颤搐即可定位腰神经丛，遂注射局麻药 30～40ml。硬膜外阻滞是腰神经丛阻滞主要并发症，其发生率约为 10%。

   b. **腰神经丛阻滞应用超声定位**：病人处于上述体位，

将探头纵向置于要阻滞的区域（L_2～L_4），频率为2～5MHz。由中线向外侧扫描，识别脊柱横突、椎旁肌群（横突表面）、腰大肌（横突深面）、腹膜（腰大肌深面），记录所有结构的深度。然后将探头转到水平面或斜面。识别腰大肌的后1/3，腰神经丛的位置。神经本身不容易被观察到。用 22 号 150mm 穿刺针由探头中点进针，进针方向由中线向外侧，在超声探头平面内进针直至针尖到达腰大肌的后 1/3，回吸后注入局麻药 30～40ml。

3. **"三合一"阻滞技术**试图通过单次注药来完成对腰神经丛三个分支的阻滞。事实上，"三合一"技术仅阻滞股神经和闭孔神经，而没有阻滞股外侧皮神经。而髂筋膜阻滞技术可阻滞股神经和股外侧皮神经，但很少阻滞闭孔神经。
   a. 病人取仰卧位，以 50～80mm 22 号穿刺针在腹股沟韧带下方股动脉外侧，以 45º 角向头侧进针，直至引发股四头肌颤搐或异感。回吸无血后注入局麻药 30～40ml，同时保持远端加压，使局麻药扩散至腰神经丛神经根近端。
4. **髂筋膜间隙阻滞**是腰神经丛阻滞另一入路。它需要髂前上棘与耻骨联合的连线的中、外 1/3 交点的筋膜后方注入局麻药，并用手指加压使药物向上方扩散。
5. **股外侧皮神经阻滞**（图 18-16）用 25mm 22 号穿刺针在髂前上棘下内侧 1～2cm 处刺入，稍向外上方进针，触及髂前上棘下方髂骨面后，注入局麻药 5～10ml。
6. **股神经阻滞**（图 18-15）
   a. **股神经阻滞采用体表标志或神经刺激仪定位：**操作方法同"三合一"阻滞（见本章Ⅷ.D.3），唯一不同的是垂直皮肤而不是 45°进针；并且注入局麻药 15～20ml 即可。
   b. **超声引导下髂筋膜/股神经阻滞**，病人取仰卧位，超声探头置于在股横纹水平的股动脉上，然后向外侧移动约 1cm，探头置于股动脉图像的内侧（图 18-16）。可见髂腰肌表面有两层筋膜：阔筋膜浅层和髂深筋膜。股神经位于髂深筋膜的深部，股动脉的外侧面。进针点选择在探头外侧约2cm处，行局部浸润麻醉。用50mm长22号穿刺针，与皮肤成 60°向内侧进针。随着针尖推进，可感到两次明显的突破感（由于两层筋膜被穿破；每次均为阻力先增加，之后是突然消失）。这时，针尖已突破阔筋膜和髂筋膜，针尖应位于髂筋膜和髂腰肌之间。回吸确认无血后，注入局麻药。若单独

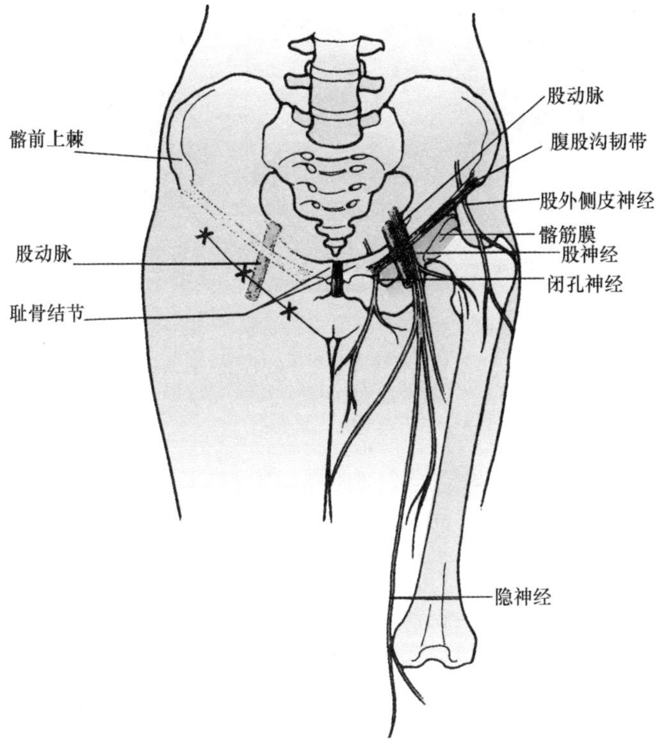

图 18-15 腹股沟腰骶前支阻滞。股外侧皮神经于髂前上棘内侧约1～2cm处穿出，因此沿髂前上棘下1～2cm阻滞最为适宜。股神经与股动脉伴行，略位于其后方，因此在腹股沟韧带下方2.5cm处最易扪及。在同一连线上，闭孔神经从闭孔发出，但位置较深，不宜准确定位（经允许引自Mulroy MF，Bernard CM，McDonald SB，et al. *A Practical Approach to Regiond Anesthesia*. 4th ed. Philadelphia：Wolters kluwer；2009.）

麻醉股神经，20ml 局麻药即足够。若还需麻醉股外侧皮神经及闭孔神经，则需约 40ml 药物。值得注意的是不必紧贴股动脉或股神经进针。若针头位于正确的平面，局麻药大多在水平方向扩散，较易浸润股神经和股外侧皮神经。

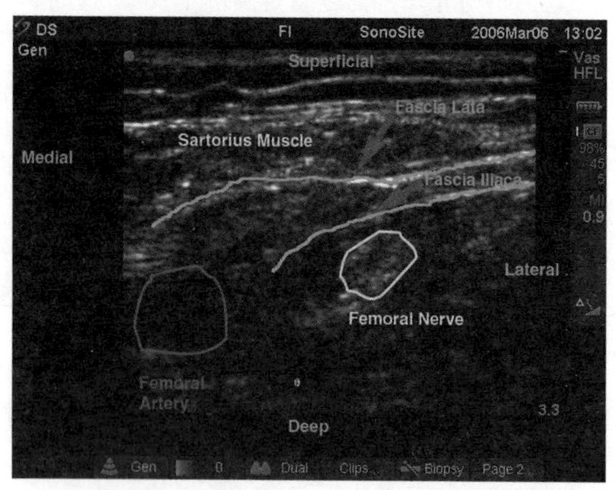

图 18-16　超声引导下的髂筋膜/股神经阻滞

Superficial. 表层；Deep. 深层；Medial. 内侧；Lateral. 外侧；Sartorius Muscle. 缝匠肌；Femoral Artery. 股动脉；Femoral Nerve. 股神经；Fascial lilac. 髂筋膜；Fascia lata. 阔筋膜

7. **超声引导下收肌管阻滞：**股神经穿过大腿中段的收肌管。已经被证实于此位置阻滞股神经和在腹股沟处阻滞效果相当，但可能会降低对股四头肌运动神经的阻滞。病人取仰卧位，术侧腿外旋，膝盖屈曲。滑动探头识别大腿中段缝匠肌深面的股动脉。股神经束与股动脉相毗邻。80～100mm 22 号穿刺针由探头外侧向目标组织进针。回吸后，在股动脉两侧分别注入局麻药 5～10ml。

8. **闭孔神经阻滞**（图 18-15）

   a. **闭孔神经阻滞采用体表标志或神经刺激仪定位：**病人取仰卧位，确认耻骨结节，并在其尾侧 1.5cm 和外侧 1.5cm 交点处，以 80mm 22 号穿刺针进入，接触骨面后，略退针，向外侧和尾侧略偏继续穿刺 2～3cm 进入闭孔管内。神经刺激仪刺激闭孔神经可引起内收肌群抽搐，回吸确认无血后，注入20ml局麻药。

b. 超声引导下闭孔神经阻滞：病人取仰卧位，将探头放在大腿内侧腹股沟下方处，识别长短内收肌筋膜表面的闭孔神经的分支。以80mm22号穿刺针进入，直至针尖接近上述筋膜，每个分支旁注入局麻药 5～10ml。不管药物是在筋膜内还是筋膜外都能有效。

9. 坐骨神经阻滞：

大腿部手术，可阻滞近端并与股神经阻滞联用。膝部手术，可联合阻滞股神经、股外侧皮神经、闭孔神经。足踝手术，可与隐神经（股神经）阻滞联用。

a. 经典后入路采用体表标志或神经刺激仪定位：病人呈Sims体位（侧卧、阻滞侧向上、屈髋、屈膝，见图18-17）。在髂后上棘和大转子间做一直线。

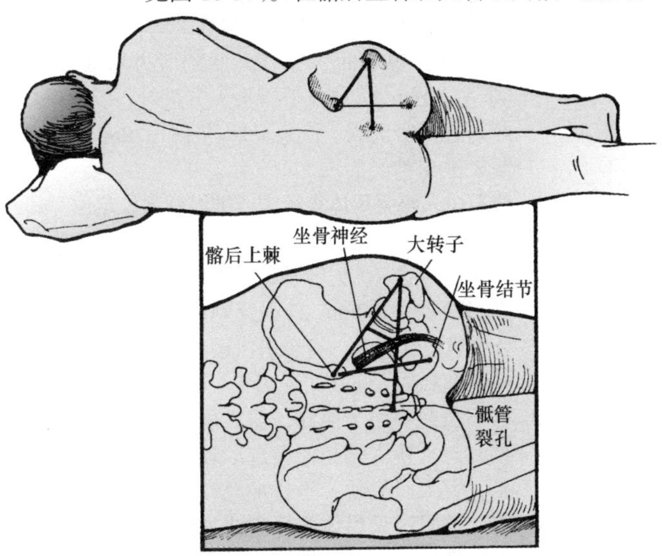

图18-17 经典后入路坐骨神经阻滞。病人侧卧，髋、膝关节屈曲，将坐骨神经上方的肌肉伸展开，从而更容易辨认解剖结构。经髂后上棘与大转子连线中点做垂直线，沿垂直线自交点向尾侧移5cm，该点下方即为坐骨神经，同时也是该垂线与大转子和骶管裂孔连线的交点（经允许引自 Mulroy MF，Bernard CM，McDonald SB，et al. *A Practical Approach to Regional Anesthesia*. 4th ed. Philadelphia：Wolters Kluwer；2009.）

于该直线中点向下做 3～4cm 的垂直线。用 80～100mm、22 号穿刺针在中点下方 3cm 处垂直皮肤穿刺，并将针与神经刺激仪相连，初始电流设为 2.5mA。进针约 3cm 即可引出坐骨神经分布区域的运动反应（腓肠肌收缩、足背屈或跖屈）或腿、足的异感。若观察到臀部收缩，说明臀上神经或臀下神经受到刺激，针尖方向需稍做调整。观察到预期的运动反应时，逐步减弱刺激电流以确定刺激阈值。调整针的位置直至刺激阈值小于 1.0mA。注入试验剂量后，注射 20～30ml 局麻药，并且每注射 5ml 须回吸一次。两点注射技术通过一个皮丘进入，以分别阻滞坐骨神经的胫神经与腓总神经。

b. **超声引导下经典后入路：**病人取上述体位，将探头置于股骨大转子和坐骨结节之间，坐骨神经成像于坐骨棘平面，穿臀大肌到股方肌表面。以 80～100mm 22 号针于探头下方进针，针尖到达神经附近回吸无误，注入局麻药 15～20ml，使局麻药扩散与神经周围。

c. **截石位入路采用体表标志或神经刺激仪定位：**病人取仰卧位，由助手协助病人尽最大可能屈髋关节，或由支架固定。大转子和坐骨结节连线中点为穿刺点。以 80～100mm 22 号穿刺针连接神经刺激仪，并垂直皮肤进针，直至引出运动反应，表明坐骨神经受到刺激。间断回吸，注入局麻药 20～30ml。

d. **截石位超声引导阻滞：**病人取 Sims 体位或俯卧位，与上述入路相似但选取较上述穿刺点远几厘米，臀大肌较薄，坐骨神经较浅的位置进针。

e. **前入路阻滞采用体表标志或神经刺激仪定位：**病人取仰卧位，两腿伸展，髂前上棘到耻骨结节做一直线，沿着这条线触诊股动脉搏动，经股动脉搏动处做上述连线的垂线延伸至尾部 4～5cm，此直线的终点为进针点。以 100～150mm 22 号针经此点垂直皮肤进针，用另一只手稳定住周围的组织和肌肉，当进针深度达 10～12cm 时会引起足或脚趾抽搐，回吸后注入局麻药 15～20ml。

f. **前入路超声引导阻滞：**病人取上述体位，将探头置于大腿前内侧横放在股骨小转子水平。在缝匠肌深面能够看到股动脉，股骨位于股中间肌深面。股骨内侧为股内收肌群，坐骨神经回声团位于股内收肌群深面 6～8cm。置入 100～150mm 22 号穿刺针（平面内或平面外），针尖至神经旁回吸后注入 15～20ml 局麻药浸润坐骨神经周围。

g. **采用体表标志-神经刺激技术行腘窝部坐骨神经阻滞**（图 18-18）：病人取俯卧位，屈膝 30°，显露腘窝边界：其下界为膝横纹，外侧界为股二头肌长头，内侧界为重叠的半膜肌腱与半膜肌。在皮肤上画一垂直线，将腘窝分成两个三角形. 使用 80mm 22 号穿刺针于膝横纹上方 6cm、分隔线外 1cm 处进针。用神经刺激仪定位神经并注射 30～40ml 局麻药液，并间断回吸。

h. **超声引导下腘窝部坐骨神经阻滞：**病人取舒适俯卧位，若病人仰卧，也可以采用侧方入路的方法。探头置于腘窝横纹水平，在横断面上可见腘动脉。沿腘动脉向头侧移动 5～7cm，可见腘静脉，较动脉更表浅、更靠外侧，而坐骨神经较腘静脉更表浅、更靠外侧。坐骨神经呈明亮的高回声图像，直径约 10～18mm（图 18-19）。半膜肌位于神经内侧，而股二头肌位于神经外侧。探头向头侧移动时，这些肌肉更明显。沿头侧和足侧扫描坐骨神经，识别出胫神经和腓总神经分叉部位。将坐骨神经置于图像中心，进针点选于约探头外侧 1cm，并局部浸润麻醉。80mm、22 号阻滞针较为适宜（肌肉发达或肥胖病人需更长的 17～20 号针），以合适角度进行穿刺，使针尖接近神经。确认回吸无血后，注入局麻药 20～30ml，使其围绕神经充分浸润。需注意，若能清楚观察到解剖结构和药物扩散情况，不需做运动神经刺激。事实上，据观察甚至针尖已触及神经时，也未引出坐骨神经运动反应。

10. **隐神经阻滞：**隐神经（股神经）可在踝或膝部水平

阻滞。在膝水平，向皮下深部组织注射局麻药 10ml，药物可自胫骨髁内侧面扩散至半膜肌和半腱肌重

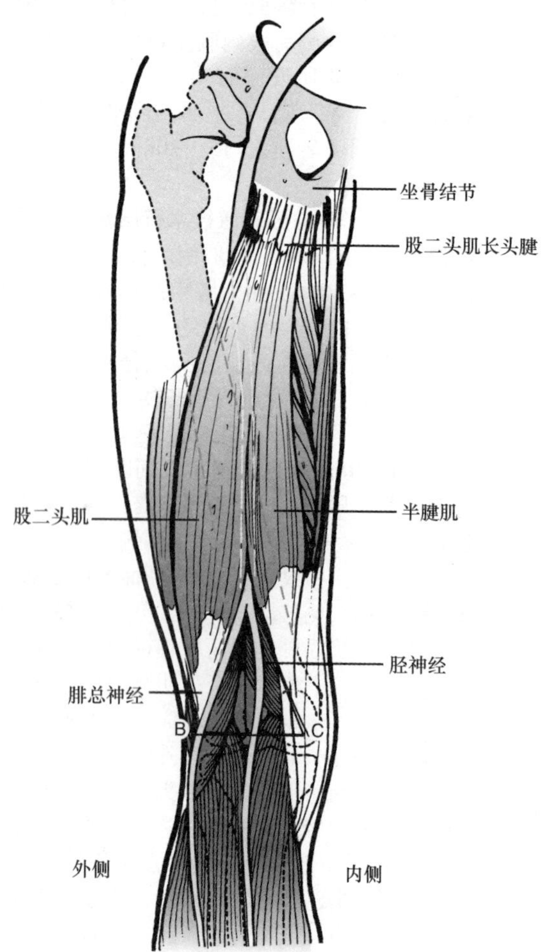

图 18-18　腘窝阻滞。坐骨神经在腘窝内、膝关节上方 7～10cm 分成两个大神经干。连接股二头肌头部、半腱肌及腘窝横纹，即绘出一个三角形；经腘窝横纹做垂线平分三角形，取距横纹头侧 6cm 做点标记，在此点外侧 1cm 处即为进针点。（经允许引自 Mulroy MF，Bernard CM，McDonald SB，et al. *A Practical Approach to Regional Anesthesia*. 4th ed.Philadelphia：Wolters Kluwer；2009.）

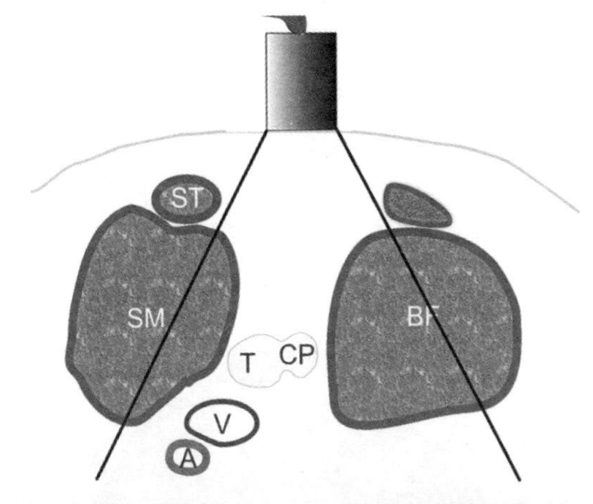

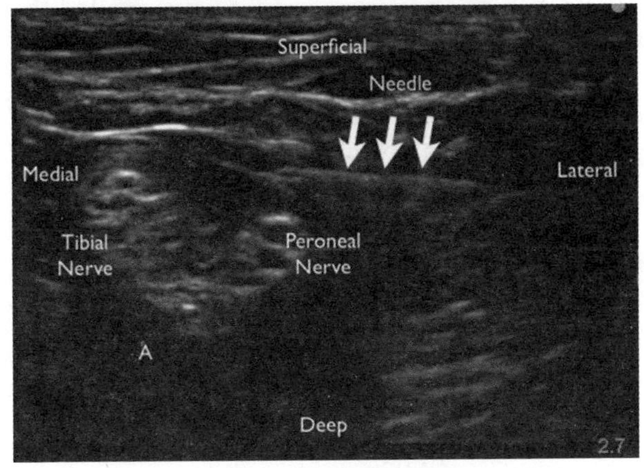

图 18-19 超声引导下膝部坐骨神经阻滞

T. 胫神经；CP. 腓总神经；SM. 半膜肌；BF. 股二头肌；ST. 半腱肌；A. 腘动脉；V. 腘静脉；Superficial. 浅层；Deep. 深层；Medial. 内侧；Lateral. 外侧；Tibial Nerve. 胫神经；Peroneal Nerve. 腓神经；Needle. 穿刺针

叠的肌腱区域。膝水平超声引导下容易显示隐神经，紧邻大隐静脉呈高回声图像。

11. 踝关节阻滞（图 18-20）

a. 支配足部的 5 条神经均可在踝部阻滞。用枕将足垫起，以便踝部两侧操作。

b. 在踝上界，**腓深神经**位于胫前肌腱和踇趾长伸肌腱之间。在足背屈或伸展踇趾时很易触到这两条肌腱。紧邻胫前动脉外侧、于两条肌腱之间，以25mm 穿刺针进针，触及胫骨后退针，边退针边注入局麻药 5～10ml。

c. 然后，从内踝到外踝在胫骨前皮下注射局麻药 10ml，如此可阻滞外侧腓浅神经和内侧隐神经。

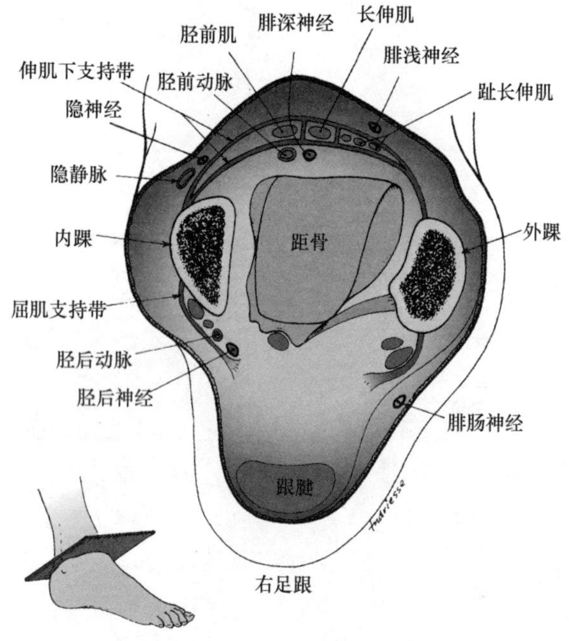

图 18-20　踝部横切面

d. 为阻滞胫后神经，从内踝后方进针并指向胫后动脉下界，此时注意足底有异感。针尖触及骨质后退针 1cm，呈扇形注射局麻药 5～10ml。

e. 在跟腱和外踝之间中点进针，指向外踝后面，即可阻滞腓肠神经。触及骨质后，稍许退针并注射局麻药 5ml。

f. 超声引导下踝部阻滞用直线型高频小探头。根据高信号图像及其典型的解剖分布，容易识别胫后神经、腓肠神经和腓深神经。隐神经毗邻隐静脉。最好采用浸润阻滞的方法阻滞腓总神经，因为踝关节水平的终末神经不易看清。3～5ml 局麻药就能阻滞以上各个神经。

Ⅸ. 胸腹部区域麻醉：胸部椎旁阻滞

A. 解剖：胸部椎旁间隙是一个潜在楔形间隙，包含肋间神经、背支、交感链及脂肪组织和肋间血管等（图 18-21）。其上界由前方的壁层胸膜和后方的肋骨横突上韧带组成，肋骨横突上韧带与上一椎体的横突下缘和下一肋骨的上缘相连接。楔形的底部由椎体外缘、椎间孔和椎间盘构成。楔形的顶部在外侧与肋间隙相接。即在正中部位通过椎间孔和硬膜外间隙，左右椎旁间隙是互相连通的。

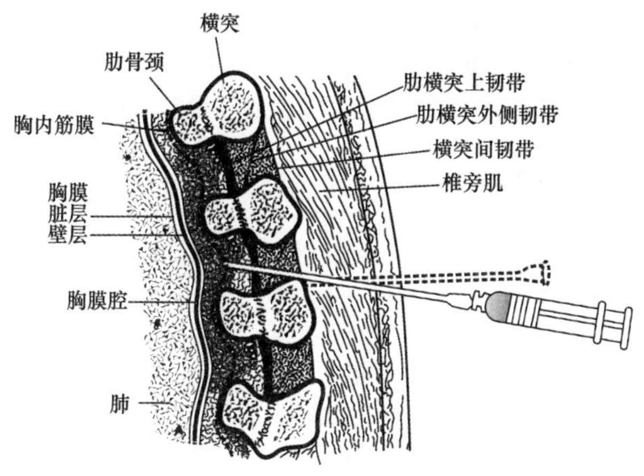

图 18-21　胸椎旁矢状面图显示阻滞针已置入横突上方（引自 Karmakar MJ. Thoracic paravertebral block. *Anesthesiology* 2001；95：771-180.）

B. 适应证：胸部椎旁阻滞产生单侧躯体和交感感觉缺失，用于胸部和上腹部手术操作。椎旁阻滞的适应证包括肋骨骨折、开胸手术、乳腺手术和疝修补术。

C. 禁忌证：除区域麻醉的禁忌证外，椎旁阻滞的相对禁忌证包括既往开胸手术史、脊柱后侧凸及胸廓畸形等，所有这些均会增加气胸风险。

D. 并发症：椎旁阻滞的特异性并发症包括气胸及鞘内、硬膜外和血管内注射。

E. 操作技术

1. **椎旁阻滞采用体表标记定位：**病人取坐位或俯卧位，在适宜皮肤节段识别棘突，并在该棘突旁开 2.5cm 处即为下位椎体横突做皮肤标记。在该标记点注入局麻药，可置入 25 号穿刺针用于识别横突的深度和平面位置。用 Touhy 穿刺针（18～20 号）刺入，进针直至触及横突。此时将针后撤少许，离开横突再继续向头侧或尾侧进针 1～1.5cm。在针尖穿过肋横突上韧带时，操作者有穿透感。有学者主张，阻力消失技术可作为椎旁间隙定位的替代技术。神经刺激仪定位已经被证实能够提高胸旁阻滞的有效性。轻轻回吸，确认无 CSF、空气或血液回流，可在每个间隙水平给予局麻药（3～5ml），而如行椎旁间隙置管则可提供更长的麻醉时间。通常单个间隙阻滞能够扩散至 3 个水平节段，因此多个间隙阻滞能够提供更广泛的阻滞区域。
2. **超声引导下胸旁阻滞：**常采用平面外旁正中入路，将探头放置于棘突外侧几厘米处，水平向内侧移动直至出现横突和胸椎体图像。用 Touhy 或者 faced-tip 穿刺针于探头中点处穿刺，进针直至触及横突，如前所述将针后撤少许。如果穿破横突韧带注射局麻药时会呈现一处明显的筋膜凹陷。平面内旁正中入路也会用到，但是陡峭的穿刺角度会影响穿刺针在超声下的可视效果，注射局麻药之前必须确认针尖到达椎旁间隙。平面内肋间神经阻滞可以全程看到穿刺针的位置。将探头置于将要阻滞肋间神经的胸椎棘突外，肋骨清晰呈现狭窄的强回声团，伴随下方声影。轻轻向头侧或尾侧移动探头，会看到胸膜和横突，胸椎被胸膜包裹在下，呈高回声三角形，肋间筋膜（附着在横突韧带内侧）在上，在探头外侧置入 80～100mm 22 号 faced-tip 穿刺针或更大的 Touhy 穿刺针，向内侧胸椎方向进针，持续观察针尖位置以避免针尖未进入胸腔，确认回吸无误后，注入 3～5ml 局麻药，可在多个平面穿刺也可在一个平面穿刺并注射更大剂量的局麻药（20ml）以达到更广泛的阻滞区域。也可置入导管达到连续阻滞，局麻药注射可以看到胸膜腔凹陷，也能看到药物向头侧和尾侧扩散。

Ⅹ. 腹部区域麻醉：腹横肌平面阻滞（TAP）。

A. 解剖：支配腹壁的感觉神经由 T_7～T_{12} 和 L_1 脊神经的前支组成。上述神经的终末支走形于腹侧壁、腹内斜肌和腹横筋膜之间。值得注意的是腹横肌的深面为腹横筋膜和腹膜壁层。

B. 适应证：单侧腹壁麻醉对单侧的皮肤、肌肉及腹膜壁层产生阻滞。理论上讲 T_7～L_1 阻滞能够实现，但实际操作中阻滞的程度是不可控的。**TAP 阻滞**主要为脐下腹壁切口提供术后镇痛（开腹直肠癌根治术、阑尾切除术、耻骨后前列腺癌根治术、腹式全子宫切除术、剖宫产术、腹腔镜手术等）。中线切口需双侧阻滞。

C. 并发症：特殊的并发症包括内脏穿孔。

D. 操作技术

1. TAP 阻滞采用体表标记定位：病人取仰卧位，暴露腹部区域从肋缘至髂嵴。对于肥胖病人，将术侧垫高或将手术床术侧抬高 30°有利于操作。Petit 三角，它是由双侧髂嵴和腹前外侧壁形成的解剖学三角，被背阔肌所包绕。在 Petit 三角内，垂直皮肤置入 80～100mm 22 号 blunt-tipped 穿刺针，直至出现两次突破感，第一次提示穿过腹外斜肌，第二次提示穿过腹内斜肌到达腹横筋膜，回吸后每侧注入 20～30ml 局麻药或置入导管用于连续麻醉。
2. **超声引导下 TAP 阻滞：**同样采取上述体位，将探头横向置于肋缘以下，髂骨腋前线以上，确认腹壁的 3 个肌群：腹外斜肌（EOM）、腹内斜肌（IOM）、腹横肌（TAM）。腹横肌深面可见腹膜壁层及其下方蠕动的肠腔。于探头中点成 30°角置入 80～100mm 22 号 blunt-tipped 穿刺针，进针直至针尖到达腹内斜肌和腹横肌之间，回吸后每侧注入 20～30ml 局麻药或置入导管用于连续麻醉。可以看到局麻药在肌间扩散。

Ⅺ. 腹部区域麻醉：腹直肌鞘阻滞

A. 解剖：腹直肌（RAM）位于腹壁前筋膜下方。前、后、外侧由腹外斜肌、腹内斜肌、腹横肌的腱膜包绕，在中线交织形成腹白线。第 9、10、11 肋间神经的终末分支走形于腹内斜肌和腹横肌之间，穿过腹直肌支配脐周皮肤的感觉神经。

B. 适应证：腹直肌鞘阻滞的区域为 T_9～T_{11}，主要适用于脐疝修补术和其他中线切口手术。

C. 并发症：特殊的并发症包括内脏穿孔和药物注入腹壁动脉。

D. 操作技术

1. **腹直肌鞘阻滞采用体表标记定位：**病人取仰卧位暴露腹部，于脐外侧 2～3cm 垂直皮肤置入 80～100mm 22 号 blunt-tipped 穿刺针，向脐侧进针直至针尖穿过腹直肌鞘前层出现突破感，继续进针直至穿过后层。回吸后每侧注入局麻药 10～20ml。
2. **超声引导下腹直肌鞘阻滞：**同样采取上述体位，将探头横向置于脐外侧，于探头中点置入 80～100mm 22 号 blunt-tipped 穿刺针，在平面内由内侧向外侧进针，针尖穿过腹直肌鞘前层和腹直肌到达后层，回吸后每侧注入局麻药 10～20ml。

（宋丹丹 译　张铁铮 审校）

推荐阅读文献

ASA Task Force. Practice advisory for the prevention, diagnosis, and management of infectious complications associated with neuraxial techniques. *Anesthesiology* 2010;112:530–545.

Awad I, Duggan E. Posterior lumbar plexus block: anatomy, approaches, and techniques. *Reg Anesth Pain Med* 2005;30:143–149.

Chan VS, Perlas A, Rawson R, et al. Ultrasound-guided supraclavicular brachial plexus block. *Anesth Analg* 2003;97:1514–1517.

Chan VS. *Ultrasound Imaging for Regional Anesthesia: A Practical Guide Booklet.* USRA, http://www.usra.ca/booklet.php.

Cousins MJ, Bridenbaugh PO. *Neural Blockade in Clinical Anesthesia and Management of Pain.* 3rd ed. Philadelphia: Lippincott-Raven; 1998.

Dalens B, Vanneuville G, Tanguy A. Comparison of the fascia iliaca compartment block with the 3-in-1 block in children. *Anesth Analg* 1989;69:705–713.

De Andres J, Sala-Blanch X. Peripheral nerve stimulation in the practice of brachial plexus anesthesia: a review. *Reg Anesth Pain Med* 2001;26:478–483.

Gray, A. *Atlas of Ultrasound-Guided Regional Anesthesia.* 2nd ed. Philadelphia: Elsevier, Saunders; 2013.

Halaszynski TM. Ultrasound brachial plexus anesthesia and analgesia for upper extremity surgery: essentials of our current understanding, 2011. *Curr Opin Anaesthesiol* 2011;24(5):581–591.

Hebl J, Niesen A. Infectious complications of regional anesthesia. *Curr Opin Anaesthesiol* 2011;24:573–580.

Karmakar MJ. Thoracic paravertebral block. *Anesthesiology* 2001;95:771–780.

Kim D, Lin Y, Goytizolo EA, et al. Adductor canal block versus femoral nerve block for total knee arthroplasty: a prospective, randomized, controlled trial. *Anesthesiology* 2014;120(3):540–550.

Ihnatsenka B, Boezaart A. Applied sonoanatomy of the posterior triangle of the neck. *Int J Shoulder Surg* 2010;4(3):63–74.

Lissauer J, Mancuso K, Merritt C, et al. Evolution of the transversus abdominis plane block and its role in postoperative analgesia. *Best Pract Res Clin Anaesthesiol* 2014;28(2): 117–126.

Neal JM, Bernards CM, Hadzic A, et al. ASRA practice advisory on neurologic complications in regional anesthesia and pain medicine. *Reg Anesth Pain Med* 2008;33:404–415.

NYSORA.com/techniques.

Raj PP. *Textbook of Regional Anesthesia.* New York: Churchill Livingstone, 2002.

Sala Blanch X, Lopez AM, et al. Intraneural injection during nerve stimulator-guided sciatic nerve block at the popliteal fossa. *Br J Anaesth* 2009;102:855–861.

Shriki J. Ultrasound physics. *Crit Care Clin* 2014;30(1):1–24.

Sites BD, Taenzer AH, Herrick MD, et al. Incidence of local anesthetic systemic toxicity and postoperative neurologic symptoms associated with 12,668 ultrasound-guided nerve blocks: an analysis from a prospective clinical registry. *Reg Anesth Pain Med* 2012;37(5):478–482.

Spence BC, Beach ML, Gallagher JD, et al. Ultrasound-guided interscalene blocks: understanding where to inject the local anaesthetic. *Anaesthesia* 2011;66(6):509–514.

Sripada R, Bowens C. Regional anesthesia procedures for shoulder and upper arm surgery: upper extremity update- 2005 to present. *Int Anesthesiol Clin* 2012;50(1):26–46.

Vloka JD, Hadzic A, April E, et al. The division of the sciatic nerve in the popliteal fossa: anatomical implications for popliteal nerve blockade. *Anesth Analg* 2001;92:215–217.

Warman P, Nicholls B. Ultrasound-guided nerve blocks: efficacy and safety. *Best Pract Res Clin Anaesthesiol* 2009;23(3):313–326.

第 19 章 麻醉期间问题

Horvath RJ, Baker K

Ⅰ. 低血压

低血压是指病人动脉血压较平时显著降低。这可能与心功能（心肌收缩力）下降、全身血管阻力（SVR 或后负荷）降低、静脉回流（前负荷）减少或心律失常有关。

A. 心肌收缩力

1. **麻醉药**：大多数麻醉药，包括吸入麻醉药、巴比妥类药物和苯二氮䓬类药物（见第 12 章），可导致直接的剂量依赖性心肌抑制。在临床上，阿片类药物可通过抑制交感神经传出冲动而导致严重的心动过缓和低血压，但使用临床常用剂量时并不引起心肌抑制。
2. **心血管药物**：如 β 受体阻滞剂、钙通道阻滞剂和利多卡因都是具有心肌抑制作用的药物。
3. **急性心功能障碍**：可见于以下情况，如心肌缺血或心肌梗死（MI）、低钙血症、严重的酸中毒或碱中毒、低温（＜32℃）、肺源性心脏病、迷走神经反射或局麻药全身毒性反应（尤其是布比卡因）。

B. 全身血管阻力（SVR）降低

1. 麻醉期间使用的多种药物均可导致 SVR 降低。
   - a. 异氟烷可致 SVR 降低；七氟烷和地氟烷也可导致 SVR 呈剂量依赖性降低，但程度较轻。
   - b. 阿片类药物和丙泊酚可通过抑制交感神经系统传出活动降低血管张力。
   - c. 苯二氮䓬类药物可降低 SVR，尤其在大剂量且与阿片类药物合用时更易发生。
   - d. 直接血管扩张药，如硝普钠、硝酸甘油和肼屈嗪。
   - e. α_1 肾上腺素能受体阻滞剂，如氟哌利多、氯丙嗪、酚妥拉明及拉贝洛尔。
   - f. α_2 肾上腺素能受体激动剂，如可乐定。
   - g. 引起组胺释放的药物，如右旋筒箭毒碱、米库氯胺及吗啡。

h. 神经节抑制剂，如曲美芬。

i. 钙通道阻滞剂。

j. 血管紧张素转化酶抑制剂和血管紧张素受体阻滞剂。

k. 正性肌力血管扩张药，如米力农。

2. 交感神经阻滞： 常发生于蛛网膜下腔阻滞和硬膜外麻醉中，可致 SVR 下降。

3. 脓毒血症： 可导致介导外周血管舒张物质的释放，引起低血压。

4. 血管活性代谢产物： 如肠道操作及松开血管阻断钳或止血带后，血管活性代谢产物释放，可引起低血压。

5. 变态反应： 可导致严重的低血压（见本章XVIII）。

6. 严重的低氧血症。

7. 肾上腺功能不全（包括医源性因素导致）。

C. 回心血量不足（前负荷）

1. 低血容量： 可由失血、非显性失水、术前水缺失（如禁食水、呕吐、腹泻、鼻胃管引流、肠道引流及肠道准备）或多尿（利尿剂、糖尿病、尿崩症及梗阻后利尿）引起。对于行正压通气的病人，其直接动脉压的变化可以反映出容量变化。当行机械通气且有直接动脉压监测时，若其收缩压变化的下降幅度大于 10mmHg（呼吸暂停时与一次正压通气后最低收缩压之差）即可诊断为低血容量。

2. 腔静脉受压： 可因手术操作、妊娠子宫、大量腹水及肿瘤或腹腔镜注气压力大于 10mmHg 致腹压增高所致。

3. 静脉容积增加： 见于下述情况。

a. 交感神经阻滞（如神经节阻滞剂或区域麻醉）。

b. 直接血管扩张药（如硝酸甘油）。

c. 引起组胺释放的药物（如吗啡、米库氯胺）。

d. 降低交感神经张力的药物（如丙泊酚、吸入麻醉药及阿片类药物）。

4. 胸膜腔内压增加： 继发于张力性气胸（见本章XIII）、机械通气期间潮气量过大、呼气末正压通气

（PEEP）、自主 PEEP（空气陷闭及过度膨肺）和持续正压通气（CPAP），这些均影响静脉回流。

5. **急性原发性中心静脉压（CVP）升高：** 可减少静脉回流，这是因为中心静脉压的升高使得驱动血液由外周向右心回流的压力梯度降低。
   a. 张力性气胸可使得心脏和大血管受压，从而导致中心静脉压升高、前负荷下降和严重的低血压。
   b. 心脏压塞时因心包腔内液体过多而导致心脏受压，继而因心内压升高致充盈受限。
   c. 肺栓塞所致的右心室流出道梗阻可使得右心房压力增加从而减少静脉回流。
   d. 腹内高压引起胸膜腔内压增高，进而心脏受压引起 CVP 升高，尽管 CVP 升高但心脏仍严重充盈不足。

D. 心律失常（见本章Ⅲ）
1. **快速型心律失常：** 常因舒张期充盈时间缩短而导致低血压。
2. **房颤、房扑和交界性心律：** 由于心房收缩功能丧失使得心脏舒张期充盈不足从而出现低血压。这在瓣膜性心脏病或舒张功能不全的病人中尤为明显，这类病人心房收缩可使舒张末期容积增加 30%以上。
3. **缓慢型心律失常：** 当前负荷储备能力不足以维持每搏量代偿性增加时可导致低血压。

E. **低血压的治疗：** 应直接纠正潜在的病因，包括下述措施。
1. **减浅麻醉深度。**
2. **扩容**（如输入血制品、胶体或晶体）。
3. **血管加压药：** 增加血管阻力或减少静脉容积（如在酸血症的情况下使用去氧肾上腺素和血管加压素），增加每搏量（如肾上腺素）。
4. **纠正机械性因素：** 如减轻心脏压塞，气胸时放置排气针或行闭式引流，减少或暂停 PEEP 或 CPAP，降低平均气道压，缓解腔静脉梗阻（如将孕妇的子宫移向左侧），采用外科手术来解除腹腔内高压及巨大肺栓塞栓子的取出。
5. **抗心律失常**（见本章Ⅲ）：药物包括 β 受体阻滞剂、钙通道阻滞剂及胺碘酮。

6. **心肌收缩力支持**（如多巴酚丁胺、多巴胺、去甲肾上腺素、米力农及肾上腺素）。
7. **抗缺血治疗：**包括使用血管升压药提高体循环血压并治疗潜在的心肌缺血（见本章 XIV）。
8. **对于顽固性低血压：**可考虑使用无创的经胸或经食道超声心动图（TEE）及进行有创监测（如动脉插管、中心静脉导管或肺动脉导管）以辅助诊断。

Ⅱ. 高血压

A. 病因

1. **儿茶酚胺分泌过多：**多见于麻醉不充分（尤其在喉镜操作、气管插管、切皮或意外情况下）、缺氧、高碳酸血症、病人焦虑、疼痛及长时间使用止血带。
2. **基础疾病**（如原发性高血压或嗜铬细胞瘤）。
3. **颅内压升高**。
4. **血管收缩药的全身吸收：**如肾上腺素和去氧肾上腺素。
5. **主动脉阻断：**造成体循环阻力（SVR）显著增加
6. **反跳性高血压：**见于可乐定或 β 肾上腺素能受体阻滞剂的停药反应。
7. **药物之间的相互作用：**三环类抗抑郁药（如阿米替林、去甲替林、多塞平）或单胺氧化酶抑制剂（如异烟肼、雷沙吉兰、司来吉兰）与麻黄碱合用时可产生严重的高血压反应。
8. **膀胱过度充盈**。
9. **应用靛胭脂染料**（通过 α 肾上腺素能效应）。

B. 治疗：高血压治疗应直接纠正潜在的病因，包括下述措施。

1. **改善氧合及通气**。
2. **加深麻醉**（挥发性麻醉药、静脉麻醉药及镇痛药）。
3. **使焦虑病人镇静或排空膀胱**。
4. **药物治疗**（见第 20 章）
   a. **α/β 肾上腺素能受体阻滞药：**如拉贝洛尔 5～10 毫克/次，静脉注射。
   b. **β-肾上腺素能阻滞药：**如普萘洛尔 0.5～1.0 毫克/次，静脉注射；美托洛尔 1.0～5.0mg，静脉注射；

艾司洛尔 5～10 mg/次，静脉注射。

c. **血管扩张药：**如肼屈嗪 2.5～5mg/次，静脉注射；硝酸甘油开始以 30～50μg/min 的速率静脉输注，随后依据效果调整剂量；硝普钠以 30～50μg/min 的速率静脉输注，并依据治疗效果调整剂量。

d. **钙通道阻断剂：**维拉帕米 2.5～5mg，静脉注射；地尔硫䓬5～10mg，静脉注射。

Ⅲ. 心律失常

A. 窦性心动过缓

窦性心动过缓即窦性心率＜60 次/分。若未合并严重的心脏疾病，则血流动力学变化轻微。若心率明显变慢，则可能发生房性或室性异位搏动或节律。

1. 病因

a. **缺氧。**

b. **心脏本身疾病：**如病态窦房结综合征、急性心肌梗死（尤其是下壁心肌梗死）。

c. **药物：**如琥珀胆碱（尤其对儿童通过直接胆碱能效应)、抗胆碱酯酶药、β 肾上腺素能受体阻滞剂、钙通道阻滞剂、地高辛和合成的麻醉药（如芬太尼及瑞芬太尼）。

d. **迷走神经张力增高：**见于腹膜和精索牵拉、眼心反射、颅后窝手术对脑干的刺激、颈部或胸部手术中对迷走神经和颈动脉窦的压迫、腹腔镜手术气腹时腹膜腔压力骤增，由焦虑或疼痛引起并由中枢介导的迷走神经反应（血管迷走反应），以及 Valsalva 动作。

e. **颅内压升高。**

2. 治疗

a. 确保充分氧合及通气。

b. 对于迷走神经张力增高所致的心动过缓需解除诱发刺激。当循环不稳定时可能需要使用阿托品（0.5mg 静脉注射）或低剂量的肾上腺素（10～50μg，静脉注射）。血流动力学稳定的心动过缓可予葡萄糖吡咯（0.2～0.6mg，静脉注射）或麻黄碱（5～10mg，静脉注射）。其中麻黄碱更适用于短期因手术刺激迷走神经所致的窦性心动过缓。

c. 由原发性心脏疾病所致窦性心动过缓的病人，应给予阿托品（0.5 mg，静脉注射）、变时性药物（如麻黄碱、多巴胺）或心脏起搏。

B. 窦性心动过速

窦性心动过速即窦性心率＞100 次/分。心律规则且极少超过 160 次/分。心电图（ECG）显示每一个 QRS 波前都有 P 波且 PR 间期恒定。

1. **病因：** 包括儿茶酚胺过量、疼痛、浅麻醉、高碳酸血症、缺氧、低血压、低血容量、治疗用药（如泮库溴铵、地氟烷、阿托品和麻黄碱）、发热、心肌梗死、肺栓塞、心脏压塞、张力性气胸、恶性高热、嗜铬细胞瘤及甲状腺毒症。
2. **治疗：** 应直接纠正潜在病因，包括下述措施。
   a. 改善氧合并纠正通气异常。
   b. 增加麻醉深度及镇痛。
   c. 纠正低血容量。
   d. **药物治疗：**如给予麻醉性镇痛药和 β 受体阻滞剂，对于合并冠心病和高血压的高危病人应在明确病因的同时给予 β 受体阻滞剂以有效控制心率。

C. 心脏阻滞

1. **一度房室（A-V）传导阻滞：** PR 间期≥0.2s，在一度房室传导阻滞中，每个心房激动均可传至心室。
2. **二度房室传导阻滞：** 可分为两型，即莫氏Ⅰ型（文氏型）和Ⅱ型。
   a. **莫氏Ⅰ型：** 指传导障碍位于房室结，表现为 PR 间期逐渐延长，直至出现一个未传导的 P 波。通常为良性。
   b. **莫氏Ⅱ型：**是指阻滞位于房室结或房室结的远端，PR 间期恒定，偶见未传导的 P 波，易发展为三度房室传导阻滞。
3. **三度房室传导阻滞**（完全性房室传导阻滞）**：** 病变位于希氏束远端，表现为房室传导完全缺失。通常心室率低于 45 次/分。P 波规律出现，但与 QRS 波群不相关（房室分离）。
4. **心脏阻滞的治疗**
   a. **一度房室传导阻滞：** 通常无须特殊处理，但合并双束支阻滞时（称为“三支阻滞”）常需放置临时起搏器。

b. 二度房室传导阻滞

（1）莫氏Ⅰ型：仅在有症状的心动过缓，充血性心衰，或束支传导阻滞时需治疗，必要时采用经皮或经静脉起搏，尤其当病人合并下壁心肌梗死时。

（2）莫氏Ⅱ型：可进展为完全性房室阻滞，故需使用起搏器治疗。

c. 三度房室传导阻滞：通常需经皮、经静脉起搏或经心外膜起搏。

D. 室上性心动过速

起源于希氏束或其以上部位，除异常传导外，其 QRS 波群均是窄的（＜120ms）。

1. **房性期前收缩**（APCs）：在窦房结发出正常冲动之前，由心房异位起搏点发出的冲动可诱发房性期前收缩。房性期前收缩的 P 波与先前 P 波的形态明显不同，PR 间期也有变化。房性期前收缩可导致出现异常的 QRS 波群，或因房室结仍处于不应期而无法传导至心室。房性期前收缩较常见，通常为良性，一般不需治疗。

2. **交界性或房室结性节律**：表现为 P 波缺失或 P 波异常而 QRS 波正常；尽管此类心律失常可能预示缺血性心脏病，但在接受吸入麻醉的正常人群中也常可见到交界性心律。对于心排血量主要靠心房收缩供血的病人，其每搏量和血压可急剧下降。治疗方法如下所述。

a. 减浅麻醉深度。

b. 增加血容量。

c. 阿托品静脉注射，每次 0.2mg，可将缓慢的交界性心律转为窦性心律，尤其当此交界性心律源于迷走神经机制时更为有效。

d. 需谨慎应用 β 受体阻滞药（普萘洛尔 0.5mg 静脉注射；美托洛尔 1～3mg），尤其是在发生等律性房室分离时（P 波与 QRS 波无固定关系，两者频率接近）。

e. 若同时伴有低血压，需使用血管收缩药（如麻黄碱或去甲肾上腺素）来升高血压，但这只是一种临时治疗措施。

f. 必要时可放置心房起搏器以维持心房收缩。

3. **心房颤动：** 心房率 350～600 次/分且心室率不规则。常见于心肌缺血、二尖瓣病变、甲状腺功能亢进、肺栓塞、交感神经过度兴奋、洋地黄中毒、胸腔手术后或有心脏操作史。应根据病人血流动力学状态的变化进行治疗。

   a. **快速心室率伴血流动力学稳定：** 最初的治疗可使用 β 受体阻滞药，如普萘洛尔（每次 0.5mg，静脉注射）、美托洛尔（每次 2.5～5mg）、艾司洛尔（每次 5～10mg），或钙通道阻滞药如维拉帕米（每次 2.5～5mg），地尔硫䓬（10～20 mg，静脉注射）（见第 38 章）。可应用胺碘酮（150mg，静脉注射）将心律转复为窦性心律（房颤病人复律前需要抗凝治疗至少 24h）。

   b. **快速心室率伴血流动力学不稳定：** 需进行同步心脏电复律（单相 200J 或双相 50～100J）（见第 38 章）。

4. **心房扑动：** 心房率为 250～350 次/分的规则节律，心电图表现为特征性的锯齿样图形。其多见于合并潜在心脏疾病（如风湿性心脏病和二尖瓣狭窄）的病人。2∶1 阻滞可导致心室率加快（通常为 150 次/分）。治疗包括 β 受体阻滞药、钙通道阻滞剂或进行同步心脏电复律（见第 38 章）。

5. **阵发性室上性心动过速：** 多为通过房室结折返的心动过速（心房和心室率为 150～250 次/分）。可能与下列疾病有关：Wolf-Parkinson-White 综合征（预激综合征）、甲状腺毒症或二尖瓣脱垂。非心脏病病人可因应激、咖啡因或儿茶酚胺过量而诱发此心律失常。治疗包括腺苷（6～18mg，静脉注射；3mg，经中心静脉给药），Valsalva 动作，按摩颈动脉窦或普萘洛尔（1～2mg，静脉注射）。钙通道阻滞药和 β 受体阻滞药因能减慢房室结内传导，增加旁路传导使心室率明显增快而导致室颤，所以禁用于合并预激综合征的心房颤动或心房扑动病人。对血流动力学不稳定的病人可使用同步心脏电复律（见第 38 章）。

E. **室性心律失常**

1. **室性期前收缩**（VPCs）：由心室异位起搏点在下一冲动到达之前提前发出的冲动引起。其特征为 QRS 波群增宽（＞120ms）。当与正常心律交替出现时可形成室性二联律。室性早搏偶见于正常人。在麻醉状态下常见于下列情况：儿茶酚胺过量、缺氧或高碳酸血症。室性早搏也可见于心肌缺血、心肌梗死、洋地黄中毒或低钾血症。当室性早搏呈多源性、成串出现、频率增加（超过心室除极的 10%）或落在 T 波上或靠近之前的 T 波（R on T 现象）时则需治疗。因上述情况可发展为室性心动过速、心室颤动和心脏停搏。可对其他方面健康的病人采用如下治疗：加深麻醉，保证氧合和通气充分，纠正电解质紊乱（特别是钾和镁）。心室兴奋性持续增高的冠心病病人需纠正缺血。若异位节律持续存在，应使用胺碘酮（150mg 缓慢静脉注射超过 10min，然后以 1mg/min 静脉输注 6h，必要时继续以 0.5mg/min 进行治疗）。难治性心室异位节律可能需要进一步治疗（见第 38 章）。
2. **室性心动过速**：为 QRS 波群增宽的快速型心律失常，心率为 150～250 次/分。对血流动力学不稳定的病人应按照 ACLS 指南进行心肺复苏和心脏电复律（双相 100J，单相 200J；如无反应，应逐步提高能量）。血流动力学稳定病人的一线治疗方案取决于室性心动过速为单形还是多形（如为多形则治疗同血流动力学不稳定型病人）。此外，其治疗还需根据射血分数而定（见第 38 章具体建议）。
3. **心室颤动**：心室活动紊乱所致的心室无效收缩，应进行心肺复苏和除颤（治疗见第 38 章具体建议）。
4. **心室预激**：WPW 综合征是由于心房与心室间存在异常通路所致。最常见的机制是通过正常房室传导系统的顺行传导和通过异常通路的逆行传导。特征性心电图显示短的 PR 间期及 QRS 波起始部分的“delta 波”，快速型心律失常常见。治疗取决于病人血流动力学是否稳定（见第 38 章）。对血流动力学不稳定的病人需采用同步心脏电复律，50J 起始（单相或双相）。这类病人极易发生心室颤动。

Ⅳ. 低氧血症

缺氧发生在输送到组织的氧不足以满足机体代谢需要时。

A. 术中病因

1. 氧供不足

a. 氧气筒的氧气用完并失去主要管道供氧。

b. 氧流量表未调在足够的氧流量上。

c. 呼吸环路脱开。

d. 麻醉机、呼吸机、二氧化碳吸收罐、呼吸环路、气管导管周围或喉罩发生大的泄漏。可增加氧流量或用简易呼吸器（Ambu）给病人供氧来进行紧急处理。

e. 气管导管阻塞（如导管打折或黏液堵塞）。

f. 气管导管插入位置错误（如插入食管或主支气管）。

g. 上呼吸道梗阻。

h. 非气管插管病人发生喉痉挛（见本章Ⅹ）。

2. 通气不足（见本章 V.A.）

3. 通气血流比值失调或分流

a. **肺：**见于肺不张、肺炎、肺水肿、误吸、气胸、支气管痉挛、黏液堵塞和其他实质性病理状态及单肺通气。在某些情况下，可通过增加平均气道压或采用 PEEP 来纠正通气血流比值失调。

b. **心脏：**右向左分流，如 VSD、ASD 及法洛四联症。

4. 携氧能力降低：见于贫血、一氧化碳中毒和血红蛋白病，尽管脉搏血氧仪显示血氧饱和度在正常范围。高铁血红蛋白可降低携氧能力并且高水平的高铁血红蛋白可使得脉搏血氧仪的血氧饱和度读数降低。

5. 血红蛋白-氧解离曲线左移：见于低温，2,3-DPG 浓度降低，碱中毒，低碳酸血症和一氧化碳中毒。

B. 缺氧的治疗

1. 如果正在进行机械通气，应先用纯氧手动通气以评估肺顺应性。听诊呼吸音，检查术野是否对气道造成机械性压迫，气管导管有无梗阻或脱出，观察胸壁和膈肌的运动是否充分，气道压峰值上升可提示支气管痉挛、气胸、气管内导管阻塞或支气管插管。

2. 检查有无呼吸环路、呼吸机和麻醉机漏气。如果发生上述情况，应改用其他方式通气，如简易呼吸器行纯氧通气至问题解决为止。
3. 病人供氧充分与否应经由呼吸环路中的氧分析仪来确定。
4. 支气管镜检查有助于排除梗阻原因。
5. 进一步治疗见第 37 章。

Ⅴ. 高碳酸血症

由通气不足或 CO_2 产生增加所致，可导致呼吸性酸中毒，肺动脉压和颅内压增高。

A. 通气不足

1. **延髓呼吸中枢抑制：**可由药物（如阿片类药物、巴比妥类药物、苯二氮䓬类药物及挥发性麻醉药）或原发性中枢神经系统疾病（如肿瘤、缺血及水肿）引起。有时需进行控制通气或使用逆转剂（如纳洛酮和氟马西尼）。
2. **神经肌肉抑制：**可见于高位脊麻、膈神经麻痹和肌松拮抗不足。
3. **呼吸机设置不当：**导致每分通气量过低。
4. **气道阻力增加：**可见于支气管痉挛、上呼吸道梗阻、主支气管插管、气管导管扭曲、严重的慢性阻塞性肺疾病、充血性心力衰竭，血胸或气胸。
5. **呼出气体重复吸入：**可见于二氧化碳吸收罐失效，吸气瓣或呼气瓣失灵，非重复吸入呼吸环路中的新鲜气体流量不足。
6. **单肺通气：**对于已合并肺部疾病病人，单肺通气是高碳酸血症的重要原因。

B. **二氧化碳产生过多：**来自外源性二氧化碳（如腹腔镜时吸收注入的二氧化碳），缺血组织再灌注和高代谢状态（如高热、脓毒症、烧伤及恶性高热）。

C. **高碳酸血症的治疗：**主要是针对病因的治疗，包括行气管插管，增加每分通气量，改变气管导管位置，吸痰，处理支气管痉挛，利尿或放置胸腔引流管。

Ⅵ. 尿量异常

A. 少尿：即尿量小于 0.5 ml/（kg · h），肾前性、肾性和肾后性病因见第 4 章。

1. **治疗：**包括排除机械性原因（如 Foley 导尿管位置不正确、扭曲或堵塞）和肾功能障碍（通过肾脏超声评估）。
2. **低血压：**应纠正以维持足够的肾灌注压。
3. **评估血容量：**若怀疑低血容量，可进行快速补液试验。如少尿持续存在，可对正在进行机械通气的病人进行 CVP 监测，或监测其动脉收缩压变化，以指导进一步的液体治疗。心室功能降低病人需放置肺动脉导管。
4. **少尿持续：**若在血容量充足的状态下仍持续少尿，可通过使用以下药物来增加尿量。尽管目前证据表明这些药物对肾功能或治疗结果无影响，但他们可能有助于毒素排除和减少管型尿的形成。
   - **a.** 呋塞米 2～20 mg，静脉注射。
   - **b.** 多巴胺输注，1～3μg /（kg · min）静脉注射。
   - **c.** 甘露醇 12.5～25g，静脉注射。
   - **d.** 非诺多泮 0.1～0.4μg /（kg · min），静脉注射。
5. **术中利尿：**对长时间接受利尿药治疗的病人在术中可能需用利尿药以维持其尿量。

B. 无尿：在围手术期非常少见，必须排除机械性因素，如 Foley 导尿管发生故障、输尿管损伤或横断。血流动力学不稳定应予以纠正。

C. 尿量过多：可能与医源性因素（如大量输液、使用甘露醇和呋塞米）有关；除此之外还应考虑其他的因素，如高血糖症、神经源性和肾源性尿崩症（见第 6 章）。尿量过多并不难处理，除非合并低血容量或电解质紊乱。治疗应针对其病因，维持容量状态并纠正电解质紊乱。

Ⅶ. 低温

低温是围手术期常见的问题。

A. 热量丧失：全身麻醉及手术中热量丧失发生于下列任何机制。

1. **核心温度再分布：**核心部位（如脑、心脏等）的热量重新分布至末梢组织（如手指、皮肤等），从而使得维持平均体温的核心温度下降。

2. **辐射**：辐射散热主要取决于皮肤血流和暴露的皮肤表面积。
3. **蒸发**：黏膜和浆膜表面、皮肤和肺的水分蒸发导致热量丧失。蒸发散热决于暴露的皮肤表面积和周围气体的相对湿度。
4. **传导**：指热从温度高的物体传递到温度低的物体，与暴露的皮肤表面积、温度差和热传导性成正比。
5. **对流**：是指因气体流动而导致的热量丧失。手术间气体流动大（10～15 个房间容量变化/小时）从而导致明显的热丧失。

B. 儿科病人：对术中低温特别敏感（见第 30、31 章）。

C. 老年病人：也对低温很敏感（见第 29 章）。

D. 麻醉效应：挥发性麻醉药影响位于下丘脑后部的体温调节中枢，并因其血管扩张作用而导致热量重新分布及丧失。阿片类药物因具有抗交感神经作用从而降低了保存热量的血管收缩机制。肌肉松弛药可降低肌肉张力，并阻止寒战反应。区域麻醉可导致交感神经阻滞、肌肉松弛和温觉受体的感觉阻滞，从而抑制了机体的代偿性反应。

E. 严重低温：可导致一系列生理改变。

1. **心血管**：严重低温可导致外周血管阻力升高、室性心律失常和心肌抑制。
2. **代谢**：降低代谢率和组织灌注（儿茶酚胺反应）。
3. **血液学**：血液黏度增高，血红蛋白解离曲线左移，凝血机制受损及血小板功能障碍。
4. **神经系统**：脑血流减少，脑血管阻力增高，最低肺泡有效浓度下降，麻醉苏醒延迟，并可能导致嗜睡和意识障碍。
5. **药物配备**：肝血流和代谢的下降及肾血流和清除率的降低，可使得对麻醉药的需求减少。
6. **寒战**：可使得产热增加，同时也会使得氧耗量和交感张力增加。

F. 低温的预防和治疗

1. **维持或升高周围环境温度**：若室温低于 21℃，则麻醉病人很可能发生低体温。
2. **覆盖暴露的表面**：可减少传导和对流所致的热丧失。

给病人盖上可加热的空气毯既可隔绝，又可加温。但不应对缺血组织采取加温措施，如当主动脉夹闭时的远端部位。

3. **加热输入的液体和血液**：对于需要输注大量液体或快速输液的病人来说是十分必要的（见第 15 章）。短期输注 1L 室温晶体液可使机体平均温度下降 0.25℃。
4. **使用紧闭或低流量半紧闭麻醉环路**：可降低蒸发散热并适当减少热量丧失。
5. **加热湿化器**：当使用高流速气体时，加热湿化器应置于麻醉环路中以加热和湿化吸入的气体，减少肺的蒸发散热。应监测吸入气体温度并将其控制在 41℃以下，否则可能造成气道烫伤。还可采用"人工鼻"（热量和湿度被动交换器），可置于呼吸环路和气管导管之间。这些都是表面积较大的吸湿性膜滤器，可留住呼出气中的水分。
6. **加热毯**：可置于病人身下，通过泵入毯中热水的传导作用提高机体温度。此法在体重低于 10kg 的儿童中最有效。温度应低于 40℃以免烫伤。
7. **辐射加热器和加热灯**：可通过红外线辐射使病人加温，此法仅用于婴儿。加热灯应距离病人至少 70cm，以免烫伤。
8. **加热灌注液**：灌注液在使用前应加温。

Ⅷ. 高热

高热指体温以 2℃/h 或 0.5℃/15min 的速率上升。在手术室很少因维持病人体温而发生高热，所以任何体温上升均应追查病因。高热和伴发的高代谢状态可使得氧耗、心脏做功及葡萄糖需求增加，以及代偿性的每分通气量增加。出汗和血管扩张可导致血容量降低及静脉回流减少。

A. 病因

1. **恶性高热**：围手术期出现体温升高是均应考虑是否与恶性高热有关（见本章 XⅦ）。
2. **炎症、感染和脓毒血症**：均可释放炎性介质从而导致高热。
3. **高代谢状态**：如甲状腺毒症可导致高热。
4. **下丘脑体温调节中枢损伤**：缺氧、水肿、创伤或肿瘤可影响下丘脑的温度调定点。

5. 神经阻滞剂恶性综合征（NMS）：少见，由吩噻嗪类神经安定药（如氟哌啶醇）引起。

6. 拟交感神经药：如单胺氧化酶抑制剂、苯丙胺、可卡因和三环抗抑郁药均可导致高代谢状态。

7. 抗胆碱药：如阿托品可抑制出汗。

B. 治疗

1. 恶性高热：如疑有恶性高热必须给予丹曲林治疗（见本章XⅦ）。

2. 严重高热：可用冰、降温毯或降低周围环境温度以降低暴露皮肤的温度或用体内冷盐水灌洗法（灌洗胃、膀胱、肠和腹膜）。用挥发性液体（如医用酒精）敷于皮肤可加快蒸发散热。可应用硝普钠和硝酸甘油扩张血管以增加传导性散热。可经胃管或直肠给予中枢作用的药物，如阿司匹林和对乙酰氨基酚。维持神经肌肉阻滞可防止寒战，当高热加重时，可采用体外降温。当体温降至 38℃时．应停止降温以防止发生低温。

Ⅸ. 出汗

焦虑、疼痛、高碳酸血症或麻醉不充分时的伤害性刺激，引起交感神经兴奋可导致出汗。出汗可与下列症状同时发生：心动过缓，恶心，低血压，这些都是全身性迷走反射的一部分或是机体对高热的一种体温调节反应。

Ⅹ. 喉痉挛

A. 喉痉挛最常见的原因是浅麻醉下刺激气道。常见的有害刺激包括分泌物、呕吐物、血液、吸入难闻的挥发性麻醉药、置入口咽或鼻咽通气道、喉镜检查、外周疼痛刺激，以及浅麻醉下的腹膜牵拉。麻醉诱导时，快速注射大剂量合成的麻醉性镇痛药（如芬太尼）也可诱发喉痉挛。

B. 声带的反射性关闭可使得声门发生部分或全部梗阻，轻度喉痉挛可表现为“鸡鸣”样呼吸或喘鸣，当全部梗阻时则表现为“摆动样”阻塞性呼吸。在这种情况下，吸气时腹壁随膈肌收缩而被抬起，但由于气体进入受限，胸廓回缩或不能扩张；呼气时腹壁因膈肌松弛而下降，胸廓恢复至原来位置。当完全梗阻时，麻醉医师无法对病人进行通气。

C. 喉痉挛所致的缺氧、高碳酸血症和酸中毒可引起高血压和心动过速。除非气道能在数分钟内重新开放，否则将出现低血压、心动过缓及室性心律失常而致心脏停搏。儿童和孕妇因其功能残气量小和氧耗相对较高，故更易出现上述并发症。

D. **治疗：**在吸入纯氧的同时加深麻醉，消除刺激（如吸引、拔出人工气道或停止外周刺激）即可缓解喉痉挛。如喉痉挛仍未解除，使用托下颌面罩持续正压通气可能能够缓解喉痉挛。若仍无效，可给予小剂量琥珀胆碱（如成人 10～20 mg，静脉注射）松弛喉肌。使用纯氧进行通气，并在再次进行伤害性操作前加深麻醉。若喉痉挛发生于苏醒期，可将病人唤醒。少数情况下，可能需要重新气管插管。喉痉挛可导致负压性肺水肿，故处理喉痉挛后应对肺水肿进行治疗。

Ⅺ. 支气管痉挛

A. **反射性小支气管收缩：**可由中枢介导，也可以是对气道刺激的局部反应。支气管痉挛常见于过敏反应、药物过敏反应和输血反应，也可见于吸烟者和慢性支气管炎病人。与喉痉挛相似，支气管痉挛可被伤害性刺激引发，如分泌物和气管内插管。

B. **喘鸣：**是支气管痉挛的特征性表现（呼气时常更明显）。清醒病人可伴有气促和呼吸困难，而麻醉病人则因气道阻力增高而难以进行肺通气。呼气流速降低可导致残气量和胸膜腔内压增加、静脉回流减少，心排血量降低及低血压。呼气末二氧化碳曲线常在呼气时出现梗阻模式（持续上升）。

C. **引起组胺释放的药物：**（如吗啡、米库氯铵、万古霉素和阿曲库铵）可加重支气管收缩。

D. 治疗

1. **气管导管位置：**应检查其位置是否正确。若导管刺激隆突则可将导管稍向外拔出。
2. **加深麻醉：**常可减轻因麻醉过浅导致的支气管痉挛。通常可使用吸入麻醉药来加深麻醉，但若合并严重的通气障碍则应静脉给药。与巴比妥类药物相比，丙泊酚更少引起支气管收缩，故在这样的情况下应优先考虑使用丙泊酚。氯胺酮可通过释放内源性儿茶酚胺而使支气管扩张。在达到充分氧合之前应提高吸入氧浓度。

3. **药物治疗：** 包括吸入或静脉给予 β_2 受体激动剂（见第 3 章）。吸入性气管扩张药因全身吸收少，因此能在最大程度上减少药物对循环系统的副作用。含有大颗粒的雾化型药物多沉积在管道和上呼吸道。当通过呼吸环路用药时，应根据疗效逐步调整吸入药物的剂量，必要时时用大剂量（吹入 10～20 次）。基于一些病例报告指出，严重者可先通过静脉给予小剂量氯胺酮[0.1～0.15mg /（kg · h）]或小剂量肾上腺素[0.02～0.05μg /（kg · min）]治疗。
4. 充分补液和湿化吸入气体可使分泌物的浓缩减少到最低限度。

Ⅻ. 误吸

全身麻醉可抑制气道反射从而使病人易于发生误吸。吸入呕吐或反流的胃内容物可引起支气管痉挛、低氧血症、肺不张、呼吸急促、心动过速和低血压。症状的轻重取决于误吸胃内容物的量和 pH。易于诱发误吸的情况包括胃动力障碍、胃流出道梗阻、胃食管反流、小肠梗阻、有症状的食管裂孔疝、妊娠和饱食。

A. **呕吐或反流:** 若呕吐或反流发生在麻醉病人未行气管插管时，病人应取头低足高位以减少胃内容物被动流入气管。头应转向一侧，吸净上呼吸道并行气管内插管。在正压通气前应对气管内导管进行吸引以免将胃内容物压入远端气道。明显的误吸表现为喘鸣、肺顺应性降低和低氧血症。应进行胸片检查，但胸片的浸润性影像可能会延迟出现。使用支气管扩张药可能有效。

B. **支气管镜:** 若临床上怀疑有明显的误吸，则应进行支气管镜检查。同时应将气道吸引干净并清除异物，如牙齿和食物。使用大量生理盐水灌洗并无益处。

C. **误吸血液：** 除非大量吸入，通常并不严重。

D. **应用抗生素:** 除非吸入物中细菌含量很高，如肠梗阻的病人（见第 7 章），否则不需要使用抗生素。

E. 痰培养：应做痰标本的革兰氏染色和培养。

F. 甾体类药物：对治疗误吸无帮助。

G. 若发生明显误吸：术后应进行密切观察。包括脉搏血氧监测和反复胸片检查。必要时支持通气并供氧（见第 37 章）。

XIII. 气胸

气胸是指胸膜腔积气。

A. 病因

1. 肺大泡自发性破裂。
2. 胸部钝性伤和穿通伤。
3. 胸部、上腹部和腹膜后手术、气管造口术或胸壁和颈部手术中破入胸膜腔。
4. 锁骨下或颈内静脉置管时、胸腔穿刺术、心包穿刺术或上肢神经阻滞时发生的并发症。
5. 在正压通气中使用高气压和高容量，引起气压伤和肺泡破裂，合并慢性阻塞性肺疾病的病人特别容易发生气胸。
6. 胸腔引流管引流无效。

B. 生理效应：气胸所致的生理效应，取决于气体容积和膨胀速度。小量气胸对心肺无明显影响，大量气胸可导致明显的肺萎陷和低氧血症。当气体单向进入胸膜腔时可发生张力性气胸并导致明显的胸膜腔内压升高，从而导致静脉回流减少、纵隔移位和心脏受压。小量的张力性气胸可导致低血压，而大量的张力性气胸则可诱发心脏停搏。

C. 诊断：气胸的诊断可能有困难。气胸体征包括患侧呼吸音减弱、肺顺应性降低、吸气峰压升高和低氧血症。低血压可反映张力性气胸的发生。胸片可根据在胸壁、纵隔、膈肌和肺实质的透射性区别来诊断气胸。胸部超声根据壁层胸膜和脏层胸膜随呼吸的相对滑动消失来诊断气胸，快速可靠。然而对病情不稳定的病人不应因等待胸片结果而延误治疗。

D. 治疗：停用氧化亚氮并进行纯氧通气。张力性气胸需立即抽气。将大孔套管针（14～16G）刺入锁骨中线第 2 肋间。然后将胸腔引流管置于腋中线第 5～6 肋间。

XIV. 心肌缺血

A. 病因：因心肌氧氧供和氧耗失衡所致，治疗不及时可导致心肌梗死。

B. 临床表现

1. **症状及体征：** 清醒病人的心肌缺血表现为胸痛、呼吸困难、恶心、呕吐、出汗及肩或颌骨疼痛。然而在围手术期，尤其是糖尿病病人，无症状性缺血十分常见。在全身麻醉病人中，可因心肌缺血而出现血流动力学不稳定和心电图改变。
2. **心电图改变：** 如 ST 段压低超过 1mm 或急性 T 波倒置提示心内膜下缺血。ST 段升高可见于透壁性心肌缺血。T 波改变还可见于电解质紊乱，因此不能作为心肌缺血的特异性诊断。V_5 导联对监测左心室心肌缺血最为敏感（见第 10 章）。
3. **其他心肌缺血表现**
   - **a.** 低血压。
   - **b.** 中心充盈压或心排血量改变。
   - **c.** 经食管超声心动图可发现局部心壁运动异常。
   - **d.** 心律失常，尤以室性异位节律最为常见。

C. 治疗

1. 纠正低氧血症和贫血：以最大限度地增加心肌供氧。
2. β 受体阻滞药（美托洛尔 1～3 毫克/次，静脉注射；普萘洛尔 0.5～1.0 毫克/次，静脉注射或艾司洛尔 5～10 毫克/次，静脉注射）可通过降低心率和心脏收缩力来降低氧耗。以上药物急性心力衰竭时应禁用。
3. 硝酸甘油（以 25～50μg/min 开始静脉滴注，或 0.15mg 舌下含服）通过扩张静脉减少心室舒张压和容量，从而减少心肌对氧的需求。此外，硝酸甘油还可通过间接增加冠状动脉血流以提高氧的输送。
4. **低血压：** 若在此情况下出现心肌缺血则需用血管收缩药如去氧肾上腺素（40～80μg/min，静脉注射）或去甲肾上腺素（2～20μg/min，静脉注射）以提高心肌的灌注压。麻醉深度可能需要减浅并维持血容量。
5. 当心肌缺血导致明显的心排血量降低和低血压（心

源性休克）时，应使用正性变力药物如多巴胺[5～20μg/（kg · min），静脉注射]、多巴酚丁胺[5～20μg/（kg · min），静脉注射]、米力农[给予负荷剂量 50μg/kg 之后，以 0.375～0.75μg/（kg · min）维持]或去甲肾上腺素（2～20μg/min，静脉注射）。主动脉内球囊反搏为救命的措施。放置肺动脉导管及经食管超声心动图以监测心室功能和机体对药物治疗的反应。

6. **阿司匹林：**应予以使用。
7. **肝素治疗、溶栓治疗、血管成形术和冠状血管再通术：**在某些病人中可以应用。

XV. 肺栓塞

肺栓塞是由于血栓、空气、脂肪或羊水所造成的肺动脉血流阻塞。大的栓子可引起因无效腔量急性增加而导致的呼气末二氧化碳分压突然降低。其他体征包括呼气末氮气分压增加、中心静脉压增加、低氧血症、低血压、快速型或缓慢型心律失常，以及室性异位心律。

A. **血栓栓塞：**多源于骨盆和下肢的深静脉系统。血栓发生的常见因素包括血液淤滞、高凝状态和血管壁异常。多继发于妊娠、创伤、肿瘤、长时间卧床和血管炎。

1. **体征：**非特异性，也可能表现为呼吸过快、心动过速、呼吸困难、支气管痉挛和发热。
2. **实验室检查：**心电图提示非特异性心动过速，严重栓塞时可出现电轴右偏、右束支传导阻滞及前壁 T 波改变。肺栓塞可导致心房纤颤。胸片无显著变化，除非有肺梗死。低血压和低氧血症为典型表现。有自主呼吸的病人可因呼吸增快而出现低碳酸血症和呼吸性碱中毒。确诊需行肺血管造影或高分辨的胸部 CT（螺旋 CT）。
3. **术中治疗：**对可疑肺栓塞应采取支持治疗。通过提高吸入氧浓度来提高氧合。因有出血危险，故通常不采取肝素化或溶栓疗法。当病人合并严重的低氧血症和低血压时，应考虑施行心肺转流术和肺栓子清除术。

B. **空气栓塞：**空气进入静脉或静脉窦可导致空气栓塞。它最常发生于坐位行颅内手术当硬脑膜静脉窦被切开时。空气栓塞亦可发生于肝移植、心脏直视手术和腹腔镜手术注气时。

1. **提示空气栓塞的体征：**包括经食管超声心动图看到或经心前区多普勒听见空气。
2. **治疗：**首先采取的治疗包括在术野灌满生理盐水以防止空气再进入，或将病人重新摆放体位以使静脉压升高。暂停使用氧化亚氮以避免循环中的气泡体积增大。将病人置于头低左侧卧位，有助于减少积气，以避免影响右心室充盈，并减少气体进入肺动脉。若放置了中心静脉导管，可尝试将空气抽出。应补液并使用血管加压药（如去甲肾上腺素）来维持血压。
3. **使用 PEEP：**空气栓塞时是否应使用仍存在争议。它可以通过升高中心静脉压来防止气体进入，但同时将影响静脉回流，从而使心排血量降低。当出现大量气体栓塞时可考虑行高压氧治疗。

C. **脂肪栓塞：**可发生于创伤后或涉及长骨、骨盆或肋骨的手术。

1. **临床特征：**与肺循环的机械性阻塞有关，并与肺血栓栓塞相似。游离脂肪酸的释放可导致精神状态萎靡，低氧血症加重，尿中出现脂肪滴，弥散性血管内凝血（DIC）、血小板减少，并出现出血点。
2. **治疗：**应采取支持疗法，充分供氧和通气是必要的。

D. **羊水栓塞**（见第 32 章）

XVI. 心脏压塞

心包囊中血液或其他液体的积聚，阻碍了心室的充分充盈，降低了每搏量和心排血量。当液体迅速积聚时，将在数分钟内发生心血管虚脱。

A. **心脏压塞：**可与下列情况有关。

1. 胸部创伤。
2. 心脏或胸部手术。
3. 心包肿瘤。
4. 心包炎（急性病毒性、化脓性、尿毒症性或辐射后）。
5. 中心静脉导管或肺动脉导管刺破心肌。

6. 主动脉夹层。

B. **临床特征：**包括心动过速、低血压、颈静脉怒张、心音遥远、脉压减小。心电图显示心电交替变化和广泛性低电压。可见奇脉（收缩压在吸气时下降 10mmHg 以上）。左心和右心压力相等，表现在中心静脉压、右心室舒张末期压、肺动脉舒张压和肺毛细血管楔压。胸片显示心影增大。超声心动图具有诊断意义。

C. **治疗：**对疑有心脏压塞且血流动力学不稳定病人的治疗可采用心包穿刺术。应增加血管内容量，并应用血管活性药维持血压，包括正性变时药物和正性肌力药物（如多巴胺）。长穿刺针在剑突和左肋缘之间刺入，针尖朝向左肩胛，将心电图的胸前导联连于穿刺针；当穿刺针接触到心外膜时，可检测到一个损伤电流（ST 段上抬），然后将针稍向外拔出并开始抽吸。通过超声引导，操作者可以直观地将针从最靠近心包积液聚集处的胸壁刺入进行抽吸。心包穿刺术的并发症包括气胸、冠状动脉裂伤、心肌穿孔。外科心包开窗术是更为长久的缓解填塞的方法。

XVII. 恶性高热

A. **病因：**恶性高热是一种高代谢综合征，具有遗传易感性的病人接触到可触发的麻醉药之后发生。触发恶性高热的麻醉药包括所有强效的吸入麻醉药（如氟烷、异氟烷、地氟烷、七氟烷）和琥珀胆碱。此综合征被认为是肌浆网为终止肌肉收缩而进行的 Ca^{2+}的再摄取能力降低所致。因而导致肌肉持续收缩，产生高代谢体征，包括心动过速、酸中毒，高碳酸血症、肌肉强直、呼吸加快、低氧血症和高热。恶性高热的最初症状通常发生在手术间内，但可能直至病人到达麻醉后恢复室或回到病房后才表现出来。

B. **临床表现**

1. 无法解释的心动过速。
2. 机械通气病人出现高碳酸血症或自主呼吸病人出现呼吸急促。
3. 代谢性酸中毒。
4. 即使使用了神经肌肉阻滞药仍不能缓解肌肉强直，

应用琥珀胆碱后的咬肌痉挛与恶性高热有关。然而，并非所有咬肌痉挛的病人均发展为恶性高热。

5. 低氧血症。
6. 室性心律失常。
7. 高钾血症。
8. 发热是晚期体征。
9. 肌红蛋白尿。

C. 治疗

1. **请求帮助：** 一旦怀疑有恶性高热时，应立即请求帮助。停用所有可能诱发恶性高热的麻醉药，并使用纯氧对病人行过度通气，纯氧需来自于新的气源，如壁氧或简易呼吸器。改用全凭静脉麻醉，如丙泊酚。尽快结束手术，如果可能应更换麻醉机。
2. **给予丹曲林或 Ryanodex：** 丹曲林先静脉注射 2.5mg/kg，若恶性高热症状仍持续，可重复给药直至总量达 10mg/kg 或更多。丹曲林是已知的特异性治疗恶性高热的唯一方法。它通过抑制肌浆网释放 Ca^{2+} 而产生疗效。每个安瓿含有丹曲林 20mg 和甘露醇 3g，可用 50ml 的温无菌注射液溶解。Ryanodex 是一种新型的，具有高溶解度的丹曲林钠制剂。每瓶 Ryanodex 内含有丹曲林钠 250mg 和甘露醇 125mg，用 5ml 的无菌注射液溶解，Ryanodex 比丹曲林易溶解。
3. **碳酸氢钠：** 应依据测得的 pH 和 CO_2 分压（PCO_2）来应用。
4. **高钾血症：** 可用胰岛素、葡萄糖及吸入 β 受体激动剂（如沙丁胺醇）纠正；然而当高代谢状态被控制后可能发生低钾血症。应避免使用钙剂。
5. **心律失常：** 通常在解除恶性高热的高代谢相时得到缓解。持续的心律失常需治疗。
6. **高热：** 可采用多种方法治疗（见本章Ⅷ）。
7. **尿量：** 需维持在 2 ml/(kg · min)，以免肌红蛋白对肾小管的损伤，并尽可能早的置入 Foley 导尿管。
8. **复发、弥散性血管内凝血和急性肾小管坏死：** 可在恶性高热急性期之后发生。因此，应在恶性高热发生后的 48～72h 继续使用丹曲林进行治疗（1mg/kg，静脉注射，或口服每 6h 一次）并严密观察病情变化。

9. 若有必要可与 1-800 恶性高热热线（1-800-644-9737）联系。也可上网获取信息（网址：www.mhaus. org.）

D. 对恶性高热易感病人的麻醉

1. **家族史：**了解每个病人是否有提示恶性高热易感性的麻醉问题的家族史，如麻醉中是否有无法解释的发热或死亡等。
2. **恶性高热：**可发生在曾经接触过诱发因素但是无意外发生的易感病人中。
3. **预防：**一般不推荐用丹曲林对易感病人进行预防。然而，恶性高热急救车或丹曲林药品应随时备用。
4. **准备麻醉机：**应更换 CO_2 吸收剂和新的气体管道，取下蒸发器，使用一次性呼吸环路，用纯氧以 10L/min 冲洗麻醉机至少 20min。现代麻醉机需要的准备也各不相同，一些机器准备比较复杂，可能需要大量新鲜气体长时间的冲洗，而另一些只需要在环路的吸入及呼出端安装二氧化碳过滤器。
5. **局部麻醉或区域麻醉：**应考虑选择，但也可以对病人施行不使用诱发药物的全身麻醉。麻醉诱导和维持的安全用药包括巴比妥类药，异丙酚、苯二氮革类药，麻醉性镇痛药和氧化亚氮。非去极化神经肌肉阻滞药可以应用并且可以安全地拮抗。
6. **密切监测：**密切监测恶性高热的早期体征，如无法解释的高碳酸血症或心动过速至关重要。

E. 相关的综合征：有报道称若病人合并多种疾病则发生恶性高热的危险性增加。在许多病例中，这种相关性尚未明确。然而，当病人患有下列疾病时则应将其视同恶性高热的易感病人来进行处理。

1. **King-Denborough 综合征：**表现为侏儒症，智力发育迟缓和肌肉骨骼异常。
2. **中央轴空病：**一种罕见肌病。
3. **Multiminicore 病：**另一种罕见肌病。
4. **肌营养不良：**假肥大型肌营养不良症和其他肌营养不良可能与高钾有关，与恶性高热无关。

F. 神经阻滞剂恶性综合征（NMS）：与应用神经安定药有关，有许多恶性高热的共同表现。

1. **临床表现：** NMS 典型发作可持续 24～72h 以上并与恶性高热相似，表现为高代谢状态，包括发热、自主神经系统不稳定、明显的肌肉强直和横纹肌溶解。肌酸激酶和肝转氨酶水平常升高，病死率接近 30%。
2. **治疗：** 使用丹曲林进行治疗，尽管苯二氮䓬类药物、多巴胺拮抗药如溴隐亭和非去极化肌松药也可减轻肌强直。
3. **对麻醉的影响：** 尚未明确 NMS 和恶性高热之间的确切关系，但某些 NMS 病人有发生恶性高热的危险，应谨慎处理（如避免使用已知的诱发药）。对 NMS 病人使用所有麻醉药时应监测恶性高热有无发生（如体温、呼气末 CO_2）。二者均不应预防性使用丹曲林。

XⅧ. 过敏和类过敏反应

A. **过敏：** 是一种危及生命的变态反应，它是由抗原与肥大细胞和嗜碱性粒细胞表面的 IgE 抗体结合而引发，从而导致血管活性物质的释放（包括组胺、白三烯、前列腺素、激肽和血小板激活因子）。过敏反应特征性地表现为类胰蛋白酶水平急剧升高。

B. **类过敏反应：** 临床表现与过敏反应相似，但不是由 IgE 介导且不需要被抗原预先致敏。

C. **临床表现：** 过敏反应或类过敏反应包括下述临床表现。
1. 荨麻疹和潮红。
2. 支气管痉挛或气道水肿，可导致呼吸衰竭。
3. 外周血管扩张和毛细血管通透性增加所致的低血压和休克。
4. 肺水肿。

D. **治疗**
1. **停用麻醉药：** 出现循环虚脱时，应停用麻醉药。
2. **吸纯氧：** 吸入纯氧，评估是否需要气管插管和机械通气。急性期后，气道水肿可长期存在。
3. 予以血管内扩容治疗。
4. **予以肾上腺素治疗低血压：** 静脉注射 50～100μg。对于明显的心血管虚脱，予肾上腺素 0.5～1.0mg 静脉注射；若低血压持续存在，则可持续静脉滴注。肾上腺素可用于治疗低血压和支气管痉挛，并可减少肥大细胞脱颗粒。其他儿茶酚胺药，如去甲肾上腺素也可能有效。血管加压素可用于难治性的过敏或类过敏反应。

5. 甾体类药物（氢化可的松 250mg～1g，静脉注射；甲泼尼龙 1～2g，静脉注射）可能会减轻炎性反应。
6. 抗组胺药（成人：苯海拉明 50mg 静脉注射；雷尼替丁，50mg 静脉注射）可作为二线治疗药物。

E. 药物超敏反应的预防

1. **组胺（H_1）拮抗药：**术前夜和术日晨应用苯海拉明（成人 0.5～1.0mg/kg 或 50mg 静脉注射）。
2. **H_2 受体拮抗药：**术前夜和术日晨应用雷尼替丁（成人 50mg 静脉注射或 150mg 口服）。
3. **皮质类固醇类：**泼尼松（成人 1mg/kg 或 50mg），每 6h 一次，术前可使用 4 次。

XIX. 手术间失火和用电意外

A. 失火：因需火源、易燃物及氧化剂，故失火在手术间较为少见。

1. 激光和电凝器是最常见的火源。
2. 易燃物包括乙醇、溶剂、铺单、布帘、塑料或橡胶制品（包括气管导管）。现代的强效吸入麻醉药不是易燃物。电器失火时，拔掉电源插头相当重要。
3. 氧是最常见的氧化剂，尽管氧化亚氮也可助燃。在空气中能燃烧的物质在高浓度氧中引起大火。氧气可在手术巾下积聚，因此只在有医疗指征时方可供氧。
4. 灭火器应在所有的麻醉场所常备，CO_2 和 Halon 灭火器具有可用于各种火灾的优势，且不像干粉化学灭火器那样产生颗粒污染。

B. 用电安全

1. **宏电击：**是当电流穿过完整的皮肤时引起的皮肤、神经和肌肉的热损伤。它可中断正常的生理功能，甚至导致心跳、呼吸骤停。损伤程度依电流强度及频率而定，但一般来说，下列叙述指南适用于 60Hz 的交流电。

   a. 1mA 持续 1s：可感觉到的界限。

b. 5mA 持续 ls： 最大的无伤害电流强度，是线路隔离器报警的界限。

c. 10～20mA 持续 ls： 可使得肌肉持续收缩，可称为“放手电流”。

d. 100mA 持续 ls： 是可诱发室颤的阈值。

2. 微电击： 发生于电流直接通过心脏的情况，常见于使用心脏起搏器时，但不给予足够重视则极易发生危险。即使通过心肌的电流仅为 100μA 也可诱发心室颤动，这远比线路隔离监测器 2～5mA 的边界电流小。因此，线路隔离监测仪不能防止电流对人体的微电击。为减少微电击的可能性，所有装置应使用三角插头接地，与病人相连的导线应该绝缘。即便使用电池也不能确保电绝缘。

3. 线路隔离监测器： 当地线连接错误时，病人和手术间内所有工作人员都暴露于巨大电流（2～5mA）之中，为引起麻醉医师警惕这一危险的存在而设计了线路隔离监测器。当两条火线中的一条变成地线时，就发生了第一个错误，线路隔离监测器便开始报警。这意味着手术间工作人员碰到任一被这条电路供电的电器时，都可能会造成宏电击，因为在这一回路中，人充当了地线的角色，这是第二个错误。当线路隔离监测器报警时应拔出最后插电的那个电器的电插头并进一步检查这一电器或回路。尽管这种监测器仍在手术间中使用，但现在大多数电器都做了电绝缘设计而且现代手术间也安装了接地漏电断路器。

4. 电手术器械（ESU）造成的烧伤： 可因分散电极（接地的软垫）与病人接触不良所致。在这样的情况下，任何接地的物体均可成为另一条电流的通路，从而导致这些部位的烧伤。烧伤的危险可通过以下方法避免：充分涂抹电极凝胶、分散电极靠近术野部位及病人同其他可能的电流通路绝缘。

（孔　雪 译　陈晓光　王俊科 审校）

推荐阅读文献

Chacko T, Ledford D. Peri-anesthetic anaphylaxis. *Immunol Allergy Clin North Am* 2007;27(2):213–230.

Cottron N, Larcher C, Sommet A, et al. The sevoflurane washout profile of seven recent anesthesia workstations for malignant hyperthermia-susceptible adults and infants: a bench test study. *Anesth Analg* 2014;119:67–75.

Ebo DG, Fisher MM, Hagendorens MM, et al. Anaphylaxis during anaesthesia: diagnostic approach. *Allergy* 2007;62:471–487.

Flood P, Rathmell JP, Shafer S. *Stoelting's Pharmacology and Physiology in Anesthetic Practice*. 5th ed. Philadelphia: Wolters Kluwer; 2014.

Fuchshuber P, Jones S, Josens D, et al. Ensuring safety in the operating room—the "fundamental use of surgical energy" (FUSE) program. *Int Anesthesiol Clin* 2013;51:65–80.

Gaba DM, Fish KJ, Howard SN, et al. *Crisis Management in Anesthesiology*. 2nd ed. Philadelphia: Churchill Livingstone; 2014.

Hines RL, Marschall KE. *Stoelting's Anesthesia and Co-Existing Disease*. 6th ed. Philadelphia: Saunders; 2012.

Kim TW, Nemergut ME. Preparation of modern anesthesia workstations for malignant hyperthermia-susceptible patients: a review of past and present practice. *Anesthesiology* 2011;114:205–212.

Lobato EB, Gravenstein N, Kirby RR. *Complications in Anesthesiology*. Philadelphia: Lippincott; 2007.

Marik PE. Aspiration pneumonitis and aspiration pneumonia. *N Engl J Med* 2001;344:665–671.

Marik PE, Cavallazzi R, Vasu T, et al. Dynamic changes in arterial waveform derived variables and fluid responsiveness in mechanically ventilated patients: a systematic review of the literature. *Crit Care Med* 2009;36:2642–2647.

Simons ER, Ardusso LR, Bilo MB, et al. International consensus on (ICON) anaphylaxis. *World Allergy Organ J* 2014;7:1–19.

Zacharias M, Mugawar M, Herbison GP, et al. Interventions for protecting renal function in the perioperative period. *Cochrane Database Syst Rev* 2013;(9):CD003590.

第 20 章 围手术期血流动力学调控

Staudt GE, Vazquez R

Ⅰ. 血压

血流动力学管理的目标是维持充足的器官灌注。由于在体的器官灌注很难测量，体循环血压就成为反映血流和器官灌注的一个测量指标。血压和灌注的关系参照 Ohm 定律：MAP−CVP=SVR×CO。MAP：平均动脉压；CVP：中心静脉压；SVR：体循环血管阻力；CO：心排血量。如方程所示，平均动脉压变化不一定反映心排血量的变化。

A. 心排血量受心率、前负荷、后负荷、心肌顺应性和心肌收缩力的影响。这些独立变量紧密地相互依赖，受自主神经系统和体液机制的调控。

Ⅱ. 自主调节

器官或血管床在不同血压下维持充足血流的能力称为自主调节。代谢性调节机制控制机体所有局部血流的 75%。各器官具有不同的能力（自主调节储备）增加或减少各自的血管阻力，使器官代谢需求和血流达到最佳的匹配。麻醉药扩张血管，抑制器官的自主调节功能。在此情况下，器官灌注更依赖于收缩压。

Ⅲ. 肾上腺素能受体生理学（表 20-1）

按照肾上腺素能受体对儿茶酚胺的不同效应将其区分。α 肾上腺素能受体（α 受体）效价从高到低排列为去甲肾上腺素＞肾上腺素＞异丙肾上腺素。β 肾上腺素能受体（β 受体）效价排序正好相反，异丙肾上腺素＞肾上腺素＞去甲肾上腺素。只与多巴胺起作用的受体称为**多巴胺能受体**。肾上腺素能受体还可根据其药理学和解剖位点进一步分类。

A. **α_1 受体**位于血管平滑肌突触后膜，也位于冠状动脉、子宫、皮肤、肠黏膜、虹膜的平滑肌和内脏血管床。α_1 受体激动可引起小动脉和静脉收缩、散瞳、肠道弛缓。心脏 α_1 受体激动具有正性肌力作用，并降低心率。

表 20-1　肾上腺素能受体和作用位点[d]

受体	作用位点	效应	激动剂	拮抗剂
α_1	血管平滑肌 子宫 皮肤 肠黏膜 虹膜 内脏 冠状动脉	增加心肌收缩力 收缩血管 子宫收缩 括约肌收缩 支气管收缩 抑制胰岛素分泌	去氧肾上腺素[a] 肾上腺素 去甲肾上腺素 甲基多巴 可乐定 右美托咪定	酚苄明 酚妥拉明 特拉唑嗪 哌唑嗪 卡维地洛
A_2	突触前： 中枢神经系统	抑制神经递质释放(去甲肾上腺素、乙酰胆碱、多巴胺，血清素)催眠，镇静，心动过缓，低血压血管收缩 胰岛素释放减少 唾液分泌减少 镇痛	右美托咪定 可乐定 肾上腺素 去甲肾上腺素 去氧肾上腺素 甲基多巴	酚苄明 酚妥拉明 拉贝洛尔
β_1	心肌 窦房结 心脏传导系统 肾脏 脂肪组织	增加心肌收缩力 增加变时性 增加肾素释放 脂肪分解	异丙肾上腺素 肾上腺素 多巴酚丁胺 去甲肾上腺素 多巴胺 麻黄碱[b] 特布他林	阿替洛尔[c] 艾司洛尔[c] 美托洛尔[c] 普萘洛尔 拉贝洛尔
β_2	血管平滑肌 心肌 子宫	血管扩张 支气管扩张 子宫松弛 增加心肌收缩力 胰岛素释放	异丙肾上腺素 特布他林 肾上腺素 麻黄碱 多巴胺	拉贝洛尔 普萘洛尔 艾司洛尔(大剂量)
DA_1	肾平滑肌 肠系膜平滑肌	血管扩张	非诺多泮[d] 多巴胺 多培沙明	
DA_2	突触前	抑制去甲肾上腺素释放	多巴胺[d] 多培沙明	

a. 激动剂按照效应降序排列。

b. 麻黄碱主要通过间接刺激受体释放发挥作用。

c. 选择性作用于 β_1 受体。

d. 表中所列的仅为对血流动力学影响大的药物。

B. α_2 受体

1. **突触前 α_2 受体**位于中枢神经系统的蓝斑和胶状质。其激动作用可抑制去甲肾上腺素、乙酰胆碱、5-羟色胺、多巴胺、P 物质的释放，引起镇静催眠和镇痛作用，还可引起低血压和心动过缓。
2. **突触后 α_2 受体**位于外周血管平滑肌、胃肠道、胰腺 β 细胞和中枢神经系统。外周突触后 α_2 受体激动可引起血管收缩和高血压，抑制唾液分泌，减少胰岛素释放。其镇痛和辅助麻醉作用与激活中枢受体相关。

C. **β_1 受体**位于心肌、窦房结、心室传导系统、脂肪组织和肾组织。β_1 受体激动可引起正性变力、变时作用，心肌传导速度增加、肾素释放和脂肪分解。

D. **β_2 受体**位于血管、支气管、皮肤、子宫平滑肌及心肌。激动 β_2 受体可引起血管扩张，支气管扩张，子宫松弛，并可能增强心肌收缩力。β_2 受体激活还可促进糖异生、胰岛素释放和细胞摄取 K^+。

E. **β_3 受体参**与脂肪分解和代谢率调节。

F. 多巴胺能受体多为五种亚型（D1、D2、D3、D4 和 D5）。又进一步分为 D1 样家族（D1 和 D5 受体）和 D2 样家族（D2、D3 和 D4）。

1. **DA_1 受体**位于肾脏和肠系膜血管平滑肌的突触后膜，介导血管扩张。
2. **DA_2 受体**位于突触前膜，抑制去甲肾上腺素的释放。

G. 受体调节：受体数量和循环中肾上腺素能激动物质的浓度及作用时间成反比关系，这被称为受体的上调（up-regulation）和下调（down-regulation）。例如，长期应用 β 受体阻滞剂引起 β 肾上腺素能受体上调，突然停药可能诱发反跳性高血压和心动过速，由于对内源性儿茶酚胺的超敏性，引起心肌缺血。

Ⅳ. 肾上腺素能药理学（表 20-2）

A. α 受体激动药

1. **去氧肾上腺素**临床剂量（40～200μg/min 输注）时直接激动 α_1 受体；在更大剂量时具有一些 β 受体激动作用，同时伴随 α 受体阻滞作用。去氧肾上腺素引起动脉和静脉血管收缩，此双重作用可导致静脉回

表 20-2 常用血管加压素和变力性药物

药名（商品名）	静脉注射	静脉滴注	肾上腺素能效应				
			剂量	α	β	DA	V
精氨酸血管加压素（Pitressin）	不推荐使用（感染性休克）40U（心脏停搏）	1. 50U/250ml 2. 0.2U/ml 3. 0.01～0.1U/min 4. 10～20min					+++
多巴酚丁胺（Dobutrex）	不推荐使用	1. 250mg/250ml 2. 1000μg/ml 3. 2～20μg/（kg·min） 4. 5～10min		+	+++		
多巴胺（Inotropin）	不推荐使用	1. 200mg/250ml 2. 800μg/ml 3. 1～20μg/（kg·min） 4. 5～10min	小剂量 大剂量	 ++	 ++	+++ +++	
麻黄碱	5～10mg	不推存使用		++	++		
肾上腺素（Adrenaline）	20～100μg（低血压） 0.5～1mg（心脏停搏）	1. 1mg/250ml 2. 4μg/ml 3. 0.5～5μg/min 4. 1～2min	小剂量 大剂量	+ +++	+++ ++++		

续表

药名（商品名）	静脉注射	静脉滴注	肾上腺素能效应				
			剂量	α	β	DA	V
异丙肾上腺素（Isuprel）	不推荐使用	1. 1mg/250ml 2. 4μg/ml 3. 2～10μg/min 4. 5～10min			++++		
米力农	不推荐使用	20mg/250ml 生理盐水稀释；负荷量 50μg/kg 超过 10min 静脉注射，之后 0.375～0.75μg/（kg · min）持续静脉滴注；肾功能差的病人需要调整剂量	无拟交感神经效应				
去甲肾上腺素（Levophed）	不推荐使用	1. 4mg/250ml 2. 16μg/ml 3. 1～30μg/min 4. 1～2min	小剂量 大剂量	++ ++++	+ ++		
去氧肾上腺素（Neosynephrine）	40～100μg	1. 10mg/250ml 2. 40μg/ml 3. 10～150μg/min 4. 5～10min		++++			

注：DA. 多巴胺；V. 加压素。

流增加和平均动脉压升高，并常引起反射性心动过缓。当心脏功能正常时，去氧肾上腺素可维持心排血量；但在心肌缺血时，则可降低心脏功能。去氧肾上腺素作用时间短，易于调整剂量。

2. **可乐定**是中枢性抗高血压药，对 α_2 受体有相对选择性，其作用包括降低交感神经张力，增加副交感神经活性，减少麻醉药和镇痛药的需求，镇静、止涎。可通过静脉、肌肉、口服、经皮、鞘内和硬膜外给药。

3. **右美托咪定**是选择性 α_2 受体激动剂，目前已获准用于 ICU 病人机械通气的短期（<24h）静脉镇静。作用于突触前受体，抑制去甲肾上腺素释放，作用于中枢神经系统的 α_2 受体，抑制交感活性。上述效应降低血压和心率。不同于其他镇静药，右美托咪定无呼吸抑制，谵妄和低血压发生率低。

B. **β 受体激动剂药**（请参照表 20-2 的推荐剂量范围）

1. **异丙肾上腺素**是直接作用的非选择性β受体激动剂，可增加心率和心肌收缩力（作用于 β_1 受体），降低体循环血管阻力（SVR）（作用于 β_2 受体），对心排血量具有中性作用，同时舒张肺血管和支气管。

   a. 适应证

   （1）血流动力学变化明显而阿托品无效的心动过缓。

   （2）房室传导阻滞（在安装临时起搏器前）。

   （3）低心排状态，需维持快速心率（每搏量固定的患儿和移植后心脏）。

   （4）哮喘持续状态。

   （5）β 受体阻滞药过量。

   b. 经静脉给药时建议连续监测心电图，可经外周静脉给药。

   c. 副作用包括血管扩张、低血压、快速型心律失常。可引起心肌氧供需平衡失调，导致心肌缺血。

C. **混合性激动药**

1. **肾上腺素**由肾上腺髓质产生，直接激动 α 和 β 受体。

   a. **适应证**

   （1）心脏停搏。

   （2）过敏。

(3) 支气管痉挛。

(4) 心源性休克。

(5) 症状性心动过缓或心脏传导阻滞。

(6) 延长区域麻醉的作用时间。

b. 肾上腺素的临床效应取决于 α 和 β 受体激动效应的总和，小剂量时以 β 受体效应为主。极小剂量（0.25～0.5μg/min）时，肾上腺素引起支气管舒张，是最有效的支气管舒张剂。增加剂量可引起正性变力、变时作用和血管收缩。随着肾上腺素剂量增加，逐渐以 α 受体效应为主，每搏量由于 SVR 增加而下降。由于肾上腺素可能导致显著的心动过速、心律失常和心肌缺血，其临床应用受到限制。挥发性麻醉药（尤其是氟烷）可使心肌对循环中儿茶酚胺敏感，产生潜在的致命性心律失常。肾上腺素应通过中心静脉通路给药，因为一旦外渗可导致严重的组织坏死。

2. 去甲肾上腺素是交感神经系统的神经递质，是肾上腺素的生物合成前体。去甲肾上腺素是强效 α 和 β_1 受体激动剂，小剂量时以 α 效应为主。与肾上腺素相比有轻微的 β_2 受体效应。去甲肾上腺素通过增加 SVR 提升血压，而心排血量相对不变。如果血压升高改善冠状动脉血流，缓解心肌缺血，则可增强心脏功能。去甲肾上腺素使大多数器官的血管阻力升高，因此尽管 MAP 升高，但器官血流仍减少。对轻度心肌抑制引起的低血压应用去甲肾上腺素可能有效。同大多数血管活性药物一样，应用有创血压监测和连续心脏节律监测指导滴定剂量。去甲肾上腺素应通过中心静脉给药。可能的副作用包括心律失常和微循环灌注恶化，多发生在大剂量使用的情况下。

3. 多巴胺是去甲肾上腺素的直接前体，可产生剂量相关的 α 受体、β 受体和多巴胺受体组合效应。它是基底核和化学受体激发区的神经递质。小剂量时[大约＜4μg/（kg · min）]主要是激动肾和内脏血管多巴胺受体，增加肾血流、肾小球滤过率和 Na^+ 排出。当多巴胺剂量增加时[4～10μg/（kg · min）]，β 效应逐渐明显，引起心肌收缩力、心率和动脉压显著增加。大剂量时[＞10μg/（kg · min）]以 α_1 效应为主，导致动脉压和静脉压显著升高，肾血流减少。多巴胺也促进神经末梢释放去甲肾上腺素。多巴胺增加尿量，但不能预防肾损伤或改变其病程。多巴胺适用于心源性或血管源性休克，心力衰竭和难治性心动过缓。多巴胺的副作用包括心动过速（甚至在小剂量时也可发生）、室性心律失常、心肌氧耗增加和重度血管收缩。

4. **多巴酚丁胺**是合成的儿茶酚胺，有 β_1、β_2 和 α_1 肾上腺素能受体效应。多巴酚丁胺是立体异构体的混合物。L（–）-异构体激活 α_1 受体，D（+）-异构体有 β_1、β_2 活性。多巴酚丁胺通过心脏 α_1 和 β_1 受体增强心肌收缩力。在外周血管系统中，多巴酚丁胺是血管扩张剂，其 β_2 效应超过 α_1 效应。多巴酚丁胺激活 β_1 受体，产生正性变时性效应，使心率增快。在急性心肌梗死、心肌病和心脏术后由于心肌抑制引起心功能不全时，可用多巴酚丁胺治疗低心排。多巴酚丁胺增加心排血量，降低 SVR，对血压和心率影响轻微。多巴酚丁胺的血流动力学效应与多巴胺联合硝普钠的综合效应相似。多巴酚丁胺降低肺血管阻力（PVR），故对右心衰的病人有益。多巴酚丁胺最常见的副作用包括体循环低血压，心脏氧耗增加和快速型心律失常。

5. **麻黄碱**是从植物中提取的非儿茶酚胺类直接和间接肾上腺素能激动药。麻黄碱可导致神经末梢内储存的去甲肾上腺素和其他内源性儿茶酚胺释放。用于暂时性治疗低血容量、交感阻滞、麻醉药过量引起的心肌抑制和心动过缓引起的低血压。由于快速耐药性，麻黄碱只能用于单次注射。

D. 非肾上腺素能拟交感神经药物

1. **氨力农**、米力农和依诺昔酮是合成的非儿茶酚胺非苷类双吡啶衍生物。它们抑制磷酸二酯酶Ⅲ，增加环单磷酸腺苷水平，增强心肌收缩力，舒张外周血管。它们是非肾上腺素能受体依赖的，与肾上腺素能药物有协同作用。

   a. 氨力农可剂量依赖性改善心脏指数、左心室做功指数和射血分数，而心率和平均动脉压保持不变。约 5min 达到峰值，肝脏清除半衰期为 5～12h。副作用包括剂量依赖性可逆性低血压、血小板减少、低钾血症、心律失常、肝功能异常、发热和胃肠道反应。

b. **米力农**是氨力农的衍生物，具有同样的血流动力学效应。米力农的效价是氨力农的 20 倍，且不会引起血小板减少。典型的剂量方案是负荷量 50μg/kg，维持剂量 0.375～0.75μg/（kg · min）。副作用包括低血压、室性心律失常、心肌缺血和尖端扭转型室性心动过速。半衰期 2～4h，因此对不稳定的病人需注意。通常需要与血管加压药联合应用以防低血压。米力农常用于冠状动脉旁路移植术后的正性肌力支持。

c. 依诺昔酮是一种口服的咪唑啉酮衍生物，小剂量（25～50mg，一天三次）改善慢性心力衰竭病人的运动能力。

2. **左西孟旦**既是正性肌力药又是血管加压药。它与心脏肌钙蛋白 C 结合，使肌丝对钙增敏，促进 ATP 依赖性钾通道开放。用于失代偿性充血性心力衰竭治疗。一项最近的 2007 年对 3500 例病人的研究表明，左西孟旦与多巴酚丁胺相比，180 天的死亡率无差别。一项研究左西孟旦应用于低心排心力衰竭的系统综述仅纳入 4 项研究，共 66 例病人。研究表明，左西孟旦能稳定血流动力学，改善死亡率。一项更大的 Meta 分析纳入 27 项研究，共 3350 例病人，证实左西孟旦能改善死亡率和心肌梗死发生率。可能的副作用包括低血压、心律失常、心肌缺血和低钾血症。

3. **精氨酸血管加压素（AVP）**是一种合成的抗利尿激素类似物。AVP 通过直接刺激平滑肌 V_1 受体引起血管收缩。已被推荐替代肾上腺素治疗成人休克-难治性室颤，静脉单次剂量 40U。小剂量（0.04U/min）静脉滴注还用于治疗儿茶酚胺抵抗的血管舒张性休克，见于长期应用 ACEI 药物治疗的病人。AVP 也应用于肺动脉高压病人，因为 AVP 优先收缩外周血管提升体循环血管张力，而对肺血管无作用。AVP 起效迅速，作用时间 10～20min，推荐经中心静脉给药。

4. **特利加压素**是血管加压素的类似物，是治疗儿茶酚胺抵抗的低血压和肝肾综合征的一线用药。然而报道的病例指出特利加压素要慎用于严重低钠血症和左心室衰竭病人。

5. **亚甲蓝**作为示踪剂常用于泌尿外科手术评价尿路完整性和治疗高铁血红蛋白血症。亚甲蓝通过竞争性抑制鸟苷酸环化酶，进而降低环鸟苷酸（cGMP）生成发挥作用。这使得血管内皮对 cGMP 介导的血管舒张剂敏感性降低，如一氧化氮。经证实，亚甲蓝对治疗体外循环后的血管麻痹有效。常用剂量是 2mg/kg 静脉注射，随后 2mg/（kg · h）静脉注射。副作用包括短暂性心律失常，增加肺血管阻力和收缩冠状动脉血管。对葡萄糖-6-磷酸脱氢酶缺陷病人可能引起急性溶血性贫血。亚甲蓝还会影响脉搏血氧饱和度仪，产生假性低值。

V. β 肾上腺素能受体阻滞药（表 20-3）

表 20-3　β 肾上腺素能受体阻滞药

药名（商品名）	β_1 选择性	生物利用度（%）	β 半衰期[a]	清除	常用口服剂量	静脉剂量
阿替洛尔（Tenormin）	++	55	6～9h	肾（85%）		每次 5mg
艾司洛尔（Brevibloc）	++	–	9min	红细胞酯酶		单次静脉注射 10～20mg；负荷量 0.25～0.5mg/kg，然后 5～200μg/（kg · min）
拉贝尔（Trandate, Normodyne）	0	25	3～8h	肝	100mg	5～10mg 静脉注射，10～40mg/h 逐渐加量
美托洛尔（Corgard）	++	50	3～6h	肝	25～100mg 1～4 次/天	每次 5～25mg
纳多洛尔（Corgard）	0	20	14～24h	肾（75%）	40～240mg/d	不推荐使用
普萘洛尔（Inderal）	0	33	3～4h	肝	10～40mg 2～4 次/天	每次 0.25～1mg

续表

药名（商品名）	β_1选择性	生物利用度（%）	β半衰期[a]	清除	常用口服剂量	静脉剂量
噻吗洛尔（Blocádren）	0	75	4～5h	肝（80%）肾（20%）	5～15mg 1～2次/天	不推荐使用

a. β半衰期可能不能预测临床持续时间。

A. 普萘洛尔是非选择性 β_1 和 β_2 肾上腺素能受体阻滞药，可通过静脉或口服给药。普萘洛尔具有高度亲脂性，口服几乎全部吸收，肝脏首过效应约为 75%。普萘洛尔和其他 β 肾上腺素能受体阻滞药的血流动力学效应是通过降低心排血量，抑制肾素-血管紧张素系统。按照相对的 β_1 选择性、内在拟交感神经活性和药理半衰期将 β-肾上腺素能受体阻滞药加以区分。

B. 美托洛尔是选择性 β_1 肾上腺素受体阻滞药，可通过静脉或口服给药。用于治疗室上性心动过速，还可有效治疗心绞痛，降低心肌梗死死亡率，治疗轻中度高血压。其对围手术期心脏不良事件的预防作用尚存争议。根据 2014 年发表的最新 AHA/ACC 指南，长期应用 β 肾上腺素能受体阻滞药的病人突然停药会增加心脏不良事件的发生，因此围手术期要继续应用。存在 3 个或 3 个以上 RCSI 危险因素的病人也要考虑围手术期开始 β 肾上腺素能受体阻滞药治疗。这两条指南都是 B 级证据。

C. 艾司洛尔是选择性 β_1 肾上腺素能受体阻滞药，可被红细胞浆中的酯酶迅速代谢。红细胞酯酶与血浆假性胆碱酯酶不同，不受抗胆碱酯酶药物影响。服药后约 5min 达到峰值，清除半衰期为 9min。由于可以通过静脉给药，起效快，药效持续时间短，还可用于哮喘、慢性阻塞性肺疾病、心功能异常的病人。艾司洛尔在围手术期具有很高的应用价值。其稀释剂含有丙二醇，长时间输注可引起渗透间隙代谢性酸中毒。

D. 拉贝洛尔是混合性 α 和 β 肾上腺素能受体阻滞药。口服用药 β 与 α 作用之比为 3∶1；静脉用药为 7∶1。拉贝洛尔对 α 和 β 受体的联合效应在降低血压的同时不会引起反射性心动过速。拉贝洛尔降低 PVR，抑制反射性心率增快，轻度影响心排血量。拉贝洛尔可有效地抑制气管插管时交感神经反应和控制高血压。拉贝洛尔还可用于嗜铬细胞瘤病人管理和可乐定撤药反应。

Ⅵ. 血管扩张药（表 20-4）

表 20-4　血管扩张药

药名（商品名）	静脉注射	静脉滴注	作用机制
氯酚多帕（Corlopam）	不推荐使用	1. 10mg/250ml 2. 40μg/ml 3. 0.05～1.5μg/（kg·min） 4. 1～4h	D_1受体激动剂；中等α_2受体亲和力
肼苯哒嗪（Apresoline）	每 15min 2.5～5mg 每 4～6h 20～40mg	不推荐使用	直接作用于血管平滑肌引起扩张
拉贝洛尔（Trandate，Normodyne）	每 5min 5～10mg	1. 200mg/250ml 2. 0.8mg/ml 3. 10～40mg/h 4. 15min	α 和 β 受体阻断
硝酸甘油	50～100μg	1. 30mg/250ml[a] 2. 120μg/ml 3. 0.5～15μg /（kg · min） 4. 4min	静脉血管扩张剂
硝普钠（Nipride）	不推荐使用	1. 30mg/250ml[a] 2. 120μg/ml 3. 0.2μg /（kg · min）[b] 4. 4min	动脉扩张＞静脉扩张
酚妥拉明（Regitine）	1～5mg	不推荐作用	α 受体阻断
前列腺素 E_1（Alprostadil）	不推荐使用	1. 1～2mg/250ml 2. 4～8μg/ml 3. 0.15μg /（kg · min）[b] 4. 1min	通过血管平滑肌的前列腺素受体直接扩张血管

a. 麻省总院标准药物配置方法：30mg/250ml 生理盐水=120mg/1000ml=120μg/ml

输液泵起始速率 20ml/h=20/60ml/min=1/3ml/min=40μg/min。因此，以 μg/min 为单位的剂量是设定输注速率的 2 倍（2×ml/h=μg/min）

b. 为达到预期效果可能需要更大的剂量

1. 溶在 5%葡萄糖溶液中；2. 浓度；3. 常用的静脉剂量范围；4. 作用时间

A. 硝普钠是直接作用于动脉和静脉血管平滑肌的血管扩张剂。

1. 硝普钠的作用机制与所有的硝酸盐机制相同。亚硝基分解释放 NO，NO 是不稳定的短半衰期自由基，可激活鸟苷酸环化酶，导致环磷酸鸟苷浓度增加，使平滑肌舒张。
2. 硝普钠通过扩张小动脉降低后负荷，通过扩张静脉减轻前负荷。这些效应反射性增加心率、心肌收缩力和心排血量，显著降低 SVR 和 PVR。硝普钠扩张脑血管，在颅内顺应性降低的病人中应用要加以注意。
3. 硝普钠均衡地扩张所有的血管床，使血流增加。然而缺血区域的血管已经达到最大程度的扩张，用药后非缺血区域血管进一步扩张使血流分流至非缺血区域，产生窃血现象。这在冠状动脉血管中尤为重要。尽管应用硝普钠可降低后负荷，使心肌耗氧减少，但心肌缺血仍可加重。
4. 由于起效快（1～2min），停药后 2min 内药效即可消失，硝普钠在围手术期非常常用。
5. **氰化物中毒**：在体内硝普钠同血红蛋白中巯基产生非酶促反应，每个分子释放出 5 个氰基，其中一些被组织和肝脏硫氰酸酶转化为**硫氰酸盐**，经尿排出。硫氰酸盐半衰期为 4d，肾功能不全时在体内蓄积。氰化物可结合于细胞内色素氧化酶并破坏电子转移链，导致在氧分压正常时细胞乏氧死亡。
   a. **临床表现**：氰化物中毒常发生于 2.5h 内用药超过 1mg/kg，或血中氰化物浓度＞100μg/dl。快速耐药性、代谢性酸中毒、混合静脉血氧分压升高是氰化物中毒的早期表现。氰化物中毒表现为疲劳，恶心，肌肉痉挛，心绞痛和精神紊乱。
   b. **治疗**：氰化物中毒时应停用硝普钠，吸纯氧，应用硫代硫酸钠。硫代硫酸钠是硫氰酸酶反应中的硫元素供体，把氰化物转化为硫氰酸盐。使用时将 150mg/kg 硫代硫酸钠溶于 50ml 水中，给药时间超过 15min。严重的氰化物中毒（碱缺失＞10mmol，血流动力学不稳定）需附加应用硝酸戊酯（吸入 0.3mg）或硝酸钠 5mg/kg 静脉注射超过 5min。上述两种药可产生正铁血红蛋白，结合氰离子，形成非活性氰化正铁血红蛋白。

B. 硝酸甘油是有效的静脉扩张剂，同时也扩张动脉、肺动脉、子宫、输尿管、胃肠道和支气管平滑肌。硝酸甘油对静脉血管的扩张作用强于动脉，这是硝酸甘油降低 MAP 的主要机制。

1. **适应证**：硝酸甘油通过增加冠状动脉血流和提高左室功能治疗充血性心力衰竭和心肌缺血。硝酸甘油增加静脉容量，减少静脉回流，因此减少心室舒张末期容量。舒张末期容量减少引起压力降低，并最终降低室壁张力，减少心肌耗氧。
2. **反射性心动过速**常见。需用 β 肾上腺素能受体阻滞剂治疗，以避免心肌氧耗增加抵消硝酸甘油的有益作用。
3. **持续输注可引起快速耐药性**。
4. **并发症**：硝酸甘油经肝脏代谢，在临床剂量范围内无毒性。极大剂量（＞250～300μg/min）和长期连续使用可产生高铁血红蛋白症。硝酸甘油可扩张脑血管，对颅内顺应性低的病人应慎用，如脑肿瘤、脑出血或脑水肿。

C. 肼屈嗪是直接作用的动脉血管扩张剂。通过降低小动脉张力和冠状动脉、脑、子宫和内脏血管阻力来降低 MAP。这有助于保持这些器官的血流供应。肼屈嗪引起的血管扩张可诱发反射性心率增快，激活肾素-血管紧张素系统。合用 β 肾上腺素能受体阻滞剂可减弱这些效应。静脉注射肼屈嗪 20～80mg（超过 2min）可治疗高血压危象并增加其他降压药的疗效。静脉用药 15～20min 达到峰效应，消除半衰期为 4h。长期应用可导致系统性红斑狼疮样综合征、皮疹、药物热、全血细胞减少和周围神经病变。

D. 钙通道阻断药（维拉帕米、地尔硫䓬、硝苯地平和氯维地平）改变钙离子跨膜流动，导致不同程度的动脉血管扩张，对静脉容量影响轻微，而显著扩张动脉。降低外周器官的血管阻力，扩张冠状动脉，同时也可抑制心肌。维拉帕米和地尔硫䓬抑制房室结传导（见第 38 章）。**硝苯地平**仅限于口服给药治疗高血压。**维拉帕米和地尔硫䓬**适用于治疗血流动力学稳定的窄 QRS 室上性快速心律失常。维拉帕米的初始剂量是 2.5～5mg 静脉注射，之后每 15～30min 静脉注射 5～10mg。地尔硫䓬的初始剂量是 20mg，如果需要补充剂量 25mg，以 5～15mg/h 的速度静脉滴注。地尔硫䓬的口服制剂通常用于心肌缺血的长期治疗。其扩张血管和负性肌力作用可引起低血压，心动过缓，加重充血性心力衰竭，增强预激综合征（WPW综合征）病人的副传导。**氯维地平**是一种超短效，静脉应用的二氢吡啶类钙通道阻滞药，用于治疗不宜口服降压药的高血压和围手术期高血压。起效迅速，半衰期大约60s，快速滴定可以有效控制血压。代谢仅依赖于血浆酯酶活性，不受肝肾功能影响。对血压的影响持续5～10min，90%的病人停药7min后血压恢复到基础值。推荐的剂量是起始速度2mg/h，每90s加倍直至血压达到目标范围。6～8mg/h适于大多数病人。

E. **依那普利拉，依那普利的活性代谢产物**，是目前唯一的静脉用血管紧张素转换酶抑制药，通过抑制血管紧张素Ⅰ转化为血管紧张素Ⅱ，降低收缩压和舒张压，用于治疗围手术期高血压。起效时间大约15min，峰效应1～4h，总持续时间大约4h。主要经肾脏代谢，肾功能障碍者慎用。

F. **氯酚多帕**是一种合成的多巴胺（DA-1）受体激动剂，静脉滴注治疗肾功能障碍病人的围手术期严重高血压。氯酚多帕选择性作用于动脉血管床，维持肾脏灌注。选择性肾脏剂量[3μg/（kg · min）]增加肾脏血流而不引起低血压。氯酚多帕还具有利尿和利钠作用。给药后5～15min出现血流动力学反应，每15～20min调整剂量直至达到理想的血压。不良反应包括剂量依赖性心动过速和偶发低钾血症。不推荐单次静脉注射，合用β肾上腺素能受体阻滞剂引起低血压。

G. **腺苷**是内源性核苷酸，大剂量时通过抑制房室结抑制心脏冲动传导。腺苷扩张脑血管，损伤自主调节，被代谢为尿酸。其延缓房室结传导的作用可用于室上性快速性心律失常的诊断和治疗。然而如果出现房颤/房扑和预激综合征，应避免应用腺苷，因为其使得副路优先传导（WPW综合征，见第38章）。

H. **前列腺素 E_1（PGE_1）**是花生四烯酸的稳定代谢产物，引起外周血管和肺血管扩张。可用于扩张导管依赖型先天性心脏病（如大动脉转位，主动脉缩窄和法洛四联症）。PGE_1 也可用于二尖瓣置换术后和严重右心衰病人的肺动脉高压。

I. 西地那非是选择性磷酸二酯酶-5 抑制剂，是肺血管扩张剂。通过抑制磷酸二酯酶-5，稳定环磷酸鸟苷，增加肺内 NO 水平。西地那非已被证实可改善肺动脉高压病人的运动能力和血流动力学。

J. 酚妥拉明是短效选择性 α 肾上腺素能受体阻滞药，显著扩张动脉和一些静脉血管。酚妥拉明主要用于治疗去甲肾上腺素过多的状况（如嗜铬细胞瘤）。用作诱发性低血压的辅助用药和去甲肾上腺素外渗处的皮肤浸润治疗（5～10mg 加入 10ml 生理盐水中）。

Ⅶ. 控制性低血压

控制性低血压是为提高手术条件和协助手术操作（如中耳显微镜手术、脑动脉瘤钳夹和整形手术）控制出血或减少输血需求（如矫形手术，稀有血型病人和宗教限制）的技术。可接受的降压目标是 MAP 降低基础值的 30%，健康者 MAP 不低于 50mmHg，老年病人 MAP 不低于 80mmHg。该技术不适用于心、脑和肾血流灌注不足，心脏功能不稳定（除非减少后负荷以提高心脏功能），难以控制的高血压，贫血和低血容量。虽然在健康者中罕见，应用时也要注意严重的并发症，包括脑梗死、心肌梗死和急性肾损伤。实施方法包括：神经轴阻滞，高浓度挥发性麻醉药，强短效镇痛药（如瑞芬太尼）和周围血管扩张（如硝普钠或硝酸甘油）。即使该技术在 20 世纪 40 年代提出，已广泛应用了几十年，还是缺乏足够的数据支持或反驳这种血流动力学调控技术的有效性。

Ⅷ. 药物剂量计算

药物剂量通常在静脉注射或持续静脉滴注用药之前进行单位转换。

A. 药物浓度以 Z%表示：

Zmg/dl=Zg/100ml=（10×Z）g/L=（10×Z）mg/ml

例如：一种 2.5%的硫喷妥钠溶液等同于 25g/L 或 25mg/ml

B. 以比值表示的药物浓度转换：

1：1000=1g/1000ml=1mg/ml

1：10 000=1g/10 000ml=0.1mg/ml

1：1 000 000=1g/1 000 000ml=0.01mg/ml

C. 持续输注用以下简单的公式计算：

Zmg/250ml=Zμg/min 输注速率 15ml/h

麻省总院标准药物配置方法见表 20-1。任何药物的理想静脉滴注速度均可以简单地计算为 15ml/h 的几分之一或几倍。

例如： 一位 80kg 的病人需多巴胺 5μg /（kg · min）：

5μg /（kg · min）×80kg=400μg/min

400/200（250ml 溶液中所含毫克数）×15ml/h=30ml/h

（方　波译　马　虹审校）

推荐阅读文献

Barak M, Yoav L, Abu el-Naaj I. Hypotensive anesthesia versus normotensive anesthesia during major maxillofacial surgery: a review of the literature. *Sci World J* 2015;2015:1–7.

Barnes P. β-Adrenergic receptors and their regulation. *Am J Respir Crit Care Med* 1995;152:838–860.

De Backer D, Biston P, Devriendt J, et al. Comparison of dopamine and norepinephrine in the treatment of shock. *N Engl J Med* 2010;362(9):779–789.

Deeks ED, Keating GM, Keam SJ. Clevidipine: a review of its use in the management of acute hypertension. *Am J Cardiovasc Drugs* 2009;9(2):117–134.

Dellinger RP, Levy MM, Rhodes A, et al, The Surviving Sepsis Campaign Guidelines Committee including The Pediatric Subgroup. Surviving sepsis campaign: international guidelines for management of severe sepsis and septic shock. *Int Care Med* 2013;39(2):165–228.

Gordon AC, Wang N, Walley KR, et al. The cardiopulmonary effects of vasopressin compared with norepinephrine in septic shock. *Chest* 2012;142(3):593–605.

Jadadzadeh M, Hosseini SH, Mostafavi Pour Manshadi SM, et al. Effect of milrinone on short term outcome of patients with myocardial dysfunction undergoing off-pump coronary artery bypass graft: a randomized clinical trial. *Acta Med Iran* 2013;51(10):681–686.

Kamibayashi T, Maze M. Clinical uses of α_2-adrenergic agonists. *Anesthesiology* 2000;93:1345–1349.

Lavigne D. Vasopressin and methylene blue: alternate therapies in vasodilatory shock. *Semin Cardiothorac Vasc Anesth* 2010;14:186–189.

Lawson N, Meyer D. Autonomic nervous system: physiology and pharmacology. In: Barash PG, Cullen BF, Stoelting RK, eds. *Clinical Anesthesia.* 3rd ed. Philadelphia: Lippincott-Raven Publishers; 1997:243–309.

Mebazaa A, Nieminen MS, Packer M, et al. Levosimendan versus dobutamine for patients with acute decompensated heart failure: the SURVIVE randomized trial. *JAMA* 2007;297(17):1883–1891.

Mousavi S. Vasopressin and septic shock. *J Pharm Care* 2013;1(2):65–73.

Ndefo UA, Erowele GI, Ebiasah R, et al. Clevidipine: a new intravenous option for the management of acute hypertension. *Am J Health Syst Pharm* 2010;67(5):351–360.

Overgaard CB, Dzavík V. Inotropes and vasopressors: review of physiology and clinical use in cardiovascular disease. *Circulation* 2008;118:1047–1056.

Pasin L, Landoni G, Nardelli P, et al. Dexmedetomidine reduces the risk of delirium, agitation and confusion in critically ill patients: a meta-analysis of randomized controlled trials. *J Cardiothorac Vasc Anesth* 2014;28(6):1459–1466

Rodriquez MA, Kumar SK, De Caro M. Hypertensive crisis. *Cardiol Rev* 2010;18(2):102–107.

Serpo Neto A, Nassar AP, Cardoso SO, et al. Vasopressin and terlipressin in adult vasodilatory shock: a systematic review and meta-analysis of nine randomized controlled trials. *Crit Care* 2012;16:R154.

Srivastava U, Sarkar ME, Kumar A, et al. Comparison of clonidine and dexmedetomidine for short-term sedation of intensive care unit patients. *Indian J Crit Care Med* 2014;18(7):431–436.

Treschan TA, Peters J. The vasopressin system: physiology and clinical strategies. *Anesthesiology* 2006;105(3):599–612.

Unverzagt S, Wachsmuth L, Hirsch K, et al. Inotropic agents and vasodilator strategies for acute myocardial infarction complicated by cardiogenic shock or low cardiac output syndrome. *Cochrane Database Syst Rev* 2014;1:CD009669.

第 21 章 腹部手术麻醉

Anderson RW, Bao XD

Ⅰ. 麻醉前注意事项

对行腹部手术的病人，需要按照第 1 章概述所述进行完整的病史询问和体格检查。下列问题应加以考虑。

A. 术前体液容量情况：外科疾病可严重影响容量内环境稳态，导致低血容量和贫血。容量不足的主要原因是摄入不足，水和电解质潴留于腹腔结构，以及液体丢失。

1. 评估容量状态

a. 生命体征随体位改变而变化（心率增加和血压下降），可能意味着血容量轻度至中度的降低，严重血容量不足会产生心动过速和低血压。黏膜干燥，皮肤弹性降低和皮温下降，毛细血管充盈延迟，以及皮肤花斑意味着继发于低血容量的外周灌注不足。

b. 实验室检查包括碱剩余、血细胞比容、血浆渗透压、血尿素氮-肌酐比值，血和尿电解质浓度和尿量，有助于估计血容量不足的程度。

c. 如果病人血容量状态不能仅通过临床表现而判定，那么中心静脉压（CVP）和肺动脉压力测定等有创监测手段可能也是必要的。除了监测系统血压，动脉管路可用来评估脉压改变（PPV）和收缩压改变（SPV），它能帮助评估容量状态却没有放置中心静脉管路的风险。总体来说，5mmHg SPV 和 13%～15%PPV 的减少意味着病人需要补充血容量。中心静脉压的测量作为一个惯用的评估容量状态的方式由于一些原因已经失去了青睐。对于将会进行补液来优化心血管状态的病人，可以放置肺动脉导管（见第 10 章）。食管多普勒监测也可用于评估。

2. 低血容量的病因

a. 摄入减少。前面的章节回顾了术前禁食（NPO）指南。手术前，病人有一段时间进食减少或禁食。

然而，对于择期手术而言，如果根据新的 NPO 指南可能不会出现低血容量。胃肠道梗阻可能会影响适当的进食，以及吸收不良可能妨碍适当的液体吸收。尽管病人接受了术前静脉补液，当他抵达手术室时仍然有低血容量的体征和脱水的症状。

b. 呕吐或胃液引流可能带来大量的体液丢失，特别是对于肠梗阻病人而言。应对呕吐物的数量、性质（血性）、持续时间和频率进行评估。

c. 肠道疾病、感染或使用导泻剂进行的肠道准备均可导致腹泻，可造成细胞外液的大量丢失。

d. 胃肠道来源的出血包括溃疡、肿瘤、食管静脉曲张、憩室、血管畸形和痔疮。

e. 液体潴留可发生于因肠梗阻而潴留于肠腔，或者因腹膜炎潴留于腹腔间隙内。

f. 发热增加不显性失水的量。

B. 需要行急诊腹部手术的病人常出现**代谢紊乱及血液学的异常**。胃液大量丢失[呕吐或鼻胃管（NG）引流]的病人常出现低血钾代谢性碱中毒；腹泻或败血症造成的体液大量丢失则可能会导致代谢性酸中毒。脓毒血症可能引起弥散性血管内凝血。

C. **手术时间长短**受既往腹部手术史、腹腔内感染、放射治疗、使用类固醇药物、手术技术和外科医师经验的影响。这通常是不可预测的，特别是如果术前病理不清楚。

D. **预测术后病程**会决定麻醉的类型，液体的使用，镇痛的决策和即时术后管理。

E. **所有急诊腹部手术的病人都应视作饱胃状态**。为了使误吸的风险最小化，应当使用环状软骨压迫下快速顺序诱导或者清醒插管技术。值得注意的是，环状软骨压迫还没有被证明能降低诱导时误吸的风险。术前予以组胺（H_2）拮抗剂和口服非颗粒型抗酸剂可降低胃的酸度。虽然甲氧氯普胺可减少胃容量，但是没有证据表明它有降低误吸的风险的作用。甲氧氯普胺不应该用于肠梗阻的病例。

Ⅱ. 麻醉技术

A. 全身麻醉（全麻）是最常用的技术。

1. 优点包括可保护气道，保证足够的通气，可快速诱导麻醉并控制麻醉的深度和持续时间。

2. 缺点包括气道反射消失，从而增加了常规手术或急诊手术发生误吸的风险，同时全麻对血流动力学有潜在的不良影响和潜在地增加了恢复所需时间。

B. 腹部手术的区域麻醉技术包括椎管内麻醉（如脊麻、硬膜外麻醉、骶管麻醉）和躯干外周神经阻滞[腹直肌鞘、腹部横断面（TAP）、肋下 TAP 和髂腹股沟神经与髂腹下神经的神经阻滞]。胸腰神经（T_6～L_1）的前支支配腹壁，阻断这些神经的各种分支可以提供麻醉和镇痛的效果。本书第 18 章中已对区域麻醉的风险和收益进行了详细的讨论。病人通过区域麻醉进行手术通常需要予以抗焦虑药，以耐受手术经历。

1. **下腹部手术**（如腹股沟疝修补术）可以采用区域麻醉技术，其感觉阻滞水平位于 T_4～T_6。
   a. 通常使用置管连续阻滞技术实施硬膜外麻醉。单次给药技术适用于小于 3h 的手术，但是很少用。
   b. 虽然可放置蛛网膜下腔导管，但是脊麻通常使用单次给药技术完成。阻滞的持续时间取决于所选的局部麻醉药和辅助药物（见第 17 章）。
   c. 外周神经阻滞（下文讨论）不仅能够为腹部手术提供足够的麻醉，还更常用做术后镇痛的辅助技术。
   d. 行疝修补术时，对髂腹股沟神经、髂腹下神经和生殖股神经的阻滞可达到令人满意的术区麻醉效果。麻醉医师很容易就可以完成这些神经阻滞，但是可能需要手术医师对精索结构进行补充麻醉。
2. 单纯应用区域麻醉，不能很好地耐受**上腹部手术**（脐上，T_{10}）。上腹部手术行脊麻或硬膜外麻醉，可能需要阻滞到 T_2～T_4感觉水平。高位胸段阻滞麻痹了肋间肌，从而影响呼吸的深度：尽管分钟通气量可以维持，但是病人常诉呼吸困难。腹腔内存在气体或者上腹部探查可引起 C_5 支配区域的隐痛（通常位于肩上），这种疼痛并不能由区域麻醉所预防，可能需要静脉注射镇痛剂予以补充。
3. **区域麻醉优点**
   a. 保持病人对症状（如胸痛）的沟通能力。
   b. 呼吸道反射得以维持。
   c. 深度的肌肉松弛及肠道收缩，便于手术显露。

d. 对交感神经的阻滞增加了流向肠道的血液量。

e. 置管连续阻滞技术为术后镇痛提供便捷途径。

f. 区域麻醉技术可减少阿片类药物的使用。

g. 有一些证据支持当硬膜外置管术用于术后镇痛时，长期术后肠梗阻的病人能够更早恢复肠道功能。

4. 区域麻醉缺点

a. 不慎注入静脉或药物快速吸收，造成局麻药中毒。

b. 实施阻滞及术中维持体位均需要病人的配合。

c. 术中出现麻醉失败必须改为全麻。

d. 对于有出血倾向或者穿刺部位局部感染的病人，区域麻醉为禁忌。

e. 交感神经阻滞可能导致静脉舒张和心动过缓，可造成明显的低血压。副交感神经活动增强引起肠道收缩，使肠吻合更加困难，可静脉注入 0.2～0.4mg 甘吡咯溴或者 1mg 胰高血糖素得以改善。

f. 上胸段神经阻滞可能影响呼吸功能。

g. 病人清醒通常需要频繁的沟通和安慰，对于复杂的病人这可能分散麻醉医师注意力。

C. 联合应用区域麻醉和全麻技术通常用于上腹部大手术，可能包括硬膜外或者神经阻滞+全麻。腹壁的外周神经阻滞可在清醒状态下完成，但是，在麻醉诱导后即刻或者术毕全麻苏醒前完成更为常见。神经阻滞能够提供显著的术中和术后镇痛，减少阿片类药物的使用。当出现脓毒症、严重的椎管狭窄、严重的外周神经疾病或者病人拒绝等椎管内阻滞技术的禁忌证时，神经阻滞是一个切实可行的选择。

常应用于腹壁的外周神经阻滞技术包括下述几种。

1. TAP 阻滞能够被应用于大部分下腹部手术，常替代硬膜外麻醉。区域针被放置在肋缘和髂嵴间的腋前线。局麻药在腹直肌和腹内斜肌间的平面扩散开。常置入导管进行 TAP 阻滞术后镇痛，有明显的阿片类药物节俭作用。

2. 腹直肌鞘阻滞适用于腹中线部位操作，特别是脐周手术。局麻药通过区域针沉积在腹直肌和腹直肌后鞘之间。

3. 肋下 TAP 阻滞类似于上述的 TAP 阻滞，但是穿刺针需更偏于外上侧肋缘下进入。此种改良 TAP 阻滞方法，更适于上神经纤维，特别是 T_8～T_{10} 神经阻滞。

Ⅲ. 麻醉的管理

A. 应用第 10 章中所述的标准监测手段。

B. 麻醉诱导

1. 麻醉诱导前应补充缺失的血容量（见下文讨论）。

2. 对于任何怀疑“饱胃”的病人均应该采用快速诱导或清醒插管。其适应证包括患有胃排空延迟性疾病、腹腔内压力增加或食管下段张力减小。例如，外伤、肠梗阻、食管裂孔疝、胃食管反流病、妊娠 3 个月以上、显著肥胖、腹水及糖尿病胃轻瘫和自主神经功能紊乱。

C. 麻醉维持

1. 可以通过临床判断和（或）有创监测指导补液。传统上，手术时间长、肠道暴露面积大且术前低血容量病人，所需补液量高达 10～15ml/（kg·h）。但是，新的证据指出更严格的限制性补液措施，可获得病人恢复更快，并发病更少的结果。

2. 用“protocol-based”策略指导补液能降低肠动力不足、心肺并发症和肠水肿，提升吻合口的愈合能力，减少住院时间。目前没有限制性补液的严格定义，也无共识方案。已发表的文献基于补液的量、围手术期体重的增加、血流动力学对补液容量的反应性等不同参数使用了不同的方案，重点是术中以更慎重的，更有计划的方式进行限制性补液可取得更好的结局。严重烧伤，严重低血压或者大量液体转移的病人不应该选择限制性补液。

a. 可以通过直接观察术野和吸引器，以及称量海绵纱布两种方式估计出血量。失血可能被掩盖（如被手术单遮挡，或者病人体内出血）。应当进行适当地实验室检查。

b. 进行腹部较大手术时，可能有 0.5～1ml /（kg·h）甚至更多的液体会不感丢失。

c. 在手术前彻夜 NPO 期，大多数病人的血容量接近正常，可能不再需要进行静脉补液来纠正液体丢失。临床判断会指导手术开始前复苏的需求。

d. 手术打开腹膜后腹水快速排除,腹内压突然降低,肠系膜血管血液集聚,右心回流迅速减少,导致血压急剧下降。术后腹水重新积聚,可造成显著的血管内液体丢失。

e. 鼻胃管和其他肠道引流应当计量,并适当地加以补充。

3. 应用晶体液、胶体液或血液制品补充体液丢失量。

a. 初始应给予等张盐溶液补充体液丢失。当用等张的晶体液补充体液丢失时,目标导向治疗和液体响应可能比传统的 3∶1 补充更好。越来越多的证据表示,大量的生理盐水的应用可能造成非阴离子间隙代谢性酸中毒。

b. 胶体溶液含有足够大的颗粒以产生胶体渗透压。其存留在血管内的时间长于晶体液。多项晶体液和胶体液用于复苏比较研究表明,胶体液并不能带来更大收益(甚至可能更差)。胶体液价格比晶体液昂贵,因此,常规使用胶体液是不合理的。对于严重烧伤、肝肾疾病或急性肺损伤病人,白蛋白可能优于晶体液。羟乙基淀粉溶液(如 Hextend 或 Hespan)为非血源性胶体,可用于扩容,但是因为它对肾功能、凝血和潜在的全因死亡率有不利作用,所以应用较少。

4. **肌肉松弛:** 除了最表浅腹壁内手术外,其他腹部手术都要求肌肉松弛;关腹时充分的肌松至关重要,因为肠管积气、水肿及移植的器官均可以增加腹部内容物的体积。

a. **调整肌松药剂量:** 以四个成串刺激仅能检测到一次颤搐为度,可为关腹提供满意的肌松,同时也利于肌松拮抗,便于拔管。

b. **强效吸入麻醉药:** 可阻滞神经-肌肉传导,与肌松药有协同作用。

c. **椎管内阻滞:** 用局部麻醉药阻滞可提供满意的腹部肌肉松弛效果。

d. **屈曲手术台:** 可减少腹部横切口和肋下切口的张力,有助于缝合。

5. **应用氧化亚氮**（N_2O）：可导致肠管积气，因为 N_2O 弥散进入肠腔速度快于氮气，积气程度取决于吸入 N_2O 的浓度、肠道的血流及使用 N_2O 时间。在正常情况下，初始肠腔气体量少，即使体积增加一倍或两倍也并不产生重大影响。研究表明，N_2O 可用于短时间（<3h）开腹和腹腔镜手术，临床上并没有造成明显的肠道扩张。对肠梗阻病人，N_2O 是相对禁忌，因为初始肠腔气体的体积可能很大。大部分最近的ENIGMA实验没有证明 N_2O 与任何显著的不良结局有关。
6. **鼻胃管**：常在围手术期放置。
   a. **术前放置**：适于胃内减压，特别是外伤和肠梗阻病人；许多病人在入手术室前已经放置了鼻胃管。虽然通过大口径鼻胃管进行负压吸引可减少胃内容物体积，但并不能使胃完全排空，同时由于鼻胃管撑开食管下括约肌，反而会增加误吸的风险。鼻胃管还影响面罩的密闭性。诱导前应吸引鼻胃管，诱导时鼻胃管应开放引流。置入鼻胃管病人，压迫环状软骨有助于防止被动反流。
   b. **术中放置**：腹部手术时，为引流胃内液体和空气需放置鼻胃管。经鼻或口放置胃管时不可过于用力，适当润滑和病人头屈曲有利于导管插入。可用手指进入口咽部协助胃管进入食管内，或者在喉镜直视下用麦氏插管钳放置。
   c. **并发症**：包括出血、咽后部黏膜下撕裂和置入气管内。颅底骨折病人，有胃管意外置入颅内的报道。固定鼻胃管时应小心，以免对鼻中隔或鼻孔过度压迫而导致缺血坏死。
   d. 如上所述，应该与外科医师讨论胃管的需要与否，因为在许多情况下不推荐选择性放置。
7. **术中常见问题**：腹部手术常见问题包括下述几项。
   a. **肺功能受损**：多由以下原因引起，为暴露手术视野腹部脏器受挤压（塞入软垫或硬质牵引器）；腹腔镜时气腹；头低脚高位。这些因素均使膈肌升高，降低功能残气量（FRC）和导致低氧血症。应用呼气末正压（PEEP）可对抗这些不良影响。

b. **控制体温**：开腹手术中热量损失是常见的。潜在的原因和治疗在第 19 章已有讨论。

c. **肠道操作和腹部充气引起的血流动力学变化**：如低血压、心动过速、面部潮红。

d. **粪便污染**：胃肠道穿孔溢出的粪便可导致感染和脓毒血症。

e. 肠管缺血的病人可以出现源于 SIRS 和脓毒血症的顽固性低血压。

f. 关腹时的血流动力学不稳定和通气困难可能是术后腹部隔室综合征的早期预警。

D. 加强术后恢复（ERAS）

ERAS 盛行于欧洲，越来越多的应用于美国，病人被优化以至于术后可更快地恢复和出院。基本的原理包括频繁地使用硬膜外和其他区域麻醉技术（无论是开腹还是腹腔镜下手术），多模式镇痛，目标导向液体治疗，减少 NPO 时间与术后早期进食和早期运动。从麻醉和手术的立场，大多数的推荐都在挑战传统方式的围手术期管理。

1. 应用 ERAS 方案，促进了肠功能的恢复，能更早进食，降低总体并发症的比例，降低了住院时间。再入院率和死亡率变化不大。
2. 许多腹部大手术的指南已经出版。
3. 对于择期结肠手术，ERAS 方案值得注意的亮点：

a. 普遍不用术前给药。

b. 机械性肠道准备（MBPs）没有明确的益处不应该常规使用，它甚至可能增加肠溢出的发生。

c. 含有显著碳水化合物成分的澄清流体应该在术前 2～3h 给予，固体通常是 6h。根据疾病的状态适当的调整。

d. 择期结肠手术不应该常规使用鼻胃管。

4. 在液体状态的客观测量的基础上，进行目标导向治疗的术中液体管理，已发表的文献中总是应用经食管多普勒。将增加每搏量规定为补液有效硬性指标，直到病人不再有容量反应性。动脉波形也将以相似硬性指标被应用于目标导向补液的监测。
5. 术后液体使用很少，总共的围手术期液体使用明显地减少。

6. 平衡溶液（如乳酸林格液）比会引起代谢性酸中毒的生理盐水更好。

Ⅳ. 特殊腹部手术麻醉考虑

A. 腹腔镜手术：由于设备及手术技术的进步，腹腔镜技术在外科的应用越来越广泛，包括阑尾切除术、胆囊切除术、疝气修补术、胃底折叠术、肾切除术、减肥手术、肝切除术和结肠切除术等。腹腔镜手术的优点包括切口小、术后疼痛减轻、术后肠梗阻减少、术后早期下床活动、住院时间短，以及可早日恢复正常活动。

1. **操作技术：**通过脐下小切口插入一套管至腹腔，注入二氧化碳形成气腹直至腹内压达到 12～15mmHg。应用病人体位调节暴露手术野：头高脚低位有利于显露上腹部结构；头低脚高位有助于显露下腹部结构。

2. **麻醉的考虑**

   a. 腹腔镜相关血流动力学变化受下列因素的影响：制造气腹后腹内压变化、CO_2 吸收量、病人血容量状态、体位及所使用的麻醉药。一般来说，健康病人对 12～15mmHg 腹腔内压力耐受良好。通常健康病人建立气腹时，其平均动脉压和全身血管阻力增加，心排血量不受影响。合并心脏疾病病人，可导致气腹相关性心排血量下降和低血压。CO_2 通过腹膜吸收可引起高碳酸血症，刺激交感神经系统，导致血压、心率和心排血量增加。

   b. **气腹建立会加重全麻引起的功能残气量（FRC）下降：**头低脚高位 FRC 可进一步降低，这是由于腹腔脏器对膈肌的压力增加所致，需用高 PEEP 治疗肺泡塌陷。

   c. 因为病人可能处于头高脚低位，需预测静脉回流的变化，并加以监测。此外还要关注病人手臂以免臂丛神经损伤。

   d. **体温控制：**向腹腔内充入冷的气体可能产生热量丢失。

   e. 随着腹腔压力增加，腹腔和胸腔/心包之间的胚胎源性通道可能被开放，导致纵隔气肿、心包积气和气胸。纵隔内气体向头侧扩散可导致面部和颈部皮下气肿。

f. 穿刺针或套管引起血管损伤可发生突然失血，需改为开腹手术以控制出血。

g. 静脉气体栓塞很罕见，但是，如诱导气腹针或套管误入血管或腹腔脏器内，或气体潴留于门脉循环，则可能发生气体栓塞。血液吸收 CO_2 能力强，并在肺部迅速消除，这增加了 CO_2 意外注入静脉内的安全界限；高压力下注入气体在腔静脉和右心房可能发生“气体锁定”，这将减少静脉回流和心排血量，导致循环衰竭。肺循环气体栓塞将导致无效腔量增加，通气血流比值失调和低氧血症。体循环气体栓塞（偶有累及脑及冠状动脉循环造成致死性后果）可发生于注入大量气体或卵圆孔未闭病人。治疗包括停止注入气体，吸入 100% 氧气以缓解低氧血症，以及将病人置于陡峭的头低-左侧卧位，以使气体从右心室流出道排出（见第 19 章），打开静脉通路和右心室正性肌力支持。

3. **麻醉处理：**腹腔镜手术通常需全麻。气腹和头低脚高倾斜体位可影响通气功能，需控制通气以避免高碳酸血症。插入导尿管和鼻胃管（通常在全麻诱导后）以改善手术视野，并降低插入针和套管时损伤膀胱和胃的风险。

B. 食管手术：治疗胃食管反流病可以通过经腹部入路（见下文）或经胸入路完成。

1. **Nissen 胃底折叠术：**是将胃底围绕食管下段折叠。这样就形成了一个箍圈，胃内压力使被包裹的食管收缩，将防止胃内容物进入食管。如果存在食管裂孔疝，也可同时修复。通常用腹腔镜技术完成此手术以缩短术后住院时间。

a. **麻醉注意事项：**该手术通常在全麻或全麻-硬膜外联合麻醉（开腹手术）下进行。接受手术病人通常已采用药物治疗，如质子泵抑制剂、H_2 受体拮抗药或促胃动力药。应当继续服药至手术当日。由于胃食管反流和潜在误吸的风险较高，应采用快速诱导或清醒插管。

b. **食管探条**：需置入一探条辅助胃底折叠术；以确保食管管腔足够大，减少术后吞咽困难。探条或鼻胃管通过时可能引起胃或食管穿孔。应在腹腔镜直视下将探条放入胃内。操作时，食管和胃的角度正确是避免损伤的重要方法。扩张器或鼻胃管应该在直视下缓慢通过。对食管狭窄病人更应注意。

C. 胃部手术：通常在全麻或者全麻-硬膜外联合麻醉下进行。这类病人发生误吸的可能性较大，因此必须采用快速诱导或清醒插管。

1. 胃切除术或胃部分切除术+胃十二指肠吻合术（比尔罗特Ⅰ式吻合）/胃空肠吻合术（比尔罗特Ⅱ式吻合）常用于治疗胃癌、淋巴瘤或难治性胃/十二指肠溃疡出血。极少情况下，用于佐林格-埃利森综合征的治疗。
2. **胃造口术**：可通过上腹部小切口或经皮内镜下进行。衰弱老年病人，局部麻醉加镇静通常足以完成，尽管有些病人仍需要全麻。

D. 肠道和腹膜手术：小肠切除术适应证包括感染、穿透伤、Crohn病、梗阻性粘连、梅克尔憩室、癌和梗阻（由肠扭转、肠套叠或血栓栓塞导致）。病人通常血容量不足，并应视作饱胃。

1. **阑尾切除术**：可经下腹部小切口或腹腔镜下进行。发热、厌食和呕吐可能导致低血容量，诱导前应当静脉补液。应选择快速诱导或清醒气管插管下全麻。TAP阻滞应该可以考虑用作此手术的一个辅助技术。
2. **结肠切除术或半结肠切除术**：用于治疗结肠癌、憩室病、Crohn病、溃疡性结肠炎、外伤、缺血性结肠炎和脓肿。因为粪便污染，未行肠道准备的急诊结肠切除术发生腹膜炎的风险较高。一些急诊手术仅做结肠造口术，待肠道准备后再行择期结肠切除术。必须评估病人是否有低血容量、贫血或脓毒症。所有急诊结肠切除术和结肠造口术病人均应按有误吸风险处理。全麻-区域阻滞联合麻醉效果较好。
3. **肛周脓肿引流、痔切除术和毛囊肿切除术**：是相对无创而简单的手术。毛囊肿切除术病人取俯卧位，脓肿引流和痔切除术可选择俯卧位或截石位进行。如采用全麻，通常需深度麻醉或者应用肌松药以获括约肌充分松弛。重比重脊麻用于截石位手术，而轻比重技术用于屈曲卧位或膝胸卧位。骶管阻滞则能用于任何体位手术。

4. **腹股沟疝、股疝或腹壁疝修补术**：可在局部麻醉、区域麻醉（脊麻、硬膜外麻醉、骶管麻醉或神经阻滞）或全麻下进行。最强刺激和明显的迷走神经反应是发生在牵拉精索或腹膜。与外科医师的沟通很重要，因必要时可请他们减少牵拉。如果选择全麻，可应用喉罩技术或深度镇静下拔管，以减少苏醒期咳嗽，否则可增加修复创口张力。

E. 肝脏手术

1. **肝部分切除术**：适用于肝癌、肝癌单叶转移灶、动静脉畸形或棘球绦虫囊肿治疗。应预见到大量出血的可能，采用标准监测手段，辅以动脉和中心静脉置管，并建立大口径静脉通路。可在肝蒂水平暂时阻断肝门静脉和动脉（Pringle 法），以减少分离肝实质时出血。术中低 CVP 已经被证实能降低血液丢失和提高生存率。CVP 普遍保持在 2～5mmHg 的范围内。CVP 基本上代表了切除术时造成出血的背压。0.5ml/(kg·h)的尿量和可接受的血压（根据具体的病人而定）作为目标导向进行限制性补液。如果限制性补液不够充分，硝酸盐和阿片类药物也可以使用。正常肝脏储备能力很强大，只有肝脏广泛切除，才能引起明显的药物代谢障碍。肝脏疾病对麻醉的影响在第 5 章中已有讨论。凝血功能正常病人可放置硬膜外导管或者椎旁导管。

2. 对于门静脉高压的病人，因为经颈静脉肝内门体分流（TIPS）有更好的结局，所以它取代了门腔静脉分流或脾肾分流术。TIPS 需要进入颈内静脉（大多是右侧）。经过对比和压力测量进行验证位置后，可建立门静脉和肝静脉的分流。TIPS 可在监护麻醉（MAC）或者全麻（GA）下进行。虽然 TIPS 的麻醉很简单，但是需要警惕它易存在潜在出血。

F. 胆道手术

1. **胆囊切除术**：是一种常见的手术，可通过开腹或腹腔镜技术完成。这两种手术均适用于全麻。腹腔镜胆囊切除术时，病人呈头高脚低位，用电烧或激光将胆囊从肝床剥离，需用肌松药提供腹壁充分松弛。由于视野的限制及腹腔镜高倍放大率，通常难以评估出血量；可能会发生胆囊动脉或肝动脉大出血。
2. **胆道引流术**：包括因为大量胆总管结石而行经十二指肠括约肌成形术；因胰腺癌远端胆总管梗阻而行胆囊空肠吻合术；因慢性胰腺炎、胆石症、良性病变所致远端胆管狭窄而行的胆总管空肠吻合术。内镜和经肝穿刺技术日趋普遍，但偶尔仍需开放手术引流。失血常很少，但体液丢失可能会很多。

G. 胰腺手术

1. 虽然急性胰腺炎初始多采用支持治疗，但胰腺炎并发症可能需要手术干预治疗。手术治疗适应证包括感染性胰腺坏死、血液制品复苏无效的出血性胰腺炎和纠正凝血功能障碍。胰腺假性囊肿可能需要引流：将囊肿与空肠的 Roux-en-Y 袢、胃后壁或十二指肠进行吻合。手术能引起明显的出血和第三间隙体液丢失。在急性重症胰腺炎中，炎症介质的活化可引起脓毒症和多器官功能障碍，需要液体复苏、机械通气和血管活性药物的支持。
2. 胰空肠-胃空肠吻合术和胆总管空肠吻合术（Whipple手术）用于胰腺癌、恶性囊腺瘤或局限于胰头部难治性胰腺炎切除。这种手术有出血和体液丢失高风险。在无禁忌的情况下，硬膜外导管和术中的腹腔神经丛阻滞常有助于控制术后疼痛。

H. 脾的钝性或穿透伤可行急诊**脾切除术**，特发性血小板减少性紫癜或霍奇金病可行择期脾切除术。要求全麻和肌肉松弛。因失血量多需粗口径静脉通路输血。适于全麻联合硬膜外麻醉，需要注意的是，由于交感神经受阻滞，可能会加重出血引起的低血压。有时需经胸入路加强对巨脾脾门血管的控制。脾切除病人应在术后接受多价肺炎球菌疫苗注射。

I. 术中放射治疗用于开腹行胰腺癌或结肠腺癌一期切除

或肿瘤减瘤术。专门设计建造的手术室以方便术中放射治疗（放疗）。但是，如果必须转运到单独的放疗间，病人是在未关闭伤口麻醉状态下转运的。通过辐射区外遥控电视监控病人，血流动力学和通气状况必须稳定。当放疗设备的无菌圆锥体置于腹部切口位置时，可能压迫主动脉或下腔静脉（IVC）。纯氧通气可最大限度地提高肿瘤对放疗的敏感性。治疗通常需 5～20min，如果血流动力学或通气不稳定可以中止。可在放疗间或转回手术室完成伤口缝合。

J. **减肥手术**：美国 60%以上人群为肥胖，肥胖是一个重大的健康问题。体重指数（BMI）与体内脂肪相对数量有关。其计算方法如下：

$$BMI=体重（kg）/身高（m^2）$$

病人 BMI＞25kg/m^2 为超重，BMI＞30kg/m^2 为肥胖，BMI＞35～40kg/m^2 为病态肥胖。

1. 麻醉前注意事项

a. 肥胖病人的循环血容量和心排血量增大，以满足氧消耗增加需求。即使是年轻无症状的病人也能出现左心室功能下降，下降程度与肥胖程度相关。高血压也与肥胖显著相关。

b. 肥胖者有高胆固醇血症高风险，也是动脉粥样硬化及冠状动脉疾病的危险因素。有多个心脏风险因素的病人需心内科医师会诊，以优化围手术期的药物治疗，并决定是否需要进一步心脏评估。

c. 由于胸壁顺应性降低，肥胖病人呼吸系统顺应性下降；肺血流量增加也使肺顺应性略有下降；因此 FRC 减少。仰卧位时，FRC 可能降至闭合气量，导致通气血流比值失调和低氧血症。肥胖病人代谢率较高，氧消耗和 CO_2 产生较多，因此需增加分钟通气量，以维持正常血碳酸水平。

d. 咽黏膜下脂肪增加容易造成睡眠时下咽部塌陷，导致阻塞性睡眠呼吸暂停。长期低氧血症，如红细胞增多症，可能导致肺动脉高压和右心衰竭。对于重度睡眠呼吸暂停病人，术后早期加强监测可能有益处。

e. 胃排空时间延长、腹内压升高、腹内容增加，发生症状性胃食管反流风险增大。

f. 2 型糖尿病伴高血糖、高胰岛素血症和胰岛素抵抗在肥胖病人中较常见。由于脂肪组织的灌注不同，需静脉注射胰岛素来控制血糖。血糖和胰岛素处理指南见第 6 章。

g. 由于颈粗和面部肥大，肥胖病人气道管理一直是一个挑战。一项研究表明，尽管颈围增加和 Mallampati 评分≥3 分伴有困难气管插管问题，但是肥胖或 BMI 本身并不是困难气管插管的预测因素。颈围增加多少适于清醒纤维支气管镜气管插管尚不明确。然而，对于肥胖病人，要求认真评估颈部和下颌的活动性、检查喉部和牙齿状态。如果预计气管插管困难，应考虑清醒气管插管，并与病人商量。

h. 将病人上半身处于适宜的位置，使外耳道和胸骨切迹成一条直线，为直接喉镜提供更佳视野。这通常通过在胸部下方制造毯子的“斜面”来实现，有助于使胸部与气管对准。除此之外，病态肥胖的病人应当使用头高脚低位来增加 FRC 和利用重力从颈部/气道移走软组织。

i. 许多肥胖病人有严重的心理问题，如抑郁症、自卑感。

2. 胃减容术是目前最有效的治疗病态肥胖的方法。BMI≥40kg/m^2 或 BMI≥35kg/m^2 且伴有肥胖相关合并症病人有手术指征。手术能至少减少 50%体重、增加体力活动，降低高血压、糖尿病、睡眠呼吸暂停的风险。目前，有两种基本的胃减容术。

a. 胃垂直束带造型术：是产生一个小的胃袋，从而限制摄取的食物量。减轻体重的长期效果可能因不良饮食习惯（高能量流食）或者吻合钉脱落而受到限制。胃成形术特别是腹腔镜下的套筒胃成形术由于比正规的旁路程序有更少的并发症而变得越来越流行。

b. Roux-en-Y 胃旁路术：制造一个小胃袋，并将其与近端空肠吻合。通过限制进食量和旁路小肠减少热量吸收导致体重下降。术后病人可能发生倾倒综合征，即摄入高能量黏稠食物后导致恶心、腹部绞痛和腹泻。Roux-en-Y 胃旁路手术可在腹腔镜下进行。

3. **麻醉处理**

a. 标准手术台通常不适于肥胖病人的体型和重量，应用肥胖病人专门设计的手术台。即使短小手术也需特殊体位垫和皮肤保护。

b. 对基本健康置导尿管病人可以接受标准无创监测。大小合适的血压袖套至关重要。前臂放置常规大小的袖套比上臂放置超大袖套更有效。只有需严格血压控制或频繁采血样时才有必要进行动脉血压监测。静脉通路的建立可能是一个挑战。

c. 肥胖病人的血容量临床评估比较困难。尽管他们总循环血量较大，但其每公斤体重血容量较正常体型病人少。手术操作困难可使血液和体液损失增加。虽然血流动力学和尿量指导下补液对健康人是安全的，但对某些病人可能需要有创性监测以指导液体管理。

d. 由于解剖标志定位困难，区域麻醉技术可能具有一定的困难。然而，全麻联合硬膜外麻醉有优势。坐位时脊柱中线比侧卧更明显，有利于硬膜外置管。长的硬膜外针（5in）是必要的。Tegaderm 应在病人返回直立位置后应用，以防止无意中拔出导管。因为脂肪浸润和硬膜外静脉系统血流量增多，肥胖病人硬膜外腔容积缩小，因此局麻药用量需减少。

e. 在无呼吸过程中，代谢需求增加和 FRC 降低会导致急剧的、甚至难治性的氧饱和度降低。建议预吸氧 3～5min；但所建立的氧储备仍然很小。由于气体交换量有限，面罩通气可能比较困难。使用口咽通气道或双人面罩通气技术可能会有所帮助。

f. 全麻期间，肥胖病人肺容积减少较正常人群更为显著，更容易导致肺不张、气道关闭和低氧血症，需用高 PEEP 来抵消。

g. 肥胖病人的药物剂量很难估计。肥胖病人增加了总体体重包括脂肪体重和瘦体重（LBW）。然而，瘦体重与总体体重的比由于总体体重的增加而降低。由于基础生理改变（心排血量增加）和药代动力学参数变化（如分布容积、肝肾清除率），肥胖病人的药物剂量很难估计。总体来说，脂溶性药物具有增加的分布容积，但存在显著的例外。增加的分布容积可以导致半衰期的增加。

（1）总体来说，对于肥胖病人，LBW 与心排血量高度相关，决定了早期分布动力学和药物清除率。大多数的麻醉药应该根据 LBW 决定剂量。

（2）LBW 由个体的身高和体重决定，对于肥胖病人，改良的 LBW2005 等式是最佳的计算方式：LBW（男）=[$9\times10^3\times$体重/7×10^3+（$216\times$BMI）]；LBW（女）= [$9\times10^3\times$体重/9×10^3+（$244\times$BMI）]。

（3）丙泊酚的负荷剂量根据 LBW 计算，维持剂量根据 TBW 计算。

（4）阿片类药物的剂量，如瑞芬太尼，应根据 LBW 计算。

（5）拟胆碱酯酶活性和细胞外液的增加，应根据 TBW 计算琥珀胆碱的剂量。

（6）非去极化肌松药应该根据 IBW 计算剂量。

h. 应在病人清醒，有足够的咳嗽反射，并确认肌松充分逆转时，在手术室进行气管拔管。因仰卧位使 FRC 下降，肥胖病人应尽早处于坐位。睡眠呼吸暂停病人，需尽早实施连续气道正压面罩通气治疗，胃胀气不是大问题。

i. 严重冠状动脉疾病、糖尿病控制不佳、严重睡眠呼吸暂停病人应考虑术后重症监护。研究表明，男性、年龄较大（＞50 岁）、重体重（BMI＞60kg/m^2）、出现并发症需再次手术病人需要重症监护。

K. 原位肝移植：是终末期肝病根治方法。常见的病因包括非酒精性脂肪肝病、酒精性肝硬化、肝细胞癌、硬化性胆管炎、Wilson 病、α_1 抗胰蛋白酶缺乏症、原发性胆汁性肝硬化、病毒性肝炎。

1. 肝病病人的麻醉前注意事项见第 5 章。
2. 肝移植手术分为 3 个不同阶段。
   a. **受体肝切除：** 包括切除胆囊、肝静脉，有时切除部分下腔静脉。
   b. **无肝期：** 由于下腔静脉被阻断静脉回流明显减少。静脉-静脉旁路（典型为左股静脉和门静脉-左腋下静脉）能改善静脉回流。
   c. **无肝后期：** 由供肝释出的高钾、低温、酸性溶液再灌注进入中心循环。血管吻合完成后病人状况趋于稳定。胆道吻合完成后，进行供体胆囊切除，胆总管空肠吻合和胆总管置引流管后，手术完成。
3. **麻醉注意事项**
   a. **出血：** 存在基础凝血障碍能发生大量失血（血容量的几倍）；受体肝切除是出血最多的阶段。在无肝期和灌注后期，组织纤溶酶原激活物的释放导致纤溶，可加剧已经存在的凝血功能障碍。氨基己酸（amicar）（或）抑肽酶可降低血制品的需要量。
   b. **低体温：** 在诱导前即开始积极采取加温措施可以避免。
   c. **代谢紊乱很常见。**
      （1）血容量不足和低灌注继发少尿可导致肾功能衰竭和高血钾。
      （2）大容量输注枸橼酸抗凝血制品可能导致低钙血症和高钾血症。
      （3）理论上，无肝期有低血糖的风险，尽管因输注含葡萄糖溶液导致高血糖更为多见。该期通常以进行性的代谢性酸中毒为特点。
   d. 由于肺内分流、因术中牵拉胸壁活动受限、头低脚高体位可导致低氧。需提高吸入氧浓度（FiO_2）和应用 PEEP 达到充足的氧合。
   e. 应预料到低血容量或心脏功能障碍导致的低血压。血管收缩药和正性变力药应该用至潜在因素纠正后。
4. **麻醉处理**
   a. 标准监测加动脉内血压监测和导尿管是必不可少

的。许多病人需放置肺动脉导管。经食道心脏超声用来监测心脏功能和容量状态及当怀疑静脉空气栓塞时监测右心，一定小心放置TEE探头，因为此类病人多存在食管静脉曲张。

b. 建议用快诱导麻醉，因为这些病人由于饱胃、腹水或反应迟钝等有反流的风险。

c. 麻醉的维持用中至高剂量阿片类药物和一种挥发性麻醉药平衡麻醉技术来完成。应避免应用N_2O，因为静脉-静脉旁路过程中有空气栓塞潜在风险，同时也减少肠管扩张。建立大口径外周或中心静脉通路也是必要的。在最大的管路上，安装能在38℃提供1.0～1.5L/min的快速输血系统。

d. 术中实验室检查包括动脉血气、血糖、电解质、血细胞比容、血小板、凝血功能，用以指导治疗。在无肝期和再灌注期由于液体转移和酸碱改变的快速发生要频繁进行实验室检查。

e. 输血治疗包括收集术野的自体血回输和库存血。根据实验室检查和临床评估决定红细胞、新鲜冰冻血浆或其他血液制品的需求量。冷沉淀物和氨基己酸是有效的治疗辅助用药。

f. 寒冷、高钾血症、供体器官的酸性产物流出、肠道和下肢低灌注可导致恶性心律失常或心脏停搏。应该在再灌注前纠正代谢紊乱。可能需要高容量灌注来纠正血流动力学紊乱。

g. 手术后供肝恢复功能，凝血状况改善，液体需要量减少。病人需增加阿片类药物镇痛和镇静。

L. 肾移植（见第28章）

M. 异位胰腺移植：通常是与异位肾移植同时进行。尽管受体可能接受一侧肾切除，但其胰腺保留完好。麻醉中注意的问题与肾移植和糖尿病的处理有关。手术通过一段十二指肠将供体部分胰腺与受体膀胱吻合，使胰腺外分泌物能排入膀胱。应频繁地测血糖，因为胰腺灌注后血糖会迅速下降至正常。因为没有胃蛋白酶，所以胰蛋白酶原和糜蛋白原不能被激活。革兰氏阴性菌尿路感染可以激活这些酶从而导致膀胱损伤，需要立即切除移植的胰腺。胰腺分泌的碳酸氢盐会从尿液中丢失。

N. 脑死亡后移植器官的恢复

1. 适宜供体器官的供应和终末期疾病的器官需求之间存在巨大差距。为了增加供体来源，不再使用严格的排除标准（年龄和伴随疾病）。此外，一些中心对可能的供体采用积极的治疗护理方案，以防止伴随脑死亡而发生的内环境紊乱。另一种是选择不符合脑死亡标准心脏死亡供体，但预后极差以致家人可能考虑放弃生命支持。器官获取组织的移植协调员必须筛选所有的潜在供体。
2. 依据供体年龄、器官损伤程度、疾病或大体异常等因素可确认不适宜移植器官。
3. 脑死亡捐赠者，如果传统复苏方法无效，即表现为心排血量低、器官灌注不足或乳酸性酸中毒恶化时，使用激素治疗，如甲泼尼龙、精氨酸加压素和甲状腺素，可以增加植入器官成活率，并减少移植物功能异常的发生。
4. **麻醉管理：**应关注最优化器官灌注和氧合。挥发性麻醉药可能有助于阻断脊髓神经反射，减少肾上腺素瀑布式释放，并为重要器官提供某种程度的缺血预处理，但是其临床意义尚有待于进一步证实。阿片类药物能降低对刺激的反应。
   a. **器官的切除通常按以下顺序：**心脏（30min）、肺（1～1.5h）、肝脏（1～1.5h）、胰腺（1～1.5h），肾（30min～1h）。
   b. 一旦确定动员所有器官捐赠，注入肝素（成人捐赠者 2 万～3 万 U 静脉注射），并夹闭主动脉。远端主动脉和下腔静脉进行插管，对摘取器官进行原位灌注，局部降温和通过下腔静脉放血。
   c. 主动脉夹闭后停止通气支持，麻醉医师停止各种监测和支持治疗。在心脏和肺部操作时除外。
   d. 无心跳器官捐赠，也称心脏死亡后捐赠。指未宣布脑死亡，但因病人情况“无希望”而家属选择放弃生命支持的病人。器官切除术准备完毕后停止生命支持（机械通气和血管加压药）。心脏停搏后 5min，由一名非移植小组医生宣布病人死亡。然后通过主动脉插管注入保护液，使机体迅速冷却，医生开腹并快速取出器官。该技术的缺点在于获取器官前热缺血时间显著延长。此外，关于供体死亡前采取适宜干预措施（如肝素治疗）以提高移植器官成功率，尚存在一些伦理争论。通常情况下，没有麻醉医师参与器官摘取手术过程。但是，如果肺被捐赠，可能会要求麻醉医师减少插管和呼吸机辅助通气。

5. **特殊问题处理**

   a. **低氧血症**：原因为肺不张、肺水肿、误吸或肺炎。需调整 FiO_2 和分钟通气量，以保持氧分压≤100mmHg、$PaCO_2$ 35～45mmHg、pH 7.35～7.45。动脉血气应每 30～60min 检测一次。应避免高水平 PEEP 以维持心排血量和避免气压伤。对于可能的肺捐赠者，应避免高 FiO_2 以减少氧中毒。

   b. **体温改变**：常见。应当预见低温，并及早采取积极措施以减少热量的损失。

   c. **高血压**：伴随脑死亡常出现暂时性血压升高，其升高有时是急剧的。此外，手术刺激可能导致反射性高血压反应。考虑到器官摘取时发生低血压常更加难以控制，所以用短效降压药物，如硝普钠或艾司洛尔。

   d. **低血压**：是常见的。由低血容量和血管舒缩神经调节紊乱共同作用所致。需用中心静脉或肺动脉导管适宜调节充盈压。低血容量可以通过晶体、胶体、必要时血液制品来处理。血细胞比容应维持大于 30%。血管内容量恢复后，需应用血管收缩药，如多巴胺、肾上腺素或去甲肾上腺素。

   e. **心律失常**：发生频繁，特别是在电解质平衡紊乱、低体温、颅内压增高、低氧血症和酸中毒、脑干心血管中枢调节紊乱时。此时应采用标准治疗。心动过缓对阿托品有抵抗，需要起搏治疗。

   f. **多尿**：可能继发于容量超负荷、渗透性利尿或下丘脑-垂体轴紊乱导致的尿崩症。与手术医师协商后，可静脉输注抗利尿激素或去氨加压素治疗严重的尿崩症（见第 6 章）。一旦使用这些药物，为谨慎起见，应在主动脉夹闭 1h 前停药，以尽量减少保护液的输入引起药物分布不均，而造成缺血性损伤的风险。

g. **少尿：**其治疗是确保足够的血管内容量。低血压首选多巴胺治疗。摘取肾脏时首选快速利尿药。如果补液和血管收缩药物不能恢复正常的尿量，可使用甘露醇和（或）呋塞米。

（唐 冰 译 王俊科 审校）

推荐阅读文献

Ahmad S, Nagle A, McCarthy RJ, et al. Postoperative hypoxemia in morbidly obese patients with and without obstructive sleep apnea undergoing laparoscopic bariatric surgery. *Anesth Analg* 2008;107(1):138–143.

Akca O, Lenhardt R, Fleischmann E, et al. Nitrous oxide increases the incidence of bowel distention in patients undergoing elective colon resection. *Acta Aanesthesiol Scand* 2004;48:894–898.

Ballantyne JC, Carr DB, deFerranti S, et al. The comparative effects of postoperative analgesic therapies on pulmonary outcome: cumulative meta-analyses of randomized, controlled trials. *Anesth Analg* 1998;86:598–612.

Boldt J, Haisch G, Suttner S, et al. Effects of a new modified, balanced hydroxyethyl starch preparation (Hextend) on measures of coagulation. *Br J Anaesth* 2002;89:722–728.

Brodsky JB, Lemmens HJ, Brock-Utne JG, et al. Morbid obesity and tracheal intubation. *Anesth Analg* 2002;94(3):732–736.

Brodsky JB, Lemmens HJ, Collins JS, et al. Nitrous oxide and laparoscopic bariatric surgery. *Obes Surg* 2005;15:494–496.

Carton EG, Plevak DJ, Kranner PW, et al. Perioperative care of the liver transplant patient. Part 2. *Anesth Analg* 1994;78:382–399.

Carton EG, Rettke SR, Plevak DJ, et al. Perioperative care of the liver transplant patient. Part 1. *Anesth Analg* 1994;78:120–133.

Chappell D, Jacob M, Hofmann-Kiefer K, et al. A rational approach to perioperative fluid management. *Anesthesiology* 2008;109(4):723–740.

Choi PT, Yip G, Quinonez LG, et al. Crystalloids vs. colloids in fluid resuscitation: a systematic review. *Crit Care Med* 1999;27:200–210.

Corcoran T, Rhodes J, Clarke S, et al. Perioperative fluid management strategies in major surgery: a stratified meta-analysis. *Anesth Analg* 2012;114(3):640–651.

Doherty M, Buggy DJ. Intraoperative fluids: how much is too much? *Br J Anaesth* 2012; 109(1):69–79.

Ebert TJ, Shankar H, Haake RM. Perioperative considerations for patients with morbid obesity. *Anesthesiol Clin* 2006;24(3):621–636.

Gridelli B, Remuzzi G. Strategies for making more organs available for transplantation. *N Engl J Med* 2000;343:404–410.

Gustafsson UO, Scott MJ, Schwenk W, et al.; Enhanced Recovery After Surgery Society. Guidelines for perioperative care in elective colonic surgery: Enhanced Recovery After Surgery (ERAS(*)) Society recommendations. *World J Surg* 2013;37(2):259–284.

Hartog CS, Bauer M, Reinhart K. The efficacy and safety of colloid resuscitation in the critically ill. *Anesth Analg* 2011;112:156–164

Hebbard PD, Barrington MJ, Vasey C. Ultrasound-guided continuous oblique subcostal transversus abdominis plane blockade: description of anatomy and clinical technique. *Reg Anesth Pain Med* 2010;35(5):436–441.

Hovaguimian F, Lysakowski C, Elia N, et al. Effect of intraoperative high inspired oxygen fraction on surgical site infection, postoperative nausea and vomiting, and pulmonary function: systematic review and meta-analysis of randomized controlled trials. *Anesthesiology* 2013;119(2):303–316.

Huntington JT, Royall NA, Schmidt CR. Minimizing blood loss during hepatectomy: a literature review. *J Surg Oncol* 2014;109:81–88.

Ingrande J, Lemmens HJ. Dose adjustment of the anaesthetics in the morbidly obese. *Br J Anaesth* 2010;105(Suppl 1):i16–i23.

Jaffe RA, Samuels SI. *Anesthesiologist's manual of surgical procedures*. 2nd ed. Philadelphia: Lippincott Williams & Wilkins; 1999.

Lobo SM, Ronchi LS, Oliveira NE, et al. Restrictive strategy of intraoperative fluid maintenance during optimization of oxygen delivery decreases major complications after high-risk surgery. *Crit Care* 2011;15(5):R226.

Lowham AS, Filipi CJ, Hinder RA, et al. Mechanisms and avoidance of esophageal perforation by anesthesia personnel during laparoscopic foregut surgery. *Surg Endosc* 1996;10:979–982.

McKeown DW, Bonser RS, Kellum JA. Management of the heart beating brain-dead organ donor. *Br J Anaesth* 2012;108(Suppl 1):i96-i107.

Molenaar IQ, Warnaar N, Groen H, et al. Efficacy and safety of antifibrinolytic drugs in liver transplantation: a systematic review and meta-analysis. *Am J Transplant* 2007;7:185–194.

Myles PS, Leslie K, Chan MT, et al.; the ANZCA Trials Group for the ENIGMA-II investigators. The safety of addition of nitrous oxide to general anesthesia in at-risk patients having major non-cardiac surgery (ENIGMA II): a randomised, single blind trial. *Lancet* 2014;384(9952):1446–1454.

Neligan PJ, Porter S, Max B, et al. Obstructive sleep apnea is not a risk factor for difficult intubation in morbidly obese patients. *Anesth Analg* 2009;109(4):1182–1186.

Ogunnaike BO, Jones SB, Jones DB, et al. Anesthetic considerations for bariatric surgery. *Anesth Analg* 2002;95(6):1793–1805.

Patel T. Surgery in the patient with liver disease. *Mayo Clin Proc* 1999;74:593–599.

Pelosi P, Ravagnan I, Giurati G, et al. Positive end-expiratory pressure improves respiratory function in obese but not in normal subjects during anesthesia and paralysis. *Anesthesiology* 1999;91:1221–1231.

Qadan M, Akca O, Mahid SS, et al. Perioperative supplemental oxygen therapy and surgical site infection: a meta-analysis of randomized controlled trials. *Arch Surg* 2009;144:359–366

Robertson KM, Cook DR. Perioperative management of the multiorgan donor. *Anesth Analg* 1990;70:546–556.

Shenkman Z, Shir Y, Brodsky JB. Perioperative management of the obese patient. *Br J Anaesth* 1993;70:349–359.

Sinha AC. Some anesthetic aspects of morbid obesity. *Curr Opin Anaesthesiol* 2009; 22(3):442–446.

Spanjersberg WR, Reurings J, Keus F, et al. Fast track surgery versus conventional recovery strategies for colorectal surgery. *Cochrane Database Syst Rev* 2011;(2):CD007635

Strunden MS, Heckel K, Goetz AE, et al. Perioperative fluid and volume management: physiological basis, tools and strategies. *Ann Intensive Care* 2011;1(1):2.

Tympa A, Theodoraki K, Tsaroucha A, et al. Anesthetic considerations in hepatectomies under hepatic vascular control. *HPB Surg* 2012;2012:720–754.

White PF. The changing role of non-opioid analgesic techniques in the management of postoperative pain. *Anesth Analg* 2005;101(5 Suppl):S5–S22.

Zhuang CL, Ye XZ, Zhang XD, et al. Enhanced recovery after surgery programs versus traditional care for colorectal surgery: a meta-analysis of randomized controlled trials. *Dis Colon Rectum* 2013;56(5):667–678.

第22章 胸科手术麻醉

Hunter CBG, Alfille PH

Ⅰ. 术前评估

A. 胸科手术病人: 应进行常规的术前评估，具体内容详见第1章。

1. 任何行择期胸科手术的病人，术前均应仔细检查是否存在潜在的支气管炎或肺炎，并给予适当的治疗。
   a. **诊断性检查:** 患者如支气管镜检和肺组织活检，适用于感染迁延不愈的病人。
   b. **梗阻病变远端的感染:** 只有通过手术才能消除。
2. **气管狭窄病人:** 病史中应注重体位性呼吸困难的症状和体征、静止状态与活动时气道塌陷情况及低氧血症的表现。通过病史也可提示病变可能的位置。

B. 动脉血气（ABG）: 有助于明确潜在肺部疾病的严重程度，但不必作为常规检查。

C. 肺功能测定: 有助于评估肺切除的肺部风险。第一秒用力呼气量（FEV_1）和肺一氧化碳弥散量（DLCO）是手术预后最重要的预测因子。如果结果处于临界值，需要立即做进一步的检查，包括术后 FEV_1 预测值、肺通气/血流（V/Q）扫描和最大摄氧量（Vo_{2max}）运动功能测试，以便明确肺切除的风险。

D. 心功能: 如果无法确定心脏疾病和肺部疾病在病人功能损害中所占的比例时，应评估病人的心功能。超声心动图可以用来评估右心室功能。尽管肺动脉高压的明确诊断需要右心导管，超声心动图对右心室收缩压的评估可以用作肺动脉高压的筛查。

E. 胸部X线、计算机断层扫描（CT）及磁共振成像（MRI）: 有助于判定气管支气管、肺部和纵隔病变的表现和范围。影像学检查也可以显示在疾病进展中胸部其他结构受累的性质和程度。

F. CT三维重建: 用于评估狭窄气道的口径，以及预测适合病人的气管内导管的号码和长度。严重的气道狭窄会改变麻醉医师施行麻醉诱导和气管插管的方案。

Ⅱ. 术前准备

A. 术前镇静：对于存在气管或肺部疾病的病人，术前镇静应谨慎。

1. 深度镇静：会削弱病人的术后深呼吸、咳嗽及气道保护。当呼吸驱动受抑制时，肺功能差的病人更容易发生低氧血症。对这些病人实施镇静时，应密切监测氧合情况并给予供氧。

2. 存在气道阻塞的情况：镇静的应用需仔细权衡。维持自主呼吸是至关重要的。过度的镇静会显著抑制通气，但焦虑会使病人呼吸做功增加。在这种情况下，气体湍流的增加会加剧气道的阻塞，进而加重病人的焦虑状态。此时最好的做法是选用苯二氮䓬类药物、对病人进行话语安慰、严密地监测和快速地实施镇静。对于气道狭窄的病人，氦氧混合气体（含有79%的氦气和21%的氧气）降低了呼吸气体的密度，从而能减少呼吸道阻力。

B. 格隆溴铵：静脉注射0.2mg，可用于减少口腔分泌物。

Ⅲ. 监测

A. 标准监测：详见第10章。

B. 有创动脉压监测：应依据病人情况、外科操作性质，以及是否预计有血流动力学的快速变化、需要频繁采集动脉血气等情况做出决定。

1. 胸部手术外科暴露过程中可能需要压迫心脏和大血管，持续血压监测有利于对血流动力学不稳定做出迅速判断。

2. 肺部周边手术，如胸腔镜下边缘肺组织切除术，很少压迫心脏和大血管，采用间断血压监测即可。

3. 动脉血气测定对气管手术有所帮助，尤其在术后阶段更是如此。

4. 侧卧位时受压侧手臂的血流可能会受到影响，应采用动脉置管或脉搏血氧饱和度仪来监测受压手臂的搏动性血流。

5. 纵隔手术（如气管重建术或纵隔镜检查术）可能压迫头臂干，阻断右侧颈动脉和肱动脉的血流。应采用脉搏血氧饱和度仪或无创血压计套囊来监测右侧手臂的血液灌注情况，及时反馈给外科医师以解除头臂干压迫。当外科医师无法解除头臂干压迫时，体循环动脉压监测依赖于左侧手臂动脉压的测量。

C. **进一步的有创监测**：根据病人的情况，决定是否行进一步的有创监测。如果放置肺动脉导管，则应注意如下事项。

1. 一般在手术侧的颈部置入导管。如果导管干扰手术切除，则先将导管退至肺动脉主干，待手术侧动脉阻断后再重新置入。
2. 肺动脉压力的测定以大气压为零点，受侧卧位和开胸的影响。可监测中心静脉压、肺动脉压和肺动脉楔压的动态变化。心排血量和每搏输出量的测定仍是准确的。

Ⅳ. 内镜检查

内镜检查包括直接或间接的咽、喉、食管、气管和支气管检查。内镜可用于取活组织标本、明确上呼吸道解剖状况、取出梗阻异物、评估咯血情况、置入支架及导丝、放置放射性导管、实施光动力学治疗和进行激光手术。

A. **纤维支气管镜检查**：能进行从喉部到肺段支气管的直视检查。

1. 支气管镜的操作管腔可用来吸引、给药和通过导丝器械。
2. 只能通过纤维支气管镜周围的空隙进行通气。支气管镜的直径范围从 5mm（标准成人型号）到 2mm（新生儿支气管镜，无操作管腔）。用于治疗更粗的支气管镜和超声支气管镜直径可达 7mm。
3. **表面麻醉**：是通常采用的麻醉方法。
   a. 病人需遵照 ASA 术前禁食指南的要求。
   b. 用利多卡因（1%～4%的各种配方）对口咽、鼻咽、喉及声带进行表面麻醉。通过支气管镜喷入局部麻醉药（局麻药）或者经气管内注射进行气道表面麻醉。如果气道表面麻醉效果较好，则无须再应用其他麻醉方法。
   c. 由于经口腔和气管黏膜局麻药可被大量吸收，应注意局麻药应用的总量。

d. 术前应用阿托品或格隆溴铵可减少唾液对局麻药的稀释，加快局麻药的起效、增强麻醉效能。

e. 可采用神经阻滞进行气道麻醉（见第 14 章）。

f. 麻醉后 2～3h，病人不能口服任何东西，直至气管和喉反射恢复，以免在检查后发生误吸。

4. 全身麻醉： 适用于术前焦虑、不合作或需更复杂的支气管镜操作的病人。若支气管镜检查是较大外科手术中的一个环节时，也应选用全身麻醉。

a. 支气管镜检查对病人的刺激很大，但不会引起术后疼痛，因此宜选用强效且作用时间短的麻醉药。

b. 通常需要肌肉松弛药和气管内表面麻醉以避免操作中的呛咳。

c. 应选用足够粗的气管内导管（标准支气管镜选用内径 7mm 的导管，超声支气管镜需内径 8.5～9mm 的导管），以保证气管镜周围有足够的环形空间来通气。

d. 如果无禁忌证，可应用喉罩（LMA），其优点在于提供了更大的腔隙、更易于观察声带和近端气管。

B. 硬质支气管镜： 可以进行从喉部到主支气管的直视检查。

1. 与纤维支气管镜相比，硬质支气管镜提供更好的视野和更大的操作管腔，可用于建立气道、检查气管及处理气管病变，如梗阻、狭窄及出血。

2. 可通过支气管镜的内腔进行通气，从而更好地控制气道。

3. 由于硬质支气管镜无套囊，当气管镜粗细、气管直径及气管镜插入深度不同时，会发生不同程度的漏气。

4. 硬质支气管镜的置入需全麻下进行，需要使用高浓度的吸入麻醉或肌肉松弛药，以避免因病人活动和呛咳引起的气道损伤。

5. 硬质支气管镜的近端由透明镜片或能通过窥镜的橡胶圈所封闭，因此将硬质支气管镜的侧臂与麻醉环路连接，可方便地进行通气。

a. 由于可能存在严重漏气，因此需要能提供高流量氧气的麻醉机。

b. 静脉麻醉或强效吸入麻醉均可采用，但首选静脉麻醉。由于漏气及通气暂停，采用吸入麻醉很难维持足够的麻醉深度。另外，挥发性麻醉药会造成手术室内空气污染。

c. 麻醉医师与外科医师需要密切合作。因为外科操作可能要求中断通气，同样病人的通气也需要暂停外科操作。

6. 对受累严重的气道（如重度气道狭窄或气管破裂），建议采用保留自主呼吸的麻醉方式。可以采用七氟烷吸入诱导，并在达到深度麻醉时置入硬质支气管镜。在确认气道安全后，再给予静脉麻醉药加以替代。

7. 由于支气管镜周围通常存在漏气，所以呼气末二氧化碳的监测结果可能不准确。应通过观察胸廓起伏和脉搏血氧饱和度仪来评估通气是否充足，必要时可行血气分析。

8. **硬质支气管镜**可以设计成通过其侧方的小管腔实施喷射通气。

a. 中央管腔保持开放，若气体无法排出会造成严重的气压伤。因此在呼气相观察胸廓的运动非常关键。而对无顺应性的肺，喷射通气是无效的。

b. 必须采用静脉麻醉技术（见第 15 章）。同时需要保持肌肉松弛，以便喷射的气体能够充分地使肺膨胀。

c. 由于文氏效应（Venturi effect）其他气体被卷入到吸入气中，由于被卷入的室内空气量无法控制，因此无法确定吸入气氧浓度。

d. 对于激光手术，通过喷射空气或在喷射入口处使用空气混合器，使吸入氧浓度小于 0.3。

e. 由于支气管镜的近端始终保持开放，因此喷射技术的优点在于无须因外科吸引或手术操作而中断通气。因此尤其适用于喉、声带或近端气管的激光手术。

f. 自动喷射通气机有额外的安全防护功能，当气道压力升高超过设定的阈值时，通气机会自动中止喷射，防止气体积聚而引起的气压伤。

9. **并发症**：包括支气管镜置入引起的牙齿和喉的损伤、眼睛或唇的损伤、气管破裂、气胸和出血。出血、异物或肿块脱落可能造成气道梗阻。

C. **纤维食管镜检查**：与纤维支气管镜检查一样，可在局部麻醉下进行（见本章Ⅳ.A）或在全麻诱导及气管插管后进行。选用小号的气管导管可使外科医师有较大空间在咽和近端食管处进行操作。

D. **硬性食管镜检查**：通常在有肌肉松弛的全麻下进行。与纤维食管镜检查一样，应使用较细的气管导管。

E. **激光手术**：用来治疗某些上呼吸道和下呼吸道病变，包括喉肿瘤、声门下蹼及喉乳头状瘤病。激光的波长决定了其穿透力和靶组织。激光手术可在硬质支气管镜、带有喷射通气的喉镜或传统的气管内插管下进行。病人通常需要喉悬吊，因而术中需使用肌肉松弛药。手术后的疼痛很轻微。

Ⅴ. 纵隔手术

A. **纵隔镜检查**：用于评估肺肿瘤的肺外受累情况，以及纵隔肿物的诊断。通过胸骨柄上方切口置入硬性的内窥镜，沿胸骨下方进入，检查气管的前表面和肺门。病人处于仰卧位，颈部伸展。

1. 可采用使病人保持不动的任何一种全麻技术。尽管手术操作引起的疼痛并不剧烈，但会间断的刺激气管、隆突和主气道。

2. **并发症**：包括气胸、大血管破裂和气道损伤。针对出血风险，应开放粗大的静脉通路，并进行交叉配血实验。纵隔镜可能压迫左侧头臂静脉，故静脉通路需建立在右上肢。头臂干在纵隔镜和胸骨后表面之间可能受压闭塞而引起卒中。因此右上肢在输液的同时，需监测脉搏血氧饱和度或血压。在头臂干受压的情况下，体循环血压的测量需通过左臂来进行。一旦发生头臂干受压，而外科医师无法解除压迫的情况（如当通过纵隔镜处理出血时），需提高体循环平均动脉压以增加右脑半球的血液灌注。纵隔镜可能会间断地压迫气管，病人和外科医师所处的位置增加了呼吸环路意外断开的可能。

B. Chamberlain 操作法： 通过胸骨旁前外侧切口，获取肺或前纵隔组织用于活检或进行脓肿引流。切口通常在左侧第 2 肋间隙。患者为仰卧位。

1. 全麻诱导后，病人取仰卧位来进行此操作。如果不切断肋骨，手术疼痛并不剧烈。用局麻药切口浸润或应用小剂量的阿片类药物和（或）静脉应用非甾体抗炎药通常可以提供充分的镇痛。
2. 肺活检时不需要单肺通气，但手动通气有利于配合外科医师操作。
3. 如果胸膜腔闭合时已排气，则术后不必放置胸腔引流管，但要密切监测病人有无气胸的任何体征。

C. 纵隔手术

1. **正中胸骨切开术：** 用于纵隔肿瘤切除及两侧肺切除。纵隔肿物的发生率由高到低的排列顺序依次为神经源性肿瘤、囊肿、畸胎瘤、淋巴瘤、胸腺瘤、甲状旁腺瘤和胸骨后甲状腺肿。
2. **胸腺切除：** 经正中胸骨切口，可用于治疗重症肌无力。重症肌无力病人的麻醉详见第 13 章。
3. **全身麻醉：** 可采用任何一种方法进行诱导和维持。
   a. **肌松药：** 外科操作不需要肌松药，但可作为全身麻醉的辅助用药。应注意肌无力的病人最好避免使用非去极化或去极化肌松药。
   b. 胸骨切开时，病人的肺脏应放气并保持静止不动。即便如此，胸骨切开也可发生某些并发症，包括右心室、右心房或大血管（特别是头臂干）的裂伤及未被发现的任何一侧的气胸。
   c. **术后疼痛：** 正中胸骨切开术后疼痛比胸廓切开轻得多，可通过硬膜外或非肠道途径给予阿片类镇痛药物来治疗。

Ⅵ. 肺切除

A. 手术方式

1. **侧方或侧后方开胸术：** 适用于较大肺部肿物或脓肿切除的手术方法。开胸前可能依次先行支气管镜、纵隔镜或胸腔镜检查。如果在同一次手术依次完成上述操作，制订麻醉计划时应考虑到如果发现疾病转移，手术时间将随时缩短。

2. **视频辅助胸腔镜手术**（VATS）：肺边缘切除、肺节段切除、肺叶切除的常用手术方法。胸腔镜手术减轻手术疼痛、缩短病人恢复时间。外科术野的充分显露需要肺隔离技术。

3. **机器人辅助胸腔镜手术**：为一门新兴的手术技术，机器人手臂的精确性适于保留神经的淋巴结切除并提高治愈率，故该手术方式理论上优于 VATS。

   a. 机器人手术的极端体位要求确保对病人受压部位进行良好的铺垫保护。

   b. 当机器人就位后，外科手术床需要完全固定不动。

   c. 与 VATS 要求相同，术中需要保持手术侧肺完全萎陷。

B. **支气管插管**：放置双腔导管以利于肺保护（对严重咯血或单侧肺感染）、支气管肺泡灌洗或外科手术显露。

1. **双腔导管的选择**

   a. 双腔导管的型号范围为 26～41F。通常成年男性选用 39F 或 41F，成年女性选用 35F 或 37F。导管型号的选择还依据病人的身高。一般来说，对男性而言，70in[①]为选择 39F 或 41F 的临界身高。对女性而言，65in 为选择 35F 或 37F 的临界身高。

   b. **右侧或左侧双腔导管**：根据右侧或左侧主支气管而设计。每种导管都有两个独立的管腔：一个用于该侧支气管通气，另一侧用于气管和未插管侧支气管的通气。右侧双腔导管有一个独立的开口用于右肺上叶通气。

   c. **左侧或右侧导管的选择**：取决于术侧和手术类型。如果一侧主支气管缺失、狭窄、破裂或阻塞，则双腔管必须置入对侧，置入时最好有纤维支气管镜的直接指引。大多数情况下，左侧与右侧导管的选择并非如此绝对。大多数手术操作应用左侧双腔导管即可完成。但在临床实践中，多选择对侧（非手术侧）支气管插管，这样会确保支气管

①译者注：1in=2.54cm。

导管不会妨碍必要时进行的手术侧主支气管切除。另外，如果在手术侧施行支气管插管，则通过双腔管的气管腔进行对侧肺通气时，由于在纵隔压力的作用下会将气管导管挤压在气管壁上，形成“球瓣样”阻塞。

2. 插管术

a. 插管前应仔细检查支气管导管，包括双侧套囊和所有必需的连接管。导管需润滑，并在支气管腔中放置好管芯。

b. 喉镜置入后，最初将导管远端弯曲面向前送入气管。导管一旦进入气管后，将管芯退出，并旋转导管，使支气管腔朝向正确方向，然后将导管送至距离门齿或牙龈平均深度为29cm（女性27cm）处，或虽未达到该深度但导管置入遇到阻力的位置。

c. 也可以应用纤维支气管镜，当导管送入气管后，经导管的支气管腔将纤维支气管镜置入，引导导管进入正确的主支气管腔内。

d. 导管放置完成并与麻醉环路连接后，对气管侧套囊充气并开始人工通气。通过出现呼气末 CO_2、听诊双肺可闻及呼吸音及未检测到漏气，确认导管置入气管内。然后夹闭气管侧连接管，并使其远端经通气口通向大气。对支气管侧套囊进行充气直至恰好不再从气管侧管腔漏气，并进行胸部听诊，此时呼吸音应仅限于支气管插管侧胸部。当夹闭支气管连接管，并关闭气管侧通气口时，呼吸音应只限于非插管侧肺。

e. 因为通过体格检查，有时很难判断或可能错误判断导管位置，所以两肺充分隔离后，应使用纤维支气管镜定位导管位置。当纤维支气管镜通过气管侧管腔置入时，应该显露声门，以及在主支气管刚刚可见支气管套囊的近端。当纤维支气管镜通过支气管侧管腔置入时，根据置入的导管是左侧型或右侧型的不同，分别可见左主支气管或中间支气管。通过右侧双腔导管的侧孔可见右肺上叶的开口。在整个手术过程中，纤维支气管镜应该随时备用。

3. 双腔导管位置错误的最常见的几种情况。

   a. 导管在支气管内置入过深，以至于导管的远端管腔只能对单个肺叶进行通气。

   b. 导管置入过浅，以至于支气管套囊堵塞了整个气管腔。

   c. 左侧导管误入右主支气管，将右肺上叶误作为整个右肺。这种错误可以通过支气管腔内支气管镜的引导加以纠正，将导管回撤到气管内，然后直接推进到左主支气管。

4. 在向外拔出气管导管或施行任何较大的支气管导管操作之前，应放松支气管套囊。

5. 通过气管造口处进行支气管插管的步骤与上述步骤相似，当气管导管进入气管后可应用纤维支气管镜协助判断导管置入的深度。

C. Univent 导管： 是一种管径较大的气管导管，含有一个小的完整的管腔，管腔内置支气管阻塞器。Univent 导管的适应证包括满足手术后带管的需要，可以避免由双腔导管换为单腔导管，以及置入双腔导管有困难或有禁忌的情况。其可能的并发症是阻塞器不慎移至气管并充气，导致通气完全阻塞。

1. **插管术：** 按常规方法将 Univent 导管插入气管后，转向手术侧肺。气管套囊充气后，在纤维支气管镜的引导下将支气管堵塞器送入术侧主支气管，确认位置正确后，将支气管阻塞器气囊充气。由于 Univent 导管是由硅胶而不是聚氯乙烯制成，故需充分润滑纤维支气管镜。

2. **手术侧肺萎陷：** 通过堵塞器远端的小开口放气，以及肺内氧气的吸收使肺泡塌陷，从而实现手术侧肺的萎陷，这是一个缓慢的过程。在肺探查时，可将堵塞器套囊放气，并将麻醉环路断开，可使手术侧肺快速萎陷。一旦肺萎陷后，再将堵塞器重新充气，并重新连接呼吸环路。

D. 支气管堵塞器： 可以常规使用，尤其适用于无法置入支气管导管的情况，如小儿、解剖异常所致的困难气道或使用其他方法无法获得满意肺隔离时。

1. 先前的支气管堵塞器采用的是血管堵塞导管，如 Fogarty 导管。选择适宜口径的 Fogarty 导管（8～14F 静脉阻塞导管，带有 10ml 的球囊），并在气管插管前置于气管内。气管插管后，在纤维支气管镜的指引下将球囊尖端置入对应的主支气管并充气。随着肺内气体的吸收，肺可以缓慢塌陷。但无法对非通气侧的肺进行吸引或使用持续正压通气（CPAP）。
2. **Arndt 堵塞器：**是一种专门用来进行肺隔离的支气管堵塞器，其远端的圆圈能套住支气管镜使该堵塞器的放置更加容易。与呼吸环路连接处经特殊设计，带有独立的连接部件，可容纳堵塞器、支气管镜和通气环路。与 Univent 导管一样，该堵塞管中心有一小的管腔，可用于使肺萎陷或实施 CPAP。
3. **Y 形 EZ 堵塞器：**放置简单。与 Arndt 堵塞器类似，它包含可以同时实施通气、支气管镜检和堵塞器放置的气道连接器。模仿隆突处主支气管的形状，堵塞器末端呈 Y 形，终末端各有一个球囊。堵塞器置入时，Y 形部分位于隆突，导管末端分别位于两侧主支气管。每一个球囊均可以通过其对应的套囊进行充气。与其他堵塞器一样，每一个分叉的末端均有一个小的中央管腔。

E. **肺隔离技术的并发症：**阻塞段的肺萎陷、包括支气管破裂在内的气道创伤、出血和长时间插管期间出现的误吸。插管期间和导管位置不当引起的缺氧和通气不足。

F. **体位：**开胸肺切除术时最常用的体位是侧卧位，手术台弯曲使患侧胸平行于地面。

1. 病人的双臂通常置于身体前方，须仔细垫好以免压迫桡神经、尺神经或防止动静脉置管阻塞，在手术对侧的手臂置管通常可以避免这种情况。必须检查对侧臂神经丛，避免牵张过度。多种装置可使手术侧手臂安全地支撑于对侧手臂的上方，从而使麻醉医师很容易接触到下方的手臂。双侧手臂外展均不能超过 90°。
2. 颈部应保持自然体位，在手术床移动到屈曲位的过程中病人的头部需要得到持续的支撑。仔细检查对侧的眼和耳，确保其不受任何直接的压迫。
3. 下肢应垫好以避免压伤。男性病人应防止阴囊受压。

4. 在摆放病人体位时应密切监测生命体征，血液在下侧肢体淤积会引起低血压。
5. 体位变动会造成支气管导管或堵塞器位置的改变，并改变通气血流比值（*V/Q*）。体位变动后应重新评估肺顺应性、肺隔离情况和氧合情况。

G. **单肺通气：**全身麻醉、侧卧位、开胸、手术操作及单肺通气均可改变通气和血流灌注情况。

1. **氧合**
   a. 在单肺通气期间，流经未通气侧肺的血流量（肺内分流）是决定动脉氧合情况的最重要因素。
   b. 病肺多由于血管闭塞或血管收缩导致其血流灌注减少。这会减少单肺通气期间通过手术侧未通气侧肺的血液分流。
   c. 缺氧性肺血管收缩（HPV）也会减少未通气侧肺的灌注。HPV是一种肺血管调节机制，通过该机制减少肺通气不良区域的血流，从而减少通气血流的不匹配。
   d. **呼气末正压（PEEP）**对肺血管阻力的影响是多方面的，PEEP 并不能明确改善单肺通气时的肺氧合，但它更多的是作为肺保护策略的一部分。
   e. 与仰卧位相比，在侧卧位时，由于重力作用减少了手术侧肺的血流，从而减少了肺内分流。
   f. 应使用脉搏血氧饱和度仪持续监测氧合情况。
2. **通气**
   a. **动脉血二氧化碳张力：**单肺通气时动脉血二氧化碳张力应保持在双肺通气水平，但不应通过对通气侧肺的过度充气或过度膨胀来实现。
   b. 开胸手术中必须采用控制通气。
   c. 呼吸平台压（或吸气末压）：应保持在 25cmH_2O以下，以避免肺过度膨胀。气道压过高通常是由于导管位置不当或分泌物造成，应立即进行检查，包括使用纤维支气管镜检查。
   d. **潮气量：**保护性单肺通气要求潮气量维持在 3～6ml/kg。
   e. 动脉血二氧化碳分压的适当增高通常可以很好地耐受，必要时可通过增加呼吸频率来维持分钟通气量（只要内源性 PEEP 和空气积聚处于最低水平）。

f. 当由双肺通气转为单肺通气时，手动通气可以使机体迅速适应肺顺应性的变化，并有助于肺隔离的判断。一旦通过手动通气明确了潮气量和顺应性，并确切地观察到肺塌陷，则可重新进行机械通气。

H. 单肺通气的管理

1. 麻醉管理：单肺通气期间，如有任何动脉血氧分压明显下降的迹象（如氧饱和度的下降），则应限制或停止氧化亚氮的应用。

2. 单肺通气时氧合障碍：可通过多种方法进行处理，如降低非通气侧肺的血流（减少肺分流率）、减少通气侧的肺不张或向术侧肺增加供氧。

a. 导管位置：应采用纤维支气管镜重新评估，必要时重新调整位置。同时，通过吸引以清除分泌物，确保呼吸道通畅。

b. CPAP：用另一套独立的呼吸环路对非通气侧肺施行 CPAP。直视下将塌陷的肺充气，然后放气至不干扰外科操作的容量（通常为 2～5cmH$_2$O 的 CPAP）。

c. PEEP：对通气侧肺加用 PEEP 以治疗肺不张，但如果 PEEP 造成更多的血流被挤到非通气侧肺，则反可致动脉血氧饱和度下降。

d. 肺复张操作可有效地避免肺不张的发生。

e. 呼吸暂停氧合：用纯氧对非通气侧肺施行部分充气后关闭呼气口。通过此法使肺部静止于部分塌陷状态，但必须每 10～20min 用氧对肺进行重新充气一次。

f. 持续低氧血症：经上述处理未能纠正，或突发血氧饱和度骤降，应通知外科医师，并将手术侧肺用纯氧重新充气，行双肺通气直至情况好转稳定后，再将手术侧肺重新塌陷。在某些手术的整个过程中，均需定时充气或双肺手动通气以维持足够的动脉血氧饱和度。

g. 全凭静脉麻醉（TIVA）技术：要优于使用挥发性

麻醉药，因为在进行改善氧合和通气的操作中，全凭静脉麻醉更易于维持稳定的麻醉深度。但与吸入麻醉不同，全凭静脉麻醉无减轻乏氧和抑制炎性反应的作用。

h. **如果低氧血症持续存在，**外科医师可通过压迫或钳闭手术侧肺动脉或肺叶动脉来减少肺内分流。

i. **心肺转流（CPB）：**氧合极度困难时，可通过建立心肺转流或体外膜肺氧合（ECMO）来供氧，详见第 24 章。

3. 当由单肺通气转为双肺通气时，手动通气几次同时延长吸气时间，有助于塌陷肺泡的重新膨胀。

I. **麻醉方法：**全麻复合硬膜外麻醉或区域神经阻滞为首选的麻醉方法。如采用硬膜外麻醉，需要在胸段硬膜外水平实施（具体技术详见第 17 章）。

1. **全身麻醉：**一般采用丙泊酚、短效阿片类药物行麻醉诱导，采用吸入麻醉药与氧混合气体行麻醉维持。神经肌肉阻滞药用于产生肌肉松弛。

a. 手术结束前行双肺通气时，使用最高至 70%的氧化亚氮，麻醉苏醒的过程比单用吸入麻醉药平稳。重要的是必须保持胸腔引流管通畅。

b. 肌松药是全麻有效的辅助药。虽然外科操作不需要肌肉松弛，但术中病人活动及咳嗽会给手术带来风险。

2. **硬膜外镇痛：**是开胸手术后缓解疼痛的有效方法，也可以在术中应用以增强全麻的效果。

J. **苏醒和拔管：**选择麻醉方法，最终使病人在手术结束时清醒、感觉舒适，并能拔除气管导管。

1. **关胸前：**使肺膨胀到 20～30cmH_2O 压力、保持 15～30s，以使不张的区域膨胀起来，并检查是否有明显的漏气。

2. **胸腔引流管：**置入胸腔引流管以引流胸膜腔并促进肺膨胀。除行肺切除术以外，胸腔引流管通常置入水密封瓶内，吸引强度最大可至 20cmH_2O。在肺切除术后，如果需使用胸腔引流管，则将其置于液面以下即可。负压吸引可使纵隔移向有引流的一侧，并减少静脉回流。

3. **迅速拔管**：可避免气管插管和正压通气对新完成的手术缝合口产生潜在的不良影响，如术后需要机械通气，可将双腔导管换成带有高容低压套囊的普通气管导管，吸气压力保持在尽可能低的水平。

K. **术后镇痛**：侧后方切口的开胸手术疼痛剧烈，因涉及多层肌肉组织、肋骨切除及病人呼吸时胸壁持续运动而产生疼痛。应在病人全麻苏醒前就开始术后疼痛的治疗。

1. **硬膜外镇痛**：是很长时间以来治疗开胸术后疼痛的首选方法（见第 39 章）。开胸术的病人普遍主诉的同侧肩痛为膈肌刺激所引起的牵涉痛，硬膜外镇痛对其无效，但使用辅助用药治疗则效果明显，如非甾体抗炎药和对乙酰氨基酚。

2. **椎旁神经阻滞**

a. 最新研究显示，对开胸手术的病人，椎旁神经阻滞是一种与硬膜外镇痛同样有效的镇痛方法。

b. 通常于手术前行神经阻滞，产生从 T_4～T_9 的感觉神经阻滞。椎旁神经阻滞的实施，可通过外科术野置入导管，或经皮肤利用体表解剖标志，或采用超声引导的方法实施。病人可于坐位或俯卧位下，采用超声引导旁正中矢状位或经肋间横断面技术实施椎旁神经阻滞。上述两种经皮超声引导技术，最终当局麻药注入椎旁间隙时，均可见到胸膜受压的征象。如采用体表标志法实施椎旁神经阻滞，最终则可出现阻力消失征象。依据选用局麻药的不同，单次注射的椎旁神经阻滞可获得 12～24h 的镇痛效果。另外，可以在椎旁间隙置入连续输注导管获得持续的术后镇痛效果。

c. 肋间神经阻滞可于胸腔镜直接引导下，或经皮通过体表标志实施。肋间神经和肋间血管成束走行于每根肋骨下方的凹槽内。肋间神经阻滞可以提供 6～8h 的镇痛效果。注意避免局麻药血管内注射十分重要。

3. 如果有需要，应审慎应用麻醉性镇痛药。

4. **非甾体抗炎药**：酮咯酸（Ketorolac）作为辅助的镇痛药被证实有效。但在老年、肾功能不全及有胃出血史的病人中应慎用。对乙酰氨基酚对治疗肩部牵涉痛也有效果。

Ⅶ. 气管切除及重建

A. **一般事项：**气管和主支气管手术麻醉风险大，包括气道连续性的中断和已狭窄气道潜在的完全梗阻可能。

1. 手术方法取决于病变的位置和范围。颈部气管病变行颈横切口，位置更低的病变需劈开上段胸骨，远端气管和隆突病变行正中胸骨切开或右侧开胸术。
2. 尽量在手术结束时拔管以减少气管吻合口处的张力。
   a. 诱导
3. **麻醉技术：**必须考虑的有诱导和插管过程中保持气道通畅的方案，以及针对任何突发气道失控情况的应急方案和设备，根据临床评估和团队的经验，需准备的设备从硬质支气管镜直至 CPB。
4. **如果存在气道严重狭窄：**应在整个诱导过程中保持自主通气，因为如果发生呼吸停止，将无法经面罩进行肺通气。宜选用挥发性麻醉药与氧气，避免使用肌肉松弛药。七氟烷对气道无刺激性，适于吸入诱导。麻醉操作前应达到较深的麻醉水平，对于潮气量小和功能性残气量大的病人需要 15～20min 才可能达到足够的麻醉深度。对老年或衰弱病人可能需应用去氧肾上腺素进行血流动力学支持，以耐受所必需的高浓度挥发性麻醉药。
5. **对已行气管造口术的病人：**可用静脉诱导，随后选用带套囊、容易弯曲的钢丝加强气管导管，经气管造口处插管。导管周围的手术野须消毒，然后由外科医师将导管拔除，并更换成无菌的气管导管。

B. **术中处理：**外科操作会周期性地中断气道的连续性，使得术中处理复杂化。

1. **硬质支气管镜：**经常在手术切开前应用，以明确气管的解剖和管径。
   a. 如果外科医师确认气管导管能通过狭窄节段，则应在支气管镜撤出后立即插入气管导管，然后可以安全地进行控制呼吸。
   b. 如果病变节段过分狭窄或质脆而无法插管，则必须通过支气管镜持续进行自主通气和麻醉，直至手术操作到达气管远端。其他方法包括外科医师用硬质支气管镜将气管病变“剜除”、在狭窄远端行气管造口术、在病变上方插管或置入喉罩并保持自主呼吸、使用喷射通气系统在病变上方进行通气。

c. 在气管切开之前，除应用硬质支气管镜外，还可采用经喉罩置入纤维支气管镜的方法。

2. 当气道存在危险或通气需间断进行时，应给予 100% 氧气。

3. **下段气管或隆突切除术：**应选用容易弯曲的钢丝加强的长气管导管。这样可允许外科医师将导管尖端放置于气管或任意一侧主支气管内，并且在其周围进行操作而无须中断通气。

4. **当手术切断气管后：**外科医师须将气管导管撤回到断口的近端，并在远端放置灭菌的加强导管。在导管撤回至咽部前，可在气管导管远端系一缝线，这有助于操作结束时把导管拉回至气管内。

a. 外科医师在导管周围操作时，常将导管反复移出和重新插入。在这个过程中，密切配合将有助于避免呼吸环路的气体外泄。

b. 一旦狭窄气管切除且后壁气管吻合结束，就应取出下方置入的气管导管，并将上方气管内导管重新推入。应清除气管断端远处的积血和分泌物。然后将病人头部向前屈曲，以减轻气管张力，完成气管前壁的吻合。

5. **喷射通气：**在隆突切除时，如果远端气道太狭窄无法容纳气管导管，那么可由一位外科医师手持导管进行喷射通气。

a. 采用喷射通气时给予挥发性麻醉药十分困难，所以在此手术阶段应使用静脉麻醉。

b. 喷射通气的速率和压力应通过手术野的直接观察来仔细调定。呼气相阻塞会造成气体“聚积”、气道压力增加和气压伤。

6. **手术结束时：**从下颏到前胸置一根粗的缝线保持颈部屈曲，以便使气管吻合口处的张力减少到最低程度。将病人头部垫高有助于维持颈部屈曲。在病人苏醒、拔管和搬运期间，密切注意病人颈部位置十分重要。

C. 苏醒和拔管

1. **自主通气**：术后应尽早恢复自主呼吸以减少对气管缝合处的损伤。大多数病人可以安全地拔管，但病人若有解剖异常或分泌物过多则不适于拔管，而应在气管修复处的下方行一个小的气管造口。
    a. 需要病人完全清醒以维持自主呼吸和避免误吸。但应该在头部剧烈运动之前拔除气管导管，以免对手术修复的气管造成损伤。
    b. 当手术结束或怀疑气管导管拔出后呼吸道梗阻时，可以经 LMA 对手术修补处实施纤维支气管镜检查。
    c. 如果气管塌陷、气道肿胀或分泌物使病人出现拔管后持续性呼吸窘迫，应当使用纤维支气管镜将小号的无套囊气管导管重新插入，并且病人头部最好保持前屈位。
2. 术后可能需要在局麻下多次行床边支气管镜检查，以清除肺内分泌物。
3. 通常只需静脉注射相对较小剂量的阿片类药物即可治疗颈部切口的轻度疼痛。应在病人完全清醒和应答后方可实施镇痛治疗，并同时对呼吸抑制实施严密的监测。

D. **气管断裂**：可由气道操作或胸部外伤所引起，可表现为缺氧、呼吸困难、皮下气肿、纵隔积气或气胸。

1. **损伤部位**：常位于环状软骨、中段气管、隆突或任一侧主支气管。损伤机制有多种，包括高气道压力、胸腔侧面的牵拉及减速性损伤。
2. **正压通气**：会加重气体外漏，使气胸或纵隔积气症状迅速恶化。可能的情况下应维持病人自主呼吸，采用严重气管狭窄的处理方法。
3. **气管损伤**：已经麻醉的病人如果存在气管损伤，应先将较细的气管导管送至通过气管损伤的位置。对插管造成损伤的困难气道病人，应立即行气管造口术，以便通过远端气管进行通气。

4. 一旦导管通过气管断裂处，置于气管断裂处的远端，就可以开始行控制性正压通气。进一步的治疗与择期气管手术相同。

Ⅷ. 肺内出血

大咯血见于胸部外伤，肺动脉置管引起的肺动脉破裂，或气管造口、脓肿、气道肿瘤侵袭到血管。

A. 应立即进行气管插管，纯氧通气。

B. 应尽可能将气道吸引干净，最好用硬质支气管镜。

C. 如果判定是单肺出血，应实施肺隔离以保护健侧肺并有助于手术治疗。

1. **肺隔离：**可通过放置支气管阻塞器或双腔支气管导管来实现肺隔离。隔离技术的选择取决于操作者经验、现有装备及活动性出血的程度。活动性出血会造成纤维支气管镜气道显像模糊。气管导管内发生堵塞是随时可能发生的危险，可能需要不断地进行气道吸引。
2. 紧急情况下，可将已经置入气管的气管导管送入健侧肺的主支气管内，并将套囊充气。
3. **纤维支气管镜：**为吸引血和确认肺隔离所必需。
   a. 通常出血来源于支气管循环，如果病人情况稳定，可试图在放射线下行血管栓塞。
   b. 确定性的治疗需要开胸及手术修补。

Ⅸ. 支气管胸膜瘘

支气管胸膜瘘是支气管残端与周围胸膜之间相连所引起。主要症状包括呼吸困难、皮下气肿、持续漏气及胸腔引流管引流物的化脓性改变。

A. 一般事项

1. 小的瘘管可以自行闭合，出现持续性漏气表明较大的支气管受累。
2. 继发败血症的治疗包括应用抗生素和放置胸腔引流管。
3. 外科治疗方法多种多样，从简单的通过纤维支气管镜施用蛋白胶，直至复杂的应用带蒂肌肉瓣胸廓成形术。

B. 麻醉管理

1. 如果大部分通气从瘘管处泄露，正压通气可能造成通气不足。在麻醉诱导和正压通气前必须置入有效的胸腔引流管。

2. 通常采用保留自主呼吸的吸入诱导，并通过支气管内插管实现肺隔离，尽可能地缩短瘘管处的通气时间。

3. **高频喷射通气（HFJV）：** 与传统的正压通气相比，HFJV 可提供更低的气道峰压和平均气道压，从而有效地减少瘘管处的气体泄漏，是除肺隔离以外的另一种处理方法。对于肺顺应性消失的病人（如急性呼吸窘迫综合征），HFJV 则无效。如果选用普通的气管导管进行机械通气，气流的再分布不能作为一次呼吸结束的标志，因为瘘管使气体以恒定的速率逸出，造成机械通气呼吸周期界限不清。

X. 食管手术

食管手术包括食管新生物的切除、治疗反流的手术及外伤或先天性疾病的修复。

A. 一般事项

1. 病人因全身疾病（如癌症）或解剖因素影响吞咽而造成慢性营养不良，故术前就应开始给予肠内或肠外营养。
2. 食管癌和食管远端创伤破裂均与酗酒有关，病人可能合并有肝功能异常、门脉高压、贫血、心肌病和出血倾向。
3. 有吞咽困难的病人可能存在明显的低血容量。术前应用有心脏毒性的化疗药物会进一步加重心血管系统的不稳定性。
4. 大多数行食管手术病人都有误吸的风险，可采用快速序列诱导或清醒气管插管的麻醉方法。
5. 监测应包括桡动脉置管和留置尿管，最好建立中心静脉通路。
6. 应积极采取保温措施，常规使用空气加温毯覆盖身体下部。

B. 手术径路和麻醉

1. **食管上段憩室（Zenker 憩室）：** 可行颈侧路切口，与颈动脉手术相似，此切口也可用于有吞咽困难的病人行上段食管肌切开术。

2. **体位：**病人取仰卧位，颈部伸展，头部朝向对侧。
3. **全身麻醉：**快速序列气管插管后可选择任一种方法进行全麻诱导和维持。颈部切口的术后疼痛和液体转移都十分轻微，术后可以安全地拔管。外科医师可选择留置或不留置鼻胃管。
4. **癌症**
   a. **食管上段病变：**采用“三切口”进行手术，包括颈部横切口、腹部切口及右侧开胸切口。有时病变位置较高，以至可经食管裂孔切除，则手术仅包括颈前部切口和开腹切口，而无须开胸。通过腹部切口（有时是右侧开胸切口）游离胃和食管下段,通过颈部切口行食管近端和胃远端的吻合。
   b. **食管中段病变：**常采用腹部切口，然后进行右侧开胸，此术式称为 **Ivor-Lewis 食管切除**。通过腹部正中切口游离胃或空肠，右侧开胸在主动脉弓上行近端吻合。在该手术操作的腹部手术和胸部手术时分别采用腹腔镜和胸腔镜可使手术的创伤达到最小化。
   c. **食管下段病变：**采用延长的左侧胸腹联合切口。切除后，外科医师行食管胃吻合。有时，胃不能提供足够长度进行远端吻合，外科医师将用空肠做 Roux-en-Y 吻合。
   d. 术后气管导管的拔除，应在病人避免误吸的气道保护恢复，并且完全清醒后进行，对于较健康的病人行简单的手术可考虑术后立即气管拔管。
   e. 事实上可用任何一种麻醉方法。术后通常应用硬膜外镇痛，可以满足较大切口的镇痛需求，同时避免由肠外给予麻醉药引起嗜睡所带来的误吸风险。
   f. 如果低血压和低血容量得到很好的治疗，硬膜外镇痛已经被证明可以改善食管的血供。
   g. 如果术后需要保留插管，通常在切除术后将双腔导管更换为普通气管导管。低垂部位的组织水肿可能使气道明显变窄,引起气管导管再插管困难。
5. **食管全程损伤：**如服用碱性溶液，可能需做全食管切除，将一段结肠或空肠连接于咽和胃之间作为通道。

a. 需 2 个或 3 个切口进行手术显露，如前文所述。

b. 这些病人术后恢复期延长，并伴明显的液体转移和营养缺乏，且存在吸入性肺炎的风险。如果实施了复杂的手术操作，应在手术结束时保留气管导管。

6. **胃底折叠术**（如 Belsey Mark Ⅳ、Hill 或 Nissen 术式）可用于解除胃食管反流，具体术式取决于外科医师的选择和病人的解剖特点。

a. **手术方法：**包括经腹行 Hill 或 Nissen 术式，经胸行 Belsey Mark Ⅳ术式，后者需要左肺萎陷。

b. 液体转移通常少于其他食管手术，这些病人在术毕可安全拔管。术后镇痛取决于所施手术的术式。硬膜外给药对大多数病人具有良好的效果。

Ⅺ. 肺移植

肺移植适用于终末期的良性肺疾病。最常见的适应证包括严重肺气肿、α_1-抗胰蛋白酶缺乏、肺囊性纤维化、肺纤维化及肺动脉高压。手术方式包括活体单肺叶移植（$LRLLT_X$）、单肺移植（SLT_X）、双肺移植（DLT_X）、序贯性 SLT_X 和心肺联合移植。肺部疾病的病因通常决定手术方式及需要心肺转流的可能性。此外，病人的体位取决于是否能够实现外科术野的充分显露（如侧卧位开胸行 SLTx 术，仰卧位蛤形切口行 DLTx 术和 LRLLTx 术）。因此，明确病人的术前诊断有助于手术途径的选择。病人应行术前会诊、运动及心功能检测，以及其他检测（见本章Ⅰ）。由于供体最佳的缺血时间应少于 4h，因此手术时间非常关键。

A. 监测和设备

1. 移植病人存在显著的免疫抑制，因此所有步骤的无菌操作至关重要，除需进行肺切除常规监测外，还应放置带有长无菌保护鞘、具备房室起搏功能的肺动脉导管。对极可能行心肺转流（CPB）的病人，应行股动脉置管及大口径的股静脉置管。

2. 应随时备好治疗支气管痉挛、电解质紊乱、肺动脉高压和右侧心力衰竭的药物。还需给予免疫抑制剂、类固醇及抗生素。所有血制品必须去除白细胞并经滤器过滤后输注。预计需要大量输血时，确保血制品的供应是很重要的。

3. 除拟行心肺转流和全量肝素化的病人以外，其余病人可放置硬膜外导管用于术后疼痛治疗。
4. 极少数情况下，需用另一个呼吸机对两侧肺分别进行最佳通气。
5. 如果低氧血症十分严重，则需准备有氧合器的外周动-静脉转流或静-静脉转流装置（见第 24 章）。

B. **麻醉方法**：可选用任何能保持心血管稳定的麻醉方法。由于通气功能受累，应首选静脉麻醉。由于供体器官的获得极少是计划好的，所以大多数受体病人均应按饱胃处理。

1. **肺隔离**：最好通过对侧支气管插管实现。对 DLTx 手术，可应用左侧导管，左侧支气管吻合可在导管尖端远侧进行。如果病人术后需要继续机械通气，可在手术结束时将支气管导管更换为单腔气管导管。
2. **二氧化碳监测仪**：由于严重的通气血流失衡而不准确，需经常进行动脉血气分析来评估通气情况。酸血症的加重表明各种原因引起的组织灌注不足（低血容量、气体积存和心排血量降低）。
3. **经食管超声心动图（TEE）有利于评估右心功能和肺移植后肺血流。**
4. **完全心肺转流**：对于存在肺动脉高压而不能耐受单肺动脉阻断的病人，应采用完全心肺转流。心肺转流的适应证包括肺动脉阻断后动脉血氧饱和度低于 90%、应用多巴胺和硝酸甘油后心脏指数仍低于 3.0L/（min · m^2）或收缩压小于 90mmHg。连续心排血量监测可用于评估心脏功能。心肺转流时的处理见第 24 章。
5. 新移植的肺脏存在表面活性物质产生障碍和血管内皮通透性的损伤。
   a. 需用 PEEP 和经常的肺复张策略来预防肺膨胀不全。
   b. 肺动脉高压将加重肺静水压升高而致的肺水肿，使气体交换和肺顺应性进一步恶化。

C. **术后处理**：应对病人进行重症监护。

1. 对于一些术中平稳的单肺移植病人，手术结束时可**拔管**。
2. 多数病人术后保留气管导管，直到移植肺开始恢复正常功能，并且再灌注水肿和急性排斥反应的症状得到控制为止。只有当病人血流动力学稳定、呼吸平稳时，才能拔除气管导管。
3. **进行连续动脉血气分析**以监测移植肺的功能。急性排斥反应表现为肺顺应性降低，伴有动脉血氧合的恶化。
4. 监测免疫抑制药的毒性反应，包括急性肾功能衰竭。

D. 术后需进行**多次纤维支气管镜检查和移植肺组织活检**，可在局麻复合静脉镇静下实施。

Ⅻ. 肺减容术

肺减容术用于严重的大疱性肺气肿病人，虽经最大努力的内科治疗仍存在呼吸困难者，常是肺移植手术的过渡阶段。手术的目的在于减少胸腔张力、改善通气。按照严格的标准选择患者，并且术前要经过一定时期的心肺功能调整。病人呼吸储备极为有限，加重了诱导和拔管的难度。

A. **手术方法**：可采用电视辅助胸腔镜手术（VATS），开胸术或正中胸骨切开术。通过 CT 扫描和术中观察，切除肺功能最差的部分。使用肺组织密封胶和较低的胸膜腔吸引压力，以减轻术后气体的泄漏。

B. **麻醉方法**：与肺切除相似（见本章Ⅵ），术后硬膜外或椎旁阻滞镇痛十分必要。

C. **术后管理**：术后拔除气管导管，并将病人送入 ICU 治疗。

1. **病人通常不符合传统的拔管标准**。
2. **以下做法将对病人有利**：坐位、混合空气通气、雾化喷入支气管扩张药、使用面罩或喉罩辅助通气作为安全拔管的过渡。

D. 对于严重肺气肿，出现许多替代的支气管治疗方法，包括组织胶、支气管瓣、实质钉。

（虞建刚 译　王俊科 审校）

推荐阅读文献

Alfille PH. Anesthesia for tracheal surgery. In Grillo HC, ed. *Surgery of the Trachea and Bronchi*. Hamilton: BD Decker; 2004:433–470.

Bernard A, Deschamps C, Allen MS, et al. Pneumonectomy for malignant disease: factors affecting early morbidity and mortality. *J Thorac Cardiovasc Surg* 2001;121:1076–1082.

Bracken CA, Gurkowski MA, Naples JJ. Lung transplantation: historical perspective, current concepts, and anesthetic considerations. *J Cardiothorac Vasc Anesth* 1997;11:220–241.

Cicala RS, Kudsk KA, Butts A, et al. Initial evaluation and management of upper airway injuries in trauma patients. *J Clin Anesth* 1991;3:91–98.

Colice GL, Shafazand S, Griffin JP, et al.; American College of Chest Physicians. Physiologic evaluation of the patient with lung cancer being considered for resectional surgery: ACCP evidenced-based clinical practice guidelines (2nd edition). *Chest* 2007;132: 161S–177S.

Devitt JH, Boulanger BR. Lower airway injuries and anaesthesia. *Can J Anaesth* 1996;43: 148–159.

Duthie DJ. Anesthetic agents for thoracic surgery: what's best? *Curr Opin Anaesthesiol* 2013;25:53–57.

Gruchnik KP, Clark JA. Pathophysiology of one-lung ventilation. *Thorac Surg Clin* 2005;15(1):85–103.

Hartigan PM, Pedoto A. Anesthetic considerations for lung volume reduction surgery and lung transplant. *Thorac Surg Clin* 2005;15(1):143–157.

Hobai IA, Chhangani SV, Alfille PH. Anesthesia for tracheal resection and reconstruction. *Anesthesiol Clin* 2012;30:709–730.

Joshi GP, Bonnet F, Shah R, et al. A systematic review of randomized trials evaluating regional techniques for postthoracotomy analgesia. *Anesth Analg* 2008;107(3):1026–1040.

Lennox PH, Umedaly HS, Grant RP, et al. A pulsatile pressure waveform is a sensitive marker for confirming the location of the thoracic epidural space. *J Cardiothorac Vasc Anesth* 2006;20(5):659–663.

MacDougall P. Postthoracotomy shoulder pain: diagnosis and management. *Curr Opin Anaesthesiol* 2008;21(1):12–15.

Pawlowski J. Anesthetic considerations for interventional pulmonary procedures. *Curr Opin Anaesthesiol* 2013;25:6–12.

Soto RG, Fu ES. Acute pain management for patients undergoing thoracotomy. *Ann Thorac Surg* 2003;75(4):1349–1357.

Vidal Melo MF, Musch G, Kaczka DW. Pulmonary pathophysiology and lung mechanics in anesthesiology: a cased-based overview. *Anesthesiol Clin* 2012;30:759–784.

第 23 章 血管手术麻醉

Cox JA, Chitilianh HV

Ⅰ. 术前评估与处理

血管外科病人经常存在多种并存疾病需要术前优化治疗。

A. 心血管系统

心肌梗死、心律失常、心力衰竭等心血管事件是血管手术病人术后并发症和死亡的主要原因。其中心肌梗死约占术后早期死亡的半数。依照 ACC/AHA 术前心脏评估指南，这些病人术后发生严重不良心脏事件（MACE）的风险增加（>1%）。术前心脏评估详见第 2 章，下面是关于血管外科病人一些特殊的考虑。

1. **心脏应激试验：** 对于非急诊病人，心脏功能储备差者（<4METs），如其治疗有赖于心脏应激试验的结果，则应进行该项试验。对于身体受限的病人，如跛行和卒中后病残，可行药理学应激试验。是否行心导管检查冠状动脉取决于应激试验结果，并应请心内科医生会诊。
2. **超声心动图：** 如果病人出现新的杂音、不明病因的呼吸困难、瓣膜性心脏病、代偿性心力衰竭出现新症状或病情加重，可进行超声心动图检查。
3. **血压：** 测量双臂血压判断是否存在差别。由于动脉粥样硬化具有广泛分布的性质，病人可能存在锁骨下或腋动脉狭窄，血压监测应选择读数较高侧。
4. **冠状动脉血运重建：** 仅可在有治疗指征的病人实施。根据冠状动脉预防性血运重建（CARP）试验结果，大血管手术前预防性冠状动脉血运重建与药物治疗相比并不能改善病人预后。此项试验排除了冠状动脉左主干病变、射血分数低于 20%及严重主动脉瓣狭窄的病人。
5. **β 受体阻滞药治疗：** 长期应用 β 受体阻滞药治疗的病人应继续维持，对于修订心脏风险指数（RCRI）存在 3 个或更多的风险因子的病人或术前检查伴有可逆性心肌缺血的病人启用 β 受体阻滞药治疗是合理的，但应引起关注的是 β 受体阻滞药使用时间和使用剂量不当可能增加卒中的风险和病死率。β 受体阻滞药治疗应至少术前 2d 开始，最好 7d 前开始。从低剂量开始，缓慢增加，直至达到目标心率 60～80 次/分。低血压病人不用。

6. **抗血小板治疗：**对于用冠状动脉支架的病人、脑血管疾病病人和高风险的冠心病病人，阿司匹林治疗应该持续应用。在与外科医师的讨论中，应强调所有的血管外科手术均应持续应用阿司匹林。阿司匹林治疗有增加出血的风险，POISE-2 是一项随机对照试验，纳入非心脏手术病人 10 000 例，研究表明，开始和继续阿司匹林治疗对于严重心脏不良事件和死亡并无益处。但该项试验排除了近期接受冠状动脉支架和颈动脉内膜切除术的病人，而且该试验仅包含小部分行血管手术的病人，是否继续应用**氯吡格雷**取决于外科因素和病人因素（如是否置放支架、支架类型和置放时间）。
7. **他汀类药：**围手术期应继续应用。血管外科手术病人启用他汀治疗是合理的。术前 7～30d 开始他汀治疗视为理想。证据表明，无论低密度脂蛋白水平如何，他汀治疗均可减轻冠状动脉炎症。术前停用他汀治疗可增加心脏事件。
8. **华法林：**术前 3～5d 停药，如果有指征可开始肝素治疗。
9. 如计划行**局部麻醉**，应根据指南，并应与外科医师和心脏科医师共同商讨如何应用抗凝药和抗血小板药（见第 18 章）。

B. **呼吸系统：**血管疾病病人多为重度吸烟者，肺功能受损（见第 3 章）。无须常规行肺功能试验。阻断主动脉及由此引发的缺血再灌注损伤可产生系统性炎性反应，并导致术后肺损伤。

C. **泌尿系统：**术前肾功能不全常见。与动脉粥样硬化、高血压、糖尿病及高龄相关，甚至血清肌酐正常的病人也可能存在肾功能不全。由于有功能的肾小球数量减少，病人低血压状态下肾灌注自主调节的能力下降，常不能耐受围手术期损伤，如缺血再灌注、动脉栓塞、造影剂等肾毒性物质。血清肌酐水平长期增高（＞2mg/dl）的病人血管手术后并发症发生率和病死率显著增加。开放性主动脉和肾动脉手术后肾功能不全风险极高。血管内治疗病人则存在**造影剂肾病**（contrast-induced nephropathy，CIN）的风险。CIN 的诊断依据是接受造影剂后 24～48h 血清肌酐增高，并排除其他原因所致的急性肾损伤。CIN 风险因素包括慢性肾疾病、糖尿病、贫血、心力衰竭、应用高渗造影剂或大量造影剂。具有以上风险的病人，推荐给予晶体液和小量等渗或低渗造影剂。尽管研究结论不尽一致，但可以先行给予**碳酸氢钠**治疗。1h 期间单次输注碳酸氢钠（150mEq/L）3ml/kg，此后按 1ml/（kg · h）持续输注，直至最后一次使用造影剂后 6h。可于应用造影剂前一天和当日口服 ***N*-乙酰半胱氨酸（NAC）**，1200mg/12h，共 2d。

D. **中枢神经系统**：检查颈动脉有无杂音，询问有无短暂脑缺血发作（TIA）或脑血管意外病史。有症状的颈动脉疾病警示在行其他手术前应考虑颈动脉血运重建。

E. **内分泌系统**：长期糖尿病病人除了渐趋加重的动脉粥样硬化，可伴有广泛的微血管病变，导致自主神经系统功能障碍、无痛性心肌缺血及糖尿病性肾病。术前应与病人的内分泌医师沟通停用二甲双胍。二甲双胍可引发严重的乳酸酸中毒，加重静脉注射造影剂损伤或肝、肾缺血。术前肾功能障碍或心力衰竭病人应停用二甲双胍。

F. **血液系统**

由于反复应用和偶尔长时间应用肝素，血管外科病人极易发生**肝素诱导性血小板减少症（heparin-induced thrombocytopenia，HIT）**（见第 24 章）。HIT 的特征是应用肝素后发生的血小板减少症，可能伴有血栓形成，亦可不伴血栓形成，是因肝素-血小板因子 4（PF4）复合物抗体形成所致。HIT 病人近期行术中抗凝血管手术术前应检测抗 PF4 抗体水平。如果抗体水平增高，建议行 5-羟色胺释放试验（SRA）。若 SRA 阴性，不论抗 PF4 抗体试验结果如何，可以在术中使用肝素。若抗 PF4 抗体试验和 SRA 都阳性，应延缓手术或选用其他抗凝方法。

HIT 病人的紧急处理包括停用所有类型肝素，暂停华法林，避免输注血小板，并启用非肝素抗凝等替代治疗。

Ⅱ. 外周动脉手术

A. 概述：外周动脉手术是指狭窄动脉的旁路移植或支架治疗、闭塞动脉的栓子清除术、外周动脉瘤的修复术。在一切可能情况下施行血管内治疗，需要在手术室、血管造影设备或杂交手术室进行。手术室外麻醉准备的特殊考量在第 33 章讨论。

B. 经皮球囊血管成形术和支架术：肢体通畅率和免截肢存活率与开放旁路移植手术相似。行血管内治疗病人必须具有"治疗靶点"：典型病例病灶为一小段血管梗阻，梗阻段远端血管通畅（即良好跨越"good runoff"）。经皮治疗的优点包括康复迅速、住院时间短、损伤小和并发症少及费用低。上肢和下肢手术操作需要在手术间内血管造影条件下进行，常规在局部麻醉配合镇静下完成。

1. **手术入路：**可以经皮或动脉切开，肱动脉入路需要在对侧上肢监测血压和静脉输液。
2. 大量静脉造影剂的使用，需要采取措施预防造影剂肾病（CIN）（见本章Ⅰ.C.）。
3. **麻醉技术：**常规包括标准监测条件下的监测麻醉（MAC）。局部麻醉需要提供充分的镇痛。在计划外改为开放手术的病例需要备用方案改为全身麻醉。
4. 动脉置管前静脉单次注射肝素。外科医师动脉内应用血管扩张药处理导管或导丝引起的血管收缩，药物的全身作用可能需要处理。
5. 远端血栓是侵袭性血管内探查可能发生的一种严重并发症。

C. 下肢血管旁路移植术

对存在多节段病变或远端血管径流很差的病人，下肢**开放旁路手术**优于血管内操作。自体大隐静脉移植是临床最常应用的血管。如果该血管难以取得或条件太差，可应用上肢静脉或冷藏尸体静脉。静脉的准备及其与动脉循环的吻合耗时较长，但很少引起血流动力学的显著变化。某些特定的病人应用合成的移植物可缩短手术时间，**通常失血很少，**但在修复既往做过手术的旁路移植血管亦可能大量失血。**常规监测**一般是足够的，病人并存疾病或外科操作复杂可能需要进行侵袭性监测。**局部麻醉和全身麻醉对下肢血运重建的并发症发生率和病死率无明显差别。**

1. **全身麻醉**：能维持血流动力学稳定的任何技术都可以选择。
2. **区域麻醉**：可能的优点包括交感神经阻滞、改善疼痛控制，对清醒的病人有助于发现心肌缺血的症状，不干扰气道，降低肺炎的发生率。但是区域麻醉对于长时间的手术操作的病人是个挑战，会使病人变得不适和不安。
   a. 通常采用**腰段连续硬膜外麻醉**，既可提供完善的镇痛和肌松，又可用于术后镇痛。如果可保证手术在预定时间内完成，也可采用脊麻。**股-腘动脉**和下肢远端血管旁路移植术限于一侧肢体时，可联合应用腰丛阻滞和坐骨神经阻滞替代椎管内麻醉。由于髂动脉显露需要近端切口延长和牵拉腹膜，**髂-股动脉旁路移植术**需要椎管内麻醉平面达到胸 8～胸 10.股-股动脉旁路移植术用于治疗症状性一侧髂动脉阻塞性疾病。
   b. **α 肾上腺素能受体激动药**（如去氧肾上腺素）随时备用，以处理因交感神经阻滞引起的低血压。
   c. **抗凝病人禁忌椎管内麻醉。**穿刺置管前必须纠正凝血异常[应用新鲜冰冻血浆（FFP）、维生素 K 或鱼精蛋白]，否则采用全麻。特殊的用药指南见第 17 章。尚无证据表明皮下给予单次肝素预防 DVT 可增加硬膜外血肿形成的危险性。如果术后需用华法林治疗，则硬膜外导管应在其抗凝作用起效前拔除（首剂应用 24h 内）。

D. **外周血栓清除术和股动脉假性动脉瘤修复术**：股动脉假性动脉瘤修复术病人通常是医源性，股动脉导管置入后发生的（如冠状动脉造影和主动脉内球囊反搏置入），此类病人通常都有不稳定的心血管疾病（如新近心肌梗死进行支架置入）。有些病人正接受抗凝治疗或近期曾接受溶栓治疗，因此不宜采用区域麻醉。用局部麻醉药的区域麻醉适于心血管不稳定的病人。阻塞动脉的栓子切除术可引起显著的失血和低血压。

E. **外周动脉瘤**：如腘动脉动脉瘤，虽很少破裂，但血栓形成和栓塞的发生率很高。全麻和椎管内麻醉都可用于该修复手术。

F. **腋-股动脉旁路移植术**：可修复下肢动脉血流，适用于主-髂血管闭塞的病人，由于各种原因没有进行主动脉血运重建，包括麻醉风险高、既往明确的腹部手术所致的腹内粘连、活动性腹部感染或主动脉移植物感染。假体移植物通过隧道放置于胸大肌下和胸腹部的皮下层，远端与股动脉吻合。该手术最好用全麻。

G. **上肢的血管手术**：通常包括远端的血栓切除术和创伤修复术。虽然手术范围局限，但需要在血管修复远端切取静脉移植血管。麻醉方法可用区域麻醉、局部麻醉或全身麻醉。

Ⅲ. 颈动脉血运重建术

A. 概述

颈动脉血运重建术用于颈内动脉狭窄的病人。这些病变通常伴有明显的颈动脉杂音，并可产生短暂性脑缺血发作（TIA）或卒中。手术血运重建的指征需评估病人的预期寿命、手术并发症发生率、症状表现和狭窄的程度。颈动脉内膜切除术的指征适用于无残障的卒中或非侵袭性检查狭窄大于 70%、病人预期寿命大于或等于 5 年和死亡风险小于 6%的短暂性脑缺血发作。无症状疾病病人的数据尚不清晰。如果外科医师的围手术期卒中和死亡风险小于 3%，颈动脉内膜切除术可能适用于狭窄大于 70%、预期寿命等于或大于 5 年的无症状男性。颈动脉内膜切除术对于无症状的颈动脉狭窄女性的有效性是否超过内科治疗尚不清楚。如果病人没达到血运重建的标准，风险因子随内科治疗和生活方式改变而变化，这些包括抑素类、抗血小板治疗、戒烟、控制血压、糖尿病处理。颈动脉内膜切除术是颈动脉狭窄手术治疗的首选。颈动脉支架的作用仍然是确定的。证据显示颈动脉内膜切除术和颈动脉支架有类似的远期效果，但颈动脉支架具有更高的围手术期并发症发生率和病死率。对于有症状的病人，颈动脉支架推荐适用于手术入路困难的病人（如以前施行过颈淋巴结清扫术）或放射治疗引起的颈动脉狭窄，并且外科医师的围手术期卒中和死亡风险小于 6%。颈动脉支架不推荐用于无症状的颈动脉狭窄病人。

同标准的病史和体格检查一样，术前麻醉评估应该关注存在的**神经缺失**资料和病人**颈部活动度**。

B. 颈动脉支架

1. **适应证：** 颈部解剖不适合开放手术的病人，如以前施行过颈前手术和放射治疗，或者有严重心肺疾病的高手术风险病人，颈动脉支架优于颈动脉内膜切除术。由于发生 CIN 的可能，颈动脉支架应避免用于肾功能障碍病人。
2. **监测：** 留置动脉导管连续监测血流动力学，并便于频繁的抽血进行活化凝血时间（ACT）监测。密切观察病人的**精神状态**以便发现由于血小板血栓导致的新发卒中。
3. **麻醉处理：** 通常包括监测麻醉（MAC）复合血管手术部位的局部麻醉。监测麻醉维持病人的觉醒水平以便术中神经功能监测。经皮股动脉是经典入路，清醒病人在球囊血管成形和动脉膨胀时会感到疼痛，但会随着球囊放气而迅速缓解。
4. 整个操作过程间断使用**静脉对比剂**和 X 线透视。
5. 动脉切开前给予**肝素**。
6. 随着支架展开会发生迷走神经引起的**心动过缓**，术前可以采用格隆溴铵预处理。
7. **并发症：** 包括卒中、血管手术部位损伤、装置故障、再狭窄和 CIN。与颈动脉内膜剥脱术相比，颈动脉支架后微血栓损伤更常见。如果术者使用装置很有经验，栓子防护装置（EPDs）可降低神经系统损伤。

C. 颈动脉内膜切除术

1. **监测**
   a. **动脉内直接血压监测是必需的**。
   b. **中枢神经系统监测**是必要的，特别是颈动脉阻断时，目的是评估脑灌注是否充分并识别需要**分流术**的病人。保持病人清醒是术中神经系统监测的金标准，如在全麻下操作，可通过**脑电图（EEG）**、经颅多普勒超声、动脉残端压力测定监测中枢神经系统功能。颈动脉内膜切除术可以在没有持续的中枢神经系统监测下常规分流术下完成。没有数据支持常规性分流与选择性分流比较。在选择性分流中没有特殊的中枢神经系统检测方法显示可产生更好的预后。

2. **麻醉技术：** 麻醉技术选择对病人预后没有明显影响。选择全麻和区域麻醉通常基于外科医师和病人的意见。

a. **区域麻醉**

（1）区域麻醉可选择复合**颈浅神经丛**和**颈深神经丛**阻滞，或者外科医师在手术区追加颈浅神经丛阻滞（见第 18 章），二者均可有并发症。

（2）区域麻醉下颈动脉内膜切除术**要求病人清醒、合作**，并能在无菌单覆盖下耐受头部侧位静卧。

（3）病人体位的安置和无菌单的铺放应利于麻醉医师随时**控制呼吸道**。大小合适的喉罩应备好，以便随时使用。

（4）对清醒病人易于**连续神经系统功能**评估。

b. **全身麻醉**

（1）控制通气和氧合可降低脑代谢需求。

（2）**诱导前**应获得**神经功能监测的基础值**。

（3）**血压**应维持在病人的**正常高限**，必要时可用血管收缩药，如去氧肾上腺素。

（4）**麻醉诱导须保持血流动力学稳定**以保障脑灌注。调整分钟通气量，以防止低碳酸血症引起脑血管收缩，但高碳酸血症也无临床益处。

（5）稳定的**浅麻醉**状态通常不会影响 EEG 监测。**肌松药**有益于减少病人活动，病人活动可干扰 EEG 分析和操作。

（6）最好采用易于**术后早期拔管**和进行**神经功能检查**的麻醉技术。

3. **颈动脉阻断**

a. 阻断前应行**全身肝素化**（肝素 5000U 静脉注射）。

b. 阻断前应用血管收缩药使**血压**升高，目的是从对侧颈动脉通过 Wllis 环维持同侧的脑灌注。

c. **手术牵拉颈动脉窦**可致强烈的迷走神经兴奋，导致低血压和心动过缓。放松牵拉或应用局麻药浸润可消除此反应。很少需要应用抗胆碱药。对术前有明显的心脏传导延迟、主动脉严重狭窄和明显的冠状动脉疾病的病人应考虑预防性施行局麻药浸润。

d. **常规分流、选择性分流或不用分流：**分流包括动脉内放置塑料管跨越切开动脉以保护颈动脉阻断期间同侧前向的脑灌注。分流的种类取决于外科医师的偏好。许多病例报道表明三种方法具有相似的卒中风险。选择性分流是当神经功能监测显示颈动脉阻断后有脑缺血证据时放置分流器。

e. **开放阻断钳：**可产生反射性血管扩张及心动过缓，可给予血管收缩药以调节这种压力感受器的变化。必要时延用至术后。

D. 术后处理

1. 术后立即发生的并发症包括神经功能障碍、血压不稳和气道阻塞。
2. 神经功能障碍是由于与手术操作相关的栓子引起的，应该通过提升血压和外科医师及卒中专科医师商讨积极处理神经功能障碍。
3. 颈动脉内膜切除会改变颈动脉压力感受器反应，导致血压不稳。高血压可能是手术所致的颈动脉窦去神经支配的结果，需要给予血管扩张药（拉贝洛尔或硝酸甘油）。低血压可能是压力感受器超敏反应的结果，并不反映血容量不足，需要给予血管收缩药（去氧肾上腺素）。
4. **急性气道阻塞：**可继发于切口出血和扩张的血肿，立即拆除浅表缝线和清除血肿有利于保护气道。
5. **可发生喉返神经、喉上神经或舌下神经损伤：**通常是暂时的。喉返神经损伤的特异表现是声音嘶哑，双侧喉返神经损伤罕见，但对于以前做过对侧颈动脉内膜切除术或颈部手术的病人须谨慎，这类病人将发生急性上呼吸道阻塞。
6. **脑过度灌注综合征**（cerebral hyperperfusion syndrome，CHS）：典型发生在术后几天，伴有同侧头痛、抽搐、局灶性神经体征或颅内出血，与手术再灌注脑自动调节丧失后脑血流突然增加有关。这是基于病理生理学的综合征，预防性控制术后血压于正常或稍低水平是合理的。

Ⅳ. 腹主动脉修复术

腹主动脉修复术用于动脉粥样硬化阻塞性疾病或扩张性动脉瘤的治疗。动脉阻塞性疾病通常表现有跛行。腹主动脉瘤（abdominal aortic aneurysm，AAA）常偶然发现，也可表现有背部疼痛，或一旦出现瘤体破裂则发生严重休克。95%的 AAAs 发生在肾动脉以下。腹主动脉修复术的适应证是男性动脉瘤直径大于 5.5cm、女性大于 5.2cm；瘤体扩张速度超过每年 1cm；或 AAAs 出现继发症状。扩张至 5cm 的动脉瘤每年破裂的风险约为 4%，择期 AAA 修复术的病死率低于 2%，而动脉瘤破裂的总病死率达到 70%～80%。

A. 血管内腹主动脉修复术（endovascular abdominal aortic repair，EVAR）

1. **概述**：肾动脉以下的 AAA 主要是通过 EVAR 进行治疗，治疗中在造影引导下于血管内跨动脉瘤置入扩张支架，将动脉瘤与循环隔绝防止瘤体扩张和破裂，因此**不需要主动脉阻断**。**EVAR 使术中的血流动力学更稳定**，与开放手术相比，EVAR 术后肺、心血管和肾脏的并发症发生率更低，并且明显降低术后 30d 的病死率，但是随着时间延长这种早期的优势会消失。术后 2 年，EVAR 和开放性动脉瘤切除术的病人病死率一致。行 EVAR 的病人需要定期影像学检查，而且可能需要进一步的 EVAR 相关介入治疗。
2. **病人是否适合**：EVAR 治疗取决于动脉瘤的大小和形态，大部分的肾下腹主动脉瘤都呈瓶颈样解剖结构有利于血管内修复术。EVAR 短期围手术期病死率更低，但是渗漏和远期并发症发生率更高，而且需要终生的影像学监测。年轻的风险较小的病人可能更适合开放手术治疗。
3. **监测和评估**：除常规监测外，还需要直接动脉压监测和大口径的外周静脉通路（14G 或 16G），很少需要中心静脉通路。

4. **术中注意事项**：需要全身**肝素化**，如果动脉瘤涉及肾动脉或肠系膜动脉，那么需要应用较复杂的带有侧支或侧孔的血管内支架。对肾下的动脉瘤，**手术通常采用双侧股总动脉入路**。一般以动脉剖开术显露股总动脉，术后进行修补。对于无股动脉疾病和狭窄的病人可以选择经皮股总动脉穿刺和特殊装置封堵的方法。病人要经受**放射暴露**和**荧光**及**显影剂**应用的风险，**确保病人**在数字减影血管造影中保持**不动**可以减少反复照相而使放射性降至最低。随着支架的置入，动脉内球囊充气来扩张支架并使之固定。它置于合适的位置。球囊充气后会导致短暂的动脉阻塞，但时间很短，一般持续 3～4 次心跳。球囊阻塞期间可能发生高血压，但通常不会持久到需要治疗，但是术者展开支架时需要**控制性降压**以防止近端高血压和支架移位。
5. **麻醉方法**：EVAR 可以在**局部麻醉**、**区域麻醉**或**全身麻醉**下进行。一些因素如抗凝药的应用、病人的舒适度、外科医师的喜好、预计手术时间的长短都会影响麻醉方式的选择。有证据提示，与全身麻醉相比，局部麻醉和区域麻醉病人并发症发生率和病死率更低、住院时间更短、入 ICU 的病人更少。双侧的髂腹下和髂腹股沟神经阻滞可替代局部浸润麻醉，但是需要注意的是，与椎管内麻醉比较，局部麻醉不能减轻股动脉阻塞引起的缺血痛，因此需要全身给予镇痛药。
6. **改为开放式修补术的病人很少见（小于 1%）**：可发生在非常困难的动脉支架置入（如严重动脉粥样硬化）、动脉入路血管闭塞、髂动脉扭曲致置入装置不能展开、支架位置不正或移位，动脉瘤破裂。EVAR 中心应配备复苏设备如红细胞回收和快速输注设备。
7. **出血**：可能发生在股动脉鞘，不易发现和定量，但大量失血少见。
8. **EVAR 并发症**：包括将 AAA 与动脉隔绝失败（内漏）、栓塞、动脉损伤、支架扭曲打折、腹股沟通路损伤、肢体缺血和感染。肾功能损伤的病人有 CIN 的风险，可以考虑应用*N*-乙酰半胱氨酸和晶体液（见本章 Ⅰ.C.）
   a. **内漏**（图 23-1）：是血液持续进入瘤体内导致瘤体

扩张，可发生在20%～25%的EVAR中。Ⅰ型和Ⅲ型内漏被认为有很高的囊内压增加和破裂的风险，一经诊断需要立即处理，栓塞相应的Ⅱ型可以自行闭合，同时进行影像学追踪；如果持续渗漏，则需要栓塞相应的血管。不推荐处理Ⅳ型内漏。

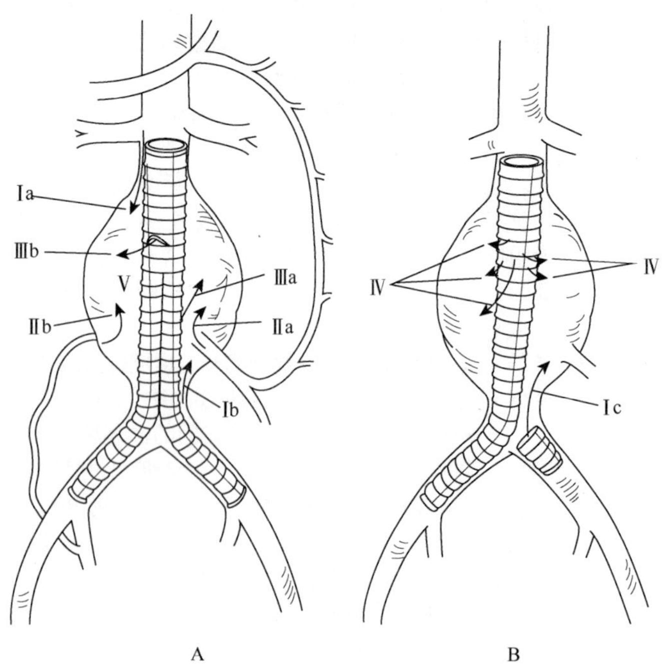

图 23-1　血管内动脉瘤修复术后不同类型内漏的示意图

Ⅰ型内漏不恰当的内置物封闭导致内置物周围血流，包括内置物周围血流在近端（Ⅰa）内置物周围血流在远端（Ⅰb），以及内置物周围血流围绕髂动脉（Ⅰc）阻塞装置。Ⅱ型内漏发生由于侧支血流引起的分支动脉出血，包括肠系膜下动脉（Ⅱa），髂腰动脉（Ⅱb）。当血流通过模块移植物的片段之间发生Ⅲ型内漏，包括漏发生于髂肢或髂肢和内置物主体（Ⅲa），漏位于内置物主体（Ⅲb）。Ⅳ型内漏是血流通过血管内移植物（移植物孔隙）。Ⅴ型内漏或内紧张是持续或重复挤压存在的动脉瘤，没有明确证明的内漏（此图由H.Fischer，MFA 绘制）。

B. 开放式腹主动脉手术

1. **病人选择：**开放式手术适用于病人的动脉解剖不符合可获得支架的最低要求和标准；等待定制支架而

延迟手术将导致明显破裂风险的病人；不愿意因行 EVAR 而需要长期影像学监测的病人。

2. **手术入路**：与**经腹入路**相比，**腹膜后入路（RP）**术后肠梗阻、肺部并发症、心血管并发症和液体转移的发生率更低。RP 入路在病态肥胖和先前开腹手术的病人中更具技术优势。
3. **监测**：大口径的静脉通路、动脉通路、中心静脉导管和导尿管必备。术中需要进行上腹部的动脉阻断会导致血流动力学波动和失血，因此术中加强 PA 导管和 TEE 对心功能的监测，准备好血管收缩药和血管舒张药。
4. **麻醉技术**：大部分病人应用硬膜外麻醉联合全身麻醉，采用下胸段到中胸段置入硬膜外导管。虽然可以单独应用全身麻醉，但是联合麻醉可以减少麻醉药用量，易于早期拔管和提供有效的术后镇痛。
5. **诱导期**的血流动力学目标是**避免高血压**。在全麻诱导前通过硬膜外建立感觉阻滞平面是有益的。
6. **保温**：动脉手术中的热量丢失需重视，保温策略在第 19 章讨论。由于正常血流的热量再分布丧失可引起动脉阻断期间严重烫伤，**动脉阻断平面以下禁用**强化空气加热。
7. 经腹入路的手术显露主动脉需要**处理肠道**，可伴有皮肤潮红、全身血管阻力降低及严重低血压。这些表现可能是由于肠道释放前列腺素和血管活性肽所致，可持续 20～30min，治疗包括应用血管活性药和输液。
8. **液体管理**：由于出血、肠道和腹腔的不显性丢失、开腹手术蒸发失液可导致明显的血容量降低。通过病人的血流动力学指标指导液体复苏。动脉阻断将增加肾功不全的发生，即便在肾动脉下阻断也是如此。
9. 应该在实验室检查指导下进行**血液制品的输注**。
10. **阻断主动脉**
    a. 主动脉阻断前几分钟给予**肝素**（5000U 静脉注射）。
    b. 主动脉阻断导致**高血压**，其程度与阻断部位有关，越近心端阻断血压升高越明显，可以考虑在阻断前适当降低血压。心功能正常的病人可以很好地耐受后负荷的增加，但是左心功能受损的病人可能出现心肌缺血和低血压。主动脉阻断引起的低血压提示后负荷增加或冠状动脉逆行性夹层继发心功能不全，须行心脏功能评估和支持。

c. 主动脉阻断过程中避免过度的高血压，最大程度降低**后续主动脉夹层发生的风险**是十分重要的。

d. 近端血管阻断后，可以**控制远端到主动脉瘤**的血管。如果远端到主动脉瘤的血管被手术显露，可在瘤体以远的主动脉和髂总动脉放置阻断来控制远端血管。如果血管显露不好，则通过血管内途径，打开动脉瘤体，球囊尖端通过瘤体，球囊充气阻塞血管防止出血。建立对远端血管的控制。操作中可有效减少出血。

e. 并无有力的证据支持应用肾脏保护药如**甘露醇和非诺多泮**。任何水平的主动脉阻断都可能导致肾皮质血流降低和尿量减少。由于阻断时间更长和发生胆固醇栓塞，肾动脉以上腹主动脉阻断时肾灌注面临更高风险，维持充足的液体和尿量更为重要。

11. 开放主动脉

a. 开放主动脉会由于全身血管阻力降低产生**低血压**。

b. 低血压的程度与阻断持续时间和阻断的近端位置有关。

c. 准备释放主动脉钳时，应该慢慢调整病人**血管内容量**和**提高血管张力**到理想状态，提高吸入氧浓度到 100%，外科医师缓慢释放主动脉钳以最大限度减轻低血压。

d. 随着阻断解除，缺血器官和组织再灌注会导致酸血症和全身血管舒张，干扰的大小与阻断时间长短和缺血器官的代谢活性相关。**阻断水平在腹部或肠系膜上动脉（SMA）以上会产生明显的肠缺血和酸中毒**。解除阻断时可应用**碳酸氢钠**缓解酸中毒，提高**分钟通气量**可产生轻度呼吸性碱中毒。当严重的低血压对液体和升压药无反应时，可以再次阻断以维持充分的灌注压，同时给予容量和升压药治疗。

12. **苏醒**：大部分的肾下或近肾动脉阻断的病人配合硬膜外麻醉可在手术后拔管，伴有血流动力学不稳定、持续出血、持续酸中毒或严重低温（<33℃）的病人需保留气管导管。应防治高血压、心动过速、疼痛和寒战。

C. **腹主动脉瘤破裂的紧急修复**：病人的**血流动力学是否稳定**取决于动脉瘤破裂的包裹程度，破裂处可能发生在腹腔内或腹膜后，填塞可以暂时降低失血量。

1. 麻醉前首先要有足够的**静脉通路**以备大量液体复苏所需。
2. 立即备好**血液制品**，如果没有同型血或冷冻血液制品，可以备O型血（育龄妇女用O型Rh阴性血，其他用O型Rh阳性血）和血浆（AB型），立即送**血标本**到实验室进行交叉配血。并立即备好**胶体液**、红细胞回输系统和快速输注设备。
3. **标准监测**：对于血流动力学不稳定的病人开始就要具备标准监测，以免延误外科手术，优先处理是通过开胸或开腹手术阻断主动脉控制出血，也可以通过有球囊的导管在血管内封堵。血流动力学允许时可行有创监测（动脉、静脉、肺动脉导管）。**同外科医师商讨**手术和麻醉方案是必要的，如果病人血流动力学允许，可于清醒时置入中心静脉导管。
4. **低血压复苏**：应该在限制液体量的条件下维持收缩压在70～100mmHg，限制胶体液复苏可降低医源性凝血障碍的发生。
5. 基于临床环境、手术方案和可获得的仪器设备，全麻诱导前在动脉瘤近端置入有球囊的导管阻塞可能更有利。导管可以在局部麻醉下经皮穿刺，麻醉诱导出现循环衰竭时可用于阻塞腹主动脉。
6. **手术技术**：血管内修复与开放手术比较。

   a. **开放修补术**

      （1）**诱导**：对于濒死的病人应立即行气管插管，低血压病人应预吸氧和采用快诱导。病人可能只能耐受小剂量的东莨菪碱、依托咪酯、氯胺酮和苯二氮䓬类药物。诱导期由于血管扩张、交感神经张力丧失和腹壁松弛腹内压消失发生**诱导期严重低血压**。必要时在诱导前应做好准备并铺好手术单，且外科医师做好手术准备。

（2）诱导期必须注意**避免高血压**。

（3）一旦阻断腹主动脉，而且血流动力学稳定，应追加能够耐受剂量的阿片类药和麻醉药。

（4）成分输血根据实验室检查指标进行，发生大量失血时，浓缩红细胞（PRBCs）和新鲜冰冻血浆（FFP）以至少 2∶1 比例输注。

（5）**低温**：可引起酸中毒、凝血障碍和心肌损害，应给予处理（见第 19 章）。

（6）**肾脏保护策略**：应该建立积极补液和维持充足的灌注压。尽管缺乏有力的证据支持，仍可考虑使用甘露醇和非诺多泮。AAA 破裂后发生肾功能衰竭的病人病死率很高。

b. 血管内修复：在解剖条件适合、能够提供完善设备和有经验的团队的情况下，可以考虑应用血管内修复替代开放式修复手术，手术可以在局部麻醉下进行。虽然回顾性研究显示，EVAR 病人在存活率上更优，但是前瞻随机研究并未发现 AAA 破裂的病人行开放手术与 EVAR 的病死率有差别。

7. 并发症和预后：在最好的条件下病死率也在 40%～50%。心肌梗死、急性肾衰竭、呼吸衰竭和凝血障碍发生率高。

V. 胸腹主动脉瘤修复术

A. 胸主动脉疾病病因：病因包括动脉粥样硬化、结缔组织退行性改变（如马方综合征、埃勒斯-当洛综合征及囊性坏死）、感染（如梅毒）、先天性疾病（如主动脉缩窄或先天性主动脉窦瘤）、外伤（穿透伤和减速伤），以及炎性疾病（Takayasu 主动脉炎）。

最常累及胸主动脉的疾病是**胸主动脉降段粥样硬化性动脉瘤**，约占主动脉瘤的 20%。动脉瘤在近心端形成夹层时，可累及主动脉瓣或冠状动脉口；在远端形成夹层时可累及腹主动脉、肾动脉或肠系膜动脉分支。

另一个常见的问题是胸主动脉**创伤性破裂**。因穿透伤和减速伤引起的血管外膜假性动脉瘤，可发生在左锁骨下动脉远端动脉导管韧带附着处。这些假性动脉瘤进一步形成夹层，可累及主动脉弓及其主要分支。

B. 胸腹主动脉瘤 Crawford 分类（图 23-2）。

1. **Ⅰ型**：动脉瘤位于降主动脉，锁骨下动脉的远端，止于内脏血管的近心端。
2. **Ⅱ型**：动脉瘤起于锁骨下动脉根部，止于腹主动脉远端。此型是发生瘫痪、肾功能衰竭和死亡的高危类型。
3. **Ⅲ型**：动脉瘤起于降主动脉中段，止于腹主动脉远端。
4. **Ⅳ型**：动脉瘤起于膈，止于腹主动脉远端。

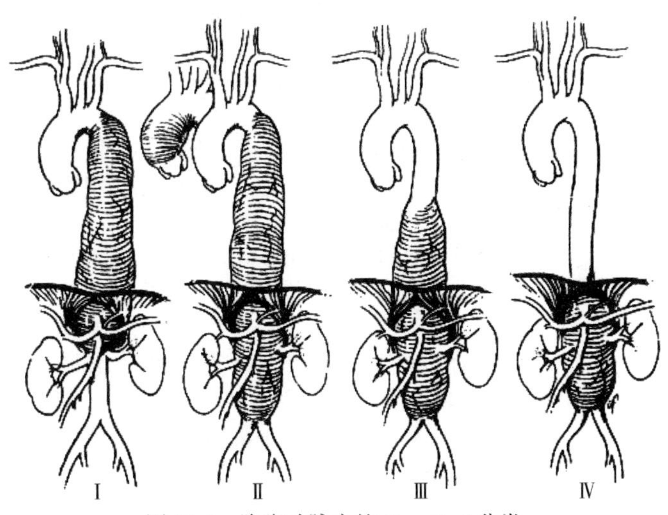

图 23-2　胸腹动脉瘤的 Crawford 分类

（引自 Crawford，ES，Crawford，JL，Safi，HJ et al. Thoracoabdominal aortic aneurysms preoperative and intraoperative factors determining immediate and long-term results of operations in 605 patients. J *Vasc Surg* 1986；3：389-404.）

C. 相关问题

1. **气道偏移或受压**：特别是左主支气管，导致肺不张。
2. **气管移位或破裂**：致使气管插管和通气困难。动脉瘤长期压迫可增加喉返神经损伤，导致声带麻痹和声音嘶哑。

3. **咯血**：由于动脉瘤侵蚀邻近的支气管所致。
4. **食管受压**：可伴吞咽困难，并增加误吸的危险。
5. **中心静脉和动脉扭曲和受压**：可致双侧脉搏明显的不对称和颈内静脉置管困难。
6. **血胸和纵隔移位**：由于动脉瘤破裂或渗漏所致，可致呼吸和循环受累。
7. **远端灌注不良**：由于主动脉分支血管阻塞所导致，引起肾、肠系膜、脊髓或肢体缺血。

D. 开放式胸主动脉瘤修复术

1. **手术方法**：修复动脉瘤时，分离受累的主动脉段，并置入内置移植物。主动脉阻断阶段，远端灌注通过心房-股动脉转流提供。**移植物内置技术**包含使用具有腹腔动脉、肠系膜上动脉和肾动脉的同种主动脉。
2. **脊髓保护**

   a. **解剖**

   (1) 脊髓前动脉发自颅底椎动脉，与腰段和下胸段主动脉根部按节段发出的**主动脉根动脉**相交通，提供脊髓前部的血供。

   (2) 最重要的是 **Adamkiewicz 动脉**（通常发源于 T_8 和 T_{12} 之间）。

   (3) 阻断胸主动脉可减少通过此动脉的血流导致脊髓前部缺血，出现脊髓前动脉综合征。

   b. **脊髓前动脉综合征**：表现为截瘫、大小便失禁，以及痛觉和温觉消失，但震动感和本体感尚存。截瘫的发生率在降胸主动脉动脉瘤修补术后为 2%～4%，胸腹主动脉瘤修补术后为 3%～10%。**危险因素**包括近端和远端阻断的部位、阻断的持续时间、体温升高程度、脊髓侧支循环程度和既往的腹主动脉瘤手术。

   c. **脊髓保护策略**

   (1) **脑脊液（CSF）引流**：降低 CSF 压力（CSFP），并促进脊髓灌注，显示可减少脊髓前动脉综合征的发生，推荐用于所有胸主动脉手术病人（开放手术或血管内手术）。L_4～L_5 水平置入 CSF 引流管，向蛛网膜下腔置入 8～12cm。全程监测 CSFP 和引流 CSF，目标压力低于 10mmHg。并发症包括脊麻后头痛、低颅内压、硬膜下出血、硬膜外或脊髓血肿、脑膜炎和持续的 CSF 漏。

（2）**推荐维持 MAP 高于 80mmHg**：脊髓灌注压（SCPP）是 MAP 与 CSFP 之差（或 CVP，如果 CVP 高），目标是 SCPP 高于 70mmHg。通过维持 MAP 高于 80mmHg，CSFP 低于 10mmHg，以及 CVP 低于 10mmHg 以达到上述目标。

（3）**适度全身低温**：有利于脊髓保护。

（4）**远端主动脉灌注**：可以应用心房-股动脉旁路提供远端灌注，减少脊髓和内脏缺血时间。

（5）**运动诱发电位（MEPs）**和（或）体感诱发电位（SSEPs）可用于监测脊髓缺血状况。根据 MEPs 或 SSEPs 的反应，提高 MAP 以加强脊髓灌注，并且外科医师可以将肋间动脉置入移植体内。

3. **肾脏保护**：证据显示呋塞米、甘露醇和多巴胺不能减少肾功能不全发生，阻断时远端动脉压接近肾动脉压可减少肾脏缺血时间。直接将冷的晶体液灌注至肾动脉可降低肾功能不全的发生。

4. **监测**：在主动脉近端到锁骨下动脉阻断时，须右侧桡动脉置管监测血压。心房-股动脉转流时应用股动脉置管监测动脉远端灌注压。监测 CSF 压力。TEE 或 PA 导管可用于监测心功能。由于动脉瘤可能压迫食管必须小心置入 TEE 探头。

5. **麻醉方法**

   a. 诱导前应备好**血管加压药**（去氧肾上腺素和去甲肾上腺素）、**扩血管药**（硝酸甘油和硝普钠）

   b. **全身麻醉**：详见本章 IVB.5。用 MEPs 行脊髓功能监测时，需行全凭静脉麻醉（TIVA），避免使用吸入麻醉药和肌松药。

   c. **肺隔离**：有利于手术操作，并可防止左侧开胸时的左肺损伤。可选择使用双腔管（DLT）或支气管堵塞器（见第 22 章）。动脉瘤累及左支气管时应使用右双腔导管。支气管堵塞器的优点是不需要在手术结束时把双腔管换为单腔管。

d. **体位：**病人处于右侧卧位，骨盆稍倾斜以利于股动脉入路。牙垫置于两侧臼齿中间，舌体可以活动以防止 MEP 监测过程中损伤。

6. 麻醉维持

a. 由于吸入麻醉药可干扰脊髓功能监测，因此采用丙泊酚和阿片类药物行**全凭静脉麻醉（TIVA）**。

b. **液体管理：**根据病人的血流动力学进行。输注的液体应限于新鲜冰冻血浆、红细胞、血小板和胶体液，以防止过多晶体液引起凝血功能障碍和水肿。使用红细胞回输系统和快速输注装置。

7. 主动脉阻断

a. 阻断前，维持 CSF 压力 6～10mmHg。

b. 阻断主动脉近心端时**血压通常都明显增高**，可用硝酸甘油和硝普钠处理。

c. 直接向肾动脉灌注冷晶体液可最大限度**减轻肾脏缺血**。

8. 分流术的应用（表 23-1）

a. 通过心房-股动脉旁路的下肢血管分流或将近端侧臂管缝合到人工移植物上做成肠系膜分流（Gott 分流）以维持肠系膜灌注。

b. 通过心房-股动脉旁路的主动脉远端灌注维持阻断主动脉远端的器官血流，股动脉置管监测该灌注是否充分。

表 23-1　心房-左股动脉旁路分流的流量管理

桡动脉压	股动脉压	措施
↑	↓	增加泵流量
↓	↑	降低泵流量
↓	↓	给予容量或血管加压药
↑	↑	给予血管扩张药

9. 开放主动脉钳时常导致血压下降，其机制见本章

Ⅳ.B.11。开放前及开放过程中应补充容量，缓慢开放主动脉钳，给予血管加压药，直至心肌功能和血管张力恢复至基础水平。

10. 全身酸中毒：主动脉开放后通常都出现酸中毒，其程度取决于器官缺血时间。阻断期间输注碳酸氢钠有助于最大程度减轻酸血症并保护心肌功能和血管加压药的作用。

11. 手术结束前，病人处于插管镇静状态，可将双腔管（DLT）换为单腔导管，应注意可能存在明显的气道和口咽部水肿。最大程度升高 MAP 以增加脊髓侧支循环灌注。

E. 血管内胸主动脉瘤/胸腹主动脉瘤修复术（TEVAR）

1. 优点和病人的选择：血管内胸主动脉瘤修补术较开胸手术并发症发生率明显降低。有明显的合并疾病对开胸手术耐受差的病人更适于血管内修补术。病人必须具备适合支架置入的主动脉解剖结构，同时血管入路部位无明显的动脉粥样硬化病变，能够置入大口径的鞘管。

2. 脊髓和肠道保护：为最大程度降低脊髓缺血和截瘫的风险，主张对所有的胸主动脉手术采用 **CSF 压力监测和引流**（见本节 D.2.c.）。在胸腹主动脉瘤修复术中，肠系膜灌注的保护可以通过在心内移植物置入前构建血管旁路移植来完成。通过开放手术将血管移植和血管内支架置入相结合，称为**杂交修补术**。

3. 监测：根据病人状况，监测包括动脉、中心静脉或肺动脉导管，**TEE** 可用于监测心功能和指导手术。

4. TEVAR 手术注意事项与 EVAR 相似（见本章Ⅳ.A.4）

5. 麻醉技术：TEVAR 可以在局部麻醉、区域麻醉或全身麻醉下进行，但是最好采用全身麻醉。椎管内麻醉可能影响术后运动检查和神经功能监测。

6. 支架释放后，应提高 MAP 以维持和保证脊髓侧支灌注。

7. TEVAR 的并发症：包括**截瘫**及 EVAR 的并发症（见本章Ⅳ.A. 7、8），血管入路损伤和下肢动脉、肾动脉或肠系膜动脉栓塞。10%～20%病人发生内漏，6%～7%病人需要再次介入治疗。应注意避免术后低血压，以免增加延迟性截瘫的风险。

Ⅵ. 截肢

A. 概述：可以在全身麻醉或区域麻醉下进行。虽然区域麻醉从生理上可作为主要的麻醉方法，但是由于感情上的需要大部分病人愿意选择全身麻醉，二者在病死率上没有差异。尽管如此，仍推荐硬膜外或外周神经阻滞用于术后镇痛。可以通过外周神经输注布比卡因或硬膜外输注布比卡因和阿片类药物治疗术后残肢痛。

B. 幻肢痛：报道称截肢病人60%～70%发生幻肢痛(PLP)，对于围手术期应用椎管内麻醉降低慢性 PLP 发生的风险尚存争议，文献报道建议良好的围手术期镇痛，从术前维持到术后，可能降低 PLP 的发生，尚需进一步研究。

（刁玉刚　张铁铮 译　郑斯聚 审校）

推荐阅读文献

Brott TG, Halperin JL, Abbara S, et al. 2011 ASA/ACCF/AHA/AANN/AANS/ACRA/ASNR/CNS/SAIP/SCAI/SIR/SNIA/SVM/SVS guideline on the management of patients with extracranial carotid and vertebral artery disease: executive summary. *J Am Coll Cardiol* 2011;57(8):1002–1044.

Chaikof EL, Brewster DC, Dalman RL, et al. Society for Vascular Surgery practice guidelines for the care of patients with an abdominal aortic aneurysm: executive summary. *J Vasc Surg* 2009;50(4):880–896.

Chery J, Semaan E, Darji S, et al. Impact of regional versus general anesthesia on the clinical outcomes of patients undergoing major lower extremity amputation. *Ann Vasc Surg* 2014;28(5):1149–1156.

De Bruin JL, Baas AF, Buth J, et al. Long-term outcome of open or endovascular repair abdominal aortic aneurysm. *N Engl J Med* 2010;362:1881–1889.

Erickson KM, Cole DJ. Carotid artery disease: stenting vs. endarterectomy. *Br J Anaesth* 2010;105:i34–i49.

Fedorow CA, Moon MC, Mutch AC, et al. Lumbar cerebrospinal fluid drainage for thoracoabdominal aortic surgery: rationale and practical considerations for management. *Anesth Analg* 2010;111:46–58.

Fleisher LA, Beckman JA, Brown KA, et al. 2009 ACCF/AHA focused update on perioperative beta blockade incorporated into the ACC/AHA 2007 guidelines on perioperative cardiovascular evaluation and care for noncardiac surgery. *J Am Coll Cardiol* 2009;54(22):e13–e118.

Fleisher LA, Fleischmann KE, Auerbach AD, et al. 2014 ACC/AHA guideline on perioperative cardiovascular evaluation and management of patients undergoing noncardiac surgery: executive summary: a report of the American College of Cardiology/American Heart Association Task Force on Practice Guidelines. *J Am Coll Cardiol* 2014;130(24):2215–2245.

GALA Trial Collaborative Group; Lewis SC, Warlow CP, Bodenham AR, et al. General anaesthesia versus local anaesthesia for carotid surgery (GALA): a multicentre, randomised controlled trial. *Lancet* 2008;372:2132–2142.

Gelman S. The pathophysiology of aortic cross-clamping and unclamping. *Anesthesiology* 1995;82:1026–1060.

Guarracino F. Cerebral monitoring during cardiovascular surgery. *Curr Opin Anaesthesiol* 2008;21(1):50–54.

Gutsche JT, Szeto W, Cheung AT. Endovascular stenting of thoracic aortic aneurysm. *Anesthesiol Clin* 2008;26(3):481–499.

Hiratzka LF, Bakris GL, Beckman JA, et al. 2010 ACCF/AHA/AATS/ACR/ASA/SCA/SCAI/SIR/STS/SVM guidelines for the diagnosis and management of patients with thoracic aortic disease. *Circulation* 2010;121(13):e266–e369.

IMPROVE Trial Investigators. Endovascular or open repair strategy for ruptured abdominal aortic aneurysm: 30 day outcomes from IMPROVE randomised trial. *BMJ* 2014;348:f7661.

Kent KC. Abdominal aortic aneurysms. *N Engl J Med* 2014;371:2101–2108.

Lamuraglia GM, Houbballah R, Laposata M. The identification and management of heparin-induced thrombocytopenia in the vascular patient. *J Vasc Surg* 2012;55:562–570.

McFalls EO, Ward HB, Moritz TE, et al. Coronary artery revascularization before elective major vascular surgery. *N Engl J Med* 2004;351:2795–2804.

Moll FL, Powell JT, Fraedrich G, et al. Management of abdominal aortic aneurysms clinical practice guidelines of the European society for vascular surgery. *Eur J Vasc Endovasc Surg* 2011;41(Suppl 1):S1–S58.

Nicolaou G, Ismail M, Cheng D. Thoracic endovascular aortic repair: update on indications and guidelines. *Anesthesiol Clin* 2013;31(2):451–478.

Reddy U, Smith M. Anesthetic management of endovascular procedures for cerebrovascular atherosclerosis. *Curr Opin Anaesthesiol* 2012;25(4):486–492.

Smaka TJ, Cobas M, Velazquez OC, et al. Perioperative management of endovascular abdominal aortic aneurysm repair: update 2010. *J Cardiothorac Vasc Anesth* 2011;25(1):166–176.

United Kingdom EVAR Trial Investigators. Endovascular versus open repair of abdominal aortic aneurysm. *N Engl J Med* 2010;362:1863–1871.

United Kingdom EVAR Trial Investigators. Endovascular repair of aortic aneurysm in patients physically ineligible for open repair. *N Engl J Med* 2010;362:1872–1880.

Vaughn SB, LeMaire SA, Collard CD. Case scenario: Anesthetic considerations for thoracoabdominal aortic aneurysm repair. *Anesthesiology* 2011;115:1093–1102.

Vaniyapong T, Chongruksut W, Rerkasem K. Local versus general anaesthesia for carotid endarterectomy. *Cochrane Database Syst Rev* 2013;12:CD000126.

Wesner L, Marone LK, Dennehy KC. Anesthesia for lower extremity bypass. *Int Anesthesiol Clin* 2005;43(1):93–110.

第 24 章 心脏手术麻醉

Shen T, Qu JZ

Ⅰ. 心肺转流（cardiopulmonary bypass，CPB）

CPB 主要用于心脏和大血管手术过程中暂时替代心脏（血液循环）和肺脏（气体交换）功能。CPB 包括灌注泵、氧合器和与之连接的体外管道，不经过心肺直接将氧合血输送至体循环。

A. 管道组成

1. 静脉血经静脉插管（置于右心房）引流至贮血槽。真空吸引能增加引流量但有溶血和空气进入管道的风险。防止气体进入管道的关键在于维持贮血槽内液平面在足够水平。
2. **灌注泵**（滚压泵或离心泵）推进静脉血。与滚压泵不同，离心泵对后负荷敏感。如果阻力增加（如流出血流阻塞）将降低流量。离心泵对血液成分损伤较小，不会造成空气进入管道。
3. 静脉血进入**变温器**（heat exchanger）和**氧合器**（oxygenator）（膜式或鼓泡式），通过改变 FiO_2 和清除速度来增加氧含量和清除二氧化碳。将挥发性麻醉药（如异氟烷）注入氧合器内混合气体。动脉化的血液经**动脉滤器**后由动脉插管（置于升主动脉）进入体循环。紧急情况或二次开胸手术可选取股动脉进行插管。
4. 将高钾心脏停搏液注入冠状动脉循环以引发和维持心脏停搏。心脏停搏可通过主动脉根部或冠状动脉开孔（顺行性）或经冠状窦（逆行性）灌注。
5. **左心室引流管（left ventricular vent）**可引流左心过多的血液以降低室壁张力。经顺行性灌注心脏停搏液的导管或专门经右肺静脉并穿过二尖瓣进入左心室置管进行左心引流。
6. **其他**的可连接到管道上的装置包括红细胞回收、超滤和血气张力、血红蛋白及电解质浓度监测装置。

B. CPB 病理生理：血液同管道接触后激活补体、激肽释放酶和凝血瀑布反应，导致严重的全身炎性反应。CPB

时间过长可造成多系统损伤，包括神经系统功能异常、ARDS、凝血障碍、功能不全和急性肾损伤。可试用多种方法降低 CPB 期间的炎性反应，包括去除白细胞、血液滤过、应用炎性介质的单克隆抗体、肝素化的管道，但尚无明确临床效果。

C. **CPB 对药代动力学的影响**：CPB 使分布容积增加和蛋白结合率降低。酸碱偏移影响药物的离子化和非离子化浓度。CPB 期间，灌注压力降低可导致肝肾清除率降低。低温使肝脏酶活性减低。

Ⅱ. 心脏手术术前评估

A. 心脏手术相关操作及 CPB 和循环停止对病人生理学影响，包括下述几项。

1. **既往胸部手术史**：将使本次心脏手术操作更复杂。
2. **主动脉和脑血管疾病**：症状性或明确诊断的颈动脉疾病应优先施行颈动脉内膜剥脱术。主动脉疾病将影响 CPB 的血管插管方案，有时需要在心脏手术的同时进行修补。
3. **既往出血史、抗凝方案和促血栓形成**倾向与制订围手术期治疗方案息息相关。
4. 既往患有肝素诱发**血小板减少症（heparin-induced thrombocytopenia，HIT）**提示心脏手术中应用肝素可能会导致危及生命的血栓并发症，参见 HIT 病人插管和 CPB 的抗凝管理。
5. **肾功能不全**病人围手术期应采取肾脏保护措施。
6. 既往**肺部疾病**的病人 **CPB 后**可能发生严重的**肺功能障碍**。术前使用抗生素、支气管扩张药、皮质类固醇或进行胸部理疗可能有益。
7. 肝功能障碍（如心源性肝硬化）提示病人凝血机制和血小板功能障碍，需要输注凝血因子、血小板和纤维蛋白原。

B. **心功能评估**：应明确心血管系统的主要解剖和生理特点，这将有利于预测术中发生缺血的可能性及明确心脏功能储备。

1. **放射性核素显像**可显示心肌可能发生缺血的区域和程度。放射性核素心室造影术可描绘心腔容积、射血分数及右心室与左心室每搏量比值。

2. 对严重左心室功能不全的病人进行**可行性分析**，有助于区分冬眠心肌和坏死心肌。冬眠心肌再血管化后可恢复正常功能。目前常用的方法包括核素成像（SPECT 或 PET）、多巴酚丁胺负荷超声心动图和磁共振成像（MRI）。
3. 心脏超声检查可评估心室功能和瓣膜功能。局部心壁运动异常可反映缺血或陈旧性心肌梗死。
4. **高分辨率（64 层）计算机断层扫描和功能性 MRI 检查**，可用于检测冠状动脉疾病。不适用心脏导管检查的病人也可行此种检查。
5. **心导管检查**仍是绝大多数心脏疾病的金标准诊断方法。
   a. **解剖资料**：冠状动脉造影可显示冠状动脉狭窄的部位和程度、远端血管径流量、侧支循环及冠状动脉优势分布情况。**管腔狭窄**超过 70%以上即为显著狭窄，**占优势的冠状动脉系统**供应房室结和冠状动脉后降支。
   b. **功能资料**：心室造影可显示室壁运动异常、二尖瓣反流（MR）和心内分流。左心室射血分数正常值应大于 0.6。心室功能受损预示手术风险增加。
   c. **血流动力学资料**：可由左心和右心导管术测得。心内和肺血管内压力反映容量状态、心脏瓣膜功能和肺血管疾病（正常值参见表 24-1）。左心室

表 24-1　心内压力和氧饱和度正常值

	压力（mmHg）	氧饱和度(%)
上腔静脉	—	71
下腔静脉	—	77
右心房（平均压）	1～8	75
右心室（收缩压/舒张压）	15～30/0～8	75
肺动脉压（收缩压/舒张压）	15～30/4～12	75
肺动脉阻塞压（收缩压/舒张压）	2～12	—
左心房（平均压）	2～12	98
左心室(收缩压/舒张压/舒张末压）	100～140/0～8/2～12	98
主动脉（收缩压/舒张压）	100～140/60～90	98

舒张末压（LVEDP）升高可能是由于心室功能衰竭和扩张、容量超负荷（二尖瓣或主动脉瓣关闭不全）、由缺血或心室肥厚或缩窄导致的心肌顺应性减低。冠心病病人（CAD）在注射造影剂行心室造影或冠状动脉造影后可能会导致 LVEDP 显著升高，而其他血流动力学指标可能正常。

d. **心内左向右分流**，可由右心动脉氧饱和度（SaO_2）测定值升高得以证实。体循环和肺循环血流及二者比值可通过 Fick 原理计算。

e. **心排血量**可由热稀释法测定，并同时可计算出血流动力学各参数（表 24-2）

表 24-2 心室功能参数

公式	单位	正常值
$SV=\frac{CO}{HR}\times 1000$	ml/beat	60～90
$SI=\frac{SV}{BSA}$	ml/（beat · m^2）	40～60
$LVSWI=\frac{1.36(MAP-PCWP)}{100}\times SI$	g-m/（m^2 · beat）	45～60
$RVSWI=\frac{1.36(PAP-CVP)}{100}\times SI$	g-m/（m^2 · beat）	5～10
$SVR=\frac{(MAP-CVP)}{CO}\times 80$	Dyne-s/cm^5	900～1500
$PVR=\frac{(PAP-PCWP)}{CO}\times 80$	Dyne-s/cm^5	50～150

注：BSA. 体表面积；CO. 心排血量；CVP. 中心静脉压；HR. 心率；LVSWI. 左心室每搏做功指数；MAP. 平均动脉压；PAP. 平均肺动脉压；PCWP. 肺毛细血管楔压；PVR. 肺血管阻力；RVSWI. 右心室每搏做功指数；SI. 每搏指数；SV. 每搏量；SVR. 体循环血管阻力。

C. 其他检查

1. 心脏手术病人常规实验室检查包括血细胞计数、凝血酶原时间（PT）、激活部分凝血活酶时间（APTT）、血小板计数、电解质、血尿素氮、肌酐、葡萄糖、肝功能检查和甲状腺刺激激素。病人发生肝素相关性血小板水平减低或进行性降低或具有 HIT 风险时，应进行肝素-血小板因子 4 抗体检测。

2. 胸部 X 线和 12 导联心电图（ECG）及心律图检查。
3. 肺功能检查适用于患有潜在肺部疾病的病人。
4. 血管检查，如颈动脉二维超声和静脉绘图。

D. 心脏用药

1. β受体阻滞药、钙通道阻滞药和硝酸酯类（包括静脉应用硝酸甘油），应常规应用直至病人到达手术室（OR）。
2. **洋地黄类药物：** 因其内在毒性（尤其在低钾血症时）和清除半衰期较长，故通常在术前 24h 停用。但如二尖瓣狭窄（MS）类病人控制心率至关重要，洋地黄类药物术前仍应持续应用。
3. 血管紧张素转换酶（ACE）抑制药、血管紧张素受体阻断药（ARBs）和利尿药，常应用至手术当日。若左心室功能显著异常的病人一旦术前服用血管紧张素转换酶抑制药，极易发生血管扩张性休克。
4. **抗心律失常药：** 术前常持续应用。
5. **阿司匹林：** 对移植血管通畅性具有重要作用，所以在患有严重冠状动脉疾病的病人中应谨慎持续应用。因应用阿司匹林治疗造成的出血可输注血小板进行治疗，直至该药物从体内被清除。患有心血管疾病的病人可能接受多种抗血小板药物治疗，这些药物效果可能或不能被迅速逆转（表 24-3）。氯吡格雷（Clopidogrel）或普拉格雷（Prasugrel）应在术前 5～7d 停药。若病人上个月植入裸金属支架或去年植入药物涂层支架，氯吡格雷应术前持续应用。短效Ⅱb/Ⅲa 抑制药应术前 4h 停药。

表 24-3 抗血小板药物

药物	抑制机制	半衰期	作用持续时间	可逆性	解决方法
阿司匹林 Aspirin	环氧酶	15～20min	7d	否	输注血小板
阿昔单抗 Abciximab（Reopro）	糖蛋白Ⅱb/Ⅲa 受体	30min	48h	部分可逆	输注血小板

续表

药物	抑制机制	半衰期	作用持续时间	可逆性	解决方法
依替巴肽 Eptifibatide（Integrilin）	糖蛋白Ⅱb/Ⅲa受体	2.5h	4～8h	可逆	停药2h后开始手术
替罗非班 Tirofiban（阿格拉斯塔 Aggrastat）	糖蛋白Ⅱb/Ⅲa受体	1.5～3h	4～8h	可逆	术前尽可能停药
氯吡格雷 Clopidogrel（Plavix）	二磷酸腺苷受体	8h	7d	否	输注血小板
普拉格雷 Prasugrel（Effient）	二磷酸腺苷受体	2～15h	7d	否	输注血小板
替格瑞洛 Ticagrelor（Brilinta）	二磷酸腺苷受体	6～9h	5d	否	输注血小板
噻氯匹定 Ticlopidine（抵克立得 Ticlid）	二磷酸腺苷受体	重复用药可达12h～5d	7d	否	输注血小板
双嘧达莫 Dipyridamole[a]（潘生丁 Persan tine）	腺苷摄取，磷酸二酯酶	9～13h	4-10h	可逆	输注血小板
西洛他唑 Cilostazol（Pletal）	磷酸二酯酶Ⅲ	11～13h	48h	可逆	按需输注血液或血制品
草药治疗 Herbal therapy[b]	血小板聚集	不确定	不确定	不确定	可用资料有限

a. 双嘧达莫与阿司匹林合用（Aggrenox）。

b. 包括大蒜、银杏、人参、姜、白菊花、鱼油、当归。

6. 华法林：应在术前3～5d停药以确保国际标准化比值（INR）在正常范围。紧急情况下应选用维生素K（5～10mg）静脉注射或输注2～4U新鲜冰冻血浆（FFP）以纠正凝血异常。但因为华法林比维生素K依赖的凝血因子（Ⅱ、Ⅶ、Ⅸ和Ⅹ）的半衰期长，新鲜冰冻血浆仅能暂时纠正因华法林诱导的凝血异常，所以应注意病人凝血异常的反跳。口服抗凝药如达比加群（Dabigatran）、利伐沙班（Rivaroxaban）和阿哌沙班（Apixaban），可于心脏手术前 5d 停药。与华法林不同,这些药不能被维生素 K 或 FFP 逆转。紧急情况时需要应用含有四种成分的凝血素复合物。如果应用了达比加群，则需要进行血液透析。利伐沙班和阿哌沙班的蛋白结合率高，无法被血液透析清除。

7. **肝素**用于治疗不稳定性心绞痛或左主冠状动脉疾病时术前应持续用药。普通肝素的抗凝作用可通过静脉应用鱼精蛋白逆转。但术前应用低分子量肝素（LMWH）的抗凝作用无法被鱼精蛋白完全逆转，所以 LMWH 可能导致心脏手术病人围手术期出血。

Ⅲ. 麻醉管理

A. 监测

1. **标准的监测仪器**（参见第 10 章）
   a. **心电图**（ECG）**:** 采用Ⅱ导联和 V_5 导联及 ST 段趋势分析持续监测。
   b. **温度监测:** 包括鼻咽温（反映机体核心温度）; 通过肺动脉导管监测血温；膀胱或直肠温度反映机体平均温度。
2. **中心静脉压和肺动脉压**
   a. 拟行心脏手术而**心室功能正常的病人**，可通过中心静脉压和（或）经食管心脏超声或肺动脉导管进行有效监测。
   b. **肺动脉起搏导管:** 可对下列情况提供起搏并维持适当心率，各种瓣膜疾病（主动脉瓣关闭不全和二尖瓣反流）、传导异常及再次手术（无法迅速建立心外膜起搏通路）。肺动脉起搏导管也可用于快速心室起搏或在经导管主动脉瓣置换（TAVR）操作中以备起搏之用。混合静脉血氧饱和度（$SmvO_2$）可通过安装特制纤维氧测定仪肺动脉导管进行连续监测。$SmvO_2$ 下降是由于心排血量降低、血红蛋白减少、氧耗增加或 SaO_2 下降所致。

3. **术中经食管心脏超声（TEE）监测：**是一种有效的术中监测手段，可及时提供心脏解剖和功能状态的实时信息，有利于外科和麻醉决策的制订。心血管麻醉医师学会（the society of cardiovascular anesthesiologists）和美国心脏超声学会（American society of echocardiography）关于 TEE 的指南推荐在所有心脏直视手术（如瓣膜手术）和胸主动脉手术均应应用。TEE 在冠状动脉旁路移植术（CABG）中考虑应用，也可以用于指导心内导管操作（如 TAVR 和 Mitraclips 手术）。
   a. 常规 TEE 检查包括 **20 个标准切面**。探头前进至食管（食管上段和中段切面），然后进入胃以便检查经胃切面。
   b. 术中应用 TEE 评价左心室和右心室整体和局部功能、各腔室内径、瓣膜解剖和功能。TEE 可灵敏检测心肌缺血。当 CPB 结束后，TEE 可以评价心室功能、心内是否存在空气及是否存在瓣周漏。
   c. **TEE 绝对禁忌证：**食管狭窄、食管气管瘘、既往食管手术和创伤史。当病人患有食管静脉曲张和解剖结构异常（如胃旁路手术）或病人曾行颈部和纵隔放射治疗，TEE 探头置入应十分谨慎。严重并发症（如食管穿孔）的发生率约为 0.1%。
   d. 3D-TEE 可以提供复杂瓣膜形态的视觉图像。
4. **神经系统监测：**包括经颅多普勒、多通道脑电图和近红外光谱分析（NIRS）。有助于临床医师在心肺转流（CPB）期间及早发现灌注失衡，因此改善病人神经系统预后。当心脏手术病人拟术后早期拔管时，可在脑电双频谱指数（BIS）监测指导下滴定麻醉药物剂量。

B. 麻醉诱导前

1. **建立外周静脉通路：**在成人，通常一个大口径外周静脉通路（14 号或 16 号）即可满足需要。若预计有大量出血（如再次手术或病人凝血机制异常），则需要再建一通路以便输注血液制品。
2. 所有心脏手术病人必须充分**镇静和镇痛**。苯二氮䓬类药物和阿片类药物联合应用，可为麻醉诱导前各种置管操作提供良好的遗忘和镇痛作用，而且其对循环和呼吸的抑制程度可以接受。但对于极度虚弱的病人应谨慎应用。病人患有严重的主动脉瓣狭窄（AS）、二尖瓣狭窄（MS）、肺动脉高压或冠状动脉左主干（CAD）病变时，即使轻度的低血压和呼吸抑制也无法耐受，所以这些病人进入手术间之前应用极微量或不用术前药物。

3. **动脉置管**：可选用 20 号套管针。
   a. 如果外科医师计划术中需深低温停循环（DHCA），可能选择右侧腋动脉穿刺置管进行脑保护，则需进行左侧桡动脉或左侧股动脉穿刺置管测压。
   b. 避免选择曾行外科操作的肱动脉远心端进行动脉穿刺置管。因为 CPB 期间及结束后，动脉切开部位可出现压力梯度。
   c. 如果双侧血压测量不一致，则应在血压较高的一侧进行动脉穿刺置管。
   d. 应注意外科医师是否会选择桡动脉作为冠状动脉旁路移植（CABG）术的移植血管。
   e. 除桡动脉外尚可选择股动脉穿刺置管，同样安全可靠。严重冠心病和左心室功能障碍的病人，术前选择股动脉穿刺置管有利于术后进行主动脉内球囊反搏（IABP）装置的插入。肱动脉和腋动脉是第三和第四选择。
   f. 主动脉内球囊反搏导管的腔内压可作为中心动脉压进行监测。
4. 可在麻醉诱导前或后建立**中心**静脉通路。
5. **除颤器和体外起搏器**应备用。如果病人植入永久起搏器或植入式心脏复律除颤器（implantable cardioverter defibrillators，ICDs），应备有磁性装置。
6. 应备红细胞悬液（2～4U），并核对其**血型和交叉配血试验**。
7. 记录**血流动力学基础值**，包括心排血量。
8. **备用药品**：包括肝素、氯化钙、利多卡因、胺碘酮、正性变力药、血管收缩药、血管舒张药和硝酸甘油。当病人成功安全脱离 CPB 后再抽取鱼精蛋白。

Ⅳ. 麻醉诱导

A. 诱导是心脏手术病人麻醉处理最关键的步骤之一。诱导时心脏外科医师应在场。CPB 应预充备用，一旦发生血流动力学严重失衡能及时启动，有条不紊地逐渐诱导减轻心血管抑制程度和保证足够的麻醉深度。

1. 在心脏手术病人麻醉诱导和维持过程中应用的**药物**包括下述几种

   a. **阿片类药物：**静脉应用可造成不同程度的血管扩张和心动过缓，但不会造成明显的心肌抑制。芬太尼（50～100μg/kg）或舒芬太尼（10～20μg/kg）用于麻醉诱导和维持。此外，也可应用较小剂量芬太尼（25～50μg/kg）单次静脉注射，辅以阿片类药物持续静脉输注维持，或者应用更小剂量药物（10～25μg/kg 芬太尼或 1～5μg/kg 舒芬太尼）辅以其他中枢神经系统抑制药作为“平衡麻醉”的一部分。

   b. **镇静催眠药和遗忘药：**包括苯二氮䓬类药物、丙泊酚和依托咪酯，在特殊情况下作为联合诱导药物，其中依托咪酯对心肌抑制程度最小。

   c. **挥发性吸入麻醉药：**是有益的辅助用药，尤其适用于高血压的治疗。

   d. **肌肉松弛药：**常选择对心血管系统影响最小的药物（如维库溴铵、顺式阿曲库铵和罗库溴铵）。用“预注原则”进行前处理和提前应用肌松药可以对抗阿片类药物产生的胸壁僵直。**琥珀胆碱**可用于反流或饱食病人快速诱导。**泮库溴铵**的副交感神经阻断作用可对抗阿片类药物引起的心动过缓。

2. **心脏瓣膜疾病**（参见第 2 章）

   a. **主动脉瓣狭窄**（AS）：生理学目标包括保持足够的血管内容量、窦性心律并避免心动过速、维持心肌收缩力和体循环血管张力。因主动脉瓣狭窄导致左心室肥厚和顺应性降低，故应维持较高的充盈压力（LVEDP 为 20～30mmHg）。应避免使用降低血管张力或减弱心肌收缩力的药物。可在麻醉诱导前 1～2min，开始静脉输注血管收缩药

（如去氧肾上腺素）以减低麻醉诱导期发生严重低血压的风险。应积极纠正心律失常。

b. **主动脉瓣关闭不全**（AI）：生理学目标包括保持足够的血管内容量、维持较快的心率和心肌收缩力、避免心动过缓和降低体循环血管张力。患有AI的病人高度依赖于内源性交感神经张力。若这类病人同时伴有冠心病，心动过缓时极易导致失代偿（舒张期灌注压力减低），应备有起搏装置以便迅速起搏。

c. **二尖瓣狭窄**（MS）：血流动力学调控目标包括主动维持较慢的窦性节律，以及维持足够的血管内容量、心肌收缩力和体循环血管阻力（SVR）。患有重度二尖瓣狭窄伴肺血管阻力升高的病人麻醉诱导风险极大。应避免由通气不足或呼气末正压（PEEP）导致的肺血管阻力升高。应积极治疗伴有快速心室率的心房纤颤，如快速转律。

d. **二尖瓣反流**（MR）：生理学目标包括维持足够的血管内容量、心肌收缩力、正常或稍快的心率，以及降低体循环血管张力。应避免SVR升高。病人常能很好地耐受麻醉引发的体循环血管阻力降低。

e. **在混合性瓣膜疾病的病人中**，血流动力学调控目标取决于对血流动力学最具影响的病症。若这类病人同时患有冠心病，则使麻醉管理更为复杂（如AS伴AI和冠心病）。在这种情况下，应确定麻醉诱导过程中这三种病变最可能出现的问题，并积极应对。

3. **心脏急诊手术麻醉诱导**

a. **肺栓塞**：麻醉诱导和正压通气能够加速心血管系统衰竭。血流动力学不稳定的病人，应在麻醉诱导前即消毒及铺无菌单。若病人右心室功能衰竭则应在诱导前局部麻醉下行股动静脉置管以便快速建立CPB。

b. **心脏压塞**：注意事项与前者相似。保证足够的血管内容量至关重要。在麻醉诱导前适当使用正性变力药和血管收缩药可能有益。若诱导时即发生循环衰竭则应紧急切开胸骨。如果需要，应在诱导前局部麻醉下进行心包积液引流。

c. **主动脉夹层**（aortic dissection）：高血压能导致主动脉破裂。麻醉诱导前必须准备红细胞悬液以备输血。夹层处可向近心端延伸至冠状动脉并导致心肌缺血或心脏压塞。

d. **心肌梗死后室间隔缺损和乳头肌断裂**：病人可能表现出严重低血压，需立即准备建立 CPB。多数病人需要麻醉诱导前置入主动脉内球囊反搏（IABP）。

B. 转流前阶段：在准备进行 CPB 过程中存在不同程度的刺激，诸如胸骨劈开和牵拉，心包切开，主动脉插管。

1. **基础化验检查**：包括 PaO_2、$PaCO_2$ 和 pH，红细胞比容（Hct），激活凝血活酶时间（ACT）对照值。
2. Hct 超过 0.40 且其他功能正常的病人可考虑**自体血**采集，可采集 1～2U 全血并贮存在输血袋中，在 CPB 后和肝素抗凝逆转后回输给病人。
3. **肺排气**：在劈开胸骨时应行肺排气。胸壁构型的变化可导致 ECG 改变，尤其是 T 波的变化，应与心肌缺血相鉴别。
4. **左乳内动脉解剖**时可能造成同侧血胸，对肺功能储备降低的病人肺脏机械运动产生不良影响。
5. **插管及 CPB 的抗凝准备**

a. **在麻醉诱导前**应准备肝素 350U/kg（若病人正在静脉应用肝素或正在接受动脉内球囊反搏治疗，则肝素剂量应为 500U/kg），以便紧急建立 CPB 时使用。可通过中心静脉通路给药。

b. 静脉注射肝素后可能会导致**血管扩张**。

c. 静脉应用肝素后 5min 检测 ACT，以评估抗凝程度。ACT 基础值约为 80～150s。当充分肝素化后，ACT 超过 400s（在 35℃以上时）才能防止 CPB 过程中微血栓形成。考虑到存在个体差异，故 ACT 通常应超过 450s。术前持续静脉应用肝素的病人可能产生相对的“肝素抵抗现象”。当标准剂量的肝素无法使 ACT 达到 400s 以上时，则追加肝素 200～300U/kg。若仍无效，则追加浓缩抗凝血酶（antithrombin）500～1000U，或 2～4U 新鲜冰冻血浆（FFP）以纠正可能存在的抗凝血酶Ⅲ缺乏。

d. 若病人诊断为Ⅱ型肝素诱发血小板减少症（HIT）或肝素诱发血小板减少症伴有血栓综合征（heparin-induced thrombocytopenia with thrombotic syndrome，HITTS），则需要在 CPB 期间进行特殊的抗凝处理。HIT 根据其免疫学机制不同进行分型。Ⅰ型 HIT 是血小板与肝素之间发生非免疫学反应而导致轻微的血小板减少症。Ⅱ型 HIT 是由免疫介导的血小板活化和聚集。活化的血小板释放生化介质诱发生成凝血酶，然后导致弥漫的动静脉凝血块。HITTS 的诊断需要血清学和临床依据。若病人功能性试验阳性（5-羟色胺释放试验或血小板聚集试验），血小板计数降低超过 50%（与血小板计数基础值无关），或血小板计数低于 150k[①]，或既往有肝素相关性血栓病史，再次应用肝素后则极可能发生不良反应。若病人功能性试验为阴性或缺乏临床表现，仅 ELISA 试验阳性，则发生肝素相关不良反应风险较低。

e. 若病人诊断为 2 型 HIT 或 HITTS，可选择其他两种抗凝方法（参见表 24-4）。每种方法均有明显局限性，采用前应与外科医师或血液科医师会诊。

表 24-4　HIT 病人心肺转流抗凝方法

药物	机制	半衰期	实验室指标	可逆性
比伐卢定（Bivalirudin）（Angiomax）	凝血酶直接抑制药	25min（肾功能正常）	ACT	否
阿加曲班（Argatroban）	凝血酶直接抑制药	40 ～ 150min（肝功能不全时延长）	ACT	否
替罗非班（Tirofiban）（Aggrastat）+普通肝素（unfractionatedheparin）[a]	糖蛋白Ⅱb/Ⅲa 受体抑制药，防止 HIT 病人血小板聚集	1.5～3h	ACT（若怀疑发生肝素诱发性血栓，则检查血小板和 D-二聚体）	否

a. CPB 中若使用此种方法需要培训以确保安全

①译者注：血小板计数 150k=150×10^9/L。

（1）在术前应清除各种类型肝素（选用生理盐水冲洗压力换能器，离心过程中选用枸橼酸盐水洗涤回收的红细胞）。

（2）选择不含肝素的肺动脉导管。

（3）选择其他抗凝方案，包括比伐卢定，或普通肝素复合抗血小板药物（参见表 24-4）。

（4）若选择普通肝素（unfractionated heparin），则在主动脉插管之前追加心肺转流剂量猪肝素（porcine heparin），以便尽可能减低重复使用肝素的可能性。

（5）术后早期应用阿司匹林，并选择直接凝血酶（thrombin）抑制药和华法林进行全身抗凝以便防止术后早期或迟发性血栓栓塞性并发症。

（6）CPB 期间**抗纤溶药物**如氨基己酸，单次推注 10g 后以 2g/h 持续输注，抑制过度纤溶（如胞质素活性和 D-二聚体形成）和保存血小板功能。

（7）在升主动脉靠近无名动脉的部位进行**主动脉插管**。若病人有动脉粥样硬化病史，则应对主动脉近心端进行**超声扫描**以指导插管部位。在主动脉插管期间保持收缩压于 100mmHg 左右以降低发生主动脉夹层的风险。

（8）有些外科医师习惯在 CPB 开始之前行**大隐静脉（saphenous vein）近心端吻合**，若侧壁钳夹（side-biting clamp）位置不准确，可能造成主动脉管腔阻塞超过 50%从而增加后负荷，导致心肌失代偿。早期体征包括低血压、肺动脉压升高和 ST 段改变。

（9）经右心房可置入一或两根**静脉回流导管**。将一根腔房管置入右房心耳处，其尖端位于下腔静脉，侧孔位于心房中间水平。对于心脏直视手术（如二尖瓣和三尖瓣手术），应行双腔静脉即上腔静脉和下腔静脉分别插管。

（10）自体血逆行预充（RAP）可以减轻 CPB 管道内晶体预充液（常约 1600ml）造成的血液稀释。RAP 期间，病人血液将晶体预充液推出回路，需要应用α受体激动药维持血管张力并防止低血压。在血容量低和血红蛋白浓度低的病人中应用 RAP 非常有益。

C. 心肺转流

1. **启动 CPB：**当 ACT≥450s，外科医师松开静脉环路夹闭钳后即可开始 CPB。当灌注师确认静脉回流充分后，开启灌注泵并逐渐增加流量至 2.0～2.4L/（min · m^2）或 50ml/（kg·min）（成人）。此时平均动脉压（MAP）为 40～120mmHg。MAP 取决于血管阻力、血管内容量和血液黏度。观察进入主动脉的血液为鲜红色，可以证实膜氧合器工作正常。当流量达到要求和静脉引流通畅后，可停止吸入麻醉机的挥发性麻醉药、停止静脉输液、关闭呼吸机。补充肌松药以避免寒战。应用静脉麻醉药或应用氧合器输氧通路上的挥发罐吸入麻醉药维持麻醉。建议将肺动脉导管（PAC）后撤 1～5cm 以免 CPB 期间导管尖端进入楔压测量位置。若采用两根静脉插管并绝对阻断后，CVP 测得的是上腔静脉压力。CVP 过高表明上腔静脉导管阻塞。心脏停搏后显示肺动脉平均压。可于左心室内置入带侧孔的导管防止左心膨胀。

2. **CPB 维持**

   a. **心肌保护：**主动脉钳闭期间通过低温和（或）高钾心脏停搏以降低心肌氧耗。

      （1）**间断应用冷心脏停搏液灌注：**是一种常用方法。每隔 20min 将复合或不复合血液的低温高钾性心脏停搏液（4～6℃）灌注入冠状动脉循环（若心脏电活动恢复，则适当缩短间隔）。病人全身降温和心脏局部降温可增加保护效果。

      （2）**温血心脏停搏液：**32～37℃高钾性心脏停搏液复合血液比值为 1∶5。需在绝对阻断期间持续灌注，仅仅在吻合部位探查时短暂间断。病人全身轻度低温（32～34℃）。血糖水平会剧烈升高应采用静脉输注胰岛素进行治疗。

b. 低温（20～34℃）在 CPB 中常用。低温可降低氧耗和血流需要量，同时增加血液黏度，这样可对抗因预充导致的血液黏度降低。低温的副反应包括自动调节功能、酶功能和细胞膜功能受损；氧输送降低（血红蛋白氧解离曲线左移）和凝血障碍加重。当体温低于 37℃时，体温每降低 1℃，代谢需求降低约 7%。

c. **血流动力学监测**：在 CPB 期间血流动力学监测是灌注师、麻醉医师和外科医师的共同责任。

（1）**低血压**：CPB 开始后通常由于血液稀释和低黏度造成低血压。其他重要的原因包括灌注流量不足、血管扩张、急性主动脉夹层或主动脉插管位置不当（如血液直接流向无名动脉而不是供应穿刺置管的桡动脉）。应检查肺动脉压力和左心室引流管流速，以明确是否存在主动脉顺应性不良而影响灌注血流前向流动。静脉输注去氧肾上腺素可治疗一过性低血压。在 CPB 期间，桡动脉和主动脉压力存在压力梯度差（可达 40mmHg）。如果不了解该压力差，当桡动脉压力读数降低时，可能导致不必要地应用血管收缩药物。如果病人患有颈动脉狭窄，MAP 应保持在较高水平（如 80～90mmHg），且应避免低碳酸血症。

（2）**高血压**（MAP＞90mmHg）：见于流速过大或血管阻力过高，可采用血管扩张药或加深麻醉处理。

（3）**肺动脉压力升高**：表明左心膨胀，可能是由于左心引流不充分、主动脉瓣关闭不全或静脉回流隔离不充分。严重的左心膨胀可导致心肌损伤。

d. **酸碱管理**：低温期间气体溶解度增加而水的解离常数降低，导致[H^+]下降、[OH^-]下降、pH 升高。但 CO_2 总体含量正常，CO_2 分压降低。

（1）**pH-稳态**：纠正温度对血气的影响，通过向管道中注入 CO_2 使 pH 维持在 7.4、CO_2 分压接近 40mmHg。这样将导致脑血管扩张和脑组织降温更加均衡，但有造成微小栓塞的风险。

(2) **α-稳态**：指低温期间直接采用未经过纠正的气体张力，不向氧合器中注入 CO_2。这种方法的基础是低温期间血中 CO_2 浓度和细胞内电中性（主要由组氨酸残基的咪唑环控制）没有改变。脑血流自动调节仍旧存在，并与脑氧需求量相耦合。

(3) 绝大多数研究未能揭示上述两种方法对病人预后有何区别。通常，当心脏停搏时，pH-稳态用于成人，而α-稳态用于儿童。

e. **代谢性酸中毒和少尿**：提示体循环灌注不足。需补充血容量（根据 Hct 应用血液或晶体溶液）增加流量。在 CPB 最初 10min 之内应维持充足的尿量。

(1) **少尿[＜1ml/（kg · h）]**：可以试行增加灌注压和（或）血流量、给予甘露醇（0.25～0.5g/kg）或多巴胺[1～5μg/（kg · min）]。长期接受呋塞米治疗的病人，在 CPB 中应继续使用原剂量以维持利尿作用。非诺多泮是选择性多巴胺受体激动剂，在 CPB 中有增强尿钠排泄作用，并有助于肾脏保护。

(2) **溶血**：CPB 中多由于心肺转流机器及血液吸引对红细胞造成的机械性损伤。释放的色素造成术后急性肾功能不全。对于血红蛋白尿，可静脉输液复合甘露醇或呋塞米。严重者可应用 $NaHCO_3$ 0.5～1.0mEq/kg 碱化尿液。

f. **追加肝素**：若 CPB 持续时间过长应追加肝素，可单次静脉注射或静脉输注。对于长期接受肝素治疗或未行全身低温的病人，肝素抗凝持续时间明显缩短。CPB 期间 ACT 测定值与血浆肝素水平相关性较差，但许多医疗中心在低温（25～34℃）CPB 中常规监测 ACT。

g. CPB 期间**血糖**应控制在 80～200mg/dl。高糖血症有增加神经系统损伤的风险。糖尿病的病人采用温心脏停搏液时需要输注胰岛素。

h. 表 24-5 列出 CPB 期间可能遇到的**问题**。麻醉医师应警惕这些问题可能会影响 CPB 脱机。

表 24-5　CPB 期间的潜在问题

问题	诱因
体循环压力不足	血管麻痹、流量不足、血液稀释
气体交换不良	氧合器故障、低氧性气体混入、抗凝不充分、灌注不足
动脉通路压力过高	机械阻塞、主动脉插管位置不当、主动脉夹层、抗凝不充分、冷凝集
心脏膨胀	静脉回流不畅、引流不足、反流增加或分流
冠状静脉窦压力过高（逆行心脏灌注停搏时）	冠状静脉窦过小、导管位置不当

D. CPB 脱机：指心肺功能从心肺转流系统转为病人自身循环。在准备脱机阶段，麻醉医师应仔细检查，将病人代谢、麻醉深度及呼吸循环功能调控至最佳状态。

1. **在复温期开始 CPB 脱机的准备工作**。动脉血进行加温，核心温度应达到但不超过 38℃。
   - **a. 实验室参数**：在复温阶段，应检测 PaO_2、$PaCO_2$、pH、K^+、Ca^{2+}、血糖、Hct 和 ACT。pH 是在 37℃测定的（α-稳态）。
   - **b. 充分抗凝**：在复温和脱离 CPB 期间要充分抗凝，必要时追加肝素。
   - **c. 代谢性酸中毒**：可应用 $NaHCO_3$ 处理，灌注师常提高 CO_2 清除速度。应用心脏停搏液后造成的**高钾血症**通常经再分布和利尿作用而自行纠正。若未能自行纠正，可静脉应用胰岛素/葡萄糖或 $NaHCO_3$ 以降低血钾浓度。
   - **d. Hct**：在脱离 CPB 前，根据贮血槽容量情况，通过输血或血液浓缩使 Hct 达到 20%以上。
   - **e.** 如果病人有术后出血的风险，可在脱离 CPB 前将新鲜冰冻血浆解冻备用（解冻所需时间约 30～45min）。此类病人也需备有血小板。
2. **麻醉处理**：复温阶段应维持充分的神经肌肉阻滞、镇痛和遗忘。可补充肌松药、麻醉性镇痛药和苯二氮䓬类药物。若 MAP 升高，可选择硝酸甘油或硝普钠控制血压，同时也有利于复温。

3. CPB 脱机

a. 心脏手术操作完毕后（如瓣膜置换），可在 TEE 指导下“排气”以防止大脑和冠状动脉循环发生空气栓塞。静脉回流通路夹闭同时正压通气可将来自肺静脉的空气推向前。为清除心室肌小梁间的空气，可将手术台左右倾斜并抬高心尖，然后通过吸引针吸出心尖处空气。直接吸除冠状动脉移植血管内的空气气泡有助于防止心肌缺血。

b. 主动脉夹闭开放后重新建立冠状动脉循环。在冠状动脉旁路移植术（CABG）病人中应用硝酸甘油，以降低冠状动脉血管痉挛和再灌注损伤。

c. 除颤：有时可能自发除颤。心室纤颤可直接采用双相波形除颤器，内置电极极板输送 5～10J 直流电进行除颤。若除颤无效，考虑复温不充分、移植血管问题、代谢性紊乱，或心肌保护不利。可采用利多卡因、镁剂（1g，缓慢静脉注射）或胺碘酮（150mg 静脉推注后以 1mg/min 持续输注 6h，然后减量为 0.5mg/min）。

d. 节律评估：若节律缓慢则经心外膜导线进行心房起搏。若存在房室传导异常则需进行心室起搏。由低温和应用心脏停搏液造成的低血钙、高血钾和高血镁可导致 CPB 停止后发生可逆性的心脏传导阻滞。房性快速性心律失常提示麻醉深度不够，可应用芬太尼。其他房性心律失常可选用超速起搏心脏转律和抗心律失常药物（如艾司洛尔、普萘洛尔、胺碘酮、维拉帕米或偶尔使用洋地黄）进行治疗。

e. 监测 ECG：可发现由冠状动脉血管内空气或血管再通不佳造成的心肌缺血。

f. 左心室充盈情况评估：脱离 CPB 期间可在 TEE 引导下，或由平均肺动脉压、肺动脉楔压或手术置入左心房导管评估。右心室充盈情况可由 CVP 或右心室直视下进行评估。转流后各腔室充盈压力测定应充分考虑术前压力、左心室肥厚（LVH）

程度、心肌血管再通情况及瓣膜手术纠正后预期生理学效应。若病人血压正常且不伴有 LVH，则左心房压力应为 10mmHg 或平均肺动脉压为 20mmHg。若伴有严重 LVH 且血管再通不佳，则左心房压力力需要为 20mmHg 或平均肺动脉压力为 30mmHg。TEE 尤其有利于评估左心室充盈情况。

g. 比较中心（主动脉）和外周（桡动脉）动脉压力差，以明确是否存在明显的压力梯度。如果压力梯度显著，应行股动脉插管测压。

h. **肺顺应性和阻力：**可通过几次试验性呼吸进行检测（即使在 CPB 过程中，一旦左心室开始射血就应该重新进行通气）。为利于肺膨胀，应吸引胃内容物。如果胸膜腔已经开放，则应进行胸膜腔引流。如果肺通气困难，可吸引气管或支气管，应用支气管扩张药。

i. **直视下观察心脏：**可观察房室同步性。通过心脏外观和心脏收缩情况粗略估测心肌收缩力。心脏收缩功能是在考虑泵血流、左心房压及肺动脉压力的情况下通过检测收缩压峰值和脉压来进行评估。当证实或预计存在心肌功能不全时（如术前心室功能受损或术中心肌缺血），应在 CPB 脱机前应用变力性药物支持。检查泵流速并与术前病人的心排血量加以比较。流速明显升高表明应增加血管张力（如应用去甲肾上腺素或去氧肾上腺素）。

j. 应该在主动脉夹闭开放 15min 后缓慢纠正游离型 Ca^{2+}。迅速给予 Ca^{2+}，尤其是伴有心肌缺血时，常可导致 Ca^{2+}诱发的心肌损伤。Ca^{2+}会增加心肌收缩力和 SVR。

E. **当 CPB 脱机时**，缓慢夹闭静脉端管道，使心脏缓慢充盈并正常射血。部分夹闭静脉管道可形成**“部分转流”**以分担部分心肺功能，并评估血流动力学状态。当静脉管道全部夹闭后，一旦充盈压达到足够水平，可停止经主动脉插管供血，心脏自行提供全部循环灌注。

1. **压力维持：**将 CPB 贮血槽内血液回输体内，维持左心房压或肺动脉压于适当水平。注意避免心脏过于膨胀。一旦过度膨胀，外科医师应暂时松开静脉管道钳以排空心脏。或者，将病人置于反 Trendelenberg 体位[①]以便降低静脉回流，缓解心脏膨胀。

2. **转流结束后评估下列指标：**ECG、体循环血压、左心室充盈压、右心室充盈压、心排血量。将所测数值与预期目标相比较。若病人状态不佳，则应纠正起搏方面的问题；外科医师评估移植血管是否通畅；TEE 评估瓣膜置换或修补情况。若不是外科因素导致血流动力学不稳定，则病人状态不稳定的原因多见于表 24-6。**如果需要重新建立 CPB**，则必须保证抗凝充分，若已经给予鱼精蛋白则应再次应用**全量**肝素。

F. 心肺转流后阶段

1. **血流动力学稳定性：**因 CPB 对心肌功能造成损害和全身炎性反应，所以维持血流动力学稳定是最主要的目标。维持容量充足，维持灌注压和适宜的心率和节律。连续监测术野并反复评估。

2. **止血：**一旦心血管系统稳定，且外科医师认为出血问题在可控范围之内，可以应用鱼精蛋白进行中和。最初 2～3min 内给予 25～50mg，并观察血流动力学变化。鱼精蛋白常引起全身血管扩张（Ⅰ型反应），可通过缓慢注射（达 10～15min），或合用α受体激动药进行干预。鱼精蛋白有时可能引发过敏或类过敏反应（Ⅱ型反应），造成低血压、支气管痉挛和肺水肿。Ⅱ型反应多见于糖尿病病人皮下注射含有鱼精蛋白的胰岛素（如 neutral protamine hagedorn globin insulin，NPH，中性鱼精蛋白球蛋白胰岛素）和曾行输精管切除的男性。鱼精蛋白或可导致灾难性的肺动脉高压（Ⅲ型反应），表现为 PA 压力升高、右心室扩张、体循环低血压和心肌抑制。一旦发生严重反应应立即停药立即复苏。如果必要，则需再次肝素化（全量）并重新 CPB。如果血液循环流动受损，则由外科医师将肝素注入右心房。

   a. 输注鱼精蛋白过程中建议监测肺动脉压力（即使已有左心房压监测）。

①译者注：反 Trendelenberg 体位即头高位。

b. 通常，1～1.3mg 鱼精蛋白中和 100U 肝素。或者，通过测定病人全血肝素水平来计算彻底中和肝素所需鱼精蛋白剂量。肝素-鱼精蛋白自动滴定试验可以计算中和肝素所需的鱼精蛋白，这种方法可以减少鱼精蛋白的用量。

c. 应用鱼精蛋白 4～5min 后测量 ACT 并与基础值进行比较。需要时应追加鱼精蛋白使 ACT 恢复至基础水平。活化部分凝血活酶时间（activated partial thromboplastin time）是反映循环中残存肝素的敏感指标。凝血弹性描记法可检测 CPB 期间和结束后凝血因子活性、血小板功能和纤溶程度。

d. 回输肝素化泵血期间应追加鱼精蛋白（25～50mg）。自体血液回输装置中的红细胞不含肝素。

e. 抗纤溶药如氨基己酸和氨甲环酸（tranexamic acid）可以减少术后出血和降低输血需求。

f. 保持体温正常有助于减低 CPB 后凝血障碍的严重程度。

3. **CPB 后肺功能不全**。在闭合胸骨之前可应用抗支气管痉挛药。

4. CPB 后可能发生**肺动脉高压**。治疗方法参见表 24-6。

5. **闭合胸骨**可能诱发急性心血管失代偿。心脏及纵隔内大血管受压后可能导致**心脏压塞**。

a. 闭合胸骨前挥发性麻醉药和其他负性变力药应减量，应保持适当血容量。

b. 胸骨闭合后立即测定充盈压和心排血量，并与闭合前相比较，适当调整血容量或药物输注。

c. 纵隔和胸膜腔内放置引流管可防止心脏压塞及估计失血量。

表 24-6　转流后血流动力学变化和处理

临床表现	SBP	CO	LFP	RFP	处理方法
低血容量	↓	↓	↓	↓	补充容量
左心室衰竭	↓	↓	↑	↑	正性变力药、IABP、CPB、LVAD
右心室衰竭	↓	↓	↓	↑	正性变力药，提升血压，降低 PVR、CPB、RVAD

续表

临床表现	SBP	CO	LFP	RFP	处理方法
双心室衰竭	↓	↓	↑	↑	治疗左心室和右心室衰竭
SVR 降低	↓	↓	正常	正常	血管收缩药，减浅麻醉
SVR 升高	↓	↓	正常	正常	血管扩张药，加深麻醉
pHTN	↓	↓	↑	↑	具有扩张肺血管效应的正性变力药（如米力农），NO，重新 CPB

注：SBP. 体循环血压（systemic blood pressure）；CO. 心排血量（cardiac output）；LFP. 左心充盈压（left-side filling pressure）；RFP. 右心充盈压（right-side filling pressure）；LV. 左心室（left ventricle）；RV. 右心室（right ventricle）；IABP. 主动脉内球囊反搏（intra-aortic balloon pump）；CPB. 心肺转流（cardiopulmonary bypass）；LVAD. 左心室辅助装置（left ventricular assist device）；RVAD. 右心室辅助装置（right ventricular assist device）；PVR. 肺血管阻力（pulmonary vascular resistance）；pHTN. 肺动脉高压

d. 应检查左心房波形和起搏器工作状态是否正常，以便明确在胸骨闭合时有无移位。

e. 若病人血流动力学不稳定或通气不足，应尽早切开胸骨。病人可在未闭合胸骨的状态下转入 ICU。

G. 转运至 ICU

1. 转运前应维持病人血流动力学稳定。转运设备包括标准监护仪、除颤器和呼吸机（如果病人未拔管）。

2. 到达 ICU，立即将纵隔和胸膜腔引流管连接到吸引器。摄前后位胸部 X 线片；描记 12 导联 ECG；抽取血液标本检测血气分析、电解质、Hct、血小板计数、PT 和 APTT。麻醉医师离开 ICU 前应仔细检查 ECG、血气分析及胸片有无异常（如肺不张、气胸、引流管和导管位置不当、纵隔增宽或胸膜腔积液）。

Ⅴ. 术后监护

A. 保温： 大多数心脏手术病人在进入 ICU 时伴有低温，因此首先应注意保温和扩张血管。应准备血管收缩药和维持容量，间断或持续应用镇静药避免过早苏醒和寒战。

B. 并发症

1. 心律失常和心肌缺血： 在术后初期常见，诊断和处理参见第 36 章。

2. **无法解释的严重低血压**：对扩容和药物复苏无反应。应立即在 ICU 重新开胸并通知手术室和准备血液制品。

3. **心脏压塞**：可能隐性发生，难以诊断。多为纵隔内积血过多或血凝块堵塞胸膜腔引流管所致。在闭合胸骨的同时应吸引纵隔引流管并经常挤压引流管，有助于防止心脏压塞。重新切开胸骨可挽救病人生命。当伴有低血压或低心排综合征时应考虑心脏压塞的诊断。因心包开放，故 CVP、肺动脉压和肺动脉楔压之间很难达到平衡。

Ⅵ. 小儿心脏手术麻醉

A. **胎儿循环过渡为成人循环**：从胎儿循环过渡到成人循环是从平行循环转变为连续循环的过程。在胎儿阶段，血液经动脉导管形成右向左分流。出生后，由于肺膨胀和肺泡氧张力升高，PVR 下降。同时，低阻力的胎盘循环消失导致 SVR 升高。最终，当 PVR 低于 SVR 时，则使动脉导管内血流方向逆转。动脉导管收缩并于出生后 10～15h 内功能性关闭。这主要是由于胎盘合成的前列腺素消失和新生儿血氧张力升高所致。PVR 降低使肺血流增多，右心室顺应性升高，右心压力相对低于左心。右心房压降低导致卵圆孔关闭。动脉导管和卵圆孔关闭标志成人循环模式建立。新生儿阶段的这些变化是暂时的，生理方面的异常变化将使其重新返回胎儿循环方式。在许多先天性心脏病中仍保持这种过渡型循环方式，偶尔可起到救命作用。

B. **新生儿与成人心脏生理学差异**

1. 婴儿心脏以**副交感神经系统占优势**，反映交感神经系统相对不成熟。婴儿心脏对儿茶酚胺更为敏感，而较少由交感神经系统支配。

2. 新生儿心脏中非弹性的膜性物质多于弹性的收缩性物质，因此其心肌储备能力差，对心肌抑制药物较敏感，容易发生容量超负荷。心室顺应性低使每搏量对前负荷增加的反应性较低，**即心排血量的增多主要依赖于心率增加**。

3. 出生后左心室和右心室的肌肉组织含量相近，到 4～

5 个月时左心室/右心室的肌肉组成比才达到 2∶1。

C. **先天性心脏病**（CHD）：临床表现取决于心内分流和阻塞性病变引起的解剖和生理变化。通常有三种类型：分流、混合型病变和血流阻塞。

1. **分流**：是指体循环和肺循环之间的异常通道，如房间隔缺损（ASD）、VSD、动脉导管未闭（PDA）。血流方向取决于分流两侧的压力差和分流孔径。

   a. 当 PVR 低于 SVR 时可发生**左向右分流**，造成肺血流增加。这样将导致肺循环淤血、容量超负荷和左心室做功增加。长期肺血流增加导致 PVR 逐渐升高，最终造成肺血管阻塞性病变。

   b. 当 PVR 或右心室流出道阻力超过 SVR 可发生**右向左分流**，造成肺血流减少。表现为血氧不足和发绀。单纯由于 PVR 升高造成的右向左分流见于 Eisenmenger 综合征和新生儿心房和动脉导管分流造成的持续肺动脉高压。

   c. **简单分流和复杂分流**：简单分流多不伴有心室流出道的解剖学阻塞。肺循环和体循环血流取决于分流大小和 PVR/SVR 比值。绝大多数左向右分流属于简单分流。相反，绝大多数右向左分流是复杂分流，多伴有血流的解剖学阻塞。分流主要取决于阻塞病变所产生的阻力而很少依赖于 PVR/SVR 比值。例如，法洛四联症是复杂的右向左分流，因肺血流流出道阻塞使血流经 VSD 分流，而 PVR 很低。

   d. **分流量计算**：测定 Q_p/Q_s（肺循环与体循环血流比值）可以定量分析分流方向和程度。

   Q_p/Q_s =（SaO_2−$SmvO_2$）/（$SpvO_2$−$SpaO_2$）

   $Q_p/Q_s>1$：表明左向右分流（1～1.5 小分流；1.5～2.0 中度分流；大于 2.0 大分流）

   $Q_p/Q_s<1$：表明右向左分流

   式中：Q_p. 肺循环血流；Q_s. 体循环血流；SaO_2. 体循环动脉血氧饱和度；$SmvO_2$. 混合静脉血氧饱和度；$SpvO_2$. 肺静脉血氧饱和度；$SpaO_2$. 肺动脉血氧饱和度；由于计算的是血流比值，因此血氧饱和度可用来替代氧含量。为简化计算，如果体循环血全部氧合，则可估计不存在明显的右向左分流，而且肺静脉血氧饱和度等于体循环血氧饱和度，（即 $SpvO_2=SaO_2$）。

2. **混合型病变：**肺循环和体循环存在大量的血液混合，类似于共用一个心脏腔室。Q_p/Q_s 与分流大小无关，完全依赖于血管阻力或流出道阻塞。若左心室流出道阻塞，肺血流过多可造成体循环灌注障碍。例如，永存动脉干（truncus arteriousus）、单心室、完全性肺静脉回流异常。
3. **阻塞性病变：**包括主动脉瓣狭窄、肺血管狭窄、主动脉缩窄、间隔不对称性肥厚。这些病变多依赖于动脉导管。例如，左心阻塞性缺损时，血流从右心室流出经动脉导管进行体循环灌注。右心阻塞性病变时，血流从主动脉出发经动脉导管进入肺循环。

D. 麻醉处理

1. **术前评估**
   a. 根据病史可评估心肺功能损害程度，记录如伴有发绀或充血性心力衰竭（CHF）、运动耐力、缺氧性发绀发作、活动水平、进食及生长情况、伴发的综合征和解剖学异常。
   b. **体检：**应注意皮肤颜色、活动水平、呼吸方式及频率、发育状况。应心肺听诊并密切注意患儿的气道和静脉通路。检测双上肢外周脉搏和血压，若怀疑有主动脉缩窄则应测量下肢血压。
   c. 胸部 X 线片检查可提示心脏扩大、CHF、心脏位置异常、胸廓畸形等征象。
   d. 即使有先天性心脏病，ECG 也可能正常。但 ECG 异常是潜在心脏疾病的重要线索。
   e. 心脏超声检查可显示解剖异常、血流方式和压力梯度等资料。
   f. 心导管检查可明确解剖、定量分析肺循环和体循环分流血流及测定血管阻力和心腔压力。
2. **麻醉前用药：**小于 6 个月的婴儿、发绀或呼吸困难的儿童或危重病人常无须麻醉前用药。年龄稍大或活泼的儿童可口服咪达唑仑（0.5～1.0mg/kg）；复合口服氯胺酮（5～7mg/kg）可用于深度镇静。此外，也可在术前准备室肌内注射氯胺酮（3～5mg/kg），复合咪达唑仑（0.5～1.0mg）和格隆溴铵（0.1～0.2mg）。在降低 SVR 可增加右向左分流的病例中应减少镇静药剂量，但氯胺酮例外。发绀婴儿多伴有红细胞增多，如果术前没有经静脉充分补充容量，可能造成重要器官内血栓形成。

3. **监测和设备：**除标准监测以外，还需心前区和食道听诊器及 3 个温度探头（鼓膜、食管和直肠）。必须准备动脉内压力监测（注意既往手术，如 Blalock-Taussig 分流术或主动脉缩窄修复术，可能会影响桡动脉穿刺部位的选择）。中心静脉导管用于输注血管活性药物、CVP 测定和容量维持。体重＜10kg 的婴儿采用 4F 双腔静脉导管，对于稍大的儿童采用 5F 三腔静脉导管。术中应用变温毯、热辐射灯和加热湿化器有益。应用 TEE 有利于诊断和围手术期管理。

4. 复苏药品和变力性药物应按照儿童剂量准备。常用的变力性药物包括：多巴胺[2～10μg /（kg · min）]、肾上腺素[0.01～0.1μg/（kg ·min）]、多巴酚丁胺[2～10μg /（kg · min）]。应仔细清除静脉输液管路及注射器内的气泡，应使用空气滤器。有时尽管没有分流，反常的气栓仍可能穿过未闭的卵圆孔。

5. **诱导：**主要根据患儿心室功能及配合程度选择吸入或静脉诱导。缓慢、谨慎地根据患儿反应情况调定药物剂量进行诱导可保证麻醉安全和平稳。理论上，伴有右向左分流的病人吸入麻醉诱导较慢，因为血液绕过肺脏被分流。同理，有明显右向左分流的病人静脉用药时动脉内麻醉药浓度迅速上升。对于不配合或心脏功能主要依靠交感神经兴奋的儿童，可选择肌内注射氯胺酮（3～5mg/kg）复合抗涎剂如阿托品（0.02mg/kg）或格隆溴铵（0.01mg/kg）。

E. 心肺转流

1. **泵预充量**一般为 150～1200ml 之间。通常加入库存红细胞悬液以维持转流期间 Hct 在 25%左右。对于更小的儿童，红细胞应经洗涤后去除 K^+、乳酸和含有枸橼酸-磷酸-葡萄糖-腺嘌呤的防腐剂。血液制品还需清除白细胞以降低患儿感染巨细胞病毒的风险。经典的预充液成分应包括碳酸氢钠（对抗酸中毒）、甘露醇（利尿）、肝素和钙（抵消库存血中防腐剂中的枸橼酸）。新生儿预充液中应加入白蛋白和 FFP。

2. **婴儿和儿童**一般没有血管阻塞性疾病，因此 CPB 中血流量比动脉压更重要。体重＜5kg 的婴儿 CPB 过程中流量可高达 150ml/（kg · min）。只要 SVC 低（提示静脉引流充分），即便 MAP 低至 30mmHg 患儿也能很好耐受。

3. **深低温停循环（DHCA）**在体重＜10kg 的患儿中比较常用。当核心温度和大脑温度在 15～20℃时可耐受停循环达 1h，而且没有神经系统损害。如果操作适当，低流量 CPB 比停循环更有优势。麻醉处理要点包括大脑低温充分（如采用冰帽进行头部物理降温）、血液稀释、酸碱平衡、肌肉松弛和控制血糖。

F. **不需要心肺转流**的手术包括动脉导管未闭结扎术、主动脉缩窄修复术、肺动脉带缩术、增加肺血流的大多数分流手术（如改良的 Blalock-Taussing 分流术）。有些手术（如肺动脉瓣切开术、主动脉瓣切开术、房间隔造口术）可施行经皮手术。

G. **特殊先心病的处理**（表 24-7）

1. **紫绀型疾病**：常继发于右向左分流和（或）肺血流解剖学梗阻，包括法洛四联症、三尖瓣闭锁、肺动脉瓣闭锁和肺动脉高压。

   a. **处理目标**是降低 PVR，增加肺血流，维持 SVR 及中心循环容量

   b. **通气处理**：维持适度的低碳酸血症，增加吸入氧浓度，维持正常的功能残气量及避免酸中毒

   c. **法洛四联症**：病人易发生发绀发作（因手术或其他刺激导致快速氧饱和度降低）。处理方法：减轻流出道漏斗部痉挛以增加肺血流（如β受体阻滞药普萘洛尔）；容量负荷（15～20ml/kg）保证容量充足；应用α受体激动药（去氧肾上腺素）增加 SVR。前列地尔[Alprostadil，前列腺素 E_1，0.05～0.1μg/（kg·min）静脉注射]以利于维持动脉导管不关闭，降低 PVR 和增加肺血流。

表 24-7 特殊先天性心脏病

疾病	解剖	病理生理	手术纠正	麻醉注意事项
房间隔缺损（ASD）	分三型： 1. 继发孔：缺损在房间隔（最常见） 2. 原发孔：心内膜垫缺损 3. 静脉窦型：腔静脉-心房缺损，常伴有异常肺静脉血反流	左向右分流 右室容量超负荷 潜在右向左分流（如 Valsalva 动作时）伴有反常栓塞风险； 症状轻微，年龄增大时可能发生 CHF	缝合或补片闭合 经皮导管术闭合	吸入或静脉诱导 手术结束后可拔除气管导管 防止气栓
室间隔缺损（VSD）	嵴上性 膜性 肌性	左向右分流 肺血流增多 晚期肺动脉高压合并逆向分流（Eisenmenger 综合征）	单个或多个缺损可用涤纶片闭合 肌性缺损常难于定位 有些缺损可通过经皮导管术闭合	维持低碳酸血症并降低 FiO_2 以减少肺血流 避免使用心肌抑制药物 避免气体栓塞 术后有发生房室阻滞的潜在风险，可能需要起搏 术后可能需要变力性药物支持
主动脉缩窄	缩窄常位于锁骨下动脉起始部远端 位置可能为导管前或导管后 常伴有室间隔缺损	头部及上肢血流增多 体循环低血压 左心室压力超负荷	左侧开胸 锁骨下动脉垂片（flap）血管成形术或切除后端端吻合	不需心肺转流 动脉通路建立在右侧 适合辅助区域麻醉 修补术后有发生高血压的潜在风险

续表

疾病	解剖	病理生理	手术纠正	麻醉注意事项
动脉导管未闭（PDA）	动脉导管未闭	当 PVR 升高时右向左分流 当 PVR 降低时左向右分流 对于某些先天性心脏病 PDA 是维持生存必需的	左侧开胸或胸腔镜辅助 PDA 结扎，有时需切断 也可选择心导管 coil 栓塞术	常为早产儿合并肺部疾病 避免高 FiO_2（有晶状体后纤维增生的风险） 有喉返神经损伤的风险
法洛四联症	1. VSD 2. 肺动脉流出道梗阻 3. RV 肥厚 4. 主动脉骑跨	经 VSD 右向左分进入骑跨主动脉 固定性的（肺动脉狭窄）和动态的（漏斗部肥厚）；RV 流出道梗阻 体循环血氧饱和度低 “tet spell（缺氧性发绀发作）”	VSD 补片闭合； RV 流出道重建/增宽（augmentation） 漏斗部肌肉束切除（必要时）	缺氧性发绀发作处理方法：扩充血管内容量，降低 PVR（增加 FiO_2，降低 $PaCO_2$），增加 SVR（胸膝体位及应用去氧肾上腺素），考虑应用负性变力性药（氟烷和β受体阻滞药） 可能需要术后起搏
大动脉转位	主动脉转至右心室，肺动脉转至左心室，导致肺循环和体循环分离	并存 ASD、VSD 和（或）PDA，使肺循环和体循环血液相混合才能存活	心房调转术（Mustard 和 Senning）：较少施行 动脉调转术（Jatene） 当伴有 VSD 和肺动脉瓣狭窄时，施行 Rastelli 术（补片做心内隧道修补室间隔缺损至主动脉、同种带瓣大动脉连接右心室与肺动脉）	动脉导管/混合病变依赖性先天性心脏病 前列腺素 E_1 以保持动脉导管不闭合

续表

疾病	解剖	病理生理	手术纠正	麻醉注意事项
永存动脉干	主动脉、肺动脉和冠状动脉从共同动脉干发出 合并 VSD	肺循环和体循环血液混合 肺血流增多常见 动脉干瓣膜成形	闭合 VSD 将 RV 经带瓣管道连接至 PA	手术纠正前增加 PVR/减少肺血流（取决于肺循环血流增多程度） 手术纠正后保持 PVR 于正常水平 修复后可能需要变力性药物支持
房室通道	共同房室瓣，心房和心室间隔缺失	心房和心室水平发生血液混合 肺血流增多	闭合 ASD 和 VSD； 二尖瓣/三尖瓣成形术	调节 PVR 使肺血流和体循环血流达平衡 修复后可能需要变力性药物支持 多伴有 Down 综合征（可能存在困难气道）
左心发育不良综合征	二尖瓣、主动脉瓣、左心室和升主动脉闭锁/发育不良	心房或心室水平左向右分流导致血液混合 动脉导管依赖性右向左分流进行体循环灌注	姑息性分阶段修复： 1. Norwood 术：心房间隔造口、主动脉弓重建、肺动脉成形、体循环向肺循环分流 2. 双向 Glenn 术：移除体循环向肺循环分流、建立上腔静脉至肺动脉分流	危重新生儿： 术前 ICU 治疗将影响预后 前列腺素 E_1 维持动脉导管不关闭 修复前及修复后需变力性药物支持 避免应用心肌抑制性药物 劈开胸骨前芬太尼＞50μg/kg 通过调节 FiO_2 及 PCO_2 来调整 PVR 以维持体循环和肺循环灌注平衡

续表

疾病	解剖	病理生理	手术纠正	麻醉注意事项
			3. 改良 Fontan 术：下腔静脉（IVC）经心房内板障侧通道连接至肺动脉，增加腔静脉肺循环连续性 也可进行心脏移植	目标： MAP=40mmHg pH=7.40，PaO_2=40mmHg，$PaCO_2$=40mmHg

注：ASD. 房间隔缺损；AV. 房室；CHD. 先天性心脏病；CHF. 充血性心力衰竭；CPB. 心肺转流；FiO_2. 吸入氧浓度；ICU. 重症监护；IVC. 下腔静脉；LV. 左心室；MAP. 平均动脉压；PA. 肺动脉；PaO_2. 动脉氧分压；$PaCO_2$. 动脉二氧化碳分压；PDA. 动脉导管未闭；PVR. 肺血管阻力；RV. 右心室；SVC. 上腔静脉；SVR. 体循环血管阻力；VSD. 室间隔缺损

2. 肺血流增多和左向右分流的疾病，包括 ASD、VSD 和 PDA。
   a. 处理目标是避免应用负性变力药，防止肺血流过多。
   b. **麻醉处理：**减轻心肌抑制药（如挥发性麻醉药），增加 PVR，降低肺血流，维持血中碳酸水平正常或轻度增高有利于维持体循环血流，限制吸入氧浓度，使用 PEEP。
3. **平衡性分流：**心室射血直接由肺循环或体循环调控，这类疾病包括左心发育不良综合征、永存动脉干、右室双流出道、房室通道。血流方向由血管相对阻力决定（PVR/SVR 比值）。
   a. 处理目标是调节肺血流以维持体循环灌注充足。可耐受轻度低血压（如 MAP 为 40mmHg）和低 PaO_2（如 40mmHg）。
   b. 麻醉操作取决于体循环与肺循环血流平衡，通过改变 $PaCO_2$、吸入氧浓度和 PEEP 进行调控。

Ⅶ. 其他心脏手术

A. **非心肺转流下冠状动脉旁路移植术：**避免 CPB 引起的相关并发症，减少主动脉操作。移植血管近心端吻合时采用部分主动脉夹闭或特制的不需夹闭主动脉的吻合装置。移植血管远端吻合时采用心脏固定装置。相关处理方法包括下述几项。

1. 适宜麻醉深度以便术后**早期拔管**（如芬太尼 5～10μg/kg，挥发性麻醉药，输注异丙酚或右美托咪定）。
2. **肝素** 350U/kg 静脉注射，维持 ACT 超过 400s。紧急时可立即启动 CPB。避免抗纤溶治疗。术毕给予小剂量鱼精蛋白（50～100mg）。
3. **监测 ECG：**因手术操作过程中心脏解剖位置改变，ECG 监测较困难。不同体位时应描记相应的 ECG 作为基础参照并动态观察变化，同时监测 ST 段。
4. **血流动力学不稳定：**较常见，尤其当外科医师进行移植血管远端吻合时更易发生。移植血管与正常血管吻合比与病变血管吻合更容易导致血流动力学不稳定。远端血管吻合时提高 MAP 以保证冠状动脉灌注，这对于缺血性心脏病十分重要。若发生心肌缺血伴血流动力学剧烈变化，常提示发生冠状动脉分流。当右心血流供应因梗阻而减少导致血流动力学不稳定时，改变心脏位置有利于右心充盈。

5. **保证充分的静脉容量：** 容量充足的心脏才能更好地耐受手术操作。
6. **室性心律失常：** 可应用胺碘酮 150mg 静脉注射，然后以 1mg/min 维持输注。应纠正酸碱失衡和电解质紊乱。

B. 再次心脏手术

1. **纵隔结构：** 包括心脏、大血管、移植血管、肺脏均可能与胸骨内面粘连，在切开胸骨时可造成撕裂。在开胸前，手术间内应准备 2～4U 库血并核对。应置入 14g 静脉输液导管或快速输液导管以确保容量复苏。因病人可能紧急 CPB，故应抽取肝素（350U/kg）备用。紧急情况下，可经泵吸引装置从术野收集血液作为静脉回流（“吸引器转流”）。
2. 既往留置导管的穿刺部位，再次穿刺难度增加。
3. 因开胸时无法实施心外膜起搏，预先置入起搏性肺动脉导管非常有用。应预先将经皮除颤电极置于病人胸壁两侧以应对开胸过程中可能发生的恶性心律失常（如心包心肌撕裂、出血）。
4. 由于粘连组织广泛剥离而在体外循环后发生**弥散性出血**，因此建议应用抗纤维蛋白溶解药，如氨基己酸 10g 静脉注射后以 2g/h 维持静脉输注。
5. **密切监测 ECG：** 因对粥样硬化的移植血管进行操作时可能将栓子带入冠状动脉循环。既往冠状动脉血管移植手术的病人再次手术后很可能出现 CPB 后心肌功能异常，所以术中心肌保护十分重要。

C. 心脏压塞和缩窄性心包炎

1. 主要目的是避免降低心肌收缩力、外周血管阻力及心率。心脏压塞病人麻醉诱导前应施行心包穿刺（但可疑主动脉夹层者除外）。
2. 各种通路包括动脉通路、大号静脉留置导管、中心静脉导管或肺动脉导管（如果病人能够耐受该操作)。

3. **麻醉诱导药物：**包括依托咪酯和氯胺酮。
4. **应备用**(经食管或经静脉)**心房起搏**。
5. 在麻醉诱导前完成皮肤消毒准备及铺单工作。重症病人可考虑保持自主呼吸下清醒气管插管。

D. 心脏移植

1. **供体处理方法**(见第 21 章)。
2. **受体的麻醉处理方法**
   a. **病人存活的关键：**在于最大限度缩短供体心脏的缺血时间。迅速完成病人准备工作及与外科医师沟通顺畅十分重要。
   b. **受体术前评估：**是否接受过胸部手术，PVR 是否升高(＞6Wood U，跨肺压力梯度＞12mmHg)，肺动脉高压对扩血管药物的反应性，凝血机制异常情况。
   c. **有创监测：**包括动脉通路、三腔中心静脉通路，若病人伴有严重 PVR 升高则应置入肺动脉导管。因病人术后需要应用免疫抑制药，所以无菌操作至关重要。
   d. **饱食病人：**在诱导期间必须注意。依托咪酯和芬太尼可提高良好的催眠和镇痛。若病人正接受变力性药物输注，诱导前应增加剂量。若病人使用心室辅助装置(VAD)，则应保持静脉回流以确保泵流速。
   e. **右心衰竭和凝血异常：**在转流复温阶段常发生。血液制品应用前应接受辐射照射或去除白细胞，以避免接触异体 HLA-抗原。
   f. 供体心脏对受体胆碱能神经系统支配无反应(如阿托品和格隆溴铵)。在 CPB 结束前，最适宜的心率为 80～110 次/分。心率控制可采用心外膜起搏或输注多巴胺[2～10μg /(kg · min)]、肾上腺素[0.01～0.1μg/(kg ·min)]或异丙肾上腺素[0.5～5μg /(kg · min)]。若采用双房植入式起搏器，窦性节律中可见两个独立 P 波。
   g. **免疫抑制药：**应同外科医师和心脏移植科医师进行会诊。

E. 深低温停循环（DHCA）：用于升主动脉远端或主动脉弓手术（如动脉瘤或主动脉夹层）。DHCA 可使主动脉手术术野更清晰。低温可以降低代谢率，减轻脑和其他器官缺血的风险。DHCA 常见问题包括 CPB 持续时间延长、凝血障碍、远端器官功能异常。DHCA 下主动脉弓手术后永久性神经损伤的发生率为 3%～12%。大多数病人可耐受 30min DHCA 而不会造成神经系统明显功能异常。处理方法如下所述。

1. DHCA 期间器官保护

a. 全身低温达 18℃，绝大多数病人 EEG 电信号消失。头部实施冰帽降温尚缺乏研究依据。

b. 经右腋动脉顺行性脑灌注（ACP）或经下腔静脉逆行性脑灌注（RCP），可延长 DHCA 持续时间。ACP 脑保护效果优于 RCP，但有动脉夹层和脑栓塞的风险。

c. **药物干预**：动物实验显示有些药物具有保护效应，如巴比妥类药物、类固醇类药物、甘露醇、利多卡因、镁剂、右美托咪定、钙通道阻滞药，但在临床随机对照研究中尚无明确依据。

d. 控制血糖非常重要。DHCA 中葡萄糖代谢受损，应维持血糖低于 180mg/dl 以避免神经系统损伤。

e. **监测温度**：建议多部位监测机体核心温度。鼓膜温最能反映脑温。复温期间，血液灌注温度最高可比核心温度高 10℃，但不要超过 36℃。

2. **神经生理学监测**：包括 EEG、双频谱指数、躯体感觉诱发电位、近红外光谱分析（NIRS）和颈静脉球血氧饱和度（SjO_2）。

3. **酸碱平衡管理**：取决于α-稳态还是 pH-稳态（见 CPB 维持）。儿科文献建议在 DHCA 期间使用 pH-稳态进行脑和心肌保护。

F. 心室辅助装置（VAD）：可分为体外型、植入型和经皮型。体外型 VAD 即在病人体外安装泵装置。

1. 体外型 VAD

a. **适应证**：包括心脏切开后支持、心源性休克、恢复支持和移植前支持。

b. **这些装置可提供双室辅助。血流入端插管部位包**

括：左心室或左心房插管用于左心辅助，或者右心室或右心房插管用于右心辅助。相应的血液流出端插管部位为主动脉或肺动脉主干。插管（血流流入和流出端）均与外置泵相连。此型装置的手术安装时间动脉夹层风险均低于植入型 VAD。

c. Abiomed BVS 5000 型和 Thoratec 型 VAD 均采用气动泵驱动。但 Abiomed BVS 5000 型依靠血液重力进行静脉引流，而 Thoratec 型 VAD 采用吸引辅助进行引流。这两种装置的主要区别在于决定了病人的活动性。应用 Abiomed BVS 5000 型的病人必须平卧位，而应用 Thoratec 型 VAD 者可下地活动。

2. 植入型 VAD（如 Novacor LVAS、HeartMate VXE、HeartMate Pneumatic、HeartMate Ⅱ 和 Thoratec IVAD）

a. 此类型 VAD 主要用于心脏移植前辅助或目的性治疗。

b. 除 Thoratec IVAD 外，其他装置均只用于左心室辅助。装置包括血流入端插管（左心室尖）、泵、血流出端插管（升主动脉）。植入体内的泵通过驱动导线经皮肤隧道连接至外部控制装置。安装此类装置常需要 CPB。

c. Novacor LVAS、HeartMate VXE 和 HeartMate 装置是电驱动的。充电电源可置于背包或皮套内，所以病人可离开医院。HeartMate Ⅱ体积比其他装置都小，适用于各类人群。但由于它具有轴向血流的特点，搏动性动脉灌注程度减低。

3. VAD 置入的麻醉处理方法

a. 病人心脏功能处于**极度危险的边缘**，所以麻醉诱导期间应严密监护，避免降低心肌收缩力和前负荷。

b. **出血**是常见问题，尤其在植入型 VAD 尤为突出。应建立足够孔径的静脉通路以便容量治疗和应用抗纤溶药。除 HeartMate VXE 装置外均需抗凝。

c. 若病人接受 VAD 作为心脏移植前辅助，输血时应选取去除白细胞的血液制品以降低接触 HLA-抗原的风险。

d. **需 TEE 检查**以评估主动脉瓣关闭不全（AI）严重程度（如果程度较重，应瓣膜置入）、三尖瓣反流程度；是否存在卵圆孔未闭、ASD 或 VSD；病人右心功能异常程度（病人可能需要右心室机械辅助）；心内是否存在栓塞。术后应用 TEE 检查血流入端插管位置是否适当（是否存在湍流）并确保清除空气气泡。

e. 接受左心室辅助装置（LVAD）的病人常需要右心室辅助。变力性药物、NO 吸入、有时需要右心室辅助装置（RVAD）。

f. 关胸后将这些装置调制自动状态。血流主要依靠静脉回流。静脉回流减低会减慢泵流速，因为泵只能在充分充盈的条件下才能更好地工作。应予容量治疗或应用血管收缩药。

G. **体外膜肺氧合**（ECMO）：是心室辅助装置以外的另一种生命支持装置。ECMO 用于严重的可逆性心源性休克或对传统治疗无效的呼吸衰竭；可以用于治疗心脏切开手术后严重的心室功能障碍伴有或不伴有低氧血症。其配备的体外泵可以推动静脉血透过气体交换膜后流经变温器最后回流至血液循环。

1. **静脉引流**：血液从颈内静脉或股静脉引出，最后回流至主动脉（静脉-动脉 ECMO）或中心静脉（静脉-静脉 ECMO）。

2. **静脉-动脉 ECMO**（VAECMO）：将部分或全部血流绕过心肺，直接泵入 ECMO 管道中进行呼吸和血流动力学支持。适用于心脏切开手术后难治性心源性休克。建立 CPB 所进行的插管可以直接用于 ECMO。如果术后决定应用 ECMO，可以经股动静脉插管建立。应用 VAECMO 时可能会造成差异性低氧血症：即病人心脏功能有所恢复后，将一定比例的静脉回心血泵入患病肺脏，最终将氧合不全的血液泵入冠状动脉和大血管。病人左侧和右侧动脉通路的血液中氧含量会出现差异。

3. **静脉-静脉 ECMO**（VVECMO）：适用于心脏功能较好的病人以保证气体交换。静脉导管通常置于右股静脉用于血液引流。另一个导管置于颈内静脉用于将血液回输至体内。也可以双腔导管（如 Avalon）置入颈内静脉（与血液透析相似）：此导管从上腔和下腔静脉将血液引出，然后将氧合后的血液直接注入右心房，从而减少重复循环发生率，病人的活动范围更大。

4. **积极药物支持**：以便优化 ECMO 并有利于脱机。治疗措施包括肺血管扩张药治疗肺动脉高压；实施肺保护性通气策略；优化前负荷利于肺灌注；肾替代疗法。为避免 ECMO 管道中血栓形成，可应用肝素使 ACT 维持在 1.5～2.0 倍正常值。

5. 病人自身心肺功能**持续评估**十分重要。如果心肺功能未能在预期时间（1～2 周）内恢复，应考虑使用长期治疗方案，如 VAD 或心脏移植。如果病变过长不可逆，应重新明确治疗目的。

Ⅷ. “手术室外”心脏手术麻醉

麻醉目的在于充分镇静避免病人体动以确保手术顺利完成，同时避免镇静引起的心肺功能不稳定。相关的手术室外非心脏手术麻醉也可用于心脏手术操作。

A. 可镇静下经心导管术置入 IABP。可在心力衰竭或心肌缺血情况下进行循环辅助。充气时增加主动脉舒张压并将血液挤入冠脉入口，因而增加冠状动脉灌注，尤其增加左心室灌注（因支配左心室的冠状动脉血管主要在舒张期进行灌注）。球囊放气时降低左心室射血阻抗，减少心肌氧耗。术前应用 IABP 的适应证包括不稳定性心绞痛且对药物治疗无效；心肌梗死、乳头肌断裂或室间隔缺损导致的左心室衰竭；严重左主干病变的高危病人预防性应用。转流后应用 IABP 的适应证包括难治性左心室衰竭导致无法脱离 CPB 或难治性 ST 段抬高。

1. 经股动脉置入 IABP，沿降主动脉上行直至其尖端距左锁骨下动脉 1～2cm（可由 TEE 协助定位）。若髂股动脉疾病无法选择股动脉插管时可经胸置入。

2. IABP 充气可由病人 ECG、起搏器或动脉压同步触发。舒张早期球囊充气[动脉波形重搏切迹（dicrotic notch）或 ECG 的 R 波之后]。心脏等容收缩期球囊放气术中由起搏器直接触发可避免电凝或血样采集造成的干扰。

3. **相对禁忌证：** 严重 AI、主动脉瘤、严重的外周血管疾病。

4. **并发症包括：** 远端栓塞、主动脉夹层或破裂、下肢缺血。长期应用 IABP 时应抗凝。应用肝素维持 ACT 或 APTT 于 1.5～2 倍基础值。

B. **经皮卵圆孔未闭（PFO）或 ASD 闭合装置：** 病人需要全身麻醉并气管插管。置入右心导管，并在导丝引导下穿过未闭的卵圆孔或 ASD。应用 TEE 以明确心内解剖分流及缺损大小，有利于引导闭合装置就位，并评估该装置闭合缺损的效果。

C. **植入型心脏转律除颤器（ICD）：** 目前使用的 ICD 包括心内膜电极系统和置于胸壁内的脉冲发生器。以往型号的 ICD 使用的是心外膜电极系统和置于腹壁内的脉冲发生器。

1. ICD 主要用于防止患有收缩性心力衰竭（EF＜35%）且对药物治疗无效、长 QT 综合征、肥厚型心肌病、Brugada 综合征、致心律失常性右心发育不良等高危病人心源性猝死。除放置 ICD 外，患有扩张型心肌病和宽 QRS 波形的病人可从心脏再同步治疗（CRT）中获益。

2. 装置大多在心脏电生理实验室经局部麻醉下置入。置入后，需在短暂全麻支持下测试装置工作情况。可采用静脉输注丙泊酚并保持自主通气。伴有严重反流、困难气道或躁动病人则需气管插管。应常规监测，并准备插管用具、贮气囊和面罩（袋式人工呼吸器）、急救药品、氧气、吸引器和除颤器。

3. 若心内电极工作异常，病人需在手术间内置入心外膜电极。这些病人通常血流动力学极不稳定，需要动脉压力监测及静脉置管输注血管活性药物。准备急救药品，包括肾上腺素等。

4. ICD 植入后采用无创性程序化刺激进行功能检测。采用 ICD 设定程序引发节律异常（心室颤动或心动过速），检测 ICD 感知及终止异常心律的能力。因为该项操作为择期检查，故病人应禁食，可采用丙泊酚麻醉。

D. **心复律：** 用短效镇静药（如异丙酚或依托咪酯）使病人意识消失。可联合应用芬太尼和咪达唑仑，但这并不是理想用药（因为药效持续时间较长）。所有心复律的病人应服从禁食原则。血流动力学不稳定的病人应尽快心复律，可很好耐受小剂量的遗忘药。

E. **经皮主动脉瓣置换术**：用于不宜进行外科手术的病人。可经股动脉、经静脉经间隔或直视下经心尖入路，将可膨胀的生物瓣置于自身主动脉瓣之上。此手术可在杂交手术室或心导管室完成。

1. **需气管插管全身麻醉**：此类病人除患有严重的主动脉瓣狭窄（AS）之外多合并多种疾病，所以麻醉管理难度极大。
   a. 快速心室起搏用以减少瓣膜置放时的心脏活动。经静脉将起搏电极置入右心室，起搏心率设定为140～120 次/min 导致 1∶1 心室捕获并降低脉压和心排血量。快速起搏时间应尽量缩短以避免血流动力学不稳定，尤其是 LV 功能抑制和 CAD 的病人。
   b. TEE 有助于检测瓣膜位置及功能状态。在瓣膜释放之前使用 TEE 或荧光透视确定瓣膜位置，以避免瓣膜位置不当造成阻塞或存在瓣周漏。一旦瓣膜安放完毕，TEE 可以确定其稳定性、位置、功能和瓣周反流程度。
2. **并发症**：包括心脏压塞（如导丝造成穿孔）、脑血管意外、主动脉破裂或夹层、AI、紧急转为主动脉瓣手术置换、心肌梗死、瓣膜置换不当和房室传导阻滞。

F. **经皮二尖瓣修补**：适用于患有退行性和功能性二尖瓣反流（MR）且无法进行外科手术的病人。将机械装置（MitraClip，Abbott Vascular）沿下腔静脉（IVC）置入并经间隔送入左心房（LA），然后抓住并接近二尖瓣小叶。其短期和中期疗效在随机 EVEREST Ⅱ 期研究中得以证实。与手术修补相比，经皮二尖瓣修补可以轻度减少 MR。

1. **气管插管下全身麻醉**：采用 TEE 和荧光透视下实施手术的病人，需气管插管全身麻醉完成，而某些医疗中心在镇静和局部麻醉下完成该手术。
   a. 右心导管检查或 PA 导管置入，以监测操作前后右侧和左侧血流动力学变化。
   b. TEE 指导对间隔穿刺和装置定位十分重要。
   c. 精确放置装置需要短暂停止呼吸。

d. 血管活性药物和正性变力药以提高血压，以便充分评估残余 MR 的严重程度。

2. 并发症包括心脏压塞、体循环栓塞、MR 加重和心律失常（尤其是心房颤动）。

（袁治国　译　王俊科　审校）

推荐阅读文献

American Society of Anesthesiologists and Society of Cardiovascular Anesthesiologists Task Force on Transesophageal Echocardiography. Practice guidelines for perioperative transesophageal echocardiography. An updated report by the American Society of Anesthesiologists and the Society of Cardiovascular Anesthesiologists Task Force on Transesophageal Echocardiography. *Anesthesiology* 2010;112:1084–1096.

Diaz LK, Andropoulos DB. New developments in pediatric cardiac anesthesia. *Anesthesiol Clin North America* 2005;23:655–676.

El-Marghabel I. Ventricular assist devices and anesthesia. *Semin Cardiothorac Vasc Anesth* 2005;9:241–249.

Feldman T, Foster E, Glower D, et al. Percutaneous repair or surgery for mitral regurgitation. *N Engl J Med* 2011;364(15):1395–1406.

Ferraris VA, Ferraris SP, Saha SP, et al. Perioperative blood transfusion and blood conservation in cardiac surgery: the STS and SCA clinical practice guideline. *Ann Thorac Surg* 2007;83:S27–S86.

Gravlee GP, Davis RF, Kurusz M, et al., eds. *Cardiopulmonary Bypass*. 2nd ed. Philadelphia: Lippincott Williams & Wilkins; 2000.

Hensley FA, Martin DE, Gravlee GP, eds. *A Practical Approach to Cardiac Anesthesia*. 3rd ed. Philadelphia: Lippincott Williams & Wilkins; 2002.

Karl TR. Neonatal cardiac surgery. Anatomic, physiologic, and technical considerations. *Clin Perinatol* 2001;28:159–185.

Konstadt S, Shernan S, Oka Y. *Clinical Transesophageal Echocardiography: A Problem-Oriented Approach*. 2nd ed. Philadelphia: Lippincott Williams & Wilkins; 2003.

Kothandan H, Ho VK, Yeo KK, et al. Anesthesia management for MitraClip device implantation. *Ann Card Anaesth* 2014;17(1):17–22.

Murkin JM. Perioperative multimodality neuromonitoring: an overview. *Semin Cardiothorac Vasc Anesth* 2004;8:167–171.

Murkin JM, Arango M. Near-infrared spectroscopy as an index of brain and tissue oxygenation. *Br J Anaesth* 2009;103(Suppl 1):i3–i13.

Myles PS, McIlroy D. Fast-track cardiac anesthesia: choice of anesthetic agents and techniques. *Semin Cardiothorac Vasc Anesth* 2005;9:5–16.

Piquette D, Deschamps A, Belisle S, et al. Effect of intravenous nitroglycerin on cerebral saturation in high-risk cardiac surgery. *Can J Anaesth* 2007;54:718–727.

Reul H, Akdis M. Temporary or permanent support and replacement of cardiac function. *Expert Rev Med Devices* 2004;1:215–227.

Riess FC. Anticoagulation management and cardiac surgery in patients with heparin-induced thrombocytopenia. *Semin Thorac Cardiovasc Surg* 2005;17:85–96.

Roasio A, Lobreglio R, Santin A, et al. Fenoldopam reduces the incidence of renal replacement therapy after cardiac surgery. *J Cardiothorac Vasc Anesth* 2008;22:23–26.

Serna DL, Thourani VH, Puskas JD. Antifibrinolytic agents in cardiac surgery: current controversies. *Semin Thorac Cardiovasc Surg* 2005;17:52–58.

Speiss BD. *Perioperative Transfusion Medicine*. 2nd ed. Philadelphia: Lippincott Williams & Wilkins; 2005.

Thys D. *Textbook of Cardiothoracic Anesthesiology*. New York: McGraw-Hill; 2001.

Wan S, LeClerc JL, Vincent JL. Inflammatory response to cardiopulmonary bypass: mechanisms involved and possible therapeutic strategies. *Chest* 1997;112:676–692.

Warkentin TE, Koster A. Bivalirudin: a review. *Expert Opin Pharmacother* 2005;6:1349–1371.

Woo YJ. Cardiac surgery in patients on antiplatelet and antithrombotic agents. *Semin Thorac Cardiovasc Surg* 2005;17:66–72.

第 25 章 神经外科手术麻醉

Grewal G, Szabo M

Ⅰ. 生理学

A. 脑血流（CBF）等于脑灌注压（CPP）除以脑血管阻力。**CPP 是指平均动脉压（MAP）与颅内压（ICP）或中心静脉压（取二者较大值）之差**。CBF 的正常值为平均每分钟 50ml/100g 脑组织，并受血压、代谢需求、$PaCO_2$、PaO_2、血液黏度、血管活性剂和神经调节的影响。大脑获得约 15%的心排血量。

1. **CBF** 在 MAP 处于 50～150mmHg 时，通过舒缩小动脉（自主调节）（图 25-1）维持在一定水平。MAP 超出此范围时，CBF 直接随着 MAP 变化。慢性高血压的自动调整曲线右移，使得对于健康人来说正常的血压值，高血压病人却容易发生脑缺血。慢性抗高血压治疗可使自动调整范围正常化。脑缺血、损伤、低氧血症、高碳酸血症、水肿、肿物占位及吸入性麻醉药可减弱或消除自主调节，使分布于受影响区域的脑血流依赖于 MAP。
2. **$PaCO_2$** 通过影响脑细胞外液（ECF）的 pH 而对 CBF 有很大影响。$PaCO_2$ 处于 20～80mmHg 范围时，CBF 随 $PaCO_2$ 的增长呈线性增长，$PaCO_2$ 变化 1mmHg 会导致 CBF 变化（1～2）ml/（100g·min）。由于脑 ECF 碳酸氢根浓度的缓慢的适应性变化，$PaCO_2$ 对 CBF 的影响将在 6～24h 后减小。持续过度通气导致脑脊液（CSF）碳酸氢根浓度下降，导致 CSF 的 pH 逐渐正常化。过度通气一段时间后 $PaCO_2$ 的快速正常化导致明显的伴有血管扩张的 CSF 酸中毒及 ICP 上升。
3. **PaO_2：** 低氧血症是一种有效的脑血管扩张因素；PaO_2 低于 60mmHg 时 CBF 增加量明显。PaO_2 在 60mmHg 以上对 CBF 影响很小。
4. **神经源性调节：** 脑血管受到大量的胆碱能、肾上腺素能、血清素能和血管活性肠肽能的神经支配，尽管这些系统在 CBF 控制中的确切角色尚不明确。但是，证据表明失血性休克时交感神经兴奋性增强，使得自主调节曲线的下端右移并导致在给定的MAP 下 CBF 减少。

5. **血液黏度**：正常脑组织内正常血细胞比容（33%～45%）对 CBF 几乎没有影响。然而，在局灶性脑缺血时，血液稀释（血细胞比容为 30%～34%）所致的血液黏度减小可增加 CBF 到缺血范围。

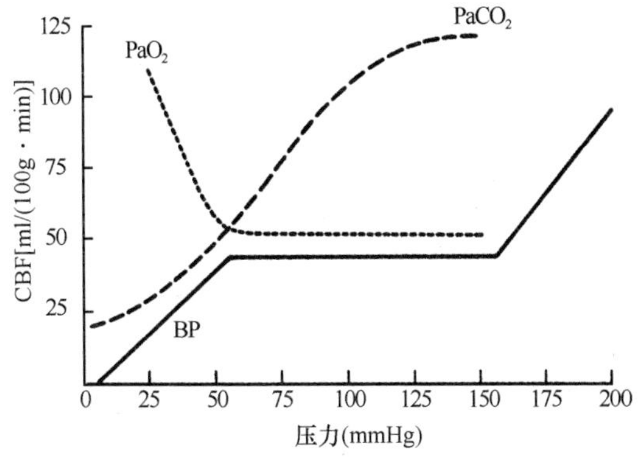

图 25-1 在颈动脉平均压广泛范围内的自主调节使 CBF 维持在一个恒定水平。不依赖这种效应，CBF 会因高碳酸血症（$PaCO_2$）和低氧血症（PaO_2）而增加，因低碳酸血症而减少

B. 脑代谢率（$CMRO_2$）和 CBF 紧密相关，因为大脑需要底物的持续供给来满足其高代谢需求。$CMRO_2$ 部分或全面增加会引起 CBF 的相应增加，这可能是通过信号分子如氧化亚氮来介导的。其他调节 $CMRO_2$（以及通过这一机制调节 CBF）的因素包括如下所述。

1. **麻醉药**：作用不同（见Ⅱ.A.和 B.）。
2. **温度**：体温在 37℃以下每下降 1℃，$CMRO_2$ 降低 7%，而高体温会增加 $CMRO_2$。
3. **癫痫**：会增加 $CMRO_2$。
4. **疼痛与觉醒**：会增加 $CMRO_2$。

C. ICP 反映了颅内容物（脑组织、血液及 CSF）容量与颅腔容积之间的关系。正常情况下 **ICP 为 5～15mmHg**。在有颅内病变的情况下，ICP 持续升高大于 15～

20mmHg 被认为异常。

1. 颅骨质地坚硬，其适应颅内容积增大的潜力有限。进展中的颅内占位（如肿瘤、水肿、血肿或脑积水）首先取代血液和 CSF，而 ICP 相对保持正常（图 25-2）。随着颅内容积继续增大，颅内顺应性减小同时 ICP 快速上升（图 25-2）。因此，对于顺应性减小的病人，尽管其颅内容积增长量很小，ICP 也会显著增大（如麻醉、高血压或二氧化碳潴留导致的脑血管扩张）（图 25-2）。

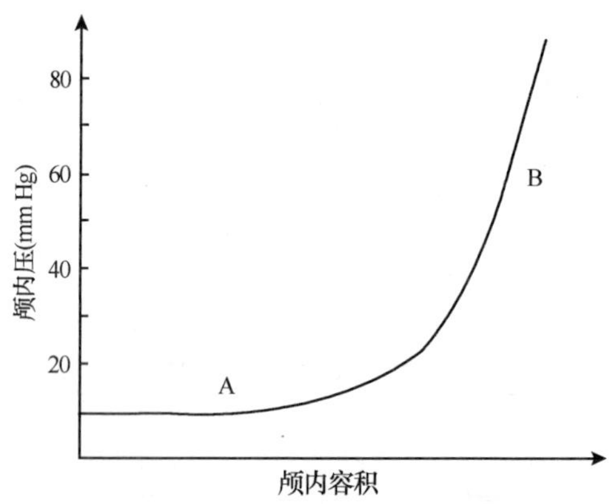

图 25-2　颅内顺应性曲线。在正常的 ICP 范围时（*A*），颅内容积增大引起 ICP 轻度改变。超过曲线“拐点”后，颅内容积少量增多即导致 ICP 急剧增加（*B*）

2. ICP 升高的临床特征： ICP 升高通常会降低 CPP，并且可能导致有自主调节缺陷且 CBF 依赖于 CPP 的脑组织缺血。ICP 升高的早期体征和症状包括头痛、恶心、呕吐、视物模糊、视盘水肿及意识水平降低。随着 ICP 上升，可能发生脑疝，从而造成机械性损伤和（或）脑干和脑神经缺血。这可能导致伴随慢速性心律失常或快速性心律失常的高血压、呼吸不规律、动眼神经（第Ⅲ对脑神经）瘫痪引起同侧瞳孔扩大且无对光反射、外展神经（第Ⅵ对脑神经）瘫痪、对侧轻偏瘫或偏瘫，并最终导致昏迷和呼吸骤停。

3. ICP 升高的治疗策略主要在于减小颅内容物体积。

a. 低氧血症和高碳酸血症会导致脑血管扩张，应予避免。过度通气直到 $PaCO_2$ 为 25～30mmHg 导致脑血管收缩，可作为控制急剧上升的 ICP 的临时措施。尽管如此，过度通气有潜在的危害，会导致 CBF 低的脑部受损部位缺血。因此，一旦明确有效的治疗建立就应该停止过度通气。此外，当 CSF 的 pH 正常时，过度通气对于 ICP 的影响减少。

b. **降低颈静脉压：**将头部升高至少 30°以促进静脉引流并减小颅内静脉血的体积。避免颈部过度弯曲或扭转，防止胸膜腔内压增大（如咳嗽、高张力及升高的胸膜腔内压）。呼气末正压应被减小到能够提供足够的肺复张的最低水平。

c. **控制 $CMRO_2$：**巴比妥类是有效的血管收缩药，能在降低 $CMRO_2$ 的同时减少脑血流。在需要时使用适当的镇静药和抗癫痫药来防止由于觉醒或癫痫导致的 $CMRO_2$ 的升高。

d. 保持高血浆渗透压（305～320mmol/L）可以减轻脑水肿并减小脑体积。这一目标通过液体管理实现（见本章Ⅴ.D）。此外，甘露醇（0.5～2.0g/kg 静脉输注）和呋塞米产生高渗状态并有效使 ICP 快速下降。可用高渗盐水代替甘露醇控制上升的 ICP。

e. 减小 CSF 容积可通过术中经脑室造瘘置管或穿刺抽吸来引流 CSF。

f. 手术去除肿瘤、血肿或去骨瓣减压可以减小颅内容积和降低 ICP。

g. 激素可能减轻与肿瘤相关的脑水肿。

Ⅱ. 药理学

麻醉使用的药物可能影响 $CMRO_2$ 和 CBF。

A. 吸入麻醉药会造成与剂量相关的 $CMRO_2$ 降低，同时导致 CBF 增加。

1. **氧化亚氮**会增加 $CMRO_2$、CBF 和 ICP。当其与静脉麻醉药一起使用时这些影响会明显减弱或消除。存在颅内空隙（如颅腔积气）时应避免使用氧化亚氮，因其扩散入空腔的速度比氮气扩散出的速度快，会造成 ICP 快速上升。

2. 挥发性药物由于具有直接的扩血管作用，会导致 CBF 增大。增加这些药物的浓度会使脑血管自主调节作用减弱或消除，但是自主调节对二氧化碳的反应性仍存在（表 25-1）。对于具有正常颅内顺应性的病人，吸入麻醉药的血管扩张作用临床上不显著。对于颅内顺应性受损（如大型颅内占位病变和急性颅内血肿）的病人慎用此类药物。

3. 挥发性麻醉药物可能是通过抑制神经元的电活动，产生呈剂量依赖性的代谢（$CMRO_2$）减少。异氟烷在这方面效力最强，而且是唯一的在临床相关浓度（2×MAC）诱导等电位脑电图（EEG）的挥发性药物。

表 25-1　吸入性麻醉药的脑生理学效应

	氧化亚氮	地氟烷	七氟烷	异氟烷
CBF	↑	↑↑	↑	↑↑
CPP	↓	↓↓	↓	↓↓
ICP	↔/↑	↔/↑	↔/↑	↔/↑
代谢需求	↑	↓	↓	↓
CO_2 反应性	↔	↔	↔	↔
癫痫阈值	↓	↓	↓	↓

B. **静脉麻醉药**通常导致 CBF 和 $CMRO_2$ 呈剂量依赖性同步减小。这是由于其抑制了脑代谢。**巴比妥类**、**依托咪酯**及**丙泊酚**都显著减小 CBF 及 $CMRO_2$，能产生等电位脑电图。依托咪酯与癫痫发作有关，尽量避免用于易发作癫痫的病人。使用治疗剂量的**利多卡因**同时降低 CBF 和 $CMRO_2$。相比之下，**氯胺酮**则增加 CBF 和 $CMRO_2$，不常用于神经外科麻醉。**阿片类药物**和**苯二氮䓬类药物**对 CBF 和 $CMRO_2$ 的影响很小。使用静脉药物时，脑血管自主调节性及对 CO_2 的反应性均存在。

C. **肌松药**不会直接影响 CBF 和 $CMRO_2$。它们可能通过对血压的影响来间接地改变脑血流动力学。琥珀胆碱引起 ICP 短暂的增加，可能由觉醒现象造成，通过预先使用巴比妥类药物或小剂量的非去极化肌松药可被减弱。

D. **血管活性药物**

1. **肾上腺素能激动药：**MAP 处于自主调节范围内时，α 肾上腺素能受体激动药和低剂量 β 肾上腺素能受体激动药对 CBF 的影响很小。更大剂量的 β 肾上腺素能受体激动药会使 $CMRO_2$ 和 CBF 增大，且在血脑屏障缺陷时被放大。多巴胺会使 CBF 增大，而 $CMRO_2$ 几乎不变。

2. **血管扩张药：**若 MAP 保持不变，硝普钠、硝酸甘油、肼屈嗪、尼莫地平和尼卡地平会通过直接的脑血管扩张而增大 CBF 和 ICP。β 肾上腺素能受体阻滞药可能有极小的影响。尽管如此，所有这些药物均已安全使用于神经外科麻醉，尤其是在 CPP 保持不变的情况下。

E. 脑保护

1. **局灶性与全脑脑缺血**

   a. 局灶性脑缺血的特征是缺血脑组织区域被周围非缺血区域包围并提供侧支循环血流。这种残余血流可以使神经元存活不同时间（脑卒中发生后 3h 内进行溶栓可防止因再灌注所导致的完全性脑梗死）。

   b. 全脑缺血的特征是无 CBF（如心脏停搏）。全脑缺血存活的可耐受时间约为数分钟。

2. **药物**

   a. **静脉麻醉药：**高剂量的巴比妥类药物可能会略微促进局灶性脑缺血时神经功能的恢复，此作用可能是通过降低新陈代谢速率来实现的，或者更有可能是通过直接的药理作用完成。尽管不像巴比妥类药物那样被广泛研究，异丙酚也可以减小局灶性脑缺血的损伤。依托咪酯则使缺血脑损伤恶化。早期临床报道表明，预防性低剂量的利多卡因对非糖尿病病人有神经保护作用。

   b. **吸入性麻醉药**可能有一定的脑保护作用，但数据显示结果不一致，并且该神经保护作用是否持久也不确定。

   c. **尼莫地平**在蛛网膜下腔出血（SAH）后对血管痉挛的有利作用已得到了很好地证实，而且更像是通过神经元介导而非血管效应。临床试验未发现其对急性脑卒中病人有利。

   d. **类固醇激素**在脑卒中或严重颅脑外伤后应用，未见有益效应。

e. **镁**在动物实验中显示了显著的神经元保护作用。然而，大规模临床试验表明，其对急性脑卒中病人未表现出保护作用。

f. **低体温**同时降低了神经元和其他细胞的功能代谢，并因此有利于降低脑灌注。其中浅低温（12～24h）已被证明对已有心脏停搏病史的病人具有降低并发症发病率的作用。相反，两个关于在严重头颅外伤后或者动脉瘤手术术中使用浅低温的临床研究未证明可改善结局。

g. **体温过高**会严重恶化局灶性脑缺血造成的后果，应避免。

h. 中度**高血糖**（＞170mg/dl）在缺血损伤后会加剧神经系统损伤。临床试验数据显示，正常的血糖水平会使脑卒中病人出现良好结局的可能性更高。

i. **其他生理因素：**除了上述如温度和葡萄糖、灌注压的精密控制、PCO_2、PO_2、pH 正常化等因素，预防癫痫对脑缺血状态下改善神经功能有十分重要的作用。维持 CPP 处于正常高值能够增大侧支循环的 CBF。与此相反，低血压则会减小 CBF 并加重损伤。应保持血二氧化碳正常。癫痫会增加 CBF 和 ICP 并降低 CPP，需要加以预防并迅速治疗。

3. 有初步证据表明，雌性激素能够在 TBI 后提供神经保护作用。

Ⅲ. 电生理学监测

A. 脑电图（EEG）测量大脑皮层神经元的电活动，因此被用作检测 CBF 缺乏时导致脑缺血的阈值指标。EEG 在如颈动脉内膜剥脱术等损害脑灌注的操作中被频繁使用，或用于循环停止前确保电静息。

1. 灰质和白质中正常的CBF平均为50ml/（100g·min）。对于大多数麻醉技术，CBF 降至 20ml/（100g·min）时，EEG 开始出现异常。异氟烷则不同，当 CBF 更低并达到 8～10ml/（100g·min）时 EEG 方出现异常。CBF 降至 12ml/（100g·min）（使用异氟烷时更低）时，细胞生存受到威胁。因此，EEG 的变化可以在 CBF 变得不足以维持组织存活之前警示缺血状态。可以通过增加灌注压或行分流术来恢复 CBF 以预防损害。

2. 虽然 EEG 术中变化，但在术后测试时未见明显的神经功能缺陷。因为引起电活动衰竭的血流阈值高于维持细胞完整性所需的血流阈值，故脑缺血只能产生电活动障碍而不导致神经元损害。

3. 除麻醉以外影响 EEG 的因子包括低体温（可能限制 EEG 在体外循环中的应用）、低血压、低血糖、缺氧、肿瘤、血管畸形及癫痫。对已存在神经功能缺损、进展中的脑卒中及近期可复性缺血性神经功能缺陷的病人，解释异常 EEG 的新变化也较为困难。

4. 麻醉对 EEG 的影响一般来说是全脑性改变，该特点常用来帮助分辨局灶性的缺血改变。随着麻醉深度的增加，慢活动的优势逐渐显现。“深度”麻醉可以导致特征性 EEG 改变，可发现关键期难以解读的重叠的缺血改变。在关键期（如颈动脉夹闭时）保持恒定的麻醉深度有利于 EEG 解读。

B. 诱发电位监测

1. **感觉诱发电位**（SEPs）是外周神经或脑神经接受刺激后由神经元轴突产生的电位。因其常由外周传导到脑，这些电位可被头皮上及沿着传导通路放置的电极记录。虽然诱发电位（EPs）电压低于 EEG 背景活动电压，但是使用电脑设备累加数百个信号，同时通过平均以去除随机 EEG 背景噪声，使提取出诱发电位成为可能。一个正常的反射要求传导通路完整。**通路的损伤一般来说降低了波幅或延长了波峰的等待时间**（也就是从外周刺激到电位到达记录装置的时间）。EPs 根据被评估的神经来分类。

   a. **体感诱发电位（SSEPs）**通过刺激周围神经（如腕部的正中神经或脚踝处或腘窝里的胫后神经）并在脊髓（脊髓 SSEPs）或大脑皮质（皮质 SSEPs）记录引出信号。SSEPs 最常被用于脊髓或脊柱手术（如使用器械的脊髓大手术）以监测脊髓功能，也可用于周围神经、臂丛及胸主动脉手术（以发现主动脉阻断过程中的脊髓缺血）。因为 SSEPs 主要是从脊髓后索传导，故有学者关注 SSEP 监测运动功能受威胁（即脊髓前角缺血）的可靠性。因此，在一些中心，除运动诱发电位（MEP）监测外，“唤醒试验”也被使用（见本章Ⅶ.B.2）。

b. 脑干听觉诱发电位（BAEPs）是通过入耳式耳机向一只耳朵释放一个听觉刺激的记录。BAEPs 反映了电脉冲沿听觉通路传导，并可在颅后窝手术中监测以力图避免脑干及听神经（第Ⅷ对脑神经）的损伤。

2. MEPs：在脊髓手术中，监测脊髓内运动通路的完整性比 SSEP 监测更可靠。脊髓腹侧运动束相对于后本体感受纤维对缺血更加敏感，运动冲动由经颅电刺激诱发。诱发反应是测量手术范围以下的脊髓及相关肌肉的电位。麻醉明显影响诱发电位，但是如果刺激作用于手术范围以下的脊髓则影响较小。

3. 肌电图（EMG）：记录肌肉对运动神经刺激的反应。EMG 常被用于有面神经损伤风险的小脑脑桥角手术（如颅后窝脑膜瘤手术）。因为 EMG 记录对刺激的运动反应，在电刺激期间禁用神经肌肉阻滞药。

4. 混杂因素：对于 EP 改变的混杂因素的解释与那些影响 EEG 的因素类似（如麻醉、体温、低血压、缺氧、贫血及已存在的神经系统障碍）。吸入性麻醉药能通过降低波幅或延长 SSEPs 的等待时间来抑制 SSEPs，同时可使更为敏感的 MEPs 无意义。BAEPs 看上去要比皮层 SSEPs 对麻醉药的抑制作用有更强的抵抗能力。静脉麻醉药影响要小一些；巴比妥类、丙泊酚及芬太尼或瑞芬太尼适用于皮层 SSEPs、BAEPs 及 MEPs 监测。

5. 假阳性：EPs 的变化常常发生，而且经常不与术后神经系统并发症相关。需进一步研究证实，EP 改变的本质、量及持续时间与不可逆损害的相关性。

Ⅳ. 神经外科手术术前考虑的问题

A. 颅内顺应性可因颅内占位性病变（如肿瘤、血肿或脓肿）降低。周围的正常脑组织可被挤压，导致血脑屏障损害、脑水肿及脑自主调节功能丧失。ICP 升高的体征和症状在本章Ⅰ.C.3.中讨论。

B. 计算机体层摄影（CT）或磁共振成像扫描应再次检查。中线移位、基底池闭塞、脑沟变窄及脑室消失提示存在

ICP升高。肿物周围脑水肿的程度、病变的位置及其与主要颅内血管和结构的关系均应注意。靠近硬脑膜静脉窦的病变可能需要将静脉窦暴露到空气中，并与静脉空气血栓风险升高相关（见本章Ⅵ.D.3.）。

C. 肿物的病理类型在预计围手术期可能出现的问题时非常重要。血管病变（如脑膜瘤及一些转移性脑肿瘤）可能大量出血。浸润性恶性肿瘤可能使病人有严重的术后脑水肿倾向。

D. **术前可出现液体、电解质紊乱及葡萄糖不耐受，其原因为经口摄入减少、利尿药和类固醇的使用及中枢介导的内分泌调节异常。**

E. 抗癫痫药被用来控制癫痫。需要皮质类固醇激素以治疗水肿。这些药物应在术前连续使用。

F. 术前用药应谨慎，因为有颅内疾病的病人对中枢神经系统抑制药异常敏感。通常无术前用药，若需要镇静，可使用地西泮（0.1～0.2mg/kg口服）。一旦病人到达手术室，可追加镇静药物。若病人有颅内顺应性受损和（或）ICP升高，应避免使用阿片类药物，因其呼吸抑制作用及因高碳酸血症可引起CBF升高。

G. 除了标准的监护以外（见第10章），有创动脉监测用于大多数行开颅手术的病人。二氧化碳分析仪在以过度通气降低ICP时特别有效。放置尿管以帮助液体管理及利尿治疗。有创监测（如肺动脉导管）应用指征为合并严重心、肾、肺疾病，并出现明显的利尿药诱导的液体转移病人。由于在神经外科手术中接近病人颈部受限，应考虑肱静脉或锁骨下静脉置管。开放第二条外周静脉通路用于给药非常有用。

Ⅴ. 术中管理

神经外科手术的麻醉目标包括催眠、遗忘、无体动、控制ICP和CPP及“脑松弛”（即最佳手术条件）。无论任何情况下，麻醉方案应在手术结束后保障病人清醒、已拔管并可进行神经系统评估。

A. 麻醉诱导必须在不增加ICP或危害CBF的情况下完成。应避免高血压、低血压、缺氧、高二氧化碳血症及咳嗽。

1. 硫喷妥钠（3～7mg/kg）、丙泊酚（2.0～2.5mg/kg）、

咪达唑仑（0.2～0.4mg/kg）及依托咪酯（0.3～0.4mg/kg）均是合理的静脉诱导用药，但应预料到这些药物产生的血流动力影响。

2. **充分的面罩通气**预防低通气及 $PaCO_2$ 升高是必要的。诱导之后，应开始用氧化亚氮-氧气混合气体或100%氧经面罩过度通气。
3. 给予插管剂量的肌松药，常选用非去极化肌松药。应在置入喉镜和插管前获得充分的肌松，以防止咳嗽和高张力。
4. **阿片类药物**对脑血流动力学影响极微，可有效抑制病人对气管插管及开颅的反应。因为气管插管、放置头钉及开颅（头皮及骨膜切开）是颅内手术刺激最强的操作，所以应在这些操作之前给予充足剂量的镇痛药物。芬太尼（5～10μg/kg）及瑞芬太尼是最为常用的快速高效镇痛药。利多卡因（1.5mg/kg 静脉推注）也常用于减弱心血管和 ICP 对插管的反应。
5. **低浓度的强效吸入麻醉药**有时在最初的手术刺激时应用以预防高血压。
6. 插管后，应用防水贴膜盖住眼睛以防皮肤消毒液的刺激，头部定位后需仔细再确认以保证良好的静脉回流。**因为神经外科手术操作中接近气道受限**，所以应在体位确定后再检查呼吸音和通气，以确认气管插管位置合适；气管导管已充分保护；并且所有呼吸环路连接确保严密。

B. 维持

1. **充分的脑松弛**在打开硬脑膜之前是必要的。这可通过确保充足氧供、静脉回流、肌松、麻醉深度、33～35mmHg 的 $PaCO_2$（如按手术野需要，如果有指征，可实施过度通气）来实现，而且通常在开颅完成前给予呋塞米（10～20mg 静脉注射）及甘露醇（0.5～1.5g/kg 静脉注射）。外科医师可以通过检查硬脑膜的张力评估是否需进一步的脑松弛。如果需要，可经静脉给予硫喷妥钠或通过腰部蛛网膜下腔预置导管进行 CSF 引流。
2. **麻醉药需求量：**在开颅及硬脑膜打开后明显降低，因为脑实质没有感觉。若需要追加麻醉药，可给予小剂量吗啡或芬太尼。丙泊酚[50～150μg/（kg · min）]和（或）瑞芬太尼[0.1～0.5μg/（kg · min）]持续输注可产生稳定的麻醉深度且苏醒迅速。**在手术最后 1～2h 内常禁止使用大剂量的长效麻醉性镇痛药和镇静药**，以利于手术终神经功能检查及避免潜在的嗜睡和低通气。

3. **肌松药**通常需在整个操作过程中持续应用以防止体动。使用抗癫痫药物（如苯妥英）的病人需更加频繁给予肌松药。

C. 麻醉苏醒：需迅速且无奋力或咳嗽出现。静脉给予利多卡因可抑制咳嗽反射但会延迟苏醒。若使用了过度通气，在临术毕时 $PaCO_2$ 应逐渐恢复正常。应该控制高血压以最大限度减少出血；常应用快速起效的静脉药物如拉贝洛尔、艾司洛尔、硝普钠及硝酸甘油等。肌松药常维持到头部包扎完毕，之后给予拮抗药。在离开手术室之前病人应清醒，以便进行简单的神经系统检查。所有麻醉药物停止后仍持续意识不清的鉴别诊断包括麻醉药残留作用、昏迷、低体温、缺氧、高碳酸血症、部分性神经肌肉阻滞、代谢原因及手术诱导的 ICP 升高（出血、水肿及脑积水）。毒扁豆碱（0.01～0.03mg/kg）或纳洛酮（0.04～0.4mg）有助于拮抗药物导致的 CNS 抑制。新出现的局部或全身神经功能缺陷应立即处理，可以通过 CT 检查和（或）再次手术探查加以评估。

D. 围手术期液体管理旨在降低脑组织的水含量，进而降低 ICP 和提供适宜脑松弛，同时保持血流动力学和 CPP 的稳定。

1. **血脑屏障**呈选择性通透作用。渗透活性物质的浓度梯度最终决定了脑和血管内的液体分布。

   a. **水自由通过血脑屏障：**血管内输注自由水可增加脑的水含量及升高 ICP。等渗葡萄糖溶液（如 5% 右旋糖水）具有相同的作用，因葡萄糖被代谢后剩余的是自由水。在神经外科手术中通常避免使用这些液体。

   b. **大多数离子包括 Na^+ 不能透过血脑屏障：**不同于外周血管，不是胶体渗透压而是总渗透压决定了通过血脑屏障的渗透压梯度。因此，维持正常高限的血浆渗透压可减少脑水含量，而给予大量的低渗晶体溶液可增加脑水含量。

c. **大分子的极性物质难以通过血脑屏障：** 白蛋白对脑 ECF 影响甚微，因为胶体渗透压仅占血浆总渗透压的一小部分（约 1mmol/L）。

d. 若血脑屏障遭受破坏（如缺血、头颅外伤或肿瘤），对甘露醇、白蛋白及生理盐水通透性增加使这些分子同样可进入到脑组织细胞外液（ECF）。在这样的条件下，等渗胶体液和晶体溶液似乎对水肿形成和 ICP 有相似的影响。

2. **严格的液体限制**可以产生显著的低血容量，导致低血压、CBF 减少及脑和其他器官缺血，而只有适度限制才能减少脑水含量。容量过度可引起高血压和脑水肿。

3. **特殊治疗的建议：** 总体目标是维持正常血管内容量同时形成一个高渗状态。

a. **液体丢失：** 彻夜禁食水的液体缺失常未予补充，只给予生理维持量的液体。在开颅手术中，第三间隙液体量很少，不常规补充。2/3 至全部的术中尿量应由晶体液补充。若出现低血容量的征象再额外补充液体。

b. 颅内手术中**血液丢失量的评估**较为困难，因为相当量的血液隐匿性丢失于手术单。另外，神经外科医师还使用大量冲洗液。

c. 升高**血浆渗透压**至 305～320mmol/L。若预期需要大量的液体，等渗晶体溶液如 0.9%生理盐水（309mmol/L）优于低渗溶液如乳酸林格液（272mmol/L）。但是，大量的 0.9%生理盐水可能导致代谢性酸中毒。所以需谨慎的追踪动脉血气的结果，如有提示则改为乳酸林格液。也可给予甘露醇（0.5～2.0g/kg 静脉滴注）和（或）呋塞米（5～20mg 静脉注射）。这些药物可产生显著的利尿作用，因此要求对血管内容量和电解质进行密切监测。

d. **低钾血症**可发生于类固醇或排钾利尿药后，过度通气使之加重。然而，术中很少需要补充钾。

e. **低钠血症**可由于应用利尿药或抗利尿激素异常分泌综合征（SIADH）所致。

f. **高血糖**可加重缺血后神经系统损伤（见本章Ⅱ.E.2.h）。有 CNS 缺血风险的病人应避免输入含糖液体。

E. **即时术后处理**：大多数颅内神经外科手术后病人需在 ICU 密切观察。

1. **床头应抬高** 30°以利于静脉回流。
2. **神经系统功能**，包括意识水平、定向力、瞳孔大小及肌力应经常进行评估。上述任何体征的恶化均可提示有脑水肿、血肿、脑积水或脑疝的发生。
3. **充分的通气和氧合**在意识水平降低的病人尤为重要。
4. 在关闭硬脑膜时存在或预计术后可能出现颅内高压病人，需**持续监测 ICP**。
5. **血清电解质和渗透压**应常规检查。
6. SIADH 可通过低钾血症及低血渗透压伴高渗尿获得诊断，并通过限制水的摄入进行治疗。
7. 脑耗盐综合征发生在脑损伤或脑肿瘤的病人。特点为低钠血症和多尿症。也可出现烦渴、极度盐渴求和脱水。该征与 SIADH 难以区分，在 SIADH 确诊前需先排除。二者主要差别在于血容量状态（脑耗盐综合征血容量减少，而 SLADH 血容量正常）。
8. **尿崩症**可发生于任何颅内手术后，而垂体瘤术后最为常见。多尿通常合并高钠血症、血高渗及尿低渗。清醒病人可通过增加饮水来代偿；否则，需强制性经静脉补充。可给予水溶性血管加压素（5～10USPU 皮下注射或 3U/h 静脉输注），大剂量可导致高血压。作为替代药，可用去氨加压素（1～2mg 静脉注射或每 6～12h 皮下注射），其高血压发生率较低。
9. **癫痫**可能表明存在进行性颅内血肿或脑水肿。若癫痫发作，必须保证气道通畅、氧合及通气。病人应受到保护免受损伤并确保静脉通路畅通。为了控制急性发作，可用硫喷妥钠（50～100mg 静脉注射）、咪达唑仑（2～4mg 静脉注射）或劳拉西泮（2mg）。用磷苯妥英（15～20mg/kg 静脉注射，100～

150mg/min）以预防复发。

10. **张力性颅腔积气**可能发生，尤其在麻醉后病人不醒应高度怀疑。头颅 X 线片或 CT 扫描可确认诊断。可通过打开硬脑膜释放空气治疗。

Ⅵ. 特殊神经外科手术

A. 颅内动脉瘤病人行择期手术或 SAH 后急诊手术

1. SAH 病人的术前评估应包括常规术前评估的所有项目（见第 1 章），注意明确相关的生理学变化，包括神经系统分级（表 25-2）、是否存在脑血管痉挛（和已有效缓解临床症状的血流动力学参数）、脑积水的程度。ICP 升高，以及药物治疗的协同作用如钙通道阻断剂尼莫地平，可导致术中中等程度的收缩压降低。心电图改变在 SAH 后常见，包括心律失常和 ST 段、QT 间期及 T 波改变，可能有波动。这些变化可能是由于SAH相关的自发性放电在心内膜下导致损伤。假如这些都与心功能衰竭无关，则病人的管理方案不必修改，尽管最近的数据显示：心率低于 60 次/分；或心率大于 80 次/分；或持续存在非特异性的 ST/T 波异常；均与接受动脉瘤夹闭的 SAH 病人死亡率增加相关。心脏生物学标志物可能也会增加。

表 25-2　颅内动脉瘤病人按手术风险分类（Hunt & Hess 分类）

分级	特征
Ⅰ	无症状或轻微的头疼及轻微的颈部僵硬
Ⅱ	中度至重度头痛，颈部僵硬，除脑神经麻痹无其他神经功能缺损
Ⅳ	嗜睡，意识错乱，轻度局灶性缺损
Ⅳ	昏迷，中度至重度偏瘫，可能早期去大脑强直，自主神经功能紊乱
Ⅴ	深昏迷，去大脑强直，濒死状态

2. 目前的做法是对神经功能Ⅰ～Ⅲ级的病人在SAH发生后 72h 内早期干预，以减少再出血的风险，有利于血管痉挛所致高血压的治疗。

3. **麻醉特殊考虑的事项如下**

   a. **避免高血压：**高血压可增加动脉瘤夹闭前破裂的

风险。预防性应用诸如静脉尼卡地平、芬太尼、β 肾上腺素能受体阻滞药、利多卡因，或追加一个剂量的巴比妥类药或丙泊酚，常能减弱对伤害性刺激如置喉镜和插管的血压反应。

b. **避免低血压：**以便对伴有自主调节功能和边缘区脑灌注改变的近期脑损害维持足够的 CPP。

c. **提供适当的脑松弛：**以使手术暴露更佳。ICP 快速降低可影响透壁压和增加动脉瘤破裂的风险。应在打开硬脑膜前小心操作。

d. **诱导性高血压：**临时夹闭动脉瘤时要求提高血压，以改善被夹闭血管灌注区域的侧支血流。通常静脉应用去氧肾上腺素。需要注意的是只有在临时性动脉夹闭之后，才能进行诱导性升压。

e. 术中**动脉瘤破裂**可发生快速大量失血，容量复苏需要大直径的静脉通路。准确估计失血量对指导容量补充是非常重要的。诱导性低血压、暂停输用腺苷或临时手法按压同侧颈动脉可能在未控制的大血管快速破裂的紧急情况下有帮助。

f. **轻度低体温**（34℃）在脑缺血期间已传统地用于脑保护性治疗措施。但是，**动脉瘤术中低体温系列研究（IHAST）数据却提示低体温对评级良好的 SAH 手术病人的神经和神经心理结局没有改善**。鉴于与低体温相关的心脏及感染性疾病，因此目前是否将低体温作为动脉瘤手术所要求的生理目标仍有争议。

g. 一旦动脉瘤永久性夹闭，术后血管痉挛的预防则变得非常重要。适度升高血压，同时控制液体量以实现轻度液体正平衡。

h. 麻醉苏醒应当快速，以便即刻进行神经系统功能检查，保证动脉夹位置未压迫主血管。

B. **动静脉畸形**（AVM）是脑动脉和静脉之间无毛细血管床而直接交通。因为 AVM 是一个高血流量低阻力系统，因此形成血液分流（“窃血”现象）导致周边脑区低灌注。AVM 最常见的临床表现是蛛网膜下腔出血（SAH）、癫痫、头痛，以及罕见的由于窃血而引起的进行性神经缺陷。

1. AVM 病人可能在栓塞操作或手术切除时需要麻醉看护。
   a. 在手术切除前实施**栓塞**以减少 AVM 的血流。栓塞可降低术中出血风险和术后再灌注充血。
   b. 栓塞可以在全身麻醉或监护麻醉下进行，监护麻醉优点在于允许持续性神经评估。
   c. 麻醉医师需做好应对造影剂的不良反应（如过敏反应及渗透负荷，可能导致的充血性心力衰竭）、血管穿孔（突然而迅速的失血，需立即行开颅术）及神经病学改变的准备。
2. **AVM 手术切除的麻醉处理**与脑动脉瘤相似。
   a. 因为低血压会导致低灌注区域的缺血，故关键在于严格控制血压。高血压可加重灌注压突破——一个尚未充分了解的现象，被认为是由于 AVM 的血流突然转向周边的低灌注脑组织，导致了突发的脑肿胀和出血。如果发生灌注压突破与脑水肿，通常使用巴比妥类、低体温及适度降压来处理。
   b. 大出血多见于巨大 AVM、由多根脑血管供血或术前栓塞未成功的病例。
   c. **术后立即进行血管造影**，以确定 AVM 是否完整切除，有时甚至在手术室内进行。如果发现任何残余 AVM，则提示须进一步切除。

C. 颅后窝手术

1. **颅后窝肿瘤**可导致脑神经麻痹、小脑功能障碍及由于第四脑室阻塞引起的脑积水。舌咽神经及迷走神经周围的肿瘤或手术可损伤呕吐反射而增加误吸风险。肿瘤切除导致的第四脑室底水肿可损害呼吸中枢，须术后机械通气。
2. 由手术操作引起的**心血管不稳定**性常见。若三叉神经受到刺激，将引发突然的严重心动过缓及高血压。喉返神经或迷走神经的刺激会导致心动过缓、心脏停搏或低血压出现。在这样的情况下，应立即告知术者，因为不稳定性常随着刺激停止而缓解，很少要药物治疗（如阿托品、格隆溴铵或麻黄碱）。
3. 颅后窝手术偶尔采用**坐位**。其好处是手术暴露更佳、静脉及 CSF 引流充分、由于静脉压力降低而减少出血及方便麻醉医师接近气道、胸部及四肢。但是静脉空气栓塞和心血管不稳定性发生率也升高。因此，改良仰卧位、俯卧位和四分之三俯卧位可取代坐位。

a. 只要手术部位高于心脏水平且存在开放的未萎陷的静脉，就随时都有发生**静脉空气栓塞**的风险。在此种情况下开放的静脉窦能带进空气并产生缺氧、高碳酸血症、支气管痉挛、低血压而最终导致心血管系统虚脱。只要存在右向左分流，随时都有发生体循环动脉空气栓塞风险，并将导致心肌和脑缺血。当存在静脉空气栓塞风险时应放置空气栓塞探测仪和中心静脉导管吸引空气装置。

b. **监测静脉空气栓塞常用方法：**多普勒超声（提示空气进入特征性的"碾轮"样杂音）、二氧化碳分析仪（显示呼气末 CO_2 突然降低），呼气末氮气监测及经食管超声心动图（TEE）。这些手段中，TEE 是最敏感的有创监测，而多普勒超声是最敏感的无创监测。

c. **如已发现空气**，重点是防止进一步的空气吸入和对其不良结果的处理。首先，应告知术者以便排除空气来源（关闭硬脑膜、涂抹骨蜡或冲洗术野）；停止使用氧化亚氮并将空气从中心静脉导管吸出。若病人情况稳定，采取所有必需的措施以预防进一步空气进入。若发生低血压，需采用头低脚高位、补充液体及正性肌力药支持。

4. 术毕拔管前应确保病人气道通畅和充分通气。手术操作可能导致脑神经或脑干呼吸中枢损伤，造成吞咽或呼吸功能障碍。术后梗死、水肿或颅后窝血肿形成能迅速造成临床症状恶化。需要密切观察和支持治疗插管、机械通气及循环处理。

D. 清醒开颅术

1. 推荐用于累及或邻近语言和（或）运动皮层肿瘤和癫痫病灶的切除。术中皮质图像定位可在最大限度切除病灶的同时，最大程度减小术后神经系统功能障碍。

2. 目标是提供足够的镇痛和镇静，以确保在皮质刺激期间的血流动力学稳定、气道通畅，以及神经系统测试刺激皮质时的病人配合。需要充分的局部麻醉。用丙泊酚、右美托咪定、瑞芬太尼或其他药物进行清醒镇静。另外，只要病人在测试过程中充分配合，可使用“睡眠-清醒-睡眠”技术，在病人“睡眠”过程中，需应用喉罩确保气道通畅。

3. 准备**皮质刺激诱发癫痫**的处理。如果发生，要求神经外科医师用冰盐水冲洗皮质。然后，应用咪达唑仑或小剂量巴比妥类药（硫喷妥钠 50mg 静脉注射）可终止癫痫。这样小剂量药物既可终止癫痫，同时又不产生过度镇静，故测试可以继续。重要的一点是静脉导管不能置入穿过关节部位，因为癫痫大发作时关节弯曲可致静脉导管失效。在操作之前，应检查病人的抗惊厥水平以确保其有效。
4. **预留足够空间接近病人气道**。这种介入治疗应包括足够大的手术间和环境，以便于面罩通气和插入喉罩。

E. **经蝶骨垂体瘤切除术**是经鼻或经唇切口进行的。

1. 尽管无功能**垂体腺瘤**是最常见的肿瘤类型，但某些病人因为下丘脑垂体受压导致内分泌不足。不同垂体功能亢进综合征可伴有功能性垂体腺瘤，包括库欣综合征、肢端肥大症（合并相关困难气道）及闭经泌乳综合征。
2. 这些肿瘤通常较小且通常不影响颅内顺应性，因此 ICP 不受影响。
3. **无法控制的出血**罕见，但因为暴露不充分可能发生灾难性的大量出血。最终可能需经前额开颅止血。
4. **监测**：手术显微镜阻挡了通往病人头部的通道，所以气管内插管必须牢固固定。连续通气监测很重要。通常不需要动脉监测，除非其他治疗特殊需要。
5. **咽部填塞**可防止血液在胃内潴留同时可减少术后呕吐。咽部填塞物必须在拔管前去除。
6. 在手术结束时，经鼻呼吸将被填塞物堵塞。病人应在术前为此做好准备。
7. **尿崩症**可在经蝶垂体切除术后（常于术后 4～12h）出现。需静脉补液或用血管加压药治疗（见本章

V.E.8)。一些病人可能出现术后肾上腺功能减退，需要术后补充皮质类固醇。

F. **立体定向手术**是通过颅骨外板放置的固定针，将三维定位仪固定于头部建立三维参照坐标系，并在病灶部位进行钻孔完成。该方法可为活检或消融术进行不同脑区定位。大多数病例，该手术可在局部麻醉辅以静脉镇静下完成。因为立体定向仪完全妨碍通向气道，必须谨慎给予镇静。如已放置立体定向仪固定架后需要全身麻醉，保证气道通畅技术是依托气道管理的紧迫性及立体架是否影响面罩或喉罩通气进行选择。因定向仪也妨碍摆放头部位置而影响面罩通气和直视喉镜的应用，所以应备有喉罩及清醒插管物品，最好备有纤维喉镜。在紧急情况下也可拆除定向仪架；新型架可快速拆除以提供前往气道的通路。

G. **脑深部刺激器**用于药物治疗失败的运动障碍疾病病人（多为帕金森病）。微电极通过钻孔精确的植入下丘脑核、苍白球或丘脑。需要立体定向头架以识别和确定靶位后置入电极。

1. 病人不服用他们清晨剂量的多巴胺能和抗胆碱能药物，以改善电极的描记反应性，引导电极置入特定的细胞层。
2. 病人在安放电极过程中应保持清醒且不要镇静。镇静药会改变电极记录结果。一旦电极安放完毕，要适当的镇静。

H. **癫痫手术**适用于药物治疗无效或对抗癫痫药副作用不耐受的局部病灶癫痫病人。

1. **癫痫病灶切除：**为了最大范围切除癫痫病灶同时最大限度地减少神经功能缺损，常进行癫痫病灶及其他皮质区（如语言、记忆和感觉运动）的电生理图像分析。在静脉镇静和头皮局部麻醉下清醒开颅实施图像扫描，以取得病人配合。而全身麻醉的优点是病人舒适、无体动、气道安全、$PaCO_2$ 可控及其他。麻醉药的选择依据其可以增强（如恩氟烷、美索比妥、依托咪酯或氯胺酮）或减弱（如苯二氮䓬类药物、巴比妥类药物或异氟烷）癫痫发作性和与术中监测的相容性来确定（见本章Ⅲ.）。

2. **迷走神经刺激器**（VNS）可用于药物难治性癫痫。经典的方法是通过左侧颈部切口放置一电极，再通过隧道与置于左侧胸大肌筋膜上发生器相连。在气管插管全身麻醉下放置 VNS 也是经典方法。病人频繁服用多种抗癫痫药物，这些药物可能导致对神经肌肉阻滞药的耐药性。另外，可能触发癫痫活动的药物（如氯胺酮）应禁用。术后应对气管周围血肿和声带麻痹进行严密监测。

I. **头部创伤**：由于头部创伤病人“强直”的头颅、饱胃及潜在的颈椎不稳定等挑战致使麻醉处理极为复杂。在遵循复苏的“ABCs”之后，麻醉医师应确定外伤的机制与程度。必须怀疑是否有颈椎脊髓损伤，同时在排除颈椎骨折之前必须进行颈部固定。

1. 对有反应及通气充足的病人应支持性吸氧，同时密切观察有无神经系统恶化征象。
2. 昏迷病人应立即行气管插管以保护气道，同时避免高碳酸血症及缺氧，以免导致 ICP 进一步的升高和继发性脑损伤。
3. **气管插管**应快速完成，同时保持血压稳定并避免咳嗽或高张力。
   a. **快速诱导**是常用的方法。若颈椎骨折尚不能除外，应以手法对轴线制动法（MILS）固定颈部。移除颈托前部适度压迫环状软骨（压力过大可使骨折移位）并充分张口。应用短效药物如丙泊酚、硫喷妥钠或依托咪酯进行麻醉诱导，然后快速给予气管插管剂量的肌松药。如无禁忌琥珀胆碱可以安全使用（见本章Ⅱ.C 和第 13 章Ⅲ.A）。也可使用非去极化肌松药。使用 MILS 时，由于枕骨、C_1 及 C_2 的后仰受限，喉镜操作者应预计到声门可视性差的可能性增加。
   b. 因为考虑到饱胃、气道操作过程中可能使颈部外伤恶化及因合并面部损伤而预期困难气道的病人，则提倡**清醒插管**（如经鼻盲插或纤维支气管镜气管插管）。在头颅外伤病人中，因为缺乏配合、气道出血及因高血压、用力、咳嗽等导致的 ICP 升高，所以清醒插管的方法常不切合实际或是不明智的选择。

c. **鼻插管及置鼻胃管**在颅底骨折病人（如脑脊液鼻漏、耳漏或 Le Fort Ⅲ颌面骨折）是相对禁忌。

4. 高血压是头颅外伤的病人因 ICP 升高为维持 CPP 而产生的机体代偿作用。CPP 应维持在 60mmHg。**低血压**对 ICP 升高的病人**是不利的**，当合并心动过速时，应怀疑是否有其他损伤导致的出血。止血及恢复血管内容量的干预措施应先于手术或与手术治疗同时进行。
5. **应积极治疗低氧血症**，因为低氧血症能使头颅外伤病人的神经功能急剧恶化。
6. 应治疗高碳酸血症以改善神经功能结局。
7. 若疑有严重的或进行性颅内压升高，可进行 **ICP 监测**。
8. **癫痫**可伴有直接的脑损伤或提示颅内血肿扩大。
9. **脑挫伤**是颅脑损伤最常见的类型。手术常仅限于急性硬膜外和硬膜下血肿。硬膜下血肿较硬膜外血肿多见，而且预后更差。由于严重的脑水肿，甚至常在血肿清除后仍有颅内高压。
10. **脑穿透伤**需要早期行损伤组织清创及骨碎片和血肿清除。颅骨骨折需要清创、颅骨成形及硬膜撕裂伤的修复。
11. **麻醉处理**遵循维持 CPP 并降低 ICP 和脑水肿的总原则。对长时间意识丧失或咽喉反射减弱病人，为控制 ICP 和保护气道需术后插管及机械通气支持。术前意识水平的改变对预测术后带管的必要性有帮助。
12. **弥散性血管内凝血**是急性头颅外伤常见的并发症，尤其是合并有硬膜下血肿时。在整个过程中，建议频繁监测病人的凝血功能。
13. **头颅外伤不是皮质类固醇的应用指征**，并可能增加发病率和致死率。

J. **CSF 分流**用于脑积水病人。VP 分流是脑积水最常见的治疗方法。脑室导管通过额部钻孔置人，并与皮下储存池和瓣膜相连接，这些再与皮下隧道穿行的引流管连接达上腹部，在上腹部做一小切口直视下将导管插入。

1. 这些病人的麻醉处理主要取决于疾病的急性程度。急性脑积水可使 ICP 快速升高进而导致缺血性神经损伤，因此是神经外科急症。麻醉处理关键在于降低 ICP，至少维持 CPP 在 60mmHg 并行快速神经外科手术减压。择期 VP 分流术的麻醉处理应采用标准的麻醉方案，以达到处理完好及安全的麻醉状态，避免引起 ICP 升高的因素。
2. 一些脑室封闭的病人可通过额部钻孔进行脑室分流。直视下在脑室中隔上钻孔。这些病人可采用全身麻醉，在灌注溶液冲洗的时候可致 ICP 升高。这可能导致病人不适或意识状态改变。

Ⅶ. 脊柱和脊髓手术

脊柱和脊髓手术在多种不同的情况下进行，包括椎间盘疾病、颈椎病、狭窄、肿瘤、脊柱侧凸及外伤。尽管绝对血流量及代谢率在脊髓中较低，但脊髓与脑的生理学特点相似。控制脊髓灌注压（等于 MAP 减去脊髓外在压力）及减少脊髓受压是临床管理的目标。

A. 常采用**俯卧位**。多数病人在手术车上麻醉，气管插管后再通过“轴向滑板”移到手术台上。在神经功能不稳定病人，置喉镜插管或摆体位可能使其神经系统恶化的情况下（如颈椎不稳定或胸椎损伤病人），应行清醒插管。这时，在插管及搬运后应行一个简短的神经系统查体以确定脊髓未发生损伤。麻醉医师需确认：所有受压点均有棉垫；颈部及四肢位于中性位置；眼、耳、鼻及外生殖器未受压；所有监护仪及管线可靠就位且功能正常。需特别注意气管内插管，因在摆体位的过程中可能发生移位或扭曲。**缺血性视神经病变是俯卧位的潜在并发症**，与手术时间（常大于 5h）、失血量（常大于 2L）、低血压及液体复苏有关。严重的面部肿胀可改变眼球内的静脉血流动力学，导致视神经缺血和术后视力缺陷。目前尚无标准的预防指南，但控制全身血压于基线水平、经常检查眼部以评估对眼球的直接作用力及维持足够的灌注压可能有益处。

B. **脊柱侧凸矫正手术**伴有明显的失血。可采用多种技术以减少异体输血量，包括手术前自体备血、术中血液稀释、术中血液回收技术及仔细摆放病人体位以防止腹腔及胸腔内压力增高导致静脉出血增加。由于顾虑神经系统后遗症，控制性降压在该操作中并无益处。脊柱侧凸手术合并严重术后神经系统并发症为 1%～4%。脊柱器械和牵拉可能导致脊髓缺血引起截瘫。术中应常规监测脊髓功能。

1. **SSEP 及 MEP 监测**用以连续评估脊髓功能（见本章Ⅲ.B.）。
2. **选择性的唤醒试验：**术中如神经生理学监测不确定，可通过短暂唤醒病人并嘱其活动腿部来确认神经肌肉功能。如腿不能活动，则需放松脊髓牵拉直至活动出现。术前病人需为此做好准备。唤醒试验可用于年长儿童。
3. 常选择瑞芬太尼和丙泊酚**全凭静脉麻醉**，因其比吸入性麻醉对神经生理学监测干扰小；但是全凭静脉麻醉无法提供可靠的快速术中唤醒试验。另外，儿童通常有强大的神经传导能力，用地氟烷麻醉可实现更快的术中唤醒试验，可联合氧化亚氮和短效麻醉性镇痛药，也可不联合。与临床神经生理学家或技师交流麻醉干预的影响是很重要的。

C. **在急性脊髓损伤后**，需要手术减压并稳定脊髓。急性脊髓损伤初始处理的主要目标是避免脊髓的继发性损伤。这是通过稳定脊柱并纠正可能加重原发损伤的循环和通气异常来实现的。如有颈髓损伤，就应怀疑有头部、面部或气管损伤；胸腰段脊柱损伤常合并胸内或腹内创伤。

1. **脊髓休克**以血管扩张和低血压为特征。如果损伤累及心脏交感加速神经（T_1～T_4），因不能拮抗迷走神经活动，可出现心动过缓、缓慢性心律失常、房室传导阻滞及心脏停搏。脊髓休克是由于损伤平面以下交感神经支配功能被横断而发生，可持续数日到数周。心动过缓可用阿托品治疗。低血压可通过补液、血管加压药或二者同时应用得到治疗。合并其他部位损伤及容量状况不确定时应用肺动脉导管可能有帮助。高位脊髓损伤病人对麻醉药的心血管抑制效应异常敏感，因为不能增加交感神经张力。
2. **C_3～C_4 以上损伤需气管插管及机械通气支持**，因为膈肌失去了神经支配（C_3～C_5）。C_5～C_6 以下损伤亦可导致潮气量和 FEV 减少达 70%，同时伴有通气降低和氧合不良。

3. **胃肠道及膀胱张力下降**需分别置入鼻胃管和导尿管。因血管收缩能力丧失，这些病人亦有热量丢失倾向。
4. 甲泼尼龙[30mg/kg 负荷剂量，静脉注射；之后以 5.4mg/（kg · h）静脉持续输注 23h]，如在伤后最初 3h 内应用，可以改善急性脊髓损伤病人功能的恢复。对脊髓损伤的治疗仍有争议，一些医学中心并不遵守该治疗方案。
5. **慢性脊髓损伤**在第 27 章讨论。
6. 颈椎损伤病人的气道管理详见本章Ⅵ.I。

D. 神经放射学检查常在远离手术室的房间内进行。有关行磁共振成像或介入放射学操作的病人的麻醉细节的讨论，请参阅第 33 章Ⅳ和Ⅴ。

（金　强 译　张铁铮 审校）

推荐阅读文献

Cottrell JE, Young WL, eds. *Cottrell and Young's Neuroanesthesia*. 5th ed. St. Louis: Mosby; 2010.

Drummond JC, Patel PM, Neurosurgical anesthesia. In: Miller RD, 7th ed. *Miller's Anesthesia*. Philadelphia: Churchill Livingstone; 2010:2045–2088.

Koht A, Sloan TB, Toleikis JR eds. *Monitoring the Nervous System for Anesthesiologists and Other Health Care Professionals*. New York: Springer; 2012.

Mashour GA, Farag E, *Case Studies in Neuroanesthesia and Neurocritical Care*. New York: Cambridge; 2011

Newfield P, Cottrell JE. *Handbook of Neuroanesthesia*. 5th ed. Philadelphia: Lippincott; 2012

Patel PM, Drummond JC. Cerebral physiology and the effects of anesthetic drugs. In: Miller RD, ed. *Miller's Anesthesia*. Philadelphia: Churchill Livingstone; 2010:305–339.

Seubert CN, Mahla ME, Neurologic monitoring. In: Miller RD, ed. *Miller's Anesthesia*. Philadelphia: Churchill Livingstone; 2010, 1477–1514

Koht A, Sloan TB, Toleikis JR eds. *Monitoring the Nervous System for Anesthesiologists and Other Health Care Professionals*. New York: Springer; 2012.

第26章 头颈部手术麻醉

Liu CA, Goldfarb J

Ⅰ. 眼科手术的麻醉

A. 概述

1. **眼内压**（IOP，正常值为 10～22mmHg），主要由房水容量（即房水生成速度与引流速度之比）和眼血管内容量决定。由于巩膜无弹性，小的容量改变即导致眼内压显著变化。
   a. **增加 IOP 的因素**有高血压、高二氧化碳血症、缺氧、窥喉和气管插管、静脉充血、呕吐、咳嗽、屏气、呛咳、对眼的外在压力、琥珀胆碱和氯胺酮。
   b. **降低 IOP 的因素**包括低二氧化碳血症、低温、中枢神经系统（CNS）抑制药、神经节阻滞药、大多数吸入和静脉麻醉药、非去极化肌松药、甘露醇、利尿药、乙酰唑胺和头高位。
2. **青光眼**
   a. **开角型青光眼：**通常由房水引流慢性阻塞引起，临床表现为隐匿性、渐进性病程，可不伴有疼痛。
   b. **闭角型青光眼：**系由瞳孔扩大或晶体水肿，致眼前房狭窄，引起房水排出急性受阻所致，常伴有疼痛。
3. **眼心反射**
   a. 眼心反射（OCR）的传入弓由三叉神经（第Ⅵ对脑神经）眼支神经节介导，传出弓为迷走神经（第Ⅹ对脑神经）。眼内压增高、压迫眼球或牵拉眼外肌等均可导致心动过缓，甚至心脏停搏。眼球局部麻醉也可引起眼心反射。眼心反射最常发生于行斜视手术的病人。
   b. 发生眼心反射时，应立即停止刺激。如心动过缓持续存在，应给予阿托品（0.01～0.02mg/kg，静脉注射）。反复刺激可使此反射很快减弱。如果该反射仍持续存在，用局麻药行眼外肌浸润或行球周、球后阻滞常有效。预防性给予阿托品也有助于防止眼心反射。

4. **常用药物**

a. **表面用药：**大多数眼科用药为表面使用的高浓度药液，可产生全身效应。

（1）**扩瞳药**

（a）**去氧肾上腺素**眼液可引起高血压及反射性心动过缓，尤其使用 10%药液更易发生，故常用 2.5%药液。该药作用为扩瞳和收缩眼周血管。

（b）**环戊醇胺酯**、**阿托品**和**东莨菪碱**为抗胆碱药，可对 CNS 产生毒性作用（如意识模糊、抽搐），尤其对于老年人和年轻人。其他副作用有面红、口渴、皮肤干燥和心动过速。

（c）**肾上腺素：**2%表面使用溶液通过减少房水生成及促进引流而降低开角型青光眼病人的眼内压。并发症有高血压、心动过速、心律失常和晕厥。

（2）**缩瞳药：**拟胆碱药（0.25%～4%毛果芸香碱）可导致心动过缓、多涎、支气管分泌物增多及大量出汗。

（3）**降低 IOP 的药物**

（a）**β 肾上腺素能受体阻滞药**（如噻吗洛尔或倍他洛尔）可引起心动过缓、低血压、充血性心力衰竭和支气管痉挛。

（b）**抗胆碱酯酶药**（如乙膦硫胆碱），抑制血浆胆碱酯酶活性达 2～4 周，可延长琥珀胆碱和米库氯铵的恢复时间。

（c）**可乐定**为 α_2 肾上腺素能受体激动药，可通过减少房水生成和促进引流而降低 IOP。全身副作用有镇静、困倦，长期用药后突然停用可引起反跳性高血压。

b. **全身用药**

（1）碳酸酐酶乙酰唑胺抑制药，通过全身用药抑制房水分泌。长期用药后可导致低钠血症、低钾血症和代谢性酸中毒。

B. 麻醉处理

1. **手术前评估：**接受眼科手术的病人常为合并有严重疾病的老年人或婴儿，如行视网膜手术的早产儿合并有支气管肺发育不良，行白内障摘除术的老年人合并有心血管疾病，应仔细进行术前评估。术前检查应该由病人合并的疾病决定。然而，最新证据表明，对于病情复杂的病人行低风险的眼科手术，未行常规检查的病人与行常规检查病人相比并不增加不良事件的风险。

2. **避免病人咳嗽、突然活动或屏气非常重要。**在精细的眼内显微手术时，意外发生这些情况的病人或其眼球的突然运动可导致 IOP 增加、脉络膜出血、玻璃体脱出或视力丧失。

3. **区域麻醉**

   a. 白内障摘除术、角膜移植术、前房灌洗术和眼整形术等**眼科手术**，均可在区域麻醉和轻度镇静下施行。即使是持续 3～4h 的玻璃体视网膜手术也可在区域麻醉和轻度镇静的情况下施行。

   b. 为保证区域麻醉下眼科手术成功，病人的合作及保持头部不动甚为重要。如病人由于年迈或年幼、听力减退、精神疾病或语言障碍而不能理解，或因慢性咳嗽、震颤或关节炎而不能保持体位相对不动者，则不应在区域麻醉下施行精细的眼科手术。

   c. 区域麻醉的优点是可降低苏醒期咳嗽、屏气及呕吐等并发症的发生率，提供可靠的术后镇痛。与全身麻醉相比，区域麻醉可更早出院。

   d. 围手术期可**静脉注射镇静药**。区域麻醉前可静脉注射咪达唑仑（0.25～1mg）、芬太尼（10～50μg）、瑞芬太尼（0.25～1μg/kg）或丙泊酚（5～20mg）。施行区域麻醉时，病人应接受 ASA 规定的标准监测，必要时吸氧。

   e. **方法：**眼内手术要求充分阻滞眼球（有时还包括眼睑）的感觉及运动神经，可向球后、球周间隙或巩膜外间隙注射局麻药，通过阻滞第Ⅱ～Ⅵ对脑神经获得眼球的麻醉。

   f. **球后阻滞**是将 1%利多卡因和 0.375%布比卡因等

容量混合液（含透明质酸酶 5U）4～6ml，注入由四条眼直肌和两条眼斜肌所构成的肌锥内。操作时，眼球保持中立位，用 23G 或 25G 阿特金森（Atkinson 1，1/4in）注射针经外下象限沿眶下缘刺入，穿过下眼睑或结膜，先向外下方缓慢进针约 1.5cm。当深度超过眼球赤道后，针尖转向内上方，朝眶尖再进针约 3.5cm，当针尖穿入肌锥时，可有落空感。球后出血是潜在并发症，其处理方法是手术减压（图 26-1）。

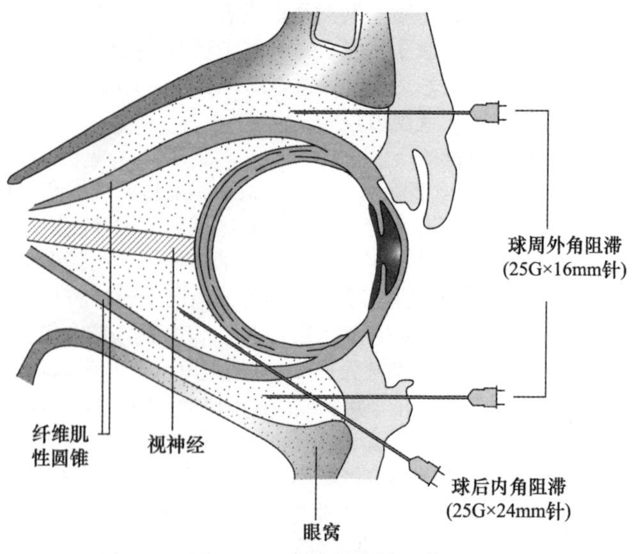

图 26-1　球后和球周阻滞

g. 球周阻滞时，针尖不进入肌锥，而是用 25G 3/4in 的阿特金森注射针沿眶下壁刺入约 2.5cm。注入局麻药 8～10ml，其中常加入透明质酸酶（3.75～15U/ml）以助药液扩散到肌锥内。这两种阻滞注药前均要仔细回吸，注药后轻柔地按摩或压迫眼眶以促进局麻药扩散（青光眼病人应避免压迫眼眶）。必要时，可沿眶上、下缘注入局麻药 2～4ml 阻滞面神经，有助于预防眨眼动作。与球周阻滞相比，球后阻滞起效快，麻醉确切，且术野安静，但并发症发生率较高。

h. **巩膜上阻滞（眼球囊下阻滞）**，是用注射针或套管将局麻药注入到巩膜外间隙。针尖经眼球正切角沿结膜半月褶与眼球之间的穹隆刺入。进入结膜后，针尖转向内侧和后上方，听到咔嗒音表明已到位。注入多于 6ml 的局麻药，可阻滞眼球的感觉和运动神经。插管术就是表面麻醉后在内向限用镊子提起球结膜进行的局部操作。用钝的 Westcott 剪刀在结膜与眼球囊之间做一切口，即可显露巩膜外间隙，然后置入特制的钝圆形套管，注入局麻药 3～4ml。

i. **区域麻醉并发症：**眼球区域麻醉的并发症并不常见，包括直接损伤视神经、一过性眼球受压伴 IOP 增加、眼球穿孔及诱发眼心反射。透明质酸酶如注入眼球，对眼睛有毒性作用。局麻药注入血管内可引起抽搐发作或心肌抑制。较为罕见的还有局麻药注入后沿着视神经鞘扩散，引起全脊麻，应采用支持性治疗。

j. 手术期间，在无菌单下经大号面罩持续吹入新鲜空气 10～15L/min，将有助于排除呼出的二氧化碳（CO_2），并解除某些病人的窒息感或幽闭恐惧。如有必要，应予吸氧，但此时手术医师不应使用电凝。因病人头部被覆盖而妨碍观察呼吸，应行呼气末 CO_2 监测。

4. **全身麻醉**

a. 眼的神经分布十分丰富。眼科手术需要足够深度的全身麻醉（全麻），以防止眼球运动、咳嗽、屏气或高血压。吸入性全麻辅以非去极化肌松药通常可达到满意目的。

b. **氯胺酮**可引起睑痉挛、眼球震颤和呕吐，还可使动脉压和 IOP 增高。所以，大多数眼科手术不宜选用氯胺酮。但是，静脉给予小剂量氯胺酮不会增加 IOP，可用作球后或球周阻滞时辅助静脉镇静。

c. 眼科手术后，**苏醒**和**拔管**均应力求平顺。为此，宜在深麻醉时彻底吸除病人咽部分泌物，给予阿片类药物以减少咳嗽反射，并于拔管前 5min 静脉注射利多卡因（1～1.5mg/kg）。然后，可在病人苏醒并保持良好的气道反射情况下拔管。也可在深麻醉下拔管，但难以保证苏醒平顺。

C. 几种眼科手术的麻醉

1. **开放性眼外伤**：穿透性眼外伤属眼科急症，为最大程度减少感染风险，常需 24h 内进行手术。麻醉时需小心实施，防止误吸，以利于降低 IOP（见本章Ⅰ.A.1）。IOP 突然增高可导致眼内容物脱出，引起永久性失明。眼球及眼眶外伤时间长的复杂手术，饱胃，病人哭叫，通常需用气管插管全身麻醉。

   a. **琥珀胆碱**：快速诱导时给予琥珀胆碱，可使 IOP 增高约 6～12mmHg，持续 10min。预先用非去极化肌松药，可减弱但不能消除此反应。尽管如此，饱胃病人眼科手术时，仍常选用琥珀胆碱以提供快速插管的条件。也可选用大剂量非去极化肌松药，但经 60～90s 尚不能获得适宜的插管条件。

   b. 无论选择哪种方法，窥喉和插管前必须保证充分的麻醉深度和肌松，以防止因屏气、咳嗽和挣扎而导致 IOP 增高（可高达 40～50mmHg）。

   c. 在儿童，如不能建立静脉通路，应采用无刺激性的挥发性麻醉药（氧化亚氮、七氟烷）行吸入诱导，并压迫环状软骨。

2. **斜视矫正**术是通过缩短或切除术改变眼外肌的长度以达到矫正目的。

   a. 手术操作常诱发眼心反射（见本章Ⅰ.A.3）。

   b. **手术后常发生恶心、呕吐**（不经治疗发生率达 40%～85%），可采用多模式镇痛（如对乙酰氨基酚和酮咯酸），术前 30min 给予止吐药，置胃管行胃肠减压有助于预防术后恶心呕吐的发生。

3. **视网膜脱离和玻璃体积血手术**：常见于老人或婴儿和（或）有合并疾病的病人；应特别注意气道处理、容量状态和体温管理及术后转运等（见第 29 章）。尤其是妊娠期短，小于 60 周①的早产儿，具有术后中枢性不呼吸的危险。在出院前，应确保其有 12h 不发生呼吸暂停的间隔。糖尿病或镰状细胞性贫血

①译者注：原文即为 60 周，译者认为似指从妊娠至出生后的总周数。

病人也常需行视网膜手术。

a. 区域麻醉适于合作病人的短时间（<3h）手术，但在精细修补视网膜时，病人突然活动可导致失明。

b. 手术结束后，常向玻璃体内注入 SF_6、C_3F_8、C_4F_8 等高分子量、不易弥散的惰性气体或空气，以减少玻璃体积血。吸入氧化亚氮麻醉时，氧化亚氮可使气体小泡迅速膨胀，增加 IOP。为此，在注射气体的手术中应**避免使用氧化亚氮麻醉**。由于这些气体小泡在眼内保留的时间各异，故注入空气应于 5d 内，注入 SF_6 应于 10d 内，注入 C_3F_8 应于 60d 内避免再次使用氧化亚氮麻醉。由于乘坐飞机旅行可使压力发生变化，应告知病人在玻璃体内注入气体后 3～4 周内禁止乘坐飞机旅行。

Ⅱ. 耳鼻喉（ORL）手术的麻醉

A. 概述

1. **气道：**多数 ORL 手术时，麻醉医师与手术医师须共用同一个气道。病人可因疾病、前次手术后或放射治疗所致的瘢痕、先天畸形、创伤或手术操作而导致慢性或急性气道阻塞、出血及潜在的困难气道。手术前，应与手术医师探讨围手术期呼吸道管理，查阅前次手术的麻醉记录，了解气道内导管的口径和置放位置、病人的体位及氧化亚氮和肌松药的应用等问题。全麻诱导前，可能需要在镇静和表面麻醉下行清醒气道检查，或经纤维支气管镜行清醒插管。
2. 拟行 ORL 手术的病人可有严重吸烟、酗酒、阻塞性睡眠呼吸暂停及慢性上呼吸道感染的病史，应根据合并疾病确定手术前的检查范围。
3. **监测：**除标准的监测外，长时间的或预计大出血的手术还应行动脉内直接测压和监测尿量。
4. 任何上呼吸道手术病人，拔管应仔细按计划进行。应先取出咽喉阻塞物，吸除咽部分泌物，待保护性咽喉反射完全恢复后方可**拔除气管导管**。如有严重的上呼吸道出血、水肿或有病变等，则不应在手术室内拔管。

B. 耳手术

1. **手术前考虑**

a. 耳部手术常需解剖和保护面神经（**第Ⅶ对脑神经**）。麻醉期间应重点关注病人体位、面神经保护、氧化亚氮应用、彻底止血、苏醒期平顺及预防术后恶心呕吐等问题。

b. **中耳**通过耳咽管与口咽交通。若因创伤、水肿、炎症或先天性解剖异常而导致耳咽管不通畅，中耳的压力不能与外界平衡。此时吸入高浓度氧化亚氮，可在 30min 内使中耳的压力增至 300～400mmHg。与此相反，突然停用氧化亚氮时，中耳内的氧化亚氮被迅速吸收而产生负压。上述变化可改变中耳的解剖，引起鼓膜破裂、人工镫骨关节分离、手术植入物破坏，以及术后恶心、呕吐。

c. **体位：**手术中常将病人的头部抬高并转向对侧。手术前应估计病人转头的最大幅度，以确定头部活动的限度，尤其对有关节炎或脑血管疾病的病人更应注意。此外，最大幅度转头时应注意静脉回流是否充分。

2. **麻醉方法：**诱导采用静脉注射催眠药和短效肌松药或吸入麻醉，维持通常采用吸入麻醉药或全凭静脉麻醉（TIVA）。应与手术医师讨论能否使用氧化亚氮。在放入人造鼓膜前至少 30min 应停吸氧化亚氮。

a. 精细的耳显微手术要求充分止血。可用挥发性吸入麻醉药、瑞芬太尼、α 或 β 肾上腺素能受体阻滞药，将平均动脉压降至 60～70mmHg。此外，将床头抬高约 15°以减少静脉充血及手术区局部使用肾上腺素以收缩血管，常可改善手术条件。

b. 鼓膜切开置管手术是最常见的儿科门诊手术之一。手术时间短并常可在面罩吸入麻醉下进行，有无静脉通路均可。无须肌松药，可单独用吸入麻醉药或伍用瑞芬太尼以加深麻醉。如果没有静脉通路，可在鼻内给予芬太尼（1～2μg/kg）或术前口服对乙酰氨基酚（20～40mg/kg）用于术后镇痛。

C. 鼻手术

1. **麻醉方法：**鼻手术可采用局麻或全麻。无论选用何种方法麻醉，手术医师均应先用 4%可卡因行鼻黏膜表面麻醉，继而在手术区注射含 1∶100 000～1∶200 000 肾上腺素的 1%～2%利多卡因以止血。肾上腺素可引起心动过速、高血压和心律失常。健康成人可卡因用量不应超过 1.5mg/kg（4%溶液每滴约含可卡因 3mg）。心血管病人或局麻药中加入肾上腺素时，可卡因的用量应减少。全麻主要用于制动、气道保护或遗忘。

a. 对于内镜下鼻窦手术，有人主张用全凭静脉麻醉（**TIVA**）。与吸入麻醉比较，全凭静脉麻醉可减少失血量。

2. **鼻整容手术后**，因鼻不稳定，不宜使用面罩。苏醒和拔管平顺很重要，以减少术后出血，避免喉痉挛及应用面罩正压通气。
3. 鼻手术期间，**失血量**可能较大，且难以估计。咽喉部填塞可防止血液流入胃内，有助于减少术后恶心呕吐。也可放置胃管，吸出咽入胃内的血液。
4. **严重鼻出血**：拟行颌内动脉结扎术或栓塞术者，通常有焦虑不安、高血压、心动过速和低血容量。此类病人因胃内存有血液，麻醉诱导和插管时应按饱胃病人对待。需控制高血压以减少失血。鼻后填塞虽有帮助，但可致水肿和通气障碍。由于丢失的血容量难以估计，故应建立通畅的静脉通路（用 16G 或 18G 穿刺针开放静脉），并能及时获取配好的血液。取出鼻后填塞物，可能会引起显著出血。

D. 上呼吸道手术

1. **扁桃体切除术和增殖体切除术**

a. **手术前评估**：应追询病人有无异常出血史、新近的呼吸道感染、阻塞性睡眠呼吸暂停（OSA）。进行以下问题的询问有益于 OSA 病人的评估。

（1）你夜间睡觉打鼾吗？
（2）你白天觉得疲乏吗？
（3）是否有人观察到你的不呼吸状态？
（4）你接受过或正在接受高血压治疗吗？
（5）你的 **BMI** 大于 35 吗？
（6）你的**年龄**超过 50 岁吗？
（7）你的**颈围**是否大于 17in（男性）或者 16in

（女性）？

（8）你是男性吗？

等于或超过 5 分的极可能是 OSA。OSA 病人通气及气管插管可能困难。此类病人发生术后呼吸系统并发症的风险高，应考虑延长在 PACU 观察时间或过夜以监测呼吸抑制等变化。

b. 大多数**儿童**可采用吸入诱导，随后建立静脉通路。常使用挥发性麻醉药辅以阿片类药物（如吗啡 0.05～0.1mg/kg 静脉注射）。肌松药有助于气管内插管，但不是必需的。头部移动和置入张口器时，偶尔可引起气管内导管阻塞、断开或脱出。为确保手术通路，气管导管应牢固地固定于颌正中线上。

c. **手术结束时**，应取出咽部填塞物，放置胃管吸出咽入胃内的血液，并彻底进行咽部吸引，可考虑给予抗呕吐药。应在深麻醉或病人已清醒且完全恢复气道反射时拔除气管导管。术后使用口咽通气道如未能准确放置在中线上，会引起手术切口破裂出血。也可选用鼻咽通气道。

d. 转到麻醉后恢复室（PACU）前应听诊确认无气道梗阻，离开 PACU 前，应保证咽部干净。

2. 扁桃体出血

a. 小儿扁桃体切除术后**再出血**发生率约 5%。原发性出血多发生在术后 24h 内，继发性出血是因结痂脱落即在术后 7～10d 发生出血。临床可见呕血、心动过速、频繁吞咽、皮肤黏膜苍白和气道阻塞等。由于血液被吞咽，出血量常估计不足。

b. **扁桃体切除术后出血**需急诊手术处理。出血和低血容量的小儿，麻醉诱导可致严重低血压，甚或心脏停搏。再次手术前需开放一条大的静脉通道，充分补液（必要时输注血液制品）。应检查血细胞比容和凝血功能，备好血液制品。麻醉药的剂量也因低血容量而相应减少。

c. 因为胃内充满血液，应采用**快速麻醉诱导**。还应备好两台吸引器和一根比拟用气管导管小一号的带管芯的气管导管，手术医师应在场。在病人清醒状态下拔管是最安全的。

3. **扁桃体或咽旁脓肿**可表现为牙关禁闭、吞咽困难和气道受压移位。麻醉诱导前手术医师应行脓肿穿刺减压。如需要，可采用光导纤维镜清醒插管。麻醉处理和拔管要求与扁桃体切除术相似（见本章Ⅱ.D.1）。脓性颌下炎是一种颌下及舌下间隙的蜂窝织炎，可蔓延至颈前区。临床表现为牙关紧闭、气道水肿和解剖变形，常使直接喉镜下声门显露困难。静息时喘鸣是全麻的禁忌证。在此种状况，清醒光导纤维镜插管是最安全的。如不可能施行，可在局麻下行气管造口以确保气道安全。

4. **直接喉镜**用于诊断（活检）或治疗（声带息肉摘除）时，可能遇到气道受累。影像学（MRI 或 CT 扫描）及实验室检查（肺流量环测定）有助于确定气道异常和围手术期可能出现的问题。许多病人有吸烟和心肺疾病史。
   a. **麻醉处理**参见第 21 章Ⅳ.。
   b. **手术后可发生气道水肿**。如估计会发生，可静脉注射地塞米松 4～10mg。其他处理包括抬高头部、经面罩吸入湿化氧气及消旋肾上腺素雾化吸入。偶尔，停止雾化吸入消旋肾上腺素会引起气道水肿复发。

5. **ORL 手术常使用激光**。**激光**（是激发辐射增聚所产生的光束）可产生高能量高密度的连续光束，对受照射组织具有聚焦性热效应。激光的波长取决于产生单色光的发射介质。
   a. **短波**（1μm）**激光[氩气、红宝石、钕：**钇铝石榴石（Nd：YAG）激光]在电磁光谱的红-绿可见光部分难以被水吸收，但容易被含色素的组织（如视网膜）和血管吸收。
   b. **红外（10μm）CO_2 激光**可很好地被水和细胞表面吸收，常用于治疗喉部病变。红外 CO_2 激光不能通过纤维光镜传递。
   c. 使用激光时**必须保护好眼睛**。手术室内人员应佩戴相应的安全眼镜（淡绿色用于防护氩气激光，琥珀色用于防护 Nd：YAG 激光，无色用于防护 CO_2 激光）。病人应闭眼，并用湿纱布覆盖。
   d. **气道内燃烧是上呼吸道激光手术的最严重并发**

症。它与气道内的气体环境、激光能量及使用方法、气道湿度、气管导管类型相关。氧化亚氮和氧气均可助燃。上呼吸道激光手术时，使用氧/空气或是氧/氦气的混合气体，保持吸入氧浓度25%～30%是安全的。

e. **安全使用激光：**应在非连续模式下间断选择使用中等功率（10～15W）激光。手术医师不应把激光像电凝那样使用。为防止气道内燃烧，应限制输出能量，留出散热时间，非靶组织和气管导管套囊应用湿纱布遮盖包绕，手术区保持潮湿（减少热量）。

f. **激光手术期间可选用的气道：**通常选用抗燃的浸渍或屏蔽的特制气管导管(如 Xomed-Ⅱ型屏蔽激光导管)，气囊内注入蓝色生理盐水。一些手术操作因外科医师要求在手术区容易操作而不能插管，可选择以下方法。

（1）应用文秋里（Venturi）喷射通气可以不用气管内导管，但干燥的组织仍可起火燃烧。所有病人都有气压伤的危险，小儿、肺气肿及慢性阻塞性肺疾病病人危险性最高。

（2）**通气和不呼吸情况下供氧：**麻醉医师可采用间断通气供氧，以便外科医师在呼吸暂停期间操作并间断停止操作。

g. 若气道内发生燃烧，应停止通气，立即将气管导管与呼吸环路分开，并拔除导管。用生理盐水灌洗咽部，吸收热量后予以吸出，用面罩通气，更换新的气管导管再次插入。火焰熄灭后，需用支气管镜检查气道。其并发症有气道水肿、吸入性损伤、气管和喉部肉芽组织形成及气道狭窄。

h. 激光手术的麻醉方法与内镜检查的麻醉相似（见本章Ⅱ.D.5.f）。对麻醉的要求包括提供充分的手术视野、防止气道燃烧、拔管前恢复保护性气道反射等。外科医师需要或不需要应用肌松药进行声带检查或治疗，因此，麻醉诱导前与手术组沟通是必要的。可采用气管内插管、喷射通气，也可用面罩间歇通气。无论采用哪种方法，均应吸入氧和空气的混合气体（吸入氧＜30%）。因可能发生气道水肿，手术后病人应吸入湿化氧，并送入 PACU 密切观察。必要时可给予类固醇激素或消旋肾上腺素雾化吸入。

Ⅲ. 颈部手术的麻醉

A. 概述：颈部手术麻醉所要考虑的首要问题是建立并维持通畅的气道及组织保护和神经监测。

1. 为防止手术期间导管扭折，可选用带**金属螺旋丝的气管导管**（如 Tovell 导管）。
2. 对于有些大手术或可能发生急性气道阻塞者，全麻诱导前应在局麻下行**择期气管造口术**。
3. **声带注射聚四氟乙烯**（Teflon）时，必须在病人清醒条件下置入喉镜，以便连续评估发音质量。所以，此种手术应在充分局麻和轻度镇静下进行。

B. 颈部根治手术

1. **病人状况：**此类病人多为老年、长期患病、营养不良，并常有嗜烟酒史。应根据心、肺、肾和肝脏疾病的严重程度，确定手术前评估范围和围手术期选择的监测。已行放射治疗的病人在进行颈部根治手术时可能发生大出血和困难气道。
2. **麻醉方法：**此类病人最主要的是气道处理，尤其有块状病灶者。对于潜在困难气道的病人最好采用清醒纤维支气管镜（纤支镜）气管插管，纤支镜视野清晰，并备好硬质可视喉镜或清醒气管造口。最好选用不用肌松药的吸入麻醉。以便手术医师能借助神经刺激器识别神经。病人置于头部抬高 15°～30°，并用挥发性麻醉药、血管扩张药或瑞芬太尼行轻度控制性低血压（平均动脉压 60～70mmHg），可减少失血量。但是，长时间的深度低血压及贫血会增加终末器官损害的危险性。
3. 颈部手术常需用旋转皮瓣或游离皮瓣。手术期间分离、牵拉或压迫颈动脉窦，可引起心律失常，如心动过缓，甚至心脏停搏。治疗上应立即停止刺激。必要时，可由手术医师用局麻药阻滞颈动脉窦附近的组织。
4. 若估计术后有可能发生气道受压，应保留气管内导管或施行择期气管造口术。
5. 重建性皮瓣转移术期间应维持体温正常，输注足量的晶体液并尽量少用血管收缩药。术中游离皮瓣受损的预示指标包括：明显的合并疾病、晶体液输注超过 7L 和手术时间过长。术后应维持足够高的血压以保证新皮瓣的灌注，但血压又不能太高，否则会形成血肿，向术者咨询适宜的灌注压是有帮助的。

C. 甲状腺手术

1. 气管插管全身麻醉是最常采用的方法。40%喉返神经麻痹继发于甲状腺手术。可考虑应用带有神经监测仪的气管导管，在术中监测喉返神经。琥珀胆碱可用于气管插管，术中应避免追加其他肌松药以便监测喉返神经（图 26-2）。

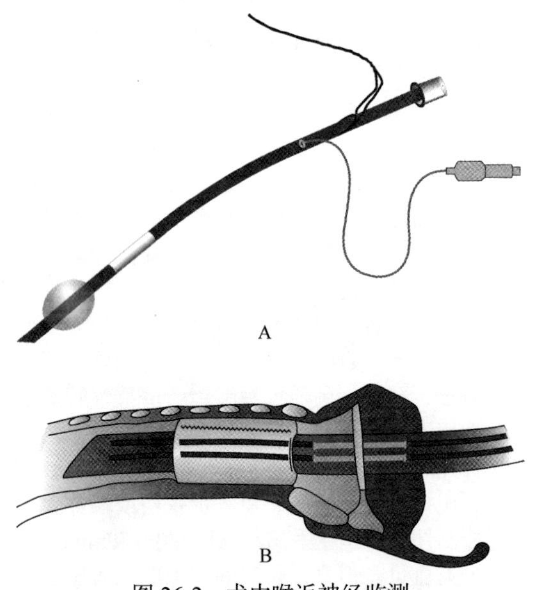

图 26-2　术中喉返神经监测

A. NIM Ⅱ气管导管内的电极（美敦力公司）；B. NIM Ⅱ电极在气管导管内的适宜位置[重绘制 White WM，Randolph GW，Hartnick CJ，et al. Inraoperative Recurrent laryngeal nerve monitoring during thyroidectomy and related cerrical procedures in the pediatric population. *Arch Otolaryngol Head Neck Surg* 2009；135（1）：88-94.]

2. 喉返神经损伤可引起一侧声带麻痹，表现为声音嘶哑和无力发音。双侧声带麻痹通常引起上呼吸道梗阻和喘鸣，无法发声。正压机械通气可以缓解气道梗阻，并准备重新气管插管。需长期气道处理病人应行气管造口。

3. **麻醉方法：** 气管附近的手术操作刺激非常强烈，而术后疼痛却是轻或中等程度。常用吸入麻醉，有时辅加瑞芬太尼以维持适宜的麻醉深度，避免使用肌松药。

4. 甲状腺或甲状旁腺手术后**出血**可能会压迫气道引起呼吸道梗阻。应当用无菌止血钳切开伤口将积血排出。如果引流失败而继发急性淋巴水肿时，必须立即再次行气管插管。

D. 牙科、口腔及颌面手术的麻醉

1. 需行全麻的牙科病人多为幼儿及患有严重恐惧症或精神躯体损害的成年人，常需用麻醉前用药。5 岁以下儿童，可给予咪达唑仑（0.5～1.0mg/kg）口服或美索比妥（10%溶液 25mg/kg）灌肠。躁动或不配合的病人，可肌内注射氯胺酮（3～5mg/kg）、咪达唑仑（0.05～0.1mg/kg）和格隆溴铵（0.01mg/kg）。

2. 常需行**经鼻腔气管插管**，插管时必须注意不损伤鼻甲或增殖体。插管前，鼻黏膜局部应用羟甲唑啉（阿弗林），使用涂有润滑剂、加温变软的气管导管以减少鼻腔出血。应用未稀释的去氧肾上腺素（1%溶液）会引起严重高血压，导致肺水肿。气管导管应固定牢靠，避免压迫鼻中隔，还应确实保护和遮盖眼睛。

3. 上下颌骨畸形、颞颌关节病变、面部骨折、颌间固定或牙关紧闭的病人，需借助光导纤维镜插管。

4. 正颌手术时，可采用吸入麻醉药、α 及 β 肾上腺素能受体阻滞药、硝普钠及抬高头部等措施行控制性降压麻醉（使 MAP 介于 60～70mmHg）以减少失血。某些病人可因病情而不适于行**控制性低血压**。

5. 用钢丝行颌间固定的病人应待完全清醒、水肿消退、出血得到控制后方可拔管。拔管前应给予抗呕吐药，并经鼻置入胃管吸引行胃肠减压。另外，病床旁应备好剪除钢丝的器械，以备紧急开放口腔之需。拔管及下颌钢丝固定前应行口咽部吸引。

（孙莹杰　张铁铮 译　郑斯聚 审校）

推荐阅读文献

Ankichetty SP, Ponniah M, Cherian VT, et al. Comparison of total intravenous anesthesia using propofol and inhalational anesthesia using isoflurane for controlled hypotension in functional endoscopic sinus surgery. *J Anaesthesiol Clin Pharmacol* 2011;27:328–332.

Brimacombe J, Berry A. The laryngeal mask airway for dental surgery—a review. *Aust Dent J* 1995;40:10–14.

Chung F, Subramanyam R, Liao P, et al. High STOP-Bang score indicates a high probability of obstructive sleep apnoea. *Br J Anaesth* 2012;108:768–775.

Donlon JV Jr. Anesthesia for eye, ear, nose, and throat surgery. In: Miller RD, ed. *Anesthesia.* 6th ed. New York: Churchill Livingstone; 2005:2173–2198.

Ferrari LR, Vassallo SA. Anesthesia for otorhinolaryngology procedures and anesthesia for ophthalmology. In: Coté CJ, Todres ID, Ryan JF, et al., eds. *A Practice of Anesthesia for Infants and Children.* 3rd ed. Philadelphia: WB Saunders; 2001:461–492.

Litman RS. Anesthesia for pediatric ophthalmologic surgery. In: Litman RS, ed. *Pediatric Anesthesia the Requisite in Anesthesiology.* Philadelphia: Elsevier Mosby; 2004:267–274.

Litman RS, Samadi DS, Tobias JD. Anesthesia for pediatric ENT surgery. In: Litman RS, ed. *Pediatric Anesthesia the Requisite in Anesthesiology.* Philadelphia: Elsevier Mosby; 2004:236–251.

McGoldrick KE, ed. *Anesthesia for Ophthalmic and Otolaryngologic Surgery.* Philadelphia: WB Saunders; 1992.

Pattani KM, Byrne P, Boahene K, et al. What makes a good flap go bad?: a critical analysis of the literature of intraoperative factors related to free flap failure. *Laryngoscope* 2010;120:717–723.

Philips MB, Bendel RE, Crook JE, et al. Global health implications of preanesthesia medical examination for ophthalmic surgery. *Anesthesiology* 2013;118(5):1038–1045.

Ragab SM, Hassanin MZ. Optimizing the surgical field in pediatric functional endoscopic sinus surgery: a new evidence-based approach. *Otolaryngol Head Neck Surg* 2010;142(1):48–54.

Rampil IJ. Anesthesia for laser surgery. In: Miller RD, ed. *Anesthesia.* 6th ed. New York: Churchill Livingstone; 2005:2573–2587.

Supkis DE, Dougherty TB, Nguyen DT, et al. Anesthetic management of the patient undergoing head and neck cancer surgery. *Int Anesthesiol Clin* 1998;36:21–29.

Troll GF. Regional ophthalmic anesthesia: safe techniques and avoidance of complications. *J Clin Anesth* 1995;7:163–172.

第 27 章 脊柱手术麻醉

Sayal P, Hanna GM

Ⅰ. 引言

脊柱手术存在一系列的挑战，包括手术时间长、俯卧位、体液的转移，以及神经和血管周围的手术操作。尽管大多数脊柱手术都是择期手术，但是，也有很大一部分合并急性损伤和神经损害的病人，需要紧急手术治疗。需要外科手术治疗的脊柱疾病包括椎间盘疾病、椎管狭窄、脊柱侧弯、脊柱强直、脊柱肿瘤和创伤等。

A. 脊髓损伤

1. 急性脊髓损伤会出现神经源性休克，一般损伤通常高于 T_6 节段，可以出现继发于交感神经离断的血流动力学不稳，表现为低血压和热量丢失。神经源性休克急性期后自主神经调节紊乱会占据主导，表现为高血压、心动过缓、心肌缺血、视网膜和脑出血、癫痫等症状。
2. 颈部脊髓损伤通常合并颅脑损伤。值得注意的是 C_5 的损伤会出现三角肌、二头肌、肱肌和肱桡肌无力，部分病人会出现膈肌麻痹；而 C_4 的损伤则需要人工通气才能维持生命。
3. 截瘫或四肢瘫痪后长期卧床固定会使神经肌肉接头处额外受体增加。为了避免高血钾的发生，琥珀胆碱禁用于脊髓损伤 48h 内的病人。

B. 气道

1. 除了考虑一般的气道保护措施外，还需要注意对于颈部脊髓损伤的病人要防止或不要加重脊髓的损伤。
2. 对于严重的不稳定的颈椎损伤病人，可以考虑采取清醒纤支镜气管插管，颈部固定；插管前应当将过程向病人解释清楚。神经系统相关检查应当在插管前快速进行。气管插管时尽量少用或不用麻醉药物，同时应对气道进行充分的表面麻醉。通过让病人活动手指或脚趾的方法，以确认没有神经系统的再损伤发生。病人应当在协助下移动到手术床上，并摆好所需体位。在进行神经相关检查后，就可以进行麻醉了。

3. **手法内联稳定（manual inline stabilization）**，即手和前臂扶住肩部和头部以限制颈部活动是固定颈部的另外一种方法。尽管这种传统技术被广泛应用，并且是高级创伤生命支持的组成部分，但是目前有研究质疑这种技术会潜在的增加颅颈部的运动，同时还会影响可视气管插管的视野。
4. 在紧急情况下，如果病人没有面部及颅底骨折，盲探经鼻气管插管也是可以接受的选择。

C. 俯卧位

1. 俯卧位生理学改变包括心指数降低、下腔静脉受阻、功能残气量增加、肺血流和肺通气再分配。
2. 眼睛、腹部、生殖器和乳房都应该防止受压，胃和膀胱都应该通过胃管和尿管进行减压。手臂位置不当会造成血管和臂神经丛的损伤，特别是肘关节弯曲大于 130°，会增加肘管内的压力。并发症包括肩关节脱位、面部水肿、眼睛损伤，还有报道会出现周围神经麻痹。对脊髓威胁最大的风险是由仰卧位变为俯卧位时，试图保证脊髓对齐时，造成颈椎损伤。术中神经功能的监测对于这种体位改变的病人有一定意义。

D. 监测

1. **术中监测：**术中脊髓完整性的监测包括电生理监测，它对于脊髓缺血有一定的提示作用。其他不同的监测方法还包括硬膜外电极、躯体感觉诱发电位（SSEPs）、运动诱发电位（MEPs）、肌电图、经颅电极、螺丝电刺激、神经肌肉接头监测、电阻抗监测、运动神经根刺激、F 响应、H 反射和特殊反射检测。建议脊髓缺血风险增加的病人应采用多种监测方法。脊髓监测的应用被证实可以降低术后神经源性并发症的发生率，甚至可以实时提示手术操作带来的脊髓损伤（如牵开器的置入）。
2. **躯体感觉诱发电位（SSEPs）和运动诱发电位（MEPs）**是两种重要的神经监测方法，具有一定的应用广度和潜力。刺激周围神经末梢会获得 SSEPs，这些神经大部分是脊髓后动脉供血。MEPs 监测脊髓通路，相关血供是单一的脊髓前动脉。

3. 术中"**唤醒实验**"可以评估运动功能。当病人给以适量的麻醉性镇痛药，并拮抗神经肌肉阻滞作用后，减浅麻醉直到病人可以听从指令运动手和脚。

4. 混杂因素可以人为地增加延迟或降低传导振幅从而提示缺血，这包括非特异性生理改变和吸入麻醉药剂量依赖性效应，如氧化亚氮。地氟烷和氧化亚氮仍然可以一定程度上允许术中监测。丙泊酚、瑞芬太尼、氯胺酮、咪达唑仑和依托咪酯推荐可以成功用于 MEP 监测。更多神经监测内容请参考神经监测一章。

Ⅱ. 失血

脊柱手术中内固定和融合的去皮质过程是失血的主要步骤。预测失血增加或需要输血的因素包括手术技术、手术类型（融合或椎板切除）、术前低血红蛋白、肿瘤手术、融合节段的数量及合并肺部疾病。减少术中失血的方法包括急性等容量血液稀释、应用杰克逊手术台（the Jackson table）、控制性降压和应用血细胞回收。监测手术中进展性的凝血功能障碍，指标包括 PT/INR 和 PTT。

Ⅲ. 脊髓灌注

脊髓灌注受损的因素包括创伤本身、手术操作及血流动力学改变。与脑灌注压相似，脊髓灌注压（SCPP）是由平均动脉压（MAP）和脊髓内压（ISP）决定的（或者是中心静脉压，如果高于颅内压时）（SCPP = MAP–ISP）。血管损伤（减少血供）、低血压（低 MAP）及血流中断（节段性阻断或脊髓内压升高）均能降低 SCPP。提升 SCPP 的方法包括设定目标 MAP 使血液供应最大化；近来研究证实，应用脊髓内压监测和脑脊液引流可使脊髓血流供应受阻最小化。

A. 并发症

1. 脊柱外科手术并发症风险明显高于其他骨科手术，重大并发症发生率为 11%，较小并发症为 24%。患有特发性脊柱侧凸青少年病人手术并发症的发生率最低，而患有神经肌肉类型脊柱侧凸病人的发生率最高。前路/后路联合路径手术并发症的发生风险明显大于节段路径手术。年龄超过 60 岁的病人发生并发症的风险也增加。

2. **静脉气栓（VAE）**是脊柱外科手术期间致命性并发症。大量骨组织暴露及手术部位相对高于心脏水平的外科操作，发生 VAE 的风险明显增加。二氧化碳图形仪和心前区多普勒超声应作为常规监测。最敏感的监测方法是经食管心脏超声。如果可疑 VAE、治疗应当包括冲洗伤口、停用 N_2O、应用血管收缩药物、将俯卧位改为平卧位（对于开放手术来说比较困难）、建立高级生命支持，可能的话开始心肺转流。
3. **骨水泥栓塞**是比较罕见的并发症，多发生于行椎体成形术或椎体后凸成形术的脊椎压缩骨折的病人，骨水泥栓子由低压的椎体静脉回流系统移行进入肺血管。大多数都是偶然发生，仅小部分（<1%）出现全身症状，表现为典型的呼吸困难。胸部 X 线片或 CT 影像显示，骨水泥栓子沿着肺血管分布可以做出诊断；多采用监测保守治疗，同时根据症状的轻重，采用系统性的抗栓治疗或手术栓子取除术。
4. **术后视觉丧失（POVL）**发生率约为 0.2%，可能原因包括静脉充血引起的视神经缺血、低血压造成的动脉灌注压降低、血液稀释及俯卧位造成的眼内压增加。危险因素包括合并血管疾病、术前贫血、手术时间过长、大量血液丢失、肥胖及吸烟。ASA 建议持续动脉血压监测，对于大量失血者应采用晶体胶体复合液，定时监测血红蛋白/血细胞比容；个体化地采用控制性降压、中心静脉压监测；对于高风险病人可以采用分阶段手术。
5. **外周神经损伤：**脊柱手术中最容易损伤的外周神经是尺神经。肘关节屈曲大于 130°可使肘管内压力增加而致尺神经损伤。
6. **脊髓损伤：**可导致病人术后瘫痪，尽管进行了 SSEP 和 MEPs 监测，也难以避免。颈部牵引因能降低枕颈关节的运动，可有效地预防脊髓损伤的发生。制动是另一减少颈椎运动的方法，尤其是经口气管插管和进行体位调节或搬动病人时更为有用。

7. **血管损伤：**因脊柱周围及脊柱内有许多大的血管结构，故手术可能损伤血管。主要的血管损伤风险见表 27-1。

表 27-1　脊柱手术期间受损风险血管

手术	血管
枢锥齿突骨折前路螺钉固定术	椎动脉、颈内动脉
前路颈椎手术	椎动脉
后路 C_1～C_2 关节固定术	椎动脉
后路颈椎手术	椎动脉
前外侧入路胸腰椎骨折手术	主动脉、下腔静脉
后路胸椎手术	胸主动脉
脊柱侧凸手术	肠系膜上动脉
前路腰椎椎体融合术	下腔静脉、髂静脉、髂动脉（左侧>右侧）
腰椎手术	下腔静脉、髂静脉
后路腰椎手术	硬膜外出血

Ⅳ. 处理

术后即刻处理取决于手术类型及病人合并疾病情况。对所有病人，都应该进行神经系统检查。入 ICU 的决定因素包括大手术、血液大量丢失、面部及气道水肿，以及术后需呼吸机支持治疗。强调最佳的术后肺部监测，如诱发肺活量监测，主要是避免如肺不张、肺炎等肺部并发症的发生。

Ⅴ. 术后疼痛管理

A. 术后疼痛治疗，对于术前合并慢性疼痛，特别是后背部疼痛的病人尤为重要。这类病人，在术前可能曾长期应用大剂量阿片类药物治疗。

B. 术中持续应用短效的阿片类药物，如芬太尼或瑞芬太尼，已证实可以提供有效的术中镇痛，同时又利于“术中唤醒”。术后疼痛治疗可采用经典的阿片类药物，以病人静脉自控镇痛或硬膜外与局麻药联合用药镇痛模式。其他有效的镇痛方式包括双硬膜外导管镇痛，同时在两个不同脊柱水平置管（$T_{7,8}$ 和 T_{12}～L_1），椎管内给予阿片类药物，在手术部位持续复合局麻药自动泵输入。为了增加镇痛效果，可以采用其他辅助方法，包括术前应用塞来昔布、加巴喷丁及术中应用氯胺酮。氯胺酮的用量，手术开始前 0.15mg/kg 单次静脉注射，之后以 0.015～0.02mg /（kg · min）小剂量持续输注。

（孙喜家 译　王俊科 审校）

推荐阅读文献

American College of Surgeons. *Advanced Trauma Life Support: Student Course Manual.* Chicago: American College of Surgeons; 2012.

American Society of Anesthesiology. Practice advisory for perioperative visual loss associated with spine surgery: an updated report by the American Society of Anesthesiologists Task Force on Perioperative Visual Loss. *Anesthesiology* 2012;116(2): 274–285.

Banoub M, Tetzlaff JE, Schubert A. Pharmacologic and Physiologic influences affecting sensory evoked potentials. *Anesthesiology* 2003;99(3):716–737.

Edgcombe H, Carter K, Yarrow S. Anaesthesia in the prone position. *Br J Anaesth* 2008;100(2):165–183.

Inamasu J, Guiot BH. Vascular injury and complication in neurosurgical spine surgery. *Acta Neurochir* 2006;148(4):375–387.

Klatt JWB, Mickelson J, Hung M, et al. A randomized prospective evaluation of 3 techniques of postoperative pain management after posterior spinal instrumentation and fusion. *Spine* 2013;38(19):1626–1631.

Kong CY, Hosseini AM, Belanger LM, et al. A prospective evaluation of hemodynamic management in acute spinal cord injury patients. *Spinal Cord* 2013;51:466–471.

Lennarson PJ, Smith D, Todd MM, et al. Segmental cervical spine motion during orotracheal intubation of the intact and injured spine with and without external stabilization. *J Neurosurg Spine* 2000;92:201–206.

Lennarson PJ, Smith DW, Sawin PD, et al. Cervical spinal motion during intubation: efficacy of stabilization maneuvers in the setting of complete segmental instability. *J Neurosurg Spine* 2001(265):270.

Lo YL, Dan YF, Tan YE, et al. Intraoperative motor-evoked potential monitoring in scoliosis surgery: comparison of desflurane/nitrous oxide with propofol total intravenous anesthetic regimens. *J Neurosurg Anesthesiol* 2006;18(3):211–214.

Manoach S, Paladino L. Manual in-line stabilization for acute airway management of suspected cervical spine injury: historical review and current questions. *Ann Emerg Med* 2007;50(3):236–245.

McDonnell MF, Glassman SD, Dimar JR, et al. Perioperative complications of anterior procedures on the spine. *J Bone Joint Surg* 1996;78(6):839–847.

Nuttall GA, Horlocker TT, Santrach PJ, et al. Predictors of blood transfusions in spinal instrumentation and fusion surgery. *Spine* 2000;25(5):596–601.

Raw DA, Beattie JK, Hunter JM. Anaesthesia for spinal surgery in adults. *Br J Anaesth* 2003;91(6):886–904.

Reynolds RA, Legakis JE, Tweedie J, et al. Postoperative pain management after spinal fusion surgery: an analysis of the efficacy of continuous infusion of local anesthetics. *Global Spine J* 2013;3(1):7–14.

Scheufler KM, Zentner J. Total intravenous anesthesia for intraoperative monitoring of the motor pathways: an integral view combining clinical and experimental data. *J Neurosurg* 2002;96:571–579.

Schmid RL, Sandler AN, Katz J. Use and efficacy of low-dose ketamine in the management of acute postoperative pain: a review of current techniques and outcomes. *Pain* 1999;82(2):111–125.

Urban MK, Ya Deau JT, Wukovits B, et al. Ketamine as an adjunct to postoperative pain management in opioid tolerant patients after spinal fusions: a prospective randomized trial. *HSS J* 2007;4:62–65.

Werndle M, Saadoun S, Phang I, et al. Monitoring of spinal cord perfusion pressure in acute spinal cord injury: initial findings of the injured spinal cord pressure evaluation study. *Crit Care Med* 2014;42(3):646–655.

第 28 章 泌尿外科手术麻醉

Moore AD, Kimball WR

Ⅰ. 特殊泌尿外科手术的麻醉

A. 膀胱镜和输尿管镜用于诊断和治疗下尿道（尿道、前列腺、膀胱）和上尿道（输尿管、肾）疾病。

1. 温热的冲洗液可用于改善视野和清除积血、组织和结石碎块。

a. **电解质溶液**（生理盐水和乳酸林格液）为等张液体，即使吸收入血也不会导致溶血；因为液体离子化，所以在手术中使用单极电烧是不安全的，但是这种溶液可用于双极电烧。

b. **灭菌用水**可使视野清晰且不导电，然而，吸收入血后可引起溶血和低钠血症/低渗透压。

c. **属于非电解质溶液**的甘氨酸、山梨糖醇和甘露醇可使视野清晰且不导电。尽管大量吸收后也可引起低钠血症（见本章Ⅰ.C.1），但因其接近血液渗透压故可减少溶血。

2. **麻醉**

a. 根据病人和手术的不同，膀胱镜和输尿管镜手术可采用监护下表面润滑麻醉、区域麻醉和（或）全身麻醉。虽然放置硬性膀胱镜（特别是男性病人）及扩张膀胱和输尿管时有较大的刺激性，但术后疼痛却较轻微。

b. 若选用区域麻醉，上尿道手术的平面应在 T_6，下尿道手术则在 T_{10} 即可。

c. 全身麻醉应选用各种短效静脉麻醉药和吸入麻醉药，有时可能需要使用短效的肌肉松弛药。

d. 截石位最常见。

B. 经尿道膀胱电切术（**TURB**）用于膀胱疾病的诊断和治疗（麻醉注意事项与 TURP 相似）。当膀胱疾患临近膀胱侧壁，手术操作不经意可能刺激闭孔神经，引起不自主的腿部运动导致膀胱损伤，故需使用肌肉松弛药。

C. **经尿道前列腺切除术（TURP）**用于治疗老年男性因良性前列腺肥大（BPH）所致的尿路梗阻。手术使用的是一种改良的膀胱镜（前列腺切除镜），其上部有一个金属环和电烧设备相连接，用来切除组织和凝固出血的血管。TURP 的替代方法包括药物治疗（α 受体阻滞药和激素疗法）和新兴的微创技术，包括激光消融，微波热疗和前列腺支架。

1. 在术中，前列腺大静脉窦开放可导致冲洗液的吸收。液体吸收量取决于以下因素。

a. 冲洗液静水压，与冲洗液高于病人的高度成正比。

b. 手术技巧：手术时间、冲洗液的灌注速度和膀胱镜的型号。

c. 静脉窦开放的数量和大小（受前列腺大小的影响）。

d. 外周静脉压力（较低的外周静脉压可使吸收增加）。

2. **麻醉**

a. 若选用全身麻醉，则应避免咳嗽或体动，否则可增加出血危险或导致膀胱/前列腺包膜穿孔。正压通气可通过增加静脉压而减少冲洗液的吸收。

b. 区域麻醉的优点包括松弛膀胱（改善手术视野）和防止膀胱痉挛（术后可更快止血）。此外因病人清醒可主诉症状从而能够及早发现 TURP 综合征和膀胱穿孔。

c. 蛛网膜下腔阻滞时使用等比重或重比重局麻药，辅助应用或不用阿片类镇痛药，可使得麻醉作用更充分且对血流动力学干扰较小。为避免膀胱扩张所致的疼痛，阻滞平面应达到 T_{10} 水平。神经阻滞可导致较低的静脉压，虽然可以减少出血，但也增加了冲洗液的吸收。

d. 术中监测液体吸收的方法，包括测定液体出入量容积、比重测定称重法，以及当在冲洗液中加一定量的乙醇时可测定呼出气中的乙醇含量。

3. **并发症**

a. **TURP 综合征**是指机体由于吸收了大量的冲洗液所引起的一系列与神经系统和心血管系统有关

的症状和体征，可发生在早期（直接从血管内吸收）和数小时之后（从腹膜后间隙和精囊周围间隙吸收）。

（1）**中枢神经系统**的改变包括恶心、兴奋、意识模糊、视力障碍、抽搐和昏迷。这些症状可能由多种因素所致，并归因于由低钠血症/低渗透压导致的脑水肿、高甘氨酸血症及伴有甘氨酸溶解并需同时使用镇静药的高氨血症（甘氨酸经肝脏代谢成氨）。

（2）**心血管系统**方面包括高血压/低血压、心动过缓、心律失常、肺水肿和心脏停搏，这可能继发于明显的液体转移并可能与电解质紊乱有关。液体吸收后最初可出现高血容量，但随后冲洗液将迅速地再分布至组织间隙。

（3）**治疗包括：**告知手术医师，尽快完成手术并维持血流动力学的稳定。目前尚无公认的最恰当的治疗方法。限制液体入量并使用利尿药（呋塞米）可治疗容量超负荷；出现严重症状或低钠血症（血清钠＜120mmol/L）时可使用高张盐水进行治疗。另外一些学者认为利尿治疗可导致血管内容量明显减少并可使得低钠血症恶化，故建议早期使用高张盐水（缓慢纠正低钠血症以降低脑桥髓鞘受损的危险性），然而在发生急性肺水肿时可使用利尿药。无论在任何情况下，都应依据定期测定的血清钠和渗透压结果来指导治疗。

b. 膀胱穿孔

（1）腹膜外穿孔更为常见，表现为耻骨上充盈、腹部痉挛，或者耻骨上、腹股沟区或脐周疼痛。

（2）腹膜内穿孔表现为上腹部疼痛或从膈肌向肩部的牵涉痛，可导致高血压、心动过速和腹部膨隆，随后出现低血压和心血管衰竭。

c. 菌血症：可能是细菌经由前列腺静脉窦侵入机体，通常与留置尿管或未治愈的前列腺炎有关。

d. 失血和凝血障碍：因大量冲洗液的稀释，估计

TURP 手术中的失血量非常困难。术后持续出血可能与手术出血、稀释性血小板减少、弥散性血管内凝血或前列腺释放纤溶酶有关。失血的血流动力学反应可能被冲洗液吸收所致的高容量状态所掩盖。

D. 激光切除前列腺是一种新兴的治疗 BPH 的方法，围手术期并发症少。激光的组织穿透性有限，但有较好的止血性能，能够保持术野清晰。对于病情严重的病人（TURP 发病率为 18%）及口服抗凝药的病人，激光切除可以作为一种替代治疗方法。膀胱激惹（暂时的），延迟肉眼血尿和暂时的排尿困难是常见的并发症。手术时间相对较短，麻醉方法可选择全麻、区域麻醉（蛛网膜下腔或骶管阻滞），甚至是局部麻醉（对于特定病人）。

1. **钬光**（YAG：钇铝石榴石）是一种 60～80W 的高能量脉冲激光，波长为 2140nm，因水对其有较高的吸收性故限制了钬光对组织的穿透。用于前列腺摘除，其对前列腺组织结构的保存有利于膀胱癌的检测。
2. KTP（磷酸钛氧钾）是一种通过水晶产生的 60～80W 的高能量激光，波长为 532nm。氧合血红蛋白对其高度吸收，使得术野清晰。但是水对 KTP 几乎不吸收。应用此方法的前列腺摘除术被称为“前列腺选择性光气化术（PVP）”，比钬光技术要求要低。PVPs 的治疗效果和 TURP 相同（2～4 年随访），可以减轻 BPH 症状及降低围手术期并发症，减少膀胱冲洗、导尿留置时间、性功能障碍和住院时间。缺点是会改变前列腺组织标本。

E. 耻骨后根治性前列腺切除术（RRP）用于前列腺癌的治疗，几乎不用于 BPH。RRP 有开腹和腹腔镜两种方法。

1. **麻醉**
   a. **开腹 RRP** 可在全身麻醉、硬膜外麻醉或脊麻下安全地进行。几个小规模的前瞻性随机试验对全身麻醉和硬膜外麻醉进行了比较，发现硬膜外麻醉在减少手术失血量、减少术后疼痛和肠道功能恢复迅速方面要优于全身麻醉。其他有关脊麻（辅助使用或不使用镇静药）的研究表明，脊麻也可显著减轻麻醉后的镇静状态、缩短住院时间及有效缓解疼痛。尽管有上述研究结果，有经验的外科医师在全身麻醉下施行前列腺摘除术时仍然可以最大限度地减少出血，有效地控制术中和术后疼痛，并缩短住院时间。有报道阿片-sparing 技术能够减少癌症复发，但这一结果仍需要进一步研究来证实其特异性。

b. 腹腔镜前列腺切除术（LRP）具有创伤小和改善预后的优势。前瞻性、非随机研究表明，在术后疼痛评分、麻醉性镇痛药使用量、住院时间、再次入院率和并发症发生率方面，LRP 和 RRP 两种方法没有差别。麻醉方面的注意事项与普外科或妇科腹腔镜手术相似。与腹膜内注入二氧化碳相比，腹膜后注入使得机体对二氧化碳的吸收增加，但对于这种说法还存在争议。在美国，泌尿外科医师越来越多的使用 da Vinci 系统进行机器人腹腔镜下前列腺切除术。三维术野有助于提高手术精确度和灵巧性，同时也让手术医师更为舒适。缺点是外科医师不能感知通过机械臂反馈回来的触觉。长时间的截石位和沙滩椅位也会造成不良后果。

c. **诊断性染料：**可能在术中用来证实尿道重建后的完整性。

（1）1%**亚甲蓝**（1ml）快速注射可导致低血压，也可使脉搏血氧饱和度短暂降低至 65%. 持续 10～70s。

（2）0.8%**靛蓝**（5ml）是一种 α 受体激动药，可引起高血压。

d. **并发症**通常与失血有关，包括低体温、贫血和凝血障碍，建议建立大口径的静脉通道。在前列腺尿道的松解期间，尿量的测定被中断。术中静脉窦开放，会增加出血和引起气体栓塞的风险。

F. **肾切除术**适用于新生物、移植术、慢性感染、创伤、严重的囊肿或结石症。

1. 因肾细胞癌而须行肾切除术的病人，术前需对肿瘤进行分期。这种肿瘤可能非常巨大，如果肿瘤侵及下腔静脉（IVC）或右心房，需考虑以下两种并发症。

a. **肿瘤部分或完全阻塞下腔静脉（IVC）**，导致静脉回流受阻和低血压。

b. **肿瘤碎片可能导致肺栓塞**。因此进行肺动脉置管和中心静脉穿刺置管具有一定的危险，因为在导管的置入过程中可能使得下腔静脉或右心房中的肿瘤发生移位。如果肿瘤栓塞发生风险高，应该考虑应用经食管超声心动图。心肺转流术可降低术中发生肺血管栓塞的风险。

2. 因移行细胞癌行肾切除的病人可能需联合行输尿管完全切除术。

3. **麻醉**

a. 病人取仰卧（经腹入路）或侧卧位（经腹膜后入路）。侧卧位时常使用腰桥和将手术床俯屈以充分暴露手术区域，但抬高的腰桥可使下腔静脉受压或位于身体下方肢体形成血池而导致低血压。

b. 较大的或肾上腺的肿瘤需要进行胸腹联合切口。

c. 经上腹部切口或胸腹部联合切口时，通常采用全身麻醉联合硬膜外麻醉以利于最大程度地进行术后镇痛。

d. 由于肿瘤较大和血管较丰富，当失血量较大时需要使用口径较大的静脉建立或不建立动脉通路。

G. 膀胱切除术

1. **单纯或部分膀胱切除术**指切除全部或部分膀胱，完整保留包括盆腔淋巴结在内的邻近器官和结构。

2. **根治性膀胱切除术**用于浸润性膀胱肿瘤，通常需切除其他盆腔器官，如前列腺或子宫。其他盆腔恶性肿瘤、神经源性膀胱功能障碍、慢性下尿路梗阻或放射治疗后膀胱功能障碍可能需要行回肠或结肠的尿路改建术。

3. **麻醉**

a. 因为术中可能发生大出血，故应建立大口径的静脉通路。

b. 由于切断输尿管后容量波动较大，应进行动脉或中心静脉穿刺置管。

c. 可考虑选用全身麻醉联合硬膜外麻醉。

H. 睾丸固定术、睾丸切除术和泌尿生殖器的矫形术可用于治疗先天性畸形、新生物和阳痿。睾丸扭转的病人需行急症复位术和睾丸固定术，以防缺血。

I. 肾移植

用于治疗终末期肾病。移植受体通常有高血压和（或）糖尿病，这些增加了冠状动脉疾病和充血性心力衰竭的危险。病人可能存在电解质紊乱和酸碱平衡失调、贫血和血小板功能不良。如果可能的话可在术前进行透析以纠正血钾和酸碱异常。麻醉医师也必须确定病人围手术期接受了恰当的免疫抑制剂。

1. 麻醉

a. 建立静脉通路可能较困难，应避免在有动静脉瘘或分流的肢体进行静脉穿刺。在免疫抑制的病人中，应权衡有创监测（动脉或中央静脉通路）的利弊（可能发生置管相关败血症）。

b. 病人常因糖尿病、尿毒症或术前应用阿片类药物而导致胃排空延迟。

c. 最近研究表明，对于此类病人使用乳酸钠林格液优于普通生理盐水，因为大量生理盐水会导致高氯性代谢性酸中毒。

d. 移植肾的功能取决于血管吻合前后是否有足够的血管内容量来维持移植肾的有效灌注，血管容量扩张剂包括晶体、白蛋白和甘露醇。

e. 术中低血压可能损害肾灌注，必须及时纠正机械性因素，如下腔静脉受压或通过扩容来治疗低血容量。必要时应用药物，正性肌力药物（多巴胺和多巴酚丁胺）优于 α 受体激动药（去氧肾上腺素和去甲肾上腺素），这是因为后者虽可提升全身血压但却因血管收缩作用而降低了肾的血流灌注。在严重酸中毒时，使用碳酸氢钠可改善血流动力学。

f. 尿量可作为肾功能的直接监测指标，受低血容量、急性排斥反应或吻合口通畅性影响。吻合后可用甘露醇和呋塞米来进行利尿。

Ⅱ. 碎石术

A. 肾结石的治疗方法从开放性外科手术到包括膀胱镜和

输尿管镜在内的微创方法。机械性取石术和（或）激光碎石术是两种最常见的技术。

1. 麻醉方式包括区域麻醉、监护麻醉（MAC）、全身麻醉，麻醉方式选择取决于病人和手术因素。

B. 体外震波碎石术（ESWL）是一种无创技术，是将声振动波集中在尿路结石部位。并在不同密度物质（如软组织和结石）的界面上反射这些声波从而形成复杂的内部回波并最终产生压力而导致结石碎裂。早期的碎石术要求病人浸入水浴中。目前的仪器仅要求病人躺在手术床上，只需很小的皮肤区域"震动入口"即可。

C. 麻醉

1. 病人多为仰卧位，但根据结石的精细定位也可采用俯卧位。膀胱镜或放置支架时需采用截石位。
2. 使用新型碎石机进行手术，常只需 MAC。通常只需静脉注射短效阿片类药物（如瑞芬太尼和阿芬太尼）和镇静药即可获得满意的镇痛效果。其他方法包括神经阻滞和全身麻醉。
3. 充分输液，偶尔加用利尿药可有助于碎石的排出。
4. 绝对禁忌证为妊娠、未治愈的感染或出血倾向及腹部起搏器。相对禁忌证为起搏器/植入式心脏转复除颤器、腹主动脉瘤、肾动脉瘤、矫形外科假体和病态肥胖。

D. 并发症

1. 术后很快出现输尿管绞痛，表现为恶心、呕吐或心动过缓。
2. 血尿较常见，可进行补液和利尿药治疗。
3. 心律失常，包括心动过缓、房性期前收缩和室性期前收缩，这些都继发于操作期间心脏传导系统的机械性牵张。如果室性期前收缩频发或有症状，可随着震动波同步变化。
4. 达到极限水平的高血压主要见于自主神经反射亢进的病人。
5. 肾被膜下血肿是由于同侧肾脉管系统损伤所致，尤其在高血压病人。
6. 罕见严重的肺或肠道损伤，可因震动波误施加于肺或肠道所致，也可由治疗中病人发生体动所致而引起。

Ⅲ. 伴有脊髓疾病的病人

A. 脊髓损伤常引起尿潴留，而导致尿路感染、肾石病和膀胱输尿管反流。

B. 自主神经反射亢进是脊髓损伤平面以下某种刺激诱发的急性发作的交感神经超敏反应，脊髓损伤平面通常在 T_6～T_7 平面或之上。症状可在受伤后数月至数年内出现。

1. 常见的症状有高血压（严重）、头痛、过度出汗、颜面潮红或苍白和心动过缓。
2. 常见的诱发因素包括内脏刺激，最常见的是膀胱扩张。另外尿路感染、粪便嵌塞、子宫收缩、肠扩张。也有其他腹腔内和皮肤刺激的报道。
3. 病理生理机制是因为在损伤水平以下传入神经元和交感神经元之间联系紊乱，导致血管收缩和高血压。副交感神经系统不能抵消这种脊髓损伤导致的血管收缩。
4. 自主神经反射亢进治疗包括去除外界刺激，加深麻醉，以及使用起效快的药物治疗持续性高血压，如舌下含服硝苯地平或静脉注射硝酸甘油或硝普钠。椎管内麻醉阻断四肢反射弧而阻止自主神经反射亢进的发生。然而，由于脊髓损伤病人皮肤感觉丧失，很难通过皮肤试验来测定麻醉平面。对短小手术来说脊麻因为其效果可靠而优于硬膜外麻醉。

（荆　娜 译　马　虹 审校）

推荐阅读文献

Biki B, Mascha E, Moriarty DC, et al. Anesthetic technique for radical prostatectomy surgery affects cancer recurrence: a retrospective analysis. *Anesthesiology* 2008;109(2):180–187.

Conacher ID, Soomro NA, Rix D, et al. Anaesthesia for laparoscopic urological surgery. *Br J Anaesth* 2004;93(6):859–864.

Domi R, Sula H, Ohri I, et al. Anesthetic challenges of patients with cardiac comorbidities undergoing major urologic surgery. *Int Arch Med* 2014;7:17. doi:10.1186/1755-7682-7-17.

Gravenstein D. Extracorporeal shock wave lithotripsy and percutaneous nephrolithotomy. *Anesthesiol Clin North America* 2000;18(4):953–971.

Hahn RG. Fluid absorption in endoscopic surgery. *Br J Anaesth* 2006;96(1):8–20.

Hambly PR, Martin B. Anaesthesia for chronic spinal cord lesions. *Anaesthesia* 1998;53:273–289.

Hanson R, Zornow M, Coulin M, et al. Laser resection of the prostate: implications for anesthesia. *Anesth Analg* 2007;105(2):475–479.

Hsu RL, Kaye AD, Urman RD. Anesthetic challenges in robotic-assisted urologic surgery. *Rev Urol* 2013;15(4):178–184.

O'Malley C, Frumento R, Hardy M, et al. A randomized, double-blind comparison of lactated ringer's solution and 0.9% NaCl during renal transplantation. *Anesth Analg* 2005;100:1518–1524.

Scavonetto F, Yeoh TY, Umbreit EC, et al. Association between neuraxial analgesia, cancer progression, and mortality after radical prostatectomy: a large, retrospective matched cohort study. *Br J Anaesth* 2014;113(Suppl 1):i95–i102.

Schmid S, Jungwirth B. Anaesthesia for renal transplant surgery: an update. *Eur J Anaesthesiol* 2012;29(12):552–558.

Sprung J, Scavonetto F, Yeoh TY, et al. Outcomes after radical prostatectomy for cancer: a comparison between general anesthesia and epidural anesthesia with fentanyl analgesia: a matched cohort study. *Anesth Analg* 2014;119(4):859–866.

Whalley DG. Anesthesia for radical prostatectomy, cystectomy, nephrectomy, pheochromocytoma, and laparoscopic procedures. *Anesthesiol Clin North America* 2000; 18(4):899–917.

第 29 章 老年病人麻醉

Xie ZC, Chaichana K

Ⅰ. 老年病人的生理学改变

A. 心血管系统

1. **动脉硬化程度随着年龄的增长而增加**，致使脉压波沿血管系统传导速度加快，并且提早从外周反射回来。此种快速反射波导致主动脉根部压力升高。随年龄增加，反射波能量进行性增大，并从心脏舒张早期转为收缩末期提前达到心脏循环。因此老年人心脏舒张功能降低，收缩压（和脉压）升高，进而导致心室肥厚和射血时间延长。
2. **心肌松弛减慢和心室肥厚**：可引起心脏舒张期充盈延迟和舒张功能不全，在这种情况下，心房收缩对维持心室末期充盈非常重要。
3. **由于静脉血管容积缩小**，使用于缓冲失血“血管容量储备”能力降低。
4. **压力感受器反射性减弱**：老年人交感神经系统活性增强，副交感神经系统活性、压力感受器敏感性降低及对β受体刺激的反应性下降，这些改变导致老年人压力反射反应减弱。因此，当有容量、体位、麻醉深度变化或区域麻醉所引起的交感神经阻滞时，常易发生低血压。
5. **老年人的最大心率反应随年龄而降低、每搏量无明显变化**，但是左心室舒张末期容积增加和射血分数降低。
6. **老年人最大氧耗量**由于动脉-静脉氧分压差和心排血量的下降而**降低**。

B. 呼吸系统

1. **肺泡壁改变**：一般而言，80 岁老年人比 20 岁青年人的肺泡表面积下降约 30%，老年人肺的弹性回缩力及肺顺应性降低。会导致如下变化：
   a. 残气量、闭合气量和功能残气量渐进性增加而肺活量和 1 秒用力呼气量逐渐降低。

b. 进行性的通气血流比值失调，动脉血氧分压随年龄增长而降低。

c. 解剖无效腔增加，气体弥散能力下降。

2. **胸壁改变：**多种因素可导致胸壁的僵硬程度逐渐增加，呼吸肌群逐渐萎缩。

3. **老年人对低氧和高碳酸血症的通气反应降低**。

4. **老年人保护性气道反射能力下降**，误吸风险增加。

C. 中枢神经系统

1. 老年人神经元数量的进行性减少，神经递质的活性降低，对麻醉药的需求量减少。

2. 一般而言，老年人大脑对血压、二氧化碳及氧反应自主调节功能仍保持正常。

D. 肾脏

1. 随着年龄的增加，肌酐清除率逐渐降低，但**血肌酐却仍然保持平稳**，这是由于从骨骼肌中产生的肌酐也随着年龄的增加而相应减少所致。虽然健康 80 岁老年人的肾小球滤过率可能仅为 20 岁青年人的 50%，但两者血肌酐可能都处于正常范围。因此对于老年人来说，正常的血肌酐水平并不能完全准确地预测肾功能。

2. 随着肾皮质萎缩和肾小球硬化，老年人**肾血流量和肾小球滤过率均降低**。

3. 用于调整水、电解质失衡，血容量变化的肾脏储备功能降低。

4. 老年人的**肾小球滤过率降低**导致药物经肾脏的消除半衰期延长。

E. 肝脏

1. 肝脏组织和肝血流量随着衰老而减少，致肝脏对药物的清除能力降低。

2. 细胞色素 P450 活性随着年龄的增加而减弱。

3. Ⅰ相反应（氧化和还原）和Ⅱ相反应（结合）能力下降。

F. 身体组成和体温调节

1. 老年人骨骼肌萎缩、脂肪组织增加，基础代谢率和体热的产生随之减少。

2. 由于体温调节中枢敏感度降低,以及身体组成成分的变化尤其是肌肉组织的减少，老年人易发生低体温。
3. 老年人肌肉组织和体液总量减少、脂肪含量增加，致使水溶性药物的分布容积减少，而脂溶性药物的分布容积增加。

Ⅱ. 老年药理学改变

A. 老年人的药代动力学变化

1. **老年人血浆蛋白**尤其是**白蛋白浓度降低**，导致游离型的麻醉药物浓度增高，药效增强。
2. 老年人血容量降低、身体脂肪含量增加、肝肾功能减退，麻醉药物在体内清除时间延长。尤其是依赖再分布和（或）清除终止其治疗效果的麻醉药物，其作用效果延长。

B. 老年人的药效动力学变化

1. 老年人大脑对药物更敏感。由于大脑皮质神经元密度、脑血流和脑耗氧量均下降，因此对**吸入和静脉麻醉药需求量呈年龄依赖性减少**。
2. 老年人对不同药物的敏感性有很大差异。对一些特殊药物的反应难以预测，有明显的个体差异。例如，老年病人等效儿茶酚胺需要量增加，而苯二氮䓬类药物需要量则减少。
3. 药物不良反应的发生率随着年龄和配伍用药种类的增加而上升。这些不良反应包括过度镇静、呼吸抑制及精神状态的发生率增加。

Ⅲ. 老年病人麻醉的考虑

A. 术前评估

1. **老年相关合并疾病：**是围手术期严重并发症和病死率主要预期指标，增加老年病人围手术期风险。
   - a. 心肌梗死
   - b. 充血性心力衰竭
   - c. 谵妄
   - d. 脑卒中
   - e. 误吸和肺炎
   - f. 败血症
   - g. 药物不良反应

h. 跌倒

i. 褥疮

2. 年龄是对预测围手术期并发症影响较小的独立指标。

3. **健康及功能状态评估：** 通过详细了解病人的病史和体格检查，重点关注体格情况、步行能力、日常活动是否受限、术前生活环境及原有障碍。

4. **术前检查：依据并存疾病参考相关指南**（见第 1 章），**推荐老年病人术前检查项目**包括心电图、胸片、全血计数、电解质和血糖，其中电解质项目包括血尿素氮、肌酐、血钾（特别是接受利尿药治疗病人）。

B. 术中管理

1. 老年病人围手术期发生严重不良事件主要危险因素包括急诊手术、重要体腔内手术、血管手术和 ASA 分级Ⅲ或Ⅳ级的老年病人。

2. 围手术期并发症的发生率，在区域麻醉与全身麻醉或不同麻醉药物间无显著性差异。

3. 一般而言，老年人各脏器的储备功能下降，麻醉药物的治疗指数降低。由于受环境影响、老年人机体适应能力差和未诊断疾病等因素的影响，致使麻醉药物治疗指数下降程度，有很大个体差异性和不可预测性。储备功能降低只有在严重应激状态下（如外科手术）才显现出来。因此，在老年病人实施麻醉过程中应密切监护，备好紧急抢救应对措施。

C. 术后认知功能障碍（POCD）

1. POCD 是病人在麻醉和手术后发生的，记忆力、注意力及信息处理速度受损。

2. 目前 POCD 尚无标准的诊断依据，其诊断需要术前和术后心理测量的结果支持。

3. 在经历非心脏大手术后，年龄＞60 岁的老年人，在出院时约 40%或出院后 3 个月内约 10%会发生 POCD。

4. 老年病人发生持续性 POCD 的比率高于中青年人。

5. 发生持续性 POCD 的高危影响因素主要有高龄、低等教育、术前有脑血管意外病史（CVA）、出院时已发生 POCD。

6. POCD 常伴有日常生活能力降低，提前退休及社会财政资助的更多支出。

7. 出院时已发生 POCD 者，术后 3 个月内死亡率高于无 POCD 病人。在出院时或出院后 3 个月内发生 POCD 的病人，术后 1 年内死亡率较高。
8. 短期 POCD 可对病人出院后的服药、自理等功能产生负面影响，进而导致其他不良健康结果。
9. POCD 发病机制尚不清楚，有待于进一步研究。动物实验的结果提示炎症、神经元缺失、Tau 蛋白高度磷酸化、β-淀粉样蛋白聚集等在 POCD 发生中发挥重要作用。
10. 有学者提出，伴有持续 POCD 病人的认知功能储备低下，因此更易于遭受围手术期进一步损害。
11. 目前临床资料显示，麻醉方式（全身麻醉与区域麻醉比较）并不影响 POCD 的发生率。然而，一些研究表明，不同的麻醉药物可能在 POCD 的发生机制中起到不同的作用。

Ⅳ. 并存老年病病人的麻醉管理

A. 中枢神经系统疾病

1. **谵妄**是短暂认知和意识障碍，以急性发作和间断发作为特征。
   a. 临床表现为焦虑不安、嗜睡、不合群及精神错乱。
   b. 谵妄评分量表（CAM）形成于 1990 年，被广泛应用于确定谵妄存在。谵妄评分量表包括 4 个临床标准：①急性起病和起伏不定；②注意力分散；③思维混乱；④意识水平的改变。由该评分量表定义的谵妄：标准①和②均出现，加上标准③和（或）标准④。
   c. 危险因素包括高龄、老年性痴呆、服用精神药物史、围手术期缺氧、高碳酸血症、脓毒血症。
   d. 常见的诱发因素有服用精神药物（抗胆碱能药、苯二氮䓬类药、巴比妥类药）、感染、脑卒中、心肌梗死、电解质紊乱、药物戒断和尿潴留。
   e. 治疗的重点在于治疗各种基础性疾病、鼓励病人与家人多沟通、鼓励正常的睡眠-清醒周期、尽可能避免制动。氟哌啶醇（口服或肌内注射）可用于急性焦虑症的治疗。

2. **痴呆**是指持续性和渐进性认知功能损害，对日常生活能力造成影响。

a. 阿尔茨海默病是老年性痴呆最常见原因，85 岁以下老年性痴呆病人中，30%～50%患有阿尔茨海默病。

（1）发病机制可能与 Aβ肽异常生成和沉积有关，Aβ肽是神经斑块主要成分。其病理特点是神经原纤维缠结、神经性斑块、神经微管蛋白，大脑皮质萎缩伴脑室增大。

（2）目前的治疗主要是应用胆碱酯酶抑制药，如多奈哌齐、他克林、利凡斯的明、NMDA 拮抗药美金刚等。

（3）麻醉管理应注意：避免术前应用镇静药物和中枢性的抗胆碱能药物，也应避免发生缺氧和低碳酸血症。

b. 引起痴呆的其他原因有匹克氏病、脑血管性痴呆、帕金森病、颅内压正常的脑积水、克罗伊茨菲尔特-雅各布病（creutzfeldt-jakob）等。

3. **帕金森病**是一种神经系统变性疾病，主要表现为静止性震颤，动作徐缓，肌肉僵直和姿势不稳。

a. 发病机制与黑质多巴胺能神经元变性及纹状体内多巴胺含量降低有关。

b. 约 10%～15%的帕金森病病人发展成为痴呆。

c. 治疗主要是通过应用左旋多巴、抗胆碱能药物、多巴胺受体激动药、金刚烷胺、单胺氧化酶 B 抑制药等药物来控制症状。

d. **麻醉要点**

（1）由于左旋多巴的半衰期短，围手术期应持续服用抗帕金森药物。

（2）吩噻嗪、丁酰苯、甲氧氯普胺（胃复安）等药物具有抗多巴胺能作用，禁用于帕金森病病人以免加重症状。

（3）若症状出现急性加重时可选用抗胆碱能和抗组胺药物。

（4）病人可能伴有咽喉部肌张力障碍，麻醉时发生气道梗阻、喉痉挛和误吸的风险较高。咽/喉肌受累病人应采用压迫环状软骨下快速诱导。病人对去极化和非去极化肌松药反应无异常。

（5）麻醉诱导时，尤其是长期服用左旋多巴的病人血流动力学波动较大，应进行有创动脉压监测。

（6）心脏兴奋增加发生心律失常风险。应慎用氯胺酮，以及在局麻药中加用肾上腺素应小心。

B. 视觉功能损害

1. **白内障**是由于晶状体混浊，使视物分辨度、对比敏感度和光感受损。

   a. 90 岁病人 100%患有白内障。

   b. 白内障手术是老年人最常见的外科手术，也是治疗白内障唯一最有效的方法。

   c. 白内障手术可选用全身麻醉或局部麻醉（球后阻滞，详见第 26 章）。

2. **青光眼**是外周视野先于中央视野发生缺失的视神经病理性改变，其特征是急性（闭角型）或慢性（通常是开角型）眼内压增高。

   a. 治疗方法包括β受体阻滞药和碳酸酐酶抑制药(减少睫状体产生房水)，缩瞳滴眼液（缩瞳以促进房水流出），以及合成前列腺素（降低眼内压）。

   b. 抗胆碱能药和抗胆碱酯酶药没有明显的扩瞳作用，两药联合应用可逆转神经肌肉阻滞作用。

   c. **东莨菪碱**有扩瞳作用而**禁用**于青光眼病人。

   d. 琥珀胆碱可引起一过性眼内压升高。

3. 视网膜脱离是光感受器和视网膜色素上皮层的分离，液体或血液填充在两层之间潜在的间隙内。应避免用氧化亚氮（N_2O），因为氧化亚氮可以弥散进入外科手术在球内所形成的任一空腔内（见第 26 章）。

C. 骨科疾病

1. **骨关节炎**

   a. 在骨关节炎病人，麻醉最关注的是**颈椎改变**。

      （1）颈部伸屈度减小。

(2) 颈椎的屈曲性和伸展性丧失致使环状软骨后缘与椎体前缘的距离增大，难以实施环状软骨压迫。

(3) 老年病人应用直接喉镜更为困难，颈部活动严重受限时，建议使用纤维支气管镜进行气管插管。

2. 髋部骨折

a. 背景

(1) 美国每年有超过 30 万的成年人发生髋部骨折。

(2) 髋部骨折有相当大的发病率和死亡率。

(3) 大约 1%～6%的病人死于住院期间，4%～10%的病人入院 30d 内死亡

b. 麻醉方式

(1) 区域麻醉可避免气道管理，减少血液损失，减少深静脉血栓的风险及提高术后镇痛。

(2) 与区域麻醉相比，全身麻醉可具备更稳定的血流动力学状态。

(3) 大量的研究试图确定区域麻醉是否较全身麻醉更有益于髋部骨折的手术修复，但是仍然存在争论性矛盾的证据。

D. 代谢紊乱

1. 脱水

a. 脱水类型

(1) 等渗性——水钠等比例丢失，如禁食、腹泻、呕吐。

(2) 高渗性——失水大于失钠，如发热。

(3) 低渗性——失钠大于失水，如应用利尿药。

b. 老年人脱水的临床表现多不典型或不明显，因此诊断比较困难。常见的征象有下述几项。

(1) 皮肤弹性差。

(2) 高比重尿。

(3) 直立性低血压或直立性心率增快。

(4) 血尿素氮与肌酐的比值大于 25。

c. 脱水治疗

(1) 老年人每天的液体需要量为 30ml /(kg · d)，

可通过口服运动饮料或等量饮料及肠道外补充。

（2）病人应予密切监测发生容量超负荷的体征和症状。

2. 营养不良

a. 老年住院病人营养不良的发生率为 20%～40%。

b. 常见的原因是充血性心力衰竭、COPD、癌症。

c. 营养不良的指征包括体重减轻、低体重指数、营养相关性疾病（如贫血）和白蛋白低于 3.5g/dl。

（周 锦 译 张铁铮 审校）

推荐阅读文献

Cook DJ. Geriatric anesthesia. 2004, www.americangeriatrics.org

Gibbs J, Cull W, Henderson W, et al. Preoperative serum albumin level as a predictor of operative mortality and morbidity: results from the National VA Surgical Risk Study. *Arch Surg* 1999;134:36–42.

Hines RL, Marschall KE. Geriatric disorders. In: *Stoelting's Anesthesia and Co-existing Disease*. 5th ed. Philadelphia: Churchill Livingstone; 2008:639–649.

Leung JM, Sands LP. Long-term cognitive decline: is there a link to surgery and anesthesia? *Anesthesiology* 2009;111(5):931–932.

Moller JT, Cluitmans P, Rasmussen LS, et al. Long-term postoperative cognitive dysfunction in the elderly: ISPOCD1 study. *Lancet* 1998;351:857–861.

Monk T, et al. Predictors of cognitive dysfunction after major noncardiac surgery. *Anesthesiology* 2008;108:18–30.

Newman MF, Kirchner JL, Phillips-Bute B, et al. Longitudinal assessment of neurocognitive dysfunction after coronary-artery bypass surgery. *N Engl J Med* 2001;344:395–402.

O'Hara DA, Duff A, Berlin JA, et al. The effect of anesthetic technique on post-operative outcomes in hip fracture repair. *Anesthesiology* 2000;84:450–455.

Pedersen T, Eliasen K, Henriksen E. A prospective study of mortality associated with anaesthesia and surgery: risk indicators of mortality in hospital. *Acta Anaesthesiol Scand* 1990;34:176–182.

Williamson J, Chopin JM. Adverse reactions to prescribed drugs in the elderly: a multicentre investigation. *Age Ageing* 1980;9:73–80.

Williams-Russo P, Sharrock NE, Mattis S, et al. Cognitive effects after epidural vs general anesthesia in older adults: a randomized trial. *JAMA* 1995;274:44–50.

第30章 新生儿管理

Rubin J, Sparger KA, Roberts Jr JD

Ⅰ. 发育

A. 妊娠12周后器官形成已基本完成。

B. 呼吸系统发育

1. 解剖

a. 妊娠第4周**肺脏**由胚肠上的胚芽开始发育。肺芽与胚肠未能分离将形成气管食管瘘（TEF）。

b. 妊娠第4～10周**膈肌**形成，将腹腔与胸腔分开。

（1）当中肠从脐窝重新进入腹部时，如果膈肌未完全形成，那么腹内容物将进入胸腔。

（2）腹腔内容物进入胸腔，导致肺发育停滞。

（3）**先天性膈疝**（CDH）病人其发育不良的肺内小动脉数量减少。此外，双侧肺动脉异常增粗和反应性异常，导致肺血管阻力增加。

2. 生理学

a. 一般来说，妊娠小于23周，在**肺进入囊状发育阶段**（在该阶段，由于胶原纤维的减少及细胞分化的增加使肺间质变薄，肺毛细血管开始具有气体交换的能力）之前，肺脏的发育还不足以使新生儿存活。

b. 肺脏分泌的表面活性物质可减少肺泡壁表面张力，促使肺泡通气，而在妊娠最后1个月才能分泌足够的**表面活性物质**。

（1）妊娠32周前分娩可发生**呼吸窘迫综合征**（RDS）。

（2）因为葡萄糖代谢会影响肺表面活性物质的形成，所以当糖尿病孕妇在妊娠晚期出现早产，其婴儿发生RDS的风险会更高。

（3）产前用类固醇治疗，会使早产儿RDS的发生率降低和程度减轻。

c. 分娩后，低氧血症、高碳酸血症、触觉刺激和血浆前列腺素 E_2（PGE_2）减少均可刺激婴儿初始呼吸。随着肺的通气和扩张，肺血管阻力降低，肺血流增加近 10 倍。出生后如 PVR 不降低，可伴发肺外血液分流和严重低氧血症，临床上称为**新生儿持续肺动脉高压（PPHN）**。

C. 心血管系统发育

1. 解剖

a. **心血管系统是第一个在子宫内运行的器官系统，其形成由 3 个发育阶段构成，包括原始心管的形成、心脏环路的建立及心脏内部的分隔。约在妊娠第 8 周心脏发育完成**。

b. 原始的心管由心房窦、心窦、心球（原始右心室）和动脉干（原始主肺动脉）组成。在妊娠第 2 个月，初始的管状系统发育成为有两个并行泵系统的心脏。在此过程中，各种结构分开和移行。如果在此过程中结构未能够发育成熟，则会引起很多的心脏畸形。

（1）心房窦不能分为两个心房，导致单心房；闭合不全将导致**房间隔缺损（ASD）**。

（2）室间隔和房室瓣不能在原始心室与心球之间移行，则导致**左心室双出口（单心室）**。小的移行故障导致**室间隔缺损（VSD）**。

（3）动脉干不能分离为肺动脉和主动脉，则导致**永存动脉干**。

c. **主动脉弓系统最初包括** 6 对弓。

（1）第 6 对弓形成肺动脉。右侧第 6 弓的远侧部分形成**动脉导管**。左侧第 6 弓近端通常退化，但是它可能形成变异的左动脉导管。

（2）主动脉和主动脉弓系统的各个部分不退化则会形成血管变异及血管环，如**双主动脉弓**。左侧弓退化而右侧不退化，则形成右侧的主动脉弓。

2. 生理学

a. **胎儿循环**：在妊娠第 12 周后，循环系统最终形成。来自胎盘的氧合血液通过脐静脉和静脉导管，回流到心脏。结果，85%～95%血液绕过肺循环，以右向左的方式通过卵圆孔和动脉导管进入主动脉。

b. 出生时，脐-胎盘循环随着脐带的钳闭而终止。流经静脉导管的血流减少，静脉导管在1周左右闭合。静脉回流的减少导致右心房压力减低和卵圆孔功能性关闭。同时，气体交换从胎盘转至新近通气的肺脏。随着肺扩张和通气，肺阻力下降，体循环阻力因为高容量胎盘循环的消失而增加。动脉血氧分压（PaO_2）升高可使动脉导管收缩。足月儿的动脉导管血流通常在几小时到几天内停止，但是早产儿或病儿的血流停止时间会有所延迟。

D. 身体结构

1. **细胞外液**（ECF）：随着胎儿生长，ECF及总体水含量逐渐减少，而细胞内液（ICF）随着孕龄逐渐增多。妊娠28周时ECF占体重的90%，36周时为85%，足月时为75%。
2. **利尿**：出生后，出现生理性利尿。足月婴儿在出生后几天内丧失5%～10%的ECF，早产婴儿ECF丧失可达15%。
3. **肾功能**：妊娠32周前新生儿肾脏未发育成熟，肾小球滤过率相对较低，肾小管功能不全，这导致排水困难、钠水重吸收及尿液浓缩能力减弱。在某种程度上，这是由于肾小球发育不完全、肾小管对血管加压素不敏感、髓袢还未长入髓质、髓质间质渗透压低，以及血清尿素水平低引起的。随着出生后年龄的增长，肾小管功能改善，出生后6～12个月肾脏浓缩能力将达到成年人水平。

Ⅱ. 一般评估

A. 病史

1. 收集新生儿的病史，尤其出生前的信息很重要。胎儿生长和发育受**母体疾病**（包括高血压、糖尿病、狼疮、药物、吸烟和饮酒）的影响。羊水异常、甲胎蛋白异常、母体感染和早产常伴有新生儿的问题。
2. **围生史**也包括妊娠月数、分娩开始和破膜的时间、应用保胎和胎儿检测仪、胎儿窘迫征象、麻醉方式、分娩方式（自然分娩、产钳助产或剖宫产）、婴儿出生时的状态和需要立即采用的复苏措施(如因胎粪吸入行气管插管、辅助通气、使用表面活性物质、心肺复苏或药物应用等)。**Apgar 评分**反映分娩时应激的程度，同样也反映初期复苏的效果（表 30-1）。对五项标准的各项进行评分，最高为 10 分。1min 的 Apgar 评分与宫内情况相关，而 5min 和 10min 时的 Apgar 评分则与新生儿的转归相关。另外，应确保出生后使用维生素 K 和抗生素眼膏，以预防新生儿出血性疾病和眼病。

表 30-1 Apgar 评分

体征	评分		
	0	1	2
心率	无	＜100 次/分	＞100 次/分
呼吸运动	无	不规律	好，啼哭
肌张力	松弛	略屈曲	活动
反射应激性	无	皱眉	咳嗽或喷嚏
肤色	青紫	四肢发绀	全身粉红

B. 体检

1. 需要做一个全面、系统的评估，不应该对脏器的发育、位置或功能有任何假设。某一系统的异常可能伴有其他系统的异常。
2. **生命体征**：对器官功能的生理筛选有用。例如，怀疑有心脏异常，需要检测胸片、心电图（ECG）和四肢血压。动脉导管关闭后氧饱和度应大于 94%。此外，还应考虑超声心动图检查和请小儿心脏科会诊。正常的生命体征见表 30-2。

表 30-2 正常生命体征

生命体征	足月儿	早产儿
脉搏（次/分）	80～120	120～160
呼吸（次/分）	30～40	50～70
血压（mmHg）	60～90/40～60	40～60/20～40
体温（℃）	37.5（直肠）	37.5

3. **妊娠期的周龄：**影响新生儿的监护、处理和生存潜力。妊娠 37～41 周视为足月，如少于 37 周为早产，多于 42 周为过期妊娠。虽然受孕日期和超声检查可预测妊娠的周龄，但应该进行体检和应用 Dubowitz-Ballard 评分。**Dubowitz-Ballard 评分系统**用于评估妊娠周龄，包括皮肤、外生殖器、耳朵、乳房和神经肌肉行为的物理特性。
4. **体重测定：**同妊娠周数类似，出生体重对于早产儿也是一项重要的评估预后的因素。通常来讲，出生体重低于 2500g 为低出生体重儿（LBM），出生体重低于 1500g 为极低出生体重儿（VLBM），出生体重低于 1000g 为超低出生体重儿（ELBM）。宫内生长受限（IUGR）指胎儿生长速率低于同胎龄儿平均体重的增长。**小胎龄儿（SGA）指出生体重低于平均体重第十个百分位的新生儿**。这可能是由于染色体缺失、母体高血压、慢性胎盘发育不全、母体吸烟或吸毒、先天性感染所致。这些婴儿低血糖、低钙血症和红细胞增多症的发生率高。大胎龄儿（LGA）指出生体重高于平均体重第九十百分位的新生儿，其母亲可能患有糖尿病，出生后即刻应该对其低血糖和红细胞增多症予以评估。糖尿病产妇所生婴儿及 LGA 婴儿因巨大胎儿症而存在发生相关并发症的风险，包括肩难产及臂神经丛损伤。
5. **呼吸道：**呼吸窘迫的体征包括呼吸急促、呼噜声、鼻翼扇动、肋间肌收缩、干啰音、呼吸音不对称和呼吸暂停。脉搏血氧饱和度（SpO_2）用于监测新生儿全身性的氧合水平。如果怀疑患有心肺疾病，还应做血气分析。
6. **心血管系统：**应评估中心性发绀和毛细血管再充盈。应触摸末梢脉搏，注意是否为水冲脉。肱动脉与股动脉脉搏之间的延迟提示有主动脉缩窄。注意杂音的特征和位置及第二心音分裂。在出生后的第 1 个 48h，由于心内压力阶差变化可出现杂音，而当动脉导管关闭后杂音消失。
7. **腹部检查：**舟状腹提示有膈疝。正常脐带有两条动脉和一条静脉，在近 40%的病例中，单脐动脉与肾脏异常具有相关性。通过视诊和触诊了解肝、脾和肾脏的大小及有无疝或腹部包块。注意肛门的位置和开放情况。

8. **神经系统：** 全面检查包括评估运动活力、肌肉强度和张力及新生儿反射（婴儿拥抱、颈强直、抓握、吸吮反射和踏步反射）。足月新生儿应有上行的 Babinski 反射和敏锐的深部腱反射。
9. **生殖泌尿系统：** 生殖腺可能已分化或尚不明确，对男婴应可触到睾丸。应该检查尿道位置，尿道下裂可妨碍包皮环切。患有尿道下裂及双侧隐睾的男婴，应评估其是否存在先天性肾上腺增生症。
10. **肌肉骨骼系统：** 注意有无畸形、姿态异常或不对称肢体活动，应检查有无髋关节脱位，尤其是臀先露婴儿。难产时可能发生锁骨或肱骨骨折。
11. **颅面部：** 测量头围，注意囟门的位置和大小，是否存在颅脑血肿，并确定上颚是否完整。通过堵塞每个鼻孔观察鼻孔的气流可排除是否存在鼻后孔闭锁。

C. 实验室检查：初始的常规实验室检查包括血细胞比容和血糖。其他的检查应根据实际的临床情况来决定，如对于有高胆红素血症危险的婴儿及其母亲为 O 型血的婴儿，可进行血型鉴定和 Coombs 试验。此外，如果怀疑有新生儿脓毒症或者母体患有绒毛膜羊膜炎，则应检查全血细胞计数（CBC）和血培养，同时应用广谱抗生素治疗。

D. 液体

1. **总的液体需求**因出生体重而异。
   - **a.** 小于 1.0kg，100ml/（kg · d）
   - **b.** 1.0～1.5kg，80～90ml/（kg · d）
   - **c.** 1.5～2.5kg，80ml/（kg · d）
   - **d.** 大于 2.5kg，60ml/（kg · d）
2. **应该使用等渗溶液。**
   - **a.** 对于足月儿，出生后第 1 天为维持液体不需要补充电解质；对于早产儿，在其出生后 8～12h 检查电解质，并根据化验结果考虑调整液体的输注速率和（或）增加电解质。

b. **10%葡萄糖水**常用做早产儿和足月儿的初始静脉输液。对于高危婴儿应密切监测其血糖浓度，按照后文所述的方法调整输液中葡萄糖的浓度来保持婴儿血糖水平的稳定。

3. **不显性失水**需要增加液体。
   a. 低体重儿、使用光疗或辐射热加温器者和呼吸增快的婴儿需要的液体量增加。
   b. 丧失的体液必须包括病理原因引起的丢失（如脐突出、腹裂、神经管缺陷、膀胱外翻）。补充液体的电解质组成应该与所丢失的相匹配。
   c. 机械通气的婴儿可从呼吸器吸收加湿的水气到呼吸道。
4. 以下几个体征表明输液量足够。
   a. 尿量至少 1ml/（kg · h）
   b. 出生后的最初 10d，每天仅有 1%体重的液体丢失。
   c. 血流动力学稳定和灌注良好。

E. 电解质
1. 出生后第一个 12～24 h 通常所需的电解质如下。
   a. Na^+，2～4mmol/（kg · d）
   b. K^+，1～2mmol/（kg · d）
   c. Ca^{2+}，150～220mmol/（kg · d）
2. 不显性失水的速率决定检测血清电解质水平的频率。

F. 葡萄糖：出生后应补充葡萄糖以维持血糖在 50～125mg/dl 之间。
1. 大多数婴儿选用 10%葡萄糖来维持输液就可为其提供足够的葡萄糖。输注葡萄糖的速率 5～8mg/（kg · min）可满足基础代谢的需求。
2. 有高胰岛素血症、宫内发育迟缓或代谢缺陷的婴儿，其葡萄糖的输注速率应高达 12～15mg/（kg · min）。
3. 外周静脉通路可输注达 12.5%葡萄糖溶液；如葡萄糖溶液达 15%～20%则应通过中心静脉通路输注。
4. **低血糖**（血糖≤50mg/dl）：可用静脉推注葡萄糖和增加葡萄糖输注速率来治疗。
   a. 经 1min 以上静脉注射葡萄糖 200mg/kg（如 10%葡萄糖溶液 2ml/kg）。

b. 可从目前的水平增加葡萄糖的输注速率，或从8mg/（kg·min）的速率开始静脉注射。

c. 必须连续监测血糖以确定葡萄糖的效果。

G. 营养：妊娠28周后胃肠道已有功能，但能力有限。每个新生儿的需求不同。

1. **热量：** 100～130kcal/（kg·d）

2. **蛋白质：** 2～4g/（kg·d）。

3. **脂肪：** 开始1g/（kg·d），当其耐受后可增加至3～4g/（kg·d），以便其能提供40%的热量。

4. **维生素：** 应补充维生素A、维生素B、维生素D、维生素E、维生素C和维生素K。

5. **铁：** 需要补充铁元素2～4mg/（kg·d）。可通过监测血红蛋白或血细胞比容和网织红细胞计数来评估铁的补充是否充足。

6. **矿物质：** 需要补充钙、磷酸盐、镁、锌、铜、锰、硒和铁。尤其是对于早产儿，为了避免发生代谢性骨病，更应该增加钙和磷酸盐。

7. **肠道营养：** 最好应用类似人乳的有高的乳清-酪蛋白比例的配方。早产儿常不耐受乳糖，可予不含乳糖或含乳糖低的配方。妊娠不足32周的婴儿吸吮和吞咽反射弱，需要采用管饲法。对所有早产儿或患病的足月儿，一旦病情稳定则最初通常应进行小量的肠内喂养。当其可以耐受后，每12～24h少量增加喂养量。达到肠内喂养理想的目标容量后，可按需额外增加母乳或配方奶粉提供多余的能量，以达到理想的体重增加。

8. **肠道外营养：** 如果需要，应尽快进行肠道外营养以促进正氮平衡和生长。应密切观察以调整婴儿的摄入量并识别高营养所引起的毒性症状。常用的检查包括血糖、电解质、渗透浓度、肝功能、血尿素氮、血肌酐、血脂水平和血小板计数。

H. 体温调节测量新生儿的体温并使用有效的方法保持新生儿的体温在正常范围内至关重要。表皮和真皮较薄、皮下脂肪少、神经系统未成熟、头部相对大导致表皮面积与体重的比率增高，这些都使新生儿的体温不稳定。另外，早产儿由于缺少产热的棕色脂肪细胞，更易发生低体温。保持新生儿体温的方法包括在婴儿室转运时用加温保育器，保持手术间温度在 30℃，用电热毯、辐射加温器、头部覆盖保温及预热的液体。具有显著冷应激反应的新生儿更易发生低糖血症。

Ⅲ. 常见的新生儿问题

A. 术前准备

1. 新生儿需要进行急诊手术的情况通常与医学问题相关。因此，对于这些危重新生患儿的治疗需要进行仔细地药物、手术及护理方面的协调准备。在某些情况下，手术治疗可以在新生儿重症监护室（NICU）进行。手术开始前，将 NICU 提供的主要资源及治疗措施确定并整合于手术的麻醉管理中是很重要的。
2. 新生儿手术的常规标准监测包括血压、连续心电图、体温、脉搏血氧饱和度及 O_2、CO_2 浓度测定。特殊监测包括动脉导管关闭后脉搏血氧饱和度、胸部听诊、连续动脉血压监测及间断动脉及中心静脉内取血样。对于那些留置脐动脉和静脉导管的新生儿，明确这些导管尖端的位置及是否适合于输液、给药、取血的具体情况是很重要的。
3. 对于新生儿及婴儿采用无重复吸入环路系统，有效地保证了气体麻醉药的通气及换气。这个系统可以增加吸入气的湿度，减少不感液体丢失，帮助维持患儿的热稳定性。如果在 NICU 使用吸入麻醉药，那么排除呼吸机中的废气很重要。有时候使用 NICU 特定的通气方式（如高频震荡通气）优于术中麻醉机维持通气。温暖的手术室（85°F）、电热毯、辐射加温器、头部覆盖保温及预热的静脉用和手术用液体等对于维持婴儿温度调节能力具有重要作用。
4. 将婴儿转运出或转运至 ICU 及 OR 需要加温保育器、氧气供应、紧急气道管理及药物管理。

B. 呼吸障碍

1. **鉴别诊断：**下列疾病有与肺实质疾病相同的表现。当婴儿有呼吸窘迫时，应考虑到这些疾病的存在。
   a. **气道梗阻：**鼻后孔闭锁、声带麻痹、喉软化、气管狭窄和气道外肿物导致气道压迫（如囊性水囊瘤、血管瘤和血管环）。

b. **发育异常：**气管食管瘘、先天性膈疝、先天性肺气肿、肺隔离症、肺囊肿及先天性气道畸形/先天性腺瘤样囊肿畸形。

c. **非肺脏疾病：**发钳型心脏病、新生儿持续的肺高压、充血性心力衰竭和代谢异常。

2. **实验室检查：**对于呼吸窘迫的婴儿，检查应包括动脉血气、应用脉搏血氧仪来监测动脉导管关闭前和关闭后的氧饱和度（取决于脉搏血氧饱和度）、血红蛋白（Hb）或 Hct、12 导联 ECG 和胸部 X 线片。如果这些指标异常，应检测患儿**吸入氧浓度（FiO_2）**为 100%时的血气（高氧试验），并考虑做超声心动图检查和请心脏科会诊以评估是否存在先天性心脏病（CHD）。

3. **呼吸暂停**

a. **病因学和治疗**

（1）**中枢性呼吸暂停：**由于发育未成熟或呼吸中枢抑制（如麻醉性镇痛药）所致，与未成熟程度有关，可由于代谢异常（如低血糖、低钙血症、低体温、高热和脓毒症）而加重。妊娠 34 周之前,中枢性呼吸暂停常应用甲基黄嘌呤类药（如枸橼酸咖啡因）治疗。

（2）**阻塞性呼吸暂停：**由于不能保持通畅的气道所致，可能与上气道肌肉组织发育不成熟和不协调相关。改变头部位置、放置口咽或鼻咽通气管，或置于俯卧位均可予以改善。偶尔，给予**持续气道内正压（CPAP）**或经鼻导管给予高流量氧可能有效。这些治疗方法对舌体大的患儿（如 21 三体综合征、伯-韦综合征）尤其有效。

（3）**混合性呼吸暂停：**是指同时有中枢性和阻塞性呼吸暂停。

b. **新生儿术后呼吸暂停**

（1）对于早产儿，呼吸暂停可能与麻醉有关。虽然一般与全身麻醉有关，但亦有与局部麻醉有关的报道。

（2）如果择期手术不能推迟到新生儿成熟后施行，对于孕后周数少于 60 周[①]并接受麻醉的新生儿应行术后呼吸暂停监测。

4. **呼吸窘迫综合征**（RDS）

a. **病理生理学**：RDS（早期称透明膜病）是由于生理性表面活性物质不足，导致肺顺应性下降、肺泡不稳定、渐进性肺不张及肺内去氧血分流所致的低氧血症。

b. 早产儿易发生 RDS。生前应用羊膜穿刺并测定羊水磷脂情况可确认有无此危险。肺脏成熟时，卵磷脂与鞘磷脂（L/S）比值大于 2，饱和卵磷脂水平大于 500μg/dl，或标本中存在磷脂酰甘油。

c. 分娩前至少 2d 给予孕妇**糖皮质激素**（倍他米松）可减少婴儿 RDS 的发生率和严重程度。妊娠期只需给一个完整的糖皮质激素疗程，即每天给予孕妇一个剂量糖皮质激素，连续给 2d。

d. **RDS 的临床特征**：包括呼吸急促、鼻翼扇动、呼噜声和肋间肌收缩。出生后不久出现发绀，由于存在透过不张肺的肺内分流，虽然吸入高浓度氧，婴儿仍有低氧血症。

e. **胸部 X 线片**：显示肺容量减少，肺野呈毛玻璃征和支气管含气显影均明显。

f. **初期治疗**：包括通过面罩或鼻导管吸入加温和湿化的氧。应该调节 FiO_2 使 PaO_2 50～80mmHg（SaO_2 88%～92%）；如果 FiO_2 大于 60%才能保持病人氧合，那么可以给予**经鼻 CPAP**。如果疾病更严重或患儿不能耐受经鼻的 CPAP，则可能需要气管插管并行呼气末正压通气。气管内给予外源性表面活性物质可降低该病的严重性、并发症发生率和病死率。高频震荡通气（HFOV）可能会减少有严重 RDS 婴儿的漏气和慢性肺疾病的发生率。

g. 由于 RDS 患儿的临床体征和胸部 X 线片与肺炎

---

①译者注：原文即为 60 周，译者认为似指从妊娠至出生后的总周数。

不易区别，通常在获得恰当的细菌培养后即开始应用**广谱抗生素**。

h. 在更成熟的新生儿中，RDS 可能有自限性，2～3d 后 RDS 常好转，并伴有自发性多尿。在极早的早产儿，RDS 可能发展成慢性肺疾病。

i. RDS 患儿的并发症**发生率**和**病死率**与早产程度、围产期复苏和其他合并的疾病（如动脉导管未闭、感染或脑室内出血）直接相关。恢复期可并发**气胸、肺间质气肿和肺出血**，并有可能发展成慢性肺疾病（CLD）。

5. **支气管肺发育不良**（BPD）

a. **病因学：**BPD 是早产儿的 CLD，是指胎龄超过 36 周仍需氧疗或机械通气进行呼吸支持。BPD 常被称做 CLD，通常与氧中毒、慢性炎症及肺的机械性损伤有关。当存在动脉导管未闭（PDA）时，可加重 BPD。然而，在某些早产婴儿，没有明显的肺损伤也会发生 BPD。最近的研究提示，BPD 的发生与受损伤的发育中的肺内转化生长因子 β 上调有关。给予维生素 A、咖啡因或者早期使用 CPAP 可以有效预防发生 BPD。

b. **临床特征：**包括肋间肌收缩、啰音及肺局部过度膨胀和膨胀不良。BPD 患儿因为通气不均匀和肺内分流可产生低氧血症和高碳酸血症。许多有严重 BPD 的患儿，低氧血症和高碳酸血症也可与支气管痉挛相关。许多有严重 BPD 的患儿生长迟缓，需要供给高热量的食物。

c. **治疗：**包括呼吸支持、充足的营养和利尿治疗。因为 BPD 患儿可能有肺段呼气时间的延长，采用减慢呼吸频率并增加吸气和呼气时间的通气方式可减少气体潴留、改善气体交换。允许性高碳酸血症可以减小肺进一步损伤。此外，对于有 BPD 和支气管痉挛的患儿，给予支气管扩张药可能起到救命的作用。全身或吸入类固醇有时曾用于治疗慢性肺疾病。因为观察到全身给予类固醇治疗后对婴儿的长期神经发育有不良影响，这种治疗方法减少推荐使用。一些严重的 BPD 患儿可出现肺动脉高压。对这些病例曾用吸入性 NO、钙通道阻断药及磷酸二酯酶抑制药等扩血管药治疗。

d. **预后：**随病情的严重程度而异同。病情严重的患儿，20%在第 1 年内死亡；大多数婴儿一般在 2 岁时无症状,但是其他并发症包括经常肺部感染、气道高反应性、哮喘、反复住院、肺动脉压升高及神经发育异常。

6. 气胸

a. **病因学：**需要正压通气及机械通气的新生儿会发生气胸。此外，1%～2%自主呼吸的正常足月产婴儿也可发生自发性气胸，但大多数无症状或者仅有轻微症状，无须特殊处理。胎粪沾染的足月儿及患有 RDS 的早产儿气胸发生率则升高至 5%～10%。

b. **临床特征：**任何新生儿临床情况突然出现急剧的恶化（如突然出现的发绀和低血压）时，均应考虑到此诊断。有时，可能会观察到通气时双侧胸部运动不对称和呼吸音不均匀，但应该排除支气管内插管。

c. **实验室检查：**用强光照射胸部常显示半侧肺的透光度高。如果患儿情况稳定，胸部 X 线片可证实该诊断。

d. **治疗**

（1）对于仅有轻微呼吸窘迫而其他方面稳定且氧合良好的婴儿，通过吸入高浓度氧来冲洗氮可使气胸消退，这也是唯一需要用的治疗方法。然而，也有资料表明该治疗方法效果很小，且高浓度的氧与终末脏器损伤相关，应该很好权衡。

（2）对病情**不稳定的婴儿**，应立即放置静脉导管做胸腔抽吸。抽吸后如气体再聚集，应放置胸腔引流管。

7. 胎粪吸入综合征

a. 在所有分娩中**羊水沾染胎粪**的发生率为 12%，且可能与胎儿窘迫和抑制有关。

b. 婴儿出生有**呼吸抑制**时，如羊水有胎粪沾染，为减少误吸的危害，最好给婴儿行气管插管并吸出气管内的羊水。

c. **胎粪误吸**可引起气道机械性梗阻、肺炎及肺表面活性物质失活而导致肺部疾病。胎粪所致的完全性气道梗阻可导致远侧肺不张。气道部分梗阻可通过球瓣效应引起远端过度膨胀，从而导致气胸。胎粪中的胆汁可引起化学性肺炎和气道水肿。

d. **胎粪吸入综合征：**可能与新生儿持续肺动脉高压有关（见本章Ⅲ.B.5）。

e. 胸部影像学检查可以发现在高通气或者低通气部位存在弥漫的、不均匀的肺实质密度影。

f. **呼吸支持：**对胎粪误吸者应根据气体交换减少的病因行呼吸支持。对有胎粪的气道梗阻可通过延长呼气时间的机械通气来减少肺内气体滞留。可放置胸腔引流管治疗气胸。有时高频震荡通气可恢复闭合肺段并改善气体交换。给予碱性药和吸入一氧化氮可用于减轻胎粪误吸患儿肺的血管收缩。当胎粪抑制内源性表面活性物质的活性时，应用外源性表面活性物质可有益。

8. **先天性膈疝**（CDH）

a. CHD 指膈肌缺损使腹内容物疝入胸腔。先天性膈疝在新生儿的发生率为 1/5000。其病死率很高，40%不能度过婴儿期。

b. **临床特征：**此疾病常可在出生前通过超声检查发现。85% 的缺损发生在横膈的博赫达勒克（Bochdalek）孔的左后方。出生时，可看到舟状腹，患侧无呼吸音。偶尔可在患侧闻及肠鸣音。临床表现差别很大，可能与肺发育不全的程度及伴随的肺动脉高压及心功能障碍有关。

c. **诊断：**胸部 X 线片可确诊，常可在胸腔看到小肠和胃，有时也可看到肝脏、脾脏和（或）肾脏。约 40%CHD 患儿与心脏、胃肠道、泌尿生殖器或肾脏异常相关，这些合并症可显著增高患儿死亡率。

d. **治疗：在手术纠正之前，应积极降低肺血管阻力及促进 CO_2 排出处理**。在产房内，对自主呼吸患儿行气管插管可减少吸入胃和小肠的气体。然而，如患儿有呼吸暂停和插管失败，用球囊和面罩通气时应在最低气道压下施行。持续胃肠减压也可减少气体进入。可应用常规的机械通气或高频震荡通气。有观察显示，某些患儿在通气中吸入一氧化氮可减少肺血管收缩和发绀的发生。常见的死因是呼吸功能不全和肺动脉高压。健肺可发生气胸，常成为复苏过程中的死因。常见低血压和休克，这些继发于持续的全身低氧血症和疝引起纵隔移位所致的心肌损伤及胃肠道液体丢失。

e. **外科治疗：**包括还纳腹内容物和修补膈肌。目前的证据支持首先应使用药物、通气治疗使病情稳定，体外膜式人工氧合法（ECMO）可作为最后的手段（见本章Ⅲ.C.5.d.3）。病情平稳、肺动脉压降低时，患儿可接受手术治疗。

f. **麻醉注意事项：**通过鼻胃管持续吸引行胃肠减压。留置动脉导管以评估酸碱平衡、氧合和通气。碳酸氢钠和过度通气可分别用来治疗代谢性和呼吸性酸中毒。此外，碱化和吸入一氧化氮也许可减轻肺血管收缩。虽然自主呼吸可防止胃胀气和肺压缩，但常需要行通气支持，不过应给予最低有效膨胀压力以减少气胸及机械通气相关性肺损伤（VILI）的发生。避免应用氧化亚氮，因为它可使胃肠道扩张，损害肺功能。麻醉中常使用肌肉松弛药、麻醉性镇痛药和氧疗。

g. 术后并发症包括喂养困难、胃食管反流、听力丧失、神经发育障碍及膈疝复发，特别会发生在那些缺口较大且需要修补的患儿。

C. 心血管系统疾病

1. 患儿出现持续性发绀、低血压、呼吸窘迫、杂音、低氧血症、低灌注或休克，则应怀疑患有**先天性心脏病**（先心病）。先天性心脏病发病率在初生儿中达8/1000，在 1 岁时可降至 2/1000。最常见的先心病包括室间隔缺损、室间隔完整的肺动脉狭窄、法洛四联症、房间隔缺损或大动脉转位。

2. 发绀

a. **病因学：**原因很多，包括肺弥散异常、心内与心外分流和红细胞增多。引起发绀的肺原因在前面已提到。

b. **心脏病变：**可由于肺血流减少或由分流导致动静脉血混合而引起全身低氧血症。

c. 许多因素使大多数胎儿在宫内可以耐受心脏损害。胎儿通过胎盘进行氧合，而不是通过肺循环。左右心室共同形成体循环血流，在动脉和心导管水平动静脉血液混合。另外，由于胎儿血红蛋白的特性及血红蛋白浓度更高使得胎儿具有更强的携氧能力。

d. 在新生儿，如果有大血管错位、肺动脉狭窄或闭锁、法洛四联症或心室发育不全，**动脉导管可有肺动脉血流通过**。多数患儿在出生后 2～3d 动脉导管关闭时出现症状。如果有导管依赖性病变存在，那么防止导管关闭对维持肺动脉血流是至关重要的。可用静脉注射**前列腺素 E_1**（PGE_1）予以治疗。其副作用包括呼吸暂停、低血压和抽搐。

e. 许多有**间隔缺损**的患儿在胎儿和新生儿期可能无临床症状，但是，随着肺血管阻力（PVR）增加，右向左分流可产生全身性低氧血症。随后，随着 PVR 降低，肺血流增加可导致肺血管疾病和肺动脉高压。

f. **实验室检查：**对于有心血管疾病体征和症状的婴儿，相关的检查应包括动脉血气分析、动脉导管关闭前后的血氧饱和度、四肢血压、心电图、胸片、血红蛋白或 Hct 及吸入纯氧时的动脉血氧分压（"**高氧实验**"）。当吸入纯氧时，PaO_2 仍低于 150mmHg，提示心内分流的存在。进行心脏病学方面的会诊是必要的，常采用超声心动图来检查潜在的心脏结构损害。

3. 动脉导管未闭（PDA）

a. **临床表现：**常见于早产儿，其特征是胸骨左缘有向背部放射的杂音、水冲脉、脉压增宽、胸片示肺血流增多和体重过度增加。PDA 通常可以通过心脏超声检查确诊。在某些病例，PDA 导致的心功能障碍可降低体循环血压、减少外周灌注和尿量，并可引起代谢性酸中毒。

b. 虽然 PDA **早期治疗**包括限制液体和利尿,但保持全身灌注是很重要的。如果通过未闭导管的分流在临床上明显而肾脏和血小板功能正常，可试用吲哚美辛或布洛芬治疗使导管药物性闭合。

c. 对药物无效、存在用药禁忌、肾功能或血小板功能障碍的婴儿常行**手术治疗**。

d. **麻醉注意事项：**此类病重患儿通常需要高水平的氧支持、呼吸机支持及血管加压治疗。因动脉导管未闭及液体限制所导致的心排血量降低，使患儿可能存在肾功能不全，或因药物治疗导致血小板功能不全。为避免在转运至手术室途中出现危险，很多 PDA 闭合术要在 NICU 施行。手术过程中，除了动脉导管关闭前脉搏血氧测量可用于评估大脑氧供，在中枢循环解剖过程中，动脉导管关闭后血氧测量可帮助监测易疏忽的主动脉夹闭。使用阿片类麻醉药（如芬太尼）辅助肌松药的麻醉技术被广泛应用于婴儿动脉导管夹闭术。患儿术后需密切监护，以防气胸、低血压及少尿等并发症的发生。

4. 心律失常

a. **室上性心动过速**（SVT）**:** 是新生儿最常见的心律失常，心率常超过 250 次/分，它可呈自限性，并可很好地耐受。但如伴有低血压或血红蛋白不饱和，则需迅速治疗。

b. **治疗：**包括刺激迷走神经，如鼻咽部刺激或面部冷刺激。应避免采用眼球按摩，因可能导致新生儿晶状体破裂。腺苷和食管起搏对 SVT 的急性治疗也有效。

c. 如患儿血流动力学不稳定，可采用同步心脏电复律。

5. 新生儿持续肺动脉高压（PPHN）

a. **病理生理：**如前所述，PPHN 由于胎儿循环持续存在，表现为肺血管阻力增加而引起肺动脉高压，通过卵圆孔和动脉导管产生右向左分流和全身低氧血症。

b. **病因学**：一般认为，许多患 PPHN 的新生儿远端肺血管床有肌结构形成异常和肺动脉反应性异常。虽然许多 PPHN 患儿有抑制、胎粪误吸、细菌性肺炎或脓毒症，但这些因素在引起本病中的确切作用仍未知。

c. **临床特征**：患 PPHN 的新生儿有严重的全身低氧血症，且吸入高浓度氧亦不缓解。上肢 SaO_2 高于下肢提示可能存在分流。ECG 可示右心室肥厚，胸片显示肺血管影明显减少。超声心动图显示在动脉导管和（或）卵圆孔处有分流。

d. **PPHN 的治疗**

（1）特异疗法包括气管插管、机械通气吸入氧、诱发呼吸性或代谢性碱中毒。将近 50%的患儿通过给予吸入 NO 后能快速地扩张肺血管，减少分流及增加全身氧合。对吸入 NO 的患儿，应监测高铁血红蛋白、吸入 NO 的氧化产物。

（2）非特异性及支持疗法包括应用血管加压药行积极的血压维持、麻醉性镇痛药（如芬太尼）和偶尔用肌松药。

（3）**ECMO**：对一些应用通气和药物治疗无效的患儿，ECMO 可能起到挽救生命的作用。

（a）ECMO 环路包括管道、贮血器、泵、膜氧合器和热交换器。为防止凝血，患儿需肝素化。由于 ECMO 过程中消耗血小板，故常需输注血小板。

（b）**通路**：为建立 ECMO 须行套管插入术而须给予全身麻醉。有些心功能良好的患儿，采用静脉-静脉（VV）ECMO，即经右颈内静脉将一根双腔导管置入左心室而心功能不良或伴有肺动脉高压先心病新生儿，则适宜于静脉-动脉（VA）ECMO，即经右颈总动脉和右颈内静脉插管或经股动静脉插管。

(c) 与 ECMO 相关的**并发症**：肝素化可引起颅内和其他部位出血。右颈内动脉插管和结扎可能引起右侧脑动脉损伤（局灶性左侧癫痫发作、左侧偏瘫和进行性右脑萎缩）。

(d) 由于 ECMO 有潜在的危险，它只应用于有严重全身性低氧血症的足月患儿和晚期早产患儿（妊娠>34 周且出生体重大于 1800～2000g）。在 ECMO 套管插入手术前应行可视头部超声、超声心动图及基本的实验室检查。而且，有颅内出血的患儿应排除，因为肝素化可使出血增加。同样，如患儿有多种先天性畸形、严重神经系统障碍或紫绀型先天性心脏病也应排除。

D. 血液疾病

1. 新生儿溶血性疾病（胎儿成红细胞增多症）

a. 同种免疫性溶血性贫血：由于母体 IgG 抗体通过胎盘进入胎儿体内，与胎儿红细胞反应所致。

b. Rh 溶血性疾病：由抗 D 抗体引起，也可由次要抗原如 Kell、Duffy、Kidd 产生的抗体引起。D 抗原缺乏使人体为 Rh 阴性。在妊娠、分娩、流产或羊膜穿刺时，胎儿血液进入母体循环，其抗原使母体致敏。为防止致敏，对未致敏的 Rh 阴性的母亲在妊娠第 28 周，有创检查（如羊膜穿刺术）后及分娩后应给予**抗 D 免疫球蛋白**（Rhogam）。如果母体已致敏，免疫预防没有价值。即使已给予免疫球蛋白治疗，如妊娠期有大量胎儿血液注入母体，母体仍可致敏。

c. ABO 溶血性疾病：可在母体没有致敏时发生溶血，因为母体为 O 型血，可自然产生抗 A 和抗 B 抗体，通常是 IgM 抗体，因其不能通过胎盘，所以 ABO 溶血性疾病较 Rh 疾病轻，可有轻微贫血或无贫血，以及轻微的间接高胆红素血症，很少需要换血治疗。

d. 间接 Coombs 试验：可检测母体血清中 IgG 抗体

的存在。

e. **直接 Coombs 试验**：可检测婴儿血细胞上是否已有抗体包被，因而可提示溶血的危险性。

f. **溶血**：当抗体通过胎盘，与胎儿红细胞上的相应抗原结合时可引起溶血，导致血细胞生成增多，从而导致肝脾肿大。

g. **临床特征**：可发现肝脾肿大、水肿、苍白、巩膜黄染或黄疸。

h. **实验室检查**：可发现贫血、血小板减少、直接 Coombs 试验阳性、间接高胆红素血症、低血糖、低蛋白血症及与疾病严重性相平行的网织细胞数增多。应连续监测 Hct 和间接胆红素水平。

i. **一线治疗**包括**光疗**，如胆红素过高或其升高速度大于 1mg/（dl·h）应给予静脉注射免疫球蛋白或换血治疗。

2. **胎儿水肿**

a. **胎儿水肿**：指胎儿体内液体过多，包括从轻微的外周水肿到严重的全身水肿伴有胸腔和（或）心包积液。

b. **病因学**：水肿可见于贫血（如溶血性疾病、胎儿母体出血、孪生胎儿的血液互输）、心律失常（如完全性心脏传导阻滞、室上性心动过速）、先天性心脏病、血管或淋巴管形成异常（如肝血管瘤、囊性水瘤）或感染（如病毒、弓形体病、梅毒）。

c. **治疗**：治疗的主要目标包括防止因贫血和乏氧引起宫内或宫外死亡、恢复血容量及避免高胆红素血症的神经毒性作用。

（1）子宫内通过脐静脉输血可改善未出生婴儿的存活率。

（2）对已出生的活婴，治疗措施包括气管插管、机械通气辅助呼吸、胸腔穿刺、心脏彩超、中心静脉置管、纠正低血容量和酸中毒及换血治疗。由于肺发育不全，一些患儿需要长期的有创呼吸支持。

（3）晚期并发症包括贫血、轻症移植物抗宿主反应、浓缩胆汁综合征（特征是持续性黄疸伴直接和间接胆红素水平增高）和门静脉血栓形成（脐静脉插管的并发症）。

E. 胃肠道疾病

1. 高胆红素血症

a. **病理生理：**胆红素由血红蛋白裂解而生成，然后与白蛋白结合，转运至肝脏（在该处与葡萄糖醛酸结合），在胆汁中运至肠。在肠内，它既可被肠道细菌降解后再吸收，又可转化为尿胆素原被排出。

b. **病因学：**可由于生成过多（如溶血、积血的吸收、红细胞增多症）、结合障碍（如肝脏发育未成熟或损伤）或排泄低下（如胆道闭锁）引起。此病常见于脓毒症、窒息和代谢障碍（如甲状腺功能低下、低血糖、半乳糖血症），也可见于正常新生儿和母乳喂养的婴儿。

c. **毒性作用：**未结合（间接）胆红素为脂溶性，可通过血脑屏障进入中枢神经系统。达到中毒水平可导致神经元坏死，造成胆红素脑病或核黄疸，其临床表现从轻度嗜睡、发热，到惊厥。呼吸窘迫、脓毒症、代谢性酸中毒、低血糖、低蛋白血症或严重的溶血性疾病有发生核黄疸的危险。存活者在后期可出现神经系统后遗症，包括认知能力减低、智力发育迟缓、感觉神经性耳聋、牙齿发育不良及舞蹈手足徐动症样脑瘫。

d. **生理性黄疸：**由红细胞转化增多和肝脏结合系统发育不成熟所致。足月新生儿发生率为60%，生后2～4d胆红素水平达到高峰。早产儿发生率增高（80%），胆红素水平达到高峰较晚（5～7d）。

e. **母乳性黄疸：**出现于生后第2周或第3周，逐渐发展，胆红素最高达15～25mg/dl，并可持续2～3个月，做此诊断前应排除其他原因。中断喂养数日可使血清值明显下降，此时可重新喂养。此病为良性黄疸，无不良后果。

f. **实验室检查：**包括总胆红素和直接胆红素水平，血型和直接Coombs试验，血红蛋白或血细胞比容，网织红细胞计数，涂片查血红细胞形态学，电解质，血尿素氮，肌酐；如怀疑脓毒症，行细菌培养。由于高胆红素血症可为尿道感染的征象，需考虑做尿液分析和尿液培养。

g. **治疗**

（1）出生 24h 内出现胆红素水平病理性升高，需要进一步检查病因。

（2）对于生理性黄疸或轻度溶血性黄疸的处理包括监测胆红素水平，并开始早期喂养以减少胆红素的肠肝循环。

（3）**光疗**：间接胆红素水平中度或增长速度过快的患儿适用于此疗法（如足月儿出生后 1d 间接胆红素水平＞6mg/dl）。420～470nm 波长的光疗可引起胆红素光学异构体变化，使其成为水溶性。必须遮盖眼睛以防止视网膜损伤。

（4）对于重度高胆红素血症（如足月儿间接胆红素＞25mg/dl），可采用静脉注射免疫球蛋白和（或）**换血治疗**。

2. **食管闭锁和气管食管瘘**

a. 食管闭锁（EA）常伴有气管食管瘘（TEF）。瘘管位置差异很大，最常见的是食管近端盲袋及末端的 TEF。EA/TEF 常伴有其他先天性异常，尤其是心脏缺损。

b. **病理生理学**：食管近端盲袋容积小，导致溢出性误吸，还可引起典型的临床三联征：咳嗽、气哽和发绀。偶有需频繁吸引的流涎可以是唯一的早期症状。

c. 如不能将鼻胃管置入胃内将证实诊断。用气体或水溶性对比剂摄胸部 X 线片将证实食管闭锁的存在。

d. **内科治疗**应致力于减少误吸。对于新生儿应予禁食，置鼻胃管行持续低压吸引，病床的头侧应抬高。吸入性肺炎应予抗生素和吸氧治疗，严重肺炎需气管插管和机械通气。但如存在 TEF，则通气困难。

e. **外科治疗**取决于婴儿的状态。如新生儿有严重肺炎，最好延迟手术直至肺功能改善。胃膨胀影响肺功能，可在局部麻醉下行经皮胃造口术。对病情稳定的患儿,可行食管和瘘管的确定性修补术。

f. **麻醉：**对于 TEF 患儿，保持气道通畅至关重要，但有时是困难的。诱导时外科医师应在场，以便必要时做紧急胃减压。对患儿应全面监测，心前区听诊器应置于其左胸以有助于对通气的评估。如患儿有胃造口管，应置入水封瓶。应行吸入诱导或清醒插管。气管导管尖端应置于瘘管与隆突之间，可先将导管插入右主支气管，然后缓慢退出导管直至可听到左侧呼吸音。呼吸音减弱、胃充气或气体从胃造口管逸出均提示导管在瘘中以上，应继续向下送管。一旦导管位置正确，应牢固固定。常需安排一人在整个手术过程中专门监测导管位置。

g. **术中处理：**采取吸入麻醉应保持自主呼吸，直至施行胃造口。在给肌松药之前应先试行正压通气。

3. **十二指肠闭锁**

a. **临床特征：**其表现为呕吐胆汁、上腹膨胀和胃液吸引量增多。该病与 21 三体综合征有关，可能伴有其他肠道畸形。

b. 产前超声及产后腹部 X 线片示“双泡”征，表明胃和十二指肠上部有气体。

c. **治疗：**禁食，使用鼻胃管吸引，保证适当的补液和血清维持电解质水平。麻醉可行清醒插管或快速诱导气管插管，避免使用氧化亚氮，常需应用肌松药。

4. **幽门狭窄**

a. **临床特征：**通常在出生后 3～5 周出现症状，以幽门肥厚导致的胃排空障碍为特征。患儿出现持续性非胆汁性呕吐。尽管患儿由于胃酸丢失导致低氯血症、低钾性代谢性碱中毒，但长期呕吐将出现代谢性酸中毒、血容量降低、乃至休克。触诊可及由肥厚幽门形成的腹部包块或“橄榄体”。

b. **腹部 X 线片：**常显示双重气泡影像，提示胃及十二指近端积气。腹部超声检查可明确诊断。

c. **治疗：**包括幽门肌切开术及术前补充液体、纠正代谢性碱中毒和置鼻胃管吸引。

d. **麻醉处理：**诱导前排空胃非常重要。患儿的鼻胃管常被黏液或其他物质堵塞。为充分排空胃常需更换鼻胃管，诱导前于患儿仰卧、侧卧或俯卧位行吸引。可快速诱导气管插管或清醒插管，必要时，给予吸入麻醉药或肌松药。通常因为存在 CSF 碱中毒而不需要给予麻醉性镇静药，给予镇静药后患儿易出现呼吸抑制。经直肠给予对乙酰氨基酚及手术切口局部浸润麻醉可以达到确切的镇痛效果。气管拔管前新生儿需完全清醒，且呼吸量充足。

5. 脐突出和腹裂

a. **临床特征：**由于肠未能移入腹腔，随后腹壁于妊娠 6～8 周关闭所致。内脏位于腹腔以外，由完整的腹膜包裹。45%～80%脐突出患儿可能伴有遗传学异常（50%）、心脏畸形（28%）、膀胱外翻及其他泌尿生殖系统异常（20%）、颅骨缺损（20%）及先天性膈疝（12%）。腹裂发生于胎儿形成晚期（妊娠 12～18 周），与脐肠系膜动脉的中断有关。腹壁的缺损使肠暴露在子宫内而无腹膜包裹，肠襻常水肿，且有炎性渗出物覆盖。与脐突出相反的是，只有 10%～20%的腹裂并存其他先天性异常，但有高达 16%的患儿并发肠道闭锁/狭窄或肠扭转。

b. **手术前处理：**手术修补前置鼻胃管引流、静脉补液和保护内脏。如腹膜囊完整，脐突出须用无菌热盐水纱布覆盖以减少热量和水分丢失，同时也减少感染的机会。如囊已破或有腹裂，应用热盐水纱布包裹暴露的内脏，或将婴儿放在无菌箱内，实时监测患儿胃肠灌注。婴儿术前应用无菌热毛巾包裹。

c. **麻醉处理：**腹部手术时，手术室中要有特别措施补偿不感性失水和热损失。胃排空后，可进行快速诱导或清醒插管。肌松药能帮助术者把突出器官还纳回腹腔。在突出的器官还纳回腹腔后，应观察通气压、尿量、下肢血压及氧饱和度，来评估通气和循环血流的变化。这些有助于决定用一期或分期手术修复病变。由于在这过程中腹内压增高，肺功能受到影响，拔管之前应评估好患儿的通气情况及氧饱和度。

6. **坏死性小肠结肠炎**（NEC）

a. **NEC** 指后天性肠道坏死，见于没有功能性病变或解剖性病变的情况。此病主要见于早产儿，随着妊娠周数的延长，发病率降低，可有地方性或流行性。通常在出生后几周内发生，且几乎总是出现于肠道喂养之后，其病死率可高达 40%。

b. **发病机制**不明，但可能与发育未成熟的肠道遭受严重的应激如缺血、感染或免疫损伤有关。肠道内喂养似可加重黏膜损伤，尽管母乳可能具有保护作用。

c. **临床特征**：包括腹胀、由于胃液误吸或呕吐导致喂养不耐受、肠梗阻、腹壁红斑及血便。婴儿可出现全身体征，如体温不稳定、嗜睡、呼吸和循环不稳定、呼吸骤停、少尿及 DIC。

d. **实验室检查**：应包括腹部 X 线片（可显示肠壁积气症、肠管固定、肝门积气或腹腔内游离气体）、全血细胞计数（可显示白细胞增多或减少、血小板减少）、动脉血气（证实酸中毒）、血清离子检测（显示低钠血症或代谢性酸中毒）、愈创木脂试验（常显示潜血阳性）、粪便还原物检查（碳水化合物吸收不良）。鉴别诊断包括脓毒症，需做血、尿培养。如患儿病情稳定，弥散性血管内凝血不明显，可进行腰椎穿刺，做脑脊液（CSF）革兰氏染色和细菌培养。

e. **治疗**：如怀疑有坏死性小肠结肠炎，应停止喂养，并置鼻胃管行胃减压。禁食至少 10～14d，通过肠道外营养给予支持。经验性地应用广谱抗生素（氨苄西林、氨基糖苷类；如怀疑穿孔，应给予甲硝唑或克林达霉素）。

f. **外科会诊**：应请外科会诊，急诊剖腹探查通常仅限于肠穿孔、连续腹平片示固定肠襻或持续的代谢性酸中毒。麻醉的关键在于预防胃内容物的误吸及存在第三间隙液体丢失的情况下维持器官灌注。

7. **肠扭转**

   a. **肠扭转：**可是原发性的，但更常见于继发旋转不良，常可迅速影响肠道血流并导致肠缺血。如在宫内发生，出生时可发生小肠坏死，须立即切除。

   b. **临床特征：**包括腹胀、呕吐胆汁样物及脱水、酸中毒、脓毒症或休克征象。

   c. **肠旋转不良的诊断：**可通过上消化道和小肠全面检查发现 Treitz 韧带位置不正常来确诊。

   d. **治疗：**包括补充容量、置鼻胃管、禁食、应用抗生素及手术修复。

   e. **麻醉处理：**胃排空后行快速诱导，根据情况用吸入或静脉麻醉药维持，避免用氧化亚氮，以减少进一步的肠扩张。

F. 神经系统疾病

1. **抽搐**

   a. 抽搐可为全身性、局灶性或轻微。

   b. **病因学：**包括出生时创伤、颅内出血、窒息后脑病、代谢障碍（低血糖或低钙血症）、药物戒断和感染。

   c. **实验室检查**

      （1）首先测定电解质、血糖、Ca^{2+}、Mg^{2+}、血气分析和 pH，如怀疑代谢性疾病，应测定血清乳酸和氨浓度、血清或尿氨基酸和尿有机酸水平。

      （2）全血细胞计数和分类、血小板计数，做细菌培养，包括血液和脑脊液培养。

      （3）为识别抽搐原因，适宜的神经影像学检查包括颅脑超声检查、CT 扫描和（或）MRI。T_2 弥散加权 MRI 有助于识别脑的缺血缺氧区。

   d. **治疗：**包括支持疗法。关键是保证足够的氧合，此外，纠正潜在的代谢性异常（如低血糖、低钙血症）也很重要。应用抗惊厥药，如需要可先给予试验剂量的维生素 B_6。胎龄大于 36 周的新生儿，在出生前后如果有缺血缺氧性因素导致颅脑损伤，临床表现提示为中到重度的脑病，应在患儿出生 6h 内于 NICU 使体温或头温降至 33.5～34.5℃，维持 72h。这时通常需要请新生儿神经内科专家会诊。

e. 抗惊厥药

（1）紧急药物治疗，包括：

（a）**苯巴比妥**，负荷量 20mg/kg 经 10 min 静脉注射；维持量 2.5mg/kg，2 次/天，以维持血药浓度在 20～40μg/ml。

（b）**苯二氮䓬类**（如劳拉西泮 0.1～0.3mg/kg 静脉注射）。

（c）**磷苯妥英**，负荷量 15～20mg/kg 经 15min 静脉注射；维持量 2.5mg/kg，2 次/天，以维持治疗水平 15～30μg/ml。

（2）新生儿惊厥的长期治疗通常应用苯巴比妥或左乙拉西坦。

2. 颅内出血

a. 脑室内出血：出生体重低于 1000g 的婴儿出生后前 7d 的脑室内出血发生率超过 30%。硬膜下和蛛网膜下腔出血的发生率少得多。

b. 临床特征：脑室内出血常无症状，但也可表现为原因不明的嗜睡、呼吸暂停或抽搐发作。查体可见头围增大，囟门凸出。

c. 实验室检查：可发现贫血和酸中毒。对于胎龄超过 32 周的患儿，颅脑超声检查可以做出诊断。

d. 脑室内出血的分级

（1）Ⅰ级：仅有室管膜下出血。

（2）Ⅱ级：脑室内出血不伴脑室扩大。

（3）Ⅲ级：脑室内出血伴脑室扩大。

（4）Ⅳ级：Ⅲ级伴脑实质内出血。

e. 主要并发症：脑脊液阻塞导致脑积水。可根据每天测量头围和一系列超声检查来发现，常须行连续性腰椎穿刺或脑室内分流。

f. 高张药物（如治疗低血糖所用的 25%葡萄糖）可

能与脑室内出血有关，应避免使用。

3. **脊髓发育不良**

a. 胚胎的神经管形成异常会导致妊娠第 4 周后神经管关闭不良。当脑膜由脊柱骨性异常（脊柱裂）疝出形成了充满脑脊液的囊，导致脑脊膜膨出，通常脊髓和神经根不受累。当脊髓和脑膜同时疝出时，则导致脊髓脊膜膨出。8%脊髓脊膜膨出患儿累及腰椎。患脊髓脊膜膨出的新生儿 90%合并有脑积水，主要是由于脊髓异常取代小脑并影响脑脊液流动。

b. 脊髓脊膜膨出发病率约为 4/10 000～10/10 000。随着母体补充叶酸的增多，发病率明显下降。产妇患有糖尿病或口服某种药物（如抗癫痫药），胎儿发生脊髓发育不良的危险性增高。

c. 产后管理包括使用温暖的浸透生理盐水的无菌纱布覆盖缺损处，以防止粘在缺损处。患儿应保持俯卧位，避免接触乳胶。术前需要评估患儿是否合并其他异常（如脊柱侧凸、脑积水、先天性小脑延髓下畸形），推荐行神经影像学检查。早期手术修补能显著降低感染的风险。术后需要严密监测患儿癫痫及脑积水的发生，如果出现则需要行分流术。预后取决于缺损程度及是否合并有其他先天性异常。

d. **麻醉处理：**在患儿仰卧位行气管插管期间，应对外露的神经组织进行特殊关注以防止损伤。在一些病例中，为保护缺损，通常在左侧卧位下行气管插管。许多脊髓脊膜膨出的患儿气管较短，这增加了支气管插管的风险。术中失血一般较少，除非需要行较大皮瓣移植以覆盖较大缺损。如果存在脑积水，那么患儿对缺氧的反应不敏感，导致术后出现呼吸暂停的风险增大。

4. **早产儿视网膜病变**（ROP）

a. **病因学**

（1）需要氧疗的早产儿患 ROP 的风险较高，本病可见于出生体重不足 1500g 和胎龄不足 30 周的婴儿。体重不足 1000 g 的婴儿发生率为 80%。

为减少 ROP 的发生率，应避免**高浓度氧**。

(2) 除了高氧环境和早产儿外，其他因素也可引起 ROP，现已发现足月产婴儿、紫绀型心脏病婴儿、死产的婴儿和未暴露于高氧环境的婴儿亦有发生。易患因素包括贫血、感染、颅内出血、酸中毒和动脉导管末闭。

b. **病理生理学：**ROP 开始发生于颞侧视网膜，它是视网膜中最迟血管化的部分。最初可见区分血管化和未血管化的边界增高。纤维血管增生由此边缘向后扩展，而 90%的患儿在此阶段逐渐消退。这些患儿以后可发展为斜视、弱视、近视或外周视网膜脱落。

c. 10%的患儿纤维血管化扩展至玻璃体，导致玻璃体积血、外周视网膜瘢痕形成、视神经盘和黄斑移向颞侧和部分视网膜脱落。严重时，广泛的纤维血管增生可导致晶状体白块（白瞳孔）、完全性视网膜脱落和视力丧失。

d. 胎龄＜32 周、出生体重＜1500g 或具有潜在危险因素的婴儿应在 34 周胎龄时行间接眼底镜检查。如发现 ROP，每 1～2 周复查一次，直至自行消退。3 个月后此病不再发生。

e. **治疗：**对于表现严重的 ROP，治疗包括光凝固法、透热法、冷凝疗法、玻璃体切割术及贝伐珠单抗注射治疗。

G. 感染性疾病

1. 环境

a. 新生儿特别容易感染，其细胞免疫和体液免疫防御系统弱，容易引起细菌繁殖和医源性感染。

b. **预防：**对每个婴儿应用专用的器材及抚育器、接触前后洗手和穿隔离衣，以减少交叉感染。

2. **易感因素：**破膜时间延长与羊膜炎发生率高相关，其后可发生新生儿上行性细菌和病毒感染。母体发热和白细胞增多、破膜时间延长及胎儿心动过速也都可能与新生儿感染有关。

3. **实验室检查：**包括全血细胞计数、分类和血培养。必要时可行腰椎穿刺做脑脊液培养和分析。如有合适条件，应做病毒培养。

4. **新生儿脓毒症**

a. **感染：**出生后即刻的感染病原体常来自宫内或分娩时，致病原包括 B 族 β 溶血性链球菌、大肠杆菌、李斯特菌和单纯疱疹病毒。迟发的感染可由金黄色葡萄球菌、表皮葡萄球菌、阴沟肠杆菌、肠球菌和铜绿假单胞菌引起。

b. **临床表现：**包括呼吸衰竭、抽搐和休克。轻微的体征最初可为呼吸窘迫、呼吸暂停、烦躁和食欲不佳，需认真评估。

c. **实验室检查：**应包括血、尿和脑脊液培养，全血细胞计数，血糖，尿液分析和胸部 X 线片。

d. **抗生素使用：**开始用氨苄西林与一种氨基糖苷类合用，使用 48～72h。如培养结果为阳性，根据感染程度和部位继续治疗。需检测氨基糖苷类药物的血清浓度和调整剂量，以防止其毒性作用。

（张岩生 译 韩 宁 审校）

推荐阅读文献

Anand KJS, Hickey PR. Pain and its effects in the human neonate and fetus. *N Engl J Med* 1987;317:1321–1329.

Arant BSJ. Developmental patterns of renal functional maturation compared in the human neonate. *J Pediatr* 1978;92:705–712.

Bahrami KR, Van Meurs KP. ECMO for neonatal respiratory failure. *Semin Perinatol* 2005;29:15–23.

Bell EF, Warburton D, Stonestreet BS, et al. Effect of fluid administration on the development of symptomatic patent ductus arteriosus and congestive heart failure in premature infants. *N Engl J Med* 1980;302:598–604.

Cote CJ, Lerman J, Anderson BJ. *A Practice of Anesthesia for Infants and Children, and Adolescents.* 5th ed. Philadelphia: Saunders Elsevier; 2013.

Coté CJ, Zaslavsky A, Downes JJ, et al. Postoperative apnea in former preterm infants after inguinal herniorrhaphy. A combined analysis. *Anesthesiology* 1995;82:809–822.

Fanaroff AA, Wald M, Gruber HS, et al. Insensible water loss in low birth weight infants. *Pediatrics* 1972;50:236–245.

Fluge G. Clinical aspects of neonatal hypoglycaemia. *Acta Paediatr Scand* 1974;63: 826–832.

Gallagher TM, Crean PM. Spinal anaesthesia for infants born prematurely. *Anaesthesia* 1989;44:434–436.

Gersony WM, Peckham GJ, Ellison RC, et al. Effects of indomethacin in premature infants with patent ductus arteriosus: results of a national collaborative study. *J Pediatr* 1983;102:895–906.

Hall BD. Choanal atresia and associated multiple anomalies. *J Pediatr* 1979;95:395–398.

Keith CG, Doyle LW. Retinopathy of prematurity in extremely low birth weight infants. *Pediatrics* 1995;95:42–45.

Koehntop DE, Rodman JH, Brundage DM, et al. Pharmacokinetics of fentanyl in neonates. *Anesth Analg* 1986;65:227–232.

Krane EJ, Haberkern CM, Jacobson LE. Postoperative apnea, bradycardia, and oxygen desaturation in formerly premature infants: prospective comparison of spinal and general anesthesia. *Anesth Analg* 1995;80:7–13.

Kurth CD, Spitzer AR, Broennle AM, et al. Postoperative apnea in preterm infants. *Anesthesiology* 1987;66:483–488.

Marks KH, Devenyi AG, Bello ME, et al. Thermal head wrap for infants. *J Pediatr* 1985;107:956–959.

Motoyama, EK, Brinkmeyer, SD, Mutich, RL, et al. Reduced FRC in anesthetized infants: effect of low PEEP. *Anesthesiology* 1982;57:A418.

Moya FR, Lally KP. Evidence-based management of infants with congenital diaphragmatic hernia. *Semin Perinatol* 2005;29:112–117.

Philippart AI, Canty TG, Filler RM. Acute fluid volume requirements in infants with anterior abdominal wall defects. *J Pediatr Surg* 1972;7:553–558.

Roberts JD Jr, Fineman JR, Morin FC III, et al. Inhaled nitric oxide and persistent pulmonary hypertension of the newborn. The Inhaled Nitric Oxide Study Group. *N Engl J Med* 1997;336:605–610.

Roberts JD Jr, Polaner DM, Lang P, et al. Inhaled nitric oxide (NO): a selective pulmonary vasodilator for the treatment of persistent pulmonary hypertension of the newborn (PPHN). *Circulation* 1991;84:A1279.

Roberts JD, Polaner DM, Lang P, et al. Inhaled nitric oxide in persistent pulmonary hypertension of the newborn. *Lancet* 1992;340:818–821.

Sola A. Oxygen in neonatal anesthesia: friend or foe? *Curr Opin Anaesthesiol* 2008;21:332–339.

Srinivasan G, Jain R, Pildes RS, et al. Glucose homeostasis during anesthesia and surgery in infants. *J Pediatr Surg* 1986;21:718–721.

Touloukian RJ, Higgins E. The spectrum of serum electrolytes in hypertrophic pyloric stenosis. *J Pediatr Surg* 1983;18:394–397.

Tyszczuk L, Meek J, Elwell C, et al. Cerebral blood flow is independent of mean arterial blood pressure in preterm infants undergoing intensive care. *Pediatrics* 1998;102:337–341.

Wessel DL, Keane JF, Parness I, et al. Outpatient closure of the patent ductus arteriosus. *Circulation* 1988;77:1068–1071.

Wright TE, Orr RJ, Haberkern CM, et al. Complications during spinal anesthesia in infants: high spinal blockade. *Anesthesiology* 1990;73:1290–1292.

Yaster M, Buck JR, Dudgeon DL, et al. Hemodynamic effects of primary closure of omphalocele/gastroschisis in human newborns. *Anesthesiology* 1988;69:84–88.

第31章 儿科麻醉

Vassallo SA, Puglia MP

Ⅰ. 解剖学和生理学

A. 上呼吸道

1. **鼻腔**：由于新生儿口咽部肌肉发育差，咽、喉及支气管树的顺应性较高，他们必须用鼻呼吸。鼻孔较窄，需要很大比例的呼吸功以克服鼻腔阻力。由于双侧后鼻孔闭锁或黏稠的分泌物引起的鼻孔阻塞可导致完全性气道梗阻，而有部分新生儿会转为用口呼吸。在镇静或麻醉时需置口咽通气道、喉罩通气道或行气管插管用以保持气道通畅。
2. **舌体**：婴儿舌体相对较大，这使面罩通气和置喉镜比较困难。最近的有关舌体大小的研究表明，1～12 岁的儿童舌体大小是成比例增长的。如果在面罩通气时对下颌施加的压力过大，舌体极易阻塞呼吸道。
3. **声门**：婴儿和儿童声门较高（早产儿于 C_3 椎体水平，婴儿于 C_4 水平，成人于 C_5 水平），会厌窄长且成角，使喉镜检查更加困难。
4. **环状软骨**：对于婴儿和幼儿，气道最窄的部分在环状软骨（最近有研究对此表示质疑，详见推荐阅读文献），而成人为声门。气管导管通过声门后仍可在远端遇到阻力。
5. **乳牙**：在生后 1 年内长出，6～13 岁之间脱落。为避免松动的牙齿移动，最安全的方法是不将手指或器械插入口腔内，直接打开下颌。松动的牙齿应在术前评估中有所记载，有时应在置喉镜之前拔除，但应预先告知家长及患儿。
6. **气道**：儿童气道直径较小，尤其婴儿，微小变化即可引起气道阻力明显增加。轻微的水肿也可使气道阻力明显增加，导致气道受累。

B. 肺系统

1. **氧耗量：** 新生儿代谢率高，因而其氧耗[6ml/(kg · min)]较成人高[3 ml/(kg · min)]。
2. **肺闭合容量：** 新生儿肺闭合容量较大，在正常潮气量的范围内。如果潮气量小于闭合容量，可发生肺泡萎陷、肺内分流。
3. **呼吸频率与潮气量：** 为满足较高的需氧量，婴儿呼吸频率快，每分通气量较大。功能残气量（FRC）几乎与成人相似（婴儿的 FRC 为 25ml/kg，成人为 35ml/kg）。由于每分通气量与 FRC 的比值高，应用吸入麻醉药时诱导迅速。婴儿与成人的潮气量相同为 6～7ml/kg。
4. **解剖性分流：** 包括动脉导管未闭和卵圆孔未闭，当肺动脉压增高（如低氧、酸中毒或气道正压过高）时可出现明显的右向左分流。如果不注意将空气从静脉输液管中排除，空气栓塞的可能性将增加。
5. **血氧饱和度：** 婴儿呼吸系统的特点是呼吸暂停时血氧饱和度下降迅速。当婴儿咳嗽、屏气、肺泡萎陷时发生明显的血氧饱和度下降，需静脉注射麻醉药物或肌松药加深麻醉。
6. **膈肌：** 是婴儿的主要呼吸肌。新生儿膈肌中，持续增强呼吸作用力不可缺少的 I 型慢收缩、高氧化纤维的数量仅为成人的一半，因此较成人容易发生膈肌疲劳。2 岁时，婴儿膈肌中 I 型纤维的含量才能达到成熟水平。
7. **胸内负压：** 婴儿肋骨架柔软（顺应性胸壁），不容易维持胸内负压，从而减低了婴儿试图增加通气的有效性。
8. **婴儿无效腔量：** 与成人相似，为 2～2.5ml/kg。
9. **呼吸效能：** 婴儿每分通气量的基础值较高，使呼吸效能进一步增加受限。麻醉中如保持自主呼吸，则需监测呼气末二氧化碳浓度。必要时行辅助或控制呼吸。
10. **肺泡：** 8～10 岁时肺泡发育成熟，数量和大小可达成人水平。

11. 早产儿视网膜病变（见第 30 章）。

12. 呼吸循环监测：早产儿和患有贫血、脓毒症、低温、中枢神经系统疾病、低血糖或其他代谢紊乱的婴儿，全身麻醉中发生呼吸暂停和心动过缓的概率较高。这些患儿术后应进行呼吸循环监测至少 24h。他们不适于门诊手术。各个医院出院标准不同。孕后周龄[①]小于 45～60 周的婴儿需要进行手术后监测，在全身麻醉中发生呼吸暂停的足月儿也应进行监测。

C. 心血管系统

1. 心率和血压：随年龄变化，围手术期维持在与年龄相应的水平（表 31-1、表 31-2）。

2. 心排血量：新生儿心排血量高，为 180～240ml/（kg·min），是成人的 2～3 倍，以满足代谢耗氧量高的需要。

3. 心动过缓：新生儿和婴儿心室顺应性差，肌肉相对较少，增加收缩力的能力有限；增加心排血量主要靠增加心率，而非增加每搏量。心动过缓是对婴儿危害最大的心律失常，低氧是儿童心动过缓的常见原因，尤其婴儿。

4. 心肌钙离子：新生儿肌浆网和心肌中的钙信号和调控功能都不成熟，因此心肌功能依赖离子钙的浓度。

表 31-1 与年龄相关的呼吸参数

变量	新生儿	1 岁	3 岁	5 岁	成人
呼吸（次/分）	40～60	20～30	逐渐减至 18～25	18～25	12～20
潮气量（ml）	15	80	110	250	500
FRC（ml/kg）	25		35		40
每分通气量（L/min）	1	1.8	2.5	5.5	6.5
Hb（g/dl）	14～20	10～11	–	–	13～17
Hct（%）	47～60	33～42			38～50
动脉血 pH	7.30～7.40	7.35～7.45	–	–	–

①译者注：孕后周龄=出生时妊娠周数+出生后周数。

续表

变量	新生儿	1 岁	3 岁	5 岁	成人
$PaCO_2$（mmHg）	30～35	30～40	–	–	–
PaO_2（mmHg）	60～90	80～100	–	–	–

注：FRC. 功能残气量

表 31-2　心血管系统的变化

年龄	心率（次/分）	收缩压（mmHg）	舒张压（mmHg）
早产儿	120～180	45～60	30
足月新生儿	100～180	55～70	40
1 岁	100～140	70～100	60
3 岁	84～115	75～110	70
5 岁	84～100	80～120	70

D. 体液和电解质平衡

1. **肾小球滤过率：** 出生时肾小球滤过率为正常成人的15%～30%，1 岁时达到成人水平，肾脏对药物及其代谢产物的清除率在 1 岁以内也小于成人。
2. **肾小管重吸收：** 新生儿肾素-血管紧张素-醛固酮通路完整，但远端小管对醛固酮引起的钠离子重吸收减少。因此，新生儿常被动失钠，静脉输液时应给予钠离子。
3. **总水量与药物分布容积：** 早产儿总水量占体重的90%，足月儿占 80%，6～12 个月时占 60%。总水量百分比的增加影响药物的分布容积。某些药物（丙泊酚、琥珀胆碱、泮库溴铵和罗库溴铵）较成人等效剂量高 20%～30%。

E. 血液系统

1. 血红蛋白和血细胞比容（Hct）的正常值见表 31-l。健康的婴儿在 3 个月时生理性贫血达到最低点，血红蛋白可能降到 10～11g/dl。早产儿早在 4～6 周时血红蛋白即可降低。
2. 出生时，胎儿血红蛋白（HbF）占优势，但在 3～4 个月时 β 链的合成大部分被成人型血红蛋白（HbA）替换。HbF 与氧亲和力高，即氧合血红蛋白解离曲线左移，但无临床意义。

3. 计算血容量和红细胞见本章Ⅸ.B。

F. 肝胆系统

1. **肝酶系统**：婴儿肝酶系统特别是与Ⅱ相（结合）反应相关的酶发育不成熟。通过 P450 系统代谢的药物其清除时间可能延长。
2. **新生儿黄疸**：常见，可分为生理性或病理性。
3. **高胆红素血症**：胆红素被药物从白蛋白置换，可导致核黄疸征。早产儿比足月儿胆红素水平更低即可引起核黄疸征（见第 30 章）。
4. **血浆白蛋白**：出生时血浆白蛋白水平低，导致某些药物与蛋白结合下降，致使游离药物浓度增加。

G. 内分泌系统

1. **新生儿低血糖**：新生儿特别是早产儿和小于胎龄儿糖原储备少，容易发生低血糖。母亲患糖尿病的婴儿由于长期处于母体高水平的血糖状态，体内胰岛素水平较高，有发生低血糖的倾向，葡萄糖需要量可高达每分钟 5～15mg/（kg · min）。足月儿血糖浓度正常值≥45 mg/dl（2.5mmol/L）。
2. **低钙血症**：早产儿、小于胎龄儿、有窒息病史的、糖尿病母亲分娩的、曾接受枸橼酸血或新鲜冰冻血浆的婴儿常发生低钙血症，对这些患儿应监测血清钙浓度，如离子钙低于 4.0mg/dl（1.0mmol/L），应给予氯化钙。

H. 体温调节

1. **散热**：与成人相比，婴儿和儿童体表面积与体重的比例大，因而体热丢失较多。
2. **产热**：婴儿肌肉组织少，寒冷时不能通过寒战或调节行为来代偿。
3. **寒冷应激**：婴儿对寒冷应激的反应是增加去甲肾上腺素的生成，从而增加棕色脂肪的代谢。去甲肾上腺素同时也使肺血管和外周血管收缩。如收缩作用显著，可产生右向左分流、低氧血症和代谢性酸中毒。患病的或早产的婴儿棕色脂肪储备有限，因此对寒冷更敏感。有关如何预防寒冷应激见本章Ⅳ.D.。

Ⅱ. 麻醉前访视

基本原则见第 1 章。术前访视是减轻患儿和家长焦虑的好机会。

A. 病史

1. **母体妊娠期健康状态：** 包括饮酒或药物应用、吸烟、糖尿病和病毒感染。
2. 生前做过的检查（如超声和羊膜穿刺术）。
3. 孕龄和体重。
4. **分娩情况：** 包括 Apgar 评分和住院天数。
5. 新生儿住院/急诊治疗情况。
6. 先天染色体性代谢异常或综合征。
7. 近期上呼吸道感染、气管支气管炎、假膜性喉炎、反应性呼吸道疾病（如哮喘）、传染病接触史、发绀或打鼾史。
8. 睡眠姿势（俯卧位、侧位、仰卧位）。
9. 呼吸质量和方式（如睡眠中呼吸杂音增强；睡眠中周期性呼吸暂停）
10. 生长史。
11. 呕吐、胃食管反流。
12. 兄弟姐妹的健康状况。
13. 家长吸烟情况。
14. 手术、麻醉史。
15. 过敏史（环境、药物、食物和乳胶）。
16. 出血倾向。

B. 查体

1. **一般情况：** 包括精神状态、颜色、张力、先天性畸形、头部大小和形态、活动能力及社会的相互影响。
2. 生命体征、身高、体重。
3. **面部检查：** 牙齿松动、颅面部发育异常或扁桃体肥大可使气道管理更复杂。
4. **呼吸系统疾病：** 上呼吸道感染和（或）反应性呼吸道疾病的体征（在麻醉诱导期和苏醒期分泌物增多易诱发喉痉挛或支气管痉挛）。
5. **心脏杂音：** 提示有解剖性分流。
6. **血管：** 动静脉穿刺部位的血管情况。

7. 体力、发育状况、活动水平、运动及语言能力。

8. 特殊的麻醉和手术所需要的检查。

C. **实验室检查**：可反映儿童的疾病情况及拟行手术所需的实验室检查，对健康儿童而言，血红蛋白不是必需的常规检查。如有指征，可在全麻诱导后进行某些实验室检查（库血留存的血样）。

Ⅲ. 麻醉前用药和禁食指南

A. 麻醉前用药

1. 在围手术期，儿童面临着多重压力。他们可能不理解特殊的疾病、麻醉的概念或手术过程。不论他们发育至什么阶段，应如实地告知有关操作和可能伴随的疼痛，以获得他们的信任。

   a. 改善围手术期感受的方法包括使用非药物的技术。例如，吸引注意力、增加幽默感、共享麻醉过程（如你喜欢坐着诱导还是躺着诱导？）和对医疗设备作用的解释。儿童生活专家口服药片或教学模块的使用，可能减少术前药物使用量并可能改善儿童的体验。

2. **小于 8 个月的婴儿**：通常可短时间离开家长，不需要麻醉前用药。

3. **8 个月至 5 岁的儿童**：依恋家长，麻醉诱导前需予镇静（见本章Ⅴ.B.）。

4. **年长儿**：可正确对待外界信息和安慰，让家长陪伴至手术室可减少家长和患儿的焦虑。特别紧张的患儿给予麻醉前用药可能有益。

5. **抗胆碱药**：不主张术前肌内注射抗胆碱药，如需要迷走神经阻滞药，通常可在麻醉诱导时静脉注射。

6. **胃食管反流**：如存在胃食管反流，可在术前 2h 口服雷尼替丁 2～4mg/kg 或静脉注射 2mg/kg，同时给予甲氧氯普胺 0.1mg/kg，以提高胃内 pH，减少胃液量。

7. 患有反应性气道疾病、癫痫发作或高血压的患儿已接受药物治疗时，术前应继续用药治疗。

B. 禁食指南

1. **禁食时间**：牛奶、母乳、配方食品和固体食物需禁食时间见表 31-3。

2. **禁饮时间：**最后一次进食应包括清液或糖水。研究表明，术前 2h 进清液，不会增加误吸的危险。这种方法可减轻术前脱水和低血糖，使诱导更平顺，术中更稳定。建议术前 2h 给予清液，然后禁食（表 31-3）。

3. **补液：**如手术推迟，可给予清液，有些患儿应静脉补液。

表 31-3 禁食水原则

食物类型	禁食水时间（h）
清液	2
母乳	4
非母乳	6
固体食物	8

Ⅳ. 手术室内术前准备

A. 围手术期/术中集体预核是确保手术过程细节、麻醉需求、特别关注问题、病人特殊因素及非常规措施的一项很有用的过程。

B. 麻醉环路

1. **半紧闭环路：**成人常用的半紧闭环路，不适于小婴儿应用，原因如下。

   a. 自主呼吸时吸气和呼气活瓣增加呼吸阻力。可以通过关闭 APL 阀至 3～5cm 水柱，并提供足够的气体流量以保持压力，或使用压力支持来克服。

   b. 大容量的二氧化碳吸收装置成为麻醉药的贮存器。

   c. 环路的压缩容量很大。不过新生儿和儿童专用管路可以帮助弥补这一缺陷，并且降低环路中的无效腔容量。

2. **开放环路：无重复吸入的开放环路**（Mapleson D）可解决这些问题（见第 9 章）。应用 2.0～2.5 倍于每分通气量的新鲜气流可防止**重复吸入**，以排出二氧化碳。二氧化碳监测可有效地判断重复吸入[吸入二氧化碳浓度（$FiCO_2$）＞0]，避免过度通气。小婴儿适合应用这种环路，可在术中保持自主呼吸或在转运过程中应用。

3. 每种环路均可应用被动加热湿化器。
4. **贮气囊容量：**至少应与患儿肺活量相等，但不应过大，使每次挤压不至于使胸部过度膨胀。贮气囊容量应用原则如下：新生儿用 500ml 的贮气囊，1～3 岁用 1000ml，3 岁以上用 2000ml 贮气囊。
5. **儿童专用呼吸环路：**多数婴儿和儿童可应用带有二氧化碳吸收器的半紧闭环路麻醉机，但应改用较小的贮气囊和小直径的儿童专用呼吸环路（环路系统）。

C. 气道装备

1. **面罩：**选择无效腔最小的面罩，最好选用透明的塑料制品以利于观察口唇颜色、口腔分泌物和呕吐物的情况。
2. **通气道：**选择大小合适的口咽通气道，可将通气道靠紧患儿面部旁边，其尖端应达下颌角。
3. **喉镜**
   a. 应用小镜片时选用较细的喉镜柄。
   b. 小于 2 岁的儿童建议使用**直镜片**（Miller 或 Wis-Hippie）。因其凸缘较小，尖部逐渐变细且较长，在狭小的口腔内直镜片可提供更佳的视野，更易挑起会厌。
   c. **弯镜片**一般常用于大于 5 岁的患儿。
   d. **喉镜片大小的选择原则见表 31-4**。

表 31-4 喉镜片大小的选择原则

年龄	镜片
早产儿和新生儿	Miller 0 号
婴儿至 6～8 个月	Miller 0～1 号
9 个月～2 岁	Miller 1 号，Wis-Hipple 1.5 号
2～5 岁	Macintosh 1 号，Miller 1～1.5 号
大于 5 岁的儿童	Macintosh 2 号，Miller 2 号
青少年至成人	Macintosh 3 号，Miller 2 号

4. **气管导管：**小于6～7岁的儿童通常使用不带套囊的导管（内径为 5.5mm 或更小的导管）。如在气道压不足时即漏气，应选用大一号的导管。近来，应用低压套囊导管极少发生气管狭窄，因此，如有指征（如扁桃体切除术或近端肠梗阻）可用带套囊的导管以防止误吸。有报道表明，在微小气囊气管插管后，极小婴儿会出现气管损伤（包括插管后喘鸣），因此需要格外注意。
5. 应注意套囊不要过胀并认识到氧化亚氮可弥散至套囊内。气管插管时还应准备比估计值大一号和小一号的导管。气管插管特殊技术见本章Ⅵ。气管导管型号的选择见表 31-5。

表 31-5　气管导管型号的选择

年龄	尺寸（mm，内径）
早产儿	2.5～3.0
足月新生儿	3.0
6～12 个月	3.5
12～20 个月	4.0
2 岁	4.5
大于 2 岁	4+年龄（岁）/4
6 岁	5.5
10 岁	6.5

注：经口插入导管长度（cm）=[10+年龄（岁）]/2。

D. 体温控制

1. **加热毯：**手术室温度在小儿到达前应保持在 26.7～32.2℃（80～90℉），手术床上应铺加热毯，婴儿应予毯子和帽子包裹。
2. **热辐射加温器：**在麻醉诱导和摆体位的同时应用可调节的热辐射加温器对婴儿进行保暖。应监测皮肤温度，使其不超过 39℃。
3. **气体加热及保湿：**常规手术可被动加热及保湿。长时间手术时，有些麻醉医师更愿意采取主动加热、湿化吸入的气体。

4. **液体加温**：输注的液体、血液制品和灌洗液应加温。

E. 监测

1. **心肺听诊**：除常规监测外（见第 10 章），应用心前区或食管听诊器可提供心脏和呼吸功能的相关信息。
2. 血压
   a. 血压计袖带应包裹至少 2/3 上臂，但不应超过腋窝或肘窝。
   b. 如果不能放在上臂（易于脱落），袖带也可放在腿部。
   c. 对于新生儿、小儿和成人型号的袖带，示波血压计袖带的不同生产商预先设定了不同的初始压力设置和测量周期时间。应注意选择合适的型号和设定值以避免无意的损伤。
3. **脉搏血氧饱和度**：是早期检测低氧的最佳指标之一。它也可以提供有关灌注和呼吸变异的体积描记数据。
4. **$ETCO_2$**：在无重复吸入环路中，由于呼出的气体被高流量的新鲜气体所稀释，通常 $ETCO_2$ 的测量值低于估计值。
5. **体温**：术中需要监测体温。对于小婴儿，可用食管、直肠或腋窝温度探头。铺上无菌单后，需调节加温毯和室温，使儿童特别是小婴儿不至于体温过高。
6. **尿量**：对于儿童，尿量能很好地反映血容量状态，新生儿 0.5ml/（kg · h）尿量就是充分的，对于 1 个月以上的婴儿 1ml/（kg · h）的尿量，通常提示肾灌注充分。
7. 无创心排血量监测是一个正处于发展中的技术，对于患儿，它可以比现有的监测方法更早地发现血流动力学的变化。与经胸腔超声心动图相比，无创心排血量监测显示出对绝对心排血量具有一定的变异性，不过已有证据证明它能精确地预测容量的反应性。
8. **EEG**：利用脑电图和密度谱阵数据（见第 11 章）来确定麻醉深度，是一种很有用的监测患儿大脑皮质的生物节律以防止麻醉过量的工具。由于脑电信号系统发育的变化，2 岁以下儿童应用时要特别注意。

F. 静脉通路开放和器材

1. **小于 10kg 的儿童：**应使用有控制装置的输液器（滴定管），以防止由于疏忽造成的水负荷过量。
2. 低容积延长管连接于患儿近端用作给药通路，可使给药尽可能接近静脉穿刺处，以避免输入过多的冲管液。
3. **年长儿：**可使用每 60 滴相当于 1ml 的小儿输液器。
4. **液体排气：**此外，应特别注意保持输液管道内无空气，因为患儿可能通过未闭的卵圆孔存在右向左分流。已知存在心内分流的婴儿和儿童应使用气体过滤器（有些药物不能与这些过滤器兼容，如丙泊酚）。

Ⅴ. 诱导方法

A. 吸入法诱导：小于 8 个月的婴儿入手术室前可不用镇静药，而采用吸入法诱导（见本章Ⅴ.C.）。与成人相比，新生儿血流丰富的器官相对比例较大，而肌肉和脂肪较小，这些影响吸入药的摄取和分布（见第 11 章）。

B. 8 个月至 5 岁的儿童（未建立静脉通路时）可选用下列镇静药。

1. 通常大于 5～6 岁的儿童无须镇静即可进行麻醉诱导（见围手术期/术中注意事项）。然而，在较大儿童需要镇静的特殊情况下（如发育迟缓、极度焦虑等），这些技术还是非常有用的。
2. **咪达唑仑：**口服咪达唑仑糖浆 0.5～0.75mg/kg，常在 20min 内起效，尽管起效时间会有差异。患儿常保持清醒但很安静，对于离开家长和麻醉诱导情景没有回忆。
3. **氯胺酮：**口服氯胺酮 5mg/kg 可在 10～15min 内产生镇静作用，并与咪达唑仑有协同作用。苏醒时间可能延长。诱导后经口插入胃管使胃排空可部分避免苏醒延迟。
4. **右美托咪定：**麻醉诱导前 30～75min 使用右美托咪定滴鼻（0.5～2μg/kg）可以有效镇静并保存呼吸功

能。它也可用于减少谵妄、术后疼痛管理和阿片类药物戒断。副作用包括降低交感神经兴奋、心动过缓和低血压。

5. **可乐定:**麻醉诱导前45min左右口服可乐定(4μg/kg)可以有效地镇静。其机制与右美托咪定类似(α_2受体激动),有证据证明其具有良好的镇静作用且可相对保留呼吸功能,副作用包括胰岛素释放失调、心动过缓和可能的低血压。它也可用于减少谵妄、术后镇痛,并可在区域麻醉和椎管内阻滞时协同控制疼痛。
6. **水合氯醛:**儿科和放射科医师在检查中常用水合氯醛(口服或经直肠 25~50mg/kg)镇静。它对呼吸的抑制最小,但可能需要重复给药。
7. **监测脉搏血氧饱和度:**给镇静药后需常规监测脉搏血氧饱和度。

C. 吸入诱导

1. 除非有行快速静脉诱导的指征,吸入诱导是患儿最常用的诱导方法。
2. **麻醉兴奋期:**吸入诱导过程中常出现麻醉兴奋期,在此期间应尽量减少手术室内的噪声和活动。如果诱导时患儿的父母在场,应向他们解释此种情况。
3. **方法**
   - a. 8个月至5岁的儿童:给予术前用药后即可开始麻醉。面罩应接近但不要接触儿童的面部。麻醉开始时给予低流量(约3L/min)的氧和氧化亚氮。七氟烷的浓度逐渐增大,每次增加 0.5%~1%。角膜反射消失后可扣紧面罩,轻柔地提起下颌。
   - b. **年长儿:**未用麻醉前用药的年长儿,可采用缓慢吸入诱导法。告知儿童如何通过透明的麻醉面罩呼吸。通过面罩先吸入氧和氧化亚氮,然后逐渐增加七氟烷浓度。讲吸引人的故事结合指导患儿呼吸对诱导很有帮助。
   - c. **单次呼吸诱导:**用吸入麻醉药与氧化亚氮混合气完成诱导。
     - (1)单次肺活量吸入 8%七氟烷和 70% N_2O-O_2,可使意识消失。地氟烷刺激性强,不推荐用于吸入诱导。

(2) 麻醉机环路内预先充入 70%N_2O-O_2 和 7%～8%七氟烷。环路末端用塞子或另一贮气囊堵住。

(3) 面罩涂上香味可使儿童更易接受。

(4) 指导患儿深吸一口室内空气（按肺活量吸气），用力全部呼出，然后停止呼吸。这时，麻醉医师将面罩轻轻地置于患儿脸上。患儿再次深吸气，吸入麻醉药混合气体，然后再次屏住呼吸，按此顺序重复 4～5 次。

(5) 大多数患儿在 60s 内麻醉，少数患儿则需要更长时间。

d. **辅助用药**：在吸入诱导过程中儿童可出现惊恐、不合作，甚至挣扎。如果出现这种情况，应采取另一预案，如肌内注射镇静药或催眠药。

D. 肌内注射诱导：对于极不合作或发育迟缓的儿童，可予氯胺酮（4～8mg/kg，肌内注射）麻醉诱导，3～5min 后起效。可将阿托品（0.02mg/kg）或格隆溴铵（0.01mg/kg）与氯胺酮混合后肌内注射，以抑制唾液分泌。也可加用咪达唑仑（0.2～0.5mg/kg，肌内注射）以降低苏醒期谵妄的发生率。

E. 静脉诱导

1. **大于 8 岁的儿童**：通常选用静脉诱导而非面罩吸入，可用丙泊酚 3～4mg/kg。依托咪酯（0.2～0.3mg/kg）可用于重大创伤伴有血流动力学不稳定或心肌病的儿童。

2. **年长儿**：许多年长儿不喜欢挥发性麻醉药的气味，因此此年龄阶段的患儿更适于用静脉诱导，而不是面罩吸入。静脉穿刺前应予 1%利多卡因皮下注射行局部麻醉，或在静脉穿刺 45min 之前皮肤涂恩纳（EMLA）软膏（2.5%利多卡因和 2.5%丙胺卡因的可溶混合物）、LMX 软膏（4%利多卡因）或 Synera（利多卡因和地卡因共熔混合物的热帖）。恩纳软膏可用来降低置套管针引起的疼痛。使用利多卡因喷剂也可以实现静脉穿刺的镇痛。

F. 饱胃患儿

1. 通常，婴儿和儿童快速诱导原则同成人，此外还应注意下列事项。
   a. **阿托品：** 静脉注射阿托品（0.02mg/kg）以防止心动过缓，特别是预计应用琥珀胆碱的患儿。
   b. 儿童对以下药物分布容积大，因此用药量亦相对较大，如硫喷妥钠为 4～6mg/kg、丙泊酚 3～4mg/kg、琥珀胆碱 1.0～2.0mg/kg。
   c. **胃：** 胃扩张（如幽门狭窄）的婴儿，麻醉诱导前应经口置胃管行胃肠减压，拔气管导管前应再次吸引胃管。
   d. 可应用雷尼替丁 2～4mg/kg，以减少胃容量，提高胃内 pH；昂丹司琼 0.1mg/kg 可预防术后恶心、呕吐。
   e. **甲氧氯普胺：** 如怀疑有幽门梗阻或肠梗阻，则不应用。
2. 垂危或有明显气道发育异常（如重度颅面部畸形）的饱胃婴儿，应选择清醒窥喉及气管插管。
3. **气管导管的选择：** 饱胃儿童应采用带套囊的气管导管，可以最大限度地减少更换较细导管的次数。调整套囊容量以保证适量的气体漏出。

Ⅵ. 气管插管

A. 经口气管插管

1. **头位：** 年长儿头部需垫高呈“鼻吸”位，婴儿和年幼儿枕骨较大，可将小毛巾置于肩胛骨下有助于气管插管。
2. 窥喉时用镜片尖挑会厌。如声门显露不佳，可将镜片置入会厌谷或者换用直镜片。
3. **插管标志：** 足月新生儿从声门到隆突的距离约为 4cm。婴儿气管导管距尖端 2cm 处有一道黑线，3cm 处有两道黑线标志。当导管插入声带时应看清楚这些标志。
4. 如气管插管时遇到阻力，应改插小半号的导管。
5. **气管插管后处理：** 气管插管后，应检查双侧呼吸幅度是否一致，监测呼气末 CO_2，听诊双肺呼吸音是否均等。当给予 15～20cmH_2O 正压通气时，无套囊的导管周围应有气体漏出。如果小于 10cmH_2O 时出现漏气，应换用稍大号的导管。

6. **胸部听诊**：每次头部位置或体位变动后均应进行胸部听诊，以验证双肺呼吸音是否一致。头后仰可导致脱管，而头屈曲则使导管深入至一侧主支气管。
7. **导管固定**：导管应牢固固定，注意齿龈附近的刻度，导管位置移动时此刻度发生明显改变。

B. 经鼻气管插管

1. 方法同成人相似（见第 14 章）。
2. 婴儿喉头较高，如无助手帮助，气管插管困难，经常需用 Magill 插管钳引导导管尖端经过声门。
3. 因为增大的腺样体和扁桃体可引起鼻出血，因此有特殊指征时（如口腔手术）方可采用经鼻气管插管。

C. 肌松药

1. 常应用肌松药以利于气管插管，但有气道解剖异常的儿童禁用，尤其婴儿。
2. **琥珀胆碱**：可引起心动过缓，重复应用其作用增强。若婴儿或儿童的呼吸和自主神经系统尚未发育成熟，可以在琥珀胆碱用药前给予 0.02mg/kg 的阿托品。患有隐性肌病的患儿应用琥珀胆碱可导致威胁生命的高钾血症，表现为宽 QRS 综合波的心动过缓、室性心动过速、心室颤动或心脏停搏。患儿可能有中度肌无力病史或达不到与年龄相称的身体发育情况，因为迪谢内肌营养不良、贝克肌营养不良在 4 岁时才会出现明显症状。可疑肌无力的患儿（特别是男婴）需确认其术前肌酸激酶是否正常。因此，美国食品与药品监督管理局（FDA）黑框警告，认为儿童仅在急症气管插管或有必要立即保证气道安全性的情况下（如喉痉挛、困难气道、饱胃），才能使用琥珀胆碱。有恶性高热密切家族史的患儿禁用琥珀胆碱（见第 19 章）。
3. **罗库溴铵**（0.6～1.2mg/kg）起效迅速（60～90s），已代替琥珀胆碱行快速诱导。基于药代学和药效学的研究，建议婴幼儿减少使用剂量（0.25～0.5mg/kg）。

4. 顺式阿曲库铵（0.1～0.2mg/kg）可达到常规神经肌肉松弛作用。
5. 长时间手术（如开颅术和心脏外科手术），泮库溴铵（0.1mg/kg）是适宜的选择。
6. 术毕如果肌松监测或临床检查提示存在残余肌松效应（四个成串刺激 T_4/T_1 小于 0.9），可用新斯的明（0.05～0.06mg/kg）和抗胆碱药（阿托品或格隆溴铵）进行逆转。

D. 喉罩（见第 14 章）使儿科麻醉产生革命性的变化。对短小手术病例（如疝修补术），它可取代面罩通气道，而对其他许多检查操作（如 MRI 和 CT 扫描），可以替代气管插管。

Ⅶ. 镇痛

围手术期/操作期对小儿疼痛进行评估、治疗和监测对于减轻儿童身心压力、改善远期预后十分必要。治疗小儿疼痛的方法有很多，包括药物和非药物技术。措施包括神经阻滞、局部浸润、非阿片类及阿片类药物的使用。

Ⅷ. 药物治疗

A. 非阿片类药物治疗可以作为唯一或辅助方式治疗疼痛。常用药物包括下述几种。

1. **对乙酰氨基酚：**10～15mg/kg 口服（静脉注射也是 10～15mg/kg）和 30～45mg 直肠给药。每天剂量儿童不超过 75mg/kg，新生儿不超过 60mg/kg，早产儿不超过 45mg/kg。
2. **酮咯酸：**可以静脉或肌内注射酮咯酸 0.5mg/kg（每 6h 1 次）。小于 2 岁的患儿慎用。
3. 还包括氯胺酮、加巴喷丁、右美托咪定、可乐定和镁剂。

B. 阿片类药物

阿片类药物治疗作用总结见表 31-6。有多种药物可以通过口服和静脉用药达到镇痛效果。可待因因在扁桃体和腺样体切除术术后的儿童中发生罕见不良事件（快速代谢为吗啡），而在 2013 年受到 FDA 的黑框警告。麻醉诱导时使用瑞芬太尼与快速耐受和痛觉过敏是否有关依然存在争议。此外，新生儿对阿片类药物的清除率更高。如前所述，瑞芬太尼可以用于气管插管，但应注意低血压和心动过缓等副作用的发生，特别是增加使用剂量的时候。

表 31-6　儿科病人阿片类药物应用指南

药物	静脉初始剂量和间隔时间	肠外剂量：口服剂量	口服初始剂量和间隔时间
可待因	–	–	0.5～1mg/kg 每 3～4h
吗啡	0.05～0.1mg/kg 每 2～4h	1∶3	0.3mg/kg 每 3～4h
羟考酮	–	–	0.1～0.2mg/kg 每 3～4h
美沙酮	0.1mg/kg 每 4～8h	1∶2	0.1mg/kg 每 4～8h
芬太尼	0.5～1.0μg/kg 每 1～2h 输注：0.5～2.0μg/（kg · h）	–	–
氢吗啡酮		1∶4	0.04～0.08mg/kg 每 3～4h
哌替啶	0.02mg/kg 每 2～4h	1∶4	2～3mg/kg 每 3～4h
瑞芬太尼	0.8～1.0mg/kg 每 2～3h 0.1～0.25μg/kg 气管插管 1～4μg/kg 输注：0.05～0.15μg/（kg · min）	–	–

C. 区域麻醉和椎管内麻醉

随着对局麻药在婴儿、儿童体内的药代学和药效学的更好理解及为儿童特殊设计的设备的应用，区域麻醉在儿科病人中的应用已越来越得到认可和接受。此外，全身麻醉期间应用局部麻醉已被证实是安全的。全身麻醉下手术术后不良并发症的发生率与镇静下或清醒情况下并发症的发生率相似。

D. 局麻药药理学

1. 蛋白结合率：由于新生儿血清白蛋白水平低，蛋白结合减少。游离局麻药浓度增加特别是布比卡因。

2. **血浆胆碱酯酶活性：**小于 6 个月的婴儿血浆胆碱酯酶活性降低，理论上可降低氨基酯类局麻药的清除率。
3. **肝内微粒体酶系统：**新生儿肝内微粒体酶系统发育未成熟，可降低氨基酰胺类局麻药清除率。
4. **分布容积：**儿童分布容积增加，尤其婴儿，可明显降低血中游离局麻药浓度。
5. **全身毒性反应：**为区域麻醉最常见的并发症，用药剂量应在体重的基础上仔细计算。儿童反复给药引起游离药物蓄积的危险较高，尤其婴儿。

E. 臂神经丛阻滞及其他区域麻醉

臂神经丛阻滞（上肢手术）、**阴茎阻滞**（包皮环切术）和**髂腹股沟阻滞**（腹股沟疝修补术）是小儿最为常用的区域麻醉技术。此外，区域麻醉技术在儿童中与成人一样，在术后镇痛方面十分有效，详见第 18 章。

F. 脊麻

1. **适应证**
   a. 孕后周龄不足 60 周的早产儿、有呼吸暂停、心动过缓、支气管肺发育不良史或需要长期呼吸支持的婴儿，全身麻醉后易发生呼吸暂停和心血管系统不稳定。脊麻可减少这些麻醉后并发症。不论实施何种麻醉，患儿应至少在术后 24h 内行呼吸、循环系统监测。脊麻时予以镇静可抵消脊麻的优越性。
   b. 有发生恶性高热危险的儿童。
   c. 患慢性呼吸道疾病（如反应性气道疾病或囊性纤维化）的儿童。
   d. 可合作的年长儿和饱胃的青少年需行表浅急诊手术（如踝关节骨折）。
2. **解剖：**婴儿脊髓大约终止于 L_3，约 12 个月后近似成人终止于 L_1～L_2 间隙。
3. **方法**
   a. **体位：**可采用侧卧位或坐位。早产儿和新生儿宜采用坐位以限制药物向头侧扩散，头部保持直立以防止上呼吸道梗阻。婴儿因其脑脊液流动缓慢，常用 22 号 3.8cm（1.5in）脊麻穿刺针，大于 2 岁的儿童可用 25 号穿刺针。

b. 脊麻前应建立静脉通路和静脉输液，穿刺过程中应行监测。必须保持体温正常，特别是对早产儿和新生儿。穿刺完成后婴儿应保持仰卧位。避免采用头低足高位，以免药物在蛛网膜下隙向头侧移动。

4. 药物和剂量

a. 最常用高比重的布比卡因或丁卡因。

b. 婴儿剂量相对偏大，作用时间缩短。

c. **推荐剂量**（至 T_6 水平）

（1）0.5%**布比卡因**（等比重）：0.5～1.0mg/kg

（2）0.75%**布比卡因**溶于 8.25%葡萄糖中，0.5～1.0mg/kg。

（3）1%**丁卡因**，加等量 5%葡萄糖，婴儿予 0.8～1.0mg/kg，儿童予 0.25～0.5mg/kg。与成人相比，此剂量偏大，但对于婴儿很有必要。

d. 丁卡因和布比卡因可**维持麻醉时间**平均为 90min。加入**肾上腺素** 2～5μg/kg，**可乐定** 1μg/kg 可延长阻滞时间。

5. 并发症和禁忌证

a. **麻醉平面消退**：儿童麻醉平面消退较成人明显增快。如阻滞作用逐渐减弱，应加用辅助镇静药，特别是对于早产儿和新生儿。如果蛛网膜下腔阻滞不充分，最好在摆体位之前给予全身麻醉。

b. **低血压**：小于 7～10 岁的儿童很少发生低血压，可能由于其静息交感神经张力低于成人。只有出现皮肤斑纹或呼吸暂停伴心动过缓方可发现阻滞平面过高。

c. **禁忌证**：与成人相似，特别要注意有无先天性中枢神经系统解剖缺陷和脑室内出血的病史。

G. 骶管及硬膜外麻醉

1. **适应证**：如果骶管或硬膜外麻醉与全身麻醉联合应用，则适用于各种胸部、腹部、盆腔、膀胱和下肢手术，特别是估计有明显术后疼痛者（如整形外科手术）。

2. **解剖学**（见第 17 章）新生儿硬膜囊止于 S_3 椎体水平，婴儿行骶管穿刺注意避免穿破硬膜。

3. **方法**（见第 17 章）

   a. 常在全身麻醉后行腰骶部硬膜外麻醉。

   b. 应用 3.8cm（1.5in）短斜面的穿刺针进入骶部硬膜外间隙，单次注入局麻药行骶管阻滞。此法特别适用于伴轻至中度术后疼痛的短小手术，如疝修补术、睾丸固定术和包皮环切术。如手术时间长或须延长术后镇痛，可预先经骶部硬膜外腔置管，分次或持续输注局麻药物，亦可加用阿片类药物。婴儿可通过 20 号 40～50mm 硬膜外（Tuohy）穿刺针，置入 22 号骶管导管；年长儿需通过 17 号或 18 号 90～100mm 硬膜外穿刺针置入 20 号导管。

   c. **骶管导管**：较小的儿童硬膜外腔尚未广泛血管化，骶管导管可置入到达腰段或胸段。推荐麻醉平面为 T_6～T_9 脊椎水平用于胸科手术（如漏斗胸修复术），T_{10}～T_{12} 用于腹部手术（如尼森胃底折叠术或肠切除术），L_3～L_4 用于盆腔手术。通常，这些导管向前推进较容易，如遇阻力，可提示位置不当。如有必要，可通过造影剂和 X 线透视检查来确认导管位置。与腰部置管相比，虽操作容易，但骶管导管容易被粪便污染，且术后易脱出。

   d. **硬膜外导管**：可通过腰段或胸段穿刺置管。儿童从皮肤到硬膜外腔距离短（1～2cm），需注意避免穿破硬膜。通常应用生理盐水而不是空气做阻力消失试验。年长儿常用 18 号硬膜外穿刺针和 20 号导管。经胸段置管可用于漏斗胸修复术、开胸术。

4. **药物和剂量**

   a. **局麻药及剂量**：对于单次给药的骶管麻醉，需长时间的感觉阻滞和最小的运动阻滞。应用含肾上腺素的 0.125%～0.25% 布比卡因，每节段 0.06ml/kg，其节段数指从 S_5 到所需镇痛平面。另一种简单的给药方法为给予含肾上腺素的

0.125%布比卡因 1～1.25ml/kg。高于 0.25%的布比卡因不再增强镇痛效果。不含肾上腺素的布比卡因剂量达 2.5ml/kg 和加肾上腺素的布比卡因剂量达 3mg/kg 时，儿童的血浆浓度低于成人中毒范围，尤其婴儿。短小择期手术中，2%罗哌卡因 1ml/kg 成功用于骶管麻醉，无或仅有最小的运动阻滞。

b. 布比卡因中加用可乐定 0.5～2μg/kg 可使镇痛时间延长 2～3h，但可引起术后镇静作用增强，应避免用于有呼吸暂停危险的婴儿（如新生儿和极度早产儿）。

c. 持续输注：用 0.05%～0.1%的布比卡因或者 2%的罗哌卡因，在婴儿以 0.2～0.3mg/（kg · h）的速度进行硬膜外输入，在儿童可以 0.2～0.4 mg/（kg · h）的速度输注。局麻药中可加微量阿片类药物。芬太尼（1～3μg/ml），以 0.3～1μg/（kg · h）速度输入；吗啡（5～10μg/ml），输入速度为 1～5μg/（kg · h）；或氢吗啡酮（3～7μg/ml），以 1～2.5μg/（kg · h）输注。除非严密的监测下，否则 6～12 个月的婴儿不宜硬膜外输注阿片类药物。

d. 术后镇痛：可通过骶管或硬膜外导管给药提供术后镇痛。通常输注 0.1%布比卡因和芬太尼 1～3μg/kg，每小时 0.3～1μg/（kg · h），可提供良好的镇痛而无运动神经阻滞。但是有些患儿未用局麻药输注，可用芬太尼每小时 0.5～1.0μg/（kg ·h）输入镇痛。如上所述，小于 1 岁的婴儿，由于担心术后可能发生呼吸抑制，硬膜外通常不用阿片类药物，可应用 0.1%布比卡因。每小时 0.2～0.4μg/（kg · h）。

5. 禁忌证同脊麻（见本章Ⅷ.F.5）

不到 2 个月或有皮肤破损的婴幼儿使用氯己定存在发生全身性吸收和烫伤的风险，因此应用尚存争议。

6. 并发症（见第 17 章）

Ⅸ. 输液管理

可应用以下计算方法估算儿童的液体需要量。其他可反映容量状态的指标，包括血压、心率、尿量、中心静脉压、脉压变化、直腿抬高、无创心排血量监测、液体改变及渗透浓度可指导对输液量做进一步调整。

A. 维持需液量

1. 对于体重的第 1 个 10kg，按每小时 4ml/kg（每天 100ml/kg），对于第 2 个 10kg，按每小时 2ml/kg（每天 50ml/kg），超过 20kg 者按每小时 1ml/kg（每天 25ml/kg）。例如，对于 25kg 的儿童，其维持量为（4×10）+（2×10）+（1×5）=65ml/h。
2. 对于健康儿童，为补充其已损失量和继续损失量，通常输注**乳酸盐林格溶液**。对于早产儿、患脓毒症的新生儿、糖尿病母亲的婴儿和接受全肠道外营养的儿童，围手术期常用 5%葡萄糖，这些患儿应定期监测血糖。

B. 估计血容量（EBV）和失血量

1. **EBV**：早产儿为 95ml/kg，足月新生儿为 80～90ml/kg，1 岁以内的婴儿为 75～80ml/kg，1 岁以上的婴儿为 70ml/kg。
2. **可接受的失血量（ABL）**

$$ABL = EBV \times (Hct_{initial} - Hct_{acceptable}) / Hct_{initial}$$

注释：$Hct_{initial}$ 为初始 Hct 值；$Hct_{acceptable}$ 为可接受的 Hct 值。

一般原则如下：

a. 如失血量小于 ABL 的 1/3，可输注乳酸盐林格溶液。

b. 如失血量大于 ABL，应输注浓缩红细胞和等容量的胶体液。根据出凝血检验、估计失血量和伤口处血凝块的形成情况酌情给予新鲜冰冻血浆和血小板。

c. 对于婴儿和年幼儿，可以用小吸引瓶和称量纱布来计算失血量。但因为对年幼儿有时很难精确估算小量失血，监测 Hct 可有助于避免不必要的输血，或提醒麻醉医师需要输血。

d. 目前认为“**可接受的 Hb 和 Hct**”不再是 10g/dl 和 30%，应根据是否需要输注红细胞对每例病人进行估计。心功能正常的健康儿童可通过增加心排血量来代偿急性贫血。体质虚弱的儿童、脓毒症患儿、化学治疗或行大手术时，则需要更高的Hct。

C. **估计的液体缺失**（EFD）：EFD = 每小时维持量×从末次饮水至麻醉开始的小时数。重症病例或行大手术时需补充全部液体缺失量，第1小时补充一半，剩下的一半在以后的1～2h内补充。

D. **第三间隙液丢失量**：如果存在大面积肠管暴露或严重的肠梗阻，第三间隙液丢失量需要额外输注乳酸盐林格溶液或生理盐水，每小时10ml/（kg · h）。

Ⅹ. 麻醉苏醒期和麻醉后处理

A. 拔管

1. **喉痉挛**：麻醉苏醒期特别是兴奋期可发生喉痉挛。
2. **苏醒后拔管**：大多数病例在麻醉苏醒后拔管。咳嗽不是小儿拔管的指征，而有目的的活动（如伸手接近气管导管）或拔管前睁眼才是拔管指征。婴儿髋部屈曲或面部极其痛苦的表情提示其已苏醒。
3. **深麻醉下拔管**：也可在较深的麻醉下拔管，如腹股沟疝修补术中不希望出现苏醒期咳嗽或有呼吸道反应性疾病的患儿。深麻醉下拔管不适用于气道异常、口咽部手术或刚刚进食的儿童。具体情况还要根据临床而定。
4. **苏醒谵妄**：是术后常见事件，难于与疼痛相鉴别。危险因素包括年龄（1～5岁）、手术类型（ENT/眼科手术）、手术前焦虑、手术前用药、快速苏醒及疼痛。经疼痛治疗后处理手段包括尽早回到父母身边、芬太尼（1μg/kg）、丙泊酚（1mg/kg）、右美托咪定（0.5μg/kg）。

B. **运送**：在送至PACU途中，应持续监测儿童的颜色和呼吸型式，如有指征（贫血或患肺疾），应予吸氧。

C. **在PACU**，应及早让患儿与家长见面。出院标准通常要遵循Aldrete评分系统（包括运动功能、呼吸、血压、意识和血氧）及疼痛控制。此外，要延长对婴儿和儿童的术后监测，应根据每个病例的具体情况进行综合考虑（如阻塞性睡眠呼吸暂停、早产儿、小于3岁的儿童接受气道手术包括扁桃体切除术等）。

Ⅺ. 儿科麻醉的特殊问题

A. 气道受累

1. 病因学

a. 先天性畸形(如后鼻孔闭锁、Pierre-Robin 综合征、气道狭窄或喉蹼)。

b. 炎症(如气管支气管炎或喉炎、会厌炎、咽脓肿)。

c. 气管或食管异物。

d. 肿瘤(如先天性血管瘤、水囊状淋巴管瘤、胸腔淋巴结病)。

e. 创伤。

2. 初期处理

a. 经面罩吸入纯氧(持续评估氧合及通气状况)。

b. 尽量保持患儿安静。尽量减少检查，因其可加重躁动，使气道进一步受累。家长可使患儿安静。尽可能长时间陪伴患儿。

c. 送至手术室期间需有麻醉医师在场。应备有氧气、简易呼吸器、喉镜、阿托品、琥珀胆碱、镇静催眠药、相应的气管导管、喉罩通气道、口咽通气管和脉搏血氧饱和度(SpO_2)监测。

3. 麻醉诱导

a. 尽量减少对患儿的操作：诱导开始时心前区放置听诊器并监测 SpO_2。

b. 患儿可保持半坐位。如果有指征，可有家长陪伴。然后用七氟烷逐步吸入诱导(见本章Ⅴ.C.3)。气道梗阻和气体交换障碍使诱导时间延长。

c. 当患儿意识消失后让家长离开，开始建立静脉通道。如有指征则给予阿托品。此外，如果担心急性失代偿，也可以在诱导前开放静脉通路，然后继续静脉或吸入诱导。

d. **喉炎患儿**可通过持续气道内正压得到改善，但正压可使患会厌炎或有异物的患儿发生急性气道梗阻。

e. 经口气管插管应准备管芯和至少备有一支小一号的导管，如估计术后需机械通气(如会厌炎)者，应选用带套囊的导管。

f. 此时患儿常有高碳酸血症[$P_{ET}CO_2$ 50～60 mmHg]，但只要不是低氧血症，通常可耐受。心动过缓提示有低氧血症，应立即建立通畅的气道。

g. 只有患儿在深麻醉时方可置入喉镜。是否应用肌松药视具体情况决定。使用肌松药可便于插管，某些情况下可避免深麻醉。相反，有些情况，应用肌松药可加重气道受累。通常，经口气管插管应在试行气道其他操作之前完成。当上呼吸道有较大异物或易破裂的声门下肿瘤（如血管瘤）时，可在插管前做**支气管镜检查**。

h. 当导管需要保持数天（如会厌炎）时，宜用**鼻腔插管**。如果经口插管容易完成，也可在手术结束前将口腔插管改为鼻腔插管。不能只为将其改为鼻腔插管而去破坏安全可靠的口腔插管。

i. 在送至 ICU 的过程中患儿应予镇静。可联合应用麻醉性镇痛药和苯二氮䓬类药、丙泊酚输注、右美托咪定输注或单次应用。术后早期，患儿的呼吸可以是自主呼吸或辅助呼吸。由于丙泊酚输注综合征和代谢异常，FDA 尚未批准儿科重症监护病人长期镇静中应用丙泊酚。在术后早期可保持自主呼吸或辅助呼吸。

4. **吸入性异物（FB）的处理**

a. 异物误吸入通常发生在 7 个月至 4 岁，约 75%的异物位于近端气道（喉、气管、右或左主支气管）。大多数在异物吸入时即死亡，如果患儿到达医院时还生存，多数情况死亡率为 0。

b. 异物吸入后最常见的**临床表现**是出现哽噎、喘鸣。仅有 50%的病例出现咳嗽、喘鸣、呼吸音减弱三联征。胸部 X 线检查显示呈不透 X 线物体、阻塞性肺气肿或局限性肺炎显像，但假阴性率为 40%。

c. **处理**：不管是否有胸部 X 线发现，都应立即行硬质支气管镜检查。术前及术中与支气管镜检医师的交流很重要。需准备急症气管切开包和开胸器械。麻醉方法有两种：维持自主呼吸和机械通气。

d. **维持自主呼吸**：充分给氧后，静脉注射阿托品或格隆溴铵，并用七氟烷-纯氧进行诱导。与氟烷相比，七氟烷不增加心脏对内源性儿茶酚胺的敏感性。维持自主呼吸。达足够麻醉深度时，声带和声门下利多卡因（学龄期儿童浓度为 2%，小婴儿为 1%）喷雾表面麻醉。然后将可供氧的支气管镜插入气管内。为防止体动和咳嗽，需加深麻醉，就在异物通过声带取出之前，可考虑应用小剂量肌松药。取出异物后，行胃部吸引，可用面罩或气管内插管维持通气。此方法的好处在于气流分布充分，通气血流比值最佳；自主通气不间断，吸入性异物取出后能立即评价通气状况。缺点为患儿可发生体动、咳嗽、喉痉挛及苏醒延迟。

e. **控制通气**：用丙泊酚和琥珀胆碱行快速诱导。用丙泊酚-瑞芬太尼持续输注和肌松药维持麻醉。然后插入可通气的支气管镜，根据支气管镜检查医师的操作步骤调整呼吸参数。当支气管镜放在适当的位置时，可增加吸气压力，延长呼气时间以防止气压伤。苏醒方法与维持自主呼吸时相似。控制通气的优点为可快速控制气道，无体动，所需麻醉药较少。而其缺点为间断停止通气，有发生异物沉入气道远端的危险，球囊充气过多时可引起气压伤。

f. 一项大规模的回顾性研究显示，**通气方式**既不会影响异物的成功取出，也不会影响低氧血症、高碳酸血症、心动过缓、低血压等不良后果的出现。

g. 声门下水肿导致拔管后喉炎，可用湿化的氧气治疗。如果症状严重，应给予消旋肾上腺素（2%溶液 0.5ml 稀释成 2～4ml）。此外，0.25～0.5mg/kg 的地塞米松也有效，地塞米松上限 8mg。

B. **近期上呼吸道感染**：儿童每年可发生 6～10 次上呼吸道感染。权衡症状的严重程度与手术的紧迫性很重要。下呼吸道感染的体征为喘鸣、发热、咳嗽，增加了围手术期呼吸系统并发症的危险性。相反，鼓膜切开术和耳膜置管术可缓解慢性中耳炎引起的鼻溢液。

C. **腹腔内发育异常：**包括幽门狭窄、腹裂、脐膨出、小肠闭锁和肠扭转（见第 30 章）。

1. **胃肠道急症：**常有明显脱水和电解质紊乱。幽门狭窄手术应推迟至血管内容量补足，低钾血症、低氯血症、代谢性碱中毒得到纠正后才实施。当伴有其他诊断（如十二指肠闭锁）时，情况更为紧急，可在术中继续补液。
2. **腹胀：**婴儿和年幼儿腹胀可迅速引起呼吸损害，必须经鼻置胃管吸引。即使这样，一些垂危的婴儿需在麻醉诱导前行气管插管。
3. 对于生理紊乱不严重和仅有轻度或中度腹胀的儿童，可采用快速诱导。
4. 严重脱水和脓毒症的患儿需特殊监测，如动脉、中心静脉置管及置导尿管。
5. **麻醉处理：**以往健康婴儿行短小手术（如幽门肌切开术）选用吸入麻醉为宜。对于危重患儿（如胆囊穿孔），麻醉处理包括吸入氧-空气混合气体、选用对心肌抑制作用最小的药物。阿片类药物、苯二氮䓬类药物和肌松药，通常较吸入麻醉药更容易耐受。由于氧化亚氮可加重腹胀，应避免使用。
6. **液体和热量丢失：**在肠管暴露和操作时，第三间隙丢失大量液体，需大量补液。尽管采用所有保温措施，热量丢失仍不可避免。
7. **术后：**仍需呼吸支持，直至腹胀减轻、体温恢复、需补充的液体减少为止。

D. **胸外科急症**

1. **气管食管瘘**（见第 30 章）。
2. **先天性膈疝**（见第 30 章）。

E. **先天性心脏病**（见第 2 章、第 23 章、第 30 章）

F. **头颈部手术**

1. 斜视矫正术（见第 26 章）。
2. 扁桃体切除术、增殖体切除术和其他可引起扁桃体出血的儿科急诊手术（见第 26 章）。

G. **神经毒性**

1. 全身麻醉对患儿远期发育进展影响的研究日益受到关注。对于患儿在发育早期暴露于全身麻醉的远期预后的数据存在矛盾及某些方面的局限性（如研究设计、麻醉方式、手术暴露及合并症等）。目前正在进行一个前瞻性、随机、对照试验（GAS；NCT00756600），比较了接受腹股沟疝修补术的婴儿接受全身麻醉或区域麻醉对神经发育的影响，2017近年会有初步的结果。

2. 体内和体外动物模型实验中，几乎所有常用的麻醉药物都已被证实会导致神经细胞的死亡（如丙泊酚、氯胺酮、地氟烷、氟烷、异氟烷、七氟烷、氙气、地西泮、咪达唑仑、水合氯醛、戊巴比妥）。然而，有关神经发育的远期评估及记忆和认知处理功能的动物实验结果相互矛盾，并引起了对麻醉药作用的质疑。此外，动物实验存在明显的局限性（如发育的等价性、剂量和暴露时间的控制与寿命的关系、研究设计等），这些因素决定了还有很长的路要走。

3. 向关注“全身麻醉对儿童神经发育究竟有何影响”的患儿父母或监护人提出建议时，讨论以下几个问题会有所帮助。

a. 是否可以选择全身麻醉以外的方式。

b. 要进行的外科手术干预是否必要。

c. 在实现特定的麻醉和病人舒适度目标时，不会超量使用麻醉药。

d. 基于动物实验的数据对于人类具有不确定性。

（张岩生 译 韩 宁 审校）

推荐阅读文献

Berde CB, Sethna NF. Analgesics for the treatment of pain in children. *N Engl J Med* 2002;347(14):1094–1103.

Cloherty JP, Eichenwald EC, Hansen AR, Stark AR. *Manual of Neonatal Care*. 7th ed. Philadelphia: Lippincott Williams & Wilkins; 2011.

Constant I, Sabourdin N. The EEG signal: a window on the cortical brain activity. *Paediatr Anaesth* 2012;22(6):539–552.

Coté CJ, Lerman J, Anderson BJ. *A Practice of Anesthesia for Infants and Children*. 5th ed. Philadelphia: Saunders Elsevier; 2013.

Coté CJ, Sui J, Anderson TA, et al. Continuous noninvasive cardiac output in children: is this the next generation of operating room monitors? Initial experience in 402 pediatric patients. *Paediatr Anaesth* 2015;25(2):150–159.

Dalal PG, Murray D, Messner AH, et al. Pediatric laryngeal dimensions: An age-based analysis. *Anesth Analg* 2009;108(5):1475–1479.

Dalens B, Khandwala R. *Regional Anesthesia in Infants, Children, and Adolescents*. Baltimore: Williams & Wilkins; 1995.

Dorsch JA, Dorsch SE. *Understanding Anesthesia Equipment*. 5th ed. Philadelphia: Wolters Kluwer Health, Lippincott Williams & Wilkins; 2008.

Greeley WJ. *Pediatric Anesthesia*. New York: Churchill Livingstone; 1999.

Gregory GA. *Pediatric Anesthesia*. 4th ed. New York: Churchill Livingstone; 2001.

Johns Hopkins Hospital, Custer JW, Rau RE, Lee CK. *The Harriett Lane Handbook*. 18th ed. Philadelphia: Elsevier Health Sciences; 2008.

Kliegman RM, Behrman RE, Jenson HB, et al. *Nelson Textbook of Pediatrics*. 18th ed. Philadelphia: WB Saunders Elsevier; 2007.

Lin EP, Soriano SG, Loepke AW. Anesthetic neurotoxicity. *Anesthesiol Clin* 2014;32(1):133–155.

Miller RD, ed. *Anesthesia*. 8th ed. Philadelphia: Elsevier-Churchill Livingstone; 2009.

Motoyama EK, Davis PJ. *Smith's Anesthesia for Infants and Children*. 8th ed. Philadelphia: St. Elsevier Mosby–Saunders; 2007.

O'Neill JA, Rowe MI, Grosfeld J, et al. *Pediatric Surgery*. 5th ed. Mosby–Year Book; 1998.

Vergnaud E, Vidal C, Montmayeur Verchere J, et al. Noninvasive cardiac output measurement using bioreactance in postoperative pediatric patients. *Paediatr Anaesth* 2015;25(2):160–166.

第 32 章 妇产科麻醉

Cole N, Torri A

Ⅰ. 妊娠母体生理（表 32-1）

表 32-1 妊娠相关生理改变

系统	参数	改变
呼吸	容量/容积	
	肺总量	−5%
	肺活量	不变
	功能残气量	−20%
	吸气储备量	+5%
	呼气储备量	−20%
	残气量	−15%
	闭合容量	不变
	潮气量	+45%
	呼吸力学参数	
	FEV_1	不变
	FEV_1/FVC	不变
	分钟通气量	+45%
	肺泡通气量	+45%
	血气	
	$PaCO_2$	−10%
	PaO_2	+5%～10%
	pH	不变
	HCO_3	下降
	氧耗	+20%
	足月时 P50	30mmHg
心血管	心排血量	+50%
	每搏量	+25%
	心率	+20%～25%

续表

系统	参数	改变
	体循环阻力	–20%
血液	血容量	+45%
	血浆容量	+55%
	红细胞容量	+25%
	凝血因子	
	因子Ⅶ、因子Ⅷ、因子Ⅸ、因子Ⅹ、因子Ⅻ，纤维蛋白原	升高
	凝血酶原	不变
	因子Ⅺ、因子XⅢ	降低
	血小板计数	不变或降低
	总蛋白（白蛋白、球蛋白）	降低
中枢神经系统	MAC	降低
	局麻药需要量	减少
胃肠道	胃排空	
	第一孕程（1～3 个月）	不变
	第二孕程（4～6 个月）	不变
	第三孕程（7～9 个月）	不变
	分娩	降低
	产后（18h）	不变
	屏障压	
	妊娠期及分娩期	降低
肝脏	AST、ALT、LDH、胆红素	升高
	碱性磷酸酶	升高
肾脏	肾小球滤过率	+50%
	肾血浆流量	+75%

A. 呼吸系统

1. 整个呼吸道可发生**黏膜毛细血管充血**，这一现象在妊娠的前 3 个月即可出现，在整个妊娠期间逐渐加重。根据以往的经验，应选择内径为 6.0～6.5mm 的气管导管进行气管插管，以减少气道损伤的可能性；不过，如需使用较大内径的气管导管，多数病人仍是可行的。液体潴留可导致产妇舌体增大，可用以解释为什么足月妊娠妇女 Mallampati Ⅲ～Ⅳ级概率高于普通人群。此外，在分娩过程中，气道评级仍可能发生变化，可使气道分级进一步升高。最后，由于毛细血管充血，鼻插管可引起鼻出血，对孕妇应尽可能避免使用。

2. 由于母体和胎儿需氧量增加，母体通过增加潮气量，使**分钟通气量增加 45%**。随着妊娠的发展，增大的子宫使膈肌抬高，导致母体**功能残气量**下降 20%，使孕妇无通气时的氧储备降低，因此在全麻诱导前需进行充分的预吸氧。

B. 心血管系统

1. 从妊娠中期末到分娩时，由于每搏量的增加及心率的增快，妊娠期的心排血量可进行性增加达 50%。分娩期，充血子宫收缩将 300～500ml 的血液自动输入母体循环，使心排血量进一步增加。在产后即刻，由于血液的自动输入及胎儿对下腔静脉压力的突然消失，产妇的心排血量达到最高值，可超出分娩前值的 80%～100%。尽管心排血量大幅增加，但由于外周血管阻力下降，分娩时血压与妊娠时相比，并不会明显上升。
2. 妊娠 20 周后，当产妇平卧位时，可因增大的子宫压迫主动脉和下腔静脉，常发生仰卧位低血压。主动脉及下腔静脉压迫减少了静脉回心血量，导致母体低血压，使子宫胎盘血流下降。孕妇平卧时，将子宫左倾 15°可缓解此现象；并且随着左倾角度大于 15°，孕妇的血压及心排血量可进一步增大。

C. 血液系统

1. 整个妊娠过程中血容量明显增加。由于血浆容量增加大于红细胞容量增加，导致相对的**稀释性贫血**。
2. 在妊娠期间，孕妇处于**高凝状态**。妊娠期大部分凝血因子浓度增高，血小板的生成、激活和消耗均增高。这一高凝状态有助于分娩过程中减少失血，尽管也会增加发生血栓性并发症的潜在可能。

D. 神经系统

1. 妊娠过程中，**最低肺泡有效浓度**（MAC）下降 30%

左右，其机制仍不明确，可能与妊娠期激素和内啡肽水平改变有关，引起痛阈增高或妊娠诱导性镇痛现象。然而，这种对挥发性麻醉药物敏感性的增加并不代表麻醉药物在脑内作用的增强，因此，术中使用低浓度吸入麻醉药仍需谨慎，以免增加术中知晓的风险。

2. 产妇区域麻醉时，**局麻药**需求量较非妊娠病人减少。其原因如下。
   a. **脑脊液蛋白质含量降低**，导致游离和活性药物比例增加。
   b. **脑脊液 pH 升高**，使非离子化的局麻药物比例增加。
   c. 妊娠期间**硬膜外腔静脉丛扩张**，导致腰段脑脊液量减少，使脊麻时局麻药更易扩散，节段阻滞所需药量相应减少。
3. 妊娠期间，从妊娠 6 周开始，尽管舒张压及外周血管阻力下降，孕产妇的交感神经系统作用增强。产妇的血流动力学稳定性高度依赖交感神经系统调节，这就解释了为何在区域麻醉后，产妇血压会大幅下降。产后 36～48h 内，交感神经系统功能恢复正常。
4. 孕产妇仰卧位时，腰椎生理前屈向头侧移位并且胸椎后凸程度减弱，这导致妊娠期间脊麻药物向头侧扩散增加。

E. **胃肠道系统**：由于**食管下段括约肌松弛**，以及增大子宫对**胃的机械挤压**，多数妊娠妇女有胃反流和胃灼感症状。妊娠妇女误吸风险增加，但发生在哪一妊娠时期尚不清楚，尽管在妊娠早期 3 个月内屏障压（胃内压与食管下段括约肌张力之差）已下降。胃排空并不减慢，但在分娩时，胃排空会延迟（特别是使用阿片类药物后）。由于分娩期产妇具有误吸潜在风险，若实施全身麻醉，应常规给予非颗粒状抗酸药物，还应考虑使用 H_2 受体阻滞药和甲氧氯普胺（胃复安），应采取快速诱导方式。一般来说，除非有禁忌证者，第二和第三孕程孕妇或妊娠期有反流症状病人，以快速诱导为宜。

F. **肾脏系统**：肾血流量和肾小球滤过量可增高达 50%，致使肌酐清除率升高，血尿素氮和肌酐水平降低。

G. 肌肉与骨骼：子宫增大引起腹内压增加及腰椎生理前屈更加明显，牵拉或压迫股外侧皮神经，进而导致大腿前外侧区域感觉丧失（麻痹性股痛）。孕妇常出现腕管综合征，其病因较为复杂；妊娠期常出现的耻骨联合分离的病因可能是妊娠期间松弛素水平增高所致。

Ⅱ. 分娩过程

A. 分娩：从出现致宫颈变化的宫缩开始分为 3 个阶段。

1. **第一产程**：从出现规律宫缩开始至宫颈完全张开。它又可以分为一个发展缓慢的潜伏期和一个以宫颈扩张加速为特征的快速发展活跃期。体重指数大于 30 的孕妇或者怀有男性胎儿的孕妇的第一产程可能会延长。这些因素提示对于所有的孕产妇均采用目前广泛应用的分娩曲线来评估产程的进展是有局限性的。
2. **第二产程**：从宫颈完全张开至胎儿娩出。
3. **第三产程**：从胎儿娩出至胎盘娩出。

B. 疼痛：第一产程早期，疼痛主要缘于宫缩和宫颈扩张，是由 T_{10}～L_1 节段脊神经所介导的。第一产程活跃期和第二产程早期疼痛缘于会阴的牵拉，并经阴部神经传递到脊髓 S_2～S_4 节段。

C. 胎儿评估：分娩过程中一般采用连续或间断**胎心率（FHR）监测**进行胎儿评估。在美国，产妇连续 FHR 监测率高达 85%。正常 FHR 范围为 110～160 次/分。胎儿心动过速提示胎儿宫内窘迫、母体发热、绒毛膜羊膜炎或母体用药的结果。持续性胎儿心动过缓最常见的原因是缺氧。但是，先天性心脏传导阻滞、母体使用 β 受体阻滞药或低体温也可引起胎儿心动过缓。在 10min 的胎心监护过程中 FHR 的波动至少要在 2 次/分以上才能被定义为 FHR 基线变异。最小变异是指小于 5 次/分的波动，中度变异是指 6～25 次/分的波动，显著变异是指大于 25 次/分的波动。FHR 变异性是由胎儿的迷走神经调节的，是反映胎儿迷走神经张力及基础健康状况的指标。如未监测到 FHR 变异则考虑存在 FHR 减速（FHR 从基线下降至最低点超过 15s）。当反复多次发生减速，尤其是在最小变异或未监测到变异的情况下，应该对胎儿进行进一步的评估和监测以明确胎儿状态。可以将减速进行如下分类（图 32-1）。

1. **早期减速**：与宫缩同步发生的平缓减速，其记录波形恰好与宫缩记录波形互为镜像，胎心减速最低点就是宫缩最强时刻。这是由于胎头受挤压使迷走神经张力增高所致，无须处理。
2. **变异减速**：减速的持续时间和表型呈极不规律性，被定义为变异减速。它可伴随宫缩产生，但也可能自发出现。变异减速与脐带受压和血流量减少有关。严重和（或）反复出现变异减速可威胁胎儿安全，已证实羊膜内输液（在破膜后通过宫颈导管向羊膜腔内输注羊水）可改善或解除变异减速，以降低紧急剖宫产的概率。
3. **晚期减速**：在宫缩开始后出现心率缓慢下降，宫缩结束后才逐渐恢复到基线水平。晚期减速提示母体-胎儿间氧交换发生障碍；是由每次宫缩导致子宫血流减少，引起胎儿低氧所致。一旦发现，将子宫充分推向左侧、纠正母体低血压、面罩吸氧，以最大限度确保胎儿氧供。如果这些措施尚不能解除晚期减速，必须尽快娩出胎儿。
4. 电子 FHR 监测仪也有明显的局限性，包括较高的假阳性率和观察者之间差异。此外，使用电子 FHR 监测仪会增加手术分娩的可能性，但不能降低脑瘫的发生率。为尽量减少假阳性的干扰，可采取一些辅助测试方法评估胎儿的健康状况。
   a. **胎儿头皮刺激**：头皮刺激加速反应（试验者用手指抓挠胎头部）或其他方法刺激胎儿后出现加速反应则提示胎儿状况良好。
   b. **胎儿头皮血 pH 测定**：胎心率异常无法纠正或其临床意义不明确时，用来评估胎儿是否存在酸中毒的另一种方法。一般来说，pH 大于 7.25 是可以接受的结果，试产可继续。pH 小于 7.20 提示胎儿存在酸中毒，需要立即娩出。若 pH 介于 7.20 和 7.25 之间，则建议进行严密的 FHR 监测，并需重复采集头皮血检测。

c. 胎儿血氧饱和度仪：在不能确保 FHR 监测仪描记准确情况下，旨在通过连续监测胎儿的血氧饱和度，以改善对胎儿状况的评估。不过，已证实这一技术并不能降低剖宫产率或改善新生儿预后。

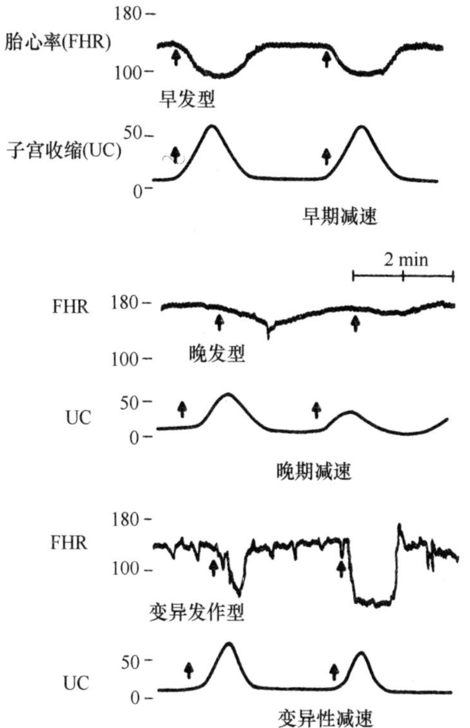

图 32-1　胎心率周期性减速与子宫收缩相关性图形

Ⅲ. 产程中常用药物

A. 血管升压药：母体低血压的警示症状包括头晕、恶心、呼吸困难、冷汗；母体低血压可导致子宫胎盘功能衰竭和胎儿窘迫。区域麻醉产生交感神经阻滞和体循环血管阻力降低，从而引起母体有症状性低血压。母体低血压还可能因腹主动脉腔静脉受压或围产期出血造成。产科麻醉中理想的血管升压药能升高母体血压的同时不减少子宫胎盘血流量。

1. **麻黄碱**是一种间接的拟交感药物，可同时激动 α 和 β 受体。其变时变力作用可引起外周和子宫血流量增加。麻黄碱是治疗母体低血压传统选择药物。
2. **去氧肾上腺素**是纯 α 肾上腺素能药物，以往认为去氧肾上腺素能升高母体血压，但会降低子宫胎盘血流量。但近来证据表明，准确合理的应用去氧肾上腺素不会增加胎儿发生酸血症和 Argar 评分降低的风险。因此，目前临床上越来越多的应用去氧肾上腺素来预防和治疗母体低血压。
3. **去甲肾上腺素**和肾上腺素是更强的缩血管药物。通常只用于通过液体复苏和使用传统血管升压药无效的严重母体低血压。

B. 催产药：指能刺激子宫收缩的药物

1. **适应证**
   a. 诱发或加速分娩。
   b. 控制产后宫缩乏力和出血。
   c. 诱发治疗性流产。
2. 最常使用的药物包括合成的垂体后叶激素类：催产素；麦角碱类：麦角新碱和甲麦角新碱；前列腺素类：15-甲基前列腺素 $F_2\alpha$（欣母沛）和前列腺素 E_1（米索前列醇）。
   a. **催产素**作用于子宫平滑肌，加快加强宫缩。催产素的心血管系统副作用包括血管扩张、低血压、心动过速和心律失常。大剂量催产素可有抗利尿作用，可诱发水中毒、脑水肿，若同时大量静脉补液，可引发惊厥。最新的研究表明，缩宫素治疗与神经发育异常之间可能存在相关性。催产素通常需稀释后静脉持续输注给药。
   b. **麦角碱类药**小剂量可增加子宫收缩和收缩频率，随后可正常松弛。大剂量下则宫缩增强且持续时间延长，静态紧张性加强，直至发生强直收缩。因此，麦角碱类药物仅用于分娩第三产程控制产后出血。其心血管副作用包括血管收缩和高血压，若并用血管升压药更明显。因静脉给药可引起严重高血压、惊厥、脑卒中、心肌梗死和肺水肿，故主张肌内注射途径用药。对既往有周围血管疾病、子痫前期、高血压或冠状动脉疾病病人，应慎用或避免使用此类药物。

c. **15-甲基前列腺素 $F_2\alpha$**：产生子宫强直收缩，用作治疗子宫收缩迟缓。常用剂量为 250μg 肌内注射或子宫肌层内注入，两次注射间歇应大于 15min，最大总剂量不超过 2mg。用药后可引起一过性高血压、严重的支气管收缩和肺循环阻力明显增加。有哮喘病史的病人，此药物属相对禁忌。其他副作用还包括发热、恶心、呕吐和腹泻。

d. **前列腺素 E_1** 可升高子宫肌细胞内游离钙浓度，从而改善子宫的收缩。用该药物一片（片剂，每片 200μg）纳肛以治疗产后出血。其副作用同 15-甲基前列腺素 $F_2\alpha$，但较后者更少发生。

C. **宫缩抑制剂**：用于延缓或终止早产，适于妊娠 34 周或小于 34 周活胎孕妇。宫口扩张不足 4cm 且宫颈管消失不到 80%的病人，终止早产的希望较大。

1. **适应证**

a. 终止子宫过早收缩。

b. 延缓或阻止分娩，为采取其他治疗措施争取时间（如用倍他米松促胎肺成熟）。

c. 为将产妇从社区医院转运至有新生儿重症监护条件的三级医院争取时间。

2. **禁忌证**

a. 绒毛膜羊膜炎。

b. 胎儿窘迫。

c. 胎死宫内。

d. 大出血。

3. **特殊药物**

a. **β_2 受体激动药**：如特布他林，可通过第二信使系统使肌球蛋白轻链激酶失活，从而使子宫平滑肌舒张，起到抑制宫缩的作用。β_2 受体激动作用还可使母体产生支气管扩张、血管扩张和心率加快。其代谢影响包括高血糖、低血钾、高胰岛素血症和代谢性酸中毒。可能出现肺水肿或胸痛，但疗程短于 24h 很少发生。在应用此类药物前，已有高血糖者应予以纠正，既往有心脏病史者应描记基础心电图。

b. **硫酸镁：**用于预防子痫前期的治疗，也是一种保胎药。硫酸镁可拮抗细胞内钙的作用从而抑制宫缩。硫酸镁的副作用包括反射减弱、昏睡和恶心，若血药浓度进一步升高，可发生外周性呼吸抑制，心电图改变和肺水肿。

c. **环氧化酶抑制药：**如吲哚美辛，可阻止花生四烯酸转化为分娩的关键调节激素前列腺素。对母体副作用较少见，但此类药物应用于妊娠32周以后产妇（因担心胎儿动脉导管过早关闭）或妊娠并发羊水过少者应十分谨慎。

d. **钙通道阻断药：**如硝苯地平，可直接阻断细胞膜外钙离子内流，同时阻止肌浆网内钙释放，从而抑制子宫收缩。钙通道阻断药是有效的宫缩缓解药，产妇能良好耐受，但仍可能出现低血压。

Ⅳ. 药物的胎盘转运

A. **麻醉药胎盘转运：**主要是通过被动扩散方式转运，药物的扩散常数越大，越容易透过胎盘。促进药物快速扩散的因素包括下述几项。

1. 低分子量（＜600Da）。
2. 高脂溶性。
3. 低解离度。
4. 低蛋白结合率。

B. 大部分吸入和静脉麻醉药因其分子量小、脂溶性高、相对不解离和蛋白结合率低，故均易于透过胎盘。

C. 肌松药为水溶性、离子化分子、分子量大，因此不易透过胎盘。

D. **血管活性药物：**如降压药、抗心律失常药和升压药可透过胎盘，且对胎儿产生作用。

E. 胎儿窘迫时加重的胎儿酸血症使胎盘转运易化，并使如酰胺类局麻药这样的碱性药物发生“离子捕获”。经胎盘转运后，药物发生离子化且滞留在胎儿酸血症的环境中。然而，在正常情况下，这样的浓度很少会引起临床毒性反应。

V. 分娩镇痛

A. **自然分娩**：某些孕妇选择在无镇痛情况下进行分娩。但仍应预先对所有产妇用药史做全面了解，以便应对急诊剖宫产手术或复苏抢救病例考虑用药之需。

B. **全身镇痛用药**

1. **阿片受体激动-拮抗药**：纳布啡和布托啡诺是临床上首选的全身辅助镇痛药，其优势在于镇痛效能基础上的对母体呼吸抑制的“天花板效应”。
2. **阿片类药物**：哌替啶、吗啡及芬太尼是常用的阿片类药物。剂量依赖性呼吸抑制、镇静及快速的胎盘弥散等的母体相关副作用限制了这类药物的应用。这些药物也可能导致 FHR 变异率的降低、可能引起有效新生儿复苏需求的增加及可能对新生儿神经行为产生影响。
3. **吸入性镇痛药**：氧化亚氮在世界的不同地区都在使用，通常与 50%氧气混合。其镇痛作用有限，对环境的污染也是受到关注的问题。与阿片类药物合用易出现低氧血症，对新生儿几乎无抑制。已有宫缩时其与七氟烷间断吸入用于分娩镇痛的初步经验。

C. **硬膜外镇痛**是目前最有效的分娩镇痛方式，也是最容易从分娩镇痛状态转化到可以进行剖宫产手术麻醉状态的镇痛方法。现有证据显示，与全身应用镇痛药物相比，椎管内镇痛，其镇痛效果更理想，并不显著增加剖宫产率。硬膜外分娩镇痛会使第二产程增加约 15min，也会使器械助产率增加。

1. **操作技术**

   a. 首先建立静脉置管，在硬膜外穿刺置管前预输 500～1000ml 的晶体液（温液体为佳）进行容量填充。若无禁忌证，扩容有助于减少外周血管扩张所引起的低血压。

   b. 在操作前给予 30ml 非颗粒状抗酸药物。

   c. 应根据医疗机构的操作常规记录生命体征和胎心率。

   d. 需要考虑孕妇生理学及解剖学的特点，如硬膜外血管扩张、腹部增大、间断出现子宫收缩等。

2. 优点

a. 提供持续性的镇痛，倘若自然分娩产妇需改为剖宫产时，硬膜外镇痛也可以满足手术的需要。

b. 药物的剂量和模式个体化（如病人自控镇痛）。

c. 疼痛控制可以减轻母体过度通气或通气不足，降低分钟通气量和耗氧量。

d. 可以让产妇保留记忆、觉醒及情绪知觉。

3. 缺点

a. 需要病人配合。

b. 操作者需要具备对孕产妇实施神经阻滞的能力。

c. 需要进行生命体征的监测，可能发生低血压，导致子宫胎盘功能不全。

d. 约 1%～2%病人发生意外穿破硬脊膜。

4. 禁忌证

a. 病人拒绝接受。

b. 凝血功能障碍或严重的（先天性或获得性）血小板减少。

c. 置管部位感染。

d. 严重低血容量。

e. 颅内压增高易于发生脑疝的病人。

5. 麻醉用药

a. 应用含有 1∶200 000（15μg）肾上腺素的 1.5%利多卡因 3ml（45mg）作为**试验剂量**，以验证导管是否误入蛛网膜下腔或血管内；若有先兆子痫或合并高血压的产妇，则应使用不含肾上腺素的局麻药作为试验剂量，以防血管内误注后引起严重高血压。

b. 无痛分娩的目标是在不产生显著的运动阻滞条件下消除疼痛。稀释性长效局麻药（如 0.08%、0.1%或者 0.125%布比卡因或罗哌卡因）与镇痛药混合液可以达到这种效果，是硬膜外镇痛分娩最常用的药物。我们现行用法是 0.08%布比卡因与 2μg/ml 芬太尼的混合液。病人自控硬膜外镇痛采用持续输注背景剂量 5ml/h，允许病人自控推注 10ml，间隔时间 20min，一小时最大输注剂量

25ml。额外的临床单次剂量是 5～10ml。随着产程进展，必要时单次注射更高浓度的局麻药来满足镇痛需求，即 1%～2%利多卡因及 0.125%～0.25%布比卡因。当临床镇痛效果低于预期时应该考虑是否是硬膜外导管位置异常或功能异常。

c. 经硬膜外导管每次注药时，均应每几分钟测一次血压，直至血压平稳后改为每 15min 测一次。低血压可静脉给予 5～10mg 麻黄碱或 40～80μg 去氧肾上腺素治疗，必要时可重复给药。子痫前期病人对升压药反应更为敏感，应慎用。

d. **分娩过程中连续输注**也可以，但是在我们医院并不十分常用。

6. **并发症**

a. **穿破硬膜**的发生率为 1.5%。硬膜外间隙越大，穿刺尝试次数越多，该并发症的发生率越高。相反，操作者经验和技术提高及采用空气压缩试验可以降低该并发症的发生率。意外鞘内置管及给药多见于困难硬膜外穿刺的病人中。

b. **硬膜穿破后头痛（PDPH）**：意外穿破硬脊膜的病人中有近 80%会出现前额部或枕后部的头痛并向颈部放散。其特点为病人直立体位头痛症状加重。硬膜外穿刺发生 PDPH 的危险因素包括年轻、女性、低体重指数及阴道分娩。对于轻度的 PDPH 病人，治疗手段主要包括补液、镇痛及避免头部抬高。若保守治疗无效或头痛剧烈，可考虑**硬膜外血填充（EBP）**治疗（见第 17 章）。首次 EBP 后，75%PDPH 病人症状缓解。初次治疗无效病人可从第二次 EBP 治疗中获益。然而，很重要的一点是若病人头痛不缓解或非典型性头痛，应对病人进行再评估以排除其他产后头痛病因。

c. **药物注入血管内**局麻药物神经毒性作用所产生的症状和体征是与药物进入血管的剂量和速度相关的。一旦怀疑药物误入血管，应停止注药并立即给予气道处理和充分供氧等相应措施。若发生循环虚脱，应立即行心肺复苏（CPR）、子宫左移并剖宫取婴。已有文献报道，局麻药中毒孕妇应用**脂肪乳**或体外循环方法治疗获得成功。

d. 全脊麻：每次硬膜外注药以前应回抽检查导管位置。拟注入硬膜外腔的大剂量局麻药误注入硬膜下腔或蛛网膜下腔，可引起高位或全脊麻。病人先出现恶心、低血压和意识消失，继之发生呼吸心搏骤停。急救措施包括维持母体气道通畅、确保胎盘最大灌注、纠正低血压（子宫左移、输液，必要时应用血管升压药或正性肌力药）。由全脊麻引起的呼吸心搏骤停需按“妊娠期高级心脏生命支持（ACLS）草案”进行急救处理。

D. 脊麻：蛛网膜下腔注入小剂量 0.25%布比卡因（2.5～3mg）可以提供持续 90～120min 的快速镇痛作用。当分娩并非紧急时，已有的脊麻镇痛可以为成功的硬膜外穿刺提供更好的体位。也可以选择再次进行脊麻镇痛。

E. 脊麻-硬膜外联合镇痛：脊麻-硬膜外联合镇痛既可以为产程的进展提供快速的骶神经镇痛，也具有连续硬膜外镇痛的优点。这种联合镇痛可以增加硬膜外的成功概率，但是，由于无法快速确认硬膜外作用的效果，因此对于那些可能需要进行剖宫产的孕妇来说并不建议选择这种镇痛方式。

Ⅵ. 剖宫产麻醉

剖宫产麻醉方式的选择主要决定于手术的紧急程度。择期剖宫产指征包括臀位、既往剖宫产术或子宫手术史及孕妇要求。紧急或急诊剖宫产包括阴道流血、胎儿窘迫及产程停滞。

A. 区域麻醉

1. 脊麻：可为手术提供快速的麻醉起效，也是预计可以在 2h 以内完成的剖宫产最常用的麻醉方式。经验是预先静脉予以病人 500～1000ml 晶体液并口服 30ml 柠檬酸钠。在本中心，采用 1.6ml 重比重布比卡因（0.75%布比卡因与 8.25%葡糖糖混合而成），感觉阻滞平面可达 T_4。局麻药液中加入 10～25μg 芬太尼可减轻内脏不适感。为了术中及术后镇痛，可在局麻药中加入 0.1～0.25mg 吗啡。若使用吗啡，应加强监测以防胎儿迟发性呼吸抑制的发生，如瘙痒等不良反应严重时，给予适当处理。

2. **硬膜外麻醉：**如果之前实施的硬膜外分娩镇痛效果满意则很可能成功地将其转变为可以适合手术的硬膜外麻醉。硬膜外给予含肾上腺素的 2%利多卡因（加或不加 2ml，8.4%碳酸氢钠）25ml 可在 5～10min 产生 T_4阻滞平面。20ml 3% 2-氯普鲁卡因（加入或不加碳酸氢钠）一次注入可迅速达到 T_4阻滞平面，可用于急诊剖宫产术。必要时，硬膜外麻醉时程可以延长。如果选择的是利多卡因，在 40～50min 时应予以初始剂量的 50%；氯普鲁卡因的作用时间短，因此要在 20～25min 再次予以初始剂量的 50%。可加入 3mg 吗啡用于术后镇痛。与蛛网膜下腔注射一样，硬膜外吗啡镇痛，应监测胎儿迟发性呼吸抑制的发生，并对瘙痒等次要不良反应加重时进行处置。

3. 当择期剖宫产选择**硬膜外麻醉**时，麻醉起效速度较慢，通常需要 20min 才能达到满意的麻醉平面来进行手术操作。

4. 脊麻-硬膜外联合麻醉优点在于迅速起效并且可以延长麻醉时程。尽管在开始阶段，硬膜外导管的有效性并不能得到检验，但是大量的数据及实践证实使用这种技术硬膜外导管的位置通常都是正确的。

B. **全身麻醉：**有区域麻醉禁忌证、某些紧急情况或预计有大出血剖宫产病人，可选用全身麻醉。

1. **适应证**

   a. 椎管内麻醉失败。

   b. 无足够时间实施椎管内麻醉。

   c. 产妇自己要求。

   d. 病人不能配合椎管内麻醉。

   e. 存在局麻药应用禁忌证。

2. 孕产妇误吸风险高且通常是困难气道，麻醉医师要充分准备和讨论维持气道的各种备选方案及保证随时可获取高级气道设备。因此，孕产妇全身麻醉前通常要预吸氧，后进行快速诱导及气管插管。麻醉诱导前应给予非颗粒状抗酸药。

3. 为了尽量减少胎儿暴露于麻醉药物的时间，在气管插管成功后立即开始剖宫产术。由于氟烷类吸入麻醉药物抑制子宫收缩，因此在胎儿娩出后习惯上立刻将吸入麻醉药浓度降低致 0.5～0.75MAC 并增加氧化亚氮的比例。静脉给予 1～2mg 咪达唑仑预防因降低吸入麻醉药浓度可能引起的术中知晓。
4. 胎盘娩出后应予以缩宫素促进子宫收缩并减少出血。

Ⅶ. 子痫前期

子痫前期是妊娠期常见的疾病，发生率约 5%，常发生于初产、合并糖尿病及高血压、或是存在慢性疾病的孕妇中。妊娠 20 周后出现持续性高血压即可考虑诊断（表 32-2）。最新更改的诊断标准中不需要出现蛋白尿即可诊断；另外，由于对不存在子痫前期时的胎儿生长受限的处理相似，因此胎儿生长受限已经不再作为严重子痫前期的判断标准。尽管其确切病因尚不清楚，但是目前认为滋养层植入失败引起的异常胎盘及胎盘素 sFlt-1（一种抑制血管生长的可溶解酪氨酸激酶）的上调导致了母体广泛的内皮损伤。

A. 两个附加诊断：**HELLP 综合征**和**子痫**也属于此类疾病。

1. **子痫：**除外其他病因而发生抽搐的子痫前期产妇被定义为子痫。子痫抽搐可发生在分娩前、分娩时和分娩后。子痫是产妇和胎儿重要死因。据观察，约 50%的孕产妇死亡是与子痫前期有关。
2. **HELLP 综合征**（溶血、肝酶升高和血小板减少）：该综合征涉及一系列实验室检查结果异常，是子痫前期最严重表现。HELLP 综合征一旦确诊，严重不良后果危险性随之增加，不良后果包括胎盘早剥、肾功能衰竭、肝包膜下血肿形成、肝破裂，甚至胎儿和产妇死亡。

表 32-2　轻度和重度子痫前期症状和体征

项目	轻度子痫前期	重度子痫前期
血压	＞140/90mmHg 但＜160/110mmHg	＞160/110mmHg
尿蛋白	24h 尿蛋白定量＞0.3g	24h 尿蛋白定量＞5g

续表

项目	轻度子痫前期	重度子痫前期
	或尿常规尿蛋白+～++ Pr：Cr＞0.3	或尿常规尿蛋白+++～++++
其他症状和体征	无	
	无蛋白尿并不影响子痫前期的诊断	新发的脑或视力障碍
		肝功能异常
		上腹部或右上腹疼痛
		血小板减少
		肺水肿
		Cr＞1.1 或两倍基础值

B. 处理

1. **分娩：**子痫前期明确的处理措施是迅速娩出胎儿和胎盘。分娩时机主要取决于胎儿实际孕周和病情严重程度。综合病人及其病情临床变化过程评估，制订最佳处理策略以最大限度降低产妇和胎儿死亡率。
2. **药物治疗**
    a. 预防抽搐可选用**硫酸镁**预防和治疗子痫抽搐。硫酸镁用于轻度子痫预防癫痫发作时应个体化给药。镁剂应在分娩全程及产后 24～48h 持续使用。硫酸镁负荷剂量 4g 经 30min 以上静脉注射，继之以 2g/h 速度持续输注。由于镁剂有血管和内脏平滑肌松弛作用，因此接受镁剂治疗病人可发生低血压、产后宫缩无力和出血。
    b. **抗高血压药**如**拉贝洛尔**、**肼苯达嗪**和**钙通道阻滞药**常用于控制血压。治疗目标不在于血压降至正常，而是防止病人逐渐发展成高血压危象、高血压脑病或脑卒中。应用降压药时，重要的是应切记胎盘无自动调节血流功能，因此，母体血压突然下降会导致胎盘灌注降低，对胎儿产生不良影响。

c. **液体管理**：因子痫前期病人发生肺水肿风险性增加，故应该用晶体液来纠正血管内容量的缺失。

d. **凝血功能异常**：血小板减少是引起凝血功能异常最为重要的原因，并且是诊断重度子痫的标准之一。进行神经阻滞要求血小板数量大于 75 000/μl。要警惕椎管内血肿的发生，并要随时做好可能需要神经外科干预的准备。也可能存在其他凝血因子的异常，重度子痫前期或 HELLP 综合征病人应定期检查血小板及凝血功能。

C. 麻醉

1. **硬膜外麻醉**：早期硬膜外置管镇痛有助于改善子宫胎盘灌注，降低母体循环中儿茶酚胺水平。胎儿不能耐受分娩及急诊剖宫产前应评估硬膜外导管的效果。建议硬膜外导管拔出前要确认血小板计数。

2. **脊麻**：子痫前期病人实施脊麻，以往多有顾虑母体低血压导致子宫胎盘灌注减少。近来越来越多的证据支持，子痫前期产妇实施脊麻是安全的。

3. **全身麻醉**：通常用于急诊剖宫产术、凝血功能异常或区域麻醉禁忌病人。全身麻醉的缺点包括自主神经系统刺激、气管插管和拔管所导致的高血压。可加用瑞芬太尼或用瑞芬太尼代替琥珀胆碱进行诱导以减轻窥喉时的高血压反应。还有弥漫的、严重的间质水肿使困难插管可能性增加。此外，子痫前期产妇实施全身麻醉时，也要考虑镁剂对肌松药的敏化作用。

Ⅷ. 围产期出血

在全世界范围内，围产期出血是产妇死亡的首要原因。

A. **产前出血**：由于子宫胎盘相互作用引起的出血最为常见，因此产前出血直接威胁着氧气向胎儿的转运。

1. **前置胎盘**：当胎盘植于或非常靠近宫颈开口处则发生前置胎盘。根据宫颈口距胎盘的距离可将前置胎盘分为完全性（完全覆盖）、部分性（部分覆盖）及边缘性（接近宫颈内口但未覆盖）。通常表现为妊娠中晚期无痛性阴道出血。首次出血通常是自限性的，并且不影响胎儿。既往有剖宫产史和前置胎盘史的病人发生胎盘植入的可能性较高，最终可能需要行妊娠子宫切除术。B 超可早期发现前置胎盘，前置胎盘病人需要经剖宫产娩出胎儿。在麻醉选择时首要考虑的是病人的出血量及速度。若病人血容量正常，可考虑实施硬膜外麻醉或脊麻。

2. **胎盘早剥：**是指正常植入的胎盘过早地发生剥离。临床上，胎盘早剥应伴随腹痛，出现可见的或隐匿的阴道流血。胎盘早剥的危险因素包括高血压、子痫及高龄等。分娩方式可根据早剥的程度进行选择。其麻醉管理与前置胎盘基本相同。10%的胎盘早剥病人合并凝血障碍，胎儿死亡率及 DIC 发生率极高。

3. **剖宫产术后经阴道分娩**（VBAC）：既往仅有一次剖宫产史，且为下段横切口的产妇，若此次妊娠为单胎头位，且已有宫缩发动，可进行经阴道试产。此类病人禁用前列腺素诱产，但催产素逐渐加量可用于试产。所有此类病人均应对产妇和胎儿进行严密监护，应用区域麻醉是安全的。子宫瘢痕裂开的发生率为 0.7%，并不影响胎儿存活也不产生大量出血；子宫破裂的发生率为 0.65%，影响胎儿存活产生大量出血，需紧急剖宫产或产后腔镜修复。若发生子宫破裂，既有的有效硬膜外置管可为急诊手术提供快速安全的麻醉。若子宫破裂引起大出血，则麻醉处理与活动性出血病人相同。

4. **血管前置：**是指胎儿的脐带较其先露部位更早进入产道的现象。在行阴道检查和人工破膜时可能损伤脆弱的脐带血管。由于出血来自胎儿循环，此时胎儿极其危险，故必须立即娩出胎儿。

B. 产后出血

1. **子宫弛缓：**定义为产后不协调的子宫收缩异常，是最常见的产后出血原因。所有产妇产后都予以缩宫素预防产后出血，缩宫素是治疗产后子宫弛缓的一线用药。应避免静脉推注，因其可产生严重的低血压。肌内注射 0.2mg 麦角新碱较前列腺素更为有效。依据临床需要给予晶体液、胶体液和血液制品进行复苏。如保守治疗无效，可考虑手术治疗或行动脉栓塞。

2. **胎盘滞留**占所有经阴道分娩的3.3%。通常需要进行手法子宫探查，脊麻或硬膜外阻滞有利于此项操作。若需要进一步使子宫松弛，可静脉注射硝酸甘油50～100μg。若无区域麻醉，可给予小剂量氯胺酮或吸入麻醉药。如病人有明显出血和低血容量，则需进行气管插管全身麻醉，用吸入麻醉药维持麻醉。当子宫达完全松弛时应立即关闭吸入麻醉药，以防子宫收缩无力引起出血。多数病人还需加用其他宫缩药物来改善子宫张力。
3. 妊娠产物残留可导致明显产后出血。主要治疗措施是进行清宫术，以去除残留胎盘组织碎片，此时并不需要子宫松弛。其麻醉可以通过增加已有硬膜外麻醉药物剂量或诱导全身麻醉来实现。
4. 阴道、宫颈和会阴裂伤也是产后出血的常见原因。出血隐匿难以估计。病人需充分镇痛以利于裂伤修补，可以增加原有区域麻醉药物剂量，否则，应重新建立区域麻醉、浸润麻醉或改为全身麻醉。
5. **子宫内翻**是产后出血罕见的原因（1/3000～1/5000），是名副其实的产科急诊。需静脉注射小剂量硝酸甘油或全身麻醉提供充分的子宫松弛和无痛，以利于完成子宫复位。子宫复位后常伴随宫缩无力，故须应用促进宫缩药物。
6. **胎盘植入**指胎盘附着异常，发生率为1/530，在曾有剖宫产史或前置胎盘的孕妇中多见。分为三种类型：粘连（胎盘异常附着于子宫肌层）、植入（侵入子宫肌层）、穿透（穿透肌层至浆膜层或邻近器官）。产前明确诊断的胎盘植入有必要在围产期进行子宫切除来改善预后。麻醉管理包括多学科之间的紧密交流及对术中大量出血的准备。

Ⅸ. 羊水栓塞

A. 羊水栓塞（AFE）罕见，但确是妊娠期灾难性并发症。由于AFE需进行尸检排除其他原因方可做出诊断，故其真正的发病率并不清楚，在美国估计为（4～6）/100 000活产。死亡通常发生在出现症状的第1个小时内，死亡率高达80%。存活病人中，发生永久性神经系统功能障碍的达 75%。

B. **病理生理**：AFE 的病因并不完全明晰且并不同于一般临床意义上的栓塞。AFE 似乎是参与促发了母体-胎儿间屏障的破坏，从而引起母体对胎儿组织发生异常的全身反应、促炎性介质被激活，导致出现类似于全身炎性反应综合征（SIRS）的一系列征象。

C. **临床表现**：对于 AFE 并没有统一的诊断标准，也没有明确一致的危险因素。诊断主要基于其典型的临床症状：围产期出现急性低氧血症和低血压、短时间内迅速恶化为心血管系统衰竭、出凝血功能障碍甚至死亡。

D. **表现**：AFE 影响多脏器系统，故其临床表现各异。

1. **心血管系统**：重症病人 100%有低血压，也是本病的关键特征。可以用一个双相休克模型来解释 AFE 的心血管系统表现。最初短暂的生理反应是由于血管活性物质释放所引起的肺动脉高压，进而导致低氧血症和右侧心力衰竭。在初期尚存活的病人，可继而发生原因不明的左侧心力衰竭和肺水肿。
2. **呼吸**：低氧血症是 AFE 早期表现，认为是急性肺动脉高压、心排血量下降和通气血流比值失调所致。其后，伴随左侧心力衰竭出现肺水肿。许多病人，在左心室功能改善后表现出非心源性肺水肿。
3. **凝血**：2/3 病人可发生正常凝血级联反应中断。至于凝血功能障碍的原因是凝血物质消耗过多还是大量纤维蛋白溶解尚不清楚。

E. **AFE 的处理**包括积极地复苏。早期发现和治疗有利于改善预后。治疗主要包括维持氧合和气道管理在内的支持治疗，以液体和血管活性药物进行的循环支持，通过输注必要的血制品进行的凝血异常纠正。对于难治性 AFE 的治疗，有文献建议心肺转流、体外膜肺、主动脉球囊反搏等可作为成功的选择。产科医师应该立即做出娩出胎儿的决定以最大程度地增加胎儿存活的概率并有助于产妇的复苏。

Ⅹ. 妊娠期非产科手术的麻醉

A. 约 1%～2%的孕妇在妊娠期接受非产科手术。单纯的择期手术在妊娠期是相对禁忌的，应该被推迟至产后 6

周以后。如果手术必须进行，手术最好被安排在孕中期。此类手术麻醉管理的目标包括下述几方面。

1. **母体安全**：由于功能残气量的降低及分钟通气量的增加，妊娠期病人全身麻醉诱导和苏醒更快速。孕中期手术麻醉过程中应该注意改变子宫的位置以减少对主动脉的压迫。由于对于这些病人麻醉药的效能增强，所以此时期用药剂量应减量以降低血浆药物浓度，减轻毒性反应。不论采用怎样的麻醉方式，都一定要注意维持胎盘的氧供。
2. **致畸作用**：由于氧化亚氮能干扰 DNA 的合成，因此建议在孕早期及孕中期应避免应用。最新的研究指出动物暴露于吸入性麻醉药物可引起神经元凋亡的增加，这个作用在人类还没有被证实。所有其他的麻醉药物对人类的致畸作用到目前为止还没有被发现。孕早期是器官形成的关键时期，此时除非急症，应避免接受手术。如果情况允许，手术应该被推迟到至少产后 2～6 周。
3. **残余肌松药的拮抗**：由于胎盘对格隆溴铵的通透率比新斯的明低，因此在联合应用新斯的明和格隆溴铵时，会使胎儿暴露于没有拮抗的新斯的明中并引起严重的心动过缓。

B. 与妊娠直接相关的手术

1. **异位妊娠破裂**：是妊娠前 3 个月孕妇死亡的主因，是外科急症，需行急诊腹腔镜或开腹手术。异位妊娠破裂腹腔内出血十分常见，但血压仍可正常，由此可促成实际出血量预估错误。因此在麻醉诱导前取血备用是明智之举。
2. **流产**：自发流产是指妊娠不足 20 周或胎儿体重小于 500g 时发生的妊娠终止（表 32-3）。对于不全流产和稽留流产，应予扩张宫颈管和清除妊娠产物治疗。

表 32-3　自然流产分类

类型	阴道流血	宫颈	胚胎产物	处理
先兆流产	是	关	宫内	观察
难免流产	是	扩张	宫内	等待自然流产或诱导分娩

续表

类型	阴道流血	宫颈	胚胎产物	处理
过期流产	否	关	宫内	等待自然流产、诱导分娩或清宫术
不全流产	是	扩张	部分在外	紧急清宫术
完全流产	是	扩张	全部在外	观察

3. 对病人禁食状态、容量状态及是否存在 DIC 或菌血症做出详细评估后，可选用监护麻醉、脊麻、硬膜外麻醉或全身麻醉。
4. **宫颈无力症**可引起早孕期流产，可通过宫颈环扎治疗，常选择区域麻醉。然而，若已出现颈管扩张需紧急宫颈环扎时，应用全身麻醉为益，因为全身麻醉具有子宫肌肉松弛作用。
5. **产后绝育手术的麻醉**：择期产后输卵管结扎术是在产后 48h 内经脐下切口进行输卵管结扎。尽管在分娩后硬膜外镇痛效果及持续时间会有所减弱，但是通过增加药量可以使硬膜外镇痛的感觉平面达到 T_4 水平。或者，脊麻也是一个常用的选择。经验是蛛网膜下腔注入 15mg 0.75%重比重布比卡因复合 10～15μg 芬太尼。若术中椎管内麻醉失败则可应用全身麻醉。

C. 妊娠状态下的其他手术
1. 若手术必须进行,最佳时机是第二孕程(4～6 个月),因为此时的器官形成已经完成且此时早产的风险最低。
2. 所有手术，在术前均应请**产科医师会诊**来评价风险及选择合适的围手术期监测手段。FHR 监测是术中及术后最常用的监测手段。在一些特殊情况下，需要在围手术期进行连续胎心率监测及子宫分娩力计监测，用以发现有无早产或发生提前宫缩，特别是在术后监测尤为重要。
3. **尽可能选用区域麻醉**。

Ⅺ. 妊娠期心肺复苏

A. 妊娠期心搏骤停在孕产妇中的发生率为 1/20 000，尽管这一人群相对健康，但存活率仅为 6.9%。CPR 较非妊娠者更为困难且不易成功。以下是“美国心脏协会”及“产科麻醉及围生期协会”针对孕妇对成人 ACLS 指南做出的修正。

1. 发现孕妇发生心搏骤停时应立即实施标准的**基础生命支持**（见第 38 章）并迅速启动孕妇心搏骤停小组（如果发生在医疗机构内）。
2. 按压孕晚期孕妇胸骨的**深度应增加 2～3cm**。
3. 对于在脐部或脐上可触及或看到子宫轮廓的所有病人，应该保持**子宫左倾位**。人为地将产床左倾使子宫左移更易于防止仰卧位低血压并最大程度地增强心脏按压的有效性。
4. 准备自动体外除颤器的同时，CPR 应持续进行。除颤前应将胎儿监护设备移开，但不应耽搁电击的实施。如果可以获得，电极贴片要好于电极板。
5. **气道保持**：对于非气管插管的病人，应该实施 30 次胸外按压接 2 次潮气量约 500～750ml 的人工通气。应避免经鼻腔建立气道或连续进行鼻腔操作以防止出现气道损伤或出血的危险。尽管存在反流误吸的风险，但还是应该尽力保证充分的通气和氧合。环状软骨压迫并不十分有效，因此不建议应用。
6. 及时建立静脉或骨内通路极为重要，并且一定要选取膈以上部位。
7. 复苏药品应该按照 ACLS 指南应用。
8. 在心搏骤停的 5min 内娩出胎儿，新生儿的存活概率更为乐观。
9. 分析母体心搏骤停的原因时，BEAUCHOPS 可有助于记忆：即 Bleeding 出血或 DIC（B），Embolism 羊水栓塞（E），Anesthetic complication 麻醉并发症（A），Uterine atony 子宫乏力（U），cardiac disease 心脏疾病（C），hypertention 高血压（H），other 其他（标准 ACLS 指南中的常见病因）（O），placenta previa 前置胎盘或 placental abruption 胎盘早剥（P），sepsis 脓毒血症（S）。

Ⅻ. 妇科手术麻醉（见第 21 章）

A. **腹部手术**：**盆腔手术**可在区域麻醉下进行。手术时间长、术中出血多、体液转移明显。已经头低脚高位的手术可能需要控制气道和全身麻醉。腹腔镜手术也应选择全身麻醉。由于无菌单的遮盖或病人的特殊体位，术中进行静脉通路开通或桡动脉置管会受到限制。

B. **阴部手术**：包括**阴道和子宫内手术**，可选择区域麻醉或全身麻醉。T_{10} 平面阻滞足以满足这些手术的需要，而阴式子宫切除术需要阻滞平面达到 T_4～T_6。

XⅢ. 取卵术的麻醉

A. 一般都是在超声引导下经阴道用穿刺针取卵。

B. **全身麻醉**：还没有任何结论证明普通使用的吸入麻醉药会对孕妇和体外受精的活产率有不良影响。但是，由于氧化亚氮可以干扰 DNA 合成，所以应避免应用。在能够保证气道安全的前提下，根据病人的具体情况选择应用全凭静脉麻醉（TIVA）或吸入麻醉均可。

C. **脊麻**可提供良好的手术条件并且具有能最大程度地减少卵泡暴露于麻醉药物的优点。通常应用 0.75%的高比重布比卡因或 1.5%高比重甲哌卡因。较全身麻醉相比，脊麻的术后恢复时间更长。

（王　媛 译　赵　平　韩　宁 审校）

推荐阅读文献

Aranake A, Mashour GA, Avidan MS. Minimum alveolar concentration: ongoing relevance and clinical utility. *Anaesthesia* 2013;68:512–522.

Briggs GG, Freeman RK, Yaffe SJ. *Drugs in Pregnancy and Lactation.* 8th ed. Philadelphia: Lippincott Williams & Wilkins; 2008.

Chestnut DH. *Obstetric Anesthesia: Principles and Practice.* 5th ed. Philadelphia, Elsevier Saunders; 2014.

Chin KJ, Yeo SW. Bispectral index values at sevoflurane concentrations of 1% and 1.5% in lower segment cesarean delivery. *Anesth Analg* 2004;98:1140–1144.

Gabbe SG, Niebyl JR, Simpson JL, et al. *Obstetrics: Normal and Problem Pregnancies.* 5th ed. Philadelphia: Churchill Livingstone; 2007.

Goldszmidt E. Principles and practices of obstetric airway management. *Anesthesiol Clin* 2008;26:109–135.

Hirabayashi Y, Shimizu R, Fukuda H, et al. Anatomical configuration of the spinal column in the supine position. II. Comparison of pregnant and non-pregnant women. *Br J Anaesth* 1995;75:6–8.

Jarvis SS, Shibata S, Bivens TB, et al. Sympathetic activation during early pregnancy in humans. *J Physiol* 2012;590:3535–3543.

Kodali BS, Chandrasekhar S, Bulich LN, et al. Airway changes during labor and delivery. *Anesthesiology* 2008;108:357–362.

Lee SW, Khaw KS, Ngan Kee WD, et al. Haemodynamic effects from aortocaval compression at different angles of lateral tilt in non-labouring term pregnant women. *Br J Anaesth* 2012;109:950–956.

Lipman S, Cohen S, Einav S, et al. The Society for Obstetric Anesthesia and Perinatology consensus statement on the management of cardiac arrest in pregnancy. *Anesth Analg*

2014;118:1003–1016.

Macones GA, Hankins GDV, Spong CY, et al. The 2008 National Institute of Child Health and Human Development workshop report on electronic fetal monitoring: update on definitions, interpretation and research guidelines. *Obstet Gynecol* 2008;112: 661–666.

Palanisamy A. What's new in Obstetric Anesthesia? The 2013 Gerard W. Ostheimer lecture. *Anesth Analg* 2014;118:360–366.

Pian-Smith MCM, Leffert L, eds. *Obstetric Anesthesia.* New York: PocketMedicine.com, Inc.; 2005.

Silver RM, Landon MB, Rouse DJ, et al. Maternal morbidity associated with repeat cesarean deliveries. *Obstet Gynecol* 2006;107:1226–1232.

Simhan HN, Caritis SN. Prevention of preterm delivery. *N Engl J Med* 2007;357:477–487.

Vanden Hoek TL, Morrison LJ, Shuster M, et al. Part 12: cardiac arrest in special situations: 2010 American Heart Association Guidelines for Cardiopulmonary Resuscitation and Emergency Cardiovascular Care. *Circulation* 2010;122:S829-S861.

Wu S, Kocherginsky M, Hibbard JU. Abnormal placentation: twenty-year analysis. *Am J Obstet Gynecol* 2005;192:1458–1461.

第 33 章 手术室外麻醉

Lee AY B, Marota JJ A

Ⅰ. 概述

在远离手术室的地方行全身麻醉或监测下的麻醉管理（MAC），麻醉设备、监测标准、病人准备及麻醉后处理方面的原则和要求详见第 1、9、10 和 36 章。

A. 手术室外所需的设备

1. 麻醉医师必须在麻醉开始前确定所有标准均已符合。
2. 至少需一套**中心供氧和吸引设备**：实施麻醉的区域需具备两套独立的供氧设备和吸引器（**供病人使用和清除废气**）。此外，每台手术必须配备一**满筒氧气**。没有中心氧化亚氮供应的地方，麻醉机应装备氧化亚氮储气筒。应有足够的**灯光和电力插座**连接于应急电源。最好有一路医用级压缩空气源，但这并非必备。
3. 可实施麻醉的**功能完备的麻醉机**。可能需加长的气体供应管道，麻醉呼吸环路管道应延长到达病人。
4. 应有完备的**麻醉供应车**，其内储存麻醉必需的器材和药品。
5. **复苏设备**须迅速可用，包括除颤器、急救药品和转送病人所需的可自动膨胀的简易呼吸器。

B. 工作区域和接触病人通道

1. 足够的空间以安置麻醉机、设备及接触病人通道。
2. 手术室外实施麻醉的场所须由医院设计为“达标的麻醉工作区域”。
3. 急诊病例需建立直接通讯联系方式。
4. 如麻醉医师不能与病人同在一个房间（如射线照射时），需采用适宜监测。可通过窗口或闭路电视监测病人。应事先准备病人转运过程中必要的监测设备。

5. 在磁共振成像（MRI）和计算机断层扫描（CT）的有限空间内，病人很难置放体位，可能需额外的软垫以防长时间操作时造成软组织压伤。

6. 影像操作常需反复较长距离移动病人，因此通气管道、静脉通路和监测线缆应足够长。在操作前最好测试病人所需移动的最长距离。

7. 麻醉医师应注意自我防护，尽可能减少操作时自身的辐射暴露。

C. 程序镇静与 MAC 比较

1. 大多数在手术室外需行有创操作的病人由专业培训的护士提供镇静。程序镇静的定义为药物控制的意识抑制状态，在此状态下，病人存在保护性反射，且具保留气道通畅和对躯体和语言刺激产生适当反应的能力。美国麻醉医师协会（ASA）、美国医疗机构评审联合委员会和州政府（许可董事会）已制定由非麻醉医师和非医师实施清醒镇静的指南。

2. MAC 是由医师提供镇静药和镇痛药的服务，需连续评估和处理病人的医疗问题和生理紊乱，并在需要时转变为全身麻醉。如条件允许，应用二氧化碳波形图帮助发现呼吸暂停，尤其对于小儿病例。术后病人从手术及镇静/麻醉状态完全恢复前需监测处理。预计气道处理可能较为复杂（如预计面罩通气困难、无法气管插管或可能插管困难），或合并严重疾病（如 ASA Ⅲ或Ⅳ级）需医师处理者，应由麻醉医师提供镇静。

Ⅱ. 造影剂

A. 造影剂：静脉或动脉注射离子和非离子造影剂可辅助显影。钆复合剂可用于 MRI 和 X 线成像。应用低渗或等渗碘化造影剂，而不用高渗造影剂，因低渗性或等渗性的肾毒性较低。造影剂有短暂的利尿作用，因此需留置导尿管。

B. 急性造影剂反应：严重或致命的造影剂反应罕见，但无法预测，且与造影剂用量无关。因其具有过敏反应的特征，但不是由 IgE 介导，因此被认为是类过敏反应。

1. 危险因素包括既往有相关的不良反应史、哮喘、需治疗的干草热过敏反应、同时用 β 受体阻滞药或白细胞介素-2。

2. 应用造影剂后 5～30min 内出现症状，表现为全身皮肤反应、气道梗阻、血管性水肿或心血管虚脱。
3. 对急性反应采用支持疗法。对全身类过敏反应立即给予皮质类固醇、H_1 和 H_2 受体阻滞药。须用吸氧、肾上腺素、$β_2$ 受体激动药和气管插管治疗支气管痉挛和喉头水肿。通过静脉输液和血管升压药支持循环。
4. 是否对所有病人常规预防造影剂急性反应，尚存争议。常用的预防方法是分别于造影前 13、7 和 1h 各口服泼尼松 50mg，造影前 1h 加用苯海拉明 50mg。对于无法口服用药者，可静脉注射氢化可的松 200mg 以替代口服泼尼松。也可分别于造影前 12 和 2h 各口服甲泼尼龙 32mg，并用或不并用抗组胺药。对于急诊病人，静脉注射苯海拉明 50mg 和氢化可的松 200mg，或者每 4h 应用甲泼尼龙 40mg 直至造影结束是有效的。处理对甲泼尼龙、阿司匹林或 NSAID 过敏，尤其合并哮喘者，应预先应用地塞米松 7.5mg 或每 4h 应用倍他米松 6mg 直至造影结束。

C. 肾功能受损的病人

1. 术前和术后常给予 *N*-乙酰半胱氨酸，以减少**造影剂诱发肾病**的发生，但存在争议。尽管无最佳补充剂量方案，但一般主张围造影期应用晶体液。采用碳酸氢钠取代氯化钠补液仍存争议。
2. **钆：**无论是否透析，进展期或终末期肾病病人可能出现肾源性纤维化硬皮病，尤其在应用钆后术数日或数月后。

Ⅲ. CT 的麻醉

A. CT 扫描通常不需全身麻醉（全麻）。儿童或不合作的成人（如脑外伤病人）需镇静或全麻以减少运动伪影。对这些情况需选用标准的监测方式（见第 10 章）。二氧化碳波形图有助于监测镇静状态下的通气情况。在病人的鼻导管或氧气面罩置放旁路气流采样管，用以定性评估通气。

B. **成人：**静脉注射小剂量苯二氮䓬类药、麻醉性镇痛药或短效催眠药（如丙泊酚或右美托咪定）可用于镇静，应滴定持续输注的剂量直至起效。

C. **儿童：**小于 3 个月的婴儿不需镇静，但多数儿童需不同程度的镇静或全麻。儿童行 CT 检查，对麻醉医师提出了独特的挑战。

1. **镇静**

a. 静脉注射小剂量苯二氮䓬类药、麻醉性镇痛药或短效催眠药（如丙泊酚）用于镇静，可单次静脉注射，也可滴定持续输注剂量直至起效。

b. **水合氯醛**（操作前 30～60min 口服或直肠内注入 30～50mg/kg）可为儿童提供适宜的轻度镇静。

c. 直肠内应用**美索比妥**（25～30mg/kg），较水合氯醛起效快（5～10min），持续约 30min，可用于全身麻醉诱导。但由于无法预计其吸收程度，其药效不定。由于可能发生深度镇静或全身麻醉，该药只能由麻醉医师在有适当的监测和保证气道的条件下给予。该药不适于有胃反流风险者。

2. 可能应用静脉或吸入麻醉药实施**全麻**，按需采用喉罩气道（LMA）或气管内插管维持气道通畅。

Ⅳ. MRI 的麻醉

A. MRI 的设施环境对麻醉病人提出众多挑战。

1. 置放病人的“隧道”又长又窄，检查期间麻醉医师不能接近或看到病人。扫描机放置在屏蔽室内，室内有磁场和可防止射频噪声产生伪影的屏蔽物。

2. 高磁场持续存在，对所有铁磁物质（如钢制气筒、电池和普通听诊器）产生引力。**磁场周围的铁磁物质被强拉向磁场，途中可能伤害病人和设备。**扫描过程中产生的静电区和磁性物质，可干扰自动无创血压监测、呼吸机和输液泵的机件（电磁线圈），因此需选择专用的设备。磁场区内只可用塑料听诊器和市售磁性兼容的喉镜。信用卡、手表和呼叫器须留在扫描室外。

3. 扫描时产生的**射频信号和磁场转换**，可使心电图和脉搏血氧饱和度仪产生伪差。

4. **金属植入物（如关节假体、动脉瘤夹和人工耳蜗）或植入性装置[如起搏器、植入式心律转复除颤器（ICD）、胰岛素输注泵、鞘内注射泵或脊髓刺激器]**可因磁场或扫描产生的射频信号所生成的热能而发生移位、失效或永久性损毁。某些特殊起搏器、ICD 或肺动脉导管认为是“MRI 安全”的，装载此类设备的病人可行 MRI 扫描，但应仔细回顾病例以确定成像是临床所需而非常规。装载起搏器的病人在磁场区域应关闭起搏器，并在扫描后重新开启。脑动脉瘤夹不是 MRI 的绝对禁忌证，但应确定其类型是否兼容 MR。并非所有动脉瘤夹均兼容 MRI。因此应确认植入夹子类型，以明确其 MRI 兼容性。每个 MRI 室均有由 FDA 认定的 MRI 兼容性医疗设备清单。由于制造商可能在不告知 FDA 的情况下对设备升级或改进，因此如对某设备存有疑问，MRI 中心应联系厂商。

B. **监测仪**必须在磁场区域内对病人能进行安全和有效的监测，且对成像影响轻微。在磁场区域应选用 MRI 兼容性监测仪，且可与被屏蔽的磁场区以外的“副监测仪”联网。

1. 扫描期间标准心电图监测易受干扰。
2. 扫描干扰标准**脉搏血氧饱和度监测仪**，后者也干扰成像，可选用利用光纤电缆的 MRI 兼容设备。
3. 成像期间可产生大量噪声。
4. 由于存在皮肤灼伤的可能，所以不使用温度探头。
5. 扫描期间，务必确保可通过一个能屏蔽磁场的窗口或通过闭路电视观察病人。
6. 扫描期间，卷曲的电线可产生电流而灼伤病人。为最大限度减少此危险，电线应尽可能拉直。

C. **一般问题：**MRI 扫描时间不定，仅在扫描期间（3～12min）要求病人不动。多数婴儿和儿童通常需在喉罩或气管插管下行全麻。可直接在磁场区域内诱导；也可先在磁场区域外诱导，然后将病人转至扫描室。麻醉维持需由特制的由非铁金属制成的麻醉机完成。如需心肺复苏，须将病人搬离磁场区域。

V. 神经放射学处置的麻醉

诊断（血管造影术、球囊试验和堵塞）和治疗（栓塞和脑血管痉挛）操作均需麻醉。操作开始后，仅能接触到病人的左手和左腿。

A. **血管内栓塞术**用于治疗未破裂的和已破裂的脑动脉瘤，以及阻断颅内和颅外动静脉瘘和畸形、血管肿瘤和鼻咽部出血血管的血供。

1. **栓塞**需接触血管束，通常通过股动脉向动脉瘤或病变的供血血管置入细导管。一旦动脉造影确定导管位置，通过该导管置入血管阻塞物（可脱开的金属圈、胶或小颗粒）。
2. **麻醉的目的**是放置微导管和阻塞物期间提供安静的手术视野和稳定的血流动力学，并在术后快速苏醒以进行神经功能检测，常需全麻提供遗忘和肌松。全麻可应用静脉麻醉药（丙泊酚、肌松药和麻醉性镇痛药）和（或）吸入麻醉药。避免使用氧化亚氮，以尽可能减少无意的动脉气栓发生。操作刺激小，相对不痛。
3. 高渗造影剂有利尿作用，需留置导尿管并静脉补液。
4. 常需经桡动脉行有创血压监测以调控血流动力学，亦可由操作时放置的股动脉鞘传递血压。
5. 应避免**高血压**以减少出血或动脉瘤破裂危险。对无保护的脑动脉瘤，血管活性药如去氧肾上腺素应慎用。β 受体阻滞药、钙离子拮抗药、肼屈嗪、硝普钠和硝酸甘油可用于治疗高血压。
6. 操作时间可能很长，病人有意外栓塞的危险。病人常需在操作期间抗凝[肝素或阿加曲班（argatroban）]，以最大限度减少栓子从栓塞金属圈或微导管移动的危险。抗凝通过活化凝血时间监测。静脉推注或持续输注血小板抑制药依替巴肽（Integrilin），以最大限度抑制血小板聚集。某些病人操作前可应用阿司匹林和（或）氯吡格雷。术中如需要，可以给予阿司匹林栓剂。
7. 操作中并发症包括动脉瘤、动静脉瘘或畸形破裂、血管分离或破裂及血管意外堵塞。如怀疑颅内出血，应立即行脑室造口引流术，以紧急排出脑脊液，降低颅内压（ICP）。因颅腔呈闭合状态，故不像开放性手术中动脉瘤破裂那样造成明显出血（见第 25 章）。颅内压升高需过度通气、利尿或给予巴比妥酸盐。须立即行 CT 扫描以确定出血范围，评估是否需急诊开颅解除脑压迫。

B. **栓塞术控制鼻出血和颅外血管病变**，存在下列潜在问题：出血、血流动力学不稳、大量血液进入气道和误吸。术前应做好血型鉴定和交叉配血。如存在急性出血危险，应开放粗大静脉通路。须行气管插管以控制气道，但因病变侵及气道和（或）面部，气管插管可能有困难。填塞鼻腔或鼻咽部以防继续出血。

C. **栓塞术控制胃肠道出血和咯血**，经导管动脉栓塞术可用于治疗无法行内镜治疗的上消化道或下消化道急性非静脉曲张性胃肠道出血。支气管动脉栓塞可有效治疗大咯血。二者均在血管造影引导下进行，经动脉途径将栓塞剂（如明胶海绵、小珠、微线圈或胶）通过微导管置入目标动脉。该类手术常在气管插管控制气道的全身麻醉下施行。如果应用数字减影血管造影，应用肌松药有助于减少运动产生伪影。

D. **颈动脉球囊堵塞**试验用于判断永久性血管栓塞是否会造成神经功能缺陷。血管内膨胀球囊造成堵塞，暂时阻断血流。如果神经功能检查未发现明显神经功能缺陷，诱导低血压并持续 20～30min 引出缺血征象。通常在低血压期间静脉注射正电子发射断层扫描（PET）同位素以评估脑血流。操作结束血管开放血压恢复正常后行 PET 扫描。如神经功能有一定受损，立即将球囊放气使血压恢复正常。在最初血管造影和置放球囊时，应保持病人适当镇静，**而堵塞期间神经评估需保持病人完全清醒无镇静**，因此应选用短效药。**控制性低血压宜选用能迅速恢复的药物**（硝普钠或硝酸甘油）。此类药物导致的心动过速可用 β 受体阻滞药纠正。如果在堵塞期间出现抽搐或气道受累，需要气管插管等紧急气道处理措施。

E. **脑和脊髓血管造影术**一般是无痛的诊断性操作。尽管为长时间操作舒适而可用全麻，但只有小儿或不合作的成人需全麻。需全麻下行颅内血管造影术的成年病人可因颅内压升高、脑病、近期脑卒中或颅内出血而致精神状态抑制，可能需有创血压监测以进行精细的血流动力学监测。脊髓血管造影术需为脊髓区供血的每条血管定位，并拍摄照片，每条血管造影需历时数小时。但操作时间应受到限制，因为可能达到造影剂的上限。病人麻醉是为了舒适，所以除非因合并疾病而有指征，不必做有创血流动力学监测。

F. **椎体成形术和后凸矫正术**用于治疗椎体骨折所致疼痛。椎体骨折多源于骨质疏松，尤其在脊椎后凸的老年女性病人。转移的恶性肿瘤破坏骨质的病人也需行此类手术。手术在俯卧位下进行。在椎体成形术，经皮及椎弓根将探针置入骨折的椎体后，加压注入骨水泥。可在坐位连续进行多节段操作，每个节段多需双侧置入探针。在后凸矫正术，用造影剂在椎体部位膨胀球囊以重塑因骨折损失的高度，然后注入骨水泥。MAC 或全麻均可选用。应用苯海拉明（25～50mg 静脉注射）、异丙嗪（5～25mg 静脉注射）、苯二氮䓬类（咪达唑仑 1～2mg 静脉注射）或其他药物达到镇静。可能需用镇痛药，因注射骨水泥可致疼痛。注入骨水泥后病人需仰卧数小时以使其彻底变硬。

G. 对于有**急性缺血性脑卒中**症状的病人，溶栓术是恢复栓塞区脑血流的紧急处理。对于症状出现后 6h 以内的病人，目前主张静脉注射组织纤溶酶原激活剂（tPA）行溶栓治疗。对于出现症状 8h 以内的病人，可在血管造影术后于血栓部位直接经动脉注入 tPA；也可血管内机械破碎或取出血栓。应注意，长期缺血后的再灌注和抗凝治疗会使梗死部位更易再出血。粥样硬化斑块的血管内成形或动脉内植入支架是血栓溶解治疗的辅助疗法，以开放阻塞的血管。

H. 近来回顾性研究提示，急性缺血性脑卒中病人在全麻下溶栓和机械性碎栓的致死率较高。这些研究并不能解释为卒中症状的严重程度和术后处理与高致死率有关。目前，脑血管造影和治疗的病人只要在操作过程中可以安静平躺，最好选择 MAC 镇静。MAC 的优势还包括允许操作过程中进行神经功能检查评估。尽管镇静可采用多种药物（氯胺酮、丙泊酚、咪达唑仑、芬太尼）完成，静脉输注右美托咪定是我们机构最常用的镇静方式。然而，如果病人躁动、意识抑制、无法维持和保护气道、伴呼吸障碍，或无法耐受安静平躺，则需行气管插管全麻。血管造影和有创治疗需在气管插管全麻下进行。由于时间有限，常难以掌握病史和体格检查，此时需询问神经科或介入放射科医师。为加快治疗，有创血压监测可能延迟到开始操作后。在获取动脉通路前，可通过股动脉鞘侧孔进行有创监测动脉压。血流再通后采用抗凝治疗，可静脉注射依替巴肽（Integrilin）以抑制血小板聚集。

I. **脑血管痉挛**是蛛网膜下腔出血常见的和有潜在危害的晚期严重并发症。病人需行血管造影，局部动脉内输注血管扩张药（**罂粟碱、尼卡地平或米力农**），或发生严重脑血管收缩时行脑血管成形术，以增加血管直径。内科治疗包括**高血容量、血液稀释和高血压**以增加滋养血管狭窄段血管的血流。病人常用大量血管升压药（去氧肾上腺素、去甲肾上腺素和血管升压素）易引发高血压。最初的脑损伤或进展性缺血性脑卒中可继发脑水肿，进而导致 ICP 升高。

1. 因常有颅内高压，且治疗过程中也可出现 ICP 升高，因此术中应**监测 ICP**。最好应用脑室内导管，因可以引出脑脊液而降低 ICP。“Camino”螺栓是非常好的监测手段，但不能抽取脑脊液。
2. 麻醉目的是**维持体循环高血压和正常颅内压**，维持心血管高排状态，使脑灌注处于最佳状态，且全麻苏醒迅速以利于术后立即进行神经功能检测。病人术后可能需机械通气以控制 ICP。需用肌松药和机械通气以控制二氧化碳分压。如果 ICP 不高，低浓度吸入麻醉药辅以麻醉性镇痛药和肌松药即可完成手术。也可能需输注丙泊酚以控制 ICP。
3. 动脉内输注**罂粟碱**、**尼卡地平**或**米力农**可致 ICP 升高和血压急剧下降，此时可能需大量血管升压药（如去氧肾上腺素或去甲肾上腺素）。为维持血压，亦可加用正性肌力药。
4. 高血糖可加重脑缺血的后果，病人需输注含胰岛素的 5%葡萄糖盐水以严格控制血糖。

5. 病人常有发热，可体表降温以维持体温正常。高热会加重脑缺血的后果。

J. **三叉神经痛**：经皮消蚀三叉神经及（或）其分支，可有效治疗慢性疼痛。病人常患多发性硬化症。对清醒病人安置破坏性消蚀电极以准确定位消蚀位置。神经学检查和评估需病人清醒和完全合作。因疼痛是需评估的症状，而阿片类镇痛药可干扰感觉神经检查，无法鉴别疼痛与非疼痛刺激，因此避免应用。经卵圆孔将消融电极置入三叉神经节并行消融可引发剧痛，因此需行短暂全麻。采用标准监测，静脉注射美索比妥（0.5～1.0mg/kg）或丙泊酚（1～2mg/kg）可使病人意识消失。通过荧光镜或短暂电刺激再现疼痛区域的感觉分布，以确定合适的进针位置。神经消融可采用乙醇注射，更常用的方法是射频消融。损伤性操作常致高血压，某些病人需行有创血压监测，应用艾司洛尔、拉贝洛尔、硝酸甘油或硝普钠治疗。眼心反射可致心动过缓和心脏停搏，显著血流动力学反应可用阿托品、格隆溴铵、多巴胺、异丙肾上腺素、经食管或经皮起搏及胸外按压治疗。置入电极后，面罩通气可能发生困难。

Ⅵ. 血管、胸部和胃肠道/泌尿生殖系统放射性操作的麻醉

A. **经颈静脉的肝内门体静脉分流术（TIPS）**，可减轻失代偿性门脉高压病人的门静脉系统压。此术式创伤小，可替代开放性门腔静脉分流术和脾肾静脉分流术。病人可有进展性肝病、食管静脉曲张活动性出血、大量复发性腹水、严重肝功能低下或低氧血症。肝肾综合征所致少尿常见。

1. 右颈静脉穿刺，向肝静脉置入套管针，通过肝实质达门静脉，形成门脉血进入体循环的连接。扩张导管并置入支架以保持血管开放。逆行吹入二氧化碳到肝静脉，通过荧光镜显示门静脉。
2. 使用标准监测下的 MAC 适用于一些病人，但由于长时间操作所致不适，常用全麻。
3. 出血或腹水病人应视为饱胃，应行快速程序诱导。全麻诱导前最好穿刺抽取腹水，以避免门脉系统快速减压所致去交感神经反应。

4. 肝功能衰竭病人由于肺、肝内动静脉瘘的存在，常表现为高排低阻。术前低氧血症可有多种原因，如 *V/Q* 比值失调或肝肺综合征伴肺内血管扩张。

5. 有活动性出血的静脉曲张病人，持续输注奥曲肽以减少肠系膜血流。

B. 对于不适宜行 TIPS 的病人，**逆行性经静脉球囊阻塞栓塞术（BRTO）**可用于治疗胃底静脉曲张。通过颈静脉或股静脉应用硬化剂（3%十四烷基硫酸钠）完成胃底静脉曲张的球囊闭塞硬化。尽管该方法治疗有效，但可增加食管静脉曲张和腹水的风险。该操作可在 MAC 或全麻下进行。

C. 动脉支架植入术：**颈动脉支架植入术**可于 MAC 镇静或全麻下进行。严格调控血流动力学甚为重要。术中可发生脑卒中或心动过缓。

D. CT 引导下的**经皮肺活检**相对无痛。可在程序镇静或 MAC 下进行。胸膜具有良好的神经支配，穿刺可引起疼痛。采用标准监测就可。病人俯卧或仰卧，穿刺和取活检期间须保持不动。肺肿瘤经皮射频消融与活检相似，但应选择更粗穿刺针以置入探针毁损肿瘤。此过程可引发疼痛。一个肿瘤可能需多次毁损而反复置入探针。操作结束后，移除探针，立即覆盖伤口以免发生抽吸性胸壁伤和气胸。根据穿刺部位移除电极后立即置病人于俯卧或仰卧位。如采用全麻，应调控通气以减少胸部运动。由于穿刺针穿过胸壁，即便在所有操作完成后，也应警惕气胸和张力性气胸。所有病人在苏醒后需行胸部 X 线检查以明确是否有明显的气胸。对于临近大气道的血管损伤，应注意有无咯血。对活动性出血应采用双腔支气管导管或支气管封堵导管以保持通气。

E. 经皮胃造口、肾造口、胆囊造口或胆总管造口置管很少需全麻。有合并疾病者，可能需积极处理，此时麻醉医师应在场。操作需在荧光镜或 CT 引导下进行。

Ⅶ. 质子束放射疗法治疗和放射治疗的麻醉

A. 质子束放射疗法用于治疗动静脉畸形、垂体瘤、视网膜母细胞瘤及多种其他肿瘤。此种照射并无痛楚，但设计和制作模具过程常需数小时，而每次治疗时间很短。照射期间，应用锁于定位设备的立体定向框架固定需照射的部位。

1. **成人**在颅骨安装小钉或螺丝可在局部麻醉下进行，应用含肾上腺素的2%利多卡因。如应用“耳柄”固定，则在外耳道皮下注射含肾上腺素的2%利多卡因3ml，即可获得满意耳部阻滞。因需病人合作，通常不主张镇静。
2. **儿童**多采用全麻。该项治疗每天1次，连续4周。采用丙泊酚诱导（2～4mg/kg，静脉注射），经留置的Broviac或Hickman导管连续输注丙泊酚[75～300μg/（kg·min）]维持是合适的方法。尽可能保留自主呼吸。病人头部置于嗅物位，制作塑料模型保持头部处于正确治疗位。经鼻导管或面罩供氧，应用侧孔采样管定量评估通气。如不能维持自主气道，则考虑用喉罩。放射治疗的短时间内麻醉医师须离开病人，可利用标准的监测设备并通过闭路电视监测和观察病人。

B. 放射治疗的麻醉：接受放射治疗的儿童常需全麻。

1. 典型的治疗方案是每周3～4次，连续4周。最好选择一种可使病人快速恢复，且很少引起恶心和呕吐的麻醉药。
2. 首次放射治疗因需测量并为病人制作模型，耗时较长（1h至数小时）。后续治疗时间一般不到30min。
3. 许多病人带有供化学治疗的静脉留置导管。应用丙泊酚静脉诱导和维持是适用的麻醉方法。静脉穿刺困难的儿童，可并用咪达唑仑、格隆溴铵和氯胺酮肌内注射。

Ⅷ. 电惊厥治疗

电惊厥治疗（ECT）用于治疗严重抑郁、紧张症和躁狂症，其他二线指征包括药物治疗无效、因严重副作用而致体质虚弱，或有强烈自杀倾向者。有妄想、幻觉或严重精神运动障碍的病人，对药物的反应差，最好及早应用ECT。通常疗程为2～4周，共治疗6～12次，以达临床效果。

A. ECT 的生理效应

1. 电刺激可诱发全身强直阵挛发作，包括10～15s的强直期和继之以30～50s的阵挛期。

2. 最初的迷走神经兴奋导致严重心动过缓和轻度低血压。随后交感神经激活，引起高血压和心动过速并持续 5～10min。ECG 常发生变化，表现为心率间期延长、QT 间期延长、T 波倒置，以及房性或室性心律失常。
3. 脑血流和脑代谢增加，导致 ICP 升高，眼压和胃内压也升高。

B. **麻醉的目标**是提供遗忘并迅速恢复意识，防止强直阵挛收缩引发的损伤（如长骨骨折），控制血流动力学反应，以及避免对所诱发抽搐的发生与持续产生干扰。

C. ECT 的绝对禁忌证是颅内高压（ICP 升高）。**相对禁忌证**包括存在脑内占位性病变（ICP 正常）、颅内动脉瘤、近期心肌梗死、心绞痛、充血性心力衰竭、未经治疗的青光眼、大的骨折、血栓性静脉炎、妊娠及视网膜剥脱。应用苯二氮䓬类药物或锂制剂维持治疗的病人，行 ECT 前应停药。苯二氮䓬类药物有抗惊厥作用，可消除或减弱所诱发的抽搐。锂制剂常引起 ECT 后意识障碍和谵妄。

D. 麻醉处理
1. 术前不用镇静药，因可延长意识恢复时间。抗胆碱药可用于止涎并减少心动过缓的发生。对有恶心、呕吐史者昂丹司琼有用。
2. 放置小号静脉套管给药，采用标准监测。
3. 麻醉前预先吸入 100%氧。诱导采用美索比妥（1.5mg/kg，静脉注射）或丙泊酚（1mg/kg，静脉注射）和琥珀胆碱（1.0mg/kg，静脉注射），用面罩或简易呼吸器吸 100%氧通气。琥珀胆碱禁忌的病人可用小剂量短效非去极化肌松药。预先给予拉贝洛尔（10～50mg，静脉注射）或艾司洛尔（40～80mg，静脉注射）可减弱高血压反应，对伴高血压或冠状动脉疾病者有用。
4. 酮洛酸可减轻 ECT 后的肌痛。
5. 双侧置放卷纱垫，作为牙垫。防止电刺激和随后的抽搐致牙龈和嘴唇咬伤。
6. 脑电图或“前臂隔离”技术，可用于监测所诱发抽搐的性质和持续时间。如使用“前臂隔离”技术，在给予肌松药前充气血压袖带以阻止一条前臂的血供，在此隔离的前臂抽搐明显。

7. 面罩下通气给氧直至自主呼吸恢复。置病人于侧卧位，在恢复室监测至清醒。ECT 后延迟性抽搐引起的躁动和谵妄，可给予小剂量丙泊酚或苯二氮䓬类药物治疗。
8. 对合并其他疾病者，需注意如下问题。
   a. 有胃食管反流者，应预防误吸并行快诱导气管插管。
   b. 有严重心功能障碍者，需行有创监测。
   c. 有颅内占位病变者，须有创监测血压以严格调控血流动力学。诱导抽搐前过度通气，可减轻颅内压升高反应。
   d. 妊娠病人需行气管内插管，监测胎儿状态并将子宫推向左侧。
9. 诱发的抽搐偶尔不能自行终止，需用 100%氧持续通气，给予静脉注射丙泊酚（20～50mg）或苯二氮䓬类药物，可于 3min 内使其终止。

E. **抗精神病药相互作用：**需行 ECT 的病人可能用抗精神病药。此类药物副作用大，且与麻醉药有相互作用。

1. **三环抗抑郁药**（如阿米替林、去甲替林、地昔帕明、丙咪嗪和多塞平）具有抑制去甲肾上腺素和 5-羟色胺再摄取而增强两者药效的作用。不良反应包括体位性低血压、镇静、口干、尿潴留和心动过速。
2. **单胺氧化酶抑制药（MAOIs，如苯乙肼和异卡波肼）**可增加去甲肾上腺素在突触后受体的可用量，可导致直立性低血压和严重高血压。酪胺存在于某些食物中，可使服用 MAOI 的病人发生高血压危象。尽管先前曾主张择期手术前 MAOI 至少停用 10d，但发生严重抑郁的风险超过继续服用的危险。MAOI 与麻醉药间主要的相互作用包括脊麻期间低血压加重，间接作用的血管升压药（麻黄碱）引起严重的高血压。给予 MAOI 病人哌替啶（及其衍生物）可致血清素综合征，表现为严重血流动力学不稳、呼吸抑制、恶性高热、抽搐、昏迷，甚至死亡。
3. **选择性 5-羟色胺再摄取抑制药**（如氟西汀、舍曲林、氟伏沙明和帕罗西汀）的不良反应轻，与麻醉药无明显的相互作用。

F. 高位和低位内镜检查术常在镇静下完成，但也可需全麻和气管插管。介入操作包括内镜下逆行胰胆管造影术（ERCP）和经皮内镜引导胃造口术（PEG）置管。成人可在轻微镇静下完成，不合作或伴严重合并疾病者需由麻醉医师处理。儿童常需全麻。内镜检查无痛，刺激仅限于操作。高位内镜、ERCP 和 PEG 需与内镜医师共用气道，可能需气管内插管处理气道。结肠镜检查在卧位下施行，可保留自主气道，喉罩通气也可适用。对于高位内镜操作，在撤出内镜前应除去吹入的气体。病人常有活动性反流，需快速诱导和气管插管。

G. **胃造口术或空肠造口术导管置放。**

吞咽困难或无法吞咽的病人，常需胃造口术和（或）空肠造口术置放导管以实施营养支持。此类病人常表现为精神状态减弱（如昏迷、互动受限或老年痴呆），以及头颈部肿瘤或肌萎缩性脊髓侧索硬化症（ALS）。腹部恶性肿瘤致胃出口梗阻的病人需置入空肠造口导管（行营养支持）和胃造口导管（用以排出胃内容物）。此类病人应按饱胃处理。胃造口导管可应用胃镜置入。胃造口和空肠造口导管也可在荧光镜或 CT 引导下置入。口咽癌症病人常并存吸烟和饮酒相关疾病，包括 COPD、冠状动脉疾病、高血压、肝功能障碍和酒精戒断。因肿瘤、既往手术和放射均可造成气管插管和面罩通气有潜在的困难，因此对此类病人尤应重视气道检查。ALS 是伴发进展性肌衰弱的退行性神经系统疾病，可影响呼吸和吞咽功能。此类病人术中和术后常需 CPAP 或 BiPAP 呼吸支持。ALS 病人因肌松药持续时间不定而应禁用。琥珀胆碱存在致命性高钾血症的危险，也应禁用。

（张铁铮　金　强 译　郑斯聚 审校）

推荐阅读文献

Albers GW, Amarenco P, Easton JD, et al. Antithrombotic and thrombolytic therapy for ischemic stroke: American College of Chest Physicians Evidence-Based Clinical Practice Guidelines (8th edition). *Chest* 2008;133(6 Suppl):630S–669S.

American College of Radiology. *Manual on Contrast Media.* 2013. http://www.acr.org/Quality-Safety/Resources/Contrast-Manual

American Society of Anesthesiology. *Distinguishing Monitored Anesthesia Care ("MAC")*

from Moderate Sedation/Analgesia (Conscious Sedation). http://www.asahq.org/publicationsAndServices/standards/35.pdf

American Society of Anesthesiology. *Statement on Nonoperating Room Anesthetizing Locations.* https://www.asahq.org/For-Members/Standards-Guidelines-and-Statements.aspx

Barrett BJ, Parfrey PS. Preventing nephropathy induced by contrast medium. *N Engl J Med* 2006;354:379–386.

Chun JY, Morgan R, Belli AM. Radiological management of hemoptysis: a comprehensive review of diagnostic imaging and bronchial arterial embolization. *Cardiovasc Intervent Radiol* 2010;33:240–250.

Coté CJ. Anesthesia outside the operating room. In: Coté CJ, Todres ID, Goudsouzian NG, et al., eds. *A Practice of Anesthesia for Infants and Children.* 3rd ed. Philadelphia: WB Saunders; 2001:571–583.

Ding Z, White PF. Anesthesia for electroconvulsive therapy. *Anesth Analg* 2002;94:1351–1364.

Dolenc TJ, Habl SS, Barnes RD, et al. Electroconvulsive therapy in patients taking monoamine oxidase inhibitors. *J ECT* 2004;20:258–261.

Dougherty TB, Nguyen DT. Anesthetic management of the patient scheduled for head and neck cancer surgery. *J Clin Anesth* 1994;6:74–82.

Gilbertson LI, ed. Conscious sedation. *Int Anesthesiol Clin* 1999;37:1–129.

Janne d'Othée B, Walker TG, Marota JJ, et al. Splenic venous congestion after balloon-occluded retrograde transvenous obliteration of gastric varices. *Cardiovasc Intervent Radiol* 2012;35:434–438.

Jorgensen NH, Messick JM, Gray J, et al. ASA monitoring standards and magnetic resonance imaging. *Anesth Analg* 1994;79:1141–1147.

Kawa C, Stewart J, Hilden K, et al. A retrospective study of nurse-assisted propofol sedation in patients with amyotrophic lateral sclerosis undergoing percutaneous endoscopic gastrostomy. *Nutr Clin Pract* 2012;27:540–544.

Marckmann P, Skov L, Rossen K, et al. Nephrogenic systemic fibrosis: suspected causative role of gadodiamide used for contrast-enhanced magnetic resonance imaging. *J Am Soc Nephrol* 2006;17:2359–2362.

Merten GJ, Burgess WP, Gray LV, et al. Prevention of contrast-induced nephropathy with sodium bicarbonate: a randomized controlled trial. *JAMA* 2004;19:2328–2334.

Morcos SK. Acute serious and fatal reactions to contrast media: our current understanding. *Br J Radiol* 2005;78:686–693.

Oudemans-van Straaten HM. Strategies to prevent contrast nephropathy. *Minerva Cardioangiol* 2005;53:445–463.

Pino RM. The nature of anesthesia and procedural sedation outside of the operating room. *Curr Opin Anaesthesiol* 2007;20:347–351.

Prabhakar A, Owen CP, Kaye AD. Anesthetic management of the patient with amyotrophic lateral sclerosis. *J Anesth* 2013;27:909–918.

Russell, GB. Alternate-site anesthesia: the expanding world of anesthesia outside the operating room. *Curr Opin Anaesthesiol* 1998;11:411.

Saad WE, Khaja MS, Hirota S. Balloon-occluded retrograde transvenous obliteration of gastric varices: conception, evolution, and history. *Tech Vasc Interv Radiol* 2012;15:160–164.

Schubert A, Deogaonkar A, Lotto M, et al. Anesthesia for minimally invasive cranial and spinal surgery. *J Neurosurg Anesthesiol* 2006;18:47–56.

Talke PO, Sharma D, Heyer EJ, et al. Society for Neuroscience in Anesthesiology and Critical Care Expert consensus statement: anesthetic management of endovascular treatment for acute ischemic stroke. *J Neurosurg Anesthesiol* 2014;26:95–108.

Tramèr MR, von Elm E, Loubeyre P, et al. Pharmacological prevention of serious anaphylactic reactions due to iodinated contrast media: systematic review. *BMJ* 2006;333:675.

Walker TG, Salazar GM, Waltman AC. Angiographic evaluation and management of acute gastrointestinal hemorrhage. *World J Gastroenterol* 2012;18:1191–1201.

Xiao P, Zhang XS. Adult laryngotracheal surgery. *Anesthesiol Clin* 2010;28:529–540.

Young WL, Pile-Spellman J. Anesthetic considerations for interventional neuroradiology. *Anesthesiology* 1994;80:427–456.

第 34 章 创伤和烧伤麻醉

Kim C, Kalman R

Ⅰ. 创伤的初期评估

创伤的快速评估和复苏措施的建立对创伤病人尤其重要。必须着眼于气道（A）、呼吸（B）、循环（C）、伤残/神经功能（D）和周围环境条件（E）等因素，立即确定威胁生命的损伤，并同时进行治疗。在未证实之前，应假定所有病人有颈椎损伤、饱胃和低血容量。

A. 气道

1. 气道评估包括检查异物、面部和喉部骨折（可触及的骨折和皮下气肿），以及扩张的颈部血肿。呼吸困难、咯血、发音困难、喘鸣和气体从颈部伤口逸出都是气道损伤的标志。必须去除分泌物、血液、呕吐物及各种异物（假牙或牙齿）。
2. 气道操作期间尽量减轻颈椎活动。如果必须暂时移除制动固定装置，助手必须手法保持病人头部中立位。
3. 当怀疑病人不能保持气道的完整性时，则必须建立确实可靠的气道。对于颈部钝性或穿通伤病人，经口腔气管插管可能会加重喉部或支气管的损伤。如饱胃的创伤病人发生呕吐，则必须准备好有效的负压吸引设备以防误吸发生。
   - **a. 清醒病人：**取决于病人的损伤程度、合作能力、心肺功能的稳定性，有几种处理方法供选择。必须依据个体化原则选择气道保护措施，要依据操作者习惯和病人状况确定，因为很少有数据证实一种方法优于另外一种。
     - （1）快速气管插管是气道处理最常采用的方法。
     - （2）另一种方法是应用喉镜或纤维支气管镜经鼻或经口清醒气管插管。
     - （3）经鼻盲探气管插管适用于有自主呼吸的病人。

(4) 对于有严重面部创伤，而其他气管插管方法也是禁忌的病人，可能有必要行清醒环甲膜穿刺或气管造口术。

b. **躁动的病人：** 如果能排除神经肌肉阻滞，经口快速气管插管是最好的选择。对于躁动的病人务必排除低氧血症。

c. **无意识的病人：** 经口气管插管通常是最安全最快速的方法。

d. 如病人入院时有食管堵塞器或食管胃管通气管，应在气管插管后再去除这些装置，因为这些装置移除时常发生呕吐。

4. **气管插管病人：** 通过听诊双肺呼吸音和测定呼气末 CO_2 确认气管导管位置，保护气管导管，并保证足够的通气和氧合。

B. 呼吸：快速评估肺、膈肌、胸壁的功能。对于所有的创伤病人必须通过面罩或气管导管供氧。

1. 通过评估胸壁起伏和双肺听诊确认气体交换是否充分。视诊和触诊能够快速发现如气胸的损伤。
2. 张力性气胸、大量血胸和肺挫伤是常见的三种导致肺通气功能快速损伤的因素，必须及时发现。正压通气会使张力性气胸（和心脏压塞）进一步恶化，并迅速导致心血管衰竭。
3. 创伤病人的呼吸和气体交换必须在气管插管或正压通气建立后再次评估，并且在首次评估后定期进行再评估。

C. 循环

1. 对于严重创伤病人，迅速开始复苏对于预防和控制低体温、酸中毒和凝血病至关重要。
2. 通过触诊脉搏和血压测定进行血流动力学的初步评估。
3. **静脉通路：** 检查已经建立的静脉通路并确认其通畅。至少需要建立两条粗的静脉通路（最好 14G）。对于腹部损伤（可能会发生大静脉损伤）的病人，静脉通路应建立在膈肌水平以上。在怀疑上腔静脉、无名静脉或锁骨下静脉梗阻或破裂时，静脉通路应建立在膈肌水平以下。

4. **外周静脉置管失败：**这种情况下，需经皮锁骨下静脉或股静脉穿刺置管。虽然可选用颈外或颈内静脉，但病人因可疑颈椎损伤而需要头颈部制动，这就妨碍了此穿刺径路。如上述方法仍然无效，则需静脉剖开。可以选择踝部隐静脉和肘前静脉。对于受过培训的人员，也可以选用髓内穿刺输液。
5. **容量复苏应个体化：**损伤控制概念强调采用多种方法控制和预防组织低灌注、酸中毒、凝血病和低体温。
   a. 损伤控制复苏（DCR）指限制输注晶体液，早期复苏时应用浓缩的红细胞和凝血因子，并且维持收缩压约在 85～90mmHg 之间。输注晶体液的缺陷包括稀释凝血因子、血液稀释和凝血紊乱，而提升血压和心排血量对于出血尚未被完全控制的病人可能会造成血凝块移位脱落，从而导致进一步出血。输注晶体液的缺点包括稀释了凝血因子，稀释血细胞比容并破坏凝血块。早期输血和凝血因子可以治疗在创伤早期就会出现的创伤相关凝血病。提升血压和心排血量对于出血尚未被完全控制的病人可能会造成血凝块移位脱落，从而导致进一步出血。低血压复苏不适用于一些特定的病人，如头部创伤的病人。
   b. 在获得交叉配型血液之前可以给予未做交叉配型的特异型血液或可给予 O 型 Rh 阴性血液。如病人需持续输血，应尽早准备输注新鲜冰冻血浆和血小板。通过测定血红蛋白、凝血酶原时间、血小板计数，严密监测新鲜冰冻血浆和血小板与红细胞悬液的输注比例。当凝血活性与血小板计数相比较，即使这些成分以 1∶1 的比例输注，也不如输注新鲜全血，但是除了战伤，在大多数临床实践中全血并不是复苏的良好选择。大量血液制品复苏会导致低温、高钾血症和低钙血症。在大量液体复苏的临床实践中，由于实验室检查结果的滞后，临床处理经验是至关重要的。
   c. 严重创伤的病人不能耐受长时间的外科手术。损伤控制外科引用了发生创伤的即刻开始短时的外科手术理念，目的是通过临时处理来控制出血和预防污染。待病人状态稳定后再进行确切的治疗性手术。

6. **血管加压药物的输注：**在复苏的初期阶段，血管加压药不能取代充足的液体补充。当液体复苏期间有明确的组织灌注不足时，需要应用血管加压药暂时维持灌注压。

7. **抗纤维蛋白溶解剂：**创伤发生 3h 内尽快给予抗纤维蛋白溶解剂如氨甲环酸和氨基己酸可以降低出血病人的死亡率。创伤发生 3h 后或者对于单纯颅脑损伤病人给予抗纤溶药物的安全性，还没有得到充分证实，并且抗纤溶药物可能和一些不良事件增加有关。

D. **伤残/神经功能评估：**简要的神经功能评估能为脑灌注或氧合功能提供有用的信息，而且是预测病人预后的简便快速的方法。

1. 可用 AVPU 方法描述意识水平（A=警觉，V=对声音指令反应，P=仅对疼痛刺激有反应，U=对所有刺激无反应），但最为常用的格拉斯哥昏迷评分（GCS，见表 34-1），即最好的运动反应、语言反应和睁眼，是更具体的定量分级方法。

表 34-1　格拉斯哥昏迷评分 GCS

项目	评分
睁眼能力	
自发睁眼	4
能通过语言吩咐睁眼	3
通过疼痛刺激睁眼	2
不能睁眼	1
语言能力	
正常交谈	5
胡言乱语	4
只能说出单词（不适当的）	3
只能发音	2

续表

项目	评分
不能发音	1
运动能力	
按吩咐运动	6
对疼痛刺激产生定位反应	5
对疼痛刺激产生屈曲退缩反应	4
对刺痛屈肌去皮质姿势反应/异常屈曲	3
对刺痛伸肌去脑状态/异常伸展	2
无反应	1

2. 意识水平改变时需要立即重新评估病人的氧合和循环功能，即使这些改变是因中枢神经系统病变所致（创伤或中毒）。
3. 创伤病人的神经功能可能会快速恶化，因此需要频繁重新评估。

E. **环境控制**：创伤病人在抵达医院时常伴有低温，需要积极维持体温。低体温可以加重凝血病。

1. 应用外部加温装置，静脉输入加温液体，保持温暖的环境。
2. 如病人疑有化学物质暴露损伤，在入医院前就需去除遇难者身体上的污染物。该项措施利于保护医护人员，以便医护人员更有效的工作。

F. **诊断性检查**

1. **实验室检查**：包括血型、交叉配血试验、血细胞计数、血小板计数、凝血酶原时间、部分凝血活酶时间、电解质、血糖、血尿素氮、肌酐、尿常规，如有指征可进行毒理学筛查。
2. **影像学检查**：包括对所有钝性伤病人行侧位颈椎摄片、胸片（CXR）及骨盆前后位摄片。对于所有躯干穿通伤病人，胸片是最基本的要求。其他检查包括胸段、腰段、骶段的脊柱摄片，以及胸部和腹部CT。
   a. 颈椎的侧位片必须包括 C_7～T_1 节段，并且要高质量以清晰地显示组织结构（如软组织和骨骼）。

b. 如果病人的病情允许进一步检查，可张口拍摄寰椎和前后位颈椎片（标准颈椎创伤系列）。

c. 如果临床评估发现病人有明显的颈部疼痛和触痛，但是平片没有发现骨折或脱位的证据，此时 CT 和 MRI 检查有助于提示隐匿性损伤。

3. 所有重大创伤病人均需做 12 导联心电图（ECG）检查，有助于判断有无心肌损伤（如挫伤、心脏压塞、缺血和心律失常）

4. 腹部超声检查（FAST，创伤病人的重点腹部超声）着重检查肝脏周围、脾周、膀胱周围和心包积液，有助于排除腹部钝挫伤病人明显的腹腔内出血。

G. 监测依据病人损伤的严重程度和并存疾病而定。

1. **有创动脉压监测：**对血流动力学不稳定或呼吸衰竭的病人非常有用。

2. **中心静脉压：**有助于评估病人的容量状态和指导应用血管活性药物。

3. **肺动脉导管：**对心室功能障碍、严重冠状动脉疾病、心脏瓣膜疾病、多器官受累或血流动力学指标和创伤严重程度明显不符合的病人有益。放置导管需根据时间是否允许和病人的临床状态而定。

Ⅱ. 特殊的损伤

A. 颅内和脊髓创伤（见第 25 章）

B. 面部创伤：需足够的力方能产生颌面部骨折。因此颌面部骨折常合并其他部位损伤，诸如颅内和脊髓创伤、胸部损伤、心肌挫伤，以及腹腔内出血等。口腔和鼻腔的活动性出血、折断的牙齿、呕吐物、舌或咽的损伤会堵塞呼吸道，造成气道管理更加复杂。牙关紧闭与此损伤有关，在麻醉诱导前需认真评估。紧急局部麻醉下环甲膜穿刺和气管造口可以挽救病人的生命。

1. 上颌骨骨折的 LeFort 分型（图 34-1）

a. **Ⅰ型**（横向型或水平型）：上颌骨骨体从颅底分离，位于腭骨的上方和颧骨突的下方。

b. **Ⅱ型**（锥型）：从上颌骨面部的垂直骨折，向上延伸穿过鼻骨和筛骨。

c. **Ⅲ型**（颅面分离型）：骨折通过双侧额颧缝，穿过眼眶、鼻骨基底部和筛骨区域。

d. LeFort 和相关骨折通常伴有颅骨骨折和脑脊液鼻漏。这种情况是经鼻腔气管插管和置鼻胃管的相对禁忌证。然而在手术修复开始前，择期实施鼻腔气管插管（或气管造口）是必要的。此类病人可采用纤维支气管镜引导气管插管。

e. 对于脑脊液鼻漏的病人，面罩正压通气有引起颅内气栓的潜在危险。

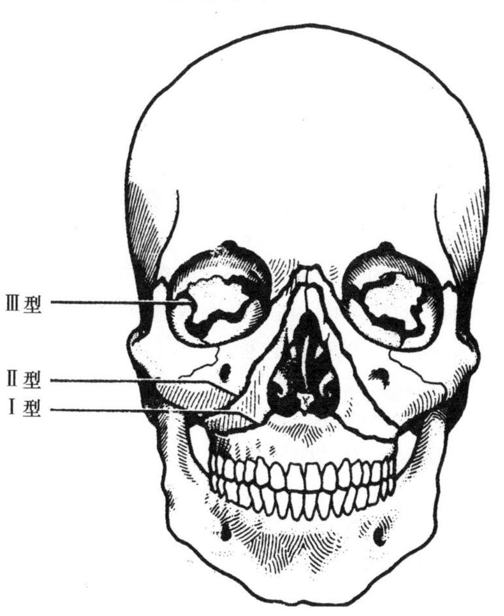

图 34-1　LeFort 分型（引自 Rosen P. Barkin RM，et al.，eds. *Emergency medicine：concepts and clinical practice*，2nd ed. St. Louis：Mosby；1988.）

2. 下颌骨骨折

a. 咬合不正、下颌活动受限、牙齿松动或脱落、舌下血肿、骨折部位肿胀会使气道管理复杂化。

b. 下颌骨双侧髁或联合旁骨折会造成舌后坠，导致气道阻塞。简单地将舌向前牵拉会缓解症状。

c. 欲重建牙𬌗正常咬合，需行上颌骨颌间固定术，可结合硬性固定物。如鼻腔无严重损伤，建议行清醒经鼻气管插管。

3. 眼部创伤通常需要在全身麻醉下修补。有关眼部开放性外伤的特殊问题在第 26 章 Ⅰ.C.1 部分阐述。

4. **麻醉处理：** 绝大部分面部骨折需要在全身麻醉下修复。一些软组织伤可以在局部麻醉下治疗，但儿童也通常应用全身麻醉。保证气道通畅是最基本的要求。诱导可以采用清醒经鼻气管插管、纤维支气管镜引导插管或局部麻醉下气管造口。

C. **颈部创伤：** 可能会导致颈椎损伤，食管撕裂、大血管损伤和气道损伤。气道损伤可以表现为气道梗阻、皮下气肿、咯血、发音困难或低氧血症。

1. “晒衣绳”损伤是由创伤直接作用于上呼吸道导致喉与气管分离或环状软骨与第一气管环分离。这些损伤不一定与颈部的开放性损伤同时存在。合并的损伤包括喉气管切断、喉部骨折和血管损伤。

2. 颈动脉的钝伤可导致内膜的撕裂和离断，甚至没有前驱症状，可用血管造影或超声检查排除这些损伤。

3. 穿透伤：初期治疗包括直接压迫受损血管以控制出血和预防空气栓塞。

4. 合并胸部损伤，如气胸和大血管损伤出血，可能伴有低位颈部损伤。

5. **麻醉处理**

   a. 保证气道安全是这类病人的中心环节。创伤救援团队成员的合作非常必要。对于气道开放损伤的病人建立外科气道或是直接气管插管均可以挽救病人生命。气管断裂的病人，通过病人自主呼吸吸入高效吸入麻醉药物进行麻醉诱导是很适用的方法。需备有纤维支气管镜、硬质支气管镜、外科气道等措施。

   b. 颈部大血管损伤需在下肢血管开放静脉通路。

D. **胸部创伤：** 包括气管、喉、心脏、大血管、胸导管、食管、肺或膈肌等部位的损伤。

1. 肋骨骨折是胸部重大创伤的常见类型，拍摄胸部平片明确是否有气胸。由于需强大力量才能使第 1 肋骨骨折，因此其发生骨折提示病人可能并发胸内损伤。出现多发性肋骨骨折常累及第 7～10 肋骨，可能并发肝脏或脾脏破裂。

2. 低氧血症和呼吸衰竭通常伴随连枷胸和其他胸部严重损伤，提示存在隐匿性（潜在）肺挫伤。静脉补液必须格外注意，因为受损的肺脏对液体超负荷非常敏感。
3. 皮下气肿提示发生了气胸，或喉、气管、支气管或食管损伤。气胸和血胸可能会导致呼吸和心血管衰竭。如发生或者是高度怀疑的病人，应在麻醉诱导前，放置胸腔引流管。应避免在对侧置入中心静脉导管等（尤其是锁骨下途径），以防止出现双侧气胸。如果可疑伴有大血管损伤，也要避免在同侧置入中心静脉导管。
4. **创伤性膈肌损伤：**可表现为膈肌上移、胃扩张、局灶性气胸或肺下血肿。如果诊断尚不能确定，可以考虑做上消化道对比剂检查。
5. **麻醉处理**
   a. 有明显胸部损伤的病人大都需用全身麻醉。
   b. 机械通气有必要延续到病人的术后阶段。
   c. 当疑有气胸时，避免使用氧化亚氮。在正压通气时必须严密监测气道压力。
   d. 需采用隔离技术以防止伤侧肺出血浸及健侧肺。临床为避免血液流入健侧肺通常使用双腔气管导管、支气管导管、支气管阻塞导管（见第 22 章）
   e. 区域麻醉（如肋间神经阻滞、胸段硬膜外或椎旁阻滞）对多发性肋骨骨折病人镇痛有效。有效地镇痛能够减少胸壁夹板的应用，降低局部低通气和进行性低氧血症的发生。

E. **心脏和大血管创伤**

1. 心脏钝挫伤可导致心肌挫伤、心室破裂、瓣膜损伤、心脏压塞或心律失常。
2. 心脏创伤可能合并有胸骨骨折、血胸、心脏压塞、心肌抑制、瓣膜功能障碍和心电图改变（持续性窦性心动过速、多发性室性期前收缩和其他心律失常、束支传导阻滞、非特异性 ST 段和 T 波改变、心肌缺血等）。

a. Beck 三联征即颈静脉怒张、心音低钝和低血压，只有在 30%的心脏压塞病人中出现，出现奇脉并不是可靠的体征，应选用心脏超声进行诊断性检查。

b. 心包腔穿刺术用于外科修补手术前稳定病人的病情，剑突下心包开窗引流术最好在手术室内进行。

3. 如胸部 X 线片显示纵隔扩大、主动脉球影欠清晰、气管右移或左脊柱旁线增宽，而未显示骨折征象时，提示需进一步检查以除外主动脉损伤。传统的血管造影是诊断主动脉损伤的金标准，但是现在的诊断检查是 CT，螺旋 CT 的敏感性甚至超过了血管造影。主动脉破裂而有幸存活的病人，经常是接近动脉导管韧带处的不完全破裂。完整的外膜层或心外膜包含的血肿能够防止病人即刻死亡。动脉插管应该放置在右上肢，这是由于受累的主动脉不能将正常的搏动传递到左锁骨下动脉及远处，并且在手术修补的时候可能会阻断左侧锁骨下动脉。

4. 锁骨下动脉在颈部和肩部过度伸展时易受损。

5. **麻醉处理**

a. 病人多有严重的低血容量和心脏功能受损。有些修补手术要求在体外循环下进行。

b. 依托咪酯和氯胺酮是麻醉诱导药物的良好选择，但对合并颅脑损伤和可卡因滥用的病人，需评估氯胺酮可能产生的风险。

c. 交叉配型特异型血或 O 型 Rh 阴性血需要在诱导前备好，应准备好正性肌力药和血管收缩药，以治疗严重低血压。

F. 外周血管创伤

1. 创伤病人评估时需检查所有肢体的外周脉搏，常应用动脉造影明确损伤部位。

2. **麻醉处理：**需要着重识别继发于不可控制的出血性低血容量。病情稳定的病人可考虑采用区域麻醉。

G. 腹部创伤

1. 对没有腹膜炎的平稳病人，腹部穿透伤（除外枪弹伤）的最初评估是局部伤口探查。如果探查结果不确切，需要进一步做诊断性腹腔灌洗、腹部超声或腹部 CT 等检查。

2. 所有腹部枪弹伤的病人需要外科探查。
3. 对于穿刺伤（如剑刺伤或坠落到尖锐的物体上），如果穿刺物仍然保留在体内，通常在麻醉诱导后，病人平稳时，在手术室内取出异物，取出异物可能会引起大出血。
4. 钝挫伤可能会产生腹腔或腹膜后出血。
   - a. 脾脏是钝挫伤中最易受损的腹腔脏器，症状和体征包括腹部或牵涉性肩部疼痛、腹壁僵硬、血细胞比容下降或低血压。脾脏的微小血肿通常不需手术，Ⅳ级（活动性出血）和Ⅴ级（脾脏破裂或撕脱）损伤需做脾切除术。
   - b. 肝脏裂伤常出现于钝挫伤中，除非其他损伤需要开腹，微小的肝脏损伤不需要手术治疗。需要手术的肝脏损伤通常极其复杂，并伴有大出血和较高病死率。人工压迫能够暂时控制出血，为液体复苏赢得时间。严重肝脏损伤病人可以考虑先行肝周填塞（损伤控制手术）再手术探查。
5. **腹腔间隙综合征**（abdominal compartment syndrome，ACS）多发生于直接创伤或大量液体复苏后。
   - a. 腹腔间隙综合征常存在临床三联征。
     - （1）腹部膨隆，腹壁张力高
     - （2）呼吸窘迫，如行气管插管气道压峰压增高
     - （3）少尿，由于压迫下腔静脉使前负荷降低引起低血压，而导致少尿。腹腔内压大于 12mmHg 提示腹腔内高压，如腹腔内压达 20～25mmHg，则需紧急开腹手术减压。
   - b. **腹腔间隙综合征：**常合并腹膜后血肿和主动脉破裂。肠道可能发生缺血再灌注，腹膜炎可导致进一步的组织水肿。可能发生电解质紊乱、肌红蛋白尿和肾功能衰竭。
   - c. 可能需要外科腹部减压手术。此类病人常存在血管内容量衰竭，腹部减压后由于未受压的血管床容量增加会出现严重低血压。麻醉诱导前应进行特异性交叉配血或备 O 型 Rh 阴性血，备正性肌力药物或血管活性药以处理严重低血压。

H. 泌尿生殖系统创伤

1. 所有多发性创伤病人必须留置 Foley 导尿管。如果发生盆腔或会阴损伤，表现为尿道口出血、会阴血肿或直肠指检前列腺尖端可浮动，需在放置导尿管之前做逆行尿道造影术。
2. 所有腹部穿透伤或背部损伤，以及钝挫伤伴有明显血尿病人，均应行肾脏-输尿管-膀胱影像学检查，以及静脉肾盂造影术或增强 CT。
3. 85%的肾脏损伤不需要手术治疗，但是出现顽固性低血压病人应直接送入手术室进一步探查。
   a. 输尿管撕裂者需在逆行尿路造影确定损伤部位后，接受手术治疗。
   b. 膀胱挫伤可给予非手术治疗，但是膀胱破裂通常要求手术探查。
   c. 病人无法排空或有尿道损伤临床症状者，需先行尿路造影明确诊断后，再做耻骨上膀胱造口引流尿液和控制出血。大多数输尿管断裂伤可以进行延期修复。

I. 骨科创伤

1. 所有累及神经或血管功能的骨折或脱位均为外科急诊（如肱骨干骨折合并桡神经损伤，髋脱位以致股骨头无菌性坏死），并需要立即进行复位治疗。重要的是在麻醉前清醒状态下立即检查记录神经血管功能。区域麻醉可能延误骨筋膜隔室综合征的诊断，如怀疑骨筋膜隔室综合征者，区域麻醉为相对禁忌。
2. 上肢
   a. 肩带严重压迫或过度外展会损伤臂神经丛，如颈交感链受损可出现霍纳综合征。
   b. 如果肩部受到侧面的严重打击，锁骨内侧端会向前或胸骨后移位。胸骨后移位可产生致命性气管压迫。
   c. 肩肱关节脱位会造成腋神经损伤。
   d. 肱骨干骨折，尤其是中段或远端损伤，常合并桡神经损伤。
   e. 肘部骨折和脱位可造成前臂神经血管损伤。前臂骨筋膜隔室水肿常导致外周缺血，有发生神经和肌肉坏死的风险，需行筋膜切开术治疗。

f. 手腕骨折或腕骨脱位可能压迫正中神经，需要松解腕骨横韧带。

3. **骨盆**

a. 骨盆损伤病人可分为三种主要类型。

（1）开放性骨折的外出血或闭合性骨折的腹膜后血肿引起大出血（0.5%～1%）。这些病人几乎均为严重的低血压或心搏骤停，并且对复苏治疗几乎无反应。

（2）病程不复杂者、血流动力学稳定者（75%），需要急诊或择期进行骨盆骨与韧带修复术。

（3）严重程度处于中间型病人，则有不同程度的损伤、出血和血流动力学不稳定（25%）。

b. **初期处理：**包括开放性骨折进行加压包扎、骨盆血管造影(使用或不使用治疗性栓塞以控制出血）和骨盆外固定。

c. 没有严重破裂的骨盆骨折，如Ⅰ型前后压迫（APC）损伤或Ⅰ型侧向压迫损伤，其处理措施为卧床休息和延期实施切开复位内固定术（ORIF）。更加复杂的损伤如 APCⅡ型（伴出血和血管损伤的骶髂关节分离）需要紧急外固定，并延期实施内固定术，或急诊行 ORIF 术或动脉栓塞。

d. **脂肪栓塞：**可以发生在骨盆和大的长骨骨折（见第 19 章）

e. **挤压伤：**可能会出现肌红蛋白尿。早期纠正低血容量和碱化尿液有助于预防急性肾功能衰竭。

4. **下肢**

a. 胫骨和腓骨骨折，这是最常见的重要骨骼损伤，可以合并神经血管损伤和伴有骨筋膜隔室综合征。

b. 股骨骨折的失血量远大于表面观察的评估量。

c. 髋骨骨折常见于老年人群。临床征象常被合并其他复杂疾病所掩盖。早期可用牵引缓解疼痛。但是大部分骨折需实施 ORIF 手术以确保充分愈合和功能恢复，并防止长期制动所引起的并发症。

d. 单纯下肢损伤的病人，可选择区域麻醉、全身麻醉和复合麻醉技术。

5. **肢体再植**

a. **适应证**：一般而言，该技术适用于上肢并只限于身体状态平稳的病人。已切断的上臂、手、手指在受到严重的挤压或主要神经血管毁损，则不适于再植术。肢体再植需要很长时间的操作，偶尔可超过 24h。

b. **麻醉处理**

（1）由于手术时间长，所以多选择全身麻醉。联合技术可以减少全麻药用量，提供术后镇痛（尤其是留置导管，而不是单剂量的臂神经丛阻滞）。区域麻醉能够阻滞交感神经而增加血流量。

（2）全身麻醉期间，必须每 1～2h 检查一次头部和受压部位，以避免压迫损伤（如头皮溃疡和脱发），必须使用低压床垫和海绵垫来减轻外周神经可能受到的压力（如尺神经、坐骨神经、腓神经或腓肠神经）。必须定时检查气管导管套囊压力，因为氧化亚氮会弥散进入套囊，增加对气管黏膜的压力。

（3）病人必须保暖及补足水分，避免过度通气或使用血管收缩药。

（4）为了达到理想的灌注压并且在一些长时程的手术应考虑进行有创血流动力学监测。如果采用无创袖带监测血压，应在多个部位交替测量。手术中决定是否需要用抗凝治疗。

（5）我们经常极大地低估出血量，需要定期送检血标本来观察血红蛋白水平。

Ⅲ. 儿科创伤病人

A. 概述

1. 需清楚了解成人、小儿和婴儿在解剖学和生理学的显著差异，以及熟悉掌握小儿麻醉的特殊要求（见第 30 章和第 31 章）。

2. 小儿最常见的是钝挫伤，多由于高空坠落或车祸所致。复合性损伤多见并非偶见。但是由于小儿不能提供准确的病史，常使诊断更加困难。

B. 特殊考虑的问题

1. 虽然创伤的儿童经常有明显的失血，但初期生命体征变化较小。单纯依靠生命体征会严重低估损伤的严重程度。
2. 为控制气道首选颈椎保护下的经口气管插管。对于年龄小于 12 岁的小儿不主张经鼻气管插管术。对于婴儿和较小儿童，由于技术困难，很少使用外科环甲膜切开术。如果无法有效地控制气道和通气，细针环甲膜穿刺术适合暂时维持氧供。
3. 经骨髓输液适合那些不能建立静脉通道的重症损伤小儿。初期复苏给予每公斤体重 20ml 的晶体液作为初始负荷量。
4. 低温的小儿可能发生难治性休克。在初期评估和处理阶段需要用头部加热器或加热毯以维持体温。
5. 避免小儿发生缺氧是至关重要的。由于高代谢率和高氧耗，小儿缺氧发生迅速，随即出现严重的心动过缓。治疗可静脉给予阿托品10～20μg/kg或肌内注射 20～30μg/kg。

Ⅳ. 孕妇创伤

A. 概述

1. 对于育龄的创伤妇女（见第 32 章）要假定为妊娠。所有妊娠超过 24 周的孕妇需要接受至少 4～6h 的分娩心电图监测。Kleihauer-Betke 分析有助于判断母婴失血量。Rh 阴性病人如发生母婴失血时，则提示需给予 Rh 免疫球蛋白治疗。
2. 由于胎儿依靠母体供氧，因此任何时候都必须给胎儿不间断地提供氧合的血液。胎儿的复苏依赖于母体的有效复苏。子宫在妊娠 12 周前仍属于盆腔内器官，而妊娠 20 周就上升达到脐水平。妊娠 20 周后，增大的子宫压迫下腔静脉，减少静脉回心血量，从而降低心排血量，加重休克。孕妇在转运和检查时都需将子宫向左侧倾斜。

3. 虽然放射诊断会对胎儿造成风险，但是，还是要进行必要的放射诊断检查。如需通过离子射线进行多重影像学诊断，应请放射科医师会诊评估胎儿接受的射线总剂量

4. 如果羊水进入血管内，可能产生羊水栓塞，导致广泛的血管内凝血。

B. 治疗

1. 如果孕妇情况平稳，胎儿状况和子宫损伤程度将决定下一步治疗方案，应请产科医师会诊。

2. 可能存活而无窘迫征象的胎儿，应采用体外超声监测。这些孕妇总可能出现早产，如果发生早产，应立即请产科医师会诊给予安胎治疗。

3. 当可能存活的胎儿在复苏成功后出现窘迫征象时，必须尽快实施剖宫产术。对于不能存活的胎儿需在宫内采取保守治疗，以维持母体氧合和循环。

4. 对怀有活胎的重度创伤孕妇，即便胎儿发生宫内窘迫，应首先对母体伤口进行初期修复。

5. 对于妊娠期达到或超过 24 周的垂死孕妇，应施行濒死前剖宫产术。

Ⅴ. 严重烧伤

A. 烧伤的生理变化

1. 深度烧伤致使机体防御外界环境的屏障即皮肤遭受破坏。皮肤在调节体温、稳定水和电解质内环境，以及抵抗细菌感染等方面发挥重要作用。所有严重烧伤的病人都会发生明显的体热和蛋白质丢失、大量液体转移及感染等。在重大烧伤病人中，循环内的介质能够激发全身炎症反应、高代谢和免疫抑制。同样能够造成细胞膜对钠离子通透性的弥漫性改变，产生广泛的细胞肿胀。局部热损伤和烧伤组织释放的血管活性物质会造成微血管损伤。因此，烧伤和非烧伤组织都会出现水肿。

   a. 心血管反应

      (1) 微血管通透性的改变造成液体从微循环内渗出，并于烧伤后 12～24h 出现组织水肿。大量的水分、电解质、蛋白质丢失到血管外间

隙，导致血管内体液缺失和低血容量性休克（烧伤性休克）。

（2）心排血量通常在烧伤后即刻降低，这是因为前负荷的减少和心肌抑制，可能是由于循环体液中因子所致。由于全身血管阻力的增加，血压可能是正常。这些病理生理变化的程度取决于烧伤的面积和深度。

（3）在严重烧伤被成功复苏 24～48h 后，心血管反应的特点是心排血量增加和外周阻力的降低，这符合全身炎症反应综合征的病理生理改变。

b. 高代谢状态出现在烧伤后 3～5d。对于严重烧伤病人,其预测的热卡需要量是基础代谢率的 1.5～1.7 倍，蛋白质需要量是 2.5g/（kg · d），早期实施肠内营养能够减少肌肉的分解代谢，降低经小肠黏膜的细菌移位。周围环境的温度应保持适度范围内，避免过冷，以及进一步的增加。

c. 毛细血管渗漏导致损伤后即刻的血液浓缩。损伤后第一个 48h 内，尽管似乎已充分的液体复苏，但是血细胞比容常仍在增加。伤口的出血和红细胞半衰期缩短会产生贫血。

d. 重大烧伤后，皮肤及烟尘吸入损伤的肺内出现血小板微集聚，加之过度的液体复苏，造成**血小板减少**。血栓形成及纤维蛋白溶解机制被激活，以及弥散性血管内凝血使大面积烧伤的病程进一步恶化。抗凝血酶Ⅲ、蛋白 C、蛋白 S 水平的降低会加重这类病人后期临床的血栓形成，在理论上会导致静脉血栓形成和肺栓塞。

e. 急性肾衰竭虽然在重度烧伤病人中并不多见，但是病死率高。继发于低血容量和低心排的肾血流量降低，以及儿茶酚胺、醛固酮、血管升压素水平的升高都会促使肾衰竭的发生。其他机制包括药物的肾毒性、横纹肌溶解、溶血和脓毒血症等（见第 4 章）。

f. 胃肠道功能在烧伤后即刻降低，是继发于胃和小肠梗阻，应该用鼻胃管充分排空胃。

(1) Curling 溃疡（黏膜糜烂）在重大烧伤后的不同阶段都可发生，并可导致胃出血或穿孔。这类溃疡在儿童中较成人多见。治疗包括应用抗酸药、组胺 H_2 受体拮抗药和质子泵抑制药。

(2) 烧伤的其他胃肠道并发症包括食管炎、气管食管瘘（由于长时间气管插管和鼻胃管放置所致）、肝功能障碍、胰腺炎、非结石性胆囊炎、肠系膜动脉血栓形成等。

g. 烧伤部位的感染使愈合延迟，并妨碍植皮的成功。细菌侵入皮下组织会导致脓毒血症。常见的微生物包括葡萄球菌、β-溶血性链球菌、革兰氏阴性菌（如假单胞菌和克雷白杆菌）。表面局部应用抗菌药和早期植皮的局部治疗是降低感染风险的重要措施。

2. 在电烧伤中，电流产生的热能可破坏组织，尤其是电阻较高的皮肤和骨骼。如果是触及高电压会导致骨筋膜隔室综合征、长骨和轴向脊柱骨折、心肌损伤、横纹肌溶解及其继发的肾损伤。

3. 在化学烧伤中，损伤的程度取决于化学物质种类、浓度、接触时间，以及组织的通透性和阻抗性。部分产生化学烧伤的物质如磷，能够被机体吸收，产生显著的常威胁生命的损伤。接触氢氟酸会导致严重的低钙血症，需要严密监测血浆钙浓度，并行痂下注射葡萄糖酸钙和急诊切痂术。

B. 烧伤的分类

1. 烧伤的分类主要根据烧伤的总体表面积（TBSA）、烧伤的深度和是否合并吸入性烧伤。

2. 烧伤总体表面积（TBSA）使用伦德-布劳德表或其他图表法进行计算。

a. 九分法评估（图 34-2）

(1) 成人：头部和每侧上肢占 TBSA 的 9%，躯干的前部、后部，以及每侧下肢各占 TBSA 的 18%。

(2) 婴儿和小儿：由于体表皮肤的年龄比例不同。在计算烧伤面积时必须参考烧伤图表，以避免发生严重错误。

b. 另一种评估烧伤面积的实用方法是病人手掌约占 TBSA 的 1%。

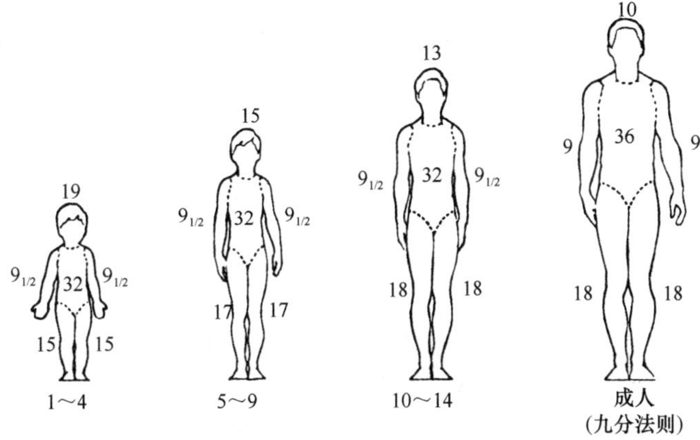

图 34-2　九分法则伦德-布劳德表（引自 Ryan JF，Todres ID，Cote CJ，et al.，eds. *A practice of Anesthesia for Infants and Children*. Philadephia：WB Saunders，1986：230. 略作改动）

3. 烧伤深度决定治疗方式（保守治疗或切痂植皮），肉眼观察很难确定烧伤深度，但是也有一些有用的指导性作用。

a. 部分皮层烧伤的皮肤组织，痛觉和温度觉正常或敏感性增加，加压后会变苍白。

b. 全层皮肤烧伤感觉麻木，并且加压后不会变苍白色。

C. 烧伤病人的初期评估

1. 气道和呼吸

a. 会厌或喉头短暂暴露于 300℃的干燥气体或 100℃的水蒸气会产生严重的水肿和快速气道阻塞。燃烧的化学产物（如氨、氧化硫、氯等）溶于气管支气管内，形成酸性产物，刺激呼吸道黏膜。

b. 总体而言，烧伤病人气管插管越早越好，一定要在气道发生水肿之前完成气管插管。否则可迅速发生持续肿胀和软组织变形，造成气管插管困难。

c. 胸廓环型全皮层烧伤会降低胸壁顺应性，产生低氧血症和呼吸衰竭，需要行急诊焦痂切除术。

d. **通气策略：** 包括避免由于肺泡扩张和剪切力的增加形成的气压伤对呼吸道造成的进一步损伤。推荐低潮气量通气。支气管痉挛会经常发生，可采用 β_2 受体激动药扩张支气管。术中应通过调整体位和经常吸痰来减少气道内储存的分泌物和细胞碎屑。

e. **烟雾吸入损伤：** 发生于密闭环境下的火灾或吸入有毒的热蒸汽。

（1）当发生头颈部烧伤，鼻毛烧焦，鼻腔黏膜、口、唇或咽喉肿胀，金属样咳嗽或炭黑样痰时，都要怀疑发生了吸入损伤。上呼吸道和肺实质都会受累。

（2）燃烧的化学产物在呼吸道内与水结合，生成强酸和强碱，产生支气管痉挛、水肿和黏膜溃疡。吸入诸如碳纤氯或硫酸等气体会损伤肺泡膜，导致部分或完全性气道阻塞。醛类（如丙烯醛）会损坏纤毛功能，损伤黏膜表层。

（3）含聚氨酯物质（如绝缘层和墙板）燃烧会释放氰化氢，并通过抑制细胞色素氧化酶的活性导致组织缺氧，病人可以表现为阴离子间隙代谢性酸中毒，混合静脉血氧分压升高。血浆乳酸盐水平与氰化物水平相关。治疗主要是支持疗法，可包括静脉注射亚硝酸钠（5%右旋糖酐 100ml 溶解 300mg 亚硝酸钠 5min 以上静脉注射），继之给予硫代硫酸钠（12.5g），严重病例，需要吸入亚硝酸戊酯。

（4）一氧化碳结合血红蛋白置换氧，并使氧合血红蛋白曲线左移，导致组织缺氧。

（a）所有烧伤病人，尤其是那些在密闭空间烧伤的病人，可能遭受由热损伤产生的不同程度组织低氧，必须现场给予吸氧。

（b）由于氧合血红蛋白和碳氧血红蛋白吸收

相同波长的光，传统的脉搏血氧饱和度仪不能用于发现一氧化碳中毒。临床可疑病例的诊断，可通过分光光度计法的碳氧血红蛋白测定仪测定动脉血和静脉血一氧化碳水平。

（c）一氧化碳的半衰期与吸入氧浓度呈负相关。吸入空气时为 5～6h，而吸入 100% 氧时为 30～60min。

（d）治疗主要是支持疗法加吸氧直至一氧化碳被完全清除。高压氧可用于昏迷和严重一氧化碳中毒病人。

（e）没有吸入损伤的烧伤病人也能够发生间接性呼吸损伤和肺水肿。其机制包括烧伤介质对于肺的作用，血浆胶体渗透压降低，以及烧伤治疗带来的并发症。

2. 心血管复苏

a. 液体补充：包括晶体液，常用乳酸盐林格液，加或不加胶体液。标准的液体补充方案常按照体重和烧伤体表总面积计算。

（1）Parkland 公式（最常用于麻省总医院）：乳酸盐林格溶液 4.0ml/（kg · %TBSA · 24h）（见本章Ⅴ.C.2.b）。

（2）Brooke 公式：晶体液 1.5ml/（kg · % TBSA · 24h）+胶体液 0.5ml/（kg · % TBSA · 24h）+5% 葡萄糖 2000ml/24h（本章见Ⅴ.C.2.b）。

b. 烧伤后第一个 8h 需补充计算的液体缺失量的一半，剩余液体量在其后的 16h 内输完。同时给予病人每天需要量。

c. 输液治疗的终点是病人血流动力学稳定，尿量充沛。对于大面积烧伤病人的液体管理，根据有创监测和实验室检查结果进行适当的调整。

D. 烧伤创面的处理

1. 烧伤部位早期切痂和植皮已被临床广泛接受，并能降低病死率。烧伤急性期病人，在进入手术室时血流动力学不稳定且呼吸功能紊乱。要特别重视纠正酸碱失衡、电解质紊乱和凝血功能障碍。在切痂和植皮过程中会有大量失血，需要预先准备足够的血液制品和胶体。对于复苏病人必须建立有效的静脉通路。

2. 伤口表面常用些药物以最大限度减少细菌繁殖，常用的局部药物包括以下几类。
   a. 硝酸银可能会产生低钠血症，偶可发生高铁血红蛋白血症。
   b. 醋酸磺胺米隆，一种碳酸酐酶抑制剂，如被吸收会造成代谢性酸中毒。
   c. 磺胺嘧啶银会产生白细胞减少症，但停药可以恢复。
3. 暂时应用生物覆盖后，脓毒血症的发生率显著降低，这种生物覆盖物是同种移植（尸皮或羊膜），或是异种移植（猪皮）。当传统的自体移植物无法获得时，可考虑使用由胶原和孵育过的上皮构成的人工皮（如 Integra）。
4. 全身抗生素只用于治疗已确诊的全身感染（和定殖相反）。在手术开始前也可预防性使用抗生素。

E. 麻醉的特殊考虑

1. 烧伤是创伤的一种形式：同样需要使用先前介绍创伤的 A、B、C、D、E 方法进行初期评估（见本章 Ⅰ.A～E 节）。病人的年龄、原有疾病、烧伤的面积提示其生理状况。药动学的变化、药物耐受、建立静脉通路、呼吸道的解剖异常（颈部瘢痕或口腔挛缩）是关注的主要事项。
2. **气道**：由于烧伤早期的水肿或随后的瘢痕挛缩，应用合适的面罩通气可能是困难的，这些造成烧伤病人的气管插管极度困难。
3. **监测和建立静脉**（表 34-2）

表 34-2　大面积烧伤病人术中监测遇到的问题

监护	烧伤患者可能遇到的问题	可能的解决方法
心电图	心电电极无法粘贴	考虑应用针电极或电极贴
无创血压监测	肢体水肿或大面积烧伤可能会限制袖带的使用	考虑更换测量位置，袖带下方使用纱布或考虑有创监测

续表

监护	烧伤患者可能遇到的问题	可能的解决方法
有创血压监测	低温、低血容量、初期心排血量下降、血管收缩	考虑更换测量位置，参考血压趋势值，确定数值需靠无创血压
脉搏氧监测仪	大面积烧伤可能会限制监测仪放置，碳氧血红蛋白会使氧饱和度读数假性升高	考虑更换测量位置，参考趋势值，通过血气分析测定氧分压

a. 通常初期复苏已开放静脉通路。大量液体补充治疗时必须建立大口径的静脉通路。

b. 在大面积烧伤时，心电图电极可以直接放置在清创的组织上，也可以使用针形电极。

c. 动脉置管对于持续血压监测和反复采血是不可缺少的。穿刺的部位取决于是否有未烧伤的部位。如果所有合适的穿刺部位都被烧伤，可在消毒完成后，动脉置管直接放置在烧伤部位。

d. 中心静脉导管多用于监测中心静脉压和经中心静脉给予药物。

e. 肺动脉导管适用于存在心肌功能障碍、持续性少尿，低血压或脓毒血症病人。

4. 肌肉松弛药：在烧伤部位和烧伤的远隔部位的肌肉内，神经肌肉接头外烟碱受体均增加。琥珀胆碱只有在热烧伤后 12～24h 内应用是安全的。机体对非去极化肌松药耐药，对去极化肌松药敏感性增加，应用琥珀胆碱后产生的危及生命的高钾血症均与乙酰胆碱受体增加有关。

5. 麻醉药

a. 对于血流动力状态不稳定的病人，目前还没有首选的药物或联合用药，但是氯胺酮和依托咪酯可能具有一定的优势。

b. 由于药物耐受和表观分布容积增加，烧伤病人可能需要大剂量的阿片类药物。充分的镇痛是非常必要的，这也需要大剂量的阿片类药物。

6. 体温调节：对于烧伤病人最适宜的体温是 100℉（38℃）。在烧伤重症监测治疗室，病人在温暖湿润的房间里治疗。在病人转运和手术期间，需要尽力保持正常的体温。在手术室内，静脉输注的液体、血制品必须加温，吸入的气体必须加热和湿化。小儿需要尽可能地使用热毯，以及辐射热源。

7. **免疫抑制：**免疫系统在烧伤后数周到数月均被抑制。创面为细菌增殖提供了极好的介质，因此在接触病人、呼吸道吸引、静脉置管时需要采用严格的无菌技术。

8. **麻醉后处理：**在病人转运到重症病房的过程中，保持正常的体温非常重要，这是因为寒战导致血管收缩，并可造成移植皮肤的脱落。必须给予吸氧，直到病人麻醉后完全清醒。严重的疼痛比较常见，并且每例病人的反应存在差异，镇痛药物的使用需要个体化确定剂量，并且经常评价镇痛效果。

（吴兆琦　陈　杰 译　马　虹　王俊科 审校）

推荐阅读文献

American College of Surgeons. *Advanced Trauma Life Support (ATLS) Student Manual.* 9th ed. Chicago: American College of Surgeons; 2012.

Bickell WH, Wall MJ Jr, Pepe PE, et al. Immediate versus delayed fluid resuscitation for hypotensive patients with penetrating torso injuries. *N Engl J Med* 1994;331:1105–1109.

Duchesne JC, Barbeau JM, Islam TM, et al Damage control resuscitation: from emergency department to the operating room. *Am Surg* 2011;77(2):201–206.

Kaiser HE, Kim CM, Sharar SR, et al. Advances in perioperative and critical care of the burn patient. *Adv Anesth* 2013;31(1):137–161.

Martyn JA, Richtsfeld M. Succinylcholine-induced hyperkalemia in acquired pathologic states: etiologic factors and molecular mechanisms. *Anesthesiology* 2006;104:158–169.

Neschis DG, Scalea TM, Flinn WR, et al. Blunt aortic injury. *N Engl J Med* 2008;359(16): 1708–1716.

Roberts I, Shakur H, Ker K, et al.; CRASH-2 Trial collaborators. Antifibrinolytic drugs for acute traumatic injury. *Cochrane Database Syst Rev* 2012;12:CD004896.

Theusinger OM, Madjdpour C, Spahn DR. Resuscitation and transfusion management in trauma patients: emerging concepts. *Curr Opin Crit Care* 2012;18(6):661–670.

Watson D. ABC of major trauma. Management of the upper airway. *BMJ* 1990;300:1388–1391.

第35章 输血治疗

King MR, Charnin JE

Ⅰ. 启动输血治疗的决策

输血的决策是复杂的。输血存在许多风险（见本章Ⅷ），当潜在的益处大于风险时输血就是必要的。在一般情况下，输血治疗会采用成分输血而不是输注全血。成分输血常用于以下情况：血液成分生成减少，利用增加，破坏或丢失，或某一特殊血液成分（红细胞、血小板或凝血因子）功能异常。尽管许多关于创建通用输血方案的尝试已有介绍，但能明确阐述其标准或优势的很少。因而这一章节的目的在于为个体建立输血方案提供相关背景。

A. 红细胞量和携氧能力的评估

1. **输血的决策**：有证据显示，较高的红细胞输注水平（10～12g/dl）不能降低病人的死亡率，并可能增加其危险性。尽管如此，红细胞量对于维持携氧能力是至关重要的。因而，是否输血取决于病人的具体情况而不是严格的指导方案。
2. **病人因素**：输红细胞的主要理由是维持组织正常的携氧能力，其主要决定因素是血红蛋白（Hb）含量。
   a. **一个健康个体或慢性贫血病人**，如果其血容量正常，通常可以耐受 Hb 水平降至 65～80g/L。“限制性输血疗法”的目标是将 Hb 维持在 7～9g/dl，与输血治疗使 Hb 达到较高水平（10～12g/dl）相比，该方法是安全的，并且有助于降低病死率。虽然其中的机制并未完全明了，但许多的动物和临床试验研究均显示同种异体输血会削弱机体的免疫反应（见本章Ⅷ.D）。
   b. 对于**有冠状动脉病变的病人**，为防止因贫血导致心肌缺血的发生，大多数研究者主张维持其 Hb 水平于 9～10g/dl，然而目前尚缺乏研究支持此主张的证据，甚至有试验得出相反的结论，如有关急性冠状动脉综合征病人的研究提示，输注红细胞使病人血细胞比容（Hct）保持在25%以上反而会增加病死率。

3. **环境因素**

a. **术中是否需要输血**取决于红细胞的丢失量，后者可通过统计吸引瓶中的血量，纱布称重及检查铺巾单的渗血量进行粗略估算。围手术期的输血指征一般是出血。在没有输血治疗的情况下发生失血时，如果医师预计出现实质性 Hb 下降，尽管 Hb 在高于 10g/dl 的水平也存在输血指征。

b. 如果病人术前就存在贫血，应进一步探寻原因，是红细胞生成障碍（骨髓抑制或营养状况不良），还是丢失过多（出血），或是破坏过多（溶血）。

4. **血容量评估（BVs）**

a. **预测允许出血量**（EABL）可以通过以下公式用 Hct 或 Hb 计算得到：

$$EABL=[(Hct_{基础值}-Hct_{允许值})\times BV]/[(Hct_{基础值}+Hct_{允许值})/2]$$

成人的基础血容量（BV）约占不包括脂肪体重的7%。正常成年男性的 BV 大致可计算为每公斤体重 70ml，正常成年女性的 BV 大致可计算为每公斤体重 65ml（儿童基础血容量计算见第 31 章）。肥胖病人的 BV 占体重的百分比会有所降低，并且降低幅度与肥胖程度呈正比。例如，体重指数（BMI）为 40 的病人，其 BV 估算为每公斤体重 53ml，而如果 BMI 达到 70，其 BV 估算为每公斤体重 40ml。

b. 预测输血量可通过以下公式计算：

$$预测输血量=[(Hct_{期望值}-Hct_{实测值})\times BV]/Hct_{血制品}$$

以 Adsol 保存的 1U 红细胞悬液（PRBCs），Hct 大约介于 70%～85%。

B. **血小板减少症**：各种原因所致骨髓抑制（如化学治疗、癌细胞浸润或酒精中毒），血小板利用率升高或破坏过多[如脾功能亢进、特发性血小板减少性紫癜、弥散性血管内凝血（DIC）或某些药物的影响]均可导致血小板减少。血液稀释和大量失血后输注单纯红细胞悬液也可造成血小板减少（见本章Ⅸ.A.1.）。目前认为血小板数量大于20000/mm^{3}时不会引起自发性出血，而为手术止血血小板数量最好高于50 000/mm^3。值得注意的是，与红细胞相同，是否输血取决于临床因素而不仅仅是血小板数量。例如，特发性血小板减少性紫癜病人可维持较高的血小板水平，当其血小板水平降低时也可保持正常的凝血功能。另外，如果血小板数量减低的过程是具有破坏性的，输注血小板则不会改善。

C. **凝血障碍**：由于凝血因子缺乏或凝血酶原时间（PT）、部分促凝血酶原激酶时间（PTT）延长导致的出血，必须采用替代治疗以维持正常的凝血功能。详见本章Ⅱ和Ⅸ有关凝血障碍的讨论。

Ⅱ. 凝血功能检查

预测一位健康病人术中是否会出现大量失血的情况，最重要的是详细询问其病史。需要补充铁剂的贫血病史，可提示有出血倾向。既往的手术出血史，牙龈出血，易擦伤出现瘀青，鼻出血，女性病人有月经过多情况，这些都应引起足够的重视。有许多临床生化试验可评估凝血功能状态，然而人体的凝血系统是一个由血小板及凝血因子共同作用的复杂完整的系统，没有任何一个单一的试验能全面涵括整个凝血系统。

A. **部分激活的凝血活酶时间（APTT）**是在血液样本中加入某种特定的物质以激活内源性凝血系统，其正常值介于22～34s，差异是由于不同实验室的试剂与仪器不同所造成的。APTT用于评价内源性凝血因子（Ⅺ、Ⅻ、Ⅷ、Ⅸ及接触因子）和共同凝血途径通路（Ⅱ、Ⅴ、Ⅹ及纤维蛋白原）是否存在异常，该实验对于诊断凝血因子缺乏十分敏感。接受肝素治疗的病人其APTT会延长。血友病病人或血液中存在抗凝物质的病人（如狼疮抗凝物或Ⅷ因子抗体），其APTT延长。需要注意的是单纯的APTT异常与临床出血并不是必然相关。除非病人存在活动性出血，否则并不需要把接受手术病人的异常APTT调整至正常。

B. **凝血酶原时间（PT）**用于评价外源性凝血因子（Ⅶ和组织因子）和共同凝血途径通路（见上述）是否存在异常。PT是通过向血样中加入组织因子而测得的。虽然因子Ⅴ、因子Ⅹ、凝血酶原及纤维蛋白原水平都会影响PT和APTT，但PT对因子Ⅶ缺乏特别敏感。相反，因子Ⅷ、因子Ⅸ、因子Ⅺ、因子Ⅻ、激肽释放酶原及高分子激肽原缺乏则PT正常。

C. **国际标准化比值（INR）**为PT的标化值，是为了不同实验室或不同时间点采集的标本能够进行比对，它是病人的PT与用国际参考试剂得出的PT的比值。在INR运用前，由于不同实验室凝血活酶试剂的活性不同，很难对PT进行有意义的比较，现在则可以用不受不同实验室PT变异的目标INR值来指导临床口服抗凝剂的治疗。例如，对心房颤动病人而言，为了预防血栓栓塞，应维持INR在2.0～3.0之间。

D. **活化凝血时间（ACT）**反映的是全血的凝血时间，它是将硅藻土或黏土（高岭土）加入血标本中以激活内源性凝血系统。ACT 表示血凝块形成的时间，测量仪的不同使ACT的正常值介于90～130s。ACT检测操作简单方便，常用于术中肝素运用后的监测（见第24章）。ACT 对低水平的肝素化抗凝相对不敏感，因而在体外循环和体外膜肺氧合时通常应全身肝素化。

E. **纤维蛋白原**是前体蛋白的二聚体，形成血凝块的纤维组分。当出现或疑似凝血障碍时，分析纤维蛋白原水平是有益的。然而纤维蛋白原水平的诊断特异性低，可用于指导远期输血支持（如新鲜冰冻血浆和冷沉淀物的管理）

F. **血栓弹力描记图（TEG）**作为即时监测指标已在一些临床中心开展。其工作原理是将微量血液加入一个加热的摆动毛细管中，血块的形成会使得毛细管中螺旋线圈顶端的针发生扭转，这种扭转可被记录并转换为电信号，由计算机进行描记并绘制成特征性的曲线（图35-1），由此可对凝血块形成异常情况进行分析。通过对血块形成及其黏弹力强度的测定，TEG能提供关于凝血因子、血小板及纤维蛋白水平是否适当的信息。

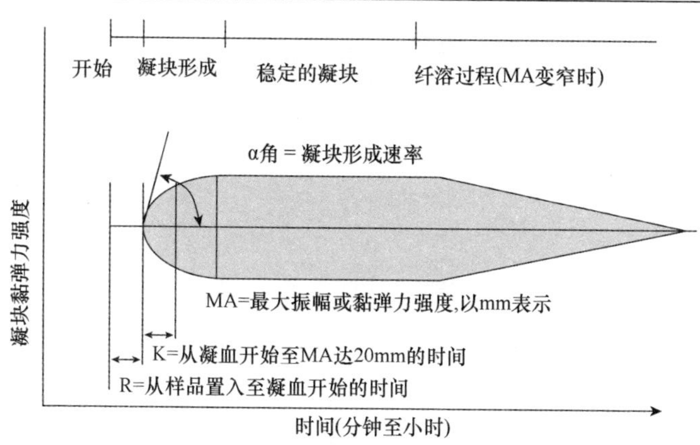

图 35-1　血栓弹力图

Ⅲ. 血型鉴定和交叉配型

A. 供血者和受血者的血型鉴定都是通过对红细胞表面的 **ABO 系统和 Rh 系统**进行抗原抗体反应筛选做出的。直接交叉配型是将病人的血浆与献血者的红细胞直接混合，观察有无溶血现象。人个体红细胞表面可存在 A 抗原、B 抗原、AB 抗原，也可没有任何表面抗原。如果病人的红细胞既没有表面抗原 A，也没有表面抗原 B，那么其体内就会对此产生抗体。例如，B 型血个体血清内存在抗 A 抗体，而 O 型血（既无 A 表面抗原也无 B 表面抗原）个体体内会同时存在抗 A 抗体和抗 B 抗体。AB 血型个体既不会产生抗 A 抗体，也不会产生抗 B 抗体，因此能接受任何血型的血液输注。O 型血红细胞表面既无 A 抗原也无 B 抗原，因此能够献给任意血型的病人（万能红细胞供体，表 35-1）。相反，通用的新鲜冰冻血浆供体是 AB 型，因为其既不包括抗 A 抗体也不包括抗 B 抗体。全血的供血者和受血者 ABO 血型必须严格匹配，因为全血中包含红细胞和血清。例如，1U 的 O 型全血中包含血清及抗 A 抗体、抗 B 抗体，因此不能用于 A 型、B 型或 AB 型血病人的输血。

表 35-1 输血相容性

受体血型	红细胞供体	新鲜冷冻血浆供体
AB	AB、A、B 或 O	AB
A	A 或 O	A 或 AB
B	B 或 O	B 或 AB
O	O	A，B，AB 或 O
Rh+	Rh（+）或 Rh（–）	Rh+或 Rh–
Rh–	Rh（–）	Rh+或 Rh–

B. Rh 表面抗原： 存在该抗原是 Rh（+）血，反之则为 Rh（–）血。Rh（–）病人若接受 Rh（+）血，体内将会产生抗 Rh 因子的抗体。初次暴露不会成为问题，但再次暴露，将会因血液循环中存在该抗体而导致溶血的发生。这种情况若发生在妊娠期则尤其值得关注，由于抗 Rh 抗体是 IgG，因而它能自由通过胎盘。如果 Rh（–）的母亲体内产生了 Rh 抗体，那么这些抗体将会被传递给胎儿。如果胎儿是 Rh（+）血，将会发生严重的溶血反应。**RHO-免疫球蛋白**是一种 Rh 阻断抗体，能阻止 Rh（–）病人体内产生抗 Rh 抗体。其适用于接受 Rh（+）血的 Rh（–）病人或是分娩 Rh（+）胎儿的 Rh（–）孕妇（因为在分娩过程中母婴血液会发生混合）。推荐剂量是每输注 15ml 的 Rh（+）血肌内注射 RHO-免疫球蛋白 300μg。

C. 受血者抗体对供血者红细胞表面的其他抗原（最常见的是 Kell、Kid、Duffy 或 Lewis 抗原）可产生溶血性输血性输血反应。若配血筛查中发现病人体内存在抗供血者红细胞表面抗原的抗体，则使交叉配型复杂化，应暂缓血制品的输注。如果病人的抗体筛查试验呈阳性，则应与血库讨论如何备血。

D. 如果需要紧急输血，若病人的血型已知，那么红细胞表面的特殊抗原鉴定在几分钟内即可完成。如果不能获得特定型的血液，紧急状况下，应输注 Rh（–）O 型血[男性病人还可接受 Rh（+）血]，但为了减少 O 型血浆（含有抗 A 和抗 B 抗体）的输注量，还仍应尽快输注特定型血液。

Ⅳ. 成分输血治疗

A. 总则

1. 对血容量正常的成人输注 1U 的 **PRBCs**（250ml，70%Hct），平衡后通常可提升血红蛋白量 1g/dl 或使 Hct 提高 2%～3%。压缩红细胞与接受者必须有 ABO 相容性。
2. 输注 1U 的**血小板**可使病人血小板数量增加 5000～10 000/mm^3。通常的输注量为每 10kg 体重给予 1U。如果用于治疗血小板破坏过多（产生抗血小板抗体）引起的血小板减少症或由于血小板功能低下，输注血小板的效能将会减弱。血小板输注要求血型匹配并不严格，但输注相同 ABO 血型的血小板有助于输注后血小板数量的维持。对于既往血小板输注过程中出现过输血小板顽固性反应的病人，建议接受单一供血者或 HLA 配型相同的血小板。从同一位供血者血液中提取的 1U 血小板的效能约等同于从不同供血者血液内提取的 6U 的血小板。**血小板禁止低温保存**。
3. **新鲜冰冻血浆**（FFP，1U 约 250～300ml）以 10～15ml/kg 计量输注，一般能使血浆中的凝血因子数量增加到正常值的 30%左右，这也是完成正常止血过程所需最小量（除纤维蛋白原要求达到正常值的 50%，其正常值为 200～400mg/dl）。每输注 FFP 1ml 可使纤维蛋白原的含量增加约 1mg/dl。如需紧急逆转华法林的作用，只需 FFP 5～8ml/kg 输注，尽管 PT 仍有可能稍延长。FFP 必须 ABO 血型完全匹配，但并不要求 Rh 配型和交叉配型（表 35-1）。
4. **冷沉淀物**：是从 FFP 中提取的成分，含有浓缩的因子Ⅷ、因子ⅩⅢ纤维蛋白原、vWF 因子（von Willebrand 因子）和纤维连接蛋白。输注适应证为低纤维蛋白原血症、血管性血友病、A 型血友病（当不能获得Ⅷ因子时）和纤维蛋白凝胶的制备。在没有大量失血的情况下，每 7～10kg 体重输注 1 U 冷沉淀物，可使纤维蛋白原量增加 50mg/dl。冷沉淀物输注并不要求 ABO 血型匹配。

B. 技术细则

1. **液体相容性**：血制品不能与5%的葡萄糖或乳酸盐林格液一起输注，因为前者会引起溶血，而后者因含有钙会导致血块形成，但仍存在争议。血制品与勃脉力复方电解质溶液一起输注可能是安全的。0.9%生理盐水、5%白蛋白和FFP均可与红细胞同时输注。

2. **血液滤过器**：标准的血液滤过器（170～200μm）可应用于所有血液成分输注以清除碎片。

   a. **无论是在血库还是床旁的血液滤过均可减少血液中的白细胞**。微聚体滤过器（20～50μm）可去除70%～90%的白细胞，但不能用于输注血小板。第三代滤过器集滤过和黏附功能于一体，可去除99.9%的白细胞。这些滤过器适用于既往有发热性非溶血性输血反应的病人，或是用于预防对异体白细胞抗原的同种异体免疫反应的发生（如可能需多次输注血小板的肿瘤病人），以及预防器官移植病人发生巨细胞病毒性肝炎。虽然尚未被证实，但白细胞去除还有一些其他潜在的优点，包括降低同种异体的免疫应答，减少细菌、病毒和朊毒粒性疾病的传播，预防输注相关性急性肺损伤（TRALI）的发生及降低移植物抗宿主病（GVHD）的出现。一些国家已将此项工作列为血液制品输注的常规，但由于其价格不菲，关于去白细胞的优势与其性价比之间的争论尚未定论，所以目前美国尚未强制执行该项操作。

   b. 制造商有关特殊的床旁血液滤过操作指南主张应依据成分输血的内容和输注量的多少而定。

   c. 曾有关于床旁白细胞滤过发生严重低血压的报道，其病理生理机制可能是白细胞滤过器激活了病人体内的缓激肽酶，而病人先前服用的ACE抑制药又联合加重了低血压的程度。当低血压发生时，应立即停止输注并给予循环支持，通常可使低血压迅速缓解。病人接受血库中进行过滤白细胞处理的血制品则较少出现低血压反应，因为缓激肽在库血中迅速代谢。

C. **大量输血**：24h内接受10U及以上红细胞，或输注量等同于病人的基础血容量即可视为大量输血。遇此情况，与血库的合作非常重要。最初的调控应致力于修正出血的原因，如输注数单位的 FFP 可下调增高的 INR 值。保持每输注 2U 的 PRBCs 配伍 1U 的 FFP 的比例（2∶1），同时输注适当量的晶体和胶体液扩容，是经历时间检验的红细胞和凝血因子替代方法。关于有些作者提出的其他比例（如 1∶1）尚未被证实存在普遍的优势。当出血量达到相当于基础血容量时，血小板的数量大致会降至正常值的一半，及早地输注血小板及考虑抗纤溶治疗可能有益。

D. 血液替代品：尽管近年来学者们潜心致力于能够携氧的血液替代品的研究，但目前还没有任何一种物质可广泛用于临床。基于血红蛋白的血液替代品在研制中。

Ⅴ. 血浆替代用品

目前市场上已有多种胶体液可供选择，但它们主要的缺点是不菲的价格，潜在引起变态反应的可能及影响凝血功能。

A. 白蛋白：有 5%的等渗液，或 20%和 25%的高渗液。白蛋白在血管内的半衰期为 10～15d。尽管经常用于避免大量晶体液的输注，但尚缺乏白蛋白优于晶体液的理论支持，并且价格大幅高于晶体液。基于这些原因，许多学者对白蛋白的使用存在争议。

B. 羟乙基淀粉：是支链淀粉的衍生物。羟乙基淀粉对机体凝血功能的影响机制包括降低纤维蛋白原、vWf 因子、因子Ⅷ水平，干扰血小板的功能。羟乙基淀粉可增加严重脓毒症病人的肾衰竭的发病率及死亡率，目前很少应用。

Ⅵ. 药物治疗

A. 促红细胞生成素：通过刺激骨髓造血干细胞的增殖，使红细胞前体细胞生成增多而增加血液中红细胞的数量，可运用于择期手术前以增加红细胞的生成。促红细胞生成素围手术期的作用尚不清楚，临床应用还可增加动静脉血栓形成的发生率。

B. 血管升压素：是一种抗利尿激素，用于治疗轻型血友病 A、血管性血友病及由尿毒症继发的血小板减少。它能使血管内皮细胞释放的Ⅷ因子、vWf 因子及血纤溶酶原激活素增加，对血小板缺乏的尿毒症病人也有益。使用剂量为每公斤体重 0.3μg。若 48h 内用药剂量过大，则会引起快速耐药。为了避免低血压或高血压的循环波动，静脉注射应缓慢。

C. **拟赖氨酸抗纤溶药**：氨基己酸和氨甲环酸都是抗纤溶药，能抑制纤维蛋白凝块的裂解。通过抑制纤溶酶原转化为纤溶酶，并阻止纤溶酶与纤维蛋白原或纤维蛋白单体结合而发挥作用。试验表明，氨甲环酸可在创伤病人早期治疗中减少失血和降低死亡率。氨基己酸的适应证包括：①血友病病人拟行牙科手术前预防性用药；②减少前列腺手术术中的出血；③纤溶亢进时减少出血；④由于心肺转流会激活机体的纤溶系统，因此心脏手术中常规应用氨基己酸以减少术后胸腔引流量。当血红蛋白量≤70g/L 时给予氨基己酸，可以减少血液输注量。氨基己酸理论上有血栓形成的危险，但在临床应用中未得到证实。成人先用 5g 负荷剂量经 1h 静脉注射，随后每小时静脉输注 1～2g。

Ⅶ. 保存和血液采集技术

A. **自体血**的采集通常于术前 6 周开始，其优点在于能显著减少异体血的输注量。自体血采集的时间周期取决于血液的保存期限，目前在非冷冻状态下的最长期限为 42d。目前，血库的自体血采集指南要求 Hb 水平至少为 11g/dl 才能进行自体血的采集，每次采集至少间隔 3d 并且在术前 72h 停止采集。大多数病人能够耐受自体血的采集，不会发生不良反应。但合并主动脉瓣严重狭窄或不稳定型心绞痛的病人不应进行此项操作。为了使红细胞再生，采集自体血的病人应补充铁剂，也可给予重组促红细胞生成素（见本章Ⅵ.A.）。由于工作失误而可能发生输血反应，除非临床上有输血指征，否则不应输自体血。

B. **等容血液稀释**：是在术前或术中将病人的静脉切开，直接采取一个或多个单位的新鲜全血，辅以晶体或胶体液输注以代偿减少的血容量，待手术出血停止后，再将这些自体血回输给病人。等容血液稀释后再丢失的血液内虽然含红细胞数量较少，但血浆的丢失并未减少。此种方法尤其适用于术中血小板功能可能受到影响的病人（如心肺转流后），因为回输的新鲜自体血内含有正常的血小板和凝血因子。因此，当手术出血量较多时，应先回输自体血，再输注异体血。在评估时需要注意的是自体血的 Hct 值约等同于病人术前的基础 Hct 值，而库存的红细胞悬液只占 70%。虽然单独用血液稀释的方法并不能做到术中完全不输异体血，但若联合术前自体血采集，确实能够减少异体血的用量。除非病人术前的基础 Hct 高，一般病人能耐受较低的 Hct 目标值，估计失血量较大，而等容血液稀释只是稍减少异体血的用量。

C. 术中的自体血回输（cell saver）是通过一双腔吸引装置，一条通路回收手术野中的失血，另一通路中则充满抗凝剂（如肝素或枸橼酸磷酸葡萄糖），防止管道或储血罐中的血液发生凝集。回收的血液经过一系列滤过、离心及清洗的步骤，去除其中的组织碎片、血浆、游离血红蛋白及抗凝剂，最后的成品是 Hct 介于 50%～70%的红细胞悬液，其中并不含血浆、凝血因子及血小板。整个流程完成大约只需 3min。因为存在再输注时带来细菌或瘤细胞的风险，所以此项技术只适用于清洁术野和施行非肿瘤手术的病人。

Ⅷ. 输血治疗的并发症

A. 输血反应

1. **急性溶血性输血反应：**发生于病人的血型与输注的血制品 ABO 血型不匹配时，病人体内产生了抗供血者红细胞抗原的抗体，并与之结合生成抗原抗体复合物。该复合物会激活机体的补体系统和免疫系统，前者导致红细胞溶解为游离血红蛋白和基质，后者将会促使血管内皮释放缓激肽（导致低血压）和激活肥大细胞（5-羟色胺及组胺释放）。上述反应的结果可能导致休克，血红蛋白碎片堵塞肾小管而致肾功能衰竭和 DIC（见本章Ⅸ.B.）。急性溶血性输血反应发生通常非常迅速，症状和体征包括发热、胸痛、焦虑、背痛和呼吸困难。全身麻醉可能会掩盖一些症状，但仍有一些体征有助于诊断，如发热、低血压、血红蛋白尿、无法解释的出血及血细胞输注后持续的 Hct 下降等。表 35-2 列出了溶血性输血反应发生的处理原则。在美国，致命的溶血反应的发生率约为每输注 250 000～1 000 000U 红细胞发生 1 例，绝大部分的原因是由于血制品信息或病人身份核对错误的人为因素。因此，执行严格的核查制度不足为过。

表 35-2　怀疑发生急性溶血反应的处理原则

1. 停止输注
2. 迅速核实病人身份信息或输注血型错误
3. 重新抽取病人血样与输注的血制品一同送至血库进行再次交叉试验
4. 如果必要，给予液体复苏和缩血管药以维持循环稳定
5. 如果必须输血，给予 O 型 Rh（－）红细胞悬液和 AB 型新鲜冰冻血浆
6. 肾功能支持：先输液纠正低血容量，再给予利尿药（呋塞米±甘露醇）保持较快的尿液排出速率
7. 临床观察并结合实验室检查密切注意有无 DIC 发生的征象，予以对症处理（见本章Ⅸ.B.）
8. 抽血进行 Coombs 试验，检测血中游离血红蛋白量，结合珠蛋白量；并检测尿液中的血红蛋白量

2. **延迟性溶血性输血反应：**是由于血制品中不重要抗原（如 Kidd）不匹配引起的，表现为血管外溶血，可发生于输注后 2d 至数月后。病人可无自觉症状，或仅有轻微症状，但可出现贫血或黄疸。实验室检查结果为直接抗球蛋白试验阳性，高胆红素血症，结合球蛋白水平下降，以及尿中出现含铁血黄素。治疗原则是纠正贫血。
3. **发热性非溶血性输血反应（FNHTR）：**是最常见的输血反应，在红细胞输注中发生率约为 1%，在血小板输注中发生率约为 30%。其发生机制是病人体内产生了抗血制品中白细胞的抗体。症状和体征表现为发热、寒战、心动过速、不适感、恶心和呕吐。治疗原则为首先停止输血，排除急性溶血性输血反应和由于血制品受到细菌污染等原因，给予对乙酰氨基酚或哌替啶有助于缓解发热和寒战。如果该诊断确立，将来再次输血时应进行血制品去除白细胞

过滤（见本章Ⅳ.B.2.）。高危病人输注前先给予对乙酰氨基酚或氢化可的松（50～100mg 静脉注射），并减缓输注速度。

4. **输血变态反应**常见，由于血浆中的蛋白质与受血者体内的抗体发生了免疫反应所致，其发生率约为1%～3%，荨麻疹伴瘙痒和红斑为最常见的表现，偶尔会出现支气管痉挛或变态反应。本身 IgA 缺乏的病人出现变态反应的风险较高，这是因为病人体内存在抗 IgA 的抗体，易与输注的血制品中的 IgA 发生抗原抗体反应。治疗原则包括停止输注，排除更严重的反应（见上述），予以抗组胺药（苯海拉明50mg 静脉注射和雷尼替丁 50mg 静脉注射）。对于反应较重的病人还应给予类固醇激素（甲泼尼龙80mg 静脉注射）。支气管痉挛和变态反应的治疗详见第 19 章。

5. **输注相关性急性肺损伤（TRALI）**：可发生于红细胞、FFP、冷沉淀物或血小板输注后，造成病人严重呼吸功能不全。症状和体征包括发热、呼吸困难、低氧血症、低血压及输注 4h 内出现肺水肿。其机制为供血者的血制品中含有抗 HLA 的抗体和抗白细胞抗体，它们进入受血者体内引起宿主白细胞攻击损伤自身组织。若是供血者为有妊娠史并且体内存在抗 HLA 抗体的妇女，则受血者较易发生 TRALI，同时避免有妊娠史妇女的血浆捐献可减少 TRALI的发作。

6. 输注相关性循环超负荷（**TACO**）是一种由于输血导致的循环液体容量增加的情况。其症状与充血性心力衰竭类似，包括呼吸困难、肺水肿、心动过速及颈静脉怒张。TRALI 也引起肺水肿，那么 TACO中循环超负荷的信号有助于区分二者。TACO 通常影响存在充血性心力衰竭风险的病人，在输血中的发生率小于 1%。如果病人存在循环超负荷的风险，利尿药可作为输血中的防治措施。

7. **移植物抗宿主反应（GVHD）**：虽然少见，但却是致命的输血并发症，是由于供血者血制品中具有免疫活性的淋巴细胞攻击受血者的淋巴系统引起的。绝大多数情况下，供血者的淋巴细胞会被受血者的免疫系统破坏，因而不会引起 GVHD。然而，当受血者存在免疫缺陷或供血者与受血者之间存在部分特异性 HLA 配型，那么将有可能引起 GVHD。症状可能在输注后 4～30d 内出现，主要表现为发热，全身性斑疹样斑丘皮疹，其他的症状还有厌食、呕吐、腹部疼痛和咳嗽。诊断有赖于皮肤活检，若发现病人血液循环中的淋巴细胞HLA表型与骨髓中表型不同则可最终确诊。对于 GVHD 缺乏有效的治疗手段，因此预防就显得尤为重要，将血制品经过 γ 射线照射可将其中所有的淋巴细胞组成成分灭活，适用于免疫缺陷的受血者，接受家庭成员供血的病人或是接受 HLA 配型相同的血小板的病人，以及所有接受照射的血液成分的病人。

B. 输血引起的代谢并发症

1. 快速输血常会带来**血钾（K^+）**浓度的变化，但仅在大量输血或肾功能衰竭的病人才会引起具有临床意义的变化。储存过程中，红细胞中的钾离子会漏出到细胞外的储存液内，2 周后钾离子水平可超过 20mEq。然而随着输血和细胞能量储存的补充，这种情况将迅速被纠正。

2. **钙：**枸橼酸盐可结合钙作为抗凝剂存在于血制品中，因此，快速输注可能会造成血游离钙水平下降。通常情况下，由于肝脏能快速代谢输入的枸橼酸盐，因而低钙血症并不显著。然而对于肝功能受损的病人、处于肝移植无肝期的病人、低体温病人及肝脏血流减少的病人，那将是个重要的问题。血清总钙的测定结果包含有枸橼酸钙，并不能完全反映血中自由钙的水平，因此应该监测游离钙水平。

3. **酸碱状态：**库血由于红细胞代谢产物的堆积而呈酸性，2 周后 pH 下降至接近 6.6，但实际上述的酸负荷对病人的影响极其有限。相比之下，由于大量出血所致的低灌注导致的酸中毒要严重得多，但可通过液体复苏进行纠正。大量输血后反而会引起碱中毒，那是因为枸橼酸盐在肝脏代谢为碳酸氢盐的缘故。

4. **储存血：**最近的一份研究显示，接受心脏手术的病人如果接受保存时间超过 2 周的库血输注增加并发症的发生率和病死率。众所周知，由于库血的结构和功能会发生进行性改变，因而会降低红细胞输注后的效能与活性。储存期延长将使红细胞变形能力减弱而减少微循环血流。同时，2,3 二磷酸甘油醇酯的耗竭导致红细胞黏附性增加和聚集使氧离曲线左移，细胞的携氧能力下降。另外，还会有促炎物质的堆积，影响烟酰胺腺嘌呤二核苷酸磷酸的生成，致一氧化氮和三磷酸腺苷浓度降低。

C. **输血所引起的感染性并发症：**由于实验室对传播性疾病检测水平的提高，输血引起的感染已降低。接受从众多的供血者血液中提取的血制品（如冷沉淀物）输注，发生感染的风险与供体数量呈比例增加。

1. **肝炎**

   a. **乙型肝炎**（见第 7 章）：自从 1971 年对供血者常规筛查乙型肝炎抗原后，因输血感染乙型肝炎的概率已下降。目前的发生概率为 1∶60 000～1∶120 000 输注单位之间。

   b. **丙型肝炎：**自从 1990 年献血者常规筛查丙型肝炎病毒抗体后（现在实验室采用的是病毒核酸检测），因输血感染丙型肝炎的概率已下降。目前输血后丙型肝炎的发生概率为 1∶800 000～1∶1 600 000 输注单位之间。

2. **人类免疫缺陷病毒（HIV）：**由于筛选和检测水平的提高，现在美国因输血而感染 HIV 的风险为 1∶1 400 000～1∶12 400 000。

3. **巨细胞病毒（CMV）：**一般成年人群约 70%体内存在 CMV 抗体。既往未曾受到该病毒感染的人群中因输血感染 CMV 的发生率相当高。感染通常无症状，但却能对免疫抑制的病人和婴儿造成严重后果，因此，对上述病人应给予去除 CMV 或减少白细胞的血制品。

4. **西尼罗河病毒（WNV）：**2002 年美国曾爆发过一次 WNV 的流行，后来发现输注红细胞、血小板和 FFP 均可传播 WNV。对可能感染该病毒的供血者进行

WNV 的普遍筛查可将其传播的风险降低至百万分之一以下。

5. **细菌性脓毒血症：**因输注血制品而发生细菌性脓毒血症罕见，因为有细菌感染倾向的献血者将不会参与供血，且红细胞悬液的储存在 4℃，因而感染的概率明显降低。尽管如此，PRBCs 仍有被污染的可能性，最常见的是小肠耶氏菌感染。血小板储存于室温，更易引发该问题，估计其发生率为 1∶1000～1∶2000U 血小板之间。血小板污染的菌种常为葡萄球菌（金黄色葡萄球菌和表皮葡萄球菌）和类白喉菌。感染的风险直接与血制品的储存时间相关。输注污染制品后约有 15%～20%的输注单位就会引发严重的脓毒血症。如果出现明显体征，应立即停止输注，并将剩余血制品送检，以明确有无细菌污染。感染对个体的影响取决于细菌的菌落数量和机体的免疫活性，但总的来说，因感染而引起的细菌性脓毒血症的病死率约为 60%。

D. **输血引起的免疫调节：**异体血的输注已知会抑制受血者的免疫系统，但其具体机制尚不明确，有的理论提出是供血者的白细胞可使得受血者免疫系统处于免疫“耐受”状态。肾移植病人在术前和术中常给予输血治疗以改善移植物的活性。然而，对于术中输注异体血是否会增加肿瘤复发、术后感染的潜在风险，是否会激活病人潜在的病毒感染，增加术后病死率，结论尚不清楚而且有矛盾。一些专家提出常规去除血制品中的白细胞能降低这种不利的免疫调节影响。

Ⅸ. 围手术期凝血功能异常的管理

A. **大量输血的凝血疾病：**假定病人基础凝血功能、血小板计数和功能均无异常，接受不到 1～1.5 倍血容量的大量输血很少出现凝血疾病。

1. **血小板减少：**大量输血后术野的广泛渗血和血凝块难以形成，几乎都与血小板减少有关，至少部分有关。因为输注的血制品很少含有血小板成分。只要血小板数量维持在 50 000/mm^3 以上，就不会引起手术渗血。如果失血量达到基础血容量值或更多时，应给予外源性血小板补充，至少维持血小板数量在 50 000/mm^3 左右，若预计出血还将进一步增加，那么应维持更高的血小板计数。

2. **凝血因子：**正常个体拥有极大的凝血因子储备。此外，输注的红细胞悬液中也含有少量稳定的凝血因子。大量输血而造成的凝血因子缺乏主要是纤维蛋白原和不稳定因子（因子Ⅴ、因子Ⅷ和因子Ⅸ）的水平下降。除非纤维蛋白原水平低于 75mg/dl，很少因低纤维蛋白原血症而发生出血。在某些病人接受大量输血后Ⅷ因子水平会有所上升，那是由于内皮细胞释放增加所致。6U 血小板含有的凝血因子大致与 1U 的 FFP 相当。冷沉淀物中含有浓缩的纤维蛋白原，可单独用于因容量负荷不能耐受 FFP 的病人。

B. **弥散性血管内凝血（DIC）：**是机体凝血系统广泛地异常激活。其病理生理基础是凝血酶过多形成，导致血管内纤维蛋白大量生成，同时伴有血小板激活、纤溶亢进和凝血因子的耗竭，最终常导致出血。

1. **DIC 的诱因：**感染、休克、创伤、妊娠并发症（羊水栓塞、胎盘剥离或脓毒性流产）、烧伤、脂肪栓塞和胆固醇栓塞等均可诱发 DIC。广泛头部损伤也可引起 DIC，因为脑组织含有大量的凝血激酶。肝硬化、主动脉夹层和恶性肿瘤也会引发慢性 DIC。

2. **DIC 的临床表现：**包括皮肤的瘀点、瘀斑、静脉穿刺部位出血及手术切口渗血。DIC 的出血表现最明显，微血管内和大血管内血栓形成更为常见，也更难治疗且更常致命，因为这将导致重要脏器的缺血。DIC 过程中释放的缓激肽还可引起低血压。

3. **DIC 的实验室检查：**结果显示，①D-二聚体升高，提示在纤溶酶的作用下纤维蛋白发生了溶解；②纤维蛋白原降解产物（FDPs）也升高，但并不能特异性地提示 DIC 的发生，因为不仅纤维蛋白受纤溶酶的作用降解过程中会产生 FDPs，纤维蛋白原转化为纤维蛋白的过程中也会产生 FDPs；③PT 和 PTT 显著延长，连续测定显示纤维蛋白原水平和血小板计数持续降低。测得 PTT 后，如果 PTT 曲线显示一个早期的负性倾斜，则提示 DIC。

4. **DIC 的治疗原则：**治疗诱因和输注适宜的血制品（如 FFP、血小板和冷沉淀物）以纠正出血。治疗过程中并不推荐使用抗纤溶药（如氨基己酸和氨甲环酸）。

C. **慢性肝脏疾病：**除了因子Ⅷ和 vWf 因子由内皮细胞产生，其余的凝血因子均是由肝脏产生。肝功能不良病人的凝血因子生成减少而清除活化因子的能力下降。由于循环中激活的凝血因子增多，将导致病人存在高凝后凝血因子耗竭的凝血功能障碍，类似于 DIC。同时，肝脏还负责清除纤溶的产物，因此在肝功能不全的病人循环中纤维蛋白降解产物可增加。

D. **维生素 K 缺乏：**肝脏产生凝血因子Ⅱ、因子Ⅶ、因子Ⅸ、因子Ⅹ及蛋白 C 和蛋白 S 都需要维生素 K 的参与。由于人体自身无法合成维生素 K，如果有任何影响维生素 K 吸收的因素存在，都将导致凝血异常（详见第 5 章）和 PT 延长。由于维生素 K 的产生依赖于胃肠道菌群，服用广谱抗生素、胃肠道菌群不全的新生儿及短肠综合征的病人易出现维生素 K 缺乏。这些病人可每天皮下注射维生素 K 10mg，持续 3d。静脉注射该药，可使 PT 纠正稍快，但偶可发生变态反应。如果静脉使用，则应缓慢注射。如希望纠正 PT 较维生素 K 更快，则可给予 FFP（5～8ml/kg）。

E. 药物干预

1. **肝素**通过加强抗凝血酶Ⅲ的效应而发挥抗凝作用。它使 PTT 延长，因为其半衰期较短，所以若无后续药物追加，其抗凝效应将在约 4 h 后被完全逆转。如果需要更快逆转肝素的抗凝作用，则可给予天然的拮抗剂鱼精蛋白。

2. **低分子肝素**是肝素经分馏法得到的，其分子量介于 2000～10 000Da。它主要通过抑制Ⅹ因子而发挥抗凝效应，但不会延长 PTT。低分子肝素比肝素的半衰期长，且鱼精蛋白不能完全逆转其效应，然而大出血是鱼精蛋白逆转的适应证。如果需要更快逆转低分子肝素的抗凝作用，可输注 FFP。

3. **华法林**抑制维生素 K 环氧化物还原酶，造成维生素

K 的缺乏，从而防止肝脏对多种凝血因子（因子Ⅱ、因子Ⅶ、因子Ⅸ、因子Ⅹ及蛋白 C 和蛋白 S）羧化而成为活性形式。服用华法林的病人 PT 和 INR 都会延长。其药物半衰期约为 35h，抗凝效应的逆转则需数天。如果需要快速拮抗，可给予 FFP（5～15ml/kg）。若只单纯给予维生素 K，抗凝效果的逆转则需 6h 或更长。

4. **血小板抑制剂：阿司匹林和非甾体抗炎药（NSAIDs）**通过干扰环氧合酶的途径抑制血小板的聚集。阿司匹林的抑制效应可持续整个血小板的自身生存时间——10d，其他 NSAIDs 可逆地抑制环氧合酶途径，停药后其抗凝作用在 3d 内被逆转。**双嘧达莫**（潘生丁）是一种磷酸二酯酶抑制剂，因而能使血小板 cAMP 增加，从而抑制血小板聚集。**噻氯吡啶**、**氯吡格雷**、**普拉格雷**和**替卡格雷**是抗血小板药物，通过抑制 ADP 介导的血小板聚集发挥抗凝作用。阿昔单抗是针对血小板Ⅱb/Ⅲa 糖蛋白抗原的静脉使用的单克隆抗体，它能对血小板产生重度抑制，甚至产生低血小板血症。虽然该药物的血浆半衰期很短，但对血小板的抑制效应却可长达几天，并且需要多次的血小板输注才能逆转抗凝效应，因为该抗体同样能与供血者的血小板结合。若要快速逆转血小板抑制剂所致的抗凝作用，需给予血小板输注，而且如果血浆中仍存在抑制剂，输注可能没有效果。

5. 溶栓剂是通过促进纤溶酶原转化为纤溶酶，后者可使纤维蛋白凝块发生溶解，进而起到溶解血栓的作用。它们用于逆转血栓的形成，使血管再通。组织纤溶酶激活剂和链激酶是临床上常用的两种溶栓剂，两者在药效学和副作用上仅有轻微的差别。这两种药物都产生低纤维蛋白原血症状态，都存在出血的危险，通常禁用于围手术期。如果在溶栓治疗后要进行急诊手术，可用氨基己酸和氨甲环酸予以逆转，另外，可给予 FFP 或冷沉淀物输注提高病人纤维蛋白原水平。

6. **凝血酶抑制剂（DTIs）：达比加群**和**阿加曲班**是比较

受欢迎的 DTIs，可抑制凝血酶（Ⅱ因子）。达比加群是一种口服的 DTI，常用于防治心房颤动引起的脑卒中，与华法林不同的是，达比加群不要求连续的 INR 值监控。阿加曲班是第Ⅳ代药物，用于肝素诱导性血小板减少症病人的抗凝。同时，DTIs 缺乏特异性逆转药物，误服会导致危及生命的大出血。

7. **Ⅹa 因子抑制剂：**如**阿哌沙班**和**利伐沙班**，直接抑制Ⅹa 因子（不同的是，低分子肝素是通过抗凝血酶Ⅲ抑制Ⅹa 因子的作用）。与 DTIs 类似，这些药物可用于血栓栓塞类疾病的防治，同样缺乏特异的逆转药物。

F. 围手术期凝血障碍的逆转

1. 依据凝血障碍的原因，围手术期的凝血障碍可通过输注冷沉淀物、血小板和 FFP 逆转。另外，特异性凝血因子也可用于要求快速逆转凝血障碍的病人，这样病人可不必大量输血及避免由于输注血制品所致的相关并发症。
2. **重组Ⅶ因子（rFⅦa）**已获 FDA 批准用于治疗体内有抗Ⅷ因子和Ⅸ因子抗体的血友病。最初由个案报道显示，该药对减少创伤和大手术出血颇为有效，从而越来越多的医生对该药更广泛的应用产生浓厚的兴趣。例如，一些神经外科重症监护室的医师用其减轻非创伤性出血性脑卒中后的脑组织血肿，取得不错的效果，然而随后同一组医师的一项前瞻性随机试验结果却显示，虽然 rFⅦa 的使用可以显著缩小脑血肿，但对于神经功能的恢复和降低病死率却与对照组没有明显差异。总之，目前 rFⅦa 除用于血友病的治疗外，其他领域的应用效果尚不肯定。
3. 凝血酶原复合物（PCC）包括因子Ⅱ、因子Ⅴ、因子Ⅶ、因子Ⅸ、因子Ⅹ和 FFP 中分离出来的蛋白 C 和蛋白 S。PCC 用于华法林的快速逆转或由于凝血因子缺乏导致的严重凝血障碍。PCC 价格昂贵，然而其在要求紧急逆转抗凝作用的病人中限制使用，如危重脑出血病人。

Ⅹ. 特殊病人的处理原则

A. **血友病 A** 和**血友病 B** 罕见，几乎只见于男性病人。血友病 A 是由于Ⅷ因子水平异常，而**血友病 B**（Christmas 病）则是由于Ⅸ因子水平异常。在美国，男性血友病 A 的发病率是 1∶10 000，男性血友病 B 的发病率是 1∶100 000。

1. **临床表现：**一般在儿童时期就出现症状，即轻微创伤就可导致关节腔积血和软组织血肿。实验室检查发现 PTT 显著延长，而 PT 和血小板计数正常。

2. **治疗：**应予病人补充适当的重组或冷冻的浓缩凝血因子，并与血液科医师进行沟通。血友病 A 手术前的治疗目标是使Ⅷ因子的活性水平达到 25%～100%，取决于手术的大小。一些轻症病人可给予 DDAVP 治疗。紧急情况下，如果没有重组的Ⅷ因子，也可输注冷沉淀物以补充缺乏的因子。血友病 B 术前的治疗目标是Ⅸ因子的活性水平达到 30%～50%。

B. **血管性血友病**（von Willebrand 病）是由于 vWF 缺乏或不足导致。vWF 使受损的血小板固定在血管内皮，并稳定Ⅷ因子。此病是最常见的遗传性出血性疾病，在人群中的发病率约为 1%～2%。它是常染色体遗传性疾病，男性和女性的发病率相当。其有三种表现型：1 型 vWF 和Ⅷ因子数量都轻度或中度减少；2 型只有 vWF 数量减少；3 型血浆中 vWF 数量极低或测不出，Ⅷ因子数量也很少，但可以检测出。

1. **临床表现：**血管性血友病的表型表达的不同，造成临床表现出的出血程度也不相同，从轻微出血到严重出血。通常病人都有容易出现瘀青或黏膜容易出血的病史，但也有一些病人直至遭受重大创伤或手术并发出血后才明确诊断。实验室通常显示出血时间延长。

2. **治疗原则：**根据分型的不同而异，1 型病人用 DDAVP 治疗有效，但 2 型和 3 型的病人就需要输注冷沉淀物或从多人血浆中提纯的 vWF 和Ⅷ因子复合物。赖氨酸衍生物类抗纤溶药也可用于术前病人，防止术中出血。建议术前与血液科医师沟通，讨论治疗方案。

C. **镰状红细胞性贫血**：在非洲裔美国人中的发病率是 1：600。该病是由于血红蛋白 β 链第 6 位点上的谷氨酸被缬氨酸替代。纯合子的表达引发临床表现。

1. **临床特征**：异常形态的血红蛋白聚合在一起，特定条件下（低氧、低温、酸中毒或脱水状态）引起红细胞形态镰状样改变。变形的红细胞会堵塞微血管，造成组织缺血和梗死。镰状细胞危象的典型表现为剧烈的胸痛或腹痛、发热、心动过速、血白细胞增多和血尿等，这些症状和体征可能被全身麻醉所掩盖。这些红细胞的存活时间较短，只有 12d 左右，因而会导致贫血和骨髓外造血。

2. **麻醉处理**：对这些病人应注意避免诱使红细胞发生镰状样改变的因素（低氧、低温、酸中毒或低血容量）。保守的输血使病人术前的 Hct 在 30%左右可有效防止术后并发症的发生，其效果与传统的“交换输血”使 HbS 降至总 Hb 的 30%的效果相似。

D. **耶和华见证者**的病人因为他们的信仰，可能会拒绝接受输血或血液制品治疗，即使这时的拒绝可能付出生命的代价。紧急情况下，如果病人自身没有行为能力，或有监护人对其负责，那么可以参照一般的治疗原则给予处理（见第 40 章Ⅰ.F），但若是择期手术，临床医师并不一定要同意对拒绝接受输血的病人进行治疗，如果这么做有悖于医师的伦理信仰。耶和华见证者信徒们对血液的保存措施要求非常严格（见本章Ⅶ.B.），如果让血液保持不脱离机体的状态，这些病人可能能够接受自体血回输方式（血液采集管道必须始终与病人相连）。给予病人促红细胞生成素有时也可用于增加围手术期红细胞数量。麻醉医师有义务与病人就宗教信仰与输血治疗方案进行充分的沟通，并将这些讨论结果记录在病案和手术协议书上。

（刁玉刚　李　林 译　张铁铮 审校）

推荐阅读文献

American Society of Anesthesiologists Task Force on Perioperative Blood Transfusion and Adjuvant Therapies. Practice guidelines for perioperative blood transfusion and adjuvant therapies. Approved October 22, 1995, last amended July 2006. Available at http://www.asahq.org/publicationsAndServices/practiceparam.htm. Accessed June 29, 2014.

Carson JL, Carless PA, Hebert PC. Transfusion thresholds and other strategies for guiding allogeneic red blood cell transfusion. *Cochrane Database Syst Rev* 2012;4:CD002042.

Crash-2 trial Collaborators. Effects of tranexamic acid on death, vascular occlusive events, and blood transfusion in patients with significant haemorrhage (CRASH-2): a randomised, placebo-controlled trial. *Lancet* 2010;376:23–32.

Goodnough LT, Brecher ME, Kanter MH, et al. Transfusion medicine. I Blood transfusion. *N Engl J Med* 1999;340:438–447.

Goodnough LT, Brecher ME, Kanter MH, et al. Transfusion medicine: II. Blood conservation. *N Engl J Med* 1999;340:525–533.

Goodnough LT. Risks of blood transfusion. *Crit Care Med* 2003;31(12 Suppl):S678–S686.

Hebert PC, Wells G, Blajchman MA, et al. A multicenter, randomized controlled clinical trial of transfusion requirements in critical care. *N Engl J Med* 1999;340:409–417.

Kopko PM, Holland PV. Transfusion-related acute lung injury. *Br J Haematol* 1999;105: 322–329.

Lake CL, Moore RA, eds. *Blood: Hemostasis, Transfusion, and Alternatives in the Perioperative Period.* New York: Raven Press; 1995.

O'Connell NM, Perry DJ, Hodgson AJ, et al. Recombinant FVIIa in the management of uncontrolled hemorrhage. *Transfusion* 2003;43:1711–1716.

Rao SV, Jollis JG, Harrington RA, et al. Relationship of blood transfusion and clinical outcomes in patients with acute coronary syndromes. *JAMA* 2004;292:1555–1562.

Tanaka KA, Bader SO, Görlinger K. Novel approaches in management of perioperative coagulopathy. *Curr Opin Anaesthesiol* 2014;27:72–80.

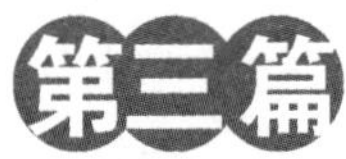

第三篇

围手术期问题

第 36 章 麻醉后恢复室

Meyer M J, George EE

Ⅰ. 概述

大多数病人的麻醉苏醒过程平稳，但术后即刻的并发症可能是突发的和危及生命的。麻醉后恢复室（PACU），为所有麻醉和镇静病人提供密切的监测和护理。PACU 是由专门的麻醉医师、护士和助手组成的。从 PACU 专业麻醉实施者到重症监护医师、住院医师或其他临床医师均可以为 PACU 提供医疗监督。它应紧邻手术室（OR），并有 X 线检查和实验室设备。用于常规护理和进一步支持的药物和设备必须准备好。

Ⅱ. 入 PACU

A. 一经确认气道通畅并稳定，就只应考虑病人从手术室至 PACU 间的转运。病人应在麻醉医师的直接监视下从手术室转运到 PACU，最好将床头抬高或将病人置于侧卧位以保证气道通畅。面罩给氧可以防止大多数病人出现由于通气不足或弥散性缺氧而引起的低氧血症（见本章 V.A.）。对于使用血管收缩药的不稳定病人，在转运过程中通常需要监测氧合和血流动力学指标。麻醉医师可根据临床情况携带抢救药物和气道装置。

B. 当病人到达 PACU 时应立即向 PACU 工作人员提供完整的记录。手术室的麻醉医师仍应负责病人的监护直至 PACU 工作人员准备好接管。

C. 如有临床必要，手术麻醉医师应直接向负责 PACU 的麻醉医师、外科医师，或会诊医师交代病人的重要的信息。麻醉医师向 PACU 提供的记录通常是术者和术后护理管理者之间关于术中事件唯一的正式描述。记录应包括以下内容。

1. 临床病史： 病人的身份、年龄、手术方法、诊断、既往史梗概（包括听力和视力损伤，精神病治疗情况，以及感染的预防和控制）、服药史、过敏史、术前生命体征的变化和语言的偏好。

2. **血管内通路：**导管的位置和型号。
3. **术中药物治疗：**麻醉前用药、抗生素、麻醉诱导和维持用药、麻醉性镇痛药、肌松药和逆转药、血管活性药、支气管扩张药和其他相关药物。
4. **手术操作：**手术的确切性质和手术相关问题（如止血是否完善、引流管的处理和体位受限等）；外科医师应向 PACU 人员交代这些手术细节。
5. **麻醉过程：**特别是可能影响术后早期恢复过程的问题，包括实验室指标、静脉穿刺困难、气道管理问题如困难插管、术中血流动力学不稳定和心电图变化。
6. **液体平衡情况：**包括输液总量、种类、液体替代治疗的根据、尿量、估计失液失血量。

Ⅲ. 监测

严密监测病人的意识状态、呼吸模式、血氧饱和度和血流动力学是十分重要的。常规情况下，护士与病人的比例为 1∶2 或 1∶3；对于高危病人，如有严重的合并疾病、术中出现并发症或特殊的复杂手术，护士与病人的比例为 1∶1。根据临床需要定时监测和记录生命体征。标准监测包括呼吸频率监测、连续监测心电图、无创血压测定、脉搏血氧饱和度。体温应该监测和记录。

A. 如有必要，应进行有创监测如放置动脉导管、中心静脉导管和肺动脉导管。留置动脉导管可提供连续的血压测定和采血样通路。当血流动力学不稳定的原因不明时（见第 10 章），或只有通过中心静脉系统给予血管收缩药时，应考虑放置中心静脉导管和肺动脉导管。经胸超声心动图是用于评估心功能和血容量的一种创伤较低的方法。如果对监测和护理的需求逐步升级，并预料到病人的恢复过程复杂漫长，应计划将病人转入重症监护室（ICU）。

Ⅳ. 总体并发症

PACU 并发症的发生率因病人组成不同而发生变化，并一定程度上取决于病人的医疗史、麻醉及手术过程。在 PACU 最常见的问题包括下述几项。

A. 呼吸和气道并发症
B. 血流动力学不稳定
C. 术后恶心和呕吐
D. 肾脏并发症
E. 神经系统并发症

Ⅴ. 呼吸和气道并发症

术后病人呼吸系统并发症的发生率为 2%～19%，其中多数并发症是病人在 PACU 时出现氧合和（或）通气不足，上呼吸道梗阻，喉痉挛和误吸。

A. **低氧血症**：全身麻醉可抑制缺氧性和高二氧化碳性呼吸驱动，减少功能残气量（FRC），这些变化可持续到术后一定时间，易导致通气不足和低氧血症。补充给氧会掩盖和延迟发现脉搏血氧饱和度所反映的通气不足，也可降低术后低氧血症的发生。是否给予氧治疗应根据每位病人的情况而采取个体化方案，但病人从手术室转运至 PACU 期间通常需要补充给氧。低氧血症的表现包括呼吸困难、发绀、神志改变、躁动、迟钝、心动过速、高血压和心律失常。在对这些症状给予对症治疗之前首先要排除低氧血症。

B. 低氧血症的原因包括下述几点。

1. **肺不张**：是因全身麻醉导致功能残气量下降，肺内分流增加所致。肥胖和接受胸部或上腹部手术病人更易发生肺不张。接受硬膜外麻醉的病人几乎很少发生肺不张。深呼吸、间断性正压呼吸和诱发性肺量测定均可快速有效再复张小面积萎陷的肺泡，尽管这些方法能否降低呼吸系统并发症仍不确定。已证明无创通气（NIV）可以降低术后病人肺不张和改善氧合。偶尔低氧血症可能持续存在，胸部 X 线可以显示肺段和肺叶萎陷。胸部物理治疗或纤维支气管镜检查有助于萎陷的肺区再膨胀。
2. **通气不足**：可由于肺泡萎陷和肺泡气中 CO_2 分压增加引起低氧血症。
3. **弥散性缺氧**：可能发生于全身麻醉苏醒期快速洗出 N_2O 时。面罩吸入高浓度氧可预防低氧血症。
4. **上呼吸道梗阻**：最常见的原因是气道反射和张力恢

复不完全，在肥胖和（或）并存呼吸睡眠暂停综合征（OSA）（见本章 V.C.）或肌松药残留（见第 13 章）的病人中更为常见。

5. **支气管痉挛：**可能导致通气不足、CO_2 蓄积和低氧血症。

6. 误吸胃内容物可导致吸入性肺炎（见第 37 章）。

7. **肺水肿：**可能是由于心力衰竭、肺毛细血管通透性增加或持续暴露于负压所致。心源性水肿最多见于有心脏病史的病人，其特点为低氧血症、呼吸困难、端坐呼吸、颈静脉怒张、喘鸣、第三心音奔马律。可能是由于液体超负荷、心律失常和心肌缺血诱发的。应进行胸部 X 线检查、动脉血气分析、12 导联心电图和肌钙蛋白水平测定。应请心内科医师会诊，特别是当不稳定型心绞痛和急性瓣膜疾病需进行创伤性处理时。主要采用正性肌力药、利尿药和血管扩张药。在药物治疗尚未起效前，严重低氧病人可采用无创通气(NIV)从而避免对气管内插管的需要。通透性肺水肿可继发于脓毒症、头部外伤、误吸、输血反应、过敏反应、负压性肺水肿或上呼吸道梗阻，其特点是低氧血症，而无左心室超负荷的征象。负压性肺水肿继发于持续的上呼吸道梗阻，如喉痉挛、气管内导管被咬或者下咽部梗阻时仍有连续的膈肌活动。治疗通常需要在 ICU 内继续进行（见第 37 章）。

8. **气胸：**可能导致通气不足、低氧血症和血流动力学不稳定。

9. **肺栓塞：**在术后即刻很少发生。然而当深部静脉血栓形成、癌症、多发外伤和长期卧床的病人，发生原因不明的低氧血症时，在鉴别诊断时应考虑肺栓塞。

C. **通气不足：**是不恰当的低每分通气量，可导致高二氧化碳血症和急性呼吸性酸中毒。严重通气不足可致低氧血症、精神状态的改变和最终导致呼吸暂停。补充给氧会掩盖脉搏血氧饱和度所反映的通气不足。因此，对术后病人通气状态的监测不能完全依靠脉搏血氧饱和度。术后通气不足的原因可分为两类。

1. 通气驱动下降

a. 所有吸入卤族麻醉药均可抑制通气驱动（见第 12 章），并可能引起术后的通气不足。阿片类药物也是强效呼吸抑制药。所有 μ 受体激动药均可提高呼吸暂停的阈值。过分镇痛的病人典型表现为疼痛消失和呼吸频率减慢，如果不予以刺激则有呼吸暂停的倾向。大剂量苯二氮䓬类药物也可抑制呼吸驱动力。麻醉相关通气不足最安全的处理方法是继续机械通气，直至呼吸充分恢复。另外也可考虑用药物逆转。

（1）阿片类引起的通气不足可采用纯 μ 受体拮抗药纳洛酮拮抗，分次静脉注射 20～80μg 直至效应产生，1～2min 内即可逆转，并持续 30～60min。纳洛酮可引起明显的副作用，包括疼痛、心动过速、高血压和肺水肿。阿片类药物的呼吸抑制效应可能比单次剂量的纳洛酮效应持续更久，因此，应监测病人是否再次发生通气不足。对已知或怀疑有长期使用阿片类药物的病人，应小心谨慎使用纳洛酮，因为可导致急性戒断症状。

（2）苯二氮䓬类药物引起的通气不足可采用氟马西尼拮抗（5min 内，静脉注射剂量可从 0.2mg 逐渐增加至 1mg，最大剂量为 5mg）。1～2min 起效，6～10min 达峰效应。由于氟马西尼半衰期较短，为 7～15min，故应用氟马西尼后可能再次出现镇静效应，所以应严密观察病人。长期使用苯二氮䓬类药物的病人，应小心使用氟马西尼，因为可能会引起痉挛。

b. 较少见但可能威胁生命的原因包括颅内和颈动脉手术，头部外伤和术中脑卒中导致的通气驱动受损（见本章Ⅷ.）。

2. 肺和呼吸肌功能不足

a. **合并呼吸系统疾病：**术前存在的呼吸系统疾病是术后发生呼吸系统并发症最重要的危险因素。慢性阻塞性肺疾病（COPD）改变通气和血流比值，引起低氧血症和高二氧化碳血症。在正常情况下，气体交换障碍和呼气气流受阻可导致呼吸做功增加，可因手术创伤、麻醉、气道分泌物等进一步加重。限制性疾病（如肺纤维化、胸水、肥胖、脊柱侧弯、大量腹水和妊娠）的并发症比 COPD 少，特别是当呼吸肌力未受影响和肺外性限制通气障碍时更是如此。NIV 通过减少呼吸运动做功、增加通气参数及避免气管插管，对 COPD 和限制性疾病的病人发挥有益作用。

b. 神经肌肉阻滞残留是指 TOF 比值小于 0.9，痉挛性颤搐、全身无力、上呼吸道梗阻、低氧血症或吞咽呼吸细微征象可提示神经肌肉阻滞残留。尽管使用最新的非去极化肌松药，在进入 PACU 时，大约 30%的病人仍存在神经肌肉阻滞残留。只有通过定量性神经肌肉传递监测才能准确判断肌力是否完全恢复（见第 13 章）。如用足量药物拮抗（如新斯的明 20～60μg/kg，最高剂量 5mg；每 1mg 新斯的明给予 0.2mg 格隆溴铵静脉注射）后，仍存在肌无力，最好继续采取机械通气，给予适量的抗焦虑药，直至肌力恢复。同时，也要注意一些特殊情况：重症肌无力、肌无力综合征、假性胆碱酯酶缺乏、琥珀胆碱引起的二相阻滞、低温、酸碱及电解质紊乱和抗胆碱酯酶过量。

c. 镇痛不全：见于胸部和上腹部手术后，可能导致呼吸受限和每分通气量降低，进而引起肺泡萎陷、低氧血症和高二氧化碳血症。应早期进行镇痛，并鼓励深呼吸和咳嗽。与全身镇痛相比，硬膜外镇痛可降低呼吸并发症（肺不张、肺部感染或低氧）的发生率。

d. 支气管痉挛：常见于小儿、COPD、哮喘或近期有呼吸道感染的病人。气管操作尤其是气管内插管经常诱发支气管痉挛。哮鸣音也可见于肺水肿、支气管内插管、吸入性肺炎和气胸病人。治疗见第 37 章。

e. 气胸：可见于胸廓切开术、纵隔镜检查、支气管镜检查、肾和肾上腺切除术高位分离腹膜、腹腔镜手术及脊柱融合术。中心静脉穿刺和上肢神经阻滞也可能导致气胸。可以通过立位胸片（CXR）进行诊断。当出现血流动力学不稳定时（张力性气胸），即使没有胸片诊断，也应立即使用注射针头减压或胸廓造口置管术（见第 37 章）。

D. 上呼吸道梗阻：可发生于麻醉恢复期，主要症状有呼吸运动幅度小、肋间隙和胸骨上凹陷，吸气时胸腹壁活动不协调。上呼吸道完全梗阻是无声的，部分梗阻伴有鼾声（如果梗阻部位在喉以上）和喘鸣（如果梗阻部位在喉周）。梗阻更常见于 OSA、肥胖、扁桃体及腺样体肥大或者颅面部畸形。大多数情况下，提颏法可以解除梗阻，也可同时提下颌（见第 37 章）。持续气道正压可能对 OSA 病人有益。常见原因包括下述几项。

1. **恢复不完全：**全身麻醉和（或）神经肌肉阻滞恢复不完全（见本章Ⅴ.B.）。气道本身和外部肌肉张力降低和不协调引起舌后坠和气道梗阻。放置鼻咽或口咽导气管、手法辅助通气或气管插管以恢复气管通畅。
2. **喉痉挛：**是由于麻醉变浅和声门受到分泌物、血液和异物的刺激诱发的（见第 37 章）。
3. **气道水肿：**可发生于喉镜检查、支气管镜检查、胃管的放置、食管镜检查及头颈部手术时，也可见于气管插管操作粗暴、过敏反应、输液过量和头低位时。由于小儿上呼吸道内径小，更易因水肿而发生气道梗阻。套囊试验既不敏感也不特异，所以当怀疑病人气道水肿时，不应该采取套囊试验来决定是否拔除气管导管。治疗包括下述几项。
   - **a.** 面罩吸入温湿的纯氧。
   - **b.** 头部抬高及限制液体，如有可能采取利尿治疗。
   - **c.** 雾化吸入溶于生理盐水的 2.25%消旋肾上腺素溶液 0.5～1.0ml 或左旋肾上腺素 1：1000 溶液 2ml，必要时每 20min 重复使用。
   - **d.** 地塞米松，24h 内每 6h 静脉注射 4～8mg。
   - **e.** 在其他药物起效前，给予氦气（氦：氧之比为 80：20）可迅速改善气体交换和呼吸做功。这是由于氦气形成的层流气流改善了末端肺泡的气体交换。

f. 由于气道解剖可迅速发生变形，特别有过敏反应时，应及早重新气管插管。

4. **手术切口血肿：** 甲状腺及甲状旁腺手术、颈廓清术和颈动脉内膜切除术术后可能由于手术部位出血而并发血肿。血肿在颈部组织内蔓延，可导致静脉和淋巴回流受阻，以及严重水肿。病人主诉局部疼痛和压迫感、吞咽困难、不同程度的呼吸窘迫和手术部位引流较多。颈部血肿必须立刻入手术室行紧急探查和清除，并应立即通知外科医师并准备好手术间。麻醉医师必须通过面罩给予100%氧，随后在直视下进行气管插管。如果不能迅速完成气管插管，必须在床边重新打开手术切口，以缓解软组织压迫气道和改善气道通畅。

5. **声带麻痹：** 可能发生于甲状腺及甲状旁腺手术、胸部手术、气管手术、颈部手术或粗暴的气管插管之后。声带麻痹可能是一过性的，是由于手术操作累及喉返神经而引起的；麻痹也可能是永久性的，是由于喉返神经断裂引起的。一过性单侧声带麻痹较常见，主要的危险是可能引起误吸。永久性单侧声带麻痹可能没有临床症状。随着时间的推移，对侧声带可以代偿而减少误吸的发生。双侧声带麻痹常见于喉癌或气管肿瘤根治术，由于肿瘤的浸润几乎不可能识别喉返神经。双侧声带麻痹是少见、严重的并发症，在拔管或术后最初的几个小时内，可能发生上呼吸道完全梗阻。需要紧急气管插管（可能由于气道解剖紊乱而比较困难），必要时行气管切开。

E. **保留插管病人：** 需要特别照顾。PACU的麻醉医师应计划停机和拔管方案，或者转入ICU的可能。术后延迟拔管的情况包括下述几方面。

1. 全身麻醉的苏醒延迟是由于吸入性麻醉药或静脉麻醉药的作用所致。可用药物逆转其作用，但是一般较妥当的做法是呼吸机支持通气，使呼吸抑制自然消除。饱胃病人需要额外的警惕，在拔管前确保意识和咽反射的恢复。

2. 采用药物逆转术中的深度神经肌肉阻滞是不合适

的，应保留气管内插管直至肌力可以安全、永久地被逆转。如果用足量的药物逆转后仍存在肌无力，应用机械通气直至肌力完全恢复。

3. O_2 和 CO_2 交换不足通常是由于麻醉、手术和体位的影响。在机械通气的同时需要查明其原因。

4. 气道梗阻的可能存在于所有气管拔管后，特别是头颈部手术、咽部脓肿引流、下颌骨金属线固定、大量液体复苏或长时间俯卧位手术。如怀疑气道水肿，应按 Ⅴ.D.3 中的要求处理。

5. 血流动力学不稳定严重时可伴有气体交换和意识的不同程度变化，需要继续采用机械通气支持。如果没有得到改善，应考虑将病人转入 ICU 治疗。

6. 低温可导致很多不良后果，使术后不能立即拔管（见本章Ⅺ.A.）

F. 拔管指征：没有单一的指征或通气参数能确保拔管成功。下列指征有助于评估术后病人不再需要辅助通气。

1. 最低通气支持时 PaO_2 或 SaO_2 正常。

2. 呼吸方式正常。病人能自主呼吸，慢速呼吸不费力（呼吸频率＜30 次/分），并潮气量足够（＞6ml/kg）。

3. 足够的意识水平，可以合作和气道保护。

4. 肌力恢复完全，可通过神经肌肉传递监测来确定。

5. 拔管前，PACU 的麻醉医师应警惕原已存在的气道问题，并可能需要再次插管，给予吸氧；吸引气管导管和口咽部；正压通气后拔管。拔管后必要时面罩给氧。监测 SpO_2，评估是否存在气道梗阻或通气不足。

Ⅵ. 血流动力学和心血管并发症

血流动力学和心血管并发症在 PACU 发生率约为 5%，低血压、心律失常、心肌缺血和肺水肿比较常见。

A. 低血压：通过回顾病人的病史和术中处理帮助鉴别诊断。实施麻醉的医师可以帮助解释目前问题。术后病人出现低血压仍应首先考虑出血。大多数情况下，下列程序有助于低血压的鉴别诊断。

1. 低血容量：是 PACU 中最常见的低血压原因。最初评估时给予液体快速输注通常是一种安全的手段。

进行性出血、补液量不足、渗透性多尿、液体在体内转移（肠梗阻、腹水）是 PACU 中常见的引起低血容量的原因。非特异症状包括心动过速、黏膜干燥、少尿和口渴。存在特殊指征时应补充大量液体（250～1000ml 晶体液，或等容量合成胶体液、血液制品或同时给予）。血容量补足后，仍持续低血压，应置入导尿管，考虑有持续的外科出血。补充诊断措施包括经胸超声心动图、肺动脉导管，或者无创性心排血量监测。

2. **静脉回流不足：**循环血容量没有减少，而是机械因素减少了回心血量。常见原因包括正压通气、肺动力性过度膨胀导致内源性呼气末正压、气胸和心脏压塞。静脉回流受阻的症状同真正的血容量减少相似，还有颈静脉怒张、中心静脉压增加、呼吸音和心音减弱。补充血容量是主要的对症治疗方法，消除病因是基本的治疗措施。
3. 血管扩张导致低血压，原因包括神经阻滞麻醉、残留的吸入麻醉药、低温后复温、输血反应、肾上腺功能不全、过敏、全身炎症反应、毒血症、近期使用肾素-血管紧张素-醛固酮系统调节药物，以及使用血管扩张药。低血容量可加剧血管扩张引起的低血压，但单独依靠输液不能完全恢复血压，需要采用 α 受体激动药，如去氧肾上腺素、去甲肾上腺素和肾上腺素。对症治疗的同时应进行特殊病因的诊断和治疗。
4. 心排血量降低的原因包括心肌缺血、心肌梗死、心律失常、充血性心力衰竭、使用负性肌力药（麻醉药、β 受体阻滞药、钙通道阻断药、抗心律失常药）、脓毒症和甲状腺功能低下（见第 2、6、19 和 37 章）。其症状包括呼吸困难、多汗、发绀、颈静脉怒张、少尿、心律失常、喘鸣、肺底部干啰音和第三心音（S3 奔马律）。胸片、12 导联心电图和基本实验室检查一般有助于诊断，常需要有创监测指导药物治疗。
   a. 正性肌力药如多巴胺、多巴酚丁胺、肾上腺素、去甲肾上腺素和米力农。
   b. 用硝酸酯类、钙通道阻断药、血管紧张素转换酶抑制药（ACEI）降低后负荷。

c. 液体过负荷采用袢利尿药利尿。

d. 心律失常时采用抗心律失常药或电转律。

B. **高血压**：是术前患有高血压的病人术后最容易发生的并发症，特别是术前未经系统药物治疗者。某些种类的手术如颈动脉、血管、内分泌腺和胸腔内的操作更易导致术后高血压。其他引起术后高血压的原因包括疼痛、膀胱膨胀、液体过量、低氧血症、高二氧化碳血症、低温、颅内压（ICP）增高和使用血管收缩药。高血压通常是没有症状的，但恶性高血压时，病人可能表现头痛、视物模糊、呼吸困难、烦躁不安，甚至胸痛。通过检查袖带的型号和放置来确定血压的测定是否正确，应复习病史和手术过程，排除可纠正的原因。治疗目标是维持血压接近病人的基础血压。对颅内动脉瘤手术、血管肌肉活瓣成形术、微血管手术和严重血管疾病，严格控制血压是十分重要的。如果可能，最好重新开始口服慢性抗高血压药物，如有需要，应静脉给予起效快、短时效药物治疗。

1. **β 受体阻滞药**：是一线药物。拉贝洛尔（α 受体和 β 受体阻滞药）5～10mg 静脉注射，或按 2mg/min 静脉输注；艾司洛尔（β_1 受体阻滞药）20～100mg 静脉注射，或按 25～300μg/（kg · min）持续输注。
2. **钙通道阻断药**：维拉帕米 2.5～5mg 静脉注射；尼卡地平最初输注速度为 5～15mg/h。不推荐舌下含服硝苯地平，因为其可能导致无法预计的、严重的血压下降，从而引起心肌缺血。
3. **肼屈嗪**：是纯血管扩张药，5～20mg 静脉注射，可能引起反射性心动过速。
4. **硝酸酯类**：硝酸甘油最初静脉输注速度为 25μg/min，主要是扩张静脉，用于合并心肌缺血的治疗。硝普钠开始以 0.5μg/（kg · min）的速度静脉输注，是强效动脉静脉扩张药，需有创血压监测。
5. **非诺多巴**：一种选择性外周多巴胺神经能受体激动药，以 0.1～1.5μg/（kg · min）的速度静脉输注。副作用包括心动过速、头疼和眼内压增高。
6. 依那普利拉：0.625～1.25mg 静脉注射，用于长期接受 ACEI 或血管紧张素受体阻滞药治疗病人，无法口服时的替代治疗药物。

C. 心律失常：围手术期心律失常的可能原因包括交感神经兴奋、低氧血症、高二氧化碳血症、电解质和酸碱失衡、心肌缺血、颅内压增高、药物中毒、甲状腺毒症和恶性高热。房性期前收缩（APCs）和偶发室性期前收缩（VPCs）一般不需要治疗。当出现恶性心律失常时应给予吸氧，在寻找病因的同时应给予支持治疗。

1. **常见的室上性心律失常**

   a. **窦性心动过速：**可能是由于疼痛、躁动、低血容量、发热、体温增高、低氧血症、高二氧化碳血症、充血性心力衰竭和肺栓塞所致。除非有发生心肌缺血的风险，否则在明确原因后使用 β 受体阻滞药。

   b. **窦性心动过缓：**可能是由于高平面神经阻滞、阿片类药物（除哌替啶）、迷走神经兴奋、β 受体阻滞药和颅内压增高所致。当有低血压或严重心动过缓时，可用 M 胆碱受体阻滞药，如阿托品 0.4mg 静脉注射，或格隆溴铵 0.2mg 静脉注射（见第 38 章）。

   c. **阵发性室上性心动过速：**在 70 岁以上、腹部手术、胸部手术和大血管手术术后，以及术前有房性期前收缩（房早）的病人发生率较高。包括阵发性房性心动过速、多源性房性心动过速、交界性心动过速、心房颤动和心房扑动。这些心律失常可导致明显的低血压，治疗包括：

      （1）同步电复律：如果血流动力学不稳定时，参照高级心脏生命支持电复律方案（见第 38 章）。

      （2）腺苷：6～12mg 快速静脉注射，阵发性房性心动过速转律为窦性心律的成功率较高。

      （3）维拉帕米：2.5～5mg 分次静脉注射，或地尔硫䓬5～20mg 静脉注射或持续输注（初始剂量：0.25～0.35mg/kg，之后按 5～15mg/h 静脉输注），可降低心室心率。

      （4）胺碘酮：在心肌功能下降时，用于控制房性心律失常的心率。

(5) β 受体阻滞药（美托洛尔、艾司洛尔和阿替洛尔）（见本章Ⅵ.B.1）同样降低快速型室上性心律失常的心室率。

2. **稳定型室性心律失常：** 室性期前收缩（PVCs）和稳定非持续性室性心动过速一般不需要治疗。然而，应该寻找可逆性原因（低氧、心肌缺血、酸中毒、低钾、低镁和中心静脉导管的刺激）。稳定持续性室性心动过速可以通过同步电转律或药物治疗。如果 PVCs 是多源性的，短阵发作或与前一个 T 波接近，也需要治疗，尤其是在患有器质性心脏病的病人中，因为有发展为非稳定性室性心律失常的风险。

   a. **β 受体阻滞药：** 艾司洛尔 20～100mg 静脉注射，或 25～300μg/（kg · min）持续输注；美托洛尔，2.5～10mg 静脉注射和普萘洛尔 0.5～2.0mg 静脉分次注射。

   b. **胺碘酮：** 在心功能下降的病人中，10min 给予 150mg 胺碘酮，随后 6h 按 1mg/min 持续输注，然后按 0.5mg/min 的速度输注。

   c. **利多卡因：** 1.5mg/kg 静脉输注，然后以 1～4mg/min 的速度持续输注。

3. 不稳定室性心动过速和心室颤动的处理在 ACLS 方案中有阐述（见第 38 章）。

D. 心肌缺血和梗死

1. T 波改变（倒置、低平和假性正常化）可能与心肌缺血和梗死、电解质紊乱、低温、纵隔操作或导联安置不当有关。因为单独 T 波改变术后较常见，而且很少是由于心肌缺血引起的，因此必须综合临床来考虑。

2. ST 段变化包括抬高或降低，通常分别是心肌梗死和缺血的特异性表现。ST 段抬高也可以是正常变异或其他情况，如左心室肥厚、左束支传导阻滞和高钾。不像非手术期心肌梗死，术后心肌梗死多伴有 ST 段降低和无 Q 波型。除给予氧、监测 12 导联心电图和心肌酶外，必须分析查找 ST 段改变的诱发因素并予纠正。常见病因包括低氧血症、贫血、心动过速、低血压和高血压。如果存在心肌缺血，应给予 β 受体阻滞药控制心率。阿司匹林和他汀类药物可能降低围手术期急性冠状动脉综合征病人的死亡率。ST 段抬高的病人适合静脉给予硝酸甘油。严重者应请心脏科会诊并转入 ICU。

3. 有较高心脏意外风险的病人（如缺血性心脏病、充血性心脏病、脑血管疾病、肾功能不全、糖尿病病史，以及接受胸腔内、腹膜内或腹股沟血管操作），连续应用或某些情况下开始应用 β 受体阻滞药可能会降低围手术期心脏不良事件的风险。

E. 放置临时起搏器（PPM）或心内除颤器（ICD）的病人，在 PACU 中应给予特殊护理。手术团队必须提供有关病人起搏器依赖状态和设备特点的信息。连续监测心电图，特别注意病人的心律、心率和血流动力学状态。对于 PPM 和 ICD 患者，术中电烙术的使用可能会诱发心律失常。现代设备不易受到术中电磁干扰。在没有明确放置磁铁的影响前，不应常规在 PPM 或 ICD 上放置磁铁。术前或术后可能需要连接电生理仪。术后在 PACU 可能需要询问和重新调试原始参数。

Ⅶ. 肾脏并发症

术后急性肾衰竭明显增加手术病人的发病率和病死率。肾脏疾病的生理、诊断和治疗见第 4 章。在 PACU 中可能遇到的主要有三种情况。

A. 少尿：其定义为尿量少于 0.5ml/（kg · h）6h 以上。然而在正式诊断前就常已存在尿量的减少。低血容量是术后少尿最常见的原因。尽管其他的原因未排除，也可采用液体快速输注（晶体液或合成胶体液 200～250ml）的方法，同时放置尿管。当持续少尿时，应考虑行进一步的诊断检查（如血浆和尿液电解质）和有创监测。利尿药（见第 4 章）只有在非常必要时才可应用，如充血性心力衰竭和慢性肾功能不全。按传统规则分析肾前性、肾性、肾后性肾衰竭的原因有助于术后少尿病人的诊治。

1. 肾前性少尿包括肾灌注压降低的情况。除低血容量外，应考虑其他引起心排血量降低的原因（见本章

Ⅵ.A.4.）。腹内高压引起的间隔综合征（如腹膜内血肿和大量腹水）也可以降低肾脏灌注压。分析尿的电解质（见第 4 章）显示尿钠浓度降低（<1%）。

2. 术后少尿的肾性原因包括低灌注压（如低血压、低血容量和脓毒血症）、毒素（如肾毒性药物和肌红蛋白尿）和创伤引起的急性肾小管坏死。尿检发现颗粒管型有助于诊断。
3. 肾后性少尿原因包括尿管堵塞、创伤和医源性尿道损伤。

B. 多尿：即尿量不成比例地多于液体输入量，较少见。对症治疗包括补充液体以维持血流动力学稳定和液体平衡。电解质紊乱和酸碱平衡失调可继发于原发病和大量液体丢失。鉴别诊断包括下述几项。

1. 输液过多，在健康人只需观察。
2. 药物性利尿。
3. 渗透性利尿可能是由于高血糖、高钙血症、乙醇中毒、高渗盐水、甘露醇或胃肠外营养所致。
4. 尿路梗阻解除后的梗阻后利尿。
5. 急性肾小管坏死可由于肾小管浓缩功能丧失而导致一过性多尿。
6. 尿崩症可能是由于头部外伤、感染或下丘脑基底部手术导致抗利尿激素缺乏而引起的。

C. 电解质紊乱：肾衰竭可能在几小时内诱发高钾血症和酸血症，必须立即纠正以避免发生室性心律失常及死亡（见第 4 章）。多尿可导致严重脱水、大量钾丢失和碱血症。低钾血症常伴有低镁血症，可诱发房性和室性心律失常，尽管不如高钾血症严重。补钾必须注意避免过量。补镁可有效治疗房性和室性心律失常，特别是尖端扭转型室性心律失常。

Ⅷ. 神经系统并发症

A. 苏醒延迟

1. 苏醒延迟最常见的原因是麻醉药的残余作用（见本章Ⅷ.A）。较少见但可能危及生命的原因包括器质性脑部意外。
2. 术中或术后较长时间脑灌注减少，可引起弥漫性或局灶性脑损害，导致迟钝和苏醒延迟。患有脑血管疾病的病人，短时间低血压即可引起严重的脑低灌注和脑损害。如果怀疑上述情况发生，应立即请神经科医师会诊及进行特殊检查（如 CT、MRI 或脑血管造影）。如可疑脑水肿应立即进行相应处理（见第 24 章）。

3. 苏醒延迟的代谢原因包括低温、脓毒症、先前存在的脑病、低血糖和电解质或酸碱失衡。

B. 神经系统损伤可能是脑卒中的结果，或是由于外周神经损伤（见本章Ⅷ.D.）。围手术期脑卒中的发生率为 0.1%～2.2%，可能是缺血性的或出血性的。脑卒中的早期诊断可能比较困难，因为麻醉药的残余作用和脑卒中症状发生部分重叠，如言语不清、视觉改变，眩晕、躁动、意识模糊、精神错乱、麻木、肌无力和瘫痪。在脑血管疾病、高凝状态和心房颤动的病人，缺血性脑卒中更为常见，可能与术中低血压有关。继发于长骨骨折的脂肪栓塞也可引起脑卒中。在患有凝血性疾病、未控制的高血压、脑动脉瘤或动静脉畸形，以及头部创伤的病人，出血性脑卒中更为常见。脑卒中多发生于颅内手术、颈动脉内膜切除术、心脏手术或多发外伤后。如怀疑脑卒中，应请神经科会诊，并进行脑 CT 和 MRI 检查，以指导选择及时的、可能挽救生命的治疗方法。

C. 苏醒期谵妄的发生率为 5%～20%，特点是兴奋和嗜睡交替、定向力障碍和不协调行为。谵妄可发生于任何病人，高危因素包括年龄（<5 岁或>64 岁）、先前存在焦虑或精神障碍、手术类型（乳腺、腹部、ENT 和眼科手术）、术后严重的疼痛和苯二氮䓬类药物的先前应用。围手术期使用的很多药物可以诱发谵妄：氯胺酮、阿片类药物、苯二氮䓬类药物、大剂量的甲氧氯普胺、抗胆碱药物（阿托品和东莨菪碱）。谵妄也可能是某些疾病的症状，如低氧血症、酸中毒、低钠血症、低血糖、颅内损伤、脓毒症、严重疼痛或酒精戒断综合征。在寻找病因的同时，应对症治疗：吸氧、补充液体和电解质，充分的镇痛。可选用抗精神病药物如氟哌啶醇（每 20～30min 静脉注射 2.5～5mg）。如果躁动严重，可加用苯二氮䓬类（地西泮 2.5～5mg 静脉注射，或劳拉西泮 1～

2mg 静脉注射)。毒扁豆碱(0.5～2.0mg 静脉注射)可逆转抗胆碱药引起的谵妄。

D. 外周神经损伤可能继发于术中体位安置不当或手术的直接损伤，也可能是区域麻醉的并发症之一。据 ASA 的 closed claim 分析，尺神经损伤约占外周神经损伤的三分之一，其次是臂神经丛和腓总神经损伤。术后神经损伤的危险因素包括低体重、先前有神经病变、吸烟和糖尿病史。可能发生神经损伤的其他部位是腕部(正中神经和尺神经)、臂内侧(桡神经)和面罩通气时压迫第Ⅶ对脑神经主分支的颅内发出点。截石位特别是长时间时，可能会导致坐骨神经、股神经、腓总神经和隐神经损伤。体位不当会压迫和牵拉神经，神经发生脱髓鞘。髓鞘再生通常需要 6～8 周。然而，一般需要更长时间方能恢复，在某些情况下神经损伤是永久性的。早期神经科会诊对诊断和完全恢复至关重要。

E. 术中知晓是很少见的全身麻醉并发症(大样本多中心研究中占 0.13%)。术中知晓可在 PACU 中首先察觉到。通常是浅麻醉技术的结果，尤其发生在创伤、心脏和产科手术后。危险因素包括遗传性或获得性(药物滥用史)耐药、ASA 分级Ⅲ～Ⅴ级和肌松药的使用。全身麻醉下知晓的长期影响包括从轻度焦虑到明显的创伤后应激障碍。在 PACU 中应进行一简短的询问(改良 Brice 方案)，以确定病人是否知晓(表 36-1)。术中知晓病人应该接受严格的家庭和门诊随访。应该提供心理咨询治疗。

表 36-1　改良 Brice 方案

能回忆起手术入睡前最后的一件事情是什么？
能回忆起手术苏醒后的第一件事情是什么？
能回忆起入睡和苏醒之间的任何事情吗？
做梦了吗？
手术和麻醉中最不愉快的事情是什么？

Ⅸ. 疼痛的管理原则

疼痛的管理原则在第 39 章中介绍。充分的镇痛应从术前开始，并持续到术中和 PACU。

A. 阿片类药物（静脉或硬膜外）是术后镇痛的主要手段。

1. 芬太尼是一种起效快、强效的合成阿片类药物，一般只限于手术室内使用。术后偶尔可用小剂量芬太尼（25～50μg）静脉滴入以求快速镇痛。
2. 吗啡 2～4mg 静脉注射，可每 10～20min 重复使用，直到获得满意效果。大于 1 岁的小儿 15～20μg/kg 静脉注射或肌内注射，每间隔 30～60min 可安全地应用。
3. 氢吗啡酮（0.2～0.5mg 静脉注射），可每 10～20min 重复使用，直到获得满意效果。它是一种合成的阿片类药物，效能大约是吗啡的 8 倍，对组胺释放影响小。
4. 哌替啶（25～50mg 静脉注射）也有相似的效果。哌替啶没有其他阿片类药物的拟迷走神经效应，可减轻术后寒战。使用单胺氧化酶抑制药的病人避免使用哌替啶（5-羟色胺综合征），肾功不全的病人应谨慎使用（有毒代谢产物去甲哌替啶与癫痫有关）。

B. 非甾体抗炎药（NSAID）和对乙酰氨基酚可以作为阿片类药物的有效的补充用药。酮咯酸（30mg 静脉注射，以后每 6～8h 给予 15mg）可产生有效的术后镇痛。其他非甾体抗炎药（布洛芬、萘普生和吲哚美辛）也有效。非甾体抗炎药可能发生的毒性反应包括抑制血小板聚集以导致出血风险和肾毒性。

C. 辅助镇痛药包括解痉药（环苯扎林）和小剂量的苯二氮䓬类药物。

D. 区域感觉阻滞用于术后镇痛十分有效（见第 18 章）。

E. 与间断给予镇痛药相比，病人静脉自控镇痛更能获得病人的满意。

F. 连续硬膜外镇痛应在术后继续使用。如果在手术间没有使用硬膜外镇痛，应立即在 PACU 中开始。

Ⅹ. 术后恶心和呕吐

术后恶心呕吐（PONV）是全身麻醉常见的并发症之一，在区域麻醉中较少见。PONV 的管理原则见图 36-1。术前根据 PONV 的风险进行分级。在女性、非吸烟和有 PONV 和晕动史的病人 PONV 发生率较高；使用氧化亚氮和挥

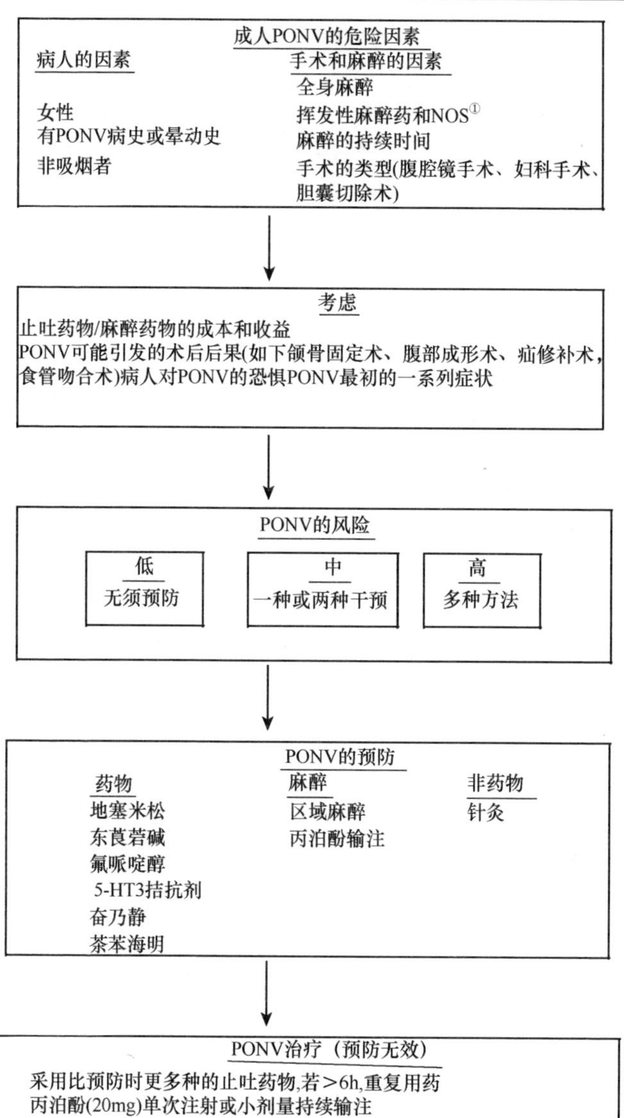

图 36-1　术后恶心呕吐管理原则

①译者注：原文 NOS，译者考虑应为 N_2O（氧化亚氮）。

发性麻醉药进行全身麻醉时 PONV 发生率更高。某些类型的手术（胆囊切除术、腹腔镜手术和妇科手术）也可能增加 PONV 的风险。

A. 不推荐在风险很小的个体进行 PONV 预防，如遇适当的情况，具有 PONV 高风险的病人应采取区域麻醉预防措施。高风险病人需要全身麻醉时，应在术前或术中预防性给予抗呕吐药物。推荐单一药物，或两种或三种不同种类的抗呕吐药物合用，与可以降低 PONV 风险的措施联合使用：术前预防、丙泊酚诱导和维持、全凭静脉麻醉、适当的液体治疗和尽量减少围手术期阿片类药物的应用。如果没有接受预防治疗的病人出现 PONV，治疗应先用 5-羟色胺拮抗药，必要时可以使用其他种类的药物。对于已接受预防治疗的病人，解救治疗包括应用不同种类的药物，而不是先前应用的药物。术后最初 6h 内给予同一种药物尚未被证明对 PONV 治疗是有效的。常用的止吐药物种类包括：

B. 5-羟色胺拮抗药（昂丹斯琼 4mg 静脉注射，格拉斯琼 0.35～3mg 静脉注射，多拉斯琼 12.5mg 静脉注射）在手术结束时应用可以有效地预防呕吐。当 PONV 已经发生时，应用这类药物也可明显缓解症状。然而，当已经预防性应用 5-羟色胺拮抗药时，6h 内再次应用预防性剂量对治疗呕吐则是无益的。

C. 皮质类固醇常被用于 PONV 的预防。其中地塞米松（4～8mg 静脉注射）被研究地最为广泛。在麻醉诱导前给予地塞米松是预防 PONV 最有效的方法。地塞米松也可用于 PONV 的解救治疗中。甲泼尼龙（40mg 静脉注射）也可用于 PONV 的预防。

D. 丁酰苯类包括氟哌啶醇和氟哌利多。预防 PONV 时，氟哌啶醇（0.5～2mg 静脉注射）与昂丹斯琼（4mg 静脉注射）一样有效。氟哌利多（0.625～1.25mg 静脉注射）不再是 PONV 预防和治疗的一线药物。2001 年 FDA 发表了黑框警告：氟哌利多与 QT 间期延长和尖端扭转型室性心动过速有关。在给予氟哌利多前记录正常的 QT 间期，并建议之后连续监测心电图数小时。氟哌利多仍被推荐用于治疗已经发生的 PONV。

E. 在手术开始前 2h 经皮应用东莨菪碱（1.5mg）能有效预防 PONV。但可能导致视觉改变和镇静。

F. 吩噻嗪类包括异丙嗪（6.25～12.5mg 静脉注射）和奋乃静（2.5～5mg 静脉注射），也可应用于 PONV 的预防和治疗。静脉注射异丙嗪时应小心以防外渗，皮下注射可能导致组织坏死。

G. 抗组胺药物包括茶苯海明（1mg/kg 静脉注射）和美可洛嗪（50mg 口服）用于 PONV 的预防和治疗。主要的副作用是镇静。

H. 丙泊酚（20mg 静脉注射）可用于 PACU 中 PONV 的治疗。

I. NK-1 受体拮抗剂是一种抗呕吐的新药。目前唯一可以应用于 PONV 预防的是阿瑞匹坦（40～80mg 口服），在麻醉诱导前 3h 内服用。然而这类药物缺乏临床数据，需要进一步研究。

Ⅺ. 体温改变

A. 术后低体温可引起血管收缩，而继发血压升高、心肌收缩力增加和组织低灌注。低温损害血小板功能和凝血块的形成，可能增加出血的风险。心脏复极改变如 QT 间期延长，可能诱发心律失常。除此之外，多种药物的代谢减慢，可能导致神经肌肉阻滞的恢复延迟。在复温期间，寒战可使氧耗量和二氧化碳产生显著增加，对心肺功能储备受限的病人是不利的。围手术期低体温可延长病人在 PACU 滞留的时间，增加刀口的感染率和心脏发病率。采用加温毯、吹入温暖气体和静脉输注温暖液体可以纠正低体温（见第 19 章）。

B. 高体温的原因包括感染、输血反应、甲状腺功能亢进、恶性高热、5-羟色胺综合征及神经安定药恶性综合征。对症治疗只应用于高热有潜在危险的情况，如幼儿和呼吸、心脏储备功能降低的病人。常采用对乙酰氨基酚（栓剂 650～1300mg，或小儿 10mg/kg）和降温毯治疗。高热可以引起窦性心动过速。

Ⅻ. 区域麻醉的恢复

A. 区域麻醉无并发症时可不入 PACU 恢复。当深度镇静、阻滞后发生并发症（如局麻药注入血管和气胸），或手术需要（如颈内动脉内膜切除术）时，则需术后监测。

B. 蛛网膜下腔和硬膜外麻醉的恢复是逐渐发生的。在离开PACU前，病人的感觉和运动阻滞都应该表现出减退的趋势。如果恢复延迟，应进行神经系统检查以确定是否出现硬膜外血肿或脊髓损伤。

XⅢ. 离开 PACU 的标准

在麻省总医院，所有全身麻醉病人均在PACU中观察直至可以离开，不强制规定最短的恢复时间。在最后一次应用阿片类药物（或其他呼吸抑制药）后至少需要观察30min，以保证充分的通气和氧合。

A. 在离开PACU前，病人必须满足几项标准。病人必须易唤醒和定向力恢复，或在基线水平。生命体征应该平稳，并在正常范围内。疼痛和恶心已得到控制，有合适、通畅的静脉通路。对于某些病人离开PACU前，需要恢复排尿或有能力排出液体。没有明显的外科并发症（如活动性出血）。接受神经阻滞的病人在离开PACU前，应表现出感觉和运动阻滞的减退。与外科医师和病房的有效沟通可以加快病人从PACU的离开。门诊病人应该有成人陪同，并给予术后饮食、药物治疗等方面的书面指导，以及紧急召回的电话号码。

B. 快通道恢复适用于满足特定标准的病人。出手术间时，实施麻醉的医师确定病人可以不需要进入PACU。门诊病人可以直接转运到第二阶段恢复室，住院病人可以直接转回病房。快通道恢复标准包括：

1. 病人清醒、有警觉和定向力（或在基线水平）。
2. 生命体征平稳（无须药物干预）。
3. 吸入空气时，氧饱和度应保持在94%以上（3min或更久）或基线水平。
4. 如果应用了肌松药，病人应没有肌无力的临床表现或者定量TOF监测大于0.9。
5. 恶心和疼痛程度最小（不需要肠外药物治疗）。
6. 没有活动性出血。

C. 术中使用短效药物（咪达唑仑、丙泊酚、右美托咪定、瑞芬太尼、琥珀胆碱、地氟烷和七氟烷）和某些手术（整形外科或妇科手术），快通道恢复更具可行性。

XIV. 促进术后恢复

促进术后恢复协会（ERAS）推荐了一系列有根据的整个围手术期的干扰和治疗指南。这些指南的实施会带来更好的临床预后，包括死亡率的降低和住院时间的缩短。基础指南在择期结肠手术的病人中进行了实施，而补充指南在胰十二指肠切除术、直肠和骨盆手术的病人中实施。在PACU 中，特别注意要将 PONV 的发生率降到最低，采用多模式镇痛方式以减少阿片类药物的应用，以及正确使用平衡晶体液进行复苏。

XV. 小儿恢复

A. 在儿科病人中，PONV 的发生比成人更为常见。但 2 岁以下小儿 PONV 的发生率较成人低。某些手术（扁桃体切除术、斜视、疝修补术、睾丸固定术和阴茎手术）与 PONV 的高发生率有关。危险因素、预防和治疗的一般原则与成人的相似（见本章X）。有合理证据建议昂丹斯琼（<6 个月，100μg/kg 静脉注射；>6 个月，150μg/kg 静脉注射，最高剂量 4mg）和地塞米松（62.5～500μg/kg 静脉注射，最高剂量 8mg）在预防小儿 PONV 时要优于其他药物。

B. 气道梗阻：原因和治疗原则与成人相似（见本章V.D.）。活动性或近期上呼吸道感染增加术后发生喉痉挛的风险。特别是有早产史或反应性气道疾病的小儿。气管插管后声门下水肿（拔管后哮吼）与同时存在的上呼吸道感染、外伤、反复或长时间插管、气管导管管号过大和头颈部手术有关。治疗见本章V.D。麻醉苏醒后，小儿侧卧位不仅可以改善上呼吸道的通畅性、提颏和托下颌手法的有效性，还能使胃内容物反流误吸的风险降到最低。

C. 躁动：由于陌生的环境和父母不在身边，小儿麻醉苏醒后出现躁动可能是一种正常反应。术中使用挥发性麻醉药、氯胺酮和阿托品，以及不适当的疼痛治疗，可增加躁动和焦虑的发生。也应考虑其他原因，如低氧、高碳酸血症、低体温、低血压、代谢紊乱和中枢神经系统病变，应进行检查和恰当的治疗。充分的镇痛、安慰和拥抱，以及父母的陪伴可使大多数小儿的症状减轻。

XVI. 麻醉后恢复室的关键护理

越来越多的病人进入麻醉后恢复室，得到ICU护理水平的短期监护。接受非复杂胸部（开胸术、肺叶切除术和楔形切除术）和血管（肾下腹主动脉瘤修补术、颈动脉内膜剥脱术等）及有大容量转移手术的病人，需要更严密的术后监护。护理项目包括有创血压的管理、持续的机械通气和血流动力学的复苏。对PACU管理者来说，制订一套连续监测和护理计划是很重要的。如比预期护理时间长、呼吸和（或）血流动力学持续不稳定，则应计划转入ICU继续监护治疗。

（任晓燕 译　吕黄伟　王俊科 审校）

推荐阅读文献

Apfelbaum JL, Walawander CA, Grasela TH, et al. Eliminating intensive postoperative care in same-day surgery patients using short-acting anesthetics. *Anesthesiology* 2002;97:66–74.

Apfelbaum JL, Silverstein JH, Chung FF, et al. Practice guidelines for postanesthetic care: an updated report by the American Society of Anesthesiologists Task Force on Postanesthetic Care. *Anesthesiology* 2013;118:291–307.

Bartels K, Karhausen J, Clambey ET, et al. Perioperative organ injury. *Anesthesiology* 2013;119:1474–1489.

Chenitz KB, Lane-Fall MB. Decreased urine output and acute kidney injury in the postanesthesia care unit. *Anesthesiol Clin* 2012;30:513–526.

Fu ES, Downs JB, Schweiger JW, et al. Supplemental oxygen impairs detection of hypoventilation by pulse oximetry. *Chest* 2004;126:1552–1558.

Gan TJ, Diemunsch P, Habib AS, et al. Consensus guidelines for the management of postoperative nausea and vomiting. *Anesth Analg* 2014;118(1):85–113.

Gustafsson UO, Scott MJ, Schwenk W, et al. Guidelines for perioperative care in elective colonic surgery: Enhanced Recovery After Surgery (ERAS) Society recommendations. *World J Surg* 2013;37:259–284.

Kluger MT, Bullock FM. Recovery room incidence: a review of 419 reports from the Anaesthetic Incident Monitoring Study (AIMS). *Anaesthesia* 2002;57:1060–1066.

Lindenauer PK, Pekow P, Wang K. Perioperative beta-blocker therapy and mortality after major non cardiac surgery. *N Engl J Med* 2005;353:349–361.

Mashour GA, Orser BA, Avidan MS. Intraoperative awareness: from neurobiology to clinical practice. *Anesthesiology* 2011;114:1218–1233.

Munk L, Andersen LP, Gögenur I. Emergence delirium. *J Perioper Pract* 2013;23(11):251–254.

Priebe HJ. Perioperative myocardial infarction-aetiology and prevention. *Br J Anaesth* 2005;95:3–19.

Sebel PS, Bowdle TA, Ghoneim MM, et al. The incidence of awareness during anesthesia: a multicenter United States study. *Anesth Analg* 2004;99:833–839.

Thompson A, Balser JR. Perioperative cardiac arrhythmias. *Br J Anaesth* 2004;93:86–94.

Wang K, Asinger RW, Marriott HJL. ST-segment elevations in conditions other than acute myocardial infarction. *N Engl J Med* 2003;349:2128–2135.

第37章 手术后肺部并发症

Sharifpour M, Bittner EA

全身麻醉（GA）病人具有发生术后肺部并发症（PPCs）的风险。术后肺部并发症通常包括肺不张、低氧血症、气胸、胸腔积液、肺炎、急性呼吸窘迫综合征及术后呼吸衰竭（PRF）。术后肺部并发症的发生率为 2%～19%，该数据主要有赖于病人基数、外科手术术式和并发症的类型，与术后心血管并发症的发生率相当。同时，这些并发症与病死率、ICU 住院率及住院时间的增加有关。

Ⅰ. 术后呼吸衰竭

术后呼吸衰竭是指术后 48～72h 内无法脱离机械通气或术后需要进行计划外的气管插管。对于非心脏手术病人，其发生率可高达 3%，而且病人死亡率的增加及诸如心肌梗死、肺炎、肾衰竭、深静脉血栓、肺栓塞等远期并发症的发生都与术后呼吸衰竭有关。尽管围手术期监护手段不断发展，但术后呼吸衰竭的发生率及其相关的死亡率并没有太大改观。

A. 广义上，术后肺部并发症的病理生理机制可以分为三类：麻醉因素、手术因素和病人基础疾病。

1. 麻醉药物及镇静药物的影响：全身麻醉主要通过以下几个机制来改变呼吸驱动力和结构，从而对呼吸系统产生影响。

a. 呼吸驱动力减弱：吸入麻醉药、镇静药和阿片类药物都是呼吸抑制剂。它们通过降低中枢和外周化学感受器对低氧血症、高碳酸血症的反应、抑制对上呼吸道负压的正常反射性反应、同时减弱觉醒功能而发挥效应。

（1）阿片类药物：作为术后镇痛最常用的处方药，是高二氧化碳通气驱动的强效抑制剂。呼吸衰竭继发于术后首个 24h 内阿片类药物使用的峰值时间点。应用阿片类药物的病人表现为呼吸频率减慢，如无刺激可能发生呼吸暂停。**苯二氮䓬类药物**也可抑制呼吸驱动力，但抑制程度较阿片类药物低。这些药物的作用都表现为剂量依赖性，而且受到年龄和基础疾病，如颅内疾病、阻塞性睡眠呼吸暂停综合征（OSA）或慢性阻塞性肺疾病（COPD）等的影响。

b. **残余的神经肌肉阻滞作用**通常在肌松恢复后也仍然存在。上呼吸道扩张肌对肌松药的作用尤为敏感，这就加大了上呼吸道梗阻、误吸和肌松恢复不全需再次插管的风险。神经肌肉阻滞药物应避免或谨慎应用于患有诸如吉兰-巴-雷综合征、重症肌无力和肌肉萎缩等神经肌肉功能障碍疾病的病人。

c. **呼吸机械力学的改变：**全身麻醉会改变肺脏和胸廓的机械动力，导致肺容量、肺顺应性及胸壁顺应性的下降。全麻诱导后即刻功能残气量（FRC）下降达 20%，进而引起相应区域肺不张。肺不张在仰卧位的病人中会进一步加剧，而吸入高浓度氧也会引起肺泡快速吸收氧（吸收性肺不张）。功能残气量的减少和肺不张的发生将会引起通气血流比值失调、肺内分流及低氧血症。

d. **术中机械通气：**呼吸机相关性肺损伤（VILI）是由相关肺组织反复过度膨胀或塌陷所致。小潮气量、低气道平台压及呼气末正压通气（PEEP）等保护性肺通气策略，是 ICU 治疗急性呼吸窘迫综合征病人机械通气的基础。对于实施全身麻醉的病人，术中采用小潮气量、低气道平台压、呼气末正压通气及术中膨肺的方法也十分有益。

2. **手术影响：**一些手术相关因素也与术后肺部并发症的发生有关。

a. **手术部位：**上腹部和胸部手术与术后肺部并发症的相关性最大。

b. **创伤的程度：**外科手术对呼吸肌[膈肌和（或）肋间肌]和膈神经的创伤可以直接引起呼吸肌的损

伤。术后疼痛限制呼吸肌运动进而导致肺不张和低氧血症。

c. **手术持续时间长：**长时间手术是术后肺部并发症的高危因素。

d. **紧急情况：**与择期手术相比急诊手术病人患术后肺部并发症的危险系数更高。

e. **术中液体管理：**术中大量液体复苏和术后液体转移会增加腹内压导致膈肌的呼吸运动减弱、胸壁顺应性下降、肺不张且增加呼吸做功。

3. **病人的合并症：**许多与病人自身的合并症已经被认为是术后肺部并发症的可预测因素。

a. **年龄**与肺组织弹性、胸壁顺应性下降、无效腔增加、呼吸肌力量减弱及与机体对低氧血症和高碳酸血症的反应减弱有关。这些因素的共同作用导致呼吸做功增加、气体交换减弱及气道梗阻的风险性增加。

（1）老年病人对阿片类药物、苯二氮䓬类药物、维生素 A 类及肌松药的呼吸抑制作用敏感性增加，同时由于肝肾功能的退化导致药物清除率的下降。

b. **术前低血氧饱和度**（SaO_2）：由外周脉搏血氧饱和度仪监测所得，并与术后肺部并发症风险的增加有关。低血氧饱和度可能提示存在其他基础疾病，如充血性心力衰竭或其他呼吸系统疾病。

c. **肥胖**与非预期气管插管的风险增加有关。过度的胸腹部脂肪会降低胸壁顺应性、功能残气量和呼吸肌功能，并增加呼吸做功，因此肥胖病人缺氧的风险明显增加。咽部气道脂肪组织的堆积增加了上呼吸道塌陷的风险。同时，肥胖与阻塞性睡眠呼吸暂停综合征（OSA）及其他心血管并发症密切相关，增加了病人术后呼吸衰竭的风险。

d. **阻塞性睡眠呼吸暂停综合征（OSA）**是术后肺部并发症的独立预测因素。在普通人群中，OSA 的发病率女性为 5%，男性为 14%，但因大多数未能诊断，它在接受择期手术的病人中发病率很可能更高。OSA 病人对苯二氮䓬类药物、阿片类药物和维生素 A 类药物的呼吸抑制作用更为敏感。其发生上呼吸道梗阻、通气不足、低氧血症和高碳酸血症性呼吸衰竭的风险也更高。

(1) 条件允许的情况下，尽量考虑椎管内麻醉、外周神经阻滞和局部浸润麻醉以降低术后肺部并发症的风险。

(2) 术中应使用**短效麻醉药**和短效的阿片类药物，如丙泊酚、地氟烷和瑞芬太尼等降低术后气道相关并发症的风险。可使用非阿片类药物如对乙酰氨基酚、非甾体抗炎药、环氧化酶-2 抑制剂和加巴喷丁类药物以减少术后阿片类药物的使用。

(3) 术后病人必须完全清醒并能听从指令时才可以拔除气管导管。在家里进行持续气道正压通气（CPAP）的 OSA 病人，术后应行同等水平的持续气道正压通气治疗以防止气道塌陷和低氧血症。

e. **慢性阻塞性肺疾病**是术后呼吸衰竭的另一个独立危险因素。这种风险的增加主要是由于病人对低氧血症和高碳酸血症及呼吸肌衰竭的通气反应减弱所致。

(1) 肺泡表面活性物质的减少，对阿片类药物及苯二氮䓬类药物敏感性的增加及通气控制异常使气体交换受损。COPD 病人的肺部过度膨胀引起横膈膜变平，形成了进一步增加病人围手术期呼吸衰竭风险的机械性不利因素。

(2) 如果条件允许，术前接受全身麻醉择期手术的 COPD 病人应酌情使用支气管扩张喷雾、激素及抗生素进行呼吸系统优化治疗。

(3) 应考虑将椎管内麻醉和区域麻醉作为全身麻醉的替代方案。

(4) 实施如肌间沟阻滞这样的臂神经丛阻滞要格外谨慎，因为该方法与膈神经阻滞和潜在发生气胸的风险相关，可使病人的呼吸功能进一步下降。

f. 术前 1 个月内发生**呼吸道感染**与气道反应性增加有关。当病人确诊近期发生呼吸道感染，条件允许应考虑推迟手术。

g. **吸烟**会增加气道敏感性，使分泌物产生增多，并损伤呼吸系统的免疫防御机制，同时增加肺炎、支气管痉挛及术后呼吸衰竭发生的风险。择期手术前 4～8 周禁烟有利于改善肺部预后。

Ⅱ. 上呼吸道梗阻

上呼吸道梗阻可发生于麻醉苏醒期。主要症状有呼吸幅度减小，吸气时肋间和胸骨上凹陷及胸腹部活动异常。它可以在手术室拔管后即刻发生，也可以延迟到病人转移到 PACU、普通病房或者 ICU 时再发生。

A. 上呼吸道梗阻的常见原因包括以下几个方面。

1. **肌松剂的残余作用：**主要继发于手术后早期肌松作用尚未完全逆转。
2. 手术后早期**阿片类药物、苯二氮䓬类药物及静脉和吸入麻醉药的残余作用**。
3. 喉水肿是术后上呼吸道梗阻的常见原因。

   a. **增加喉水肿**发生风险的因素包括：

   （1）反复插管或插管操作粗暴。

   （2）俯卧位或头低位。

   （3）大量液体复苏。

   （4）上呼吸道或颈部手术。

   b. 外部体征，如颜面或巩膜水肿可能提示存在喉水肿。然而缺乏这些体征也不能完全排除喉水肿的发生。

   c. 直喉镜、弯喉镜及可视喉镜可以帮助临床医师观察咽喉部，并对其水肿的程度和分布进行评估。

   d. 调整头低位或头高位、静脉注射类固醇药及吸入肾上腺素喷雾可能有助于减轻喉水肿。

4. **喉痉挛：**作为一种“保护性反射”，是喉上神经遭到血液和气道分泌物等有害刺激后所引起的声带不自主收缩。其特征表现为喘鸣或呼吸音和呼吸运动的消失。儿童、吸烟及肥胖病人都是喉痉挛的高发人群。

5. **负压性肺水肿（NPPE）**的发生是由于病人因急性上呼吸道梗阻、用力吸气所产生的极度胸腔内负压而导致肺泡-毛细血管上皮损伤而引发的非心源性肺水肿。通常年轻、健康、肌肉发达的运动员体质病人发生负压性肺水肿的风险较高，而且通常发生于气道梗阻刚刚解除时。其特征为低氧血症、粉红色泡沫痰及通常在胸片上 24～48h 内好转的双侧肺浸润影。

6. **声带麻痹**可能是由于直接损伤声带（暴力插管或手术损伤）或损伤了支配喉部的神经。喉返神经损伤通过不受对抗的环甲肌运动而导致单侧声带内收，这可能会引起声音嘶哑，但通常无症状。双侧声带麻痹则表现为喘鸣和气道梗阻。

7. **颈部手术出血或血肿形成**（甲状腺手术、甲状旁腺手术、颈动脉内膜切除术、颈椎前路手术等）可能导致喉水肿和气管移位，进而造成气道损伤，需要紧急再插管或气管切开。

Ⅲ. 术后肺部并发症的防治

具有术后肺部并发症高危因素的病人应考虑术前进行优化治疗、制订麻醉方案、选择恰当的术后监护以达到降低术后肺部并发症风险的目的。

A. 基于病人和手术相关风险因子的风险评估预测模式有利于评价具有高危术后肺部并发症风险的病人。

Ⅳ. 术后监测

A. 合理的监测对于早期发现呼吸功能损害和减少术后呼吸衰竭是十分必要的。

1. 病人在术后第一个 72h 发生术后肺部并发症的风险最高。约有一半的计划外气管内插管发生于术后前 3 天。

2. 术后第一个 24h 内因阿片类药物引发的呼吸衰竭的风险居首位。

3. 明显的低氧血症和睡眠呼吸障碍高峰在术后 3d。

B. 术后呼吸监测的选择包括：

1. 使用有声呼吸频率监护仪。
2. 脉搏血氧饱和度监测。
3. 在呼吸抑制早期征象的监测上，二氧化碳波形对辅助供氧的病人似乎比脉搏血氧监护更有效。

Ⅴ. 术后呼吸功能不全的管理

A. 对呼吸功能不全病人的直接管理目标是确保充足的氧合和通气。解决这个问题后，应将注意力转移至诊断及逆转潜在的疾病进展过程上。

B. 保证充足氧合和通气的治疗包括以下几方面。

1. **供氧**可以通过以下方式保证氧合。
   a. **鼻导管：**是一个低流量的开放性系统。1L/min 的氧流量可以使 FiO_2 大致增加 0.03～0.04（3%～4%），流量大于 4L/min 常导致鼻黏膜干燥，可刺激鼻黏膜并引起出血。FiO_2 的最大值不超过 40% 到 50%。
   b. **面罩**（FM）：通过较高的氧流量和储集空间使 FiO_2 可增加到 0.55 到 0.60。
   c. **带储气囊的面罩**（非重复吸入面罩）：高流量、高浓度、开放式的设计可以在满足病人高流量吸入氧气的同时，吸入最少量的空气。储气囊内充满纯氧，当病人吸气做功时产生一个大于囊壁回路的压力，就引发了一次供氧，囊内的氧气将被进入的最少量的空气清空。
   d. **文丘里面罩：**以中低流量供给不同浓度的氧气，氧气中带入一定比例的室内空气，提供更精确的 FiO_2（从 0.24 到 0.50）。当 FiO_2 增加到 0.4 以上时，需要较高的氧流量，因为氧/空气带入比例较高，实际 FiO_2 可能低于标记指标浓度。这些面罩对于患有 COPD 的病人有效，通过精确调定氧气浓度可以使 $PaCO_2$ 的增加降到最低。
   e. **高流量系统**可满足病人最大吸气流量（30～120L）。最高 FiO_2 可接近 1.0，主要取决于面罩是否合适，高流量系统应湿化以避免呼吸道黏膜过分干燥。

f. **复苏面罩活瓣呼吸装置**是一种约需 15L/min 氧流量的高流量设备。在病人的面部和面罩之间建立一个牢固的密闭环境可最大程度地减少空气的进入。应当定期挤压氧气袋以打开病人与最高吸入混合氧浓度的氧气袋之间的单向通道阀门，从而为病人提供更高的吸入氧浓度。

2. **清除气道分泌物**：气道分泌物可以使气道变窄，增加气道阻力。黏液栓可能促使肺泡/肺叶萎陷并引发严重的低氧血症。有利于清除分泌物的方法如下。

 a. **吸引**：口咽分泌物可以用杨克式抽吸接头清除，柔软的吸痰管可以有效清除咽喉部和上气道的分泌物。

 b. **胸部物理疗法**：适当的叩击胸部和体位引流可使气道分泌物和黏液栓的位置移动。

3. **重建气道的策略**。

 a. 床旁简单的方法如托下颌可以使气道重新开放。

 b. 口咽和（或）鼻咽通气道也可用于维持气道通畅。必须谨慎使用这些设备，因为它们可能会造成气道损伤甚至出血。

4. **无创正压通气（NPPV）**：可用于术后预防或治疗继发于因肺不张或肺水肿、急性充血性心力衰竭及通气不足造成的合并有急性高二氧化碳血症的低氧血症所致的急性呼吸衰竭。无创通气可以有以下几种方式。

 a. **持续气道正压通气（CPAP）**提供呼吸压力支持同时通过呼吸循环提供气道正压，主要用于改善氧合，避免由于肺不张和分流引起的低氧血症。

 b. **双水平气道正压通气**：可以在吸气和呼气过程中提供不同程度的气道正压，改善通气、氧合、促进肺泡复张。

 （1）空气注入引起的胃扩张是无创通气常见的副作用，易诱发呕吐和误吸。腹部手术后即刻应用无创通气，应与外科医师协商。

5. **再次插管**：当上述开放气道的措施实施后仍无法满

足氧合和通气时，则需要进行再次插管。这时就需要可以立即开放气道的设备及有经验的麻醉医师。如果预测可能存在插管困难，则需要外科医师必须在场以备随时气管切开。

C. 在开放气道、保证充足氧合和通气的同时也要建立诊断和逆转急性呼吸衰竭病因的策略。诊断的方法包括下述几种。

1. **复习麻醉记录：**可以提供大量信息，如术前合并疾病、术前和术中的基本生命体征、手术时长、麻醉药物剂量、阿片类药物/苯二氮䓬类药物/肌松药的使用情况、术中入液和血制品使用量及气道管理和拔管的相关细节。
2. **体格检查：**肺部听诊可以为呼吸功能不全的潜在病因提供信息。
   a. 喘鸣、哮鸣音、干啰音、爆裂音及呼吸音消失可以提示气道梗阻的位置（上气道或下气道），以及某些特殊病因，如喉痉挛、支气管痉挛、黏液栓塞或气胸等。
   b. 异常心音的存在提示潜在的心源性呼吸衰竭。
   c. 颈部肿胀提示可能存在出血或血肿形成，面部、巩膜或者舌水肿则提示可能有气道水肿的存在。
3. **胸部 X 线：**便携式胸部 X 线即可提示肺不张、气胸、肺叶塌陷或者肺水肿。高分辨率的胸部增强 CT 可以提示肺栓塞。
4. **便携式超声**可以提示气胸、肺水肿、心室壁运动异常、瓣膜异常或者容量超负荷。
5. **动脉血气分析：**可以了解呼吸衰竭的严重程度并有助于区分低氧血症和高碳酸血症性呼吸衰竭。
6. **其他检查**
   a. 12 导联心电图和超声心动图可辅助诊断心肌梗死、心律失常、心力衰竭、肺栓塞及心脏压塞等呼吸衰竭的潜在病因。
   b. 直视或视频喉镜可用于诊断气道水肿。
   c. 纤维支气管镜可用于诊断并清除气道内多余的分泌物及黏液栓。

d. 神经肌肉刺激仪（“颤搐监测”）可检测肌松药的残余情况。

D. 逆转呼吸窘迫病因的治疗策略

1. 苯二氮䓬类和阿片类药物分别可被氟马西尼和纳洛酮拮抗，但应用时需小心谨慎，从小剂量逐渐增加至起效。

2. 残余的肌松药可用小剂量新斯的明逆转（应用时需联合格隆溴铵以防心动过缓）。

a. 舒更葡糖（sugammadex）在欧盟国家用于拮抗氨基甾体类非去极化肌松药，但在美国尚未被应用于临床。

3. 反 Trendelenburg 卧位或头高位、静脉应用类固醇药物、使用肾上腺素药物雾化吸入、利尿药及吸入氦氧混合气可能对治疗病人拔管后喉水肿有益。

a. 若实施以上策略仍未有改善则应及早进行再次插管。

4. 治疗喉痉挛应给予病人纯氧吸入、托下颌及呼气末正压通气。如果无效则应给予小剂量异丙酚或琥珀胆碱来缓解喉痉挛。

5. 治疗负压性肺水肿应选择支持疗法，给予吸氧和利尿药。负压性肺水肿的病人可能需要无创性正压通气或再次插管。

6. 双侧声带麻痹属于外科急症，通常需进行气管切开。

7. 颈部血肿的病人均应密切监测是否有气道梗阻的征象。

a. 迅速增大的血肿可能引起喉痉挛和气管移位，使气管插管极其困难，故需紧急处理。

8. 张力性气胸应立即进行胸腔穿刺术或放置胸引流管行闭式引流以减轻胸腔内压。

9. 血流动力学变化显著的肺栓塞可出现突发心脏停搏，需要进行静脉或动脉内溶栓治疗或者通过外科手术清除栓子。

（孙　楠译　赵　平审校）

推荐阅读文献

Bruckmann B, Villa-Uribe J, Bateman BT, et al. Development and validation of a score for prediction of postoperative respiratory complications. *Anesthesiology* 2013;118:1276–1285.

Canet J, Gallart L. Postoperative respiratory failure: pathogenesis, predication, and prevention. *Curr Opin Crit Care* 2014;20:56–62.

Canet J, Gallart L. Predicting postoperative pulmonary complications in the general population. *Curr Opin Crit Care* 2013;26:107–115.

Canet J, Gallart L, Gomar C, et al. Prediction of postoperative pulmonary complications in a population-based surgical cohort. *Anesthesiology* 2010;113:1338–1350.

Hemmes SNT, Neto AS, Schultz MJ. Intraoperative ventilatory strategies to prevent postoperative pulmonary complications: a meta-analysis. *Curr Opin Anaesthesiol* 2013;26:126–133.

Ramachandran SK, Nafiu OO, Ghaferi A, et al. Independent predictors and outcomes of unanticipated early postoperative tracheal intubation after nonemergent, noncardiac surgery. *Anesthesiology* 2011;115:44–53.

Shander A, Fleisher LA, Barie PS, et al. Clinical and economic burden of postoperative pulmonary complications: patient safety summit on definition, risk-reducing interventions, and preventive strategies. *Crit Care Med* 2011; 39: 2163–2172.

Weingarten TN, Kor DJ, Gali B, et al. Predicting postoperative pulmonary complications in high-risk populations. *Curr Opin Anaesthesiol* 2013;26:116–125.

第38章 成人、小儿及新生儿复苏

Bekker PL, Bhattacharya S, Pino RM

Ⅰ. 概述

手术室内的心肺复苏（CPR）是麻醉医师的职责，因为麻醉医师熟悉手术室内复苏设备的位置和用途、能合理分配任务，并在协助其他专业人员时更为冷静。2010年美国心脏学会制定的《心肺复苏和心血管急救指南》修订了如下准则，包括基础生命支持（BLS）、高级心血管生命支持（ACLS）及小儿高级生命支持（PALS）。复苏成功的关键是心搏骤停后迅速恢复自主循环（ROSC），对心室颤动（室颤）或无脉室速进行除颤，迅速建立有效的循环，最低限度中断胸部按压以维持心脑灌注，避免可引起回心血量减少而导致血压持续下降的过度通气。有效的胸部按压可提高心肌氧和能量的供给，从而提高除颤后恢复灌注节律的可能性。除颤后立即恢复进行CPR非常重要，不要为核查脉搏或心律而停顿。在除颤终止室颤和自主循环恢复前，心肌因氧和代谢物质的耗竭而处于"顿抑"状态，所以通常还需要继续做胸部按压。表38-1列举了支持本章观点的一些证据。

表38-1　干预治疗的证据分级

分级	证据	临床应用
Ⅰ	优良	强力推荐
Ⅱa	好/很好	可接受、安全、有用
Ⅱb	可/好	可接受、安全、有用
不能确定	初步研究阶段	可用
Ⅲ	缺乏确实证据或强烈建议或确认有害	不用

Ⅱ. 心脏停搏

A. 诊断：对于意识消失且无心电监测的病人，外周大动脉

（颈动脉、桡动脉或股动脉）明显的搏动消失即可诊断。心电图可能显示无灌注心律[心搏骤停、心室颤动（室颤）、室性心动过速（室速）]或电机械分离心搏骤停。

B. 病因学： 心搏骤停的常见原因有下述几项。

1. 低氧血症。

2. 酸碱失衡。

3. 钾、钙、镁离子紊乱。

4. 低血容量。

5. 药物不良反应。

6. 心脏压塞。

7. 张力性气胸。

8. 肺栓塞。

9. 低体温。

10. 心肌梗死。

C. 病理生理： 如心搏骤停后不立即开始进行心肺复苏，血流停止将引起组织乏氧、无氧代谢、细胞内代谢产物堆积并造成器官的永久性损害。无氧代谢导致的酸中毒可引起体循环血管舒张、肺血管收缩及对儿茶酚胺作用的反应性下降。

Ⅲ. 成人复苏

A. 基础生命支持（BLS）： 适用于普通公众的复苏基本原则，同样适用于手术室内，任何病人突然意识消失应高度怀疑发生心搏骤停。如果病人不能被唤醒，2010 年美国心脏学会制定的《心肺复苏和心血管急救指南》强调，应立即启动应急反应系统，在气道管理（A）并有效通气（B）前首先进行胸部按压以提供循环（C）支持（C-A-B）。成人最常见的心搏骤停是因为室颤或无脉室速，因此早期心脏按压和除颤至关重要。C-A-B 顺序可以减小因开放气道、口对口呼吸及建立面罩-气囊通气而造成的延误。以胸部按压开始 CPR 可以增加旁观者对突然发生心搏骤停的人实施 CPR 的可能性，因为外行人和一些医疗工作者发现气道管理作为第一步极具挑战，可能会因此而犹豫是否开始 CPR。如单独施救，要让普通公众知道要“先打电话/快打电话”的原则（证据等级未确定）。对于成人、8 岁以上的儿童及有心律失常高危因素的所有儿童，试图单人施救前应先打电话给医疗急救中心。对 8 岁以下儿童或者因潜水、溺水、创伤及药物过量导致心搏骤停的人，应先开始初步复苏，然后再启动 EMS（快打电话）。

1. **循环：**病人背部必须放在坚硬的表面上（如背板），保持头与胸廓在同一平面。施救者（手术室中为外科医师）将手掌根部置于病人胸部两乳头间，另一只手放在第一只手上两手交叉平行（Ⅱa 级），施救者肩部应与病人垂直，保持肘关节不动，以保证有效压力，对儿童和正常成人每次按压胸骨下移 2.0in，婴儿 1.5in，胸部按压频率为 100 次/分，按压和放松时间比为 1∶1。单人复苏按压和呼吸的比率为 30∶2。与成人不同，如果是两位施救者，对于儿童心脏按压和呼吸的比率为 15∶2。若病人处于俯卧位不能立即翻身，施救者可握紧手拳并将手拳放在剑突下区与手术台之间，在后背相应部位进行按压。双人复苏过程中如果高级生命支持建立了高级气道（气管内插管或者放置喉罩），那么人工通气频率应为 8～10 次/分，胸部按压频率为 100 次/分，不要暂停通气，在两次呼吸之间按压不必同步。
2. **气道管理和人工呼吸：**通过观察和听诊判定自主呼吸是否恢复；如有气道梗阻，将头后仰，提下颌以保持呼吸道通畅，或插入口咽或鼻咽通气道。如仍呼吸暂停或无有效的自主呼吸（如喘息），应立即用简易呼吸器行纯氧通气。先以低压进行两次缓慢通气（以减轻胃扩张），然后按 8～10 次/分的频率人工通气。如采取上述方法仍不能通气，应尝试清除呼吸道内疑似存在的异物（如 Heimlich 手法、胸部按压或者用手清除）。
3. **除颤：**院内 3min（Ⅰ级）或者呼救 EMS（同时立即进行高质量的 CPR）后 5min 内除颤是决定复苏是否成功的关键，因为室颤是成人心搏骤停的主要原因。公用除颤程序使得一线救护人员（如消防队员、警察、安保人员、航空工作人员）可以便捷地使用自动体外除颤器（AEDs）。自动体外除颤器是小型轻便的除颤设备，具有既可感受又可传输电击的可黏合电极片，可通过视觉显示的和声音的提醒为施救者提供帮助。AEDs 通过分析心电图信号的频率、振幅和斜率发出建议，或是“适合电击”或是“不适合电击”。AEDs 需人工触发而不会自动为病人进行除颤。目前 AEDs 也配置了小儿电极系统更适合小儿复苏除颤。小于 8 岁或低于 25kg 的小儿应该减少除颤功率。对于婴幼儿如没有相应的低功率 AED 应该采取手动除颤。

4. **再次评估：**除颤后应立即接着进行 CPR（不用检查脉搏和节律），五组 CPR（如已建立高级气道，则大约为 2min）后再检查心律。参与复苏的人员应该注意，如证明有可灌注节律出现，应通过检查脉搏来判定是否恢复自主循环（ROSC）。每 5 组 CPR 后如无可除颤节律或无脉搏，应继续复苏。

B. 高级生命支持（ACLS）包括气管内插管、电除颤和药物治疗，是心搏骤停的决定性治疗措施。

1. **气管插管：**迅速控制气道可以保证复苏期间充分供氧并排出二氧化碳。气管插管应由现场最熟练的医师操作，尽量不干扰其他施救者的操作，通过监测二氧化碳波形可以确认气管导管是否在气管内。如静脉通路未建立，气管导管可作为一些药物的给药途径，如纳洛酮、阿托品、血管升压素、肾上腺素或利多卡因（NAVEL）都可经气管导管给药。但与静脉给药相比，气管内给药峰浓度较低，为保证药效，药物应该用无菌盐水稀释至 10ml 并以较大剂量（2～3 倍）使用。

2. **除颤：**无脉室速和室颤是与心搏骤停相关的常见心律失常（图 38-1）。随着停搏时间延长，心脏功能恶化且可能更难转为自主循环恢复。麻醉医师应该先行除颤而不用征得外科医师的同意。实施除颤者应在保证其他参与复苏的人员与病人无接触的情况下启动除颤器。

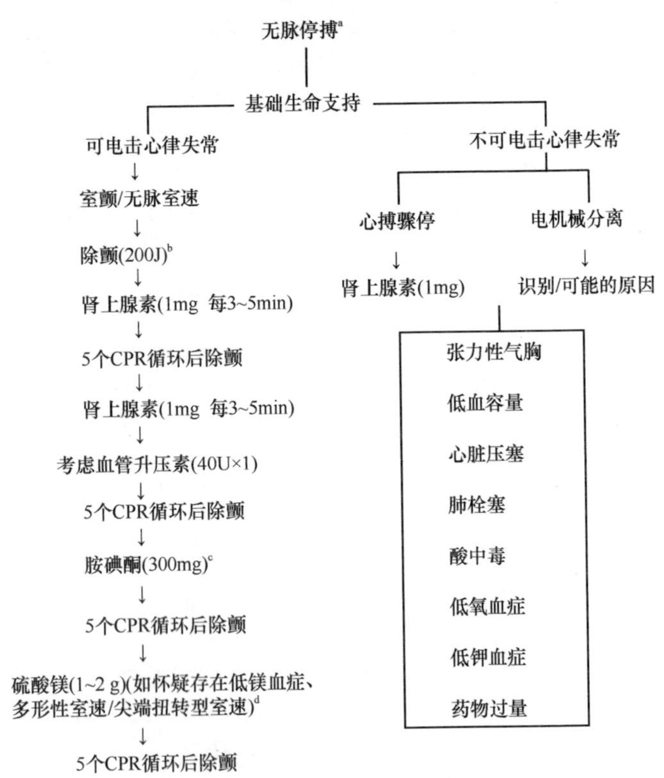

图 38-1 无脉停搏复苏流程

VF，室颤；VT. 室速

a. 节律不清可能是室速按可电复律处理；b. 双向波，一个 CPR 循环后接着进行有效的除颤；c. 胺碘酮应溶解在 20～30ml 盐水或者 5%葡萄糖中。静脉输注胺碘酮 1mg/min，6h 后改为 0.5mg/min，如再次出现室颤或者室速，重新静脉注射 150mg。d. 如无其他干预措施应尽早考虑上述复苏流程

a. **除颤器：**双相脉冲先发出特定毫秒时长的正向电流，继之再发出反向电流。除颤器正面标注着可供选择的功率，终结室颤的最佳功率是 150～200J。建议小儿初始除颤功率为 2～4J/kg，逐渐增加至有效功率，最大除颤功率不超过 10J/kg 或不超过成人除颤的最大功率。1 岁或 10kg 以上的小儿都用成人电极（8～13cm），婴儿电极（4.5cm）仅限于 10kg 以下的小儿。

b. **电复律：**同步双相电击 50～100J 用于室上性心律失常，如阵发性室上速（PSVT）。根据设备厂家的不同，对于心房颤动（房颤）的电复律建议起始选择双向 120～200J，如无效则应逐步提高功率。对于血流动力学稳定的室速可以从 100J 起实施电复律。小儿的电复律可以从 0.5～1J/kg 开始，后续可提高到 2J/kg。

3. **起搏：**高度心脏传导阻滞伴严重心动过缓是心搏骤停的原因之一。当用药物治疗但心率不增加时应考虑安装临时起搏器。最简单地增加心室率的方法是安置经皮起搏器。另外对病情稳定的病人经食管心房调搏对持续的房室传导引起的窦性心动过缓有效，对于手术中其他方面稳定的病人因心动过缓引起的低血压也有效。第三种选择是在继续 CPR 时经静脉在右心放置临时起搏导线以提高心率。特殊的肺动脉调搏导管可起到房室起搏的作用。

4. **静脉通路：**尽管心脏按压和除颤都很重要，但建立静脉通路是复苏是否成功的关键，最理想的是开放中心静脉。最适宜的穿刺位置（颈内静脉、颈外静脉、锁骨下静脉或股静脉）选择要根据病人的解剖、医生的经验及对复苏的最小干扰。当要应用适当的液体使药物进入中心循环时，也可以选择经肘前静脉置入外周静脉导管。如果外周静脉穿刺困难，可以考虑骨髓内给药（IO），小儿骨髓通路常不超过 1min 即可建立。在静脉通路建立前所有药物和液体均可以经 IO 途径注射。

5. **药物：**以下是高级生命支持中可供选择的药物，用于治疗血流动力不稳定、心肌缺血、心肌梗死及心律失常。小儿高级生命支持所用药物的剂量在成人用药剂量讨论后的括号内。

a. **腺苷：**是内源性嘌呤核苷酸，其半衰期为 5s，它通过减慢房室结的传导和阻滞房室结的折返途径使阵发性室上速（PSVT）转为窦性心律。其也可以用来协助鉴别诊断室上性心动过速[如室率快的心房扑动（房扑）还是 PSVT]。腺苷也可用于诊断和治疗稳定的、规律宽大的复杂单源性心动过速。首次静脉快推 6mg，出现短暂的心搏骤停，然后出现 P 波、房扑或房颤，最初无心室反应。有时首次给腺苷 6mg 后 PSVT 转为窦性心律。如果 6mg 无效，第二次静脉注射 12mg 能终止 PSVT。对再发的 PSVT、房颤、房扑，应该用半衰期较长的药物进行最后的治疗。如果应用 3-甲基黄嘌呤（竞争性抑制），腺苷的剂量应增加；如应用了双嘧达莫（通过对核苷酸转运阻滞而有增强作用），则应减少剂量（小儿：0.1mg/kg；重复给药 0.2mg/kg；最大剂量 12mg）。

b. **胺碘酮：**是高级生命支持中应用最广的药物。它有抗心律失常药的所有特性（延长动作电位、以高频率刺激阻滞钠通道、非竞争性抑制突触动作电位、负性变时作用）。由于此药高效且致心律失常概率低，因此已最常作为心功能严重受损病人的心律失常治疗用药。对于无脉的室速和室颤病人，将 300mg 胺碘酮用盐水或 5%的葡萄糖稀释成 20～30ml 快速注射。对于稳定的心律失常（如血流动力稳定的房颤），150mg 缓慢静脉注射 10min 以上，接着 1mg/min 共 6h，然后 0.5mg/min，每天最大剂量 2g。胺碘酮应用时即刻的副作用是心动过缓和血压下降[小儿：负荷量 5mg/kg，最大剂量 15mg/（kg · d）]。胺碘酮适用于下列心律失常。

（1）不稳定室速（Ⅱb 级）。

（2）电除颤和肾上腺素治疗失败的室颤或无脉室速（Ⅱb 级）。

（3）控制稳定的单源室速的频率，多形性室速（Ⅱb 级）或房颤（Ⅱa 级）。

（4）当洋地黄治疗无效（Ⅱb 级）或存在异形性继发于异常途径的心动过速（Ⅱb 级）时，控制快速房性心律失常的室率。

（5）难治性 PSVT（Ⅱa 级）或房性心动过速（Ⅱb 级）电复律时的辅助治疗。

c. **阿托品：**主要用于血流动力稳定的显著心动过缓（Ⅰ级）或房室结传导阻滞（Ⅱa 级）。阿托品通过抑制迷走神经而增加窦房结自律性和加快房室结传导。对心动过缓或房室传导阻滞应给予 0.5mg 静脉推注，如有必要每 3～5min 重复给药一次，总剂量 0.04mg/kg。心搏骤停用阿托品无效，但可用于看似心搏骤停的严重心动过缓。完全迷走神经阻滞的累积剂量为 3mg（小儿：0.02mg/kg；最小剂量 0.1mg；最大单次剂量，儿童 0.5mg，青少年 3.0mg）。

d. **β 受体阻滞药**（阿替洛尔、美托洛尔和普萘洛尔）：被证实对治疗不稳定型心绞痛或心肌梗死有效（Ⅰ级），这些药物可以减少心肌缺血、非致命性心肌梗死和心肌梗死后室速的复发率。与钙通道阻滞药不同，β 受体阻滞药无直接的负性变力作用。β 受体阻滞药对急性 PSVT、房颤、房扑（Ⅰ级）和异位房速（Ⅱb 级）治疗有效。初始剂量和维持剂量，阿替洛尔 5mg 经 5min 注入，10min 后可重复给药；美托洛尔 5mg 每 5min 可给 3 个剂量；普萘洛尔 0.1mg/kg 分成 3 个剂量每 2～3min 给药一次；艾司洛尔 0.5mg/kg 注入 1min 以上然后以 50μg/min 注入，根据需要可增至 200μg/min。禁忌证包括二或三度心脏传导阻滞、低血压和严重的充血性心力衰竭。尽管 β 受体阻滞药对少数病人可诱发支气管痉挛，但大多数慢性肺疾病的病人是可以耐受的。

e. **钙**：只有在高钾血症、高镁血症或钙通道阻滞药中毒时才应当用钙剂治疗心搏骤停。在这种情况下可静脉注射氯化钙 5～10mg/kg，必要时重复使用（小儿：10%氯化钙 20mg/kg=0.2ml/kg）。

f. **多巴胺**：有多巴胺能作用[＜2μg/（kg · min）]、β 肾上腺素能作用[2～5μg/（kg · min）]和 α 肾上腺素能作用[5～10μg/（kg · min）]。上述是“传统”的剂量。实际上其效应是不可靠的（如在最小剂量情况下也可出现心动过速）。通常应该从小剂量开始（如 150μg/min），逐渐增加剂量直至出现预期效果（如尿量增加、心率或心肌收缩力增加、血压升高），或出现副作用（如快速性心律失常）

限制其进一步增加使用。

g. **肾上腺素：**仍是治疗心搏骤停的首选药物，兴奋α肾上腺素能受体，使脑和冠状动脉以外的血管收缩，以保证脑及心脏的血供。大剂量肾上腺素可引起心功能不全。推荐剂量是1.0mg静脉注射，3～5min可重复给药。肾上腺素可用于症状性心动过缓（Ⅱb级）（小儿：心动过缓，0.01mg/kg；无脉停搏0.01mg/kg）。

h. **伊布利特**（Ibutilide）：可用于房颤的急性转律，可单独应用，也可以配合电复律应用。可延长动作电位和增加不应期。剂量是1mg经10min注入，10min后可以重复给药。体重不足60kg可按0.01mg/kg给药，在用药期间应该持续监测病人至少6h，因为此药主要的副作用是多源性室速（包括尖端扭转型室速）。

i. **异丙肾上腺素：**是β_1和β_2肾上腺素能受体激动药。只有当有显著血流动力学改变的缓慢型心律失常，对阿托品和多巴酚丁胺无反应而又没有临时起搏器可用的情况下（Ⅱb级），才考虑应用异丙肾上腺素。异丙肾上腺素能激动β_2受体，引起低血压。异丙肾上腺素以2～10μg/min静脉输注，调整剂量以取得满意的心率。

j. **利多卡因：**可控制（不是预防）急性心肌梗死期间的室性心律失常。开始可静脉推注1.0～1.5mg/kg，每3～5min可重复推注0.5～0.75mg/kg，总量达3mg/kg。随后静脉滴注利多卡因2～4mg/min。对心排血量减少、肝功能障碍及老年病人应减少利多卡因用量[小儿：1mg/kg，20～50μg/（kg·min）静脉输注]。

k. **镁：**是多种酶反应的辅助因子，包括Na^+-K^+-ATP酶。低镁血症可诱发难治性室颤和加重低钾血症。硫酸镁对治疗药物引起的尖端扭转型室速有效。紧急情况下将硫酸镁1～2g溶解在5%葡萄糖中1～2min注入，快速给药的副作用是低血压和心动过缓（小儿：25～50mg/kg，最大剂量2g）。

l. **氧**（100%）：对所有心搏骤停的病人，应通过简易呼吸器或气管插管进行纯氧正压通气；对血流动力学平稳且有呼吸的病人，可用非加压通气面罩吸氧。

m. **普鲁卡因胺**：可使房颤和房扑转为窦性心率（Ⅱa 级），对继发于异常通路的室上速有控制室率的作用（Ⅱb 级）。对于在转律过程中出现的不明原因的宽大复杂的心动过速波有效（Ⅱb 级）。目前已基本被胺碘酮取代。负荷剂量是持续输注 20～30mg/min，如心律失常已终止，出现低血压、QRS 波形宽度超过原来的 50%或用药总量达 17mg/kg 时应停止输注。当心律失常已消失时，应给予 4mg/min 维持量输注。如出现肾功能损伤应考虑减量。至少每天应该检查一次 QRS 波的宽度（小儿：15mg/kg，30～60min 注入）。

n. **碳酸氢钠**：对多数心搏骤停的病人用碳酸氢钠是有害的，因为碳酸氢钠可造成反常性细胞内酸中毒（Ⅲ级）。只有当病人事先存在严重的代谢性酸中毒、高钾血症、三环类抗抑郁药过量，标准高级生命支持计划失败的情况下，才考虑使用。初始剂量静脉注射 1mmol/kg，维持剂量 0.5mmol/kg，每 10min 给药一次（根据血气分析的 pH 和动脉血二氧化碳分压调整）（小儿：1mmol/kg）。

o. **血管升压素**：是由脑垂体分泌的激素，具有升压（V_1）和抗利尿（V_2）作用。复苏后恢复自主循环的病人血中内源性血管升压素水平增高。此药在维持冠状动脉血液灌注方面效果优于肾上腺素，半衰期较长（10～20min），对于无脉性心搏骤停的病人（40U 静脉注射）可替代肾上腺素第 1 次或第 2 次剂量。尽管此药在治疗心搏骤停方面有一些优点，但其治疗心搏骤停的有效性方面的证据是有限的[小儿：负荷剂量 0.4～1U/kg，心搏骤停最大剂量 40U，儿茶酚胺耐药的低血压 0.0002～0.002U/（kg · min）]。

p. **维拉帕米和地尔硫䓬**：这两种钙通道阻滞药能减慢房室结传导，可用于治疗血流动力稳定的、刺激迷走神经或用腺苷无效的窄波 PSVT。维拉帕米首次剂量为 2.5～5mg 静脉注射，每 15～30min 可重复静脉注射 5～10mg。地尔硫䓬首次剂量 20mg，如需要追加，可再静脉注射 25mg，并持续输注 5～15mg/h。两种药物都具有舒张血管和负性肌力作用，可引起低血压、加重充血性心力衰竭、心动过缓，增加预激综合征异常束的传导。低血压可静脉注射氯化钙 0.5～1.0g 进行拮抗。

6. 特殊后续治疗方案 见图 38-1～图 38-3。

a. 无脉心搏骤停（图 38-1）。

b. 心动过缓（图 38-2）。

c. 有脉心动过速（图 38-3）。

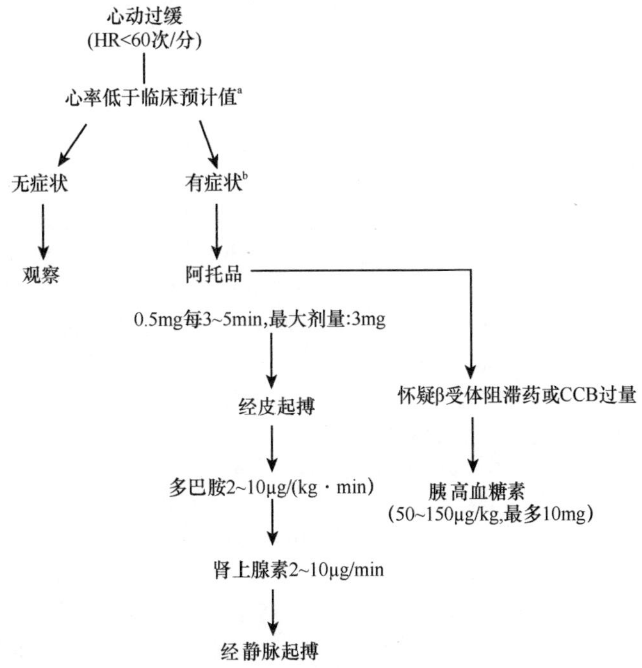

图 38-2 心动过缓复苏流程

HR. 心率；CCB. 钙通道阻断药；a. 服用治疗结性心律药物（如 β 受体阻滞药）的病人正常心率目标可能小于 60 次/分；b. 有症状包括精神状态改变、低血压、肺水肿、充血性心力衰竭、心肌梗死

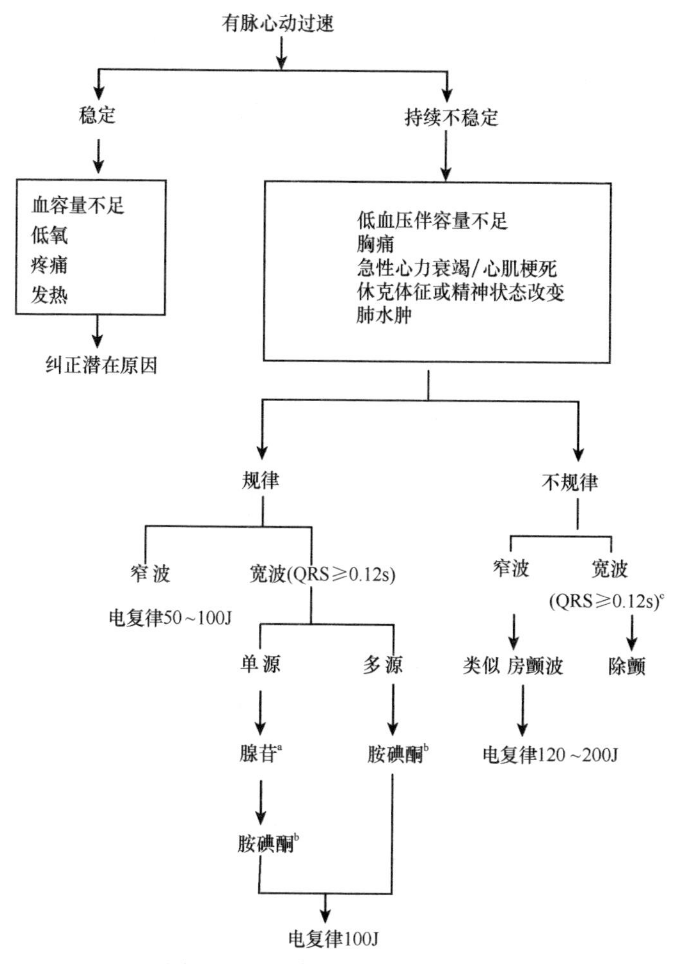

图 38-3 有脉心动过速复苏流程

a. 腺苷：如需二次给药经外周静脉快速静脉注射 6～12mg。中心静脉给药第一次剂量 3mg，第二次剂量 6mg；b. 胺碘酮负荷剂量应该溶于 20～30ml 盐水或者 5%葡萄糖中静脉输注胺碘酮 1mg/min，6h 后改为 0.5mg/min；c. 如节律不清有可能是室颤，按可电复律处理（图 38-1）

7. **开胸直接心脏按压**：如医疗机构条件允许，对于胸部穿透伤、腹部创伤引起的心搏骤停、心脏压塞、低体温和肺栓塞均可采用开胸直接心脏按压，对于不能有效实施胸外心脏按压的、胸部解剖结构异常的病人也适用于开胸心脏按压。

8. **心肺复苏终止：** 尽管复苏超过 30min 病人存活的可能性很小，但目前还没有绝对的终止复苏的标准。主管医师应负责判定心血管系统对充分实施的 BLS 和 ACLS 确无反应，这样才能表明病人已死亡。所有复苏经过都要做详细记录，包括终止复苏的原因。

9. **放弃治疗**（DNR）**：** 对于在手术室或者术后恢复室发生心搏骤停的病人，麻醉医师因负有决定是否放弃治疗的责任因此处于非常关键的地位。在围手术期提出放弃治疗的命令总是令人质疑的。每个医疗机构的准则都应该经常复习。术前应该与病人家属、健康情况监护人、医师应明确任何复苏措施符合病人本人的意愿。如全身麻醉诱导过程中出现低血压用血管活性药是允许的，而对自发的室颤病人可能禁止除颤和 CPR。在手术室外的紧急插管，麻醉医师应该询问病人的习俗，从伦理和法律上把握治疗尺度。

Ⅳ. 小儿复苏

A. **基础生命支持**（BLS）**：** 新生儿期以后的患儿需心肺复苏者相对较少。小儿心搏骤停通常是由呼吸衰竭或气道梗阻所致低氧血症造成的，应尽早施行有效措施以保持气道通畅及确保足够的通气。小儿复苏的准则适用于 1 个月～1 岁的婴儿和 1 岁以上的儿童。新生儿复苏见本章Ⅴ.。根据健康委员会的定义，儿童是指 1 岁到青春期开始年龄段的孩子；但公众通常把 1～8 岁年龄段的孩子定义为儿童。与成人复苏准则“先打电话”不同的是对于婴儿和儿童复苏要“快打电话”。也就是说在拨打急救电话之前应该先实施 5 个循环的 CPR（大约 2min）。“快打电话”也适用于溺水、创伤、药物过量引起的心搏骤停。亲眼目睹心搏骤停（如运动员在赛场虚脱）或者小儿有突然出现心律失常高度危险时除外。鉴于小儿解剖和生理均与成人不同，对胸外按压及通气频率、幅度及按压部位与成人相比也都有所不同（表 38-2）。以下详述小儿与成人复苏技术的差别。

表 38-2　成人和小儿心肺复苏

年龄	通气次数/分	按压次数/分	通气按压比	按压幅度
新生儿	30	90	3：1[a, b]	胸部 1/3
婴儿（<1 岁）	12～20	100	30：2[a]/15：2[b]	胸部 1/3～1/2
儿童（1～8 岁）	12～20	100	30：2[a]/15：2[b]	胸部 1/3～1/2
成人和大于 8 岁年长儿	10～12	100	30：2[a, b]	1.5～2in

a. 单人复苏；b. 双人复苏。

1. **气道与呼吸**：建立气道的措施与成人相同，但有一些注意事项，对于 1 岁以下的小儿，不能试用腹部捶击，因为小儿的消化道很容易受损。由于婴儿气道不成熟，直径小，易受挤压，所以将头后仰和提下颌易使颈部过度伸展而造成气道堵塞。其次提下颌时压迫颌下部可将舌推向咽部而堵塞气道。通气宜在低气道压下缓慢进行，以防胃扩张，通气量应足以带动胸廓起伏。
2. **循环**：1 岁以下婴儿因颈动脉不易触及，应触膜肱动脉或股动脉判断搏动。一经确认无脉后，即应开始胸外按压，婴儿胸外按压可由操作者用两指尖按压胸骨，或由操作者两手环抱患儿胸部以两拇指在乳线以下一指宽处按压胸骨。年长儿正确的按压部位与成人相似，但按压胸骨以单手操作即可。按压幅度为其前后深度的 1/3～1/2。对于婴儿与小儿单人复苏的按压/通气的比率为 30：2，双人复苏的比率为 15：2。如果在双人复苏期间建立了气道，就不用考虑按压与呼吸同步。通气频率约为 8～10 次/分，按压频率为 100 次/分，不要暂停通气。

B. **小儿高级生命支持（PALS）**：小儿心搏骤停多数表现为心搏骤停或心动过缓，而非室性心律失常。1 岁以下婴儿中，病因学上以呼吸性及特发性（婴儿猝死综合征）者占首位。由于解剖及生理上与成人有别，要求除颤的设置及用药剂量都应按患儿体重计算。

1. **气管插管**：小儿气管插管建议使用低压高容量套囊

气管导管，应该监测囊内压，使囊内压维持在 20～30cmH$_2$O。对于不足 1 岁的患儿选择内径 3.5mm 不带套囊或 3.0mm 带套囊气管导管，1～2 岁患儿选择 4mm 不带套囊或 3.5mm 带套囊气管导管。2 岁以上患儿气管导管选择按以下公式计算（ID，mm），不带套囊=（年龄/4）+4；带套囊=（年龄/4）+ 3.5。通过二氧化碳波形来确认气管导管的位置。用听诊器或放射线确认导管未插入一侧支气管。如果气管插管后病情加重，应排除气管导管移位或阻塞、气胸或机器故障（mnemonic DOPE）。

2. 除颤： 婴儿用除颤器的极板直径为 4.5cm，年长儿用的直径为 8cm。首次双相电击的能量分别为 2J/kg 和 4J/kg，或以前成功电击的最低能量。如果电除颤未奏效，应寻找其他可纠正的原因，如低氧血症、酸中毒或低体温等。对心脏转律开始的能量为 0.2J/kg，必要时逐步增至 1.0J/kg。各种除颤器的小儿极板形状不尽相同。

3. 静脉通路： 复苏过程中，开放外周静脉通路优先于开放中心静脉，因为后者可能影响到心脏按压。心搏骤停但如已有外周静脉通路，应加以应用不宜迟延。经周围静脉给药应该用盐水快冲至中心循环，如开放静脉困难可选用骨髓内给药。

4. 药物治疗： 小儿高级生命支持中的用药与成人大致相同（本章Ⅲ.B.5.），根据小儿的体重调整剂量。小儿体重估计可选用身体长度尺预估体重（Broselow 尺）或欧洲小儿生命支持（EPLS）公式[（年龄+4）×2kg]。同时考虑其他生命支持。

5. 特殊儿科高级生命支持措施见图 38-4～图 38-6。

a. 小儿心搏骤停（图 38-4）。

b. 小儿心动过缓（图 38-5）。

c. 小儿有脉心动过速（图 38-6）。

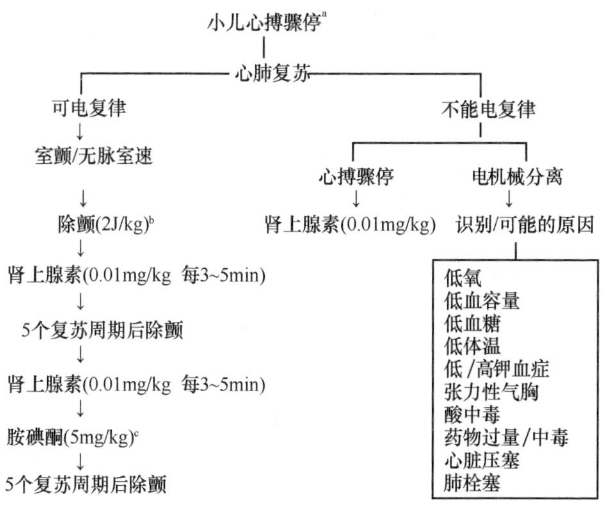

图 38-4　小儿心搏骤停复苏流程

CPR. 心肺复苏；VF. 室颤；VT. 室速。

a. 供氧，建立静脉或骨髓通路；b. 第一次除颤，2J/kg，第二次除颤 4J/kg，随后除颤 4～10J/kg 或者成人剂量（200J）；c. 对室颤或难治性室速可以重复两次

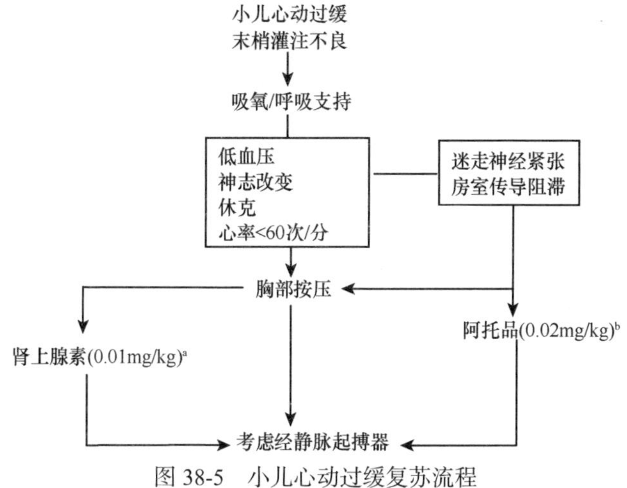

图 38-5　小儿心动过缓复苏流程

HR. 心率；AV. 房室。

a. 每 3～5min 重复，如未建立静脉通路，可经气管导管给药 0.1mg/kg；b. 可以重复一次，阿托品最小剂量 0.1mg；最大剂量 0.5mg

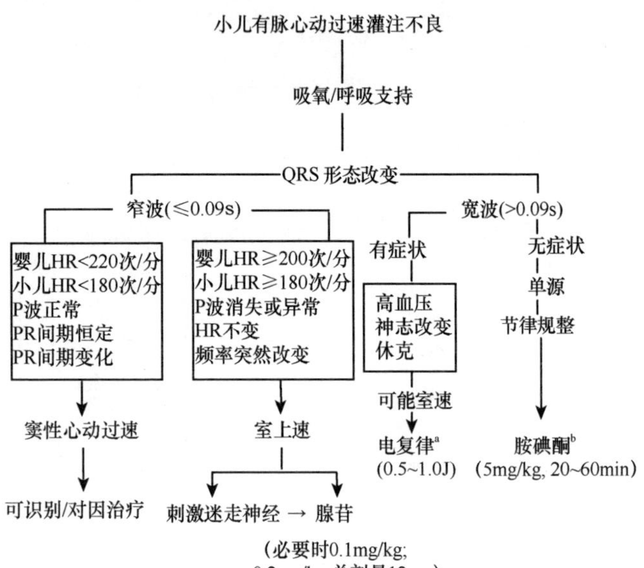

图 38-6 小儿有脉心动过速灌注不良复苏流程

HR. 心率；SVT. 室上速；VT. 室速。a. 如无效，增加至 2J/kg；b. 如无胺碘酮则使用普鲁卡因胺（15mg/kg，30～60min）

6. 家人参与： 小儿复苏过程中好多情况有家人参与。研究表明，家人参与对家庭成员有益，可以给父母提供机会实地观察施救者的努力。在复苏过程中保持有一人回答家属问题并安慰家人。如果父母情绪失控就应该让其离开。复苏团队应该关注家庭成员的存在。

V. 新生儿复苏（图 38-7）

新生儿期是指出生后 28d 这段时间，约 10%新生儿出生时需要辅助呼吸，但只有 1%的新生儿需要主动复苏。产妇分娩时应该至少有一名有复苏经验者在场。对于出生时是否足月、新生儿呼吸/哭声、肌张力的快速评估有助于判断新生儿是否需要复苏。因胎儿窘迫而行急诊剖宫产时通常需要进行新生儿复苏。在场的可能只有麻醉医师掌握新生儿处理的技术，在这种情况下，应把新生儿保温箱放到手术台头部以便麻醉医师得以在儿科医师到达之前，同时监测产妇和新生儿。

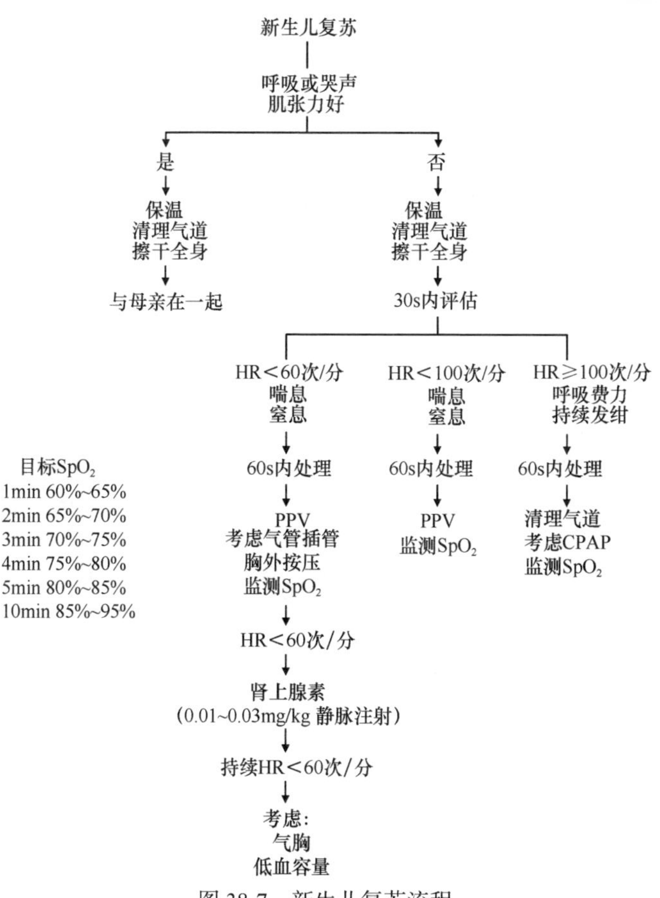

图 38-7　新生儿复苏流程

HR. 心率；PPV. 正压通气

A. 评估： 新生儿即刻复苏至关重要，因为处理不及时就可迅速造成严重的低氧血症，并可因呼吸性酸中毒而加重，这种情况可使胎儿循环和右向左分流持续存在，需要复苏的新生儿常有显著的右向左分流。

1. **Apgar 评分：** 出生后 1min 和 5min Apgar 评分是评估新生儿生理状态的客观指标。
2. Apgar 评分 0～2 分需立即行心肺复苏，3～4 分应使用简易呼吸器对新生儿进行通气一段时间并需进一步复苏，5～7 分正常情况下给予面罩供氧并刺激即可。对新生儿的呼吸情况可通过观察胸廓起伏和听诊来评估。心率可通过听诊或者触摸脐动脉来评估。

3. 对于足月出生时的快速评估，新生儿呼吸/哭声、肌张力可以评定为“好”时，多数只需要擦干新生儿皮肤保暖（妈妈怀抱或者包裹）。如果评定“差”，则应该按顺序接下来进行四步处理。起始的步骤是维持稳定（擦拭、保暖、合理体位、清理呼吸道、刺激呼吸）。
4. 人工通气。
5. 胸部按压。
6. 药物/扩容。

B. 黄金 1min（出生后第一个 60s）第一步做出评估判断新生儿是否需要人工通气，进而同时评估其他两个重要的特征：呼吸和心率。一旦需要人工通气，应该评估其他 3 个重要的特征：心率、呼吸和氧合（用脉搏血氧饱和度避免低氧，因此不推荐仅看皮肤颜色）。复苏有效、敏感指标好转常表现为心率增加。

1. **起始的步骤**：不耐受寒冷的新生儿出生后应周身擦干并置于预先已加温的环境中保暖。应避免低体温和医源性高热。新生儿应置于侧 Trendelenberg 位，头部呈嗅物位，开放呼吸道，以利于分泌物引流。不推荐分娩后常规口鼻腔吸引。如果需要，以球状注射器或者吸引套管清理呼吸道，擦拭和吸引可以充分刺激呼吸道。对大多数新生儿进行擦拭和吸引即足以刺激其产生呼吸运动。存在胎粪误吸的新生儿应插管吸引（Ⅱb 级），如插管延时应该行简易呼吸皮囊通气。推荐复苏时用脉搏血氧监测避免低氧。新生儿出生后用小儿血氧探头测量 90s 脉搏血氧饱和度和心率。导管前值（右上肢）比导管后高。脉搏血氧饱和度仅用于结合其他方式评估心率，不能取代临床的心率评估。
2. **通气**：对于没有呼吸、存在喘息和心率低于 100 次/分的新生儿应该行正压通气，开始要有足够的峰压保证胸廓起伏以增加心率。如果可以监测气道压，对于早产儿压力要达到 20cmH_2O，足月儿达 30～40cmH_2O。如无气道压力监测，最小压力应足以提高心率和观察到小幅度胸廓起伏。对于早产儿，过度的胸部扩张可能引起肺损伤。辅助通气的频率应该 40～60 次/分，如果有合适的呼吸机采用适当的 PEEP 是有益的。自主呼吸困难的早产儿可采用 CPAP 呼吸模式以避免插管和机械通气。需胸部按压、有胎粪误吸和一些如存在膈疝的特殊患儿等，简易呼吸器通气时间过长或无效可考虑气管插管。可用呼气末二氧化碳监测来确定气管导管是否插入气管内，有研究表明，吸入空气较吸入纯氧更能提高新生儿存活率。2010 年复苏准则建议，用空气或混合氧气调整右上肢血氧饱和度达到靶浓度（见图 38-7 中靶 SpO_2 表）。如没有混合氧，开始复苏应该使用空气，如果 90s 不见好转再使用纯氧。

3. **对于心率低于 60 次/分的新生儿，若纯氧充分通气 30s 后不见好转应行胸部按压**。按压胸骨下 1/3，胸骨下陷 1/3。新生儿按压/呼吸比为 3∶1，按压和呼吸应该保持同步，每分钟 90 次按压和 30 次呼吸达到心率 120 次/分，推荐双大拇指环绕技术，避免按压中断。间断重新评估呼吸、心率和血氧，直至自主心率大于 60 次/分停止心脏按压。
4. **药物和液体复苏**：进行纯氧充分通气并行胸外按压后如心率仍低于 60 次/分者，应给予复苏药物。脐静脉是三根脐血管中管径最大、管壁最薄的血管，为新生儿复苏的最佳血管通路。将脐带残端修整并消毒后插入 3.5～5.0F 导管，脐根部扎无菌脐带圈以防出血。导管应低于皮肤的平面，回抽血液通畅，切忌气体进入循环系统。如无静脉通路可用，可经气管导管给药，也可以选择骨髓内给药。
5. **药量及液体量**
   a. **肾上腺素**：新生儿复苏过程中肾上腺素的 β 肾上腺素能效应提高自主心率。心搏骤停或经充分人工呼吸及胸外按压心率仍低于 60 次/分者，应给予肾上腺素，剂量为每次 0.01～0.03mg/kg，静脉持续泵注 1∶10 000 溶液（Ⅱb 级），不推荐大剂量静脉使用。气管内给药按 0.05～0.1mg/kg，1∶10 000（0.1mg/ml）（Ⅱb 级）。

b. **纳洛酮**：为特异性阿片受体拮抗药，可用于产妇使用麻醉性镇痛药后所致的新生儿呼吸抑制。首次剂量为 0.1mg/kg。2010 复苏准则不推荐小儿应用纳洛酮复苏。麻醉药物引起呼吸抑制应及时行机械通气。研究显示，新生儿误用纳洛酮后与随后的惊厥发作相关。

c. 新生儿复苏不推荐用**碳酸氢钠**，除非在心脏长时间停搏的情况下，可考虑用碳酸氢钠以减轻因显著酸中毒所致心肌功能抑制及儿茶酚胺作用减弱。应用碳酸氢钠可致血浆渗透压增高，与早产儿脑室出血有关。为防止此现象发生，应选用新生儿专用配方（4.2%或 0.5mmol/ml），首次剂量 1mmol/kg 经 2min 静脉注射，随后每 10min 给 0.5mmol/kg，应根据动脉血气 pH 和 $PaCO_2$ 指导用药。

d. **阿托品、钙和葡萄糖**：除非有特殊指征，新生儿复苏不提倡给予。

e. **液体**：如下情况应考虑容量不足，围产期出血、低血压、脉弱、尽管充分供氧及胸部按压仍持续苍白。在分娩室扩容应选择平衡盐溶液而不选白蛋白（Ⅱb 级）。按 10ml/kg 输液，必要时重复输入。对于早产儿输液过快可引起心室出血。

6. **复苏后处理**：对复苏以后的新生儿应持续监测和预防性治疗。维持正常的体温和血糖防止脑的进一步损伤，对近期有中、重度缺血缺氧性脑病的新生儿应治疗低体温。复苏后的新生儿应该转入具有合适设备条件和专业治疗团队的（Ⅱa 级）医疗机构进行有计划的精细治疗。

7. **放弃和终止复苏的原则**

a. 对复苏结果差、死亡率高的患儿，并取得父母的同意，考虑放弃继续复苏是正当的决策。

b. 以下条件可作为考虑复苏后果的准则：

（1）伴有高死亡率相关因素：妊娠（＜23 周）、出生体重（＜400g）、先天畸形（先天无脑畸形、13 三体综合征）因素（Ⅱb 级）。

（2）存活率高及可接受的病状；通常具有复苏指

征；妊娠 25 周以上的多数先天畸形（Ⅱb 级）。

（3）预后不确定及生存概率处于临界线；死亡率高及孩子预期生存负担重（Ⅱb 级）。

C. 如果经有效复苏 10min 后，自主心率仍然没有恢复，则不应再继续复苏。10min 后是否继续复苏由以下因素确定：心脏停搏的原因、妊娠周数、潜在的可逆因素及患儿父母的要求。

（滕文娇　吴秀英 译　韩　宁 审校）

推荐阅读文献

Kattwinkel J, Perlman JM, Aziz K, et al. 2010 American Heart Association guidelines for cardiopulmonary resuscitation and emergency cardiovascular care. Part 15: newborn resuscitation *Circulation* 2010;122(Suppl 3):S909–S919.

Kleinman ME, Chameides L, Schexnayder SM, et al. 2010 American Heart Association guidelines for cardiopulmonary resuscitation and emergency cardiovascular care. Part 14: pediatric advanced life support. *Circulation* 2010;122(Suppl 3):S876–S908.

Neumar RW, Otto CW, Link MS, et al. 2010 American Heart Association guidelines for cardiopulmonary resuscitation and emergency cardiovascular care. Part 8: adult advanced cardiovascular life support. *Circulation* 2010;122(Suppl 3):S729–S767.

第39章 疼痛管理

Yelle MD, Rathmell JP

Ⅰ. 定义与术语

疼痛是伴随实际或潜在的组织损伤而产生的或根据损伤而描述的一种不愉快的感觉和情绪体验（国际疼痛研究学会）。因持续时间长短、病因及痛觉感知的不同，疼痛分为不同类别。

1. **急性疼痛**是继发于肢体创伤并随着创伤痊愈而减轻的疼痛。更好地控制术后急性疼痛已成为改进临床工作的重要措施，随之带来更及时和多样化的疼痛治疗方法。研究表明，有效地减轻急性疼痛会降低后续的慢性疼痛的发生率。
2. **慢性疼痛**持续数月甚至更长时间，通常指超过3～6个月的疼痛。常见的慢性疼痛包括腰背痛、复杂性区域疼痛综合征、疱疹后神经痛、癌痛及肌筋膜痛等。
3. **神经病理性疼痛**源于躯体感觉系统的病理性改变，来自外周（感受器或外周神经）或中枢神经系统。神经系统损伤直接造成躯体感觉系统的病理改变，伴随神经病理性疼痛长时间存在，甚至持续到组织损伤完全愈合后。神经病理性疼痛常被表述为灼痛、辐射样疼痛、撕裂样疼痛或电击痛。神经病理性疼痛可导致痛觉超敏，即无痛刺激如轻触都会触发疼痛。
4. **伤害性疼痛**源于躯体或内脏的损伤激活相应的外周伤害感受器，产生的疼痛定位准确。**内脏痛**源于内脏的膨胀或损伤，因为支配内脏的神经没有其他组织密集，所以其定位没有躯体痛准确。
5. **炎性疼痛**可分为急性炎症产生的伤害性疼痛和慢性炎症产生的神经病理性疼痛（Loeser & Treede，Kyoto）。源于组织损伤的炎症可导致痛觉过敏，即对疼痛刺激的反应性增强。

Ⅱ. 围手术期急性疼痛的治疗

A. 疼痛的药物治疗

1. **非甾体抗炎药（NSAID，表39-1）可有效治疗轻至**

中度疼痛，特别是与炎症相关的疼痛。NSAID 的组成包括不同的化学结构，但都可以抑制环氧化酶（COX）活性，从而抑制花生四烯酸转化为前列腺素。NSAID 阻断了环氧化酶作用途径从而减少前列腺素的合成。

a. 药物作用机制及 COX 选择性：对于 NSAID 产生镇痛作用的机制，显然是由于其减少了前列腺素的生成，从而阻止了痛觉的产生。Ⅰ型环氧化酶（COX-1）在大多数细胞中都有不同程度的表达。细胞内 COX-1 的表达水平相当稳定。COX-1 在保持细胞稳态中扮演了重要角色，是该酶在血小板、肾脏、胃和血管平滑肌中的主要存在形式。人们继而开发了 COX-2 抑制药，旨在减少与 NSAID 相关的消化道出血等药物副作用。然而，COX-2 抑制药一直与不良心血管事件相关（如心肌梗死、卒中等）。已存在心血管事件风险因素病人使用 COX-2 抑制药时应格外小心，而在冠状动脉旁路移植术中，该药禁忌使用。塞来昔布是目前美国唯一允许使用的 COX-2 抑制药。根据 NSAID 对 COX 的抑制作用及对 COX-2 异构酶的选择性不同而分类，见表 39-1。

表 39-1 根据 COX 抑制功能和选择性常用 NSAID 的分类

阿司匹林	不可逆抑制 COX-1 和 COX-2
布洛芬、萘普生	可逆、竞争性抑制 COX-1 和 COX-2
吲哚美辛（消炎痛）	起效较慢、时间依赖性、可逆地抑制 COX-1 和 COX-2
塞来昔布	慢效、时间依赖性且高度选择性抑制 COX-2

b. NSAID 的毒性主要累及消化道（GI）、肾脏、血液系统及肝脏系统。

（1）消化系统：消化不良是最常见的药物副作用，并且非选择性 NSAID 可在服药 1 周内导致 20%～25%的服用者发生无症状的消化道溃疡。复杂性溃疡包括穿透性溃疡、上消化道出血及消化道梗阻等可见于众多长期 NSAID 服用者。表 39-2 中的危险因素将增加 NSAID 所致消化系统的毒性风险。

表 39-2 增加 NSAID 消化道毒性的危险因素

年龄大于 60 岁
胃溃疡病史
使用类固醇激素
摄入酒精
使用多种 NSAID
用药 3 个月以内

（2）由于前列腺素合成受阻，肾灌注下降，因而在一些服用 NSAID 的病人中会发生肾功能不全。在血管容量下降的病人中（如充血性心力衰竭、急性失血及肝硬化等），肾灌注的维持是通过前列腺素的舒血管作用来完成的。泌尿系统中毒可表现为急性间质性肾炎或肾病综合征。NSAID 服用者中有 5%会发生急性肾衰竭。肾功能不全常在中断 NSAID 治疗时缓解，并且很少进展为终末期肾病。表 39-3 中的危险因素将提高 NSAID 所致泌尿系统的毒性风险。

表 39-3 增加 NSAID 泌尿系统毒性的危险因素

低血容量
急性失血
长期使用利尿药
低心排血量（充血性心力衰竭）
肝硬化
肾功能不全病史

（3）与 NSAID 相关的血液系统毒性主要表现为血小板正常功能受抑制。由于 NSAID 对环氧化酶的抑制作用及继发的前列腺素转化为血栓素 A2（一种血小板激活剂）的减少，血小板激活被阻断。阿司匹林对环氧化酶的乙酰化是不可逆的，因此阿司匹林的血小板

抑制功能可持续 7～10d，直到新的血小板生成为止。非阿司匹林 NSAID 对血小板抑制作用是可逆的，当大部分药物被清除出体外后，抑制作用即可缓解。

(4) NSAID 也可能导致肝毒性。约有 1%～3%的病人出现轻度肝酶升高。其机制为由免疫或代谢系统介导的肝细胞直接损伤，其中，对乙酰氨基酚和阿司匹林均有剂量依赖的毒性作用。因此推荐长期接受 NSAID 治疗的病人定期评估肝功能。

(5) NSAID 抑制成骨作用，这一结论在临床和动物实验中都已得到证实。临床上 NSAID 在骨科手术后初期和急性骨折后的使用需要进一步研究。尽管骨科手术后和创伤后常用 NSAID 镇痛，但没有足够数据证实 NSAID 的使用会显著影响愈合。

c. **临床应用**：NSAID 广泛应用于治疗疼痛及类风湿、退行性关节炎相关的炎症反应。它们亦用作阿片类药物佐药，以控制急性疼痛。术后加用 NSAID 通常可减少阿片类药物用量及其副作用。目前有许多口服制剂和多种非处方药品。因此，它们是最常用的一线镇痛药。

d. **可用制剂**：仅有酮咯酸和双氯芬酸是美国目前允许临床使用的经肠外 NSAID。它们是强效镇痛药和退热药，且有多项研究表明，可用于治疗术后中度疼痛。酮咯酸和双氯芬酸是非选择性 NSAID，尽管是经肠外给药剂型，但经静脉给药的消化道毒性反应亦与口服其他 NSAID 相似。治疗急性疼痛时，熟悉一些口服 NSAID 的剂量、用法和经肠外给药剂型是非常重要的。表 39-4 总结了常用的非阿片类镇痛药的疗效与剂量的比较。围手术期使用阿片类药物时加用 NSAID 常可达到协同镇痛效果，并减少阿片类药物的副作用。有较高 NSAID 中毒风险病人，避免使用 NSAID 是非常重要的。多数接受手术治疗病人可从加用 NSAID 方案中受益。

2. **对乙酰氨基酚**是一种对氨基苯酚衍生物，其镇痛、退热作用与 NSAID 相似。对乙酰氨基酚不会显著抑制外周前列腺素的生成，也不会引起严重的消化道毒性或血小板功能障碍，且在正常剂量范围内，几乎不会产生副作用。对乙酰氨基酚完全经肝代谢，过量用药所致的肝毒性主要因其少量代谢产物所致。对乙酰氨基酚与一种阿片类药物联合应用是治疗中至重度疼痛最常用的口服镇痛方案。对乙酰氨基酚口服或直肠给药每次 1g，每 6h 一次，可以有效减轻术后疼痛并减少阿片类药物的使用。美国最近已认可对乙酰氨基酚的一种静脉注射的剂型，用于治疗轻至中度疼痛。
3. **氯胺酮**作为 NMDA 受体拮抗药，既是一种非典型麻醉药，又是有效的镇痛药。与阿片类药物相反，使用氯胺酮期间可较好保证病人的自主呼吸及气道反射。唾液分泌过多是常见的药物副作用，而加用格隆溴铵等止涎剂可减轻这一作用。氯胺酮可通过诱导释放儿茶酚胺间接兴奋交感神经系统。大剂量时，氯胺酮可致病人产生“分离”状态，并导致诸如噩梦等不良反应，而后者在与苯二氮䓬类药物合用时会减轻。小剂量的氯胺酮可作为术中麻醉辅助用药输注[5～10μg/（kg · min）]。Cochrane 系统评价表明围手术期使用氯胺酮可以减少疼痛、阿片类药物使用和术后恶心呕吐的发生，延长镇痛时间，但同时增加了烦躁不安等副作用（幻觉、噩梦、眼球震颤）。一定剂量的氯胺酮可以有效缓解术后急性疼痛，特别是阿片类药物镇痛效果不明显时。病人在使用氯胺酮时（给予单次剂量 10～30mg）需预先给予苯二氮䓬类药物，减轻烦躁不安等副作用，而且病人要进行常规监测。Cochrane 系统评价在 37 例研究中有 27 例表明，使用氯胺酮可以有效减少术后疼痛。大量研究表明，氯胺酮作为麻醉辅助用药可以减少术后初期阶段阿片类药物使用，并且没有明显的不良反应。氯胺酮对围手术期长期应用阿片类药物治疗疼痛的病人，可以发挥更显著的作用。

表 39-4 选择性非阿片类镇痛药及其镇痛效应比较

药物	特殊非阿片类镇痛药剂量和标准化相对效应						
	常用商品名	平均镇痛剂量	服药间期（h）	日最大量	镇痛效果比较	血浆半衰期（h）	评价
对乙酰氨基酚	泰诺等很多	500～1000mg 口服	4～6	4000mg	相当于 650mg 阿司匹林	2～3	若酗酒或有肝病须慎用；有直肠栓剂
阿司匹林（水杨酸类）	很多	500～1000mg 口服	4～6	4000mg		0.25	因有 Reye 综合征风险，不用于 12 岁以下可能病毒感染的儿童；有直肠栓剂
布洛芬	雅维等很多	200～400mg 口服	4～6	2400mg	200mg 优于 650mg 阿司匹林	2～2.5	
萘普生	萘普生	500mg 口服 首次 250mg 口服	6～8	1250mg		12～15	
吲哚美辛	消炎痛	25mg 口服	8～12	100mg	与 650mg 阿司匹林相当	2	副作用发生率高，故不常规用
酮咯酸	痛力克	15～30mg 静脉注射或肌内注射	6	首日 150mg，此后120mg	与 6～12mg 吗啡相当	6	用药不大于 5d
双氯芬酸	双氯灭痛	75～150mg 静脉注射或肌内注射	24	150mg 每天		1～2	用药不大于 2d
塞来昔布（COX-2 抑制药）	西乐葆	100～200mg 口服	12	400mg			磺胺类药物过敏者禁用

4. **阿片制剂和阿片类药物：**阿片制剂是治疗急性疼痛应用最广泛、最有效的镇痛药。吗啡是一种经典的阿片类药物，它是用东洋罂粟种子的荚皮磨汁而得。将吗啡的化学结构进行修饰后可直接获得其他几种化合物，而这些由吗啡直接衍生而来的药物统称为阿片制剂。另有其他合成化合物通过作用于阿片受体而发挥作用——所有通过阿片受体发挥作用的药物统称为阿片类药物。由于阿片类药物对于急性疼痛能有效缓解，因此它们是治疗急性疼痛的基石。然而阿片类药物有明显的副作用，由于耐受性、身体依赖性和可能成瘾性限制了其长期应用。在美国对阿片类药物常规开处方的做法导致了药物的误用和滥用的流行。2013 年，美国因阿片类药物过量使用致死人数超过海洛因和可卡因过量致死的人数总和。改善局面的第一步要依靠医师对此公共安全问题进行普遍宣教。阿片类药物在治疗急性疼痛方面疗效显著，尽管在临床上应用广泛，但阿片类药物用于治疗慢性疼痛和非癌性疼痛的长期疗效仍不明确。

a. **代谢：**注射后，吗啡快速在肝中与葡萄糖醛酸结合；吗啡在生理 pH 下，大部分以离子形式存在，与蛋白结合能力很强。不同病人在给予相同剂量的吗啡后，年龄越大，吗啡的血药浓度也相应越大（图 39-1）。吗啡的血药浓度与药理作用相关性较弱。相比，吗啡在脑脊液（CSF）的浓度与镇痛和呼吸抑制作用相关性更强。静脉注射吗啡后 1min 内，可以检测到吗啡的一种代谢产物，即吗啡葡糖苷酸。尽管吗啡-6-葡糖苷酸（M-6-G）的量小于吗啡-3-葡糖苷酸（1∶9），M-6-G 能结合 μ 受体产生镇痛和呼吸抑制作用。肾衰竭病人体内 M-6-G 的消除作用被削弱（图 39-2），导致抑制呼吸作用的效应延长。吗啡在静脉注射后可导致组胺释放，进而使全身血管阻力和血压降低（图 39-3），而注射芬太尼则没有这种效应。

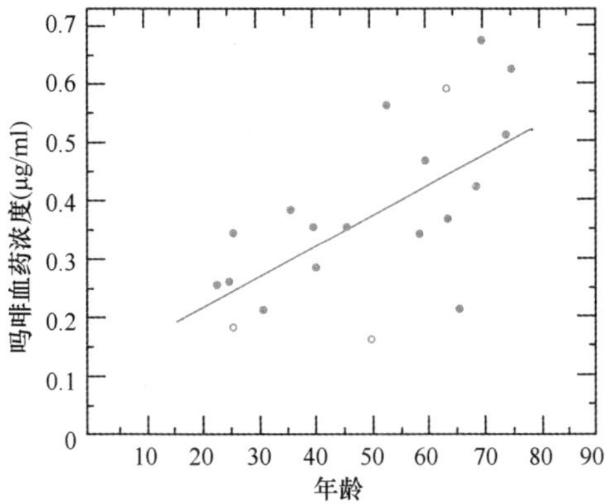

图 39-1 吗啡的血药浓度随着年龄的增长而增加（经允许引自 Berkowitz BA, Ngai SH, Yang JC, et al. The disposition of morphine in surgical patients. *Chin Pharmacol Ther* 1975；17：629-635.）

b. 阿片类镇痛药的副作用

（1）**呼吸抑制**：剂量依赖性地降低脑干呼吸中枢对二氧化碳张力（$PaCO_2$）增加的反应性，表现为呼吸频率降低，大剂量用药时会出现呼吸暂停。

（2）**镇静**：通过大脑边缘系统介导而产生镇静作用。

（3）**瞳孔缩小**：动眼神经 Edinger-Westphal 核自主神经节段兴奋作用所致。

（4）**恶心及呕吐**：直接刺激延髓背部化学感受器触发区所引起。

（5）**便秘**：大肠和小肠的收缩、蠕动及推进作用减弱。

（6）**心动过缓**：刺激延髓中枢迷走神经核导致心动过缓。

c. 耐受性：长期大剂量应用阿片类药物后，随着时间推移，病人要求增加剂量以获得同样的生理镇痛效果，这种现象称作耐受性，是所有阿片类药物的共有特性。

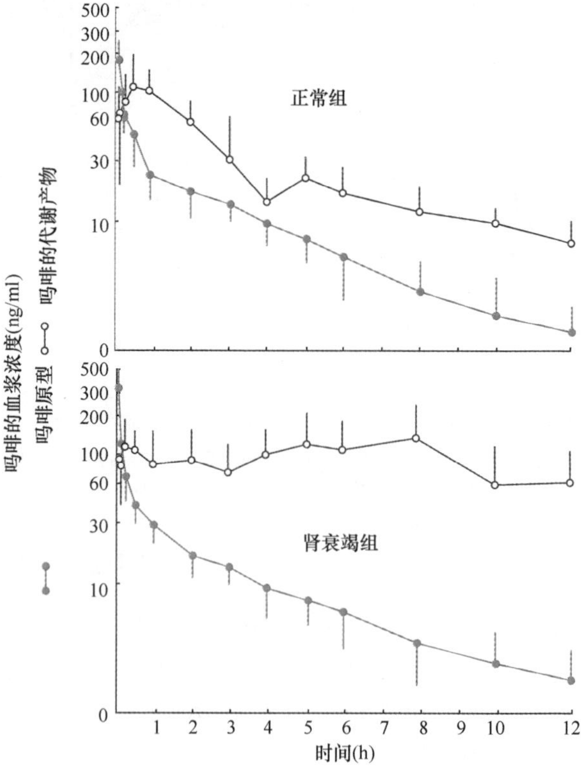

正常组

肾衰竭组

吗啡的血浆浓度(ng/ml)

吗啡原型

吗啡的代谢产物

时间(h)

图 39-2 在正常组和肾衰竭病人组中，吗啡原型（实心圆）和吗啡的代谢产物的血浆浓度（经允许引自 Chauvin M，Sandouk P，Scherman JM，et al.Morphine pharmacokinetics in renal failure.*Anesthesiology* 1987；66：327-331.）

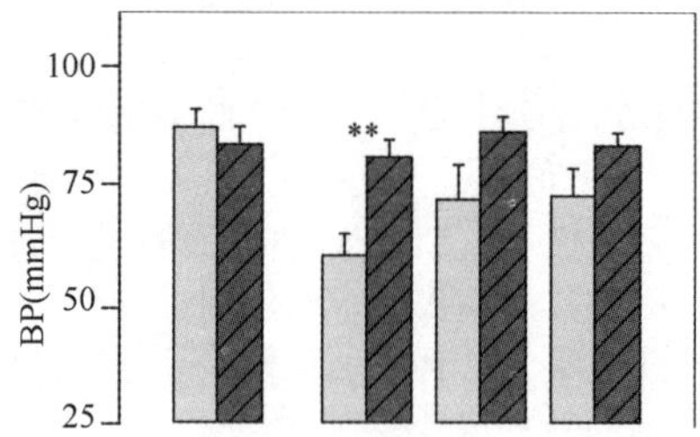

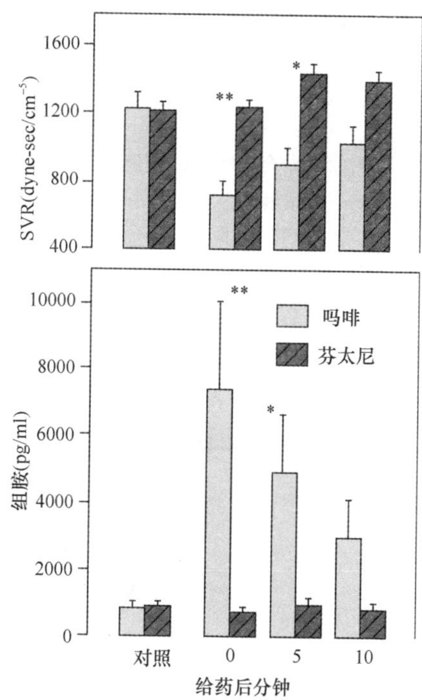

图 39-3 静脉给予吗啡后导致血压（BP）和全身血管阻力（SVR）下降，伴随血浆组胺浓度上升。静脉给予芬太尼后不会产生这种反应（经允许引自 Rosow CE，Moss J，Philbin DM et al.Histamine release during morphine and fentanyl anesthesia.*Anethesiology* 1982；56：93-96.）

d. **身体依赖**：当停止应用阿片类药物时，病人以突然出现戒断症状为特征的反应。这些症状包括发汗、高血压、心动过速、腹部痉挛、恶心及呕吐等。长时间应用足够大剂量阿片类药物后，任何个体均会发生身体依赖现象，但这与成瘾并非同义。

e. **成瘾**：普遍认为是为获得药物所带来的心理体验，而迫使用药者获取药品的强大动力。阿片类药物成瘾极少由医源性原因造成，所以在控制急性疼痛时，不应由于对阿片类成瘾的恐惧而限制其治疗急性疼痛的用量。

f. 阿片类药物的剂型

（1）口服类阿片类药物： 对能够接受口服药治疗的病人，是控制轻至中度疼痛的常用药物。许多药物是一种阿片类药物和对乙酰氨基酚的混合制剂。口服阿片类药物镇痛持续时间大致相似，多在 3～4h。表 39-5 列出了常用的口服阿片类药物。对于阿片类药物耐受或需要加大剂量的病人，应单用口服阿片类药物（而不加用对乙酰氨基酚）以避免肝毒性。

表 39-5　治疗轻-中度疼痛的常用口服阿片类药物/对乙酰氨基酚组合

药物	口服等效剂量（mg）	制剂
对乙酰氨基酚	–	325mg/片、500mg/片、625mg/片；500mg/15ml 酏剂
可待因	60	15mg/片、30mg/片、60mg/片；15mg/5ml 酏剂
对乙酰氨基酚+可待因	–	300～15mg/片、300～30mg/片、300～60mg/片；120～12mg/5ml 酏剂
氢可酮	60	（只能与对乙酰氨基酚合用）
对乙酰氨基酚+氢可酮	–	500～2.5mg/片、500～5mg/片、500～7.5mg/片、660～10mg/片，500～7.5mg/15ml 酏剂
羟考酮	10	5mg/片；5mg/5ml 酏剂
对乙酰氨基酚+羟考酮	–	325～5mg/片、500～5mg/片，325～5mg/5ml 酏剂
吗啡	10	15mg/片、30mg/片；10mg/5ml 酏剂，20mg/5ml 酏剂
氢吗啡酮	2	2mg/片、4mg/片、8mg/片；5mg/5ml 酏剂

（2）静脉用（IV）阿片类药物： 当须控制中至重度疼痛或对口服药不能耐受的病人，需通过静脉途径给予阿片类药物。肌内注射阿片类镇痛药的药代动力学过程大多相似，但由于肌肉血流较静脉血流变异大，因此其代谢过

程更不稳定；并且，肌内注射会带来明显不适感。阿片激动药无最大剂量限制（无论经口服或经肠外），可一直加量至产生可接受的镇痛效果或不能耐受的副作用出现。对接受大剂量阿片类药物病人从一开始就要进行严密监测，以警惕严重的呼吸抑制或呼吸暂停等意外发生。

g. **首推吗啡倡议**：在麻省总医院临床用药中普遍应用氢吗啡酮替代一线药品吗啡。这种转变出于多方面原因，其中有报道氢吗啡酮有更好的镇痛效果且副作用更小（术后恶心呕吐、镇静和低血压）。然而，对麻省总医院的专业数据进行调查统计时发现，与使用吗啡的病人相比，有41%使用氢吗啡酮的病人，药物副作用的发生率更高，副作用持续时间更长。这一结论让我们发起首推吗啡的倡议，旨在首推吗啡作为治疗急性疼痛的一线镇痛药，用于需要肠外阿片类药物治疗的住院病人。

B. 阿片类药物的辅助用药

1. **加巴喷丁**：Meta分析的数据表明，术前使用加巴喷丁（250～500mg）可以减少24h内阿片类药物的用量（减少35%），减轻静息和活动时的疼痛，减少瘙痒、恶心呕吐的发生，但是头晕和轻度镇静的发生率增加。

2. **α_2受体激动剂**：已经表明α_2受体激动剂可以减少恶心的发生率和吗啡的使用[静脉注射可乐定（4mg）或静脉注射右美托咪定（14.5mg①）]，在术后最初的24h内不延长恢复时间，但是发生心动过缓和低血压的风险增加。

3. **利多卡因**（静脉注射）：Meta分析表明，无论是开腹还是腔镜手术，静脉给予利多卡因可以减少吗啡的用量。另外，数据表明静脉给予利多卡因适度减轻了静息和活动时的疼痛，提前了第一次排气和排便的时间（分别为7h和12h），减少了住院时间。

---

①译者注：原文右美托咪定剂量为14.5mg，译者考虑应为1.45mg。

C. 术后疼痛的特殊治疗模式

1. **病人自控镇痛**（PCA）：是病人通过自动输注装置自主控制阿片类药物用量的镇痛方法。这一镇痛给药方式已发展为计算机控制、程序化输注泵注系统。PCA 方法的引入是基于如下观点：多次少量定时给予镇痛药将有助于维持理想的血药浓度并使药物副作用减到最小；相比之下，间断静脉或肌内注射给药的镇痛效果不及此种方法。经典 PCA 装置可以通过程序设定，给予一定剂量的阿片类药物，"锁定"一定时间后再继续给药；对于耐受阿片类药物的病人，大多数装置还可以通过设定程序给予持续、稳定的背景输注给药，以满足背景需求。表 39-6 提供了常见阿片类镇痛药的 PCA 应用指南。在许多情况下，PCA 对住院病人的急性疼痛均能达到卓越的镇痛效果。这项技术病人易于接受，达到的镇痛效果也令病人十分满意。对阿片类药物耐受的病人，应在其 PCA 方案的基础上加用背景输注，而常规加用背景输注并不能改善镇痛效果，反而会增加阿片类药物用量及相关副作用的发生率。

表 39-6　静脉 PCA 阿片类用药指南

药物（浓度）	常用剂量（范围）	常用锁定时间（范围）
吗啡（1mg/ml）	1mg（0.5～3mg）	10min（5～12min）
哌替啶[a]（10mg/ml）	10mg（5～30mg）	10min（5～12min）
芬太尼（10μg/ml）	10μg（10～20μg）	10min（5～10min）
氢吗啡酮（0.2mg/ml）	0.2mg（0.1～0.5mg）	10min（5～10min）

a. 哌替啶已停用，因大剂量应用时，其活性代谢产物去甲哌替啶累积会导致中枢神经系统兴奋和惊厥。

a. **PCA 的优点**：每位病人可以自主地控制疼痛，在需要时可迅速给予镇痛，病人易于接受且效果令人满意，并可以减少阿片类药物用量及其副作用。

b. **PCA 的缺点**：PCA 要求病人具备理解并执行医嘱的能力，要求具备特定 PCA 输注泵等设备，并且

PCA根据程序设定而工作，因此可能造成药物过量或药量不足。

2. **椎管内镇痛**：本书第17章详细介绍了在蛛网膜下腔和硬膜外使用阿片类药物及局麻药的药理学知识和临床实践。在这一部分，将集中讨论关于椎管内镇痛技术应用于术后镇痛的实际问题。对于腹部和胸部手术，全身麻醉复合胸段硬膜外镇痛（与全身麻醉附加静脉使用阿片类药物相比）有许多优势，包括减少住院时间，减轻术后疼痛和镇静作用，改善呼吸功能和肠道功能恢复，增加下肢血流量，减少应激反应等。

   a. 单次蛛网膜下腔注射阿片类药物可获得持久的镇痛效果。如在脊麻下手术，在局麻药的基础上加用一种阿片类药物可以有效地改善术后镇痛效果。这项技术，由于大剂量用药时副作用发生率较高而受到限制，并且对于手术范围更大、疼痛剧烈的手术不能提供完善的镇痛。用于脊麻镇痛的阿片类药物大致分为两类：亲水性的（如吗啡）和亲脂性的（如芬太尼和舒芬太尼）。

      （1）亲水性阿片类药物起效较慢（20～60min出现镇痛峰效应），但在脑脊液（CSF）中保持高浓度的时间较久。经典的亲水性药物是吗啡。除了镇痛时间长以外，它引起迟发性呼吸抑制的概率很小，大多在给药后18～20h。这是由于药物在CSF中可保持24h高浓度和在CSF中向头端扩散所致。0.1～0.3mg吗啡可实现8～24h的镇痛效果；但使用该药物时，病人仍需留院定期观察，一旦出现延迟性呼吸抑制，应积极救治。呼吸抑制的发生很难被发现，因为病人可能表现出正常的呼吸速率，然而低氧血症通过脉搏血氧饱和度和血气分析的 $PaCO_2$（在6h和18h出现双峰）而得出，此时临床表现意识水平被抑制（图39-4）。

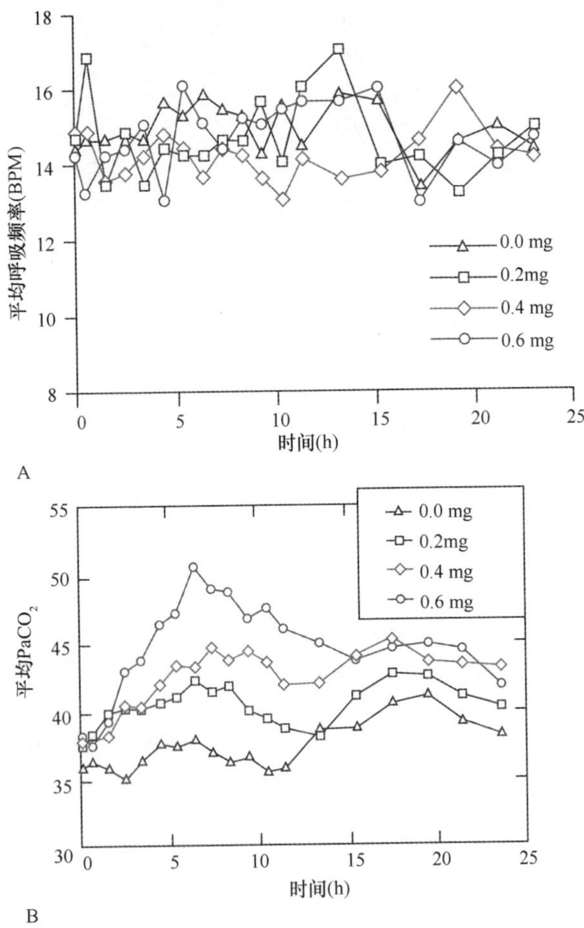

图 39-4 （A）椎管内给予三种不同剂量的吗啡前（时间 0）后呼吸频率（RR）的变化；（B）椎管内给予三种不同剂量的吗啡前（时间 0）后平均动脉血二氧化碳分压（mmHg）的变化（经允许引自 Bailey PL，Phondeau S，Schafer PG，et al.Dose-response pharmacology of intrathecal morphine in human volunteers. *Anesthesiology* 1993；79：49E-59E.）

（2）亲脂性阿片类药物起效快（5～10min 内出现镇痛峰效应），镇痛效果持续时间短（2～4h）。目前尚未发现亲脂性阿片类药物会引起迟发性呼吸抑制。10～25μg 芬太尼或2.5～10μg舒芬太尼常与小剂量局麻药合用，为门诊病人手术施行麻醉和术后镇痛。

b. **硬膜外阿片类药物：**硬膜外腔应用阿片类镇痛药也能获得有效的镇痛效果。可以单次注射给药，但更常用的方法是置管术后连续给药，阿片类药物联用小剂量局麻药可以达到持续镇痛的效果。但必须牢记每一种药物镇痛时能达到的皮肤节段范围，并将进针点定位于手术切口所处皮节区域的中点或靠近中点。

(1) 亲水性药物如吗啡可从腰椎区域给药，其镇痛范围可达到胸部，而芬太尼则不能达到相同区域。如果硬膜外注射或输注不能达到切口的皮节区域，加用局麻药物也不能增强镇痛效果。

(2) 局麻药仅能在紧邻注射皮节的区域发挥镇痛效果。

(3) 硬膜外给予单次剂量的阿片类药物可以得到区域镇痛效果，但是输注给药时几乎得不到这种效果。硬膜外输注阿片类药物可以得到与血药浓度相应的镇痛效果，几乎没有区域镇痛效应，与经皮下或静脉给药途径相似。

(4) 如果要达到与给予单次剂量同样的镇痛效果，输注给药方式需要更大的药量（单次有效剂量的 3 倍）。给予单次剂量的镇痛作用可能由部分脊髓阿片类受体介导。而输注给药的全身镇痛作用可能由幕上受体介导。需要强调一点，经硬膜外置管输注阿片类药物合用局麻药时，在开始输注前，先给予初始剂量以建立镇痛效应。

c. **连续硬膜外输注与病人自控硬膜外镇痛(PCEA)：**阿片类药物或阿片类药物-局麻药联合连续硬膜外输注可减少药物浓度的波动，并可利用与静脉 PCA 相同的 PCEA 程序化输注泵，实现病人自控给药镇痛。正如前述，静脉 PCA 有赖病人自控间断给药实现镇痛，而很少应用连续输注。与此相反，使用 PCEA 时，是靠持续输注实现主要的镇痛效果，而小剂量、间断的病人自行输注剂量则用以补充镇痛效果。有充足数据表明，病人在病房可以获得硬膜外阿片类药物的安全治疗。以麻醉科为基础的急性疼痛管理，包括调整镇痛、镇静药的剂量。

d. **椎管内阿片类药物的副作用：**包括镇静、瘙痒症、恶心呕吐及尿潴留等，是硬膜外或蛛网膜下腔应用阿片类药物病人的常见不良反应。按照规程，医师应向病人说明这些常见的轻微副作用。表 39-7 列出椎管内阿片类药物输注常见副作用的推荐处理方法。

表 39-7　椎管内阿片类药物常见副作用的药物治疗

副作用	处理常规
恶心	昂丹司琼 1～4mg 或多拉司琼 12.5mg 静脉注射
	必要时每 4h 静脉注射纳布啡 1～3mg 或布托啡诺 0.25～0.5mg
瘙痒症	必要时每 4h 静脉注射苯海拉明 25～50mg
	必要时每 4h 静脉注射纳布啡 1～3mg 或布托啡诺 0.25～0.5mg
尿潴留	保留导尿管至停止硬膜外镇痛
镇静或呼吸抑制	呼吸频率小于 6 次/分时，立即通知急性疼痛管理部门
	鼻导管吸氧 4L/min
	静脉给予纳洛酮 0.4mg

e. **接受连续硬膜外病人镇痛不完善的处理需要一套系统化方案：**急性疼痛处理人员需迅速到位，评估病人情况并确定镇痛不完善的原因。表 39-8 列出了对接受硬膜外镇痛的病人，应对镇痛不全的常用方式。对硬膜外镇痛病人的日常管理需要系统化方案来保证病人得到安全有效的疼痛治疗。表 39-9 列出了日常管理指导建议。

表 39-8 持续硬膜外镇痛病人镇痛不完善的处理建议

1. 床旁评估病人，确认镇痛不完善的原因。如果不能及时会诊，考虑改变镇痛方式（如电话指示给予一次静脉注射阿片类药物；停止硬膜外输注并启用静脉 PCA 等）
2. 检查病人是否存在单侧阻滞，或是否有硬膜外置管脱位、折曲
3. 对持续输注者，可单次给予阿片类药物或阿片类药物-局麻药混合液。根据疼痛程度选择药物剂量，应用病人的 0.5～1h 的用药量（如对接受 0.0625%布比卡因+芬太尼 4μg/ml 以 8ml/h 速度输注的病人，可给予单次剂量 4～8ml）
4. 如果 20～30min 后疼痛仍无缓解，考虑经硬膜外置管给予 10ml 2%利多卡因试验剂量。除非对病人实时监护，且在给药后 20min 内每 5min 测一次血压，否则不要给予上述试验剂量。一定要做好低血压处理的准备（静脉通道，以及随时备用的血管升压药如麻黄碱或去氧肾上腺素等）
5. 如果 20min 后未出现感觉或运动神经阻滞，即停止硬膜外置管，而改换其他镇痛方式（如静脉 PCA 等）
6. 如果出现单侧感觉神经阻滞，稍回撤硬膜外导管，并再次给予一次单次剂量，继续硬膜外输注
7. 如果两侧感觉或运动神经已产生阻滞，可再次给予单次用药继续硬膜外输注，并增加硬膜外输注速率。注意镇痛不完善的原因（如开胸手术后采用腰段硬膜外置管）。如导管位置不适当或切口较大，考虑更换所使用的阿片类药物

表 39-9 硬膜外镇痛病人每日随诊建议清单

1. 检查调整、补充镇痛药及针对副作用所使用药物的护理记录。检查生命体征，是否出现持续发热或低血压
2. 通过直接问诊评估镇痛效果和副作用。注意有无镇静、瘙痒症、恶心呕吐或尿潴留
3. 查体以判断是否有单侧阻滞或感觉、运动神经过度阻滞症状
4. 检查硬膜外置管位置，查看是否有感染或封闭敷料完好
5. 检查输注泵以评估病人加用剂量，确保程序正确运行。亲自检查输注袋，确保病人用药无误
6. 在病历中详细记录诊疗经过，必要时加以调整。记录内容应包括预计何时换药或停止治疗

f. 硬膜外镇痛相关并发症：尽管硬膜外镇痛的目的在于缓解疼痛并将副作用降至最小，但仍有一些与之相关的严重并发症会发生。

（1）置管移位到蛛网膜下腔可升高感觉阻滞平面及导致全脊髓麻醉。

（2）留置硬膜外导管易在皮肤入口处发生感染，

或由硬膜外置管尖端造成血源性感染。表浅感染很常见，除拔管外，很少采用其他治疗手段。由表浅感染扩大或管尖直接播散导致的硬膜外脓肿十分罕见。

(3) 硬膜外血肿的形成也很少见，多发生于接受全身抗凝治疗的置管病人。硬膜外脓肿和血肿均表现为不断加重的背痛和神经功能障碍（尿潴留和下肢感觉、运动功能障碍）。第 17 章讨论了上述并发症的识别和处理。一些医院仅在重症监护病房和麻醉后恢复室应用硬膜外输注。

3. **持续外周神经阻滞：**一直多用于住院和门诊病人。本章重点概述持续外周神经置管的术后管理策略。关于外周神经置管，参见第 18 章。轻便精巧的输注泵非常适于持续外周神经输注局麻药的应用。在导管的尖端加装绝缘电极使医生可以通过诱发运动反应确认导管已靠近神经。超声技术现在也已普遍用于引导置管。技术进步和越来越多的文献支持外周神经持续输注技术成为改善术后镇痛和促进恢复的有效手段，而这也进一步推进了外周神经持续输注局麻药技术的广泛应用。

   a. **持续外周神经阻滞的特殊适应证：**全膝关节成形术后持续股神经阻滞可提供良好的镇痛效果并减少镇痛药物的剂量。膝关节后部由闭孔神经和坐骨神经支配，股神经阻滞通常需与静脉镇痛药联和应用。持续臂神经丛阻滞可有效应用于肩部和上肢手术。

   b. **药物的选择、浓度和输注速度：**由靶神经或神经丛部位、手术操作及个体差异所决定。输注速率可固定或有所变动，包括单次注射剂量（如病人自控区域麻醉——PCRA）。连续外周神经阻滞可通过单独使用局麻药(如 0.125%布比卡因或 0.2%罗哌卡因)，以 5～10ml/h 的速率输注来完成。

   c. **连续外周神经置管的管理：**由于阻滞期间肢体感觉敏感性下降，因此应特别注意预防体表神经的损伤。对病人进行全面宣教并配以合适的悬带、支架保护神经至关重要。考虑到局麻药物的累积效应，肝肾功能不全的病人不应接受连续输注。对外周神经置管的住院病人应每日随访，并按表39-10所列内容进行密切观察。

表 39-10 外周神经置管病人每日随诊清单

1. 检查插管处是否有感染、漏液或导管移位
2. 保证剩余镇痛药足量
3. 检查病人是否有运动和（或）感觉神经过度阻滞的体征
4. 评估病人是否有局麻药中毒征兆（持续外周神经输注很少发生局麻药中毒，但仍需评估每日剂量和任何相关副作用表现）

d. 门诊病人外周神经置管：外周神经置管已成功应用于门诊治疗。这要求严格选择病人，对病人进行全面宣教，并依照规定流程对病人进行随诊。病人宣教应包括操作给药泵的方法，置管相关并发症的征兆（如感染、脱位、漏液等）和局麻药中毒的体征。病人应知晓阻滞消退的预期时间，并理解阻滞期间不能驾驶或操作任何机械的必要性。应备有应对突发性疼痛的处理方案。病人宣教工作应有家庭护理员的参与。应安排每日随诊，并保证在必要时能联系到一位麻醉医师。

D. 阿片类药物耐受或成瘾病人急性疼痛的处理

1. 阿片类药物耐受或有成瘾史病人的围手术期管理是麻醉医师面临的一项独特的挑战。根据WHO定义，成瘾是药物与机体相互作用所造成的一种精神状态，有时也包括身体状态。它表现出一种强迫性连续定期用该药的行为和其他反应，为的是感受它的精神效应，或是为了避免由于断药所引起的不舒适。此时药物耐受可存在或不存在。

a. 有阿片类药物耐受或成瘾史病人的围手术期处理：对于曾大量服用阿片类药物治疗慢性疼痛，以及现有或曾有药物成瘾史的病人，表39-11列出了处理中需要考虑的原则及问题。

表 39-11 阿片类药物耐受或现有/既往有成瘾史病人的管理方案

考虑使用区域镇痛（阿片类药物脊麻和硬膜外输注）能改善镇痛效果并使阿片类药物的全身副作用降到最小。明显耐受病人，阿片类药物椎管内镇痛较常用剂量更高
加用其他镇痛药，尽量减少阿片类药物用量（如 NSAID）
术后即刻给予阿片类药物镇痛。在术后早期不要限制或戒除阿片类镇痛药的应用。耐受严重的病人可能需要高于平均剂量的药物控制急性疼痛
术前给予阿片类药物作为基础需要量，控制急性疼痛剂量要高于基础用量。基础用药可通过持续静脉输注，或延用术前长效阿片类药物联合 PCA 给药方式
对有阿片类药物滥用或曾有药物成瘾的病人，在其住院期间邀请药物滥用方面的专家会诊
出院前，与病人的家庭医生就其疼痛管理问题密切沟通。由于围手术期常需要突然加大阿片类药物的用量，因此在病人出院前，应将阿片类药物用量降至以前水平

b. **丁丙诺啡维持治疗病人的急性疼痛处理**：丁丙诺啡已用于阿片类药物成瘾病人的门诊治疗。治疗这些病人的急性疼痛已成为麻醉医师所面临的常见难题。丁丙诺啡是一种半合成、长效的阿片类药物，其效力相当于吗啡的 20～50 倍。它是 μ 受体的部分激动药，大剂量使用时，则呈现拮抗作用，出现如呼吸抑制程度减低及最大镇痛效果减弱等现象。在门诊病人的处方中，丁丙诺啡与纳洛酮混合给药，用于舌下含服。口服或舌下含服后，纳洛酮的生物利用度很低；如果混合药物采用静脉给予，则纳洛酮的生物利用度提高，而对阿片类依赖的病人，静脉给予混合药将引起急性戒断症状。加用纳洛酮的目的在于限制药物滥用及对阿片类药物的逆转。对于阿片类成瘾病人，在开始以丁丙诺啡为基础的维持治疗前，要先单用丁丙诺啡进行初始测试。由于丁丙诺啡不易造成药物滥用，并且镇痛效果较强，因此也在某种程度上普遍用于治疗慢性疼痛。

2. 目前尚缺少手术病人接受丁丙诺啡治疗处理的数据。除了上述阿片类药物耐受或成瘾病人处理的基本原则外，表 39-12 列出了对于接受丁丙诺啡治疗的病人，应特殊考虑的问题。

表 39-12 长期接受丁丙诺啡治疗病人的围手术期注意事项

择期手术病人 可在手术前 1 周中止丁丙诺啡治疗，改用一种纯阿片受体激动药（如吗啡和氢吗啡酮）。围手术期可根据需要调整阿片类药物剂量以治疗急性疼痛。一旦急性疼痛缓解，即采用诱导治疗方案恢复丁丙诺啡的维持治疗。应注意，重新开始丁丙诺啡治疗时，初始剂量丁丙诺啡可诱发戒断症状。因此，治疗时应与原先负责阿片药物调控的医师进行协作，以保证病人安全，并在必要时调整治疗方案。值得注意的是，即使在那些可能接受胃肠外阿片类药物治疗的择期手术病人，丁丙诺啡的延续应用也已成为常态而非个例。

急诊手术病人 或者无法转为纯阿片受体激动药治疗的病人，可给予短效纯阿片受体激动药，如芬太尼，通过剂量滴定达到有效治疗。同长期使用其他阿片受体激动药治疗的病人一样，需高于正常剂量才能达到完善的镇痛效果。服用丁丙诺啡的病人所需芬太尼剂量更高，其原因是丁丙诺啡与 μ 受体有很强的亲和力。停止丁丙诺啡治疗后，纯阿片受体激动药效应占优势；一旦体内丁丙诺啡作用完全消除，就要逐渐降低纯阿片受体激动药的剂量。必须严密监测病人对治疗的反应。

（王 俊 译 王俊科 审校）

推荐阅读文献

Alford DP, Compton P, Samet JH. Acute pain management for patients receiving maintenance methadone or buprenorphine therapy. *Ann Intern Med* 2006;144:127–134.

Benzon TB, Rathmell JP, Wu CL, et al. *Raj's Practical Management of Pain*. 4th ed. Philadelphia: Mosby Elsevier; 2008.

Blaudszun G, Lysakowski C, Elia N, et al. Effect of perioperative systemic α2 agonists on postoperative morphine consumption and pain intensity: systematic review and meta-analysis of randomized controlled trials. *Anesthesiology* 2012;116:1312–1322.

Boezaart AP. Perineural infusion of local anesthetics. *Anesthesiology* 2006;104:872–880.

Ilfeld BM, Enneking FK. Continuous peripheral nerve blocks at home: a review. *Anesth Analg* 2005;100(6):1822–1833.

Joshi GP, Gertler R, Fricker R. Cardiovascular thromboembolic adverse effects associated with cyclooxygenase-2 selective inhibitors and nonselective antiinflammatory drugs. *Anesth Analg* 2007;105:1793–1804.

Mitra S, Sinatra RS. Perioperative management of acute pain in the opioid-dependent patient. *Anesthesiology* 2004;101:212–227.

Rathmell JP, Lair TR, Nauman B. The role of intrathecal drugs in the treatment of acute pain. *Anesth Analg* 2005;101(5 Suppl):S30–S43.

Rathmell JP, Neal JM, Viscomi CM. *Regional Anesthesia. The Requisites in Anesthesiology*. Philadelphia: Elsevier Mosby; 2004.

Straube S, Derry S, Moore RA, et al. Single dose oral gabapentin for established acute postoperative pain in adults. *Cochrane Database Syst Rev* 2010;(5):CD008183.

Sun Y, Li T, Wang N, et al. Perioperative systemic lidocaine for postoperative analgesia and recovery after abdominal surgery: a meta-analysis of randomized controlled trials. *Dis Colon Rectum* 2012;55:1183–1194.

第 40 章 补充和替代医学

Drzymalski D, Gargarian M, Harrell PG

Ⅰ. 补充和替代医学

补充和替代治疗是囊括了一系列可被整合到西方医学里的治疗手段的总称。补充和替代医学（complementary and alternative medicine，CAM）给了病人选择治疗的余地，尤其针对慢性疾病和症状缓解方面。作为内科医师，对 CAM 有越多的信心和了解，就越能有效地帮助病人做出安全和明智的决定。作为麻醉医师，应该在标准的病史采集时询问 CAM 的使用情况，特别是草药的用药史。熟悉 CAM 的使用情况有助于预防外科手术中潜在的危险，也有助于缓解疼痛、焦虑及恶心呕吐。

A. CAM 的定义

1. 不被认为正确的或者不符合社会上医疗从业者的主导理念的医疗行为。
2. 非医学院常规教授的内容或医院中常用的干预手段。

B. CAM 实践的种类：国立补充和替代医学中心作为美国国立卫生研究院的一个分支机构，将 CAM 实践分为 5 个主要部分。

1. **替代医学系统**是一个理论和实践的完整体系，它溯源于多种文化，大部分在现代医学开始之前就已存在。使用针刺、草药、推拿及气功的传统东方医学就是其中一个例子。
   a. **针刺疗法**是将实心细针刺入人体上的特定穴位以产生治疗效果的方法。针刺可以在多个水平上刺激神经系统，引起内啡肽、五羟色胺、去甲肾上腺素和皮质醇的释放，其中许多递质能够减轻炎症反应和痛觉感受。
2. **心身干预疗法**是用某些技法增强意志力从而影响身体功能。例如，催眠、冥想、祈祷、艺术疗法、音乐医疗和精神疗法。

3. **生物基础治疗**与传统医学的膳食疗法有重合之处。它包括草药治疗（见第3章）、特殊饮食、鲨鱼软骨素治疗癌症及蜂花粉治疗自身免疫病等。
4. **推拿及身体疗法**靠运动或身体推拿来恢复健康。例如，脊椎指压疗法、按摩疗法和整骨推拿。
5. **能量治疗**注重来源于身体的（生物场）或别处（电磁场）的能量场，如气功、瑜伽及治疗性触摸。

C. CAM 的普遍性

1. 美国国立补充和替代医学中心和美国国家卫生统计中心公布的数据显示，大约38.3%的成人和11.8%的儿童曾接受过某种形式的补充或替代治疗。最常见的方法包括使用天然产品、深呼吸、冥想及脊椎指压疗法/整骨推拿。CAM 总体的实际支出达数十亿美元，堪比在现代医学上的开支。
2. 大多数 CAM 被用于调理慢性疾病，特别是颈背部疼痛、抑郁状态、焦虑和失眠。症状缓解是被报道的主要获益点。大多数人还会将 CAM 和现代医学治疗结合起来治疗。
3. **公开率**：尽管公开程度在增加，但还是有很多人并不告诉医师他们正在接受 CAM 治疗。这意味着问出这些信息的任务就交给了医生，而和病人有效地探讨 CAM 有时是具有挑战性的。医生在了解替代医学的治疗史后，能更好地帮助病人规避危险的副作用，帮助他们做出安全和明智的选择。

Ⅱ. 草药治疗与麻醉

A. **草药和植物药物**是指含有生物活性成分的植物或植物的一部分。目前草药制剂的纯度和效力都差别极大。即使同一种物种，因为生长环境不同，其活性成分的含量也差别很大。草药制品有时会掺入杂质，包括药品、细菌和有毒金属等。**膳食补充物**包括“维生素、矿物质、氨基酸、酶或草药成分的浓缩物、代谢物、组成物、提取物或它们之间的组合”。维生素是含有微量的维持身体机能必需的有机成分或营养素的一种补充剂。顺势疗法药物来自植物、动物或者矿物质源。目前认为这些物质在很低浓度下就可以激发机体的自然防御机制。

B. 美国食品药品监督管理局（FDA）将草药与维生素和氨基酸之类化合物一并归于“膳食补充剂”。生产商在上市前无须证明其有效性和安全性，并且产品也不会像药物那样经过严格检查。一些公司目前采用诸如色谱等技术来鉴别和标化草药制剂。

C. **美国麻醉医师协会推荐在择期手术前两周应停止草药治疗**。当草药与处方或非处方药并用时可能很危险。草药能影响药物的代谢，引起心律失常和出血。基于对大量副作用的回顾，包括心脏病发作、脑卒中和死亡等，联邦政府在 2004 年取缔了麻黄的销售。然而，麻黄目前仍然以一种调整后的形态在线上销售，如去除某些碱基，从技术上使其合法化。目前几乎没有前瞻性研究或随机临床试验的证据来证实围手术期草药治疗的副作用。草药治疗毒副作用的证据大多来源于个案报道。例如，银杏的使用已造成 4 例自发性颅内出血，其机制可能与血小板的抑制有关。

D. 据估计，每五个正在服用处方药的美国人中就有一个同时服用维生素或草药补充剂。最常用的草药是松果菊、银杏、金丝桃、大蒜和人参。

E. **常用的药草/补充剂**及其可能与麻醉的相互作用

1. **松果菊**（紫锥菊、紫松果菊）

a. **用途：**用于普通感冒、创伤和烧伤、尿路感染、咳嗽及支气管炎（通过增强细胞吞噬作用及刺激非特异性 T 细胞进行免疫激活）。

b. **问题及相互作用：**可能造成肝毒性或者增强合成类固醇、胺碘酮、酮康唑和甲氨蝶呤的肝毒性。通过抑制微粒体酶，可能引发依赖肝脏代谢的药物的毒性（如苯妥英、利福平和苯巴比妥）。可以减少皮质类固醇和环孢霉素的效力。

2. **麻黄**（草麻黄、麻黄），尚未被美国 FDA 认可

a. **用途：**用于非处方食疗；抑制细菌繁殖、止咳作用（有正性变力/变时作用的拟交感作用；α 及 β 肾上腺素能受体激动剂）。

b. **问题及相互作用：**药物潜在的相互作用，如强心苷与氟烷（心律失常）、胍乙啶（增强的拟交感神

经作用)、单胺氧化酶抑制剂(MAIOs；增强的拟交感神经作用)、催产素(高血压)，处理术中低血压时去氧肾上腺素优于麻黄碱。

3. 艾菊(银胶菊)
   a. **用途：**用作偏头痛预防药和退热药(通过抑制花生四烯酸释放从而抑制聚集的血小板释放 5-羟色胺)。
   b. **问题及相互作用：**可能抑制血小板的活性(增强抗凝效能)；突然停药后反跳性头痛；有 5%～15% 的使用者出现口腔溃疡或胃肠道激惹症状。像其他含有单宁酸的药草一样，艾菊能与铁剂反应降低其生物利用度。
4. **GSL、BD 和 GHB**(γ-丁内酯；丁内酯 γ；1,4-丁二醇；γ-羟基丁酸酯)，**未被美国 FDA 认可**
   a. **用途：**塑身、辅助减重、辅助睡眠。
   b. **问题及相互作用：**死亡、抽搐、昏迷、心动过缓和呼吸减缓。
5. 蒜头(大蒜)
   a. **用途：**降脂、扩血管、降血压、抗血小板、抗氧化，抗血栓形成/纤溶特性。
   b. **问题及相互作用：**可增强华法林的作用。曾有一例自发硬膜外血肿的病例报道。值得注意的是，烹饪后的大蒜不具备上述抗凝作用。
6. 姜(生姜)
   a. **用途：**止呕、止眩晕和抗痉挛作用。
   b. **问题及相互作用：**血栓素合成酶的强效抑制剂；能够增强其他药物的抗凝作用。
7. 银杏(银杏叶、银杏树)
   a. **用途：**是循环兴奋剂；抗氧化剂；治疗间歇性跛行、耳鸣、眩晕、记忆力减退、痴呆、性功能障碍(抑制血小板活化因子，调节一氧化氮，具有抗炎症作用)。
   b. **问题及相互作用：**加重正在接受抗凝或抗血栓治疗病人的出血风险(如阿司匹林、非甾体抗炎药、华法林和肝素)。已有病例报道自发性蛛网膜下腔出血和硬膜下血肿的可能。能降低抗惊厥药物的

效能（如卡马西平、苯妥英和苯巴比妥）

8. **人参**
   a. **用途：** 增强能量水平，用作抗氧化剂，并被报道具有催情作用（被认为是通过一种中枢介导机制增强了肾上腺类固醇的生成）。
   b. **问题及相互作用：**“人参滥用综合征”（超过15g/d），特征为嗜睡、张力亢进和水肿。还有与其他兴奋药物合用时出现心动过速及高血压、术中低血压、乳腺痛、绝经后出血、使用单胺氧化酶抑制剂（MAIOs，苯乙肼）病人发生躁狂，以及华法林的抗凝效力下降。具有降血糖作用，在糖尿病或接受类固醇治疗的神经外科病人应该常规监测血糖。
9. **白毛茛（姜黄根）**
   a. **用途：** 用作利尿剂、抗炎药和通便剂。
   b. **问题及相互作用：** 作为催产药，过量使用可致麻痹（其量未知）、自由水性利尿（不排泄钠，只排自由水）、电解质异常；高血压。
10. **卡瓦根**（胡椒干燥根提取物）
   a. **用途：** 用作抗焦虑药，用作治疗淋病，皮肤疾病。
   b. **问题及相互作用：** 被认为抑制去甲肾上腺素的作用；增强巴比妥类药物和苯二氮䓬类药物的镇静效用；增强乙醇的作用。增加内源性抑郁症病人的自杀风险。
11. **甘草（洋甘草、光果甘草提取物）**
   a. **用途：** 用于胃炎、胃及十二指肠溃疡，咳嗽和支气管炎症。
   b. **问题及相互作用：** 甘草中的甘草酸可引起高血压、低钾血症和水肿。许多慢性肝病、肾功能不全、肌张力亢进和低钾血症病人禁用。
12. **锯棕榈**（塞润榈、棕榈）
   a. **用途：** 治疗良性前列腺增生；具有抗雄激素作用。
   b. **问题及相互作用：** 与其他激素疗法产生叠加反应（包括口服避孕药和雌激素替代疗法）
13. **贯叶连翘**（金丝桃、山羊草）
   a. **用途：** 用于治疗抑郁、焦虑、睡眠障碍及白癜风病（可能抑制单胺氧化酶、γ-氨基丁酸和五羟色胺受体的作用）。

b. **问题及相互作用：**可与单胺氧化酶抑制剂相互作用，延长麻醉时间，还可导致光敏。当与 β-拟交感神经胺类或选择性 5-羟色胺再摄取抑制剂（如氟西汀和帕罗西丁）联合使用时，则有诱发 5-羟色胺综合征的潜在风险（发抖、拘挛状态、自主神经功能障碍和高热）。

14. **缬草属植物**（缬草、万灵草药、汪达尔根茎）
   a. **用途：**具有轻度镇静和抗焦虑作用。
   b. **问题及相互作用：**增强巴比妥类药物的效力，可能减轻苯二氮䓬类药物的戒断症状，延长麻醉药物的作用时间。

15. **维生素 E**
   a. **用途：**延缓衰老，预防脑卒中和肺栓塞，预防动脉粥样硬化，促进伤口愈合，有效防治纤维囊性乳腺综合征。
   b. **问题及相互作用：**增加出血风险。

Ⅲ. 围手术期针刺疗法

A. **术前应用：**大量关于术前针刺的研究，包括耳穴，都显示出显著的放松作用。在两项双盲研究中，与假针刺组相比，术前耳部针刺组降低了 48h 内焦虑的发生。焦虑的减少与术后疼痛的减少及术后的镇痛药的使用量呈相关。针刺可以作为术前抗焦虑药的补充使用。

B. **术中应用：**针刺疗法可以产生镇痛和镇静作用，但还不至于使肌肉松弛、抑制自主神经反射或者使意识消失。现有资料显示，针刺疗法很小程度或基本不影响麻醉药的用量。最近的一项研究监测到，在 P6 穴位点行神经肌肉阻滞，可以显著降低 24h 内 PONV 的发生率。

C. 术后应用

1. **疼痛控制：**尽管结果尚存争议，但一些好的实验已经证实了针刺疗法可以显著降低术后疼痛。这就要求医生需要训练有素，能够针对不同类型的疼痛，如内脏和皮肤疼痛，来制订综合治疗计划。

2. **术后恶心和呕吐（PONV）：**利用针刺疗法治疗 PONV 已经获得充分的研究，且被证实十分有效，即使在儿童也是如此。儿童全身麻醉诱导后用激光刺激PC6穴位（图40-1）可以显著减少PONV。针刺疗法可以与常规止吐药叠加使用，也可以单独使用。

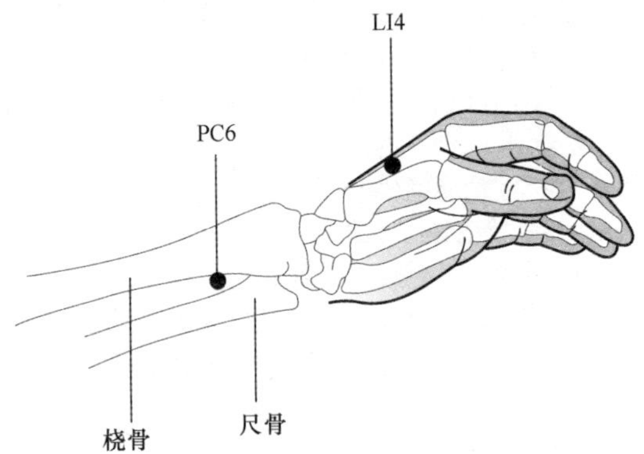

图 40-1　PC6穴位有助于缓解焦虑、恶心及旅行晕动病。LI4对缓解头疼、牙疼、鼻窦炎、感冒和上半身疼痛有效（引自 Kuhn MA, *Complementary Therapies for Health Care Providers*. Philadelphia：Lippincott Williams & Wlikins；1999：296.）

3. 其他应用： 在狗的动物实验已经证实针刺疗法可以成功用于心血管复苏。GV26（图40-2）穴位点已

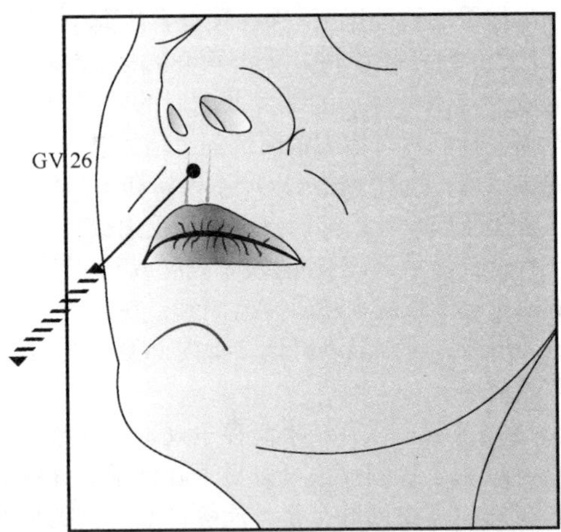

图 40-2　GV 26（引自 Helms JM. Acupuncture Energetics, a Clinical Approach for Physicians. New York：Medical Acupuncture Publishers，1995：296.）

经被证实能提高心排血量和每搏量。某小规模人体研究表明，术后针刺疗法有利于腹部手术后肠功能的恢复。

Ⅳ. 催眠术

A. 定义: 催眠就是一种高度接受暗示的心理状态的导入过程。通常讲就是一种批判性思维被旷置的放松状态。

B. 机制: 催眠会影响疼痛的情感（认知/评价的）成分。FMRI 和 PET 扫描显示，这种疼痛的情感处理过程发生在丘脑内侧并投射到扣带前回。催眠还能降低额叶皮质的活跃性，并可能影响抑制痛觉感知的下行传导通路。

C. 可能的应用: 许多研究都聚焦在利用催眠术来缓解围手术期疼痛、焦虑和恶心。尽管研究结果各异，但术前实施催眠性暗示已被证实可以减少术后呕吐的发生及降低镇静药的使用量。儿童通常更易接受催眠的引导。"催眠式镇痛"是将催眠技术和药物镇痛镇静相结合的一种手段。它已经被有效地用于烧伤病人换药，同时暗示病人提升食欲和改善营养。对麻醉病人进行正向暗示可以减少其术后并发症。

Ⅴ. 音乐医学和音乐疗法

A. 定义: 音乐医学是一种被动倾听事先录制好的音乐的方法；一般来说由内科医师和护士来实施。音乐疗法是基于音乐偏好的个体化音乐干预和治疗过程的应用。

B. 术前应用: 音乐干预提供了一个安全、廉价且有效的非药物性干预手段，可以缓解术前的压力和焦虑感，而且避免了苯二氮䓬类药物的副作用。

C. 术中应用: 对于神经阻滞麻醉下的病人，音乐干预可显著降低术中镇静药和镇痛药物的使用量。同时，患者的心血管和内分泌系统的应激反应也会下降。

D. 术后应用: 音乐疗法可以降低疼痛强度评分，因此也减少了病人在 PACU 期间阿片类药物的用量。病人也表示和护理人员互动更融洽，在 PACU 的整体满意率提升。音乐干预还可以促进病人早期活动。

（张冬颖 译　王俊科 审校）

推荐阅读文献

Amberger M, Stadelmann K, et al. Monitoring of neuromuscular blockade at the P6 acupuncture point reduces the incidence of postoperative nausea and vomiting. *Anesthesiology* 2007;107(6):903–908.

American Society of Anesthesiologists. What you should know about your patient's use of herbal medicines. Accessed June 2014, http://www.asahq.org

Astin JA. Why patients use alternative medicine: results of a national study. *JAMA* 1998;279:1548–1553.

Ben-Arye E, Halabi I, et al. Asking patients the right questions about herbal and dietary supplements: cross cultural perspectives. *Complement Ther Med* 2014;22(2):304–310.

Chernyak GV, Sessler D. Perioperative acupuncture and related techniques. *Anesthesiology* 2005;102(5):1031–1049.

Chin S, Cristofaro J, Aston S. Perioperative management of antidepressants and herbal medications in elective plastic surgery. *Plast Reconstr Surg* 2009;377–385.

Jonas W, Levin J, eds. *Essentials of Complementary and Alternative Medicine*. Philadelphia: Williams & Wilkins; 1999.

Kaye AD, Kucera I, Sabar R. Perioperative anesthesia clinical considerations of alternative medicines. *Anesthesiol Clin North America* 2004;22:125–139.

Matsota P, Christodoulopoulou T. et al. Music's use for anesthesia and analgesia. *J Altern Complement Med* 2013;19(4):298–307.

Micozzi M. *Fundamentals of Complementary and Alternative Medicine*. Philadelphia: Saunders; 2010.

National Center for Complementary and Alternative Medicine. The use of complementary and alternative medicine in the United States. Accessed June 2014, http://www.nccam.nih.gov

Stewart JH. Hypnosis in contemporary medicine (review). *Mayo Clin Proc* 2005;80(4):511–524.

Tsen LC, Segal S, Pothier M, et al. Alternative medicine use in presurgical patients. *Anesthesiology* 2000;93:148–151.

Wobst AH. Hypnosis and surgery: past, present, and future. *Anesth Analg* 2007;104(5):1199–1208.

Zhang Y, Peck K, et al. Discrepancy between patients' use of and health providers' familiarity with CAM. *Patient Educ Couns* 2012;89(3):399–404.

第 41 章 伦理学和临终问题

Kelly TL, Berg S

本章探讨了在麻醉实践中经常遇到的伦理学问题。惯例、法律、伦理学信仰和宗教习俗在不同文化和社会中是不同的。本章描述美国麻省总医院的通常做法。

Ⅰ. 治疗决策

A. 病人自主性: 这是美国医疗行为中极具价值的指导性伦理准则。具有决策能力的成年病人允许选择接受或拒绝某项医疗。如果该病人这种能力受到怀疑，精神科医师可对其进行评估，以确定病人是否具有决策能力。决策能力包括四项基本要素：知晓、理解、知因和选择。此项工作涉及法律，应慎行。

B. 知情同意: 无论何时，对病人实施医疗的先决条件是尊重病人的自主性。征得病人对操作和治疗的知情同意是医师实施诊疗的伦理学责任（见第 1 章）。特殊情况下，病情危重或急症情况下可能不允许讨论和履行知情同意程序。许多重症病人由于病情危重或为了缓解病痛应用了镇静药或麻醉药而无法做出自主决策，应预先做出自主决定和（或）委托代理人。

1. **预先决定:** 通常称之为“存活状态下意愿”，是一种专门用于治疗的法律文件，病人对后续所需的治疗表达接受或拒绝之意，常包括设计好的委托代理书。例如，某病人处于癌症终末期，希望置放中心静脉导管行化学治疗，但一旦出现心搏、呼吸骤停，则拒绝复苏。每次麻醉前一定要征求病人有关生命支持治疗的意见，特别是有关“不要复苏”（do not resuscitate，DNR）和“不要插管”（do not intubate，DNI）的意见。

2. **代理人:** 除履行预先决定外，或在缺少预先决定的情况下，病人可指定代理人（卫生保健委托人或代理人），代理人具有法律效力，可以在病人无法做出自主决策的情况下执行病人意愿。代理人为病人提供代为判断，提供病人在有能力时将会做出的决定。如果病人在无能力之前没有指定代理人，最近的血缘亲属可以成为事实上的代理人。在某些没有或找不到家人的情况下，一个可信赖的朋友可作为病人的代理人。代理人不一定负责病人经济方面的事宜。

3. **病人利益：**某些紧急情况下，医师会采取有利于病人的诊疗措施。但一定要向病人充分说明。病人的意愿，无论是来自病人直接的意愿，或来自预先决定，均应给予尊重。
4. **监护人：**极特殊情况下，为了保证病人的最大利益，在没有家庭成员或朋友能够做出有利于病人的决定时，需要法院指定一名合法的监护人。

C. **冲突：**解决冲突的最好办法是与当事人进行讨论。麻醉医师必须认识和尊重文化差异对病人决策的影响。家庭成员间、医疗护理团队内或家庭与医疗护理团队之间不可调解的冲突最好交由机构伦理委员会处理（见下述）。

D. **机构伦理委员会：**通常由经过医学伦理学专业培训的医务工作者构成。

1. **伦理委员会的目的：**是提供有关伦理的教育、建议和咨询，以促进伦理冲突的解决。伦理委员会可针对某一个病例提供客观分析，并利用基本伦理学原理指导医疗团队、病人和家庭达成一致的治疗意见。
2. 医师、护士、其他医务工作者或成员、病人，以及病人的家庭成员和朋友均可能有伦理咨询需求。因此，伦理委员会应便于被上述所有与病例相关的人员联系到，这样方能减少医院中存在的权利不平等现象，有助于促进形成尊重不同观点的氛围。
3. 当伦理委员会受邀咨询某一病例时，应清楚地陈述要回答的问题或冲突的性质。病人的情况和预后应存档备查。伦理委员会成员可组织或出席病人家庭会议，以利于做出决策。
4. 特殊情况下，医师与病人和（或）家庭之间难以达成一致意见，病人的治疗也可移交给另外一个可接受的主治医师接管。极为特殊的情况下，可通过司法干预解决伦理学冲突问题。

E. **儿科病人**在面临伦理学问题时，值得特别考虑。法律上，此种决策应遵从家长的意见。就伦理学原则而言，儿童可以参与这些决策，主要取决于其发育水平和决策能力。如果儿童太过年幼不能参与决策，家长应根据儿童的最佳利益做出最有利的决策。当儿科麻醉医师遇到这样的情形时，必须清醒地认识到每一家庭的特性及其父母的个性。

F. **耶和华见证者**：这些病人基于他们的宗教信仰一般不接受血制品输注，每一位病人都要进行个体化评估。某些病人可以接受亚成分血液输注或重组 DNA 血制品。同理，如果血液仍然在病人脉管系统连续循环，某些病人会接受自体输血或自体血回输，如胸腔引流血的回输、血液稀释或体外循环血液回输。特殊情况下，异体输血适用于未成年病人、无能力病人或由家属负责的病人，以及某些紧急情况下。美国不同州政府之间的法律和法院判定不同，医务工作者必须熟悉相关情况，或向医院相关人士寻求法律帮助。术前已决定不同意输血而遭遇意外出血时，在伦理上将遭遇两难境地。认真的术前讨论和知情同意是必不可少的。关于接受输血的法律惯例一般支持病人的自主性。近期，耶和华见证者已经接受器官移植。当供体器官短缺矛盾遭遇伦理学难题的时候，他们的器官捐献无疑是最好的礼物。尽管耶和华见证者病人可以开展心脏、肺、肾、肝脏和胰腺无血移植手术，但在拒不接受血液输注的病人仍然存在问题。有关器官移植病人签署输血协议的做法尚存争议，如何恰当地解决这部分病人接受输血的问题仍然是伦理学面临的难题。

G. **“不要复苏（DNR）”**：手术室内不应自行中止复苏，必须严格遵守医疗机构的相关政策法规。美国麻醉医师协会（ASA）承认病人自主权，并推荐在拟行计划手术麻醉开始前，针对预先决定与病人（或代理人）和其他相关人员（如外科医师和初诊医师）进行讨论。应全面考虑麻醉处理，不仅能够保障术中麻醉成功，也可以为其他情况下复苏提供支持（如气管插管）。所有的有关 DNR 的沟通必须存档备查，并用以指导麻醉处理。一般公认 3 个执行流程。

1. 在麻醉和围手术期执行“完全复苏”行为，中止“不要复苏”状态。

2. 在麻醉和围手术期执行“有限的程序化复苏”。例如，一例病人也许接受手术必需气管插管，但在心搏骤停情况下，他（或她）可拒绝胸外心脏按压。

3. 基于这类病人的价值观，在围手术期执行“有限的目标导向复苏”。如病人可能同意对可逆的和公认的麻醉并发症（如低血压）进行处置，但不同意对麻醉医师认为不可逆的事件（如心肌缺血引起的心室颤动）进行治疗。同样，病人可根据其自身的价值标准，判断其是否能接受的治愈后的生活质量，并据此提出是否接受有限的生命支持治疗。

a. 特别强调，应明确围手术期时间，并记录在案。尽管清晰确定这段时间很难，特别是当病人入住 ICU 或在 PACU 长时间术后治疗时更加困难。有关与病人进行沟通的情况必须以文书形式在病例中记载。

H. 麻醉医师的伦理问题

对于某项选择性治疗，还应考虑到麻醉医师的伦理观和道德观。麻醉医师个人具有拒绝参加某项治疗的权力，无须评判其决定正确与否，如耶和华见证者、堕胎或 DNR 病人。

Ⅱ. 用脑功能指标确定死亡

A. “脑死亡”是确认死亡的法律定义，脑全部功能、包括脑干功能不可逆性丧失即可定义为脑死亡。脑死亡的三项关键指标是**昏迷、脑干反射消失及呼吸暂停**。确认病人脑死亡既包括法律学死亡，还应有临床死亡。众多国家脑死亡的诊断由首位医师量化诊断，第二位医师进一步确认，并经由宗教裁定。脑死亡与心源性死亡的诊断并无差异。实践中，若已获得病人知情同意，并符合治疗要求，脑死亡的诊断意味着病人有可能成为一名器官捐献者。共同认可的区域性指南可用于确诊脑死亡。麻省总医院采用的成人脑死亡临床诊断标准汇总如下。其他机构可能有不同的标准。在麻省总医院，只有**神经内科主治医师或神经外科主治医师**才有权宣布脑死亡。

B. 脑死亡的临床诊断

C. 脑死亡的先决条件如下

1. 不可逆的脑死亡的病因必须是已知的。必须存在可以解释中枢神经系统（CNS）损害的临床或神经影像学证据。

2. 排除可能混淆临床判断的并发医学因素（如严重电解质、酸碱或内分泌紊乱）。

3. 无药物中毒或毒物中毒证据。对已知用过 CNS 抑制药的病例建议行辅助性脑检查。

4. 如果病人近期或长时间应用肌肉松弛药，需确认无神经肌肉阻滞。

5. 核心体温超过 36.5℃（96.8℉）。

6. 存在混杂因素的情况下，脑死亡应通过辅助检查确认（见下文）。如果昏迷原因不清，至少应观察 24 h，确认无神经功能的临床变化。

D. 尽管普遍认为应该行全面的临床检查，也有推荐的确诊性辅助检查，但在某些情况下这些临床检查事实上并无法实施。能够支持脑死亡的确诊性辅助检查包括血管造影术、脑电图、经颅多普勒超声和锝-99m 六甲基丙二基胺肟脑扫描。目前 MRA 和 CT 血管造影对脑死亡的确诊性仍有待研究，或许将来能被认可。体感诱发电位确认脑死亡诊断的准确性仍存疑问，麻省总医院并未将此项检查作为脑死亡单一指标。

Ⅲ. 器官捐献

美国器官捐献有专设的组织机构，在器官共享联合网络（UNOS）组织的支持下，由器官获取和移植网络（OPTN）机构在国内具体实施。UNOS 负责创建和维护器官共享系统，以保证最大限度地提供器官、全面掌握有关移植的资料。美国绝大多数的器官来源于脑死亡捐献者。然而，活体器官捐献和心源性死亡捐献（DCD）正在逐渐增加。DCD器官捐献者是指危重病人撤除生命支持治疗后即死亡的病人。非常重要的一点是尽管有热缺血时间的问题，但越来越多的证据显示，接受心源性死亡器官捐献病人的转归与来自脑死亡者并无明显差异。

A. 与家人会谈：为回避可能存在利益冲突，与器官捐献相关的谈话不应由病人的主管医师完成。州政府相关部门要求参与谈话的人员必须是经过训练的当地器官管理机构人员。研究发现，当家人与受过训练的专业机构人员接触时，更容易同意器官移植。话题通常从询问病人家属，病人是否曾表示过愿意在去世后捐献其器官等问题开始。许多家庭认为他们所爱之人的部分身体可挽救另外一个人的生命，在感觉上是在延续已逝的生命，因而可得到慰藉。

B. 早期接触：对潜在的器官捐献者，器官管理机构的早期接触很重要。器官管理机构通常有专业的有关治疗药物（如生命支持用药、血管收缩药和激素类药物）、机械通气设置和实验室血液检查的处理流程。

C. 脑死亡病人捐赠器官的处理：有关脑死亡病人器官捐献工作极具挑战性（见第 21 章）。经常遇到的问题包括低血压、心律失常、低氧血症和尿崩症等。为确保器官捐献成功，应该在器官管理部门的统一指导下，由有经验的麻醉医师和（或）ICU 医师组成协作团队。

D. 心源性死亡后捐献器官的获取：必须严格遵守伦理学原则。当计划获取 DCD 后捐献器官时，需复习并遵守机构有关 DCD 获取的政策法规。悉心照料濒死病人，包括由负责病人的 ICU 团队给予镇痛药和遗忘药治疗、保护供体器官等。机构有关的政策法规必须明确下列各项。

1. 有关供体和受体的工作应划分清楚，以免利益冲突。
2. 由医师（通常为重症监护治疗医师）负责宣布心源性死亡。
3. 必须明确心搏骤停至确认死亡的时间间隔。目前麻省总医院确定为 5min。
4. 为获取器官而给予的药物和处置对病人并无益处

（或许有害），包括给予肝素或股动脉置管等，需获得知情同意。

5. 应允许家人在病人死亡现场（ICU 或手术室）。
6. 在麻省总医院拔除气管导管、撤除生命支持治疗后，如果病人意外存活，应放弃器官获取。目前麻省总医院规定该时限为气管导管拔除后 2 h。

如果机构的移植团队参与获取或移植器官，应与其建立紧密的联系并及时通知他们任何可能影响器官获取的供体情况变化。

Ⅳ. 关注幸存者

A. 医务人员对死亡状态后幸存病人应给与足够的支持，首要的是经常与幸存者进行虔诚、富于同情的交流。

B. 文化背景和个人价值观会影响每次交流，医务人员在不同情况下应灵活掌握。

1. 社会工作者可能是了解病人家庭宗教信仰和文化背景的主要来源。
2. 牧师的支持可能会有帮助，应该为病人家庭安排牧师。
3. 随访病人家庭可能对幸存者及医疗机构有利，应由移植器官所在地的管理机构常规进行。

Ⅴ. 法律考量

医师与病人及其家属就伦理学和临终问题进行虔诚和公开沟通，会减少法庭上解决这些问题。最近几项法规可能对临床医师解决伦理问题有所帮助。

A. 在决策中病人的自主性是最重要的。病人可以拒绝生命支持或其他治疗。

B. 人类的生存质量超越纯粹的生物学存在。因此，代理人撤除生命支持治疗的决定可能是基于有意义的生存（“生命质量”）。

C. 曾经应用的治疗可以撤除。尽管在给予支持生命的治疗，但允许中止，如已经行气管插管，可以拔除。

D. 临终决定最好由医师、病人和（或）家人确定，必要时可请求有关机构（如伦理委员会）的帮助。美国大多数州撤除或停止治疗不需要“法庭指令”。

E. 停止补液和营养治疗与撤除其他生命支持没有法律上的不同。除法律规定外，很多医学学会都支持上述规定，包括美国医学会和美国神经病学学会。

F. 对已确认无救治意义的病人，医师不一定必须提供医疗救护。但“无意义”的定义可能仍存在问题，在与病人或其家人有冲突的情况下，建议医师采取任何可能的解决办法，包括主动退出对该病人的诊疗工作，以免与病人家属发生法律纠纷。

G. 特殊情况或存疑情况下，建议在决策前听取医疗机构法律顾问的意见。

（张铁铮 译　郑斯聚 审校）

推荐阅读文献

American Society of Anesthesiologists. Ethical guidelines for the anesthesia care of patients with do-not-resuscitate orders or other directives that limit treatment. Approved October 17, 2001, last affirmed October 22, 2008.

Bernat JL. The boundaries of organ donation after circulatory death. *N Engl J Med* 2008;359:669–671.

Jenkins K, Baker AB. Consent and anaesthetic risk. *Anaesthesia* 2003;58:962–984.

Steinbroock R. Organ donation after cardiac death. *N Engl J Med* 2007;357:209–213.

Truog RD, Miller F. The dead donor rule and organ transplantation. *N Engl J Med* 2008;359:674–675.

Truog RD, Waisel DB, Burns JP. DNR in the OR: a goal-directed approach. *Anesthesiology* 1999;90:289–295.

Van Norman, GA. Another matter of life and death: what every anesthesiologist should know about the ethical, legal, and policy implications of the non-heart-beating cadaver organ donor. *Anesthesiology* 2003;98:763–773.

附录 I 治疗窗窄及具有潜在危害的药物

Pino RM

麻醉医师静脉用药时，经常会用到一些治疗窗窄，且具有潜在严重危害的药物。下面列出的药物，并非麻醉医师常规应用，其他医师可能会用到。它不包括麻醉医师工作培训及实践中常用药物，如神经肌肉阻滞药。

A. 阿昔单抗（Abciximab，reopro）：糖蛋白Ⅱb/Ⅲa 抑制剂，防止血小板黏附和聚集。

适应证：防止经皮冠状动脉成形术期间或支架放置后血栓形成。

应用指南：

- **a. 标准浓度**：9mg 加入到 0.9%氯化钠 250ml 中。
- **b.** 静脉输注通路必须连接过滤器（0.2～0.22μg 的低蛋白结合率过滤器），并且其他药物不能通过此管路。
- **c. 负荷剂量**（连续用药）：PCI 术前 10～60min 0.25mg/kg 静脉注射。依据病人体重适当减少阿昔单抗用量（通过 0.2～0.22μg 的低蛋白结合率过滤器）。单次剂量可诱发低血压。
- **d. 维持剂量**：0.125μg/（kg·min）到最大剂量 10μg/min（17ml/h），持续 12h。从 0.2～0.22μg 的低蛋白结合率过滤器中取 4.5ml（9mg）的阿昔单抗，加入到 250ml 的 0.9%氯化钠中。

B. 前列地尔（Alprostadil PGE_1）：血管扩张药；通过降低周围血管阻力，从而导致心排血量及心率反射性增加。

适应证：

- **a.** 无功能性肝移植初期，表现为在移植后 4～34h 内转氨酶增高，胆汁生成减小和凝血障碍。
- **b.** 肺动脉高压。
- **c.** 传统血运重建或者药物治疗难以奏效的远端缺血（肢体或指、趾）。
- **d.** 血管痉挛性疾病（雷诺病）、血管炎、血栓闭塞性脉管炎、动脉粥样硬化。

e. 预防他克莫司的肾毒性。

应用指南：

a. 标准浓度： 500μg 前列地尔加入到 1000ml 生理盐水中（1μg=1000ng）。

b. 给药速度应根据病人的反应来调节。

1. 在输注过程中大部分病人会出现肢体肿胀，因此须摘除指环或紧锢身体的珠宝。在开始输注时也会出现颜面潮红，除非出现血压下降否则不必停药。

2. 常规初始速度 1ng/（kg · min），如果病人出现低血压，则返回初始剂量。对于低血压和（或）左心室功能差的病人，推荐速度为 0.4 ng/（kg · min）。

3. 输注速度（剂量）因耐药每 30min 可能翻倍，最高剂量可达 16 ng/（kg · min）。

C. 阿替普酶（Alteplase，Activase）：组织型纤溶酶原复合物（tPA）。

适应证：

a. 急性心肌梗死。

b. 肺栓塞。

c. 周围动脉或静脉血栓。

d. 导管阻塞。

应用指南：

a. 急性心肌梗死

1. 标准浓度： 100mg/100ml。

2. 体重在 67kg 以下的病人： 15mg 负荷剂量静脉推注，随后 30min 静脉输注 0.75mg/kg（最大剂量 50mg）。启动肝素治疗后，接下来一个小时静脉输注 0.5mg/kg（最大剂量 35mg）。

3. 体重在 67kg 以上的病人： 15mg 负荷剂量静脉推注，随后 30min 静脉输注 50mg。启动肝素治疗后，接下来一个小时静脉输注 35mg 抗凝药（抗凝血药物总量=100mg）。

b. 肺栓塞

1. 标准浓度： 100mg/100ml。

2. **维持剂量**：100mg 持续输注 2h 以上。

c. 外周动脉或静脉血栓

1. **标准浓度**：50mg/500ml，25mg/250ml。
2. **负荷剂量**：无。
3. **维持剂量**：0.5～4mg/h 注射 24h（推荐 24h 最大剂量 50mg/24h）。当阿替普酶完全将 APTT 控制在治疗范围后，就可以给予肝素（无负荷剂量）。

d. 经导管静脉和动脉血栓溶栓治疗

1. **标准浓度**：50mg/500ml，25mg/250ml。
2. **负荷剂量**：4～10mg。
3. **维持剂量**：0.5～4mg/h 静脉注射 4～24h，推荐的累积最大剂量为 50mg（负荷量加维持量）。阿替普酶输注期间，可辅助应用较低剂量肝素（如 250U/h），从而维持 APTT 小于 1.5 倍的基础值。

D. 阿加曲班（Argatroban）：直接凝血酶抑制剂

适应证：

a. 用于肝素诱导的疑似或确诊的血小板减少症Ⅱ型病人的抗凝治疗。

b. 经皮冠状动脉介入治疗期间或者术后即刻的抗凝治疗。

应用指南：

a. 标准浓度（1mg/ml）：50mg 加入到 50ml 生理盐水输液泵中。

b. 低浓度（0.05mg/ml）：2.5mg 加入到 50ml 生理盐水中。

c. **微量注射泵**：2.5mg 加入到 50ml 注射器中。

d. **负荷剂量**：无。

e. **维持剂量**：

1. 开始以 0.5～2μg/（kg·min）的速度持续输注。
2. 对于肝肾功能不全及危重病人，初始剂量减为 0.5μg/（kg·min）。
3. 开始输注及改变输注速度后 2h 检验 PTT，直到数值稳定（即连续两个数值均在目标范围内）。目标：APTT 为基础值的 1.5～3 倍，最长不超过 100s。
4. 当 ACT 超过 450s 时，减慢维持速度到 15μg/（kg·min），5～10min 内再次核查 ACT。

E. 比伐卢定（Bivalirudin，Anglomax）：直接凝血酶抑制剂。

适应证：用于肝素诱导的高度疑似或确诊的血小板减少症Ⅱ型病人的抗凝治疗。

应用指南：

a. 标准浓度（5mg/ml）：250mg 加入到 50ml 液体包装中。

b. 低浓度（1mg/ml）：100mg 加入到 100ml 液体包装中。

c. 微量泵：250mg 加入到 50ml 注射器中。

d. **负荷剂量**：无。

e. **维持剂量**：

1. 初始计量：0.15mg/（kg · h）（肌酐清除率＞60ml/min）。
2. 如果肌酐清除率在 30～60ml/min：初始速度为 0.05mg/（kg · h）。
3. 如果肌酐清除率低于 30ml/min，或者应用肾脏替代治疗：初始速度为 0.025mg/（kg · h）。
4. **理想的 APTT**：1.5～2.5 倍的基础值。开始输注及改变输注速度后 2h 检验 PTT，直到连续 2 次 PTT 数值均在理想范围内。

F. **依前列醇钠**（Epoprostenol Sodium，Flolan）：强力血管扩张剂，也能抑制血小板聚集。

适应证：肺动脉高压。

应用指南：

a. 不要和其他注射用药或载体一同给予。

b. 给药时需要配有空气过滤器的专门中心静脉导管。

c. 不要用管道中的依前列醇冲洗管道。

d. **负荷剂量**：无。

e. **维持剂量**：

1. **初始剂量**：1～2ng/（kg · min）静脉注射。
2. 每 15～30min 按 1～2ng/（kg · min）增加滴定。

f. 如果需要冲洗导管，则先从管路中回抽 3ml 液体或血液弃掉，然后只能用依前列醇稀释液冲洗。

g. 避免突然停药带来的肺动脉高压反跳现象。

h. 室温下输注注射器仅能使用 8h。

G. 依替巴肽（Eptifibatide，Integrilin）

适应证：预防经皮冠状动脉介入术后的血栓形成。

剂量：负荷量（180μg/kg），然后按 2μg/（kg·min）持续输注。

药理作用：抑制糖蛋白Ⅱb/Ⅲa；防止血小板黏附和聚集。

注意事项：出血并发症和血小板减少是常见的副作用。

H. 胰岛素[Insulin，regular（human）]：优必林 R，诺和林 R。

适应证：高血糖症、高钾血症、糖尿病酮症酸中毒。

应用指南：

a. 普通胰岛素是唯一可以静脉应用的胰岛素。

b. 静脉输注插入端的 Y 形接口必须位于所有管路过滤器以下。

c. 微量注射泵的标准浓度：50U 加入到 50ml 生理盐水中。

d. **负荷剂量**：5～20U 静脉推注或负荷量，通常开始持续输注前给予。

e. **维持剂量**：2～25U/h，根据血糖水平调整剂量。

f. 一旦控制住血糖，至少每 2h 监测一次，或根据需要频繁监测。

I. 氯化钾（Potassium chloride，KCL）

适应证：纠正低钾血症。

a. **注意事项**：手术室中的低钾血症通常不用处理。

b. 术中是否应用氯化钾需要麻醉医师来决定。

应用指南：

a. **负荷剂量**：无，静脉推注可引起心搏骤停。

b. **外周浓度**：80mEq/1000ml。

c. **中心浓度**：20 mEq/100ml；40 mEq/100ml。

d. **速度**：不超过 20 mEq/h。

（卞慧娴 译 崔 湧 审校）

附录Ⅱ 常用药物

本节所列出药物是麻醉医师在围手术期管理中经常使用或经常遇到的药物。麻醉药和肌松药并未包括在内，而是在相应的章节中。

阿昔单抗（abciximab，reopro）:（见附录Ⅰ）

腺苷（adenosine）

适应证：阵发性室上性心动过速。

剂量：成人：6～12mg 外周静脉推注，然后用 20ml 生理盐水快速推注冲洗。中心通路：初始剂量，3mg。小儿：50μg/kg 静脉注射。

药理作用：减缓或暂时阻滞房室结传导及折返通路的传导（特别是包含房室结的折返通路）。

注意事项：

a. 患有二度或三度房室传导阻滞或病窦综合征的病人禁忌使用。

b. 该药对心房扑动和心房颤动的病人无效，但由于其可减少上述状态下心室的反应，对二者有辅助诊断的作用。

c. 应用该药时常见心脏停搏 3～6s 的情况，可自动恢复。

d. 可能导致支气管痉挛或低血压。

e. 对预激综合征病人（如 Wolff-Parkinson-White 综合征）慎用该药。

沙丁胺醇（albuterol）

适应证：支气管痉挛。

剂量：雾化吸入，雾化器内生理盐水 3ml 中加入 2.5mg；使用吸入器时，吸入 180 或 200μg（2 喷）。口服：2.5mg。小儿：0.1mg/kg（糖浆 2mg/5ml）。

药理作用：β_2 受体激动药，使气管平滑肌舒张。

注意事项：可能出现 β 肾上腺素能效应过度，导致快速性心律失常。对使用定量型气雾剂的插管病人需要增加剂量（4～6 喷）。

前列地尔（alprostadil）（见附录Ⅰ）

阿替普酶（alteplase）（见附录Ⅰ）

氨基己酸（aminocaproic acid，amicar）

适应证：预防纤维蛋白溶解造成的出血。

剂量：5g 负荷剂量加入 100～250 ml 生理盐水中静脉注射，继以 1g/h 静脉滴注维持。

药理作用：抑制纤溶酶原激活物和纤溶酶，促进血凝块形成。

注意事项：弥散性血管内凝血（DIC）病人禁用。

胺碘酮（amiodarone）

适应证：难治性和反复发作的房性和室性快速性心律失常。

剂量：150mg（ACLS 300mg）静脉推注，然后以 1mg/min 的速度持续静脉滴注 6h（360mg），之后 0.5mg/min 速度持续静脉滴注 18h（540mg）。

药理作用：抑制窦房结，延长 PR、QRS 和 QT 间期；阻滞 α、β 肾上腺素能受体。

注意事项：

a. 可引起严重的窦性心动过缓、室性心律失常、房室传导阻滞、肝脏及甲状腺功能异常、肝炎和肝硬化。

b. 长期使用可导致肺纤维化。

c. 可升高血浆中地高辛、口服抗凝药、地尔硫䓬、奎尼丁、普鲁卡因胺和苯妥英钠水平。

阿加曲班（argatroban）（见附录Ⅰ）

阿替洛尔（atenolol）

适应证：高血压、心绞痛、心肌梗死后。

剂量：口服，50～100mg/d；静脉注射，5mg（需要时）。

药理作用：选择性 β_1 肾上腺素能受体阻滞药。

注意事项：

a. 充血性心力衰竭和心脏传导阻滞病人相对禁忌。

b. 对服用钙通道阻滞药和延长房室传导药物的病人应慎用。

阿托品（atropine）

适应证：止涎、心动过缓、心脏停搏（ACLS 规程）。

剂量：

a. 止涎，成人：0.2～0.4mg 静脉注射；0.4～1.0mg 静脉注射；小儿，0.01mg/kg 静脉注射或肌内注射（<0.4mg）。

b. 心动过缓，成人：0.2～0.4 mg 静脉注射；小儿，0.02mg/kg

静脉注射（<0.4mg）。

c. 心脏停搏，成人：1mg 静脉注射；小儿，0.01～0.02mg/kg 静脉注射。

药理作用： 乙酰胆碱毒蕈碱受体竞争性拮抗药。

注意事项：

a. 小剂量可引起反常性心动过缓。

b. 可引起快速性心律失常、房室分离、室性期前收缩、口干或尿潴留。

c. 大剂量时可能引起中枢神经系统症状。

碳酸氢钠（bicarbonate sodium，$NaHCO_3$）

适应证： 代谢性酸中毒；碱化尿液。

剂量： 静脉注射碳酸氢钠剂量 mEq $NaHCO_3$=[碱缺失×体重（kg）×0.3]，以后的用量根据 pH 值而定。

药理作用： 中和 H^+。

注意事项：

a. 与许多静脉注射药物存在配伍禁忌。

b. 可导致代谢性碱中毒、高碳酸血症和高渗血症。

c. 可引起新生儿脑室内出血。

d. 可通过胎盘。

e. 8.4%溶液约为 1.0 mEq/ml，4.2%溶液约为 0.5 mEq/ml。

比伐卢定（bivalirudin）（见附录Ⅰ）

氯化钙（calcium chloride），葡萄糖酸钙（calcium gluconate）

适应证： 低钙血症、高钾血症和高镁血症。

剂量：

a. 氯化钙：5～10mg/kg 静脉注射（需要时）（10%$CaCl_2$= 1.36 mEq Ca^{2+}/ml）。

b. 葡萄糖酸钙：15～30mg/kg 静脉注射（需要时）（10%葡萄糖酸钙=0.45 mEq Ca^{2+}/ml）。

药理作用： 维持细胞膜完整性、肌肉兴奋-收缩耦连、腺体刺激-分泌耦连及酶功能。升高血压。

注意事项：

a. 可引起心动过缓或心律失常（尤其服用洋地黄者）。

b. 对静脉有刺激性。由于葡萄糖酸钙中的 Ca^{2+}与葡萄糖酸结合，所提供的 Ca^{2+}比氯化钙少。

c. 快速注射可能导致冠状动脉收缩。

卡前列素（carboprostl，prostaglandin $F_{2\alpha}$，hemabate）

适应证：难治性产后出血。

剂量：250μg 肌内注射；每 15～90min 可重复一次，最大剂量总和 2mg。

药理作用：收缩子宫平滑肌。

注意事项：可能导致明显的支气管痉挛，特别是在气道高反应性的病人，可能导致高血压。

氯维地平（clevidipine，cleviprex）

适应证：适用于急性高血压口服治疗未达到预期或无效时。

剂量：静脉输注 1～2mg/h；每 90s 加倍剂量直到获得满意的效果，然后每 5～10min 调整一次滴速。最大剂量 32mg/h。

药理作用：

a. 二氢吡啶类钙通道阻滞药；通过降低外周血管阻力（SVR）引起血压下降，并可能引起反射性心动过速。

b. 可能具有负性肌力效应。不影响前负荷。

c. 肝/肾功能障碍时，不需调整剂量。

药效：停止输注后可维持 5～15min。

注意事项：

a. 快速滴定。乳剂。

b. 4h 后将未使用部分丢弃。

c. 大豆/鸡蛋过敏，脂肪代谢缺陷或重度主动脉瓣狭窄病人禁忌使用。

d. 长时间滴注可能引起反跳性高血压；心房颤动的风险。

氯吡格雷（clopidogrel，plavix）

适应证：抗血小板药物。

a. 急性冠脉综合征。

b. 经皮冠状动脉介入操作。

c. 近期心肌梗死，近期血栓性脑卒中，或确诊的动脉疾病。

d. 预防冠状动脉支架狭窄。

剂量：口服，负荷剂量：300～600mg；维持剂量：75mg，每天一次。

药理作用：不可逆性 ADP 受体阻滞剂。

注意事项：

a. 主要副作用为出血。

b. 肝功能不全病人应减量。

c. 氢泵抑制剂可能降低氯吡格雷药效。
d. 建议椎管内麻醉前应停药 7d。

达肝素钠（dalteparin，fragmin）

适应证：预防深静脉血栓形成（DVT）；急性冠脉综合征（ACS）；深静脉血栓形成。

剂量：

a. DVT 预防，2500～5000U 皮下注射，每天一次。
b. ACS，120U/kg（最大量 10 000U）皮下注射，每 12h 一次，持续 5～8d，合用阿司匹林。
c. DVT，100U/kg 皮下注射，每天两次或 200U/kg 皮下注射，每天一次。

药理作用：抗凝，抑制凝血因子Ⅹa 和Ⅱa。参见肝素。

注意事项：

a. 肌酐清除率小于 30ml/min 时应减量。
b. 药效同普通肝素；剂量-反应特性更易于评估。
c. 脊髓/腰椎穿刺、硬膜外置管或拔除导管时有可能出现脊髓和硬膜外血肿。对使用达肝素钠的病人，置入或拔除椎管内导管时应小心。
d. 鱼精蛋白只能部分逆转达肝素钠的作用。

丹曲林（dantrolene）

适应证：恶性高热（MH）；精神病药物恶性综合征。

剂量：最小剂量 20mg 加入 60ml 注射用水中。出现恶性高热征象时，2.5mg/kg 静脉推注；重复使用，直至 10mg/kg。一般不主张预防性静脉注射。

药理作用：减少 Ca^{2+}从肌浆网中释放；松弛骨骼肌。

注意事项：需缓慢溶解。有组织刺激性，避免外渗。

去氨加压素（desmopressin acetate，DDAVP）

适应证：

a. 治疗 Von Willebrand 病、血友病甲（但当凝血因子Ⅷ＞5%活性时禁忌使用）、肾功能不全病人的凝血功能障碍。
b. 中枢性尿崩症。

剂量：凝血，0.3μg/kg（溶于生理盐水 50ml），15～30min 静脉滴注。中枢性尿崩症，5～20μg 滴鼻，每天一次/每天两次。

药理作用：促使内皮细胞释放 Von Willebrarid 因子，增强血中因子Ⅷ活力；增加肾脏对水的重吸收（ADH 效应）。

注意事项： 氯磺丙脲、卡马西平和氯贝特可加强其抗利尿作用。12～24h 重复使用后疗效将比初始用药降低。无血管加压效应。

地塞米松（dexamethasone，decadron）

适应证： 脑水肿；气道水肿；预防术后恶心和呕吐。

剂量：

a. 水肿：10mg 静脉注射，继而 4mg 静脉注射，每 6h 一次（6d 后逐渐减量）。

b. 术后恶心呕吐：4mg 静脉注射。

药理作用： 参见氢化可的松。地塞米松的糖皮质激素效价是氢化可的松的 20～25 倍。盐皮质激素效应微弱。

注意事项： 参见氢化可的松。

葡萄糖酐（dextran 40，rheomacrodex）

适应证： 抑制血小板聚集；在低流量状态时改善血流（如血管手术）。

剂量： 15～30ml/h 静脉滴注（10%溶液）；负荷剂量 30～50ml，超过 30min 静脉滴注。

药理作用： 扩张血容量作用起效快，时间短（1.5h）；降低血小板黏附性。

注意事项： 可能导致容量超负荷、过敏、出血倾向、血小板减少症、干扰血交叉试验；或导致血糖假性升高。

地尔硫䓬（diltiazem，cardizem）

适应证： 心绞痛，冠状动脉痉挛引起的变异性心绞痛，心房颤动/心房扑动，阵发性室上性心动过速，高血压。

剂量： 20mg 静脉推注，然后 10mg/h 静脉滴注；每 6h 口服 30～60mg。

药理作用： 钙通道阻断药，减缓窦房结和房室结的传导；扩张冠状动脉和周围小动脉，降低心肌收缩力。

注意事项：

a. 可引起心动过缓和心脏传导阻滞。

b. 可与 β 受体阻滞药和地高辛相互作用而降低心肌收缩力。

c. 可引起一过性肝功能异常。

d. 避免在旁路传导、房室传导阻滞、静脉应用了 β 受体阻滞药或室性心动过速的病人中使用。

多巴酚丁胺（dobutamine）

适应证：心力衰竭病人的正性变力。

剂量：初始速度 2μg/（kg · min），然后调节速度直至达到所需效果。

药理作用：β_1 肾上腺素能受体激动药。

注意事项：可引起低血压，心律失常或心肌缺血；可增加心房颤动病人的心室率。

多巴胺（dopamine，intropin）

适应证：低血压，心力衰竭。

剂量：5～20μg/（kg · min）静脉滴注，调节速度直至达到所需效果。

药理作用：多巴胺能、α 和 β 肾上腺素能受体激动药。

注意事项

a. 可引起高血压、心律失常或心肌缺血。

b. 1～5μg/（kg · min）时主要是多巴胺能受体作用（增加肾血流）.

c. 超过 10μg/（kg · min）时主要是 α 和 β 肾上腺素能作用。

依诺肝素（enoxaparin，lovenox）

适应证：

a. 预防深静脉血栓形成。

b. 治疗深静脉血栓形成。

c. 急性冠脉综合征。

剂量：

a. 预防深静脉血栓形成，30mg 皮下注射每天两次或 40mg 皮下注射每天一次。

b. 治疗深静脉血栓形成，1mg/kg 皮下注射每 12h 或 1.5mg/kg 皮下注射每天一次。

c. 急性冠脉综合征，1mg/kg，皮下注射每天两次，至少 2d，与阿司匹林同时应用。

药理作用：抗凝；抑制凝血因子 Xa 和 IIa。参见肝素。

注意事项：

a. 效果与普通肝素相同；剂量-反应关系特性更易于预测。

b. 脊髓/腰椎穿刺或硬膜外置管或拔除导管时有可能出现脊髓和硬膜外血肿。

c. 鱼精蛋白只能部分逆转依诺肝素的作用。

麻黄碱（ephedrine）

适应证：低血压。

剂量：5～10mg 静脉注射。

药理作用：α 和 β 肾上腺素能受体激动作用；交感神经末梢释放去甲肾上腺素。

注意事项：

a. 可引起高血压、心律失常、心肌缺血、中枢神经系统兴奋、子宫活性降低和轻度支气管扩张作用。

b. 对子宫血流的影响很小。能通过胎盘。

c. 避免用于服用单胺氧化酶抑制药的病人。

d. 反复应用可快速耐药。

肾上腺素（epinephrine）

适应证：

a. 心力衰竭。

b. 心脏停搏（ACLS）。

c. 支气管痉挛，过敏。

d. 气道水肿。

剂量：

a. 心力衰竭，1～12μg/min 静脉滴注，调整剂量至所需的效果。

b. ACLS，0.1～1mg 静脉注射，或 1mg 每 5min 气管内给药。儿童，0.01mg/kg 静脉注射，可用到 0.5mg。0.01mg/kg 皮下注射，每 15min 一次，共两次，单次剂量可增至 1mg。

c. 支气管痉挛，过敏，0.1～0.5 mg 皮下注射，0.1～0.25mg 静脉注射，或 0.25～1.5μg/min 静脉滴注。

d. 气道水肿，雾化吸入：0.5ml 2.25%溶液加入 2.5～3.5ml 生理盐水中，每 1～4h 必要时给药。

药理作用：α 和 β 肾上腺素能受体激动药。

注意事项：可引起高血压、心律失常或心肌缺血。表面或局部注射（1∶80 000～1∶500 000）可引起血管收缩，可通过胎盘。

依前列醇（epoprostenol，flolan）（见附录Ⅰ）

依替巴肽（eptifibatide. integrilin）（见附录Ⅰ）

麦角新碱（ergonovine，ergotrate，参见甲基麦角新碱）

适应证：由于子宫收缩乏力造成的产后出血。

剂量：用于产后出血，静脉注射（抢救时）为 0.2mg 加入生理盐水 5ml 中，缓慢静脉注射（>1min）；肌内注射：0.2mg，每 2～4h 必要时，小于 5 次，然后口服：0.2～0.4mg，每 6～12h 一次，服用 2d 或必要时。

药理作用：收缩子宫和血管平滑肌。

注意事项：由于全身血管收缩可引起高血压（尤其是存在子痫和高血压时）、心律失常、冠状动脉血管痉挛、子宫强直或胃肠道反应。过量可造成惊厥或脑卒中。

艾司洛尔（esmolol，brevibloc）

适应证：室上性快速性心律失常和心肌缺血。

剂量：负荷剂量 5～10mg 静脉注射，并在必要时每 3min 重复 1 次，至总量 100～300mg；静脉滴注速度为 1～15mg/min。

药理作用：选择性 $β_1$ 肾上腺素能受体阻滞。

注意事项：可引起心动过缓、房室结传导延迟、低血压、充血性心力衰竭；大剂量时出现 $β_2$ 受体激动效应。

非诺多泮（fenoldopam）

适应证：高血压。

剂量：0.03～0.1μg/（kg · min）（最常用剂量）；每 15min 增加 0.05～0.1μg/（kg · min）。

药理作用：选择性激动突触后多巴胺-1 受体。

注意事项：

a. 没有证据表明非诺多泮能预防造影剂肾病。

b. 可引起高钾血症。

c. 大剂量时可引起心动过速。

d. 可能增加眼内压。

氟马西尼（flumazenil，mazicon）

适应证：逆转苯二氮䓬类药物过量。

剂量：3～5mg，以 0.5mg/min 静脉注射。

药理作用：竞争性拮抗中枢神经系统苯二氮䓬受体。

注意事项：

a. 作用维持时间短于咪达唑仑和其他苯二氮䓬类药物。

b. 可诱发中枢神经系统兴奋症状，包括癫痫、急性戒断反应、恶心、头晕和躁动。

c. 只能部分逆转咪达唑仑诱发的呼吸抑制。

磷苯妥英（fosphenytion）

适应证：癫痫的预防和治疗（参见苯妥英）。

剂量：

a. 磷苯妥英是一种前药，其活性代谢产物是苯妥英。

b. 1.5mg 磷苯妥英与 1mg 苯妥英等效，即为 1mg 苯妥英等效剂量（PE）。

c. 将磷苯妥英用 5%葡萄糖或 0.9%盐水稀释，浓度范围为 1.5～25mg PE/ml。

d. 磷苯妥英负荷剂量为 10～20mg PE/ml 静脉注射。

e. 最大速度，150mg PE/min。

药理作用：抗惊厥。

注意事项：

a. 静脉推注可导致心动过缓，低血压，呼吸停止，心搏骤停或中枢抑制。

b. 注射完成两小时后，测量血中游离苯妥英水平对肾衰竭或低白蛋白血症病人有益。

c. 多种药物相互作用可能改变苯妥英的效应浓度关系。

呋塞米（furosemide，lasix）

适应证：水肿、高血压、颅内高压、肾衰竭和高钙血症。

剂量：2～40mg 静脉注射（初始剂量和用量个体化）。

药理作用：通过抑制髓袢的重吸收，增加 Na^{+}、Cl^{-}、K^{+}、PO_4^{3-}、Ca^{2+}和 H_2O 的排出。

注意事项：可能导致电解质紊乱、脱水、一过性低血压、耳毒性、高糖血症和高尿酸血症。磺胺类药物过敏的病人可能对呋塞米过敏。

高血糖素（glucagon）

适应证：

a. 十二指肠或胆总管松弛。

b. 难治性 β 肾上腺素能受体阻滞药的毒性反应。

剂量：

a. 胃肠道效应：0.25～0.5mg 需要时每 20min 静脉注射。

b. β 肾上腺素能受体阻滞药的毒性反应：5mg 静脉推注，继以 1～10mg/h 维持，根据病人反应调整剂量。

药理作用：释放儿茶酚胺。正性变时、变力效应。

注意事项：

a. 可引起过敏、恶心、呕吐、高血糖或正性变时、变力效应。

b. 大剂量时增强口服抗凝药的药效。

c. 胰岛细胞瘤或嗜铬细胞瘤病人慎用。

格隆溴铵（glycopyrrolate）

适应证： 减缓胃肠运动，止涎。心动过缓。

剂量： 0.1～0.2 mg 静脉注射/肌内注射/皮下注射。

药理作用： 竞争性拮抗乙酰胆碱 M 受体。

注意事项： 较阿托品作用时间长，但正性变时效应弱。不能通过血脑屏障或胎盘。

氟哌啶醇（haloperidol，haldol）

适应证： 精神病，躁动，焦虑和术后恶心呕吐。

剂量： 0.5～10mg 静脉注射/口服/肌内注射，必要时（剂量个体化）；止吐，1mg 静脉注射。

药理作用： 拮抗多巴胺 D_2 受体产生抗精神病作用。抑制中枢神经系统。

注意事项：

a. 可引起轻度 α 肾上腺素能受体拮抗作用。

b. 能延长 QT 间期、诱发室性心律失常，尤其是尖端扭转型室性心动过速，降低癫痫发作阈值。

c. 可导致神经安定药恶性综合征。

d. 禁忌用于帕金森病。

普通肝素（heparin-unfractionated）

适应证： 抗凝。

a. 血栓形成，血栓栓塞。

b. 体外循环。

c. 弥散性血管内凝血（DIC）。

d. 预防血栓栓塞。

剂量：

a. 血栓形成：负荷剂量，50～150U/kg 静脉注射，维持剂量，15～25U/（kg · h）静脉注射。根据部分凝血活酶时间调整剂量。

b. 体外循环负荷剂量，300U/kg 静脉注射；维持剂量，100U/（kg · h）静脉注射；根据活化凝血时间（ACT）结果调整剂量。

c. DIC：负荷剂量，50～100U/kg 静脉注射，维持剂量，15～25U/（kg · h）静脉注射，根据凝血检查结果调整剂量。

d. 深静脉血栓预防：5000U 皮下注射每 8～12h。

药理作用：加强抗凝血酶Ⅲ的作用；阻断凝血酶原的转化和其他凝血因子的激活。

注意事项：

a. 可引起血小板减少症、过敏反应。

b. 半衰期在肾功能不全时增加，在血栓栓塞和肝脏疾病时减少。

c. 不能通过胎盘。

d. 可用鱼精蛋白逆转。

e. 使用肝素对病人进行椎管内麻醉（单次，置管或拔除导管）和腰椎穿刺时有可能发生脊髓和硬膜外血肿。

肼屈嗪（hydralazine）

适应证：高血压。

剂量：2.5～5mg 静脉注射。如果需要，可重复注射直至总量达到 20mg。

药理作用：降低动脉血管平滑肌张力；对舒张压的效果较收缩压更强。

注意事项：可引起反射性心动过速、系统性红斑狼疮。增加冠状动脉、内脏、大脑和肾血流。

氢化可的松（hydrocortisone，solu-cortef）

适应证：

a. 肾上腺功能不全。

b. 炎症和过敏反应。

c. 中枢神经系统肿瘤引起的脑水肿。

d. 哮喘。

剂量：10～100mg 静脉注射，每 8h 一次。生理替代治疗：静脉注射，0.25～0.35mg/（kg ·d），口服 0.5～0.75mg/（kg ·d）。

药理作用

a. 抗炎。

b. 微弱盐皮质激素效应。

c. 刺激糖异生。

d. 抑制周围蛋白合成。

e. 膜稳定作用。

注意事项：

a. 突然停药可引起肾上腺皮质功能不全（Addison 危象）。

b. 伤口愈合延迟。

c. 中枢神经系统紊乱、骨质疏松或电解质紊乱。

靛胭脂（indigo carmine）

适应证： 评估尿量；膀胱镜检查中输尿管开口定位。

剂量： 40mg 缓慢静脉注射（5ml 0.8%的溶液）。

药理作用： 迅速经肾小球滤过，形成蓝色尿液。

注意事项： 快速输注时由于 α 肾上腺素能受体激动作用而导致严重高血压，持续至静脉注射后 15～30min。染料颜色可能干扰脉搏血氧饱和度的测定。

异丙肾上腺素（isoproterenol）

适应证： 心力衰竭和心动过缓。

剂量： 2μg/min 渐升至 20μg/min。

药理作用： β 肾上腺素能受体激动药；正性变时、变力效应。

注意事项： 可引起节律失常、心肌缺血、高血压、中枢神经系统兴奋。

酮咯酸（ketorolac，toradol）

适应证： 非甾体镇痛药（NSAID），用于治疗中度疼痛；当胃肠外或硬膜外应用阿片类药物与之合用时，可很好地用于剧痛。

剂量： 30～60mg，然后 15～30mg，每 6h 一次。

药理作用： 通过抑制环氧化酶减少前列腺素的合成。

注意事项：

a. 不良反应与其他 NASID 相似：消化道溃疡、出血、肾血流减少。

b. 持续治疗时间不超过 5d。

c. 老人、存在肾功能不全或严重的低血容量病人慎用。

拉贝洛尔（labetalol，normodyne，trandate）

适应证： 高血压、控制性降压。

剂量： 静脉注射，每 5min 增加 5～10mg，至单次剂量达到 40～80mg。静脉滴注，调整剂量至产生效应，10～180mg/h。

药理作用： 选择性 α_1 肾上腺素能受体阻滞和非选择性 β 肾上腺素能受体阻滞作用，α 与 β 阻滞之比为 1∶7。

注意事项： 可能引起心动过缓、房室传导延迟，体位性低血压。可通过胎盘。

左乙拉西坦（levetiracetam，keppra）

适应证： 癫痫的预防与治疗。

剂量：500～1000mg，静脉注射。

药理作用：抑制癫痫的活动。

注意事项：肾功能不全的病人应调整剂量。

利多卡因（lidocaine，xylocaine）

适应证：

a. 室性心律失常。

b. 止咳。

c. 局部麻醉。

剂量：

a. 心律失常：1 mg/kg 静脉注射两次（首次剂量 20～30min 后重复一次），继以 15～50μg/（kg·min）（1～4mg/min）静脉注射维持。

b. 止咳：1 mg/kg 静脉注射。

药理作用：降低 Na^+通道传导性，抗心律失常，镇静，神经阻滞。

注意事项：

a. 可引起头晕、抽搐、定向力差、心脏传导阻滞（伴心肌传导障碍）或低血压。

b. 可通过胎盘。

c. W-P-W 综合征病人慎用。

低分子量肝素（low molecular weight heparin）

参见达肝素钠（fragmin）和依诺肝素（lovenox）

硫酸镁（magnesium sulfate）

适应证：

a. 先兆子痫/子痫。

b. 低镁血症。

c. 多形性室性心动过速（尖端扭转型）。

剂量：

a. 产科，负荷剂量 1～8g 静脉注射；维持剂量 1～4g/h。

b. 低镁血症，1～2g 每 6～8h 必要时。

c. 室性心律失常，1～2g 加入 5%葡萄糖溶液 10ml，经 1～2min 静脉注射，难治性可用 5～10g。

药理作用：增加血清镁含量；用于预防和治疗先兆子痫或子痫引起的抽搐或反射亢进。

注意事项：

a. 加强神经肌肉阻滞。

b. 增强麻醉药、催眠药及阿片类药物的中枢作用。

c. 当血药浓度≥10mEq/L 时发生毒性反应。

d. 可影响心脏传导，尤其有洋地黄化的病人。心脏传导阻滞病人避免应用。

e. 肾脏衰竭病人慎用。

甘露醇（mannitol）

适应证：

a. 颅内高压。

b. 少尿或急性肾衰竭所致的无尿。

剂量：

a. 颅内高压，0.25～1.0g/kg 以 20%溶液经 30～60min 静脉滴注（紧急时可经 5～10min 静脉注射 1.25～25.0g）。

b. 利尿，0.2g/kg 试验剂量经 3～5min 静脉注射，如果反应满意，然后 50～100g 经 30min 静脉注射。

药理作用：增加血清渗透浓度，从而降低脑水肿和降低颅内压，眼内压；引起渗透性利尿和一过性血容量增加。

注意事项：

a. 给药过快可引起血管扩张和低血压。

b. 引起或加重肺水肿、颅内出血、体循环高血压或反跳性颅内高压。

亚甲蓝（methylene blue）

适应证：

a. 泌尿生殖系统手术标记物。

b. 高铁血红蛋白血症。

c. 血管麻痹综合征。

剂量：

a. 泌尿科：100mg（1%溶液 10ml）静脉注射。

b. 高铁血红蛋白血症：1～2mg/kg 1%溶液经 10min 静脉注射，需要时每 1h 重复注射。

c. 血管麻痹综合征：2mg/kg 静脉注射。

药理作用：小剂量促使高铁血红蛋白转化为血红蛋白。大剂量促使血红蛋白转化为高铁血红蛋白。

注意事项：

a. 可引起红细胞破坏（长时间应用）、高血压、膀胱刺激症状、恶心、出汗。

b. 可抑制硝酸盐引起的冠状动脉松弛。

c. 干扰脉搏血氧饱和度 1～2min。

d. 可引起葡萄糖-6-磷酸脱氢酶（G-6-PD）缺乏的病人发生溶血。

甲麦角新碱（methylergonovine methergine）

适应证： 子宫张力缺乏引起的产后出血。

剂量：

a. 静脉注射（仅危急时，胎盘娩出后使用）；0.2mg 加入生理盐水 5ml，注射时间≥1min。

b. 肌内注射 0.2mg，需要时每 2～4h 一次（应小于 5 次）。

注意事项： 参见麦角新碱，血压升高没有麦角新碱显著，但高血压病人慎用。

甲泼尼龙（methylprednisolone，solu-medrol）

适应证： 参见氢化可的松。脊髓损伤；哮喘持续状态。

剂量：

a. 40～60 mg 静脉注射每 6h 一次，对行移植手术的病人应用剂量较高。

b. 哮喘持续状态的病人，2mg/kg；继以 0.5～1mg/kg 每 6h 维持。

c. 脊髓损伤的病人，30mg/kg 静脉注射 15min 以上，45min 之后开始维持剂量 5.4mg/（kg · h）×23 或 47h。

药理作用： 参见氢化可的松，糖皮质激素效价是氢化可的松的 5 倍，几乎没有盐皮质激素作用。

注意事项： 参见氢化可的松。

甲氧氯普胺（metoclopramide，reglan）

适应证： 胃食管反流，糖尿病性胃轻瘫，预防呼吸道误吸、止吐。

剂量： 10mg 静脉注射每 6～8h 一次。

药理作用：

a. 通过增加胃肠道动力，松弛幽门括约肌，增加十二指肠和空肠蠕动来促进胃排空。

b. 增加下段食管括约肌静息张力。

c. 拮抗中枢和外周多巴胺受体，从而产生较弱的止吐作用。

d. 可导致神经安定药恶性综合征。

注意事项：

a. 避免在胃肠道梗阻、嗜铬细胞瘤、帕金森病人中应用。

b. 0.2%～1%的病人可发生锥体外系反应。

美托洛尔（metoprolol，lopressor）

适应证：高血压、心绞痛、心律失常、肥厚型心肌病、心肌梗死及嗜铬细胞瘤。

剂量：必要时可 2.5～5mg 每 2min 间断推注，总量不超过 15mg。

药理作用：β_1 肾上腺素能受体阻滞（大剂量时 β_2 肾上腺素能受体拮抗）。

注意事项：

a. 可引起心动过缓。

b. 可增加心脏传导阻滞的危险。

米力农（milrinone）

适应证：心肌功能下降需要正性变力作用。

剂量：负荷剂量 50μg/kg，经 10min 静脉注射，继以 0.375～0.75μg/（kg · min）维持，调整剂量至药效产生。

药理作用：抑制磷酸酯酶产生正性变力和血管扩张作用。

注意事项：

a. 可引起心室异位节律。

b. 在特发性肥厚性主动脉瓣下狭窄的病人中加重流出道梗阻。

c. 低血压常见。

纳洛酮（naloxone，narcan）

适应证：拮抗阿片类药物全身性作用。

剂量：成人，0.04～0.4mg 静脉注射，每 2～3min 调整剂量。小儿：1～10μg/kg（逐渐增量），每 2～3min 调整剂量（总量不超过 0.4mg）。

药理作用：通过竞争性抑制以拮抗阿片类药物。

注意事项：

a. 大剂量可引起高血压、心律失常；肺水肿少见；谵妄。

b. 镇痛的逆转。

c. 在阿片类药物依赖的病人中诱发撤药反应。

d. 因其拮抗作用持续时间短，故可发生重新麻醉现象。

硝酸甘油（nitroglycerin）

适应证：

a. 心绞痛、心肌缺血或心肌梗死。

b. 高血压。

c. 充血性心力衰竭。

d. 控制性低血压。

e. 食管痉挛。

剂量:

a. 静脉滴注:从 50μg/min 开始,调定剂量至获得预期效果。

b. 舌下含服单剂 0.15～0.6mg。

c. 局部使用 2%软膏,0.5～2.5in.,每 6～8h 一次。

药理作用:

a. 通过酶解产生的一氧化氮使平滑肌舒张,引起体循环、冠状动脉和肺血管扩张(静脉>动脉)。

b. 支气管扩张,胆道、胃肠道、泌尿生殖道平滑肌舒张。

注意事项:

a. 可引起反射性心动过速、低血压、头痛。

b. 停用含硝基的药物 10～12h 可避免长期应用所造成的耐药性的发生。

c. 静脉用药时可被塑料管道吸收。

硝普钠(nitroprusside,nipride)

适应证: 高血压,控制性降压,充血性心力衰竭。

剂量: 以 0.1μg/(kg·min)开始静脉滴注,然后根据病人反应调定剂量,最大速度 10μg/(kg·min)。

药理作用: 一氧化氮直接供体,引起动静脉平滑肌舒张。

注意事项:

a. 滴注过快可引起过度低血压。

b. 反射性心动过速。

c. 肝功能异常病人可出现氰化物堆积;肾功能异常时可出现硫氰酸盐堆积。

d. 避免在 Leber 遗传性视觉萎缩、甲状腺功能低下、维生素 B_{12} 缺乏的病人中应用。

e. 溶液和粉剂均对光敏感,必须用不透光的材料包装。

去甲肾上腺素(norepinephrine,levophed)

适应证: 低血压,心肌抑制。

剂量:

a. 1～30μg/min 静脉注射,调整剂量至预期效果。

b. 通过中心静脉输注。

药理作用： α、β 肾上腺素能受体激动作用，以前者为主。

注意事项：

a. 在某些病人可引起心动过速、心律失常。

b. 可增加子宫收缩力。

c. 可使微循环收缩。

奥曲肽（octreotide，sandostatin）

适应证：

a. 上消化道出血，急性静脉曲张引起的出血。

b. 症状性良性肿瘤的治疗。

剂量： 25～50μg 静脉注射，后以 25～50μg/h 持续静脉滴注。

药理作用： 生长抑素类似物，抑制 5-羟色胺、胃泌素、血管活性肠肽、胰岛素、高血糖素和促胰液素的释放。

注意事项： 可引起恶心、胃肠道动力下降、一过性高血糖。

昂丹司琼（ondansetron，zofran）

适应证： 围手术期恶心、呕吐的预防和治疗。

剂量： 成人 4mg 静脉注射，注射时间长于 30s；8mg 口服。小儿 4mg 口服。

药理作用： 选择性 5-HT_3 受体拮抗药。

注意事项： 大剂量用于化学治疗引起的恶心。轻度不良反应包括头痛，可逆性转氨酶升高。

缩宫素（oxytocin，pitocin）

适应证： 产后出血，宫缩乏力，加强产力。

剂量：

a. 产后出血，10U 肌内注射或 10～40U 溶于 1000ml 晶体液中静脉滴注，调节注射速度以控制宫缩（如 0.02～0.04U/min）。

b. 引产，0.0005～0.002U/min。逐渐增加剂量直至宫缩出现或达到 20mU/min 的最大剂量。

药理作用： 收缩子宫平滑肌，从而减少产后失血。舒张冠状动脉，肾和脑血管。

注意事项：

a. 可引起子宫强直收缩和破裂，胎儿窘迫或过敏。

b. 静脉推注可引起低血压、心动过速、心律失常。

苯巴比妥（phenobarbital）

适应证： 控制抽搐。

剂量： 10～20mg/kg 静脉注射；每 15～30min 追加 5mg/kg，以

控制癫痫持续状态，继以 3～5mg/(kg·d) 分次口服或静脉注射维持。

注意事项：

a. 可引起低血压。

b. 通过诱导肝药酶系统与多种药物相互作用。

c. 抗抽搐治疗最低浓度为 15～40μg/ml（下一个剂量之前）。

酚苄明（phenoxybenzamine）

适应证：用于嗜铬细胞瘤切除术前准备。

剂量：口服，10～40mg/d（从 10mg/d 开始，需要时每 4d 增加 10mg/d）。

药理作用：非选择性非竞争性 α 肾上腺素能受体阻滞药。

注意事项：可引起直立性低血压（对去甲肾上腺素无效）、反射性心动过速。

去氧肾上腺素（phenylephrine，neosynephrine）

适应证：低血压。

剂量：以 10μg/min 开始静脉滴注，根据反应调定剂量；40～100μg 静脉推注。通常将 10～30mg 加入 5%葡萄糖溶液或生理盐水 250ml 中。

药理作用：α_1 肾上腺素能受体激动药。

消除：肝脏代谢，肾脏消除。

注意事项：可引起高血压、反射性心动过缓、微循环收缩、子宫收缩或子宫血管收缩。

苯妥英（phenytoin，dilantin）

适应证：癫痫的预防和治疗。

剂量：10～15mg/kg，以小于 50mg/min 的速度静脉注射（剂量达 1000mg 时应注意心电监测）；对神经外科手术预防用药 100～200mg，每 4h（静脉注射小于 50 mg/min）一次。

药理作用：

a. 通过膜稳定作用抗惊厥。

b. 抗心律失常的作用与奎尼丁或普鲁卡因胺相似。

注意事项：

a. 静脉推注可引起心动过缓、低血压、呼吸停止、心搏骤停、中枢神经抑制。

b. 可引起眼球震颤、复视、共济失调、倦怠、齿龈增生、胃肠道反应、高血糖、肝微粒体酶诱导。

c. 可通过胎盘。

d. 病人个体差异大，抗惊厥治疗浓度范围为 7.5～20.0μg/ml。

e. 监测苯妥英水平对肾衰竭或低白蛋白血症的病人可能会有所帮助。

磷（phosphorus，sodium phosphate）

适应证：低磷酸盐血症的预防和治疗。

剂量：0.15～0.25mmol/kg 经 6～12h 静脉滴注。

药理作用：电解质替代治疗。

注意事项：

a. 静脉使用磷酸盐应经 4～6h 输注；静脉快速使用可能导致低钙血症、低血压、肌肉兴奋、钙沉积、肾功能恶化及高钾血症。

b. 心脏疾病和肾功能不全病人慎用。

毒扁豆碱（physostigmine，antilirium）

适应证：术后谵妄，三环类抗抑郁药过量，抗胆碱药中枢效应的逆转。

剂量：0.5～2.0mg 静脉注射每 15min（必要时）。

药理作用：中枢和外周的胆碱能作用；抑制胆碱酯酶。

注意事项：可引起心动过缓、颤抖、惊厥、幻觉或中枢神经系统抑制、轻度神经节阻滞或胆碱能危象。

氯化钾（potassium，KCl）（见附录Ⅰ）

丙氯拉嗪（prochlorperazine，compazine）

适应证：恶心，呕吐。

剂量：5～10mg 单剂静脉注射（≤40mg/d）；5～10mg 肌内注射（需要时每 2～4h 一次）；25mg 直肠灌注（需要时每 12h）。

药理作用：中枢性多巴胺（D_2）拮抗药，伴神经安定和止吐作用；同时有抗毒蕈碱和抗组胺（H_1）释放作用。

注意事项：可引起低血压（尤其当静脉给药时）、锥体外系反应、神经阻滞剂恶性综合征、白细胞减少或胆汁淤积性黄疸。

异丙嗪（promethazine，phenergan）

适应证：恶心，呕吐。

剂量：成人，12.5～25mg 静脉注射，每 4～6h 一次（需要时）。小儿，0.1～1mg/kg 静脉注射（肌内注射、口服或直肠灌注），每 4～6h 一次（需要时）。

药理作用：H_1 和毒蕈碱受体拮抗药。

注意事项：较低的剂量（3～6mg）可用于术后短暂的恶心呕吐，可引起轻度低血压或抗胆碱作用。

普萘洛尔（propranolol，inderal）

适应证：

a. 高血压，房性和室性心律失常，心肌缺血或心肌梗死。

b. 交界性心律。

c. 肥厚型心肌病。

d. 甲状腺毒症

e. 偏头痛。

剂量：0.5～1mg 静脉注射，然后依病人反应调定剂量。交界性心律，0.5mg 静脉注射。

药理作用：非特异性 β 肾上腺素能受体阻滞。

注意事项：可引起心动过缓、房室分离。

前列腺素 E_1（prostaglandin E_1，alprostadil）（见附录Ⅰ）

鱼精蛋白（protamine）

适应证：逆转肝素的作用。

剂量：1mg 拮抗 100U 肝素活性，以≤5mg/min 速度静脉注射。

药理作用：多元碱基化合物与多元酸肝素形成复合物。

注意事项

a. 可引起心肌抑制、外周血管扩张伴突发低血压或心动过缓。

b. 可引起严重的肺动脉高压，尤其在体外循环情况下。

c. 在使用中性精蛋白锌胰岛素的病人，可能引起变态反应或过敏反应。

d. 一过性肝素逆转后可有肝素化反弹。

e. 可通过部分凝血活酶时间或活化凝血时间监测。

东莨菪碱（scopolamine）

适应证：镇静，止吐，抗晕动病，止涎。

剂量：0.3～0.6mg 静脉注射（肌内注射），1.5mg 透皮贴剂。

药理作用：外周和中枢胆碱（毒蕈碱）受体拮抗剂。

注意事项：

a. 过度中枢神经系统抑制可被毒扁豆碱逆转。

b. 可引起兴奋或谵妄；一过性心动过速、体温升高、尿潴留。

c. 使用透皮贴剂时应注意不要与眼接触，因其可引起长时间睫状肌麻痹和瞳孔放大。

d. 可通过血脑屏障和胎盘。

血管升压素（vasopressin，antidiuretic hormone，pitressin）

适应证：

a. 尿崩症。

b. 上消化道出血。

c. 引起脉搏消失的室性心动过速或心室颤动。

d. 补液和血管升压药物难以纠正的休克。

剂量：

a. 尿崩症，5～10U 肌内注射或皮下注射每 8～12h 一次。

b. 上消化道出血，0.1～0.4U/min 静脉滴注。

c. ACLS，40U 静脉推注（单剂）。

d. 休克，0.04U/min 静脉滴注，根据需要调定。

药理作用：

a. 增加尿液渗透浓度，减少尿量。

b. 使平滑肌收缩，使内脏、冠状动脉、肌肉及皮肤的血管收缩。

注意事项：

a. 可引起少尿、水中毒、肺水肿、高血压、心律失常、心肌缺血，腹部痛性痉挛（由于蠕动加强），胆囊、膀胱或子宫收缩、眩晕或恶心。

b. 冠心病病人治疗时常同时使用硝酸甘油。

c. 因其药效非 pH 依赖的特性，对休克病人非常有效。

维拉帕米（verapamil）

适应证：室上性心动过速，心房颤动（扑动），W-P-W 综合征。

剂量：2.5～10mg 静脉注射，注射时间不短于 2min；如果 30min 内无反应，则重复给药一次。

药理作用：阻断心脏慢钙通道，延长 PR 间期。负性变力和变时作用，体循环和冠状动脉血管扩张。

注意事项：

a. 可引起严重的心动过缓、房室传导阻滞（尤其同时应用 β 肾上腺素能阻滞药）、过度低血压或充血性心力衰竭。

b. 对有异常旁路的病人可增加心房颤动或心房扑动时的心室反应性。

c. 活性代谢产物有 20%的抗高血压作用。

维生素 K（vitamin K）

适应证： 维生素 K 依赖的凝血因子缺乏，逆转华法林的抗凝效应。

剂量： 肌内注射（皮下注射或口服）：2.5～10mg；静脉注射 1～10mg，注射速度≤1mg/min（慎用）。如果给予初始剂量 8h 后凝血酶时间未见改善，则重复给药。

药理作用： 促进凝血因子Ⅱ、因子Ⅶ、因子Ⅸ、因子Ⅹ的合成。

注意事项：

a. 过量可使病人对再用口服抗凝药无效。

b. 快速静脉注射可引起重度低血压、发热、大汗、支气管痉挛、过敏和注射部位疼痛。

华法林（warfarin，coumdin）

适应证： 抗凝。

剂量： 负荷剂量 5mg 口服，持续 2～5d；维持剂量 2～10mg 口服，依据凝血酶时间调定剂量（INR 国际标准化比率应为 2-3）。

药理作用： 通过抑制维生素 K 氧化还原酶活性，降低维生素 K 水平来抑制凝血因子Ⅱ、因子Ⅶ、因子Ⅸ、因子Ⅹ的合成。

注意事项：

a. 可被乙醇、抗生素、葡萄糖酐、甲状腺素、二氮嗪、依他尼酸、高血糖素、甲基多巴、单胺氧化酶抑制药、苯妥英、长期应用麻醉药、奎尼丁、磺胺类药、充血性心力衰竭、高热、肝脏疾病、吸收不良等加强。

b. 可被巴比妥类药、氯氮草、氟哌啶醇、口服避孕药、甲状腺功能低下或高脂血症拮抗。

（卞慧娴 译 崔 湧 审校）

附录Ⅲ 常用静脉注射抗生素

附录中列出的抗生素经常应用于围手术期。带有（+）标记的药物剂量是麻省总医院传染病服务中心推荐的标准手术中预防性应用抗生素的剂量。这些药物必须在手术开始1h之内应用，除非有其他指征。

药物	剂量：≤80kg	剂量：>80kg	给药间隔（h）[a]	注释
氨苄青霉素-舒巴坦（优立新）（+）	3g	3g	每2h一次×3剂量，随后每6h一次	对假单胞菌属无效
氨曲南（+）	2g	2g	每4h一次	
头孢西丁	2g	2g	每2h一次	
头孢唑啉（+）	2g	2g 若>120kg，3g	每4h一次	5%～10%青霉素过敏病人会对头孢菌素类抗生素过敏
头孢他啶	2g	2g	每4h一次	适应于铜绿假单胞菌感染和中性粒细胞减少引起的发热
头孢曲松钠（+）	2g	2g		适应于细菌性脑膜炎的经验治疗
头孢呋辛（+）	1.5g	1.5g	每4h一次	适应于社区获得性肺炎
环丙沙星（+）	400g	400g	每6h一次	手术开始2h之内
克林霉素（+）	900g	900g	每6h一次	与难辨梭菌结肠炎有关，可能延长神经肌肉阻滞时间
多西环素	100g	100g		

续表

药物	剂量：≤80kg	剂量：>80kg	给药间隔（h）[a]	注释
氟康唑	200～400mg	200～400mg	每 24h 一次	
庆大霉素（+）	5mg/kg	5mg/kg	每 24h 一次	对于高 BMI 者应适当调整，肾衰竭病人初始剂量不变。有肾毒性和耳毒性，肝素沉积，可能引起或延长神经肌肉阻滞
亚胺培南-西司他丁	500mg	500mg	每 2h 一次×3 次，之后每 6h 一次	适应多重耐药性，革兰氏阴性菌感染。通过肾脏调节来防止癫痫发作
左氧氟沙星	500mg	500mg	每天一次	
利奈唑胺	600mg	600mg	每 12h 一次	治疗抗万古霉素的肠球菌，使用超过 7～10d 会引起骨髓抑制，单胺氧化酶抑制剂样作用，不能与哌替啶合用
美罗培南	0.5～1g	0.5～1g	每 2h 一次×3 次，之后 6h 一次	肾功能不全者需调整剂量
甲硝唑（+）	500mg	500mg	每 12h 一次	
萘夫西林	1～2g	1～2g	每 2h 一次×3 次，之后每 6h 一次	适用多种抗葡萄球菌
苄基青霉素	500 000～2 0000 00U	500 000～2 0000 00U	每 4h 一次	超敏反应较常见，可能诱发间质性肾炎，高剂量则诱发癫痫

续表

药物	剂量：≤80kg	剂量：＞80kg	给药间隔（h）[a]	注释
哌拉西林-他唑巴坦	3.375g	3.375g	每 2h 一次×3 次，之后每 6h 一次	他唑巴坦会增强哌拉西林对产β-内酰胺酶的金黄色葡萄球菌、流感嗜血杆菌、肠杆菌、假单胞菌、克雷伯菌、枸橼酸杆菌属、沙雷氏菌属、类杆菌属以及革兰氏阴性厌氧菌的活性
万古霉素（+）	1g/超过 30 ～ 60min	2g/超过 30 ～ 60min	每 24h 一次	适应于耐甲氧西林葡萄球菌病人。对肾病者延长给药间隔，可产生组胺释放（“红人综合征”），与其他药物合用可产生沉淀

a. 在手术期间伴有快速血液丢失的病人，考虑缩短给药间隔时间。

（卞慧娴 译　崔　湧 审校）

英汉名词对照

A

AAA　见 Abdominal aortic aneurysm
Abciximab（Reopro）　阿昔单抗
Abdomen　腹部
Abdominal aortic aneurysm（AAA）　腹主动脉瘤
Abdominal aortic repair　腹主动脉瘤修复术
Abdominal surgery　腹部外科手术
ABG　见 Arterial blood gas
Abiomed BVS 5000　5000 型心室辅助装置
ABO hemolytic disease　ABO 溶血病
Abortion　人工流产
Acceleromyography　加速度仪
Acetaminophen　对乙酰氨基酚
Acetazolamide　乙酰唑胺，醋唑磺胺（一种利尿药）
Acetylcholine（ACh）　乙酰胆碱
Acetylcholine receptor（AChR）　乙酰胆碱受体
Acetylcholinesterase（AChE）　乙酰胆碱酯酶
ACh　见 Acetylcholine
AChE　见 Acetylcholinesterase
Achondroplasia　软骨发育不全
AChR　见 Acetylcholine receptor
Acid-base management　酸碱管理
ACM　见 Alcoholic cardiomyopathy
Acromegaly，airways　肢端肥大症，气道
ACS　见 Acute coronary syndrome
ACT　见 Activated clotting time
ACTH　见 Adrenocorticotropic hormone
Activated clotting time（ACT）　活化凝血时间
Activated partial thromboplastin time（APTT）　活化部分凝血活酶时间

Acute airway obstruction　急性气道梗阻
Acute coronary syndrome（ACS）　急性冠脉综合征
Acute interstitial nephritis　急性间质性肾炎
Acute kidney injury　急性肾损伤
Acute kidney injury prevention　急性肾损伤的预防
Acute pain　急性疼痛
Acute tubular necrosis　急性肾小管坏死
Addison disease　艾迪生病（肾上腺皮质功能不全）
Adductor canal block　收肌管阻滞
Adenosine　腺苷
Adrenal cortical disease　肾上腺皮质疾病
Adrenal cortical hypofunction　肾上腺皮质功能低下
Adrenal medullary disease　肾上腺髓质疾病
Adrenergic（s）　肾上腺素能的
Adrenergic agonists　肾上腺素能激动药
β-Adrenergic antagonists　β 肾上腺素能拮抗药
β-Adrenergic blockers　β 肾上腺素能阻滞药
α-Adrenergic receptors　α 肾上腺素能受体
β-Adrenergic receptors　β 肾上腺素能受体
Adrenocorticotropic hormone（ACTH）　促肾上腺皮质激素
Adult resuscitation　成人复苏
Adverse anesthesia event　麻醉不良事件
Adverse reactions and side effects，anesthesia　不良反应和副作用，麻醉
Agitation　躁动
AI　见 Aortic insufficiency
Air cylinder　空气气缸，气缸，储气筒
Airways　气道
Albumin　清蛋白，白蛋白
Albuterol　舒喘灵，沙丁胺醇（β 肾上腺素能受体激动剂，用作治疗哮喘及其他阻塞性肺疾病的支气管扩张剂）
Alcoholic cardiomyopathy　酒精性心肌病
Aldosterone　醛固酮
Allergies　过敏症
α_1-Acid glycoprotein　α_1-酸性糖蛋白

Alprostadil (PGE_1) 前列地尔
Alteplase (Activase) 阿替普酶(纤维蛋白溶酶原激活药)
American College of Cardiology and American Heart Association (ACC/AHA) 美国心脏病学学院和美国心脏协会
American Society of Anesthesiologists (ASA) 美国麻醉医师协会
Amides 氨基化合物，酰胺
Aminoglycoside 氨基糖苷类
Amiodarone (Cordarone) 胺碘酮
Analgesia 镇痛
Anaphylactic and anaphylactoid reactions 过敏性和过敏样反应
Anaphylaxis 过敏反应
Anemia 贫血
Anesthesia 麻醉
Anesthesia for thoracic surgery 胸外科麻醉
Anesthesia machines 麻醉机
Anesthetic plan 麻醉计划
Anesthetics 麻醉药
Anesthetists 麻醉医师
Angiography 血管造影术，血管照相术
Angiotensin-converting enzyme (ACE) 血管紧张素转化酶
Angiotensin Ⅱ 血管紧缩素Ⅱ
Ankle block 踝阻滞
Antacids 抑酸药
Anterior pituitary gland 垂体前叶
Anterior spinal artery syndrome 脊髓前动脉综合征，前脊髓动脉缺血综合征
Antiarrhythmic 抗心律失常的，抗心律不齐的
Antibiotic resistant bacteria 抗生素耐药菌
Antibiotics 抗生素
Anticholinergics 抗胆碱药
Anticholinesterases 抗胆碱酯酶
Anticoagulation 抗凝作用

Anticoagulation therapy　抗凝血治疗
Antiemetic agents　止吐药
Antihistamines 抗组胺药
Antimicrobial preservatives 抗菌防腐剂
Antioxidants　抗氧化剂
Antiplatelet　drugs　抗血小板药
Antiplatelet　therapy 抗血小板疗法
Anxiolytics　抗焦虑药
Aortic cross-clamping　主动脉阻断
Aortic dissection　主动脉壁夹层形成
Aortic insufficiency（AI）　主动脉瓣关闭不全
Aortic regurgitation　主动脉瓣反流
Aortic stenosis　主动脉瓣狭窄
Aortic unclamping　主动脉开放
APCs　见 Atrial premature contractions
Apgar Score　Apgar 新生儿评分
Apixaban　阿哌沙班（一种用于预防静脉血栓栓塞和心房颤动脑卒中的抗凝血药）
Apnea　呼吸停止，窒息
Appendectomy　阑尾切除术
Apraclonidine　阿可乐定
Aprepitant　阿瑞吡坦
Aprotinin　抑肽酶
APTT　见 activated partial thromboplastin time
Aqueous vasopressin　血管加压素针剂
Argatroban　阿加曲班
Arginine vasopressin（AVP）　精氨酸抗利尿激素
Arndt blocker　Arndt 堵塞器
Arterial blood gas（ABG）　动脉血气
Arterial blood pressure，cardiovascular system　动脉血压，心血管系统
Arterial cannulation　动脉插管术
Arterial carbon dioxide tension　动脉血二氧化碳分压
Arterial catheter　动脉导管
Arterial stents　动脉支架植入术
Arteriovenous malformation（AVM）　动静脉畸形

Artery of Adamkiewicz　Adamkiewicz 动脉
Arthritis，airways　关节炎，气道
AS　见 Aortic stenosis
ASA　见 American Society of Anesthesiologists
Ascending nociceptive (pain) pathway　上行传导（疼痛）通路
Aspiration　误吸
Aspirin　阿司匹林
Asthma　哮喘
Atenolol　阿替洛尔
Atherosclerotic aneurysm　主动脉粥样硬化性动脉瘤
ATN　见 acute tubular necrosis
Atracurium　阿曲库铵
Atrial fibrillation　心房颤动
Atrial flutter　心房扑动
Atrial natriuretic peptide　心房钠尿肽，心钠素
Atrial premature contractions (APCs)　房性期前收缩
Atrial-to-left-femoral-artery bypass shunt　心房-左股动脉旁路分流术
Atropine　阿托品
Atropine sulfate　硫酸阿托品
Audible oxygen alarm　供氧声音报警器
Autonomic dysreflexia　自主神经反射异常
AVM　见 Arteriovenous malformation
AVP　见 Arginine vasopressin
Awake craniotomy　清醒开颅手术
Axillaryblock　腋窝阻滞
Axillofemoral bypass grafting　腋股转流

B

Backpain，spinal anesthesia　后背痛，脊麻
Backup atrial pacing　备用心房起搏
Bacteria　细菌
Bain circuit　Bain 环路
Balloon　球囊
Balloon-occluded retrograde transvenous obliteration (BRTO)

Brain death　脑死亡
Brainstem auditory evoked potential（BAEPs）　脑干听觉诱发电位
Breathing system　呼吸系统
Bronchopulmonary dysplasia（BPD）　支气管肺发育异常
Bronchoscopy　支气管镜检查术
Bronchospasm　支气管痉挛
Brooke formula　布鲁克公式
BRTO　见 Balloon-occluded retrograde transvenous obliteration
Burn　烧伤
Butyrophenone　丁酰苯，苯丁酮，苯丙甲酮

C

CABG　见 coronary artery bypass grafting
CAD　见 coronary artery disease
Calcium　钙
Calcium chloride　氯化钙
Calcium metabolism and parathyroid disease　钙代谢和甲状旁腺疾病
CAM　见 Complementary and alternative medicine；Confusion Assessment Method algorithm
Carbon dioxide，partial pressure of（$PaCO_2$）　二氧化碳，分压
Carbonic anhydrase inhibitor　碳酸酐酶抑制剂
Carbon monoxide　一氧化碳
Carboprost（prostaglandin $F_{2\alpha}$；hemabate）卡前列素；卡波前列素[前列腺素 $F_{2\alpha}$；欣母沛（子宫兴奋药）]
Carcinoid　类癌
Cardiac arrest　心脏停搏
Cardiac catheterization　心脏插管术
Cardiac disease　心脏病
Cardiac dysrhythmias　心律失常
Cardiac evaluation　心功能评估
Cardiac ischemia　心肌缺血
Cardiac medications　心脏药物
Cardiac output　心排血量

Cardiac surgery 心脏手术
Cardiac tamponade 心脏压塞
Cardiopulmonary bypass（CPB） 心肺转流术
Cardiopulmonary resuscitation（CPR） 心肺复苏
Cardiovascular instability 心血管不稳定
Cardiovascular system 心血管系统
Cardioverter-defibrillator device 心脏复律除颤器
Carotid endarterectomy（CEA） 颈动脉内膜剥脱术
Carotid sinus 颈动脉窦
CARP 见 Coronary artery revascularization prophylaxis
Catecholamines 儿茶酚胺
Catheter，Foley Foley 导管
Caudal anesthesia 骶管麻醉
CBF 见 Cerebral blood flow
CDH 见 Congenital diaphragmatic hernia
CEA 见 Carotid endarterectomy
Central line-associated blood stream infection（CLABSI） 导管相关性血行性感染
Central nervous system（CNS） 中枢神经系统
Central venous catheters（CVCs） 中心静脉导管
Central venous pressure（CVP） 中心静脉压
Cerebral angiography 脑血管造影术
Cerebral blood flow（CBF） 脑血流量
Cerebral hyperperfusion syndrome（CHS） 脑过度灌注综合征
Cerebral metabolic rate（$CMRO_2$） 脑代谢率
Cerebral perfusion pressure（CPP） 脑灌注压
Cerebral protection 脑保护
Cerebral salt wasting syndrome 脑性盐耗综合征
Cerebral vasospasm 脑血管痉挛
Cerebrospinal fluid（CSF ），spinal anesthesia 脑脊液，脊麻
Cervical disk disease 颈间盘疾病
Cervical plexus block 颈神经丛阻滞
Cervical spinal cord injury 颈髓损伤
Cervical spine 颈椎
CF 见 Cystic fibrosis

Chamberlain procedure　Chamberlain 操作法
Chassaignac tubercle　Chassaignac 结节
CHD　见 Congenital heart disease
Chest wall deformity　胸壁畸形
Child-Turcotte-Pugh（CTP）　Child-Turcotte-Pugh 分级
Chloral hydrate　水合氯醛，水合三氯乙醛
Cholecystectomy　胆囊切除术
Cholecystojejunostomy　胆囊空肠吻合术
Choledochojejunostomy　胆总管空肠吻合术
Cholestasis　胆汁淤积
Cholinergic receptors　胆碱能受体
Cholinesterase　胆碱酯酶
Cholinesterase inhibitor　胆碱酯酶抑制药
Christmas disease（hemophilia B）血友病 B
Chronic bronchitis　慢性支气管炎
Chronic hypoxemia，respiratory system　慢性低氧血症，呼吸系统
Chronic interstitial nephritis　慢性间质性肾炎
Chronic kidney disease（CKD）　慢性肾病
Chronic obstructive pulmonary diseases（COPD）　慢性阻塞性肺疾病
CHS 见 Cerebral hyperperfusion syndrome
Cimetidine（Tagamet）　西咪替丁
CIN 见 Contrast-induced nephropathy
Cisatracurium　顺阿曲库铵
CKD　见 Chronic kidney disease
CLABSI　见 Central line-associated blood stream infection
Clevidipine　丁酸氯维地平
Clindamycin　克林霉素
Clonidine（Catapres）　可乐定
Clopidogrel（plavix）　氯吡格雷
Clopidogrel therapy　氯吡格雷治疗
Closed-loop communication，errors　闭环交流
Clothesline injury　“晾衣绳”样创伤
Clotting factors　凝血因子
CMV　见 Cytomegalovirus

CNS 见 Central nervous system
Coagulopathy 凝血疾病
Colectomy 结肠切除术
Colloid，IV fluids 胶体，静脉输入液体
Comorbid pathology 并存疾病
Complementary and alternative medicine（CAM） 补充和替代医疗
Complete global ischemia 全脑缺血
Computed tomography（CT） 计算机断层扫描
Confusion Assessment Method（CAM） 混淆算法评估方法
Congenital anomalies，airways 先天性异常，气道
Congenital diaphragmatic hernia（CDH） 先天性膈疝
Congenital heart disease（CHD） 先天性心脏病
Congestive heart failure（CHF） 充血性心力衰竭
Conn syndrome Conn 综合征
Contamination，bacteria in anesthesia machine 污染，麻醉机的细菌
Context-sensitive half-time（CSHT） 时量-敏感半衰期
Continuous positive airway pressure（CPAP） 连续气道正压通气
Continuous renal replacement therapy（CRRT） 持续肾替代治疗
Contrast-induced nephropathy（CIN） 造影剂肾病
COPD 见 Chronic obstructive pulmonary disease
Coronary artery bypass grafting（CABG） 冠状动脉旁路移植术
Coronary artery disease（CAD） 冠心病
Coronary artery revascularization prophylaxis（CARP）trial 预防冠状动脉血运重建试验
Corticosteroids 肾上腺皮质激素
CPAP 见 continuous positive airway pressure
CPP 见 cerebral perfusion pressure
Crawford classification Crawford 分类
Creutzfeldt-Jakob disease 克罗伊茨费尔特-雅各布病
Cricoid cartilage，of larynx 环状软骨，喉部
Cricothyroid membrane，of larynx 环甲膜，喉部

Cricothyroidotomy 环甲膜切开术
Cromolyn 色甘酸
CRRT 见 Continuous renal replacement therapy
Cryoprecipitate 冷沉淀物
Crystalloid solution，IV fluids 晶体溶液，静脉输入液体
CSF 见 Cerebrospinal fluid
CSF shunts 脑脊液分流
CSHT 见 context-sensitive half-time
CTP 见 Child-Turcotte-Pugh
Cushing syndrome Cushing 综合征
CVCs 见 Central venous catheters
CVP 见 Central venous pressure
CVS 见 Cardiovascular system
Cyanide toxicity 氰化物中毒
Cyclobenzaprine 环苯扎林
Cyclopentolate 环戊通，赛克罗奇
Cystic fibrosis（CF） 囊性纤维化
Cystoscopy 膀胱镜检查
Cytokine 细胞活素
Cytomegalovirus（CMV） 巨细胞病毒

D

Dabigatran 达比加群（凝血酶抵制药）
Dalteparin（Fragmin）Sodium 达肝素钠
Dantrolene 丹曲林
DCD 见 Donation after cardiac death
Deep brain stimulators 脑深部电刺激
Deep peroneal nerve 腓深神经
Defibrillation 除颤
Dehydration 脱水
Delirium 瞻望
Dementia 痴呆；精神错乱
Dentistry and oral and maxillofacial surgery 牙科与口腔颌面外科学
DES 见 Drug-eluting stents

Desflurane　地氟烷
Desflurane effects，on brain　地氟烷影响，脑部
Desmopressin　去氨加压素
Desmopressin acetate（DDAVP）　醋酸去氨加压素
Dexamethasone　地塞米松
Dexamethasone（Decadron）　地塞米松（地卡特隆）
Dexmedetomidine（precedex）　右美托咪定[盐酸右美托咪定制剂（镇静药）]
Dexmedetomidine effects，on brain　右美托咪定影响，脑部
Dextran 40（Rheomacrodex）　右旋糖苷 40（葡聚糖 40）
DI　见 Diabetes insipidus
Diabetes insipidus（DI）　尿崩症
Diabetes mellitus（DM）　糖尿病
Diabetic ketoacidosis（DKA）　糖尿病酮症酸中毒
Diabetic nephropathy　糖尿病肾病
Diaphoresis　出汗
Diaphragmatic compression　膈肌压迫
Diazepam　地西泮
DIC 见 Disseminated intravascular coagulation
Digoxin　地高辛
Diltiazem　地尔硫䓬
Dimenhydrinate　茶苯海明（乘晕宁）
Dipeptidyl peptidase Ⅳ（DPP-Ⅳ）inhibitors　二肽基肽酶Ⅳ（DPP-Ⅳ）抑制剂
Dipyridamole　双嘧达莫（潘生丁）
Direct factor Ⅹa inhibitors　直接因子Ⅹa 抑制剂
Direct laryngoscopy　直接喉镜检查
Direct thrombin inhibitors（DTIs）　直接凝血酶抑制剂
Disseminated intravascular coagulation（DIC）　弥散性血管内凝血
Diuretics　利尿剂
DKA　见 Diabetic ketoacidosis
DM　见 Diabetes mellitus
DNR　见 Do not resuscitate
Dobutamine　多巴酚丁胺

DOE 见 Dyspnea on exertion
Dolasetron　多拉司琼
Donation after cardiac death（DCD）　心脏死亡后捐献
Do not resuscitate（DNR）　不复苏
Dopamine（Intropin）　多巴胺
Dopaminergic　多巴胺能的
Droperidol　氟哌利多
Drug（s）　药物
Drug-eluting stents（DES）　药物洗脱支架
DTIs 见 Direct thrombin inhibitors
Duchenne muscular dystrophy　迪谢内肌营养不良
Dwarfism　侏儒
Dyspnea　呼吸困难
Dyspnea on exertion（DOE）　运动性呼吸困难，劳力性呼吸困难
Dysrhythmias　节律失常

E

EABL　见 Estimated allowable blood loss
Ear surgery　耳外科手术
Echinacea　紫雏菊
Echocardiography　超声心动图
ECT 见 Electroconvulsive therapy
Edentulous patients　无牙齿的病人
Edrophonium　依酚氯铵（腾喜龙）
EEG　见 Electroencephalograph
Electrical hazard　电气事故
Electroconvulsive therapy（ECT）　电休克疗法
Electroencephalograph（EEG）　脑电图描记器
Electrolyte balance　电解质平衡
Electromyography（EMG）　肌电描记术，肌电图学
Embolization　血栓形成
Emergency airway techniques　急诊气道处理
Emesis　呕吐
EMG　见 Electromyography
EMLA　见 Eutectic mixture of local anesthetics

Emphysema 气肿
Enalaprilat 依那普利
Endobronchial tubes (ETTs) 支气管导管
Endocarditis 心内膜炎
Endocrine disease 内分泌疾病
End-of- life issues 临终问题
Endoscopic procedures 内窥镜操作方法
Endoscopic retrograde cholangiopancreatography (ERCP) 内镜逆行胰胆管造影
Endoscopy 内镜检查术
Endotracheal intubation 气管内插管
Endotracheal tubes (ETTs) 气管导管
End-tidal anesthetic criterion 呼气末麻醉药标准
Enhanced recovery after surgery (ERAS) 加速术后康复
Enoxaparin (lovenox) 依诺肝素
Ephedra 麻黄属植物
Ephedrine 麻黄碱
Epidural analgesia 硬膜外镇痛
Epidural anesthesia 硬膜外麻醉
Epidural hematoma 硬脑膜外血肿
Epilepsy surgery 癫痫病手术
Epinephrine 肾上腺素
Episcleral block 巩膜上阻滞(眼球囊下阻滞)
Epoprostenol sodium (flolan) 前列环素
Eptifibatide (integrilin) 依替巴肽
ERCP 见 Endoscopic retrograde cholangiopancreatography
Ergonovine 见 Methylergonovine
Ergotrate 见 Ergonovine
Errors，anesthesia safety 失误，麻醉安全
Erythropoietin 红细胞生成素
Esmolol (brevibloc) 艾司洛尔
Esophageal bougie 食管探条
Esophageal doppler 经食管多普勒
Esophageal surgery 食管手术
Esters 酯
Estimated allowed blood loss (EABL) 预测允许出血量

Ether-derived anesthetics，on brain　醚衍生的麻醉药，对大脑
Ethical issues　伦理问题
Etomidate　依托咪酯
ETTs　见 Endotracheal tubes
Eutectic mixture of local anesthetics（EMLA）　复方利多卡因乳膏
Evoked potential monitoring neurosurgery　诱发电位用于神经外科监测
Exercise stress test，cardiac evaluation　运动负荷试验，心脏评估
Extracorporeal cooling　体外降温
Extubation　拔管

F

Face mask（FM）　面罩
Fascia iliaca compartment block　髂筋膜阻滞
Fasting guidelines，for pediatric surgery　儿科手术禁食指南
Febrile nonhemolytic transfusion reactions（FNHTR）　非溶血性发热性输血反应
Femoral-femoral bypass grafting　股股转流术
Femoral herniorrhaphies　股疝修补术
Femoral nerve block　股神经阻滞
Femoral pseudoaneurysm　股动脉假性动脉瘤
Fenoldopam　非诺多泮
Fentanyl　芬太尼
Ferromagnetic objects　磁性物体
Fetal acidosis　胎儿酸中毒
Feverfew　菊科植物
FFP　见 Fresh frozen plasma
Fiberoptic bronchoscopy　纤维支气管镜
Fiberoptic intubation　纤维支气管镜引导插管
Fibrinogen　纤维蛋白原
Fibrinolytic and thrombolytic agents　纤溶剂与溶栓剂
Fire hazards　火灾隐患
Flexible bronchoscopy　纤维支气管镜

Flow generators　流量触发
Fluid deficit　液体缺失
Fluid management　液体管理
Flumazenil（Mazicon）　氟马西尼
FM　见 Face mask
FNHTR　见 Febrile nonhemolytic transfusion reactions
Focal ischemia　局部缺血
Foley catheter　Foley 导管
Fosphenytoin　磷苯妥英
FRC　见 Functional residual capacity
Fresh frozen plasma（FFP）　新鲜冰冻血浆
Functional residual capacity（FRC）　功能残气量
Fundoplication　胃底折叠术
Furosemide（Lasix）　呋塞米

G

GA　见 General anesthesia
Gadolinium　钆
Garlic（Allium sativum）　大蒜
Gas delivery system　供气系统
Gastric surgery　胃部手术
Gastroesophageal reflux disease　胃食管反流病
General anesthesia（GA）　全身麻醉
Geriatric patients　老年病人
GH 见 Growth hormone
Ginger（Zingiber officinalis）　姜
Ginkgo　银杏
Ginseng（Panax ginseng）　人参
Glaucoma　青光眼
Glossopharyngeal nerve　舌咽神经
Glottis　声门
Glucagon　胰高血糖素
Glucocorticoid　糖皮质激素
Gluconeogenesis　糖异生
Glyburide　格列本脲
Glycerol trinitrate　见 Nitroglycerin

Glycopyrrolate (Robinul) 格隆溴铵
Goldenseal 白毛茛
Graft versus host disease (GVHD) 移植物抗宿主反应
Granisetron 格拉司琼
Growth hormone (GH) 生长激素
Gum elastic bougie 弹性胶质探条

H

Haloperidol (Haldol) 氟哌啶醇
Halothane hepatitis 氟烷相关肝炎
Handoff checklist 交接清单
HBV 见 Hepatitis B virus
HCV 见 Hepatitis C virus
Head and neck surgery 头颈手术
Head trauma 头部创伤
Heart block 心脏阻滞
Heliox 氦氧混合气
Hematologic system 血液系统
Hemicolectomy 结肠部分切除术
Hemodilution 血液稀释
Hemodynamic (s) 血流动力学
Hemophilia 血友病
Hemorrhage 出血
Hemorrhoidectomy 痔切除术
Hemostasis 止血
Heparin 肝素
Heparin-induced thrombocytopenia (HIT) 肝素相关性血小板减少
Heparin-unfractionated 普通肝素
Hepatic drug elimination 肝药物消除
Hepatic function 肝功能
Hepatic surgery 肝脏手术
Hepatitis 肝炎
Hepatitis B virus (HBV) 乙型肝炎病毒
Hepatitis C virus (HCV) 丙型肝炎病毒
Hepatorenal syndrome 肝肾综合征

Herbal medications　草本药物

Herpes simplex viruses（HSV）Ⅰ and Ⅱ　单纯疱疹病毒（HSV）Ⅰ和Ⅱ

HFJV　见 High-frequency jet ventilation

HHS　见 Hyperglycemic hyperosmolar syndrome

High-frequency jet ventilation（HFJV）　高频喷射通气

Histamine（H_2）antagonists　组胺拮抗剂

HIT　见 Heparin-induced thrombocytopenia

HIT type 2　2 型肝素相关性血小板减少

HIV　见 Human immunodeficiency virus

Homeostasis，disorders of potassium　内环境稳态，钾离子紊乱

Hormonal therapy　激素综合征

Horner syndrome　霍纳综合征

HTN　见 Hypertension

Human immunodeficiency virus（HIV）　人免疫缺陷病毒

Hydralazine　肼屈嗪

Hydrochloride salts　盐酸盐

Hydrocortisone（solu-cortef）　氢化可的松

Hydrophilic opioids　亲水性阿片类药

Hygiene standards，operating room　卫生标准，手术室

Hypercalcemia　高钙血症

Hypercarbia　高碳酸血症

Hypercholesterolemia　高胆固醇血症

Hyperglycemia　高糖血症

Hyperglycemic hyperosmolar syndrome（HHS）　高血糖高渗综合征

Hyperkalemia　高钾血症

Hypernatremia　高钠血症

Hypertension（HTN）　高血压病

Hyperthermia　高热

Hypertrophic cardiomyopathy　肥厚型心肌病

Hypervolemia　高血容量

Hypocalcemia　低钙血症

Hypoglycemia　低糖血症

Hypoglycemic agents　降糖药物

Hypokalemia 低钾血症
Hypomagnesemia 低镁血症
Hyponatremia 低钠血症
Hypotension 低血压
Hypotensive anesthesia 低血压麻醉
Hypotensive reactions 低血压反应
Hypothermia 低体温
Hypovolemia 血容量不足
Hypoxemia 低氧血症
Hypoxia 乏氧

I

Ibuprofen 布洛芬
ICD 见 Implantable cardioverter defibrillator
ICP 见 Intracranial pressure
ICU 见 Intensive care unit
Ilioinguinal-iliohypogastric nerve block 髂腹股沟-髂腹壁下神经阻滞
Immunomodulation, blood transfusion 免疫调节，输血
Immunosuppression 免疫抑制
Implantable cardioverter defibrillator（ICD） 埋藏式心律转复除颤器
Implantable devices 移植设备
Inamrinone 氨力农
Indigo carmine 靛胭脂
Indomethacin 吲哚美辛
Induced hypotension 控制性降压
Induction 诱导
Infectious complications, blood transfusions 感染性并发症，输血
Infectious diseases and infection control 感染性疾病和感染控制
Inferior laryngeal nerve 喉下神经
Influenza virus 流感病毒
Informed consent 知情同意
Infrared analysis 红外线分析

Inguinal herniorrhaphies 腹股沟疝修补术
Inhalational anesthetics 吸入麻醉药
Inhalation anesthetic(s) 吸入麻醉药
Inotropes 变力药
INR 见 International normalized ratio
Institutional ethics committee 伦理委员会
Insulin 胰岛素
Insulin(Humulin R，Novolin R) 胰岛素(优泌林 R，诺和灵 R)
Intensive care unit(ICU) 重症监护病房
Internal jugular Seldinger technique 颈内静脉赛丁格穿刺法
International normalized ratio(INR) 国际标准化比值
Intestinal and peritoneal surgery 腹腔肠道手术
Intestine，spinal anesthesia 小肠，脊麻
Intra-anesthetic problems 麻醉期间问题
Intraaortic balloon pump(IABP) 主动脉内球囊反搏
Intra-arterial infusion 动脉输注
Intracardiac defibrillator(ICD) 心内除颤器
Intracranial compliance 颅内顺应性
Intracranial normotension 颅内压力正常
Intracranial pressure(ICP) 颅内压
Intraocular pressure(IOP) 眼内压
Intraoperative blood transfusion 术中输血
Intraoperative radiation therapy 术中放射治疗
Intrapulmonary hemorrhage 肺内出血
Intravascular catheter-related infections 血管内导管相关性感染
Intravenous(IV) anesthetics 静脉麻醉药
Intravenous antibiotics 静脉注射抗生素
Intravenous(IV) fluids 静脉输液
Intravenous(IV) regional anesthesia 静脉区域麻醉
Intubation 插管
IOP 见 Intraocular pressure
Ipratropium bromide 异丙托溴铵
Ischemic heart disease 缺血性心肌病

Isoflurane　异氟烷
Isoproterenol（Isuprel）　异丙肾上腺素
Isotonic salt solution　等渗盐溶液
Ivacaftor　商品名 Kalydeco，一种治疗罕见性囊性纤维化的药物
Ivor Lewis esophagectomy　Ivor Lewis 食管切除术

J

Jehovah's Witness　耶和华见证者
Joint disease，stiff　关节疾病，僵硬
Just culture，anesthesia safety　优质文化，麻醉安全

K

Kava kava（*Piper methysticum*）　卡瓦胡椒
Ketamine　氯胺酮
Ketorolac（Toradol）　酮咯酸
Kidney disease（s）　肾脏疾病
Kidney failure　肾衰竭
King-Denborough syndrome　King-Denborough 综合征
Kinins　激肽
Kuru disease　库鲁病
Kyphoplasty　椎体后凸成形术

L

Labetalol　拉贝洛尔
Labor　分娩
Laparoscopic prostatectomies（LRP）　腹腔镜前列腺切除术
Laparoscopy　腹腔镜手术
Laryngeal mask airway（LMA）　喉罩
Laryngeal muscles　喉部肌肉
Laryngoscope　喉镜
Laryngospasm　喉痉挛
Larynx　喉
LAST　见 Local anesthetic systemic toxicity
Lefort classification　Lefort 分级

Leukotriene (LT) modifying drugs 白三烯调节剂
Levetiracetam (Keppra) 左乙拉西坦
Levosimendan 左西孟旦
Levothyroxine (Synthroid) 左甲状腺素
Licorice (*Glycyrrhiza glabra*) 甘草霜
Lidocaine (Xylocaine) 利多卡因
Light wand 灯杖
Line isolation monitors 线路隔离监测器
Lipophilic opioids 亲脂性阿片类药
Lithium dilution (LiDCO) technique 锂稀释技术
Lithotomy approach 取石方法
Lithotripsy 碎石术
Liver 肝脏
Liver disease 肝脏疾病
Liver dysfunction 肝功能异常
LMWH 见 Low-molecular-weight-heparin
Local anesthetics 局麻药
Local anesthetic systematic toxicity (LAST) 局麻药系统毒性
Lorazepam (Ativan) 劳拉西泮
Lovenox 见 Enoxaparin
Lower airway 下呼吸道
Lower extremity bypass grafting 下肢旁路移植术
Lower extremity，regional anesthesia 下肢区域麻醉
Low molecular weight heparin (LMWH) 低分子肝素
Lumbar，epidural anesthesia 腰部，硬膜外麻醉
Lumbar plexus 腰神经丛
Lung 肺
Lung transplantation 肺移植
Lung volume reduction surgery 肺减容术
Lysine analogues 赖氨酸核苷类似物

M

Macintosh blade 喉镜片
Macroshock 宏电击
Mafenide acetate 醋酸磺胺米隆

Magnesium 镁
Magnesium sulfate 硫酸镁
Magnetic resonance imaging (MRI) 磁共振成像
Major adverse cardiac event (MACE) 主要的心脏不良事件
Malignant hyperthermia (MH) 恶性高热
Mallampati classification，of airways Mafenide 分类法，气道
Malnutrition 营养不良
Mannitol 甘露醇
MAOIs 见 Monoamine oxidase inhibitors
MAP 见 Mean arterial pressure
Mapleson D and F circuit Mapleson D 型和 F 型回路
Masks，airway 面罩，气道
Massive transfusion 大量输血
Mass spectrometry 质谱仪
Mean arterial pressure (MAP) 平均动脉压
Mechanomyography 机械性肌动描记器
Meconium aspiration syndrome 胎粪误吸综合征
Median minimal alveolar concentration (MAC) value 最低肺泡有效浓度值
Median nerve block 正中神经阻滞
Median sternotomy 正中胸骨劈开术
Mediastinal surgery 纵隔手术
Mediastinoscopy 纵隔镜检查
Medication errors 药物治疗差错
Medications，patient evaluation 药物，病人评估
MELD 见 Model for end-stage liver disease
Mental status 精神状态
Meperidine，local anesthetics 哌替啶，局麻药
MEPs 见 Motor evoked potentials
Metabolic acidosis 代谢性酸中毒
Metabolic complications 代谢并发症
Metallic implants 金属植入物
Metformin 二甲双胍
Methemoglobinemia 高铁血红蛋白血症

Methohexital　巴比妥
Methylene blue　亚甲蓝
Methylergonovine (Methergine)　甲麦角新碱
Methylprednisolone (Solu-medrol)　甲泼尼龙
Methylxanthines　甲基黄嘌呤
Metoclopramide (Raglan)　甲氧氯普胺
Metoprolol (Lopressor)　美托洛尔
Metronidazole　甲硝唑
MG　见 Myasthenia gravis
MH　见 Malignant hyperthermia
MI　见 Myocardial infarction
Microshock　微电击
Midazolam　咪达唑仑
Miller blade　喉镜片
Milrinone　米力农
Miotics　缩瞳药
Mitral regurgitation (MR)　二尖瓣反流
Mitral stenosis (MS)　二尖瓣狭窄
Mivacurium Chloride　米库氯铵
Model for end-stage liver disease (MELD)　终末期肝病模型
Monitoring　监测
Monoamine oxidase inhibitors (MAOIs)　单胺氧化酶抑制药
Morphine　吗啡
Motor evoked potentials (MEPs)　动作诱发电位
Mouth，airways　嘴，气道
Mucolytics　黏液溶解剂
Muscle　肌肉
Muscular dystrophies　肌肉萎缩
Musculocutaneous nerve block　肌皮神经阻滞
Myalgia　肌痛
Myasthenia gravis (MG)　重症肌无力
Mydriatics　散瞳药
Myocardial dysfunction　心肌功能受损
Myocardial infarction (MI)　心肌梗死

Myocardial ischemia　心肌缺血
Myocardial protection　心肌保护
Myotonic dystrophy　强直性肌营养不良
Myotonic syndromes　肌强直综合征
Myxedema coma　黏液性水肿性昏迷

N

N-acetylcysteine（NAC）　半胱氨酸
Naloxone（Narcan）　纳洛酮
Naproxen　萘普生
Narcotics　阿片类镇痛药
Narcotrend　麻醉深度监测仪
Nasal cosmetic surgery　鼻整形手术
Nasal surgery　鼻手术
Nasotracheal intubation　鼻腔气管插管
NASPE　见 North American Society of Pacing and Electrophysiology
Nausea and vomiting　恶心呕吐
Neck，airways　颈部，气道
Negative pressure pulmonary edema（NPPE）　负压性肺水肿
Neonate　新生儿
Neostigmine　新斯的明
Nephrectomy　肾切除术
Nephrogenic diabetes insipidus　肾性尿崩症
Nephropathy，contrast-induced　造影剂肾病
Nerve（s）　神经
Neuraxial analgesia　椎管内镇痛
Neuroleptic malignant syndrome（NMS）　神经阻滞药恶性综合征
Neurologic deficits　神经功能缺损
Neuromuscular blockade　神经肌肉阻滞
Neuromuscular blocking drugs　神经肌肉阻滞药
Neuromuscular junction（NMJ）　神经肌肉接头
Neuroradiologic procedures　神经放射学操作
Neurosurgery　神经外科手术

Neurotoxicity　神经毒性
Nicardipine　尼卡地平
Nimodipine　尼莫地平
Nissen fundoplication　尼森胃底折叠术
Nitroglycerin　硝酸甘油
Nitroprusside (Nipride)　硝普钠
Nitrous oxide (N_2O)　氧化亚氮
NK-1 receptor antagonists　NK-1 受体拮抗剂
NMJ　见 Neuromuscular junction
NMS　见 Neuroleptic malignant syndrome
Non-heart-beating organ donation　无心搏者器官捐献
Noninvasive positive pressure ventilation (NPPV)　无创正压机械通气
Nonosmotic loop　非渗透性循环
Nonsteroidal anti-inflammatory drugs (NSAIDs)　非甾体抗炎药
Norepinephrine (Levophed)　去甲肾上腺素
Normovolemic hemodilution　等容血液稀释
North American Society of Pacing and Electrophysiology (NASPE)　北美起搏和电生理学会
Nose，airways　鼻，气道
NPPE　见 Negative pressure pulmonary edema
NPPV　见 Noninvasive positive pressure ventilation
NSAIDs　见 Nonsteroidal anti-inflammatory drugs
Nutritional deficiency　营养不良

O

Obesity　肥胖
Obetetrics and gynecology　见 Labor；Pregnancy
Obstructive airway disease　阻塞性肺疾病
Obstructive sleep apnea (OSA)　阻塞性睡眠呼吸暂停综合征
Obturator nerve block　闭孔神经阻滞
OCR　见 Oculocardiac reflex
Octreotide (Sandostatin)　奥曲肽
Oculocardiac reflex (OCR)　眼心反射

Ohm's law　欧姆定律
Oliguria　少尿
Omalizumab　奥马佐单抗
Ondansetron (Zofran)　昂丹司琼
One-lung ventilation　单肺通气
Open-eye injury　开放性眼损伤
Operating room (OR)　手术室
Opioid (s)　阿片类药物
OR　见 Operating room
Oral anticoagulants　口服抗凝药
Orotracheal intubation　经口气管插管
Orthopedic disorders　骨科疾病
Orthotopic liver transplantation　原位肝移植
OSA　见 Obstructive sleep apnea
Osmotic diuresis　渗透性利尿
Osteoarthritis　骨关节炎
Oxygen　氧
Oxygenation　氧合
Oxytocin (Pitocin，Syntocinon)　催产素

P

Pacemakers　起搏器
PACU　见 Postanesthesia care unit
Pain　疼痛
PALS　见 Pediatric advanced life support
Pancreatic surgery　胰腺手术
Pancreatojejunostomy　胰腺空肠吻合术
Pancuronium　泮库溴铵
Panhypopituitarism　全垂体功能减退症
PAOP　见 Pulmonary artery occlusion pressure
PAP　见 Pulmonary artery pressure (PAP)
Papavarine　罂粟碱
Papillary muscle rupture after myocardial infarction　心肌梗死后乳头肌断裂
Parathyroid disease　甲状旁腺疾病
Parathyroid hormone　甲状旁腺素

Paravertebral never blocks 椎旁神经阻滞
Parkinson disease 帕金森病
Parkland formula 配方
Paroxysmal supraventricular tachycardia 阵发性室上性心动过速
Partial hepatectomy 肝部分切除术
Partial pressure of carbon dioxide($PaCO_2$) 二氧化碳分压
Partial pressure of oxygen(PaO_2) 氧分压
Patent ductus arteriosus(PDA) 动脉导管未闭
Patient-controlled epidural analgesia(PCEA) 病人自控硬膜外镇痛
Patient safety index(PSI) 病人安全指数
PCEA 见 Patient-controlled epidural analgesia
PCI 见 Percutaneous coronary intervention
PDA 见 Patent ductus arteriosus
PDPH 见 Postdural puncture headache
Pediatric advanced life support (PALS) 儿科高级生命支持
Pediatric cardiac anesthesia 儿科心脏手术麻醉
Pediatric resuscitation 儿科复苏
Pediatric surgery 儿科手术
PEEP 见 Positive end-expiratory pressure
Pelvis trauma 骨盆创伤
Pentobarbital 见 Nembutal
PEP 见 Postexposure prophylaxis
Percutaneous coronary intervention(PCI) 经皮冠状动脉介入治疗
Percutaneous lung biopsy 经皮肺组织活检
Percutaneous radiofrequency ablation 经皮射频消融
Peribulbar block 球周阻滞
Pericardial tamponade 心脏压塞
Pericardiocentesis 心包穿刺术
Perioperative coagulopathy 围手术期凝血病
Perioperative hemodynamic control 围手术期血流动力学调控
Peripheral aneurysms 周围动脉瘤

Peripheral embolectomy　外周栓子切除
Peripheral nerves　周围神经
Peripheral neurological lesions　周围神经损害
Perirectal abscess　直肠周围脓肿
Perirectal abscess drainage　直肠周围脓肿引流
Permanent pacemaker（PPM）　永久起搏器
Perphenazine　奋乃静
pulmonary function tests（PFTs）　肺功能实验
Phantom limp pain（PLP）　幻肢痛
Pharmacologic stress testing，cardiac evaluation　药理负荷实验，心脏评估
Pharynx　喉
Phenobarbital　苯巴比妥
Phenothiazines　吩噻嗪
Phenoxybenzamine　酚苄明
Phentolamine　酚妥拉明
Phenylephrine（Neosynephrine）　去甲肾上腺素
Phenytoin（Dilantin）　苯妥英
Phosphorus（Sodium phosphate）　磷
Phospho-soda　见 Phosphorus
Physostigmine（Antilirium）　毒扁豆碱
Phytopharmaceuticals　植物药物
Pilocarpine　毛果芸香碱
Pilonidal cystectomy　藏毛囊肿切除术
Pituitary adenomas　垂体腺瘤
Pituitary disease　垂体病变
Plasma substitutes　血浆替代物
Pleural disease　胸膜病变
PM　见 Pringle maneuver
Pneumomediastinum　纵隔积气
Pneumopericardium　气腹
Pneumothorax　气胸
Poikilothermia　变温
Polycystic kidney diseases　多囊肾
Polyuria　多尿症
Portal-systemic shunting　门静脉分流术

PONV 见 Postoperative nausea and vomiting
Porphyrias　卟啉症
Portal vein flow (PVF)　门静脉血流
Positive end-expiratory pressure (PEEP)　呼气末正压
Postanesthesia care unit (PACU)　麻醉后监护病房
Post-CPB pulmonary dysfunction　体外循环后肺功能不全
Postdural puncture headache (PDPH)　硬膜外穿刺后头痛
Posterior fossa tumors　颅后窝肿瘤
Posterior pituitary gland　垂体后叶
Posterior tibial nerve　胫后神经
Postexposure prophylaxis (PEP)　暴露后预防
Postobstructive diuresis　去梗阻后利尿
Postoperative analgesia　术后镇痛
Postoperative nausea and vomiting (PONV)　术后恶心呕吐
Postoperative pulmonary complications (PPCs)　见 Pulmonary disease
Postoperative respiratory failure (PRF)　术后呼吸衰竭
Postoperative visual loss (POVL)　术后视力丧失
Post spinal pain syndrome (PSPS)　脊髓穿刺后疼痛综合征
Posttetanic potentiation (PTP)　强直后增强
Posttonsillectomy hemorrhage　扁桃体切除术后出血
Potassium chloride (KCl)　氯化钾
Potassium homeostasis disorders　钾离子紊乱
POVL　见 Postoperative visual loss
PPCs　见 Postoperative pulmonary complications
Preanesthetic considerations，abdominal surgery　麻醉前评估，腹部手术
Preanesthetic evaluation　麻醉前评估
Precedex effects，on brain　右美托咪定效应，脑部
Pregnancy　妊娠
Premedication (s)　麻醉前用药
Prerenal azotemia　肾前性氮质血症
Pressure alarms　压力报警
Pressure regulators　压力调节器

PRF 见 Postoperative respiratory failure
Pringle maneuver（PM） 普林格尔手法
Prion diseases 朊毒体病
PRIS 见 Propofol infusion syndrome
Prochlorperazine（Compazine） 丙氯拉嗪
Promethazine（Phenergan） 异丙嗪
Propofol 丙泊酚
Propofol effects，on brain 丙泊酚效应，脑部
Propofol infusion syndrome 丙泊酚输注系统
Propranolol 普萘洛尔
Prostaglandin E_1 前列腺素 E_1
Protamine 鱼精蛋白
Prothrombin time 凝血活酶时间
Proton beam radiation therapy 阳电子束照射疗法
Proton pump inhibitors 质子泵抑制剂
Proximal saphenous vein graft anastomoses 近端大隐静脉移植
Pruritis 瘙痒
Pseudocholinesterase 假性胆碱酯酶
PSI 见 Patient safety index
PSPS 见 Post spinal pain syndrome
PTP 见 Posttetanic potentiation
Pulmonary artery catheters 肺动脉导管
Pulmonary artery occlusion pressure（PAOP） 肺动脉楔压
Pulmonary artery pressure（PAP） 肺动脉压
Pulmonary disease 肺部疾病
Pulmonary edema 肺水肿
Pulmonary embolism 肺栓塞
Pulmonary embolus 肺栓子
Pulmonary function tests（PFTs） 肺功能实验
Pulmonary hypertension 肺性高血压
Pulmonary interstitial disease 肺间质疾病
Pulmonary resection 肺切除术
Pulmonary vascular resistance（PVR） 肺血管阻力
Pulse oximeters 脉搏血氧饱和度仪
Papillary constriction，opioids 瞳孔收缩，阿片类药物

Q

R

Rh-surface antigens　Rh 表面抗原
Rigid bronchoscopy　硬性支气管镜检查
Rima glottidis　声门裂
Rivaroxaban　利伐沙班
Rocuronium　罗库溴铵
Roflumilast　罗氟司特
Roux-en-Y gastric bypass　胃旁路术
RRP 见 Radical retropubic prostatectomy　根治性前列腺切除术
Rule of nines　九分法

S

Sacral plexus　骶丛
Sacrococcygeal membrane　骶尾膜
Saphenous nerve block　隐静脉神经阻滞
Saw palmetto　沙巴棕
SBP　见 Systemic blood pressure
SCh　见 Succinylcholine
Sciatic nerve block　坐骨神经阻滞
SCIP　见 Surgical care Improvement Project
Scleroderma　硬皮症
Scopolamine　东莨菪碱
SCV　见 Subclavian vein
Second gas effect　第二气体效应
Sedation　镇静
Sedatives　镇静药
Seizures 惊厥
Seldinger technique，internal jugular Seldinger 技术，颈内静脉
Selective serotonin reuptake inhibitors (SSRIs)　选择性 5-羟色胺再摄取抑制剂
Sellick maneuver Sellick 手法
Sensory evoked potentials (SEPs)　感觉诱发电位
Sepsis　新生儿脓毒症
Serotonin antagonists　血清素拮抗剂
Serum　血清

Spinal cord pathology 脊髓病理学
Spinal cord perfusion pressure(SCPP) 脊髓灌注压
Spinal curvatures 脊柱曲度
Spinal hematoma 脊髓血肿
Spinal surgery 脊髓手术
Splenectomy 脾切除术
Sprotte needle Sprotte 针
SSRIs 同 Selective serotonin reuptake inhibitors 选择性 5-羟色胺再摄取抑制剂
Stereotactic surgery 立体定向手术
Sterilization 杀菌
Steroids 类固醇
St. John's wort 黑点叶金丝桃
Stomach 胃
Strabismus repair 斜视矫正
Straining 变形
Streptokinase 链激酶
Stress testing，cardiac disease 运动应激实验，心脏疾病
Strokes 心搏量
Subarachnoid injection 蛛网膜下腔注射
Subarachnoid space，in spinal anesthesia 蛛网膜下腔，脊麻
Subclavian vein(SCV) 锁骨下静脉
Succinylcholine(SCh) 琥珀胆碱
Succinylcholine allergy 琥珀胆碱过敏
Sugammadex 环糊精
Sulfonylureas 磺酰尿
Superficial peroneal nerve 腓浅神经
Superior laryngeal nerve 喉上神经
Supplemental drug information 补充药品信息
Supraventricular tachycardias(SVT) 室上性心动过速
Sural nerve 腓神经
Surgery 手术
Surgical care Improvement Project(SCIP) 外科护理改善计划
Surrogate 替代品

T

Thiazides (chlorothiazide，dyazide，and metolazone) 噻嗪类

Thiazolidinediones 噻唑啉二酮类

Thigh 大腿

Thiocyanate 硫氰酸根

Thiopental 硫喷妥钠

Thoracic aortic disease 胸主动脉疾病

Thoracic epidural anesthesia 胸段硬膜外麻醉

Thoracic paravertebral block，thorax and abdomen 胸段椎旁阻滞，胸和腹

Thoracic surgery 胸部手术

Thoracoabdominal aortic aneurysm repair (TEVAR) 胸腹主动脉瘤修复术

Thoracoabdominal aortic aneurysm (TAA) 胸腹主动脉瘤

Thoracotomies 开胸手术

Thrombocytopenia 血小板减少症

Thromboelastography (TEG) 凝血弹性描记图

Thromboembolism 血栓

Thrombolysis of acute stroke 急性卒中溶栓治疗

Thrombolytic agents 溶栓药

Thrombophlebitis，superficial 血栓静脉炎，表浅的

Thymectomy 胸腺切除术

Thyroid disease 甲状腺疾病

Thyroid-stimulating hormone (TSH) 促甲状腺激素

Thyroid storm treatment 甲状腺危象治疗

Thyroid surgery 甲状腺手术

Thyromental distance 甲颏距离

Thyrotoxicosis 甲状腺毒症

Ticlodipine (Ticlid) 噻氯匹定(抵克立得)

Timolol (Blocadren)，hemodynamic control 噻吗洛尔，血流动力学控制

Tiotropium (Spiriva) 噻托溴铵

TIPS 见 Transjugular intrahepatic portosystemic shunts 肝内门脉分流术

Tissue plasminogen activator (TPA) 组织纤溶酶原激

活物
TIVA　见 Total intravenous anesthetic technique
TNS　见 Transient neurologic syndrome
TOF　见 Train-of-four
Tonsillar or parapharyngeal abscess　扁桃体或咽旁脓肿
Total body fluid volume　全身液体总量
Total body surface area（TBSA）　总体表面积
Total body water（TBW）　身体总水量
Total hepatic vascular exclusion（TVE）　肝血管完全分离阻断
Total intravenous anesthetic technique（TIVA）　全凭静脉麻醉
Tourniquet pain　止血带痛
T-piece systems　T 形管系统
Trachea　气管
Tracheal disruption　气管断裂
Tracheal stenosis　气管狭窄
Tracheoesophageal fistula（TEF）　气管食管瘘
Tracheostomy　气管造口
Train-of-four（TOF）　四个成串刺激
TRALI　见 Transfusion-related acute lung injury
Transabdominal approach　经腹途径
Transdermal scopolamine　东莨菪碱经皮吸收剂
Transduodenal sphincteroplasty　经十二指肠括约肌成形术
Transfusion-associated circulatory overload（TACO）　输血相关循环超负荷
Transesophageal echocardiography（TEE）　经食管超声心动图
Transfusion reactions　输血反应
Transfusion-related acute lung injury（TRALI）　输血相关急性肺损伤
Transfusion therapy　输血治疗
Transient neurologic syndrome（TNS）　一过性神经综合征
Transient paresthesias　一过性感觉异常

Transjugular intrahepatic portosystemic shunts (TIPS) 肝内门脉分流术

Transplantation 移植

Transpulmonary thermodilution 经肺热稀释法

Transurethral resection of prostate (TURP) 经尿道前列腺切除术

Transversus abdominis Plane (TAP) block 腹横肌平面阻滞

Trauma 创伤

Traumatic disruption 创伤破坏

Tricuspid regurgitation 三尖瓣反流

Tricyclic antidepressants 三环类抗抑郁药

Trigeminal neuralgia 三叉神经痛

Trisomy 2l patients 21 三体综合征病人

True allergic reactions，anesthesia 变态反应，麻醉

TSH 见 Thyroid-stimulating hormone

Tubulointerstitial diseases 小管间质性疾病

Tumors 肿瘤

Tuohy/Weiss needle Tuohy/Weiss 针

TURP 见 Transurethral resection of prostate 经尿道前列腺切除术

TVE 见 Total hepatic vascular exclusion

U

Ulnar nerve block 尺神经阻滞

Ultrasound 超声

Unfractionated heparin 普通肝素

Univent tubes Univent 导管

Upper airway surgery 上呼吸道手术

Upper respiratory infection (URI) 上呼吸道感染

Ureter 输尿管

Ureteroscopy 输尿管镜检查术

Urethra 尿道

URI 见 Upper respiratory infection 上呼吸道感染

Urinalysis 尿液分析

Urinary retention 尿潴留

V

Ventricular dysrhythmias　室性心律失常
Ventricular fibrillation，ventricular　室颤
Ventricular preexcitation，ventricular dysrhythmias　心室预激
Ventricular septal defect（VSD）　室间隔缺损
Venturi masks　文氏管面罩
Verapamil　维拉帕米
Vertebral artery injections　脊髓动脉注射
Vertebroplasty　椎体成形术
Viruses，infection control/OR　病毒传染控制
Vital signs　生命体征
Vitamin D　维生素 D
Vitamin E　维生素 E
Vitamin K　维生素 K
VNS　见 Vagal nerve stimulators　迷走神经刺激器
Vocal cords　声带
Volatile anesthetics　挥发性麻醉药
Vomiting　呕吐
Von Willebrand disease　Von Willebrand 病
VSD　见 Ventricular septal defect（VSD）
VZV　见 Varicella-zoster virus

W

Wake-up test　唤醒试验
Warfarin（Coumadin）　华法林
Waste gas scavenging　废气清除
Water　水
Weiss needles　Weiss 针
West nile virus（WNV）　西尼罗河病毒
Wheezing　喘鸣
Whitacre needle　Whitacre 针
WNV　见 West nile virus
Wolff-Parkinson-White syndrome　预激综合征
Wound，infection control in OR　手术室伤口感染控制
Wrists　腕部

Z

Zenker diverticulum　咽下部憩室
Zingiber officinalis　干姜

（王　团　王以亮　赫冠男 译　王俊科 审校）